Chirurgische
Operationslehre
Band 2

Chirurgische Operationslehre

Spezielle Anatomie, Indikationen, Technik, Komplikationen

In 10 Bänden

Herausgegeben von

K. Kremer, W. Lierse, W. Platzer, H. W. Schreiber, S. Weller

Georg Thieme Verlag Stuttgart · New York

2 Thorax

Mamma, Mediastinum, Zwerchfell, Thoraxwand, Lunge, Tracheotomie, Koniotomie

Herausgegeben von

K. Kremer, W. Platzer

Bearbeitet von W. Friedl, O. Gaber, Ch. Herfarth, E. Katoh, M. von Lüdinghausen, C. Morgenstern, H. Nier, S. Poisel, R. Putz, G. M. Salzer, B. Ulrich

441 farbige Zeichnungen in 631 Einzeldarstellungen von G. Spitzer, R. Brammer, P. Haller

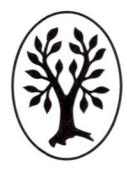

Georg Thieme Verlag Stuttgart · New York 1991

Die Deutsche Bibliothek – CIP-Einheitsaufnahme

Chirurgische Operationslehre : spezielle Anatomie,
Indikationen, Technik, Komplikationen ; in 10 Bänden / hrsg.
von K. Kremer ... – Stuttgart ; New York : Thieme.

NE: Kremer, Karl [Hrsg.]

2. Thorax : Mamma, Mediastinum, Zwerchfell, Thoraxwand,
Lunge, Tracheotomie, Koniotomie / hrsg. von K. Kremer ;
W. Platzer. Bearb. von W. Friedl ... – 1991

NE: Friedl, Wilhelm

Umschlaggestaltung: Renate Stockinger

Wichtiger Hinweis:

Wie jede Wissenschaft ist die Medizin ständigen Entwicklungen unterworfen. Forschung und klinische Erfahrung erweitern unsere Erkenntnisse, insbesondere was Behandlung und medikamentöse Therapie anbelangt. Soweit in diesem Werk eine Dosierung oder eine Applikation erwähnt wird, darf der Leser zwar darauf vertrauen, daß Autoren, Herausgeber und Verlag große Sorgfalt darauf verwandt haben, daß diese Angabe dem Wissensstand bei Fertigstellung des Werkes entspricht.

Für Angaben über Dosierungsanweisungen und Applikationsformen kann vom Verlag jedoch keine Gewähr übernommen werden. Jeder Benutzer ist angehalten, durch sorgfältige Prüfung der Beipackzettel der verwendeten Präparate und gegebenenfalls nach Konsultation eines Spezialisten festzustellen, ob die dort gegebene Empfehlung für Dosierungen oder die Beachtung von Kontraindikationen gegenüber der Angabe in diesem Buch abweicht. Eine solche Prüfung ist besonders wichtig bei selten verwendeten Präparaten oder solchen, die neu auf den Markt gebracht worden sind. Jede Dosierung oder Applikation erfolgt auf eigene Gefahr des Benutzers. Autoren und Verlag appellieren an jeden Benutzer, ihm etwa auffallende Ungenauigkeiten dem Verlag mitzuteilen.

Geschützte Warennamen (Warenzeichen) werden *nicht* besonders kenntlich gemacht. Aus dem Fehlen eines solchen Hinweises kann also nicht geschlossen werden, daß es sich um einen freien Warennamen handele.

Das Werk, einschließlich aller seiner Teile, ist urheberrechtlich geschützt. Jede Verwertung außerhalb der engen Grenzen des Urheberrechtsgesetzes ist ohne Zustimmung des Verlages unzulässig und strafbar. Das gilt insbesondere für Vervielfältigungen, Übersetzungen, Mikroverfilmungen und die Einspeicherung und Verarbeitung in elektronischen Systemen.

© 1991 Georg Thieme Verlag, Rüdigerstraße 14, D-7000 Stuttgart 30
Printed in Germany
Satz: Druckhaus Götz KG, D-7140 Ludwigsburg
(Linotype System 5 [202])
Druck: Karl Grammlich, D-7401 Pliezhausen

ISBN 3-13-695201-4   1 2 3 4 5 6

Vorwort

„Chirurgie ist mehr als operieren; gleichwohl definiert die Operation das chirurgische Arbeitsfeld wie kein anderer Akt sonst".

Operationslehren zeichnen die Chirurgie als exemplarische Handlungswissenschaft.

Die „Chirurgische Operationslehre" möchte die chirurgische Wirklichkeit kompetent wiedergeben, verständlich machen und umsetzbar darstellen.

Das Werk ist monothematisch geprägt. Wir folgen einer bewährten Tradition und fokussieren die chirurgischen Arbeitsschritte klassischer Verfahren in taktischen Leitlinien und im technischen Detail. Die operative Sorgfalt ist das zeitlos gültige Gütezeichen der Chirurgie.

Maßgebliche Grundlage chirurgischer Eingriffe sind Anatomie und anatomische Biostrukturen. Es ist bemerkenswert, daß die natürlich vorgegebene Kooperation von Anatomen und Chirurgen bei der Erstellung von Operationslehrbüchern traditionell zu kurz gekommen ist.

Die „Chirurgische Operationslehre" möchte eine neue fruchtbare Form entsprechender Kooperation vorstellen. In Respektierung dieser Realitäten hat sich eine Arbeitsgemeinschaft erfahrener Chirurgen, Anatomen, Graphiker und Mitarbeiter des Thieme-Verlages gebildet. Sie haben das Konzept dieses Werkes gemeinsam erarbeitet.

Schlüsselworte sind: klare und rasche Orientierung sowie verbindliche Wegweisung. Einheitliche Ordnung der Kapitel, ein übersichtliches Inhaltsverzeichnis, ein ausführliches Sachregister und eine zweckmäßige Fassung der Bände machen das Ganze zu einem handlichen Ratgeber.

Bei der Darstellung von Text und Bild dominiert das farbige Aquarell. Damit beschreiten wir einen neuen Weg zwischen konventioneller Mischung von Text und Bild sowie dem Atlas. Diese Disposition spiegelt die Anliegen des chirurgischen Alltags wider und die Beantwortung von Fragen in Zeitnot.

Die „Chirurgische Operationslehre" möchte dem Chirurgen ein nützlicher Ratgeber in Praxis und Klinik sein.

Herrn Dr. med. h.c. G. Hauff und den Mitarbeitern des Georg Thieme Verlages danken wir für Verständnis, Anregungen und die großzügige Ausstattung des Werkes; korrespondierendes Vertrauen und Aufgeschlossenheit waren regulatives Korrektiv und fruchtbare Hilfe. Besondere Anerkennung gilt den Graphikern G. Spitzer, R. Brammer und P. Haller. Sie haben ihre Skizzen im Operationssaal entworfen und mit den Anatomen den notwendigen anatomisch-chirurgischen Gleichschritt exzellent umgesetzt.

K. Kremer, Düsseldorf

W. Lierse, Hamburg

W. Platzer, Innsbruck

H. W. Schreiber, Hamburg

S. Weller, Tübingen

Anschriften

Herausgeber

Kremer, K., Prof. Dr.
em. Direktor der Chirurgischen Universitätsklinik
Moorenstr. 5, 4000 Düsseldorf 1

Lierse, W., Prof. Dr.
Direktor der Abteilung für Neuroanatomie
und des anatomischen Institutes
der Universität
Martinistr. 52, 2000 Hamburg 20

Platzer, W., Univ.-Prof. Dr.
Vorstand des Instituts für Anatomie
der Universität
Müllerstr. 59, A-6010 Innsbruck

Schreiber, H. W., Prof. Dr.
em. Direktor der Abteilung für Allgemeinchirurgie
Chirurgische Universitätsklinik
Martinistr. 52, 2000 Hamburg 20

Weller, S., Prof. Dr. Dr. h. c.
Direktor der Berufsgenossenschaftlichen
Unfallklinik
Schnarrenbergstr. 95, 7400 Tübingen

Autoren

Friedl, W., Priv.-Doz. Dr.
Oberarzt der Chirurgischen Klinik der Universität
Im Neuenheimer Feld 110, 6900 Heidelberg 1

Operative Strategie bei Eingriffen an der Mamma, S. 2
Entzündliche Erkrankungen der Mamma, S. 7–9
Benigne und semimaligne Brustdrüsentumoren, S. 10–18
Gynäkomastie, S. 18–19
Maligne Brustdrüsenveränderungen, S. 20–32

Gaber, O., Ass.-Prof. Dr.
Institut für Anatomie
Müllerstraße 59, A-6010 Innsbruck

Spezielle Anatomie der Thoraxwand, S. 118–125
Spezielle Anatomie bei Tracheotomie, Koniotomie,
S. 286–293

Herfarth, Ch., Prof. Dr.
Direktor der Chirurgischen Klinik der Universität
Im Neuenheimer Feld 110, 6900 Heidelberg 1

Operative Strategie bei Eingriffen an der Mamma, S. 2
Entzündliche Erkrankungen der Mamma, S. 7–9
Benigne und semimaligne Brustdrüsentumoren, S. 10–18
Gynäkomastie, S. 18–19
Maligne Brustdrüsenveränderungen, S. 20–32

Katoh, E., Priv.-Doz. Dr.
Chirurgische Universitätsklinik
Moorenstraße 5, 4000 Düsseldorf

Operative Strategie bei Eingriffen an der Thoraxwand,
S. 118
Trichterbrust, S. 126–138
Thoraxwandtumoren, S. 139–143

von Lüdinghausen, M., Prof. Dr.
Anatomisches Institut der Universität
Koellikerstraße 6, 8700 Würzburg

Spezielle Anatomie des Mediastinums, S. 35–61
Spezielle Anatomie des Zwerchfells, S. 96–101

Morgenstern, C., Prof. Dr.
  Leiter der Hals-Nasen-Ohren-Abteilung
  des Allgemeinen Krankenhauses St. Georg
  Lohmühlenstraße 5, 2000 Hamburg 1

Operative Strategie bei Koniotomie, Tracheotomie, S. 286
Koniotomie, Tracheotomie, S. 294–298
Nachsorge, S. 299–301

Nier, H., Prof. Dr.
  Chefarzt der Chirurgischen Klinik I
  Städtische Kliniken
  Starkenburgring 66, 6050 Offenbach

Operative Strategie bei Eingriffen am Mediastinum, S. 34–35
Endoskopische Verfahren, S. 62–67
Verletzungen des Mediastinums, S. 68–73
Entzündliche Erkrankungen des Mediastinums, S. 73–78
Tumoren des Mediastinums, S. 79–90
Ektomie der Thymusdrüse, S. 91–93

Poisel, S., tit. a. o. Univ.-Prof. Dr.
  Institut für Anatomie der Universität
  Müllerstraße 59, A-6010 Innsbruck

Spezielle Anatomie der Mamma, S. 2–6

Putz, R., Univ.-Prof. Dr.
  Vorstand der Anatomischen Anstalt
  (Lehrstuhl I) der Universität
  Pettenkoferstraße 11, 8000 München 2

Spezielle Anatomie der Lunge, S. 146–169

Salzer, G. M., a. o. Univ.-Prof. Dr.
  II. Universitätsklinik für Chirurgie
  Anichstraße 35, A-6020 Innsbruck

Operative Strategie bei Eingriffen an der Lunge, S. 146
Typische Zugangswege für thoraxchirurgische Eingriffe, S. 170–187
Verletzungen der Lunge und der großen intrathorakalen Atemwege, S. 188–190
Tumoren, Entzündungen, Zysten und Mißbildungen der Lunge, S. 191–263
Operative Therapie septischer Erkrankungen der Pleurahöhle, S. 264–284

Ulrich, B., Prof. Dr.
  Leiter der Chirurgischen Klinik des Städtischen
  Krankenhauses
  Gräulinger Straße 120, 4000 Düsseldorf 12

Operative Strategie bei Eingriffen am Zwerchfell, S. 96
Spezielle Erkrankungen und Behandlungsmethoden, S. 102–103
Angeborene Zwerchfelldefekte, S. 104–109
Relaxatio diaphragmatica, S. 110–111
Traumatische Zwerchfellruptur S. 112–113
Zwerchfelldefekt durch entzündlich-infektiöse Einschmelzung, S. 114
Zwerchfelltumoren, S. 114
Zwerchfellinzisionen, S. 115

Inhaltsverzeichnis

Mamma

Allgemeines 2

Operative Strategie 2
Spezielle Anatomie 2
  Besonderheiten 2
    Chirurgische Schnittführung 4
    Gefäßversorgung der Mamma 4
    Nervenversorgung der Mamma 6

Spezielle Erkrankungen und Behandlungsmethoden 7

Entzündliche Erkrankungen
(Mastitis – Brustdrüsenabszeß) 7
  Abszeßspaltung und Drainage 8
  Retromamilläre Milchgangsresektion 9
Benigne und semimaligne Brustdrüsentumoren 10
  Tumorexstirpation 12
  Subkutane Mastektomie 14
Gynäkomastie 18
  Subkutane Mastektomie bei Gynäkomastie 19
Maligne Brustdrüsenveränderungen 20
  Modifiziert radikale Mastektomie 22
  Quadranten-/Segmentresektion der Brustdrüse 30

Mediastinum

Allgemeines 34

Operative Strategie 34
Spezielle Anatomie 35
  Mediastinale Gefäße der vorderen
  und hinteren Brustwand 40
    Vordere Brustwand 40
    Hintere Brustwand 41
  Anatomie und Topographie der Organe
  des Mediastinums 41
    Thymus 41
    Herzbeutel (Perikardium) 42
    Trachea 51
    Bronchus principalis dexter 51
    Bronchus principalis sinister 51
    Speiseröhre (Ösophagus) 52
    Lymphdrainage der Brusthöhle 55
    Ductus thoracicus 58
    Zwerchfell und Nodi lymphatici phrenici
    superiores 60
    Pleura mediastinalis und
    Nodi lymphatici mediastinales 60
    Bindegewebslager und -räume des Mediastinums 60
    Topographie des zervikalen Zugangs
    zum oberen Mediastinum 60

Endoskopische Verfahren 62

Mediastinoskopie 62
  Anteriore Mediastinoskopie 65
  Kollare, supraklavikuläre Thorakotomie 66

Verletzungen, spezielle Erkrankungen und Behandlungsmethoden 68

Verletzungen des Mediastinums 68
Entzündliche Erkrankungen des Mediastinums 73
Tumoren des Mediastinums 79
  Tumoren des vorderen Mediastinums 80
  Tumoren des hinteren Mediastinums 86
Ektomie der Thymusdrüse 91
  Tumoren – Myasthenia gravis 91

Zwerchfell

Allgemeines 96

Operative Strategie 96
Spezielle Anatomie 96
   Diaphragma 96
      Durchtrittsöffnungen und Leitungsbahnen 98
   Hiatus oesophageus 99
      Verankerung der Speiseröhre im Hiatus oesophageus 99
      Angeborene und erworbene Defekte des Zwerchfells 101

Spezielle Erkrankungen und Behandlungsmethoden 102

   Spezielle Operationsverfahren 103
Angeborene Zwerchfelldefekte 104
   Parasternale Hernie (Morgagni) 104
   Lumbokostale Hernie (Bochdalek) 104
   Enterothorax 106
   Doppelbildungen 109
Relaxatio diaphragmatica 110
Traumatische Zwerchfellruptur 112
Zwerchfelldefekt durch entzündlich-infektiöse Einschmelzung 114
Zwerchfelltumoren 114
Zwerchfellinzisionen 115

Thoraxwand

Allgemeines 118

Operative Strategie 118
Spezielle Anatomie 118
   Besonderheiten 118
      Oberflächliche Schicht 119
      Mittlere Schicht 120
      Tiefe Schicht 120
   Arterien der vorderen und seitlichen Thoraxwand 124
   Tiefe Venen der Thoraxwand 125
   Nervenversorgung der Thoraxwand 125
   Lymphabfluß der Thoraxwand 125

Spezielle Erkrankungen und Behandlungsmethoden 126

Trichterbrust 126
Ventralisation der vorderen Brustwand durch Osteochondroplastik 127
   Operation nach Brunner (Keilexzision der Rippen und Sternotomie) (1967) 127
   Operation nach Jung (Gestielte Umkehrplastik) (1975) 130
   Operation nach Ravitch (Rippenresektionsverfahren) (1949) 132
   Stabilisierungsverfahren 134
Sternumaugmentation 136
   Kunststoffimplantation 136
   Omentum-Plastik 137

Thoraxwandtumoren 139

Operationsverfahren 139
   Rechts-ventrolaterale Thoraxwandresektion unter Mitnahme der 3.–5. Rippe bei einem kostopleuralen Tumor 139
   Exstirpation eines Tumors des Manubrium sterni unter Mitnahme der sternoklavikulären und der 1. und 2. sternokostalen Verbindung 141

Lunge

Allgemeines 146

Operative Strategie 146
Spezielle Anatomie 146
   Trachea 146
   Pulmo 150
      Äußere Form und Lage der Lunge 150
      Projektion der Lungen- und Lappengrenzen auf die Thoraxoberfläche 153
      Lungenstiel 154
      Bronchialbaum 155
      Bronchopulmonale Segmente 158
      Arteriae und Venae pulmonales 159

Arteriae (Rami) und Venae bronchiales 162
Lymphabfluß 163
Innervation 164
Topographie der Interlobärräume 165
Pleura 167

Typische Zugangswege für thoraxchirurgische Eingriffe 170

Mediane Sternotomie 170
Posterolaterale Thorakotomie (Standardthorakotomie) 171
Thoraxdrainage 174
Anterolaterale Thorakotomie 176
Axilläre Thorakotomie 177
Allgemeine Hinweise zur Präparation und Versorgung der Lungengefäße 180
Versorgung der zentralen Strecke der A. pulmonalis 181
Verschluß des Bronchusstumpfes 185

Verletzungen, spezielle Erkrankungen und Behandlungsmethoden 188

Verletzungen der Lunge und der großen intrathorakalen Atemwege 188

Tumoren, Entzündungen, Zysten und Mißbildungen der Lunge 191

Technik der Lungenresektion 191
Extraperikardiale Pneumonektomie links 193
Intraperikardiale Versorgung der großen Gefäße 198
Oberlappenlobektomie links 201
Manschettenresektion des linken Oberlappens 205
Manschettenresektion der A. pulmonalis mit Manschettenresektion des Oberlappens 206
Segmentresektionen am linken Oberlappen 207
Lingularesektion 208
Resektion der Segmentgruppe S1 + 2, 3 des linken Oberlappens 209
Resektion der Segmentgruppe 1 + 2 des linken Oberlappens 210
Segmentresektion S3 211
Unterlappenlobektomie links 212
Umgekehrte Manschettenresektion 214
Resektion des Spitzensegmentes des linken Unterlappens 215
Resektion der Segmentgruppe 8–10 des linken Unterlappens 216
Atypische periphere Parenchymresektionen 217
Offene Lungenbiopsie 218
Extraperikardiale Pneumonektomie rechts 219
Dissektion der mediastinalen Lymphknoten 224
Intraperikardiale Versorgung der großen Lungengefäße rechts 226
Oberlappenlobektomie rechts 229
Manschettenresektion des rechten Oberlappens 232
Segmentresektionen am rechten Oberlappen 233
Segmentresektion S1 233
Segmentresektion S2 234
Segmentresektion S3 235
Mittellappenlobektomie 236
Unterlappenlobektomie rechts 238
Resektion des Spitzensegmentes des rechten Unterlappens 240
Resektion der Segmentgruppe 7–10 des Unterlappens 241
Obere Bilobektomie 242
Untere Bilobektomie 244
Pancoast-Tumoren 246
Transsternaler Zugang zur Operation eines Pancoast-Tumors nach Masaoka 248
Resezierende Eingriffe bei Lungenmetastasen 249
Eingriffe an der thorakalen Trachea und der Bifurkationsregion 251
Mobilisierung der Trachea 252
Querresektion der proximalen thorakalen Trachea 252
Querresektion der distalen thorakalen Trachea 255
Suprahyale Larynxmobilisierung 256
Eingriffe im Bereich der Trachealbifurkation 258
Manschettenpneumonektomie rechts 261
Resektion der Trachealbifurkation ohne Lungenresektion 263

Operative Therapie septischer Erkrankungen der Pleurahöhle 264

Pleuraempyem 265
Dekortikation der Lunge beim chronischen Pleuraempyem 265
Therapie der infizierten Pneumonektomiehöhle ohne bronchopleurale Fistel 267
Konservatives Vorgehen 267
Operative Therapie 267
Thorakostomie 267
Behandlung der Frühinsuffizienz des Bronchusstumpfes 269
Operationsmethoden bei Spätinsuffizienz des Bronchusstumpfes mit chronischem Pleuraempyem 270
Thorakoplastik 270
Sanierung infizierter Pleurаresthöhlen mit bronchopleuraler Fistel durch sog. „Inselmuskellappen" 274
Plombierung einer septischen Resthöhle nach Oberlappenlobektomie durch den M. pectoralis major als Insellappen 274
Verwendung von M. latissimus dorsi und M. serratus anterior als Inselmuskellappen 275
Plombierung einer Pneumonektomiehöhle mit bronchopleuraler Fistel 277
Transperikardialer Verschluß einer bronchopleuralen Fistel nach Pneumonektomie 277
Endoskopische Maßnahmen zum Verschluß einer bronchopleuralen Fistel 280
Interkostalmuskellappen zur Deckung gefährdeter tracheobronchialer Anastomosen oder zur Versorgung bronchopleuraler Fisteln 281
Verwendung des großen Netzes in der Thoraxchirurgie 283

Tracheotomie, Koniotomie

Allgemeines 286

Operative Strategie 286
Spezielle Anatomie 286
   Besonderheiten 286
      Region 286
      Halsfaszien 286
      Topographie 287
      Schilddrüse 289
      Larynx 290
      Trachea 290
      Gefäßversorgung der Organe 290
      Nerven 292

Spezielles 294

   Koniotomie 295
   Tracheotomie 296
Nachsorge 299
   Wahl der Kanülen 299
   Verschluß des Tracheostomas 300
   Minitracheotomie 301

Literatur 302

Sachverzeichnis 308

Inhaltsübersicht

Inhaltsübersicht der folgenden Bände

Band 5: Bauchfell, Leber, portale Hypertension, Milz, Staging-Laparotomie

Band 6: Darm

Band 7: Bauchwand, Hernien, Retroperitoneum, urologische und gynäkologische Notfälle

Band 8–10: Erkrankungen und Verletzungen des Schädels und des Haltungs- und Bewegungsapparates

Band 8: Schädel, Achsenskelett, Becken

Band 9: Schultergürtel, obere Extremität

Band 10: Hüftgelenk, untere Extremität

Bereits erschienen:

Band 3: Ösophagus, Magen, Duodenum

Band 1: Hals, Gefäße

Band 4: Gallenblase, Gallenwege, Pankreas

Mamma

Von W. Friedl, Ch. Herfarth und S. Poisel

Allgemeines

Operative Strategie

Hauptziel der Mammachirurgie ist die Entfernung von benignen und malignen Tumoren. Die operative Strategie wird von den Hauptaufgaben der Tumorheilung, der Erzielung einer lokalen Rezidivfreiheit und der Berücksichtigung kosmetischer Gesichtspunkte bestimmt.

Weitere Aufgaben der Mammachirurgie sind die Behandlung abszedierender entzündlicher Erkrankungen sowie die Ergänzung der klinischen, radiologischen und zytologischen Diagnostik von Mammaveränderungen durch eine histologische Untersuchung unklarer Veränderungen.

Als operative Methoden kommen je nach Befund folgende Verfahren zur Anwendung:

– Abszeßspaltung,
– Tumorexstirpation,
– Segmentresektion,
– Quadrantenresektion,
– einfache Mastektomie,
– subkutane Mastektomie,
– modifiziert radikale Mastektomie,
– Aufbau- bzw. Reduktionsplastik bei Hypo-/Hypertrophie oder Zustand nach Mammaamputation.

Spezielle Anatomie

Besonderheiten

Die *Mamma* der geschlechtsreifen Frau liegt zwischen der 3. und 6. Rippe auf der *Fascia pectoralis*. Diese findet nach kranial eine Fortsetzung in die *Lamina superficialis fasciae cervicalis*, nach lateral in die *Fascia axillaris* und nach kaudal in die *Fascia abdominalis superficialis*.

Zwischen der Mamma und der Fascia pectoralis befindet sich eine Schicht interstitiellen Bindegewebes, die die Verschieblichkeit der Brust auf der vorderen Brustwand ermöglicht (retromammärer Raum). Die Position der Mamma ist daher von der Körperlage abhängig. Kollagene Faserbündel, die das Korium mit dem Bindegewebssystem der Mamma insbesondere in deren oberen Hälfte verbinden *(Ligg. suspensoria = Coopersche Bänder)*, fixieren die Brust zusätzlich, so daß speziell bei jungen Frauen sich die Lage der Brust bei verschiedenen Körperhaltungen nur geringfügig verändert. Die Cooperschen Bänder sind mittels Mammographie darstellbar. Häufig besitzt die Mamma einen sog. „Processus axillaris", der, auf der Pektoralisfaszie liegend, nach lateral und oben in Richtung Axilla reicht.

Meist in der Mitte des *Corpus mammae* liegt die Brustwarze (*Papilla mammaria* oder *Mamilla*), die vom Warzenhof (*Areola mammae*) umgeben ist. Form, Größe und Pigmentierung von Mamille und Areola mammae unterliegen großen individuellen Schwankungen. Im Warzenhof münden die Ausführungsgänge von Schweiß- und Talgdrüsen und darüber hinaus – in der Randzone – apokrine Drüsen, die *Glandulae areolares* (Montgomery-Drüsen), die als kleine runde Erhebungen in Erscheinung treten.

Die Mamma besteht aus dem Drüsenkörper *(Glandula mammaria)*, der sich aus 15–20 Drüsenlappen *(Lobi glandulae mammariae)* zusammensetzt, und aus im Bindegewebe eingelagertem Fettgewebe (Corpus adiposum mammae; s. Abb. **2**).

Die Größe der Mamma ist weniger von der Größe des Drüsenkörpers abhängig als vom Fettkörper. Bei kleinen Brüsten überwiegt das Drüsen-, bei großen das Fettgewebe. Die Rückbildung der Glandula mammaria setzt zwischen dem 35. und 45. Lebensjahr ein. Die Drüsenlappen werden zunächst durch Fettgewebe ersetzt, die Ligg. suspensoria mammaria verlieren ihre Festigkeit. Bei zunehmendem Alter nimmt aber auch das Fettgewebe der Mamma ab und wird durch kollagenfaserreiches Bindege-

Spezielle Anatomie 3

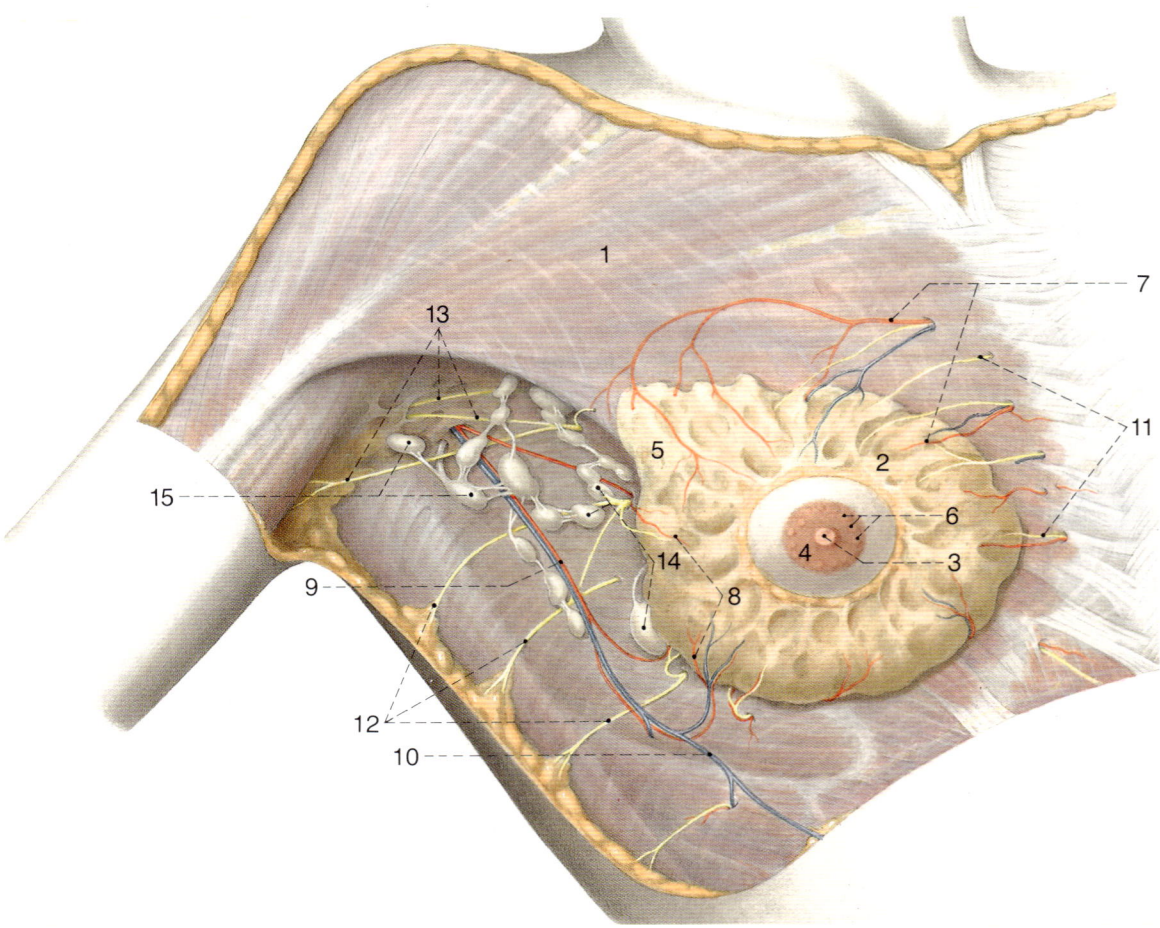

Abb. 1 Gefäße und Nerven der Mamma und der vorderen und seitlichen Brustwand.

1 Fascia pectoralis
2 Corpus mammae
3 Papilla mammaria
4 Areola mammae
5 Processus axillaris mammae
6 Glandulae areolares
7 Rr. mammarii mediales der A. thoracica interna
8 Rr. mammarii laterales der A. thoracica lateralis
9 A. thoracica lateralis
10 V. thoracoepigastrica
11 Rr. mammarii mediales n. intercostalium
12 Rr. mammarii laterales n. intercostalium
13 Nn. intercostobrachiales II. et III.
14 Nodi lymphatici paramammarii
15 Nodi lymphatici axillares (superficiales)

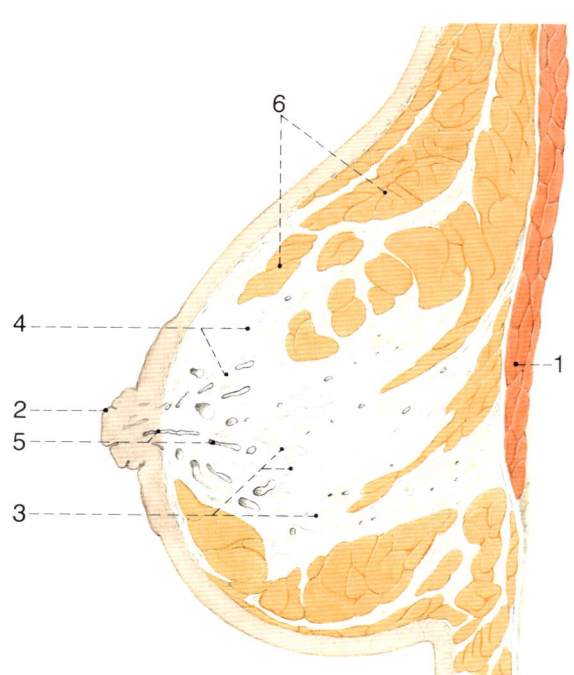

Abb. 2 Sagittalschnitt durch die weibliche Brust.

1 M. pectoralis major
2 Papilla mammaria
3 Glandula mammaria (Lobuli glandulae)
4 Ligg. suspensoria mammaria (Coopersche Bänder)
5 Ductus lactiferi
6 Corpus adiposum mammae

webe ersetzt. Dieses unterliegt in weiterer Folge regressiven Veränderungen, wie Hyalinisierungen und Mineralisierungen. Damit verändern sich naturgemäß auch die topographischen Verhältnisse der Mamma.

Jeder Drüsenlappen entsendet einen Milchgang *(Ductus lactiferus)* zur Mamille. Kurz vor der Mündung ist jeder Milchgang zu einem Milchsack *(Sinus lactiferus)* erweitert. Diese Sinus lactiferi können untereinander auch in Verbindung stehen, so daß bei der Galaktographie fallweise weniger Sinus als Ductus lactiferi aufscheinen.

Chirurgische Schnittführung

Hautschnitte sollten an der Mamma nach Möglichkeit entweder zirkulär um die Areola mammae herum erfolgen oder entlang der Spaltlinien der Haut. Diese verlaufen über der weiblichen Brust annähernd in transversaler Richtung, die Areola bogenförmig umgreifend. Medial und lateral der Brust laufen die Spaltlinien spitzwinkelig, zum Teil ungeordnet zusammen (s. Abb. **4**). Eine chirurgische Schnittführung, die dem Verlauf der Spaltlinien folgt, verbessert postoperativ das ästhetisch-chirurgische Ergebnis.

Gefäßversorgung der Mamma

Arterien

(s. Abb. **1** u. **6**)

Die arterielle Blutversorgung der Mamma erfolgt aus mindestens zwei Quellen, meist jedoch aus mehreren. *Rr. mammarii mediales* stammen aus der A. thoracica interna bzw. aus den Rr. intercostales anteriores. Die Rr. cutanei laterales der Interkostalarterien entsenden *Rr. mammarii laterales* zur Brust. Diese können auch aus der A. thoracica lateralis kommen. *Rr. perforantes* der Aa. intercostales II, III oder IV versorgen entweder die thoraxwandnahen Mammaanteile oder durchsetzen den Drüsenkörper, um in der Mamille zu enden.

Der Achsellappen der Mamma wird entweder von Rr. mammarii laterales oder auch von Rr. mammarii mediales (s. Abb. **1**) versorgt.

Die Versorgungsgebiete der genannten Arterien sind individuell verschieden groß. Bei etwa 50 % der Frauen sind die medialen und lateralen Rr. mammarii zu gleichen Teilen an der arteriellen Versorgung der Mamma beteiligt. Selten (etwa 15 %) überwiegen die Rr. mammarii laterales, häufiger die medialen Äste. Noch seltener sind direkte Äste aus den Aa. axillaris und thoracodorsalis an der arteriellen Blutversorgung der Mamma beteiligt.

Da es schwierig erscheint, den Versorgungstyp der Mamma präoperativ festzustellen, und da Anastomosen zwischen den einzelnen Mammagefäßen spärlich ausgebildet sind, muß bei ausgedehnten Mastektomien bei Unterbindung größerer Gefäße mit einer Nekrose von in situ verbleibenden Brustanteilen gerechnet werden.

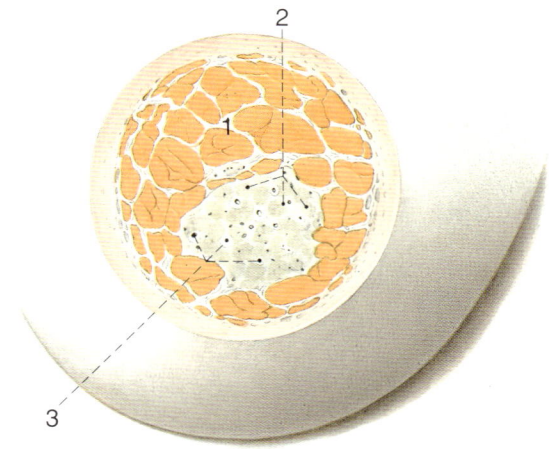

Abb. **3** Frontalschnitt durch das Corpus mammae.
1 Corpus adiposum mammae
2 Glandula mammaria
3 Ductus lactiferi

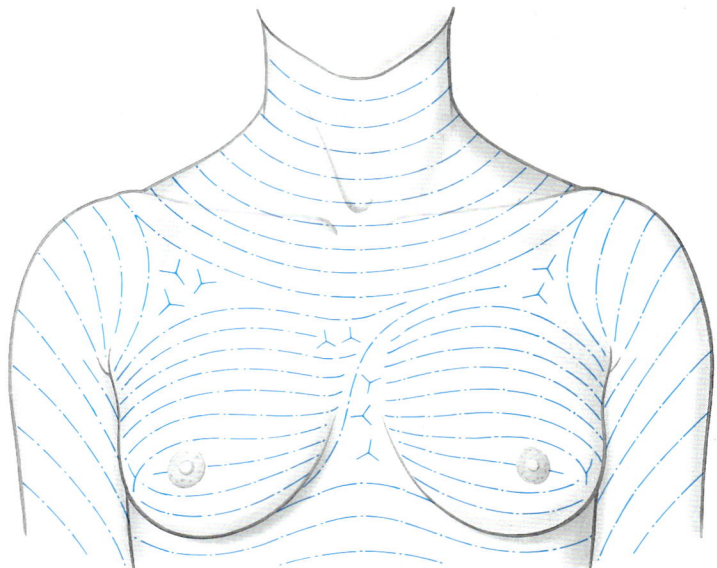

Abb. **4** Spaltlinien der Haut über der Mamma (nach Pernkopf/Platzer).

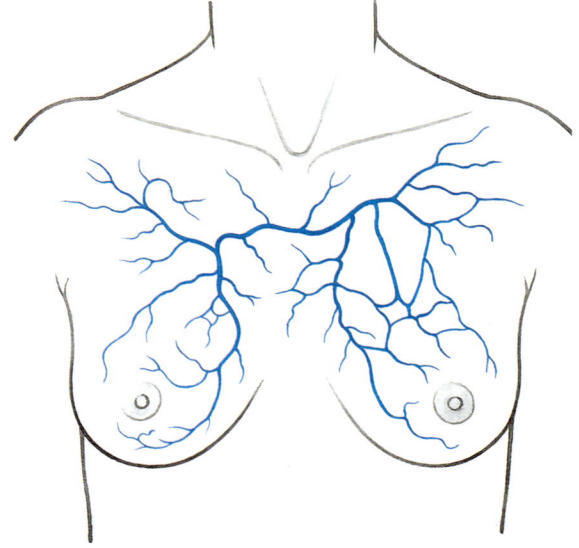

Abb. **5** Subkutane Venenplexus der Mammae, schematisch (nach Barth).

Venen

(s. Abb. **5** u. **6**)

Die Venen der Mamma münden in subkutan gelegene Venennetze. Die Venenplexus beider Mammae stehen über die Medianlinie hinweg untereinander in Verbindung. Im Bereich der Areola mammae findet sich ein ringförmiger *Plexus venosus areolaris*. Während Gravidität und Laktation sind die Venen erweitert und werden dadurch deutlich sichtbar.

Das Blut aus den Venenplexus fließt im wesentlichen in die Vv. thoracicae interna und lateralis ab, aber auch die Vv. thoracoepigastrica und intercostales nehmen Blut aus den Venengeflechten der Mamma auf.

Lymphgefäße

Die Lymphdrainage der Mamma erfolgt im wesentlichen entlang der Blutgefäße (s. Abb. **6** u. **7**). Die Lymphgefäße bilden in der Brust ein weitverzweigtes Netz, an dem man einen oberflächlichen (subkutan gelegenen) und einen tiefen Anteil unterscheiden kann. Die Gefäße des tiefen Anteiles beginnen mit Lymphkapillaren an den Drüsenendstücken.

Regionäre Lymphknoten (also die ersten Filterstationen) für die Glandula mammaria sind hauptsächlich die axillären *(Nodi lymphatici axillares)*. Die Lymphe erreicht die Lymphknoten in der Axilla entweder direkt oder unter Zwischenschaltung der *Nodi lymphatici paramammarii*. Die axillären Lymphknoten nehmen den quantitativ größten Anteil der Lymphe aus der Mamma auf und werden als erste von Metastasen befallen. Sie sind aber, im Vergleich zu anderen „Mammalymphknoten", operativ relativ leicht zugänglich.

Die axilläre Lymphknotengruppe besteht aus 30–60 einzelnen Lymphknoten, die man in einzelne Gruppen einteilen kann. Die wichtigste, „zentrale Gruppe" liegt zwischen V. axillaris, A. thoracodorsalis und A. thoracica lateralis, bildet die zahlenmäßig größte Gruppe und wird am häufigsten von Metastasen befallen.

Die Nodi lymphatici axillares werden über die *Nodi lymphatici infraclaviculares et supraclaviculares* drainiert.

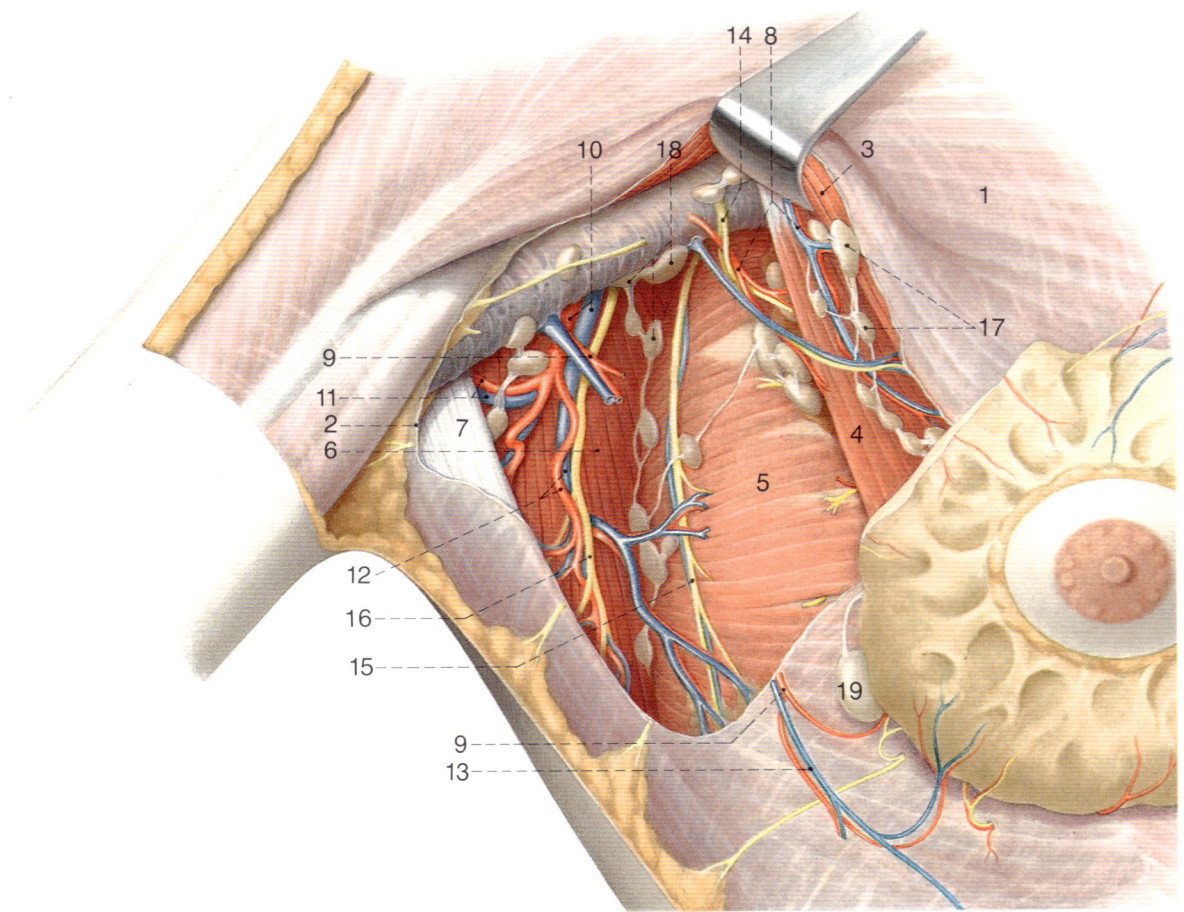

Abb. **6** Gefäße und Nerven der Axilla und der seitlichen Brustwand.

1 Fascia pectoralis
2 Fascia axillaris, Schnittrand
3 M. pectoralis major
4 M. pectoralis minor
5 M. serratus anterior
6 M. subscapularis
7 M. latissimus dorsi
8 Rr. pectorales
9 A. thoracica lateralis
10 A., V. subscapularis
11 A., V. circumflexa scapulae
12 A., V. thoracodorsalis
13 V. thoracoepigastrica
14 N. pectoralis lateralis
15 N. thoracicus longus
16 N. thoracodorsalis
17 Nodi lymphatici interpectorales
18 Nodi lymphatici axillares (centrales)
19 Nodus lymphaticus paramammarius

Mamma

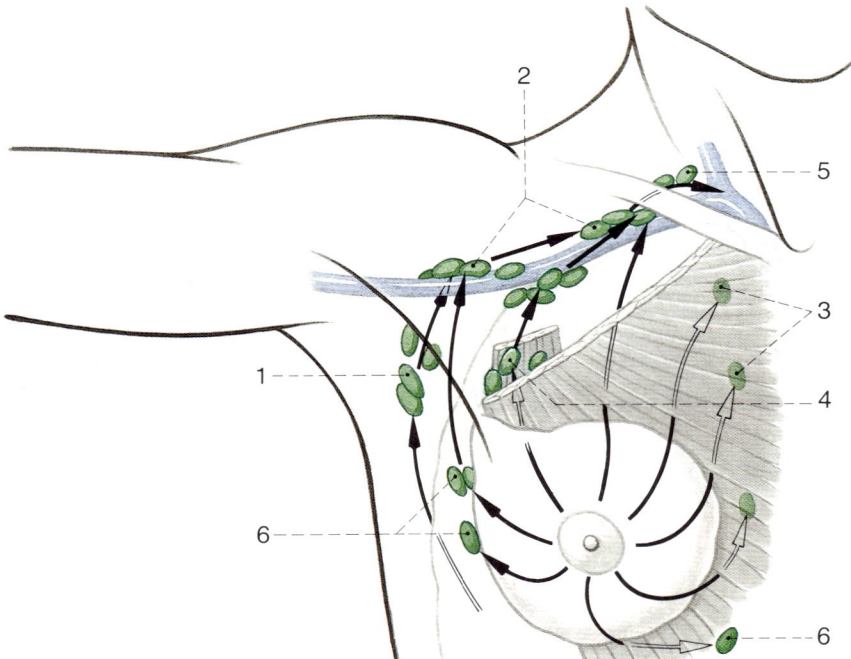

Abb. 7 Lymphabflüsse und Lymphknoten der Mamma, schematisch (nach Platzer).

1 Nodi lymphatici axillares
2 Nodi lymphatici infraclaviculares
3 Nodi lymphatici parasternales
4 Nodi lymphatici interpectorales
5 Nodi lymphatici supraclaviculares
6 Nodi lymphatici paramammarii

Die infraklavikulären Lymphknoten erhalten auch direkte Zuflüsse aus der Mamma, und zuweilen aus ihren kranialen Abschnitten. Die Lymphe erreicht die Nodi lymphatici infraclaviculares entweder direkt oder über die *Nodi lymphatici paramammarii* oder über die *Nodi lymphatici interpectorales* (Rottersche Lymphknoten). Letzte müssen nicht immer vorhanden sein.

Die Lymphe aus den medialen Abschnitten der Mamma erreicht die *Nodi lymphatici parasternales,* die entlang der Vasa thoracica interna liegen. Auch die *Nodi lymphatici intercostales* in den Zwischenrippenräumen I–IV nehmen Lymphe aus den medialen Anteilen der Brust auf. Der weitere Abfluß der Lymphe geht entweder in Richtung Nodi lymphatici supraclaviculares oder zu den *Nodi lymphatici mediastinales.*

Die „medialen" Lymphknoten der Mamma sind chirurgisch wesentlich schwerer zugänglich als die lateralen. Sie werden aber auch wesentlich seltener von Metastasen befallen. Ihr Befall ist abhängig von der Lage des Tumors. Zentrale Tumoren der Glandula mammaria metastasieren zu den parasternalen Lymphknoten in 43%, lateral lokalisierte Karzinome in 15%, medial gelegene in etwa 30%.

Abschließend bzw. überleitend zum chirurgischen Beitrag, muß noch festgestellt werden, daß vom Chirurgen – basierend auf klinischen Erfahrungen und operativen Erfordernissen – die axillären Lymphknoten in „Etagen", bzw. „Levels" eingeteilt werden. Etage (Level) I umfaßt die Nodi lymphatici axillares centrales und pectorales. Etage (Level) II betrifft die Nodi lymphatici interpectorales. Die Nodi lymphatici infra- und supraclaviculares sind der Etage (Level) III zuzuordnen.

Nervenversorgung der Mamma
(s. Abb. **1**)

Die sensiblen Nerven der Mamma entstammen ausschließlich den *Nn. intercostales II–V*. Die mediale Hälfte der Brust wird von *Rr. mammarii* aus den *Rr. cutanei mediales,* die laterale Mammahälfte von *Rr. mammarii* aus den *Rr. cutanei laterales* der Interkostalnerven versorgt.

Die sekretorischen Fasern für die Drüsen der Mamma verlaufen mit den Gefäßen zu den Erfolgsorganen.

Spezielle Erkrankungen und Behandlungsmethoden

Entzündliche Erkrankungen (Mastitis – Brustdrüsenabszeß)

Die häufigste entzündliche Erkrankung der weiblichen Brust ist die *Laktationsmastitis*. Sie ist in der Regel eine phlegmonöse, diffuse entzündliche Veränderung und somit primär eine Indikation zu einer antibiotischen Therapie. Bei sekundärer Abszedierung, aber auch bei primärem Auftreten von *Abszessen,* z.B. bei Superinfektion von Drüsenzysten oder Milchgangsektasien, besteht dagegen die Notwendigkeit zur operativen Eröffnung des Abszesses und Ausräumung der Eiter- und Nekrosemassen. Es gelten dabei die allgemeinen Regeln der septischen Chirurgie, d.h. eine zuverlässige breite Eröffnung sowie die Entfernung aller nekrotischen Gewebsanteile durchzuführen, um Verhaltungen und somit ein Abszeßrezidiv zu vermeiden. Zur Gewährleistung des Sekretabflusses ist es auch sinnvoll, eine Wundränder spreizende Drainage einzulegen. Bei der Brustdrüse müssen außerdem kosmetische Gesichtspunkte mit berücksichtigt werden. Dies ist für die Wahl des operativen Zuganges von wesentlicher Bedeutung. So müssen radiäre Schnittführungen strikt vermieden und nach Möglichkeit periareoläre oder zirkuläre parallel zu dem Areolarand verlaufende Inzisionen verwendet werden. Bei dorsal gelegenen Abszedierungen in großen Brüsten können die Inzisionen auch in der Inframammärlinie liegen (Bardenheuer-Schnittführung).

Viel seltener kommt es auf dem Boden *ektatischer Milchgangsveränderungen* und mastopathischer Brustdrüsenumbaustörungen zu immer wieder rezidivierenden Abszedierungen.

Während sich die Akutbehandlung der Abszesse nicht grundsätzlich von der oben beschriebenen unterscheidet, muß zur Beseitigung der Abszedierungsneigung eine Resektion der retromammillären Milchgänge vorgenommen werden. Die sekundäre bakterielle Infektion der Gangektasien erfolgt in der Regel über diese Milchgänge. Deren Resektion kann somit diesen Infektionsweg ausschalten. Bei sehr großen Brüsten kann bei chronisch rezidivierenden Mastitiden auch eine Reduktionsplastik mit subtotaler Resektion des Brustdrüsengewebes angezeigt sein.

Ziele und Methoden

Die Behandlungsziele bei der abszedierenden Mastitis wie rezidivierenden, abszedierenden Entzündungen bei Milchgangsektasien sind die Ausräumung der Eitermassen und Nekrosen sowie eine zuverlässige Sekretdrainage nach außen. Bei rezidivierenden Abszedierungen auf dem Boden von Milchgangsektasien wird zusätzlich eine kausale Therapie durch Resektion des subareolären Brustdrüsen- und Milchgangbereiches durchgeführt.

Indikationen

Die Operationsindikation ist immer bei Eintreten einer Gewebseinschmelzung und Eiteransammlung gegeben. Bei rezidivierenden Abszedierungen ist im Intervall die Resektion der Milchgänge des subareolären Brustdrüsenbezirkes durchzuführen.

Kontraindikationen

Vor einer evtl. Inzision muß durch Sonographie und Mammographie eine Abszedierung gesichert bzw. ein Karzinom ausgeschlossen werden. Eine Inzision bei einem inflammatorischen Mammakarzinom ist eine absolute Kontraindikation. Auch bei einer phlegmonösen Laktationsmastitis besteht keine Operationsindikation. Es sollte eine konservative Therapie durch Antibiotika, Abstillen, Hochbinden der Brust und lokale Alkoholumschläge erfolgen.

Operationsrisiken und Aufklärungshinweise

Die Möglichkeit kosmetisch störender Narbenbildungen sowie der Sekretverhaltung mit Abszeßrezidiv ist zu erwähnen. Bei rezidivierenden Entzündungen ist auf die Notwendigkeit der Milchgangsdarstellung zum Nachweis einer Milchgangsektasie und einer entsprechenden kausalen Therapie hinzuweisen.

Spezielle Vorbereitungen

Die Abszeßlokalisation kann bei tiefer Lage im Brustdrüsenkörper präoperativ an der liegenden Patientin auf der Haut markiert werden, um eine sichere Ausräumung des Abszesses zu gewährleisten.

Abszeßspaltung und Drainage

Narkose: Intubationsnarkose.

Lagerung: Rückenlagerung mit 30° angehobenem Oberkörper und 70° abduziertem Arm auf der zu operierenden Seite (Abb. **8**).

Zugangswege

In der Regel ist ein semizirkulärer periareolärer Schnitt im Bereich des Abszesses durchzuführen. Bei weit peripherer oberflächlicher Lokalisation ist ein zirkulärer Schnitt über dem Abszeß parallel zum Areolarand möglich. Bei dorsal thoraxwandnahe gelegenen Abszessen in den unteren beiden Quadranten führt ein Bardenheuer-Schnitt in der Inframammärfalte zum Krankheitsherd (Abb. **9a u. b**).

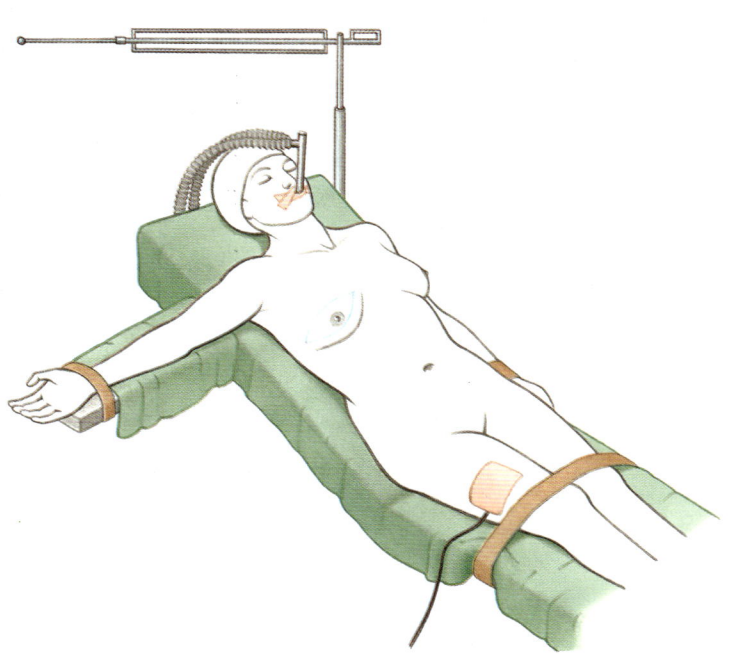

Abb. **8** Lagerung der Patientin.

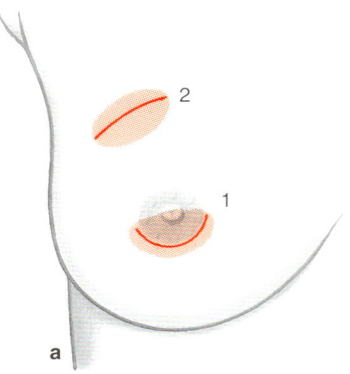 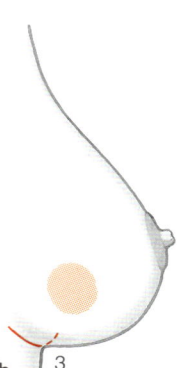

Abb. **9a u. b** Zugangswege.
1 periareolärer Schnitt
2 peripherer, zirkulärer Schnitt
3 Bardenheuer-Schnitt

Spezielle Technik

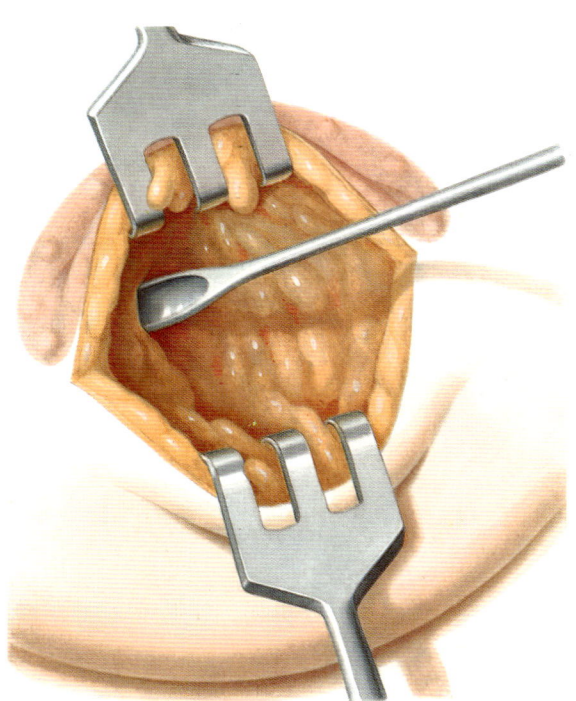

Abb. **10** Nach Durchtrennung der Haut und Subkutis wird das Brustdrüsengewebe bis zur Abszeßhöhle durchtrennt und diese mit scharfen Löffeln ausgeräumt. Nekrotische Gewebsanteile werden zusätzlich mit Schere und Pinzette bis zum Erreichen gut durchbluteter Gewebsanteile entfernt.

Entzündliche Erkrankungen (Mastitis – Brustdrüsenabszeß)

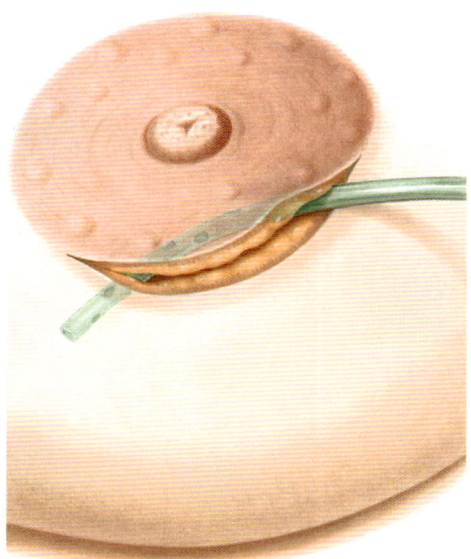

Abb. 11 Einlegen einer Silikondrainage mit seitlichen Perforationen zur Vermeidung einer Wundverklebung und Sicherung der Sekretdrainage. Die Drainage wird immer transvulnär ausgeleitet und mit einer Naht an dem Wundrand vor dem Herausgleiten gesichert.

Ausweichmethoden

Bei der Lokalisation des Abszesses in den dorsalen Drüsenanteilen (s. Abb. 9b/3) der beiden unteren Quadranten und großen Brustdrüsenkörpern ist es vorteilhafter, die Inzision in der Inframammärfalte zu legen. Nach Durchtrennung der Haut und Subkutis wird die Brustdrüse präfaszial von der Pektoralisfaszie gelöst und der Abszeß von dorsal freigelegt. Die Nekrosenausräumung erfolgt wie bei der oben geschilderten Technik. Auch hier Einlage einer Silikondrainage zur Vermeidung einer Verklebung und zur Sicherung des Sekretabflusses.

Retromamilläre Milchgangsresektion

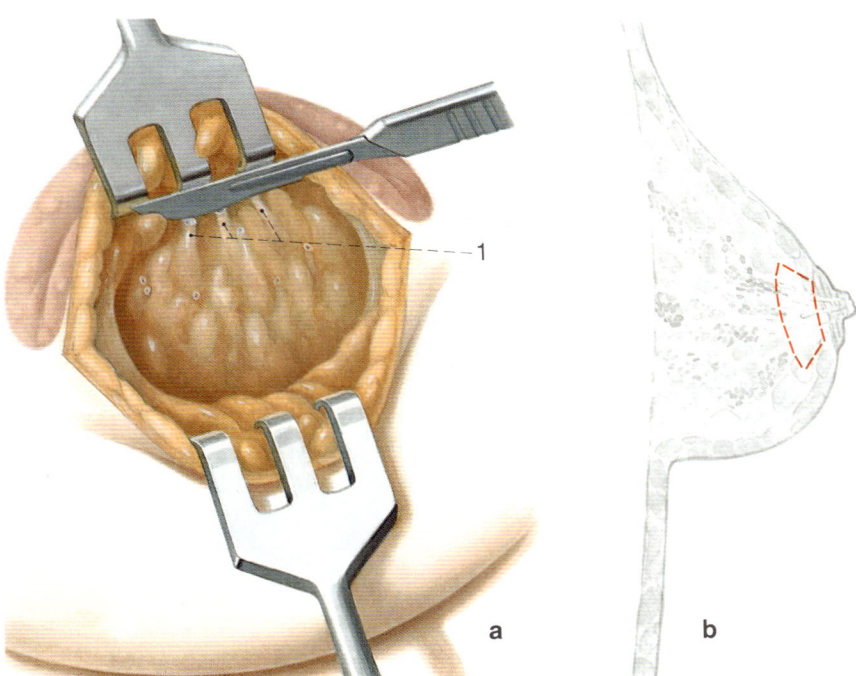

Abb. 12a u. b Bei der *rezidivierenden Abszedierung* auf dem Boden von Milchgangsektasien wird ein semizirkulärer periareolärer Schnitt durchgeführt. Präparation von darunterliegenden Milchgangs- und Drüsenstrukturen; die Verbindung der Milchgänge zur Mamille wird scharf durchtrennt und der retroareoläre Drüsenbezirk exstirpiert. Es erfolgt eine Redon-Drainage-Einlage und Wundverschluß durch Subkutan- und Intrakutan- oder Hautrückstichnähte. Die Hautrückstichnähte sollten aus kosmetischen Gründen als Allgöwer-Nähte mit Ein- und Ausstich nur auf der Areolaseite durchgeführt werden. Die Drainageausleitung erfolgt transvulnär (s. Abb. 16).

1 retromamilläre Milchgänge

Benigne und semimaligne Brustdrüsentumoren

Die häufigsten benignen Brustdrüsentumoren sind *Fibrome*, *Adenome* und *Fibroadenome*. Seltener kann man jedoch auch alle anderen Formen benigner Tumoren, die von den mesenchymalen Anteilen der Brust ausgehen, beobachten: Lipome, Leiomyome, Hämangiome und andere. Diese Veränderungen besitzen keinen eigenen Krankheitswert. Sie können jedoch zu differentialdiagnostischen Problemen gegenüber semimalignen und malignen Veränderungen der Brustdrüse führen. Bei isolierten tumorösen Veränderungen der Brust ist aus diesem Grunde die Indikation zur Tumorexstirpation gegeben. Auch bei klinisch, mammographisch, sonographisch oder zytologisch fehlendem dringendem Verdacht einer malignen Veränderung sollte die Exstirpation unter Einhaltung der kosmetischen Gesichtspunkte in bezug auf Schnittführung und Schnittgröße durchgeführt werden. Eine Schnellschnittuntersuchung der Tumoren ist in diesen Fällen nicht erforderlich.

Eine Sonderstellung unter den benignen tumorösen Brustdrüsenveränderungen nimmt die *Mastopathie* ein. Bei ihr kommt es auf Grund hormoneller Einflüsse zu zystischen und adenomatösen Veränderungen des Drüsengewebes. Diese können nur Teile eines Drüsenkörpers, eine gesamte Brustdrüse, oder, am häufigsten, beide Brustdrüsen diffus befallen. Isolierte, tumoröse Veränderungen müssen auch bei der Mastopathie entfernt werden, es sei denn, daß durch Sonographie, Mammographie, Punktion und Pneumozystographie eine glattwandige Zyste festgestellt wurde (Quadrippeldiagnostik). Hier ist die Zystenpunktion und Pneumozystographie als diagnostische und therapeutische Maßnahme ausreichend. Nach Tumorexstirpation richtet sich das weitere operative Vorgehen nach dem histologischen Untersuchungsbefund. Während bei der Mastopathie ohne Proliferationen keine weitere chirurgische Maßnahme und auch keine engmaschigere Vorsorgeuntersuchung erforderlich ist, muß bei der Mastopathie Grad II, d. h. mit Proliferationen und Mastopathie Grad III mit Atypien mit einer erhöhten Karzinominzidenz gerechnet werden. In Abhängigkeit von der Ausdehnung des klinischen Befundes, der Größe des Brustdrüsenkörpers, dem Vorhandensein zusätzlicher Risikofaktoren wie einer familiären Karzinombelastung und zusätzlicher psychischer Faktoren muß die Indikation zur weiteren Beobachtung bis hin zu einer operativen Exstirpation des Drüsenkörpers im Sinne einer subkutanen Mastektomie und primärer Brustdrüsenaufbauplastik gestellt werden.

Bei massiver Ausprägung der Mastopathie in beiden Brustdrüsen mit multiplen tumorösen Veränderungen beider Brustdrüsen („Nuß-im-Sack"-Befund) und entsprechend eingeschränkter Beurteilbarkeit besteht immer die Indikation zur Brustdrüsenkörperexstirpation im Sinne einer subkutanen Mastektomie oder einfachen Mastektomie mit primärer Aufbauplastik, da in diesen Fällen sowohl durch die klinische Untersuchung wie durch Mammographie oder Sonographie ein Karzinom nicht rechtzeitig festgestellt werden kann.

Isolierte Papillome der Milchgänge manifestieren sich in der Regel durch eine zum Teil blutige Sekretion aus der Brustwarze. Es sollte hier immer eine zytologische Untersuchung durchgeführt werden. Während isolierte Papillome als grundsätzlich benigne Veränderungen angesehen werden können, ist bei einer *diffusen Papillomatose* der Milchgänge von einer semimalignen Veränderung auszugehen. Je nach Ausprägung des Befundes kann eine segmentförmige oder Quadrantenresektion des Brustdrüsenkörpers erfolgen. Bei diffuser Ausdehnung im gesamten Brustdrüsenbereich müssen eine subkutane Mastektomie und Wiederaufbauplastik erfolgen.

Von den seltenen semimalignen Brustdrüsentumoren verdient das *Cystosarcoma phylloides* eine besondere Erwähnung. Trotz der erheblichen Größe und des schnellen Wachstums dieser Tumoren handelt es sich in der Regel um gutartige Veränderungen. Wegen der Ausdehnung des Befundes muß jedoch meistens eine Amputation der Brust durchgeführt werden.

Als weitere präkanzeröse semimaligne Veränderung sind die *radiären Narben* mit ihrem typischen malignomverdächtigen, mammographischen Erscheinungsbild zu erwähnen. Radiäre Narben werden von manchen Autoren als Vorläufer der Mammakarzinomentwicklung angesehen. Sie werden durch eine Tumorexstirpation im Gesunden behandelt.

Auch das *Carcinoma lobulare in situ* und das *Carcinoma ductale in situ* sind trotz ihres Namens keine eigentlichen Karzinome, sondern semimaligne Veränderungen mit hoher Entartungsrate. Das *Carcinoma lobulare in situ* weist nach Rosen ein um das 10- bis 14fach erhöhtes Karzinomentartungsrisiko auf. Es tritt gehäuft multizentrisch und in beiden Brustdrüsen auf. Wegen des relativ geringen Entartungsrisikos sind in der Regel eine segmentförmige Resektion des Brustdrüsenkörpers und engmaschige Kontrolluntersuchungen ausreichend. Bei massiver multizentrischer Ausprägung des Befundes und Sicherung der beidseitigen Ausprägung durch eine kontralaterale, spiegelbildliche Biopsie sollte jedoch die Indikation zu einer beidseitigen subkutanen Mastektomie gestellt werden. Im Gegensatz zu dem duktalen Carcinoma in situ kommt es nur sehr selten zu einem Befall der Retromamillärregion.

Das *Carcinoma ductale in situ* ist die präneoplastische Veränderung mit dem höchsten Karzinomrisiko. Dieses ist nach Rosen um das 57fache erhöht. In der Literatur werden auch in 1–3% Lymphknotenmetastasen angegeben, was als Zeichen nicht immer erkannter Invasion zu werten ist. Bei kleinen Herden von unter 2,5 cm Durchmesser wird eine brusterhaltende Therapie und hochdosierte homogene Bestrahlung des restlichen Brustdrüsenkörpers empfohlen. Der Wert der Strahlentherapie ist jedoch nicht gesichert, zumal gerade bei brusterhaltender Therapie von Karzinomen mit erheblicher intraduktaler Komponente ein erhöhtes, lokales Rezidivrisiko nach Strahlentherapie festzustellen ist. Bei größerem intraduktalen Carcinoma in situ und insbesondere bei multizentrischer Ausbreitung sollte eine modifiziert radikale Mastektomie und primäre Wiederaufbauplastik durchgeführt werden. Eine subkutane Mastektomie ist wegen des hohen Risikos eines Befalls des Retromamillärbereiches nicht indiziert. Die Aussicht einer nahezu 100%ige Heilung und das relativ hohe Entartungsrisiko dieser Veränderungen rechtfertigen die radikale chirurgische Therapie im Sinne einer modifiziert radikalen Mastektomie. Durch eine primäre Wiederaufbauplastik sind überdies auch die kosmetischen Gesichtspunkte ausreichend berücksichtigt.

Ziele und Methoden

Bei der Exstirpation benigner Brustdrüsenveränderungen steht in den weitaus meisten Fällen das Ziel des Ausschlusses eines malignen Tumors im Vordergrund. In diesen Fällen wird eine einfache Tumorexstirpation im Gesunden ausreichend sein.
Bei semimalignen Veränderungen muß die vollständige Entfernung der betroffenen Brustdrüsenanteile erfolgen. Dazu ist in der Regel eine Segment- oder Quadrantenresektion erforderlich. Bei diffusem Befall des gesamten Drüsenkörpers wie bei der schweren fibrös zystischen Mastopathie mit Proliferation und Atypien, aber auch dem Carcinoma lobulare in situ kann dabei eine einseitige oder beidseitige subkutane Mastektomie und primäre Aufbauplastik angezeigt sein. Bei Veränderungen mit hohem Malignitätsrisiko wie dem Carcinoma ductale in situ wird ab einer bestimmten Tumorausdehnung (über 2,5 cm) eine modifiziert radikale Mastektomie und primäre Aufbauplastik empfohlen.

Indikationen

Eine Operationsindikation ist bei allen isolierten, tumorösen Veränderungen der Brustdrüse, deren Dignität nicht eindeutig durch klinische Untersuchung, Sonographie, Mammographie und Feinnadelpunktion (Quadrippeldiagnostik) geklärt werden kann, gegeben. Dies ist insbesondere für die Abgrenzung von unverdächtigen Zysten von Bedeutung, da diese bei sonographisch und durch Pneumozystographie gesicherter glatter Wand nie eine maligne Entartung aufweisen.
Auch bei nicht palpablen Brustdrüsenveränderungen, die in der Mammographie, Sonographie oder in Feinnadelpunktionsuntersuchungen einen malignomverdächtigen Befund ergeben, ist eine Operationsindikation gegeben.
Große glattwandige Zysten stellen nur bei mehrfachem Rezidiv und persistierenden Beschwerden eine Operationsindikation dar.

Kontraindikationen

Eigentliche Kontraindikationen sind nicht bekannt. Eine zu großzügige Operationsindikationsstellung sollte jedoch vermieden werden, da jede Operation mit einer Narbenbildung im Drüsenkörper verbunden ist. Dies führt zu einer Erschwerung der klinischen und mammographischen Kontrolluntersuchungen. Das Zahlenverhältnis zwischen Tumorexstirpation mit gesichertem malignen Befund und benignen Veränderungen sollte 1:3 nicht übersteigen.

Operationsrisiken und Aufklärungshinweise

Je nach Lokalisation des Tumors ist auf evtl. kosmetisch störende Narbenbildungen hinzuweisen. Bei größeren Segment- oder Quadrantenresektionen ist auf die Verkleinerung des Brustdrüsenkörpers und mögliche Veränderung der Brustkontur und Symmetrie hinzuweisen. Bei Auftreten von Hämatomen und Wundheilungsstörungen kann es auch zu einer Verziehung der Brustwarze kommen. Bei der subkutanen Mastektomie muß die ggf. notwendige Anpassung des Hautmantels im Sinne einer Reduktionsplastikschnittführung erwähnt werden. Es ist auf die Gefahren von Hautnekrosen und Mamillennekrosen hinzuweisen. Bei der Implantation von Prothesen zur primären Aufbauplastik ist auf die Probleme der Kapselfibrose sowie Prothesendislokation mit kosmetisch störendem Aspekt aufmerksam zu machen. Zur modifiziert radikalen Mastektomie beim Carcinoma ductale in situ s. S. 22.

Spezielle Vorbereitungen

Mit Ausnahme von großen, gut palpablen tumorösen Veränderungen der Brust sollte immer eine präoperative Lokalisationsmarkierung erfolgen. Am besten wird diese durch Hakendrähte unter Mammographiekontrolle durchgeführt. Bei allen nicht tastbaren Veränderungen ist auf Grund des Mammogramms das zu resezierende Segment oder der zu resezierende Quadrant auf der Haut zu markieren und zur Erfolgskontrolle eine Präparatradiographie durchzuführen.

Tumorexstirpation

Narkose: Intubationsnarkose.

Lagerung: s. S. 8.

Zugangswege: Abb. 13.

Arbeitsschritte

1. Periareolärer (oder sonstiger) Hautschnitt.
2. Anheben der beiden Wundränder mit scharfen Haken.
3. Sukutane Präparation des Hautlappens bis in Höhe des tumorösen Brustdrüsenbereiches.
4. Fassen des gesunden Gewebes über dem Tumorbezirk mit einer Gewebefaßzange.
5. Scharfes Auslösen des Tumors unter Mitnahme eines Saumes gesunden Gewebes.
6. Blutstillung.
7. Einlegen einer Redon-Drainage.
8. Subkutannähte.
9. Intrakutane fortlaufende Hautnaht.

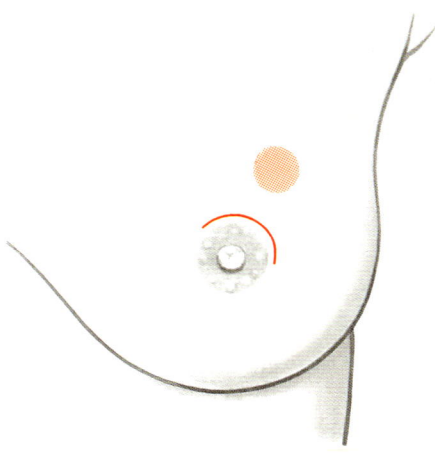

Abb. 13 Periareolärer Semizirkulärschnitt, bei peripherer Tumorlokalisation zirkulärer Schnitt parallel zum Areolarand über dem Tumor. Bei großen Brustdrüsen und weit dorsal kaudal gelegenen Tumoren kann auch ein Schnitt in der Inframamillärlinie (Bardenheuer-Schnitt) verwendet werden (s. Abb. 9b/3).

Spezielle Technik

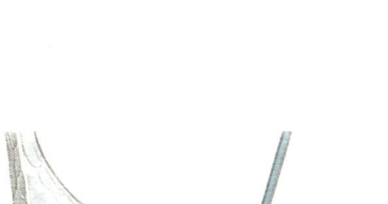

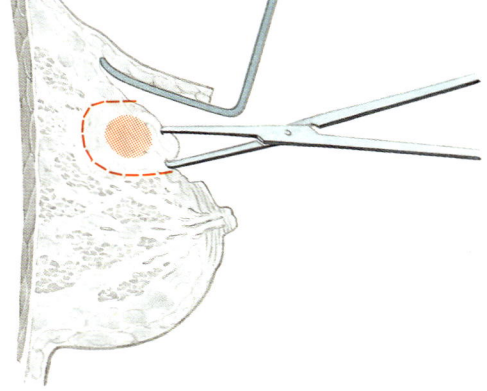

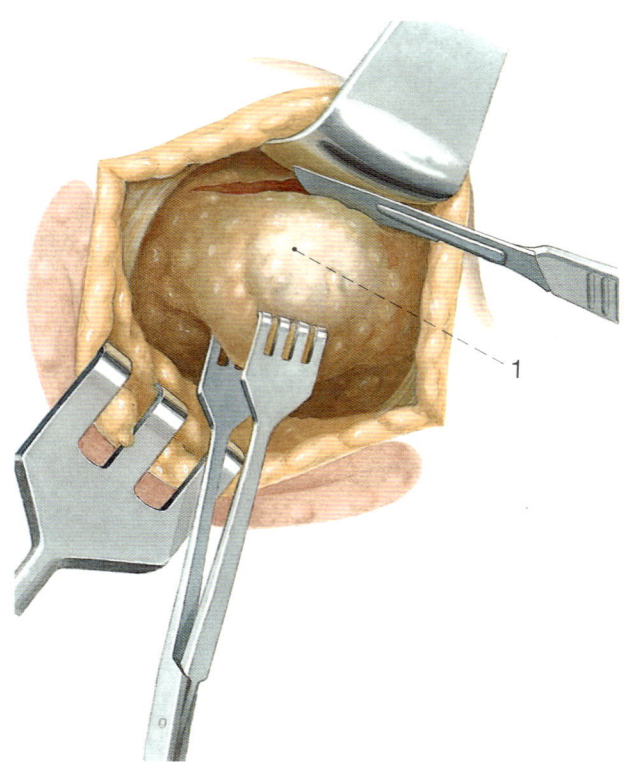

Abb. 14 Nach Durchtrennung der Haut werden die Wundränder mit zwei kleinen scharfen Haken gespreizt und angehoben. Je nach Entfernung des Tumors vom Mamillenrand und Tiefenlokalisation von der Kutis erfolgt zunächst eine Präparation subkutan in Richtung des Tumors oder eine direkte Inzision des Drüsenkörpers.

Abb. 15 Nach Tasten des Tumors wird das darüberliegende Gewebe mit einer Faßzange angehoben und das umgebende Drüsengewebe in einem Abstand von etwa 1 cm ringsum durchtrennt. Störende Blutungen können dabei gleich durch Elektrokoagulationen gestillt werden. Am besten führt man jedoch eine sorgfältige Blutstillungskontrolle nach Entfernung des Tumors und Darstellung des Tumorbettes mit Hilfe zweier Langenbeck-Haken durch.

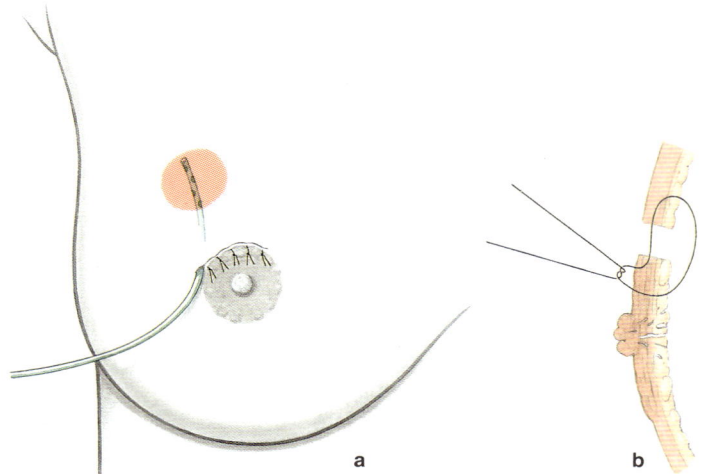

Abb. **16a** u. **b** Einlegen einer Redon-Drainage, Stärke 10–12. Je nach Größe der Tumorhöhle können einzelne adaptierende Nähte des Drüsenkörpers durchgeführt werden. Eine Fixierung des Drüsenkörpers zum Subkutangewebe sollte wegen der Gefahr der narbigen Verziehung nicht erfolgen. Die Drainagenausleitung erfolgt entweder transvulnär oder bei peripherer Lokalisation kaudal/lateral in der Inframammärfalte.
Der Wundverschluß erfolgt mit Einzelknopf-Subkutannähten, Dexon oder Vicryl, Stärke 4×0 und fortlaufender intrakutaner Hautnaht mit PDS oder Prolene 4×0/3×0. Bei periareolärer Schnittführung können auch Einzelknopf-Allgöwer-Nähte mit areolaseitig liegenden Knoten verwendet werden (Abb. **16b**).

Komplikationen

Intraoperative Komplikationen

Der Tumor wird nach der Exstirpation mit einem Skalpell aufgeschnitten, um eine makroskopische Beurteilung der Resektionsgrenzen durchführen zu können. Dieses Skalpell wird nicht zur weiteren Operation verwendet. Ist die Resektion nicht im Gesunden erfolgt, muß gleich eine Nachresektion erfolgen. Es ist dabei auch wichtig, daß mit zwei verschiedenfarbigen Fäden eine Tumormarkierung nach ventral und kranial erfolgt, um somit eine sichere Identifizierung der Tumorausbreitung im pathologischen Präparat zu ermöglichen. Falls eine präoperative Tumormarkierung nicht erfolgte und auf dem aufgeschnittenen Resektionspräparat der Tumor nicht identifizierbar ist, muß eine Präparatradiographie und Vergleich mit der Ausgangsmammographie erfolgen. Bei Nichtauffinden der suspekten Struktur ist unbedingt eine erneute Lagekontrolle und Suche der pathologischen Veränderung notwendig.
Eine weitere mögliche intraoperative Komplikation stellt die Verletzung der Areola bei zentraler Tumorlokalisation dar.

Therapie

Bei makroskopischer oder präparatradiographisch fraglicher Exstirpation des Tumors im Gesunden muß in gleicher Narkose eine Nachresektion erfolgen.
Bei Verletzung der Areola müssen zu stark ausgedünnte Areolabezirke sichelförmig exzidiert und die Verletzungsstelle durch Einzelknopf- oder Intrakutannähte verschlossen werden. Im Areolabereich ist nur mit sehr geringen, kosmetisch nicht störenden Narbenbildungen zu rechnen.

Postoperative Komplikationen

Nach Tumorexstirpation der Brustdrüse treten nicht selten Hämatome im Bereich der Tumorhöhle auf. Nur bei stärkerer Hämatombildung oder Flüssigkeitsansammlung ist eine Ausräumung erforderlich. Ein Hämatom erhöht die Gefahr der Wundinfektion.

Therapie

Bei Hämatom erneute Eröffnung der Wunde unter aseptischen Bedingungen, Hämatomausräumung und Einlage einer Redon-Drainage. Bei Infektion ist eine Hämatom- bzw. Eiterausräumung, Silikondrainage und offene Wundbehandlung durchzuführen.

Nachsorge

Eine eigentliche Nachsorge ist nur bei *potentiell malignen Veränderungen* wie dem Carcinoma ductale in situ, bei dem eine Tumorinfiltration nie mit 100%iger Sicherheit ausgeschlossen werden kann, erforderlich. Bei *semimalignen* Veränderungen mit maligner Entartungspotenz ist jedoch eine regelmäßige Vorsorgeuntersuchung durch klinische, mammographische und sonographische Kontrolluntersuchung der Mamma in halbjährlich bis jährlichen Abständen durchzuführen.

Quadrantenresektion/Segmentresektion

s. S. 30.

Subkutane Mastektomie

Narkose: Intubationsnarkose.

Lagerung

Rückenlage mit 30° bis 40° angehobenem Oberkörper. Beide Arme müssen auf Armschienen gelagert und im gleichen Winkel abduziert werden. Bei der Abdeckung des Operationsgebietes werden beide Mammae seitengleich freigelassen, um einen genauen Vergleich mit der kontralateralen Seite bei der immer notwendigen Mammarekonstruktion zu haben (Abb. 17).

Zugangswege

Der günstigste operative Zugang für die subkutane Mastektomie ist der Bardenheuer-Schnitt in der Submammärfalte. Auch ein periareolärer oder transareolärer Zugang ist möglich (s. Abb. **9b**/3 u. **28b**). Bei sehr großen Brustdrüsen muß jedoch eine Schnittführung, die der Strömbeckschen Reduktionsplastik entspricht, durchgeführt werden (Abb. **18**). Im Gegensatz zu der Reduktionsplastik wird dabei jedoch der gesamte Brustdrüsenkörper entfernt. Auch andere Modifikationen wie die Schnittführung nach Maillard zur gleichzeitigen Ptose-Korrektur sind möglich.

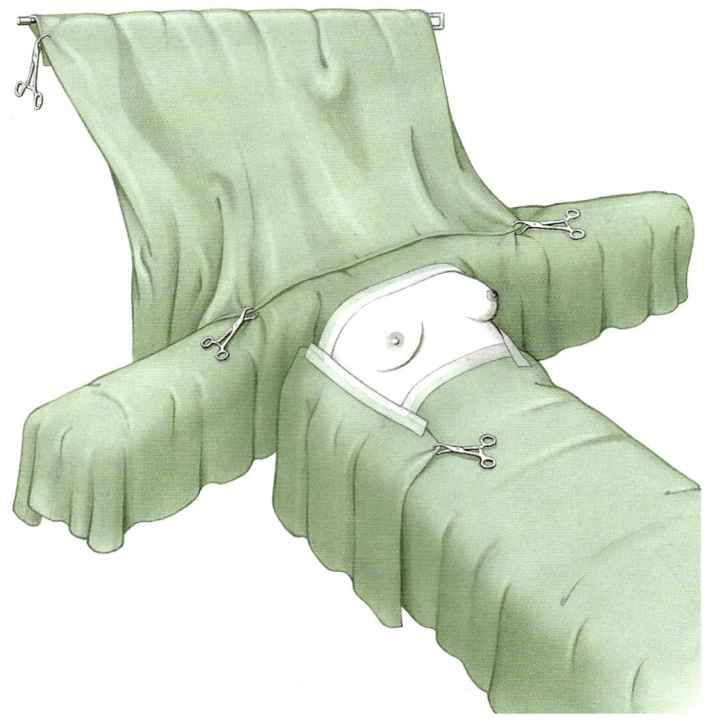

Abb. 17 Lagerung der Patientin zur subkutanen Mastektomie mit primärer Prothesenaufbauplastik.

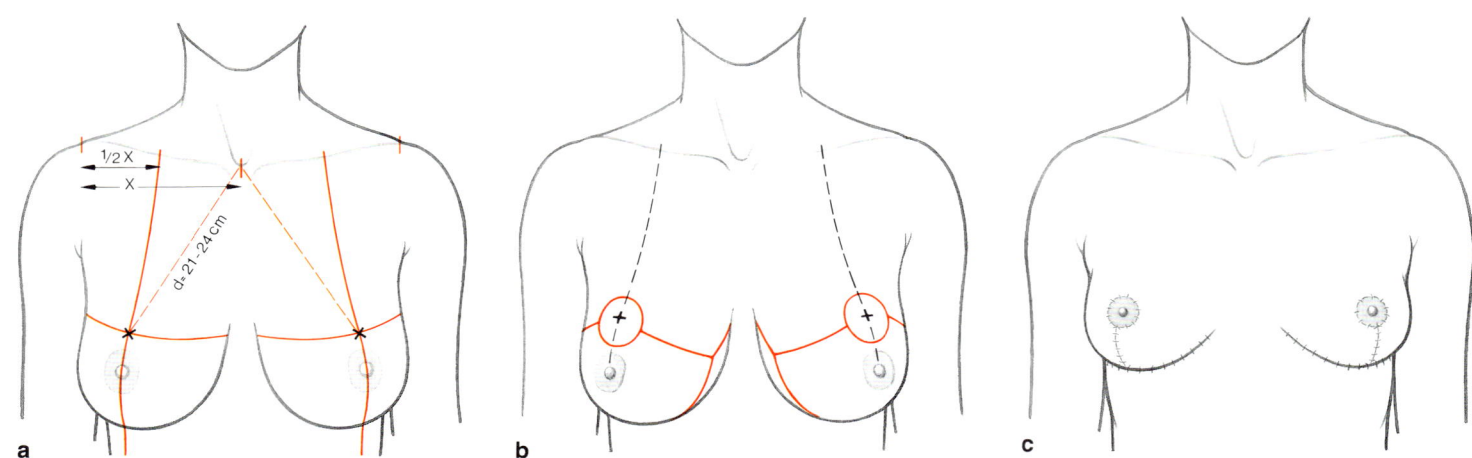

Abb. **18a–c** Bei der Reduktionsplastik nach Strömbeck wird eine Reduktion der Brustgröße durch Resektion der kaudalen Brustdrüsenanteile sowie eines zylindrischen Brustdrüsenanteils in Höhe des definitiven Areola-Sitzes durchgeführt. Die zentralen Anteile der Brustdrüse bleiben medial und lateral gestielt. Durch die intrakutane Abtragung der periareolären Hautbezirke werden das subkutane Gefäßnetz und die nervale Versorgung der Brustwarze weitgehend erhalten. Bei kurzer Verschiebungsstrecke und somit vermehrter Spannung des Gewebes mit Einziehung der Mamille oder drohender Ischämie der Brustwarze kann auch die Durchtrennung meist des lateralen Stiels durchgeführt werden. Sie ist wegen der meist dominierenden medialseitigen Gefäßzuflüsse zu bevorzugen.
Für die Durchführung der Reduktionsplastik nach Strömbeck von wesentlicher Bedeutung ist die präoperative Anzeichnung des künftigen Mamillensitzes und der Resektionsgrenzen mit Hilfe der Strömbeck-Schablone. Der korrekte Mamillensitz befindet sich etwa in Höhe der Inframammärlinie. Die Mamillenposition ist immer leicht divergierend. Zur Festlegung des korrekten Sitzes wird die Schnittstelle der von der Mitte der Klavikula zur Brustwarze ziehenden Mamillarlinie mit einer vom Jugulum gezogenen weiteren Orientierungslinie verwendet. Die Länge dieser Distanz beträgt je nach Körpergröße und Konstitutionstyp 21–24 cm und befindet sich etwas kaudal der Höhe der Submammärfalte. Bei verschieden großen Brustdrüsen muß dies durch eine Versetzung der Mamillarlinie berücksichtigt werden. Um die Mamillarlinienverlängerung und somit Kreuzungsstelle mit der Submammärfalte bei der liegenden Patientin identifizieren zu können, ist es wichtig, die Verlängerung dieser Linie bei der stehenden Patientin unterhalb der Brust auf der Bauchhaut einzuzeichnen.

Arbeitsschritte (Abb. 19)

1. Submammäre Hautinzision.
2. Subkutane Präparation der unteren Brustdrüsenquadranten.
3. Durchtrennung des retroareolären Drüsengewebes.
4. Subkutane Präparation der beiden oberen Quadranten.
5. Ablösen des Drüsenkörpers von der Pektoralisfaszie von kaudal nach kranial.
6. Blutstillungskontrolle.
7. Präparation einer retropektoralen Prothesentasche. Blutstillungskontrolle.
8. Einlage der Prothese.
9. Redon-Drainage Ch 12 in die Prothesentasche.
10. Verschluß der Prothesentasche durch Muskeleinzelknopfnähte Dexon 0.
11. Subkutane Redon-Drainage Ch 12.
12. Subkutannähte Dexon 2×0/3×0.
13. Intrakutane Hautnaht PDS 4×0.

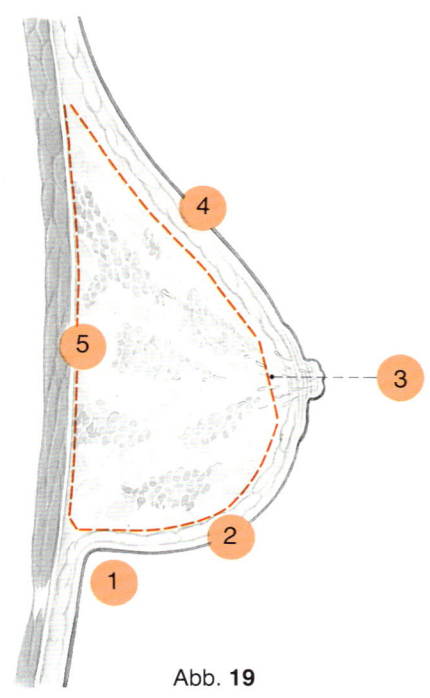

Abb. 19

Spezielle Technik

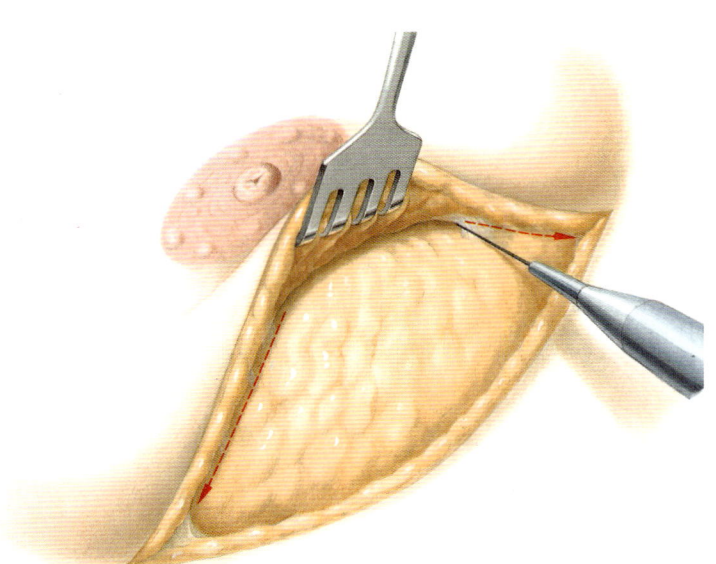

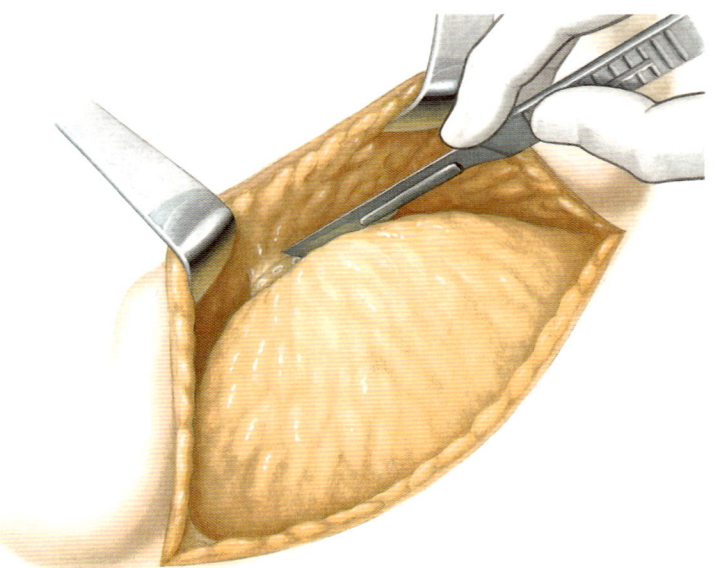

Abb. 20 Inzision der Haut in der Submammärfalte auf einer Länge von etwa 10 cm je nach Brustdrüsengröße. Es ist dabei günstig, leicht kranial der Submammärfalte zu bleiben. Diese Narbe weist häufig eine Keloidreaktion und Verbreiterung auf. Bei der weiter proximalen Lokalisation ist die Narbe im Stehen nicht sichtbar.
Der kraniale Wundrand wird nun mit zwei breiten scharfen Haken angehoben und das Subkutangewebe mit einer elektrischen Nadel durchtrennt. Die Subkutisdicke sollte bei der subkutanen Mastektomie möglichst groß gehalten werden, ohne makroskopisch erkennbare Brustdrüsenanteile zurückzulassen.

Abb. 21 Die Präparation mit der elektrischen Nadel bietet den Vorteil der besseren Blutstillungskontrolle. Es ist jedoch immer darauf zu achten, daß bei Anheben des Hautlappens nicht durch Faltung der Haut versehentlich die Präparation zu nahe an der Kutis erfolgt und somit die Gefahr der Durchblutungsstörung oder gar Verletzung der Haut eintritt. Nur den retromammilären Drüsenanteil durchtrennen wir mit einem Skalpell. Nach Präparation einer Lappenlänge von etwa 5 cm können die scharfen Haken durch Langenbeck-Haken ersetzt werden.

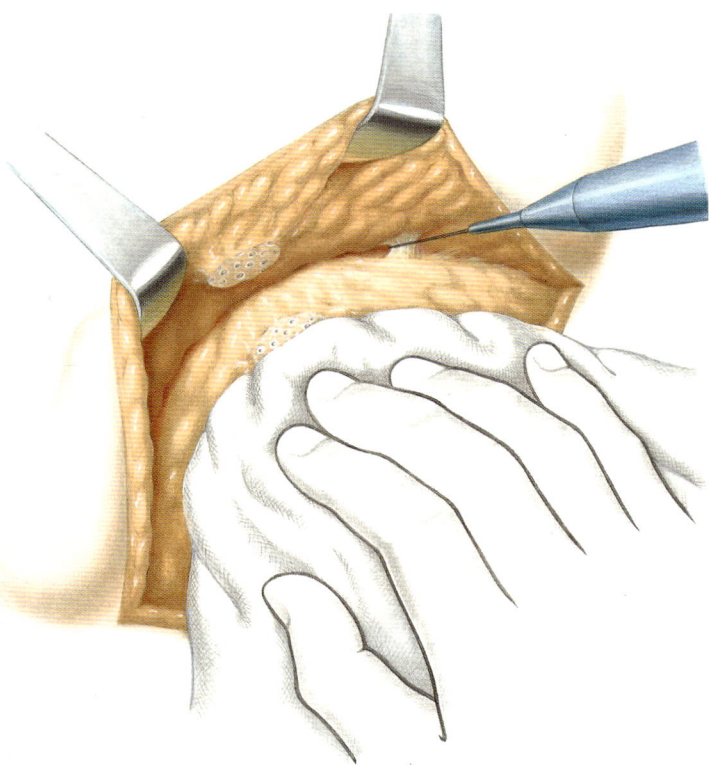

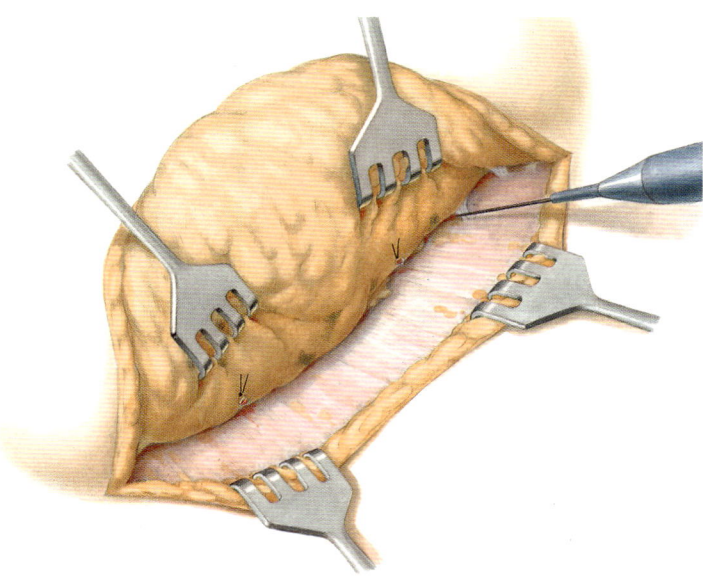

Abb. 23 Nach Erreichen der Rektusscheide wird der Brustdrüsenkörper mit Gewebefaßzangen angehoben und die Ablösung des Brustdrüsenkörpers von der Pektoralisfaszie durchgeführt. Wir führen auch diese Präparation mit der elektrischen Nadel durch. Perforierende Gefäße aus der Pektoralismuskulatur zum Drüsenkörper werden dabei gezielt koaguliert.

Abb. 22 Bei Erreichen der Retroareolär- und Retromamillärregion wird die Verbindung zwischen dem Brustdrüsenkörper und dem retroareolären Brustdrüsenanteil durchtrennt werden. Es verbleibt dabei ein etwa 1 cm dicker Brustdrüsenrest, um eine Durchblutungsstörung der Mamille zu vermeiden. Anschließend Weiterführung der Präparation nach medial bis zum Erreichen des Sternumrandes, nach kranial 1–2 QF kaudal der Klavikula und nach lateral zu der vorderen bis mittleren Axillarlinie je nach Ausdehnung des Drüsenkörpers. Anschließende Präparation des kaudalen Wundlappens. Auch hier Einsetzen zweier scharfer Haken und Präparation mit dem elektrischen Messer bis zum Erreichen der Rektusscheide.

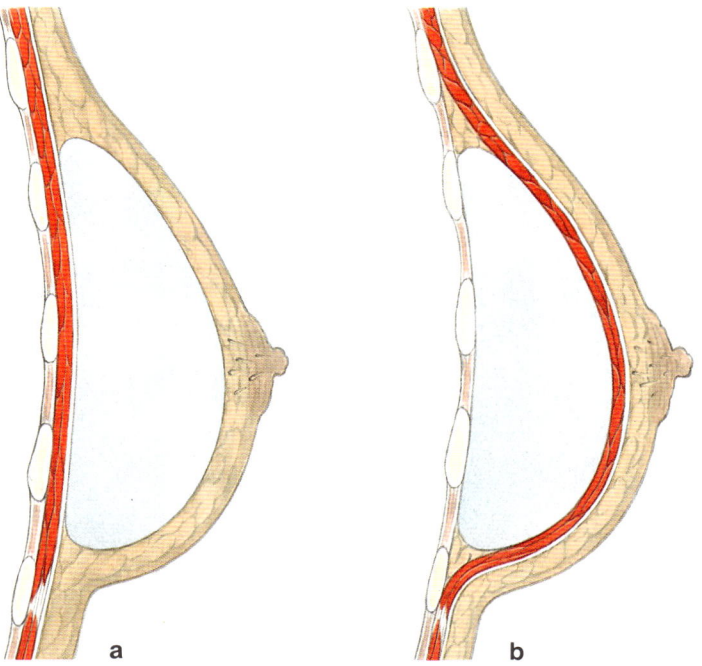

Abb. 24a u. b In die gebildete subkutane Gewebstasche kann eine Silikonprothese eingelegt werden. Bei subkutaner Prothesenlage ist jedoch eine erhöhte Gefahr einer Kapselfibrose vorhanden. Sie bietet aber bei korrekter Prothesenwahl und -plazierung sowie ausbleibender Kapselfibrose die günstigsten kosmetischen Ergebnisse. Eine Zweikammerprothese mit Cortisonzusatz verringert die Gefahr einer Kapselfibrose, beinhaltet jedoch die Möglichkeit schwerer cortisonbedingter Hautveränderungen. Einen wesentlichen Fortschritt scheinen die seit 1987 eingeführten MISTI-(Molecular Impact Surface Textured Implants) Prothesen darzustellen. Diese weisen eine mehrschichtige Membran mit einer mittleren Polyurethanschicht auf, die das „Bleeding" minimiert. Eine aufgerauhte Silikonoberfläche erlaubt ein Einwachsen ohne Kapselbildung.

Benigne und semimaligne Brustdrüsentumoren

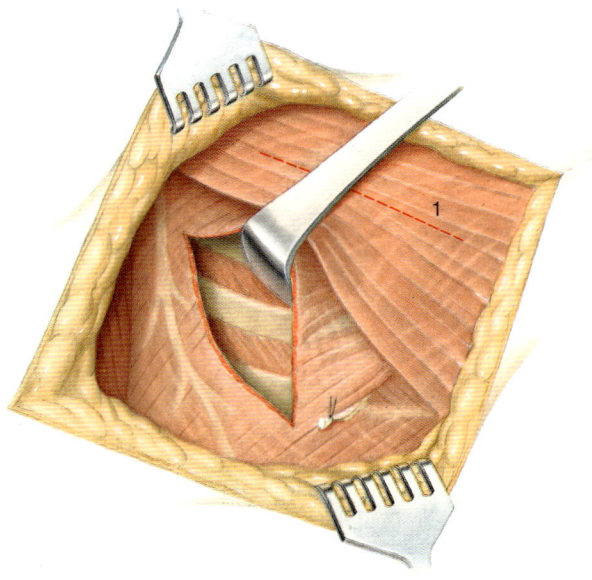

Abb. 25 Die Gefahr der Kapselfibrose läßt sich auch durch die retropektorale Implantation der Mammaprothese vermindern. Bei der Präparation der Prothesentasche müssen dabei der M. pectoralis major sowie Anteile des M. rectus abdominis und M. serratus anterior von den Rippen gelöst werden. Die Präparation der Prothesentasche muß dabei etwa 2 QF unterhalb der Submammärfalte nach kaudal erfolgen, um eine natürliche Brustdrüsenform zu erreichen und die Gefahr einer kranialen/lateralen Dislokation der Prothese zu verringern. Als Eingang für die Präparation der retropektoralen Prothesentasche kann dabei sowohl eine Inzision im Verlauf der Fasern des M. pectoralis major als auch durch eine Durchtrennung der Ursprünge des M. serratus anterior an den Rippen IV und V dienen. Diese werden zwischen Overholt-Klemmen durchtrennt und ligiert und die Ursprungszacken mit einem scharfen Rasparatorium von den Rippen abgelöst. Zur Präparation der pektoralen Tasche können ebenfalls Rasparatorien oder spezielle stumpfe Dissektoren verwendet werden. Es ist wichtig, dabei auftretende Blutungen aus perforierenden Ästen der Interkostalarterien sorgfältig zu stillen, um ein Hämatom in der Prothesentasche zu vermeiden. Es ist unbedingt darauf zu achten, Verletzungen des muskulären Mantels zu vermeiden. Die Schwachstelle des muskulären Mantels am lateralen Pektoralisrand darf niemals als Zugang zur Protheseneinlage verwendet werden, da hierdurch die Gefahr einer Prothesendislokation erheblich erhöht wird.

1 alternativer Zugang durch den M. pectoralis major

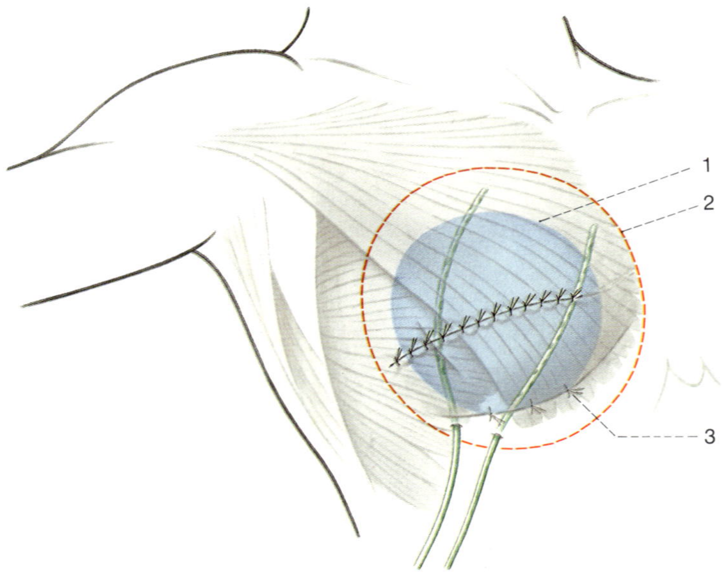

Abb. 26 Sowohl in die retropektorale Prothesenhöhle wie in die subkutane Mastektomiehöhle werden je eine bis zwei Redon-Drainagen Ch 10 bis 12 eingelegt. Bei retropektoraler Protheseniplantation erfolgt nun der Verschluß der muskulären Eingangspforte durch Dexon-Einzelknopfnähte Stärke 0. subkutane Einzelknopfnähte und intrakutane fortlaufende Hautnaht PDS-4-0 beenden den Eingriff.

1 Prothese
2 Präparationsgrenze
3 Fixationsnähte in Submammärfalte

Komplikationen

Intraoperative Komplikationen

Bei der Präparation der Hautlappen sowie bei der Durchtrennung des retromamillären Brustdrüsenanteils ist eine *Verletzung der Haut* bzw. *Areola* möglich. Bei eingetretener Verletzung und Präparation mit der elektrischen Nadel muß wegen der zu erwartenden Wundheilungsstörung der Wundrand exzidiert und die Verletzung mit Einzelknopfnähten verschlossen werden.
Bei der Präparation der retropektoralen Prothesentasche kann es zu einer Ruptur des Muskelmantels insbesondere im Bereich des kaudalen Ursprungs des M. pectoralis major bei schwach entwickelter Muskulatur kommen.

Therapie

Bei Areolaverletzungen s. Tumorexstirpation.
Bei Verletzungen der Haut insbesondere mit dem elektrischen Messer ist mit dem Auftreten von Nekrosen zu rechnen. Eindeutig geschädigte Haut muß auch hier sichelförmig im Sinne einer zirkulären Schnittführung exzidiert und durch eine fortlaufende intrakutane Hautnaht verschlossen werden. Kosmetisch ist immer ein weniger günstiges Ergebnis zu erwarten.
Zur Perforation des Pektoralismuskelursprungs s. Abb. **27**.

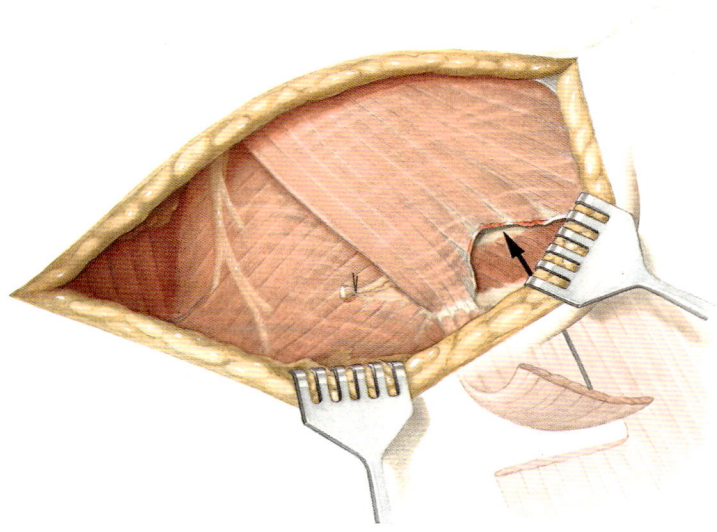

Abb. **27** Bei einer Perforation des kaudalen Pektoralismuskelursprunges kann eine Umkipp-Plastik des proximalen Anteils des M. rectus abdominis durchgeführt werden. Dieser wird entsprechend dem entstandenen Defekt in einem Abstand von etwa 10 cm von seinem Ursprung von der 5.–7. Rippe quer durchtrennt und nach kranial hochgeschlagen und mit dem M. pectoralis major vernäht.

Unmittelbar postoperative Komplikationen

Im postoperativen Verlauf droht die Entwicklung eines Hämatoms, das seinerseits das Auftreten einer Infektion begünstigt. Auch eine primäre Infektion ist wegen des eingelegten Prothesenmaterials möglich.

Therapie

Beim Auftreten eines Hämatoms muß wegen der Gefahr einer sekundären Superinfektion eine frühzeitige Hämatomausräumung unter aseptischen Operationsbedingungen durchgeführt werden und anschließend auch eine staphylokokkenwirksame Antibiotikatherapie für 7–9 Tage erfolgen.

Bei eingetretener Infektion ist ein Ausheilen unter Belassung der Prothese nicht möglich. Es müssen daher eine Prothesenentfernung, ausgiebige Spülung des Operationsgebietes und Drainage durchgeführt werden. Nach Ausheilung des Infektes, frühestens jedoch nach 3 Monaten, kann dann eine Prothese neuerlich implantiert werden.

Nachsorge

Bei subkutaner Mastektomie verbleibt immer ein kleiner Brustdrüsenrest retromamillär. Die Größe des Drüsenrestes muß der Patientin bekannt sein. Darüber hinaus können auch in anderen Bereichen Drüsenreste verbleiben, so daß eine regelmäßige Selbstuntersuchung sowie eine klinische und mammographische Kontrolle im Sinne einer Vorsorgeuntersuchung durchzuführen sind. Bei retropektoraler Protheseimplantation ist eine Beurteilung evtl. verbliebener Brustdrüsenreste jederzeit klinisch wie mammographisch möglich.

Gynäkomastie

Die Gynäkomastie stellt eine idiopathische oder durch einen Östrogenüberschuß (Leberinsuffizienz, hormonaktive Tumoren, Östrogentherapie) bedingte Mammahyperplasie des Mannes dar. Sie besitzt keinen Krankheitswert. Wegen der zum Teil erheblichen psychischen Belastung der Patienten kann jedoch die Indikation zur operativen Therapie gegeben sein. Sie besteht in der subkutanen Mastektomie von einem Periareolarschnitt aus.

Ziele und Methoden

Behandlungsziel ist die Entfernung des kosmetisch störenden, vergrößerten Fett-Brustdrüsenkörpers beim Mann.

Indikationen

Bei kosmetischer Beeinträchtigung mit Leidensdruck. Eine organische Ursache wie hormonaktive Hoden- und Nebennierentumoren, Leberzirrhose u. a. müssen präoperativ ausgeschlossen werden.

Kontraindikationen

Hormonaktive Tumoren, Leberinsuffizienz.

Operationsrisiken und Aufklärungshinweise

Kosmetisch störende Verwachsungen, Mamillennekrose, Hämatombildungen.

Subkutane Mastektomie bei Gynäkomastie

Narkose: Intubationsnarkose.

Lagerung: Rückenlage mit 70° abduziertem gleichseitigem Arm.

Zugangswege

Periareolärer oder Querschnitt (Abb. 28).

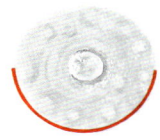 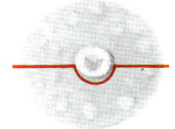

Abb. 28 Bogenförmiger periareolärer Schnitt entlang des unteren Areolarandes oder alternativ eine Querinzision durch die Areola mit Umschneidung der Mamille oder Querdurchtrennung der Mamille.

Arbeitsschritte (Abb. 29)

1 Hautinzision.
2 Präparation des kaudalen Hautlappens.
3 Durchtrennung der retromamillären Milchgänge.
4 Präparation des kranialen Hautlappens.
5 Ablösung des Fett-Drüsenkörpers von der Fascia pectoralis.
6 Drainage – Hautnaht.

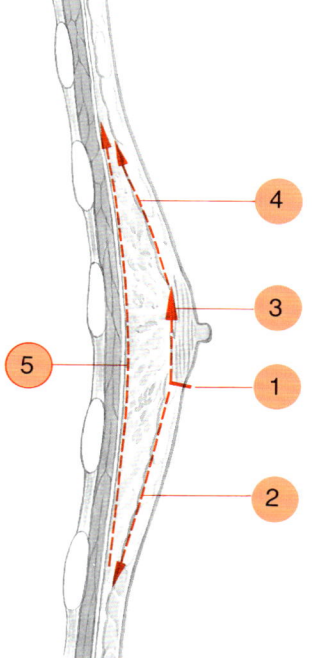

Abb. 29

Spezielle Technik

Die eigentliche Operationstechnik entspricht weitgehend der der subkutanen Mastektomie (s. Abb. 20–23).
Nach Kontrolle der Blutstillung Einlegen von 1 oder 2 Redon-Drainagen in die entstandene Wundhöhle und Ausleitung derselben in der Inframammärfalte. Es werden keine Nähte zwischen Subkutis oder Wundrandinzisionen und der darunterliegenden Fascia pectoralis gelegt, um ein Verkleben und somit narbige Verziehungen, die kosmetisch störend sind, zu vermeiden. Subkutaneinzelknopfnähte und Hautrückstichnähte nach Allgöwer oder intrakutane Hautnaht beenden den Eingriff.

Ausweichmethoden

Bei sehr großer Gynäkomastie muß eine Inzision in der Inframammärfalte gelegt und die überschüssige Haut abgetragen werden. Falls dies bei Extrembefunden eine zu starke Mamillenverlagerung bedeutete oder die Mamille reseziert werden müßte, um einen straffen Hautmantel zu erreichen, kann die Mamille frei transplantiert oder falls technisch möglich, eine Strömbeck-Plastik oder sonstige gestielte Mamillenplastik ausgeführt werden.

Komplikationen

Die häufigsten Probleme nach subkutaner Mastektomie bei Gynäkomastie stellen kosmetisch störende Verwachsungen zwischen dem Mamillen-Areola-Komplex und der Pektoralisfaszie sowie eine zu starke Ausdünnung des Subkutangewebes mit Eindellung der Weichteile periareolär dar. Kosmetisch störend kann auch ein zu großer verbliebener Hautmantel oder eine Mamillennekrose sein.

Therapie

Verwachsungen des Areola-Mamillen-Komplexes müssen von einem periareolären Schnitt aus gelöst werden. Auch ein zu großer Hautmantel kann sekundär korrigiert werden. Dagegen ist es nur unter unverhältnismäßig großem Aufwand möglich, fehlendes Subkutangewebe durch eine gestielte Muskellappenplastik zu ersetzen.

Maligne Brustdrüsenveränderungen

Die bei weitem häufigsten malignen Mammaveränderungen sind die *Brustdrüsenkarzinome*. Für die operative Strategie bei dem Brustdrüsenkarzinom ist das TNM-Stadium entscheidend. Bei kleinen Primärtumoren und Fehlen von axillären Lymphknotenmetastasen sowie Fehlen von Infiltrationen der Haut, der Mamille und der Thoraxwand wird heute eine brusterhaltende Therapie empfohlen. Der maximale Tumordurchmesser sollte dabei 2 cm, nach Fisher 3 cm, nicht übersteigen. Das Ausmaß der operativen Resektion entspricht in der Regel einer Quadrantektomie, da bekanntlich die Mehrzahl der multizentrischen Karzinome in einem Abstand von wenigen Zentimetern um den Primärtumor vorhanden sind. Auch eingeschränktere Resektionen wie Segmentresektionen oder gar alleinige Tumorexstirpationen im Gesunden werden empfohlen. Bei allen Operationstypen wird jedoch eine Ausräumung des Level I und II der Axilla durchgeführt. Dies dient der Reduzierung der regionären Rezidivrate, es ist aber auch der wichtigste prognostische Faktor und somit entscheidend für die Planung einer adjuvanten Zusatztherapie.

Eine brusterhaltende Therapie muß jedoch unbedingt von einer hochdosierten homogenen Bestrahlung der gesamten Brust mit 50–60 Gy und einer zusätzlichen Tumorbettbestrahlung mit 10 Gy gefolgt werden. Die lokale Rezidivrate der brusterhaltenden Therapie ohne Nachbestrahlung betrug 40% nach 5 Jahren (NSABP-Studie). Bei Tumorbefall der Resektionsränder z. Z. der Primärtumorexstirpation oder beim Auftreten eines Lokalrezidivs wird allgemein eine modifiziert radikale Mastektomie empfohlen.

Bei größeren Tumoren, bei positivem Lymphknotenbefund der Axilla, aber auch in Abhängigkeit von zahlreichen anderen individuellen Brust- und Tumorcharakteristiken ist eine primäre modifiziert radikale Ablatio mammae ggf. mit primärem Brustwiederaufbau angezeigt. Für eine modifiziert radikale Mastektomie sprechen eine familiäre Karzinombelastung, ein multizentrisches Karzinom, ein zentral sitzendes Karzinom, ein bilaterales Karzinom oder ein besonders entdifferenziertes Karzinom. Zu große Brüste sind wegen der Unmöglichkeit einer homogenen Strahlentherapie, zu kleine Brüste wegen des ungünstigen kosmetischen Ergebnisses ebenfalls nicht für eine brusterhaltende Therapie geeignet. Auch psychologische Faktoren wie die Karzinophobie oder die Zuverlässigkeit der Patientin für eine engmaschige Nachsorgeuntersuchung nach brusterhaltender Therapie, aber auch andererseits die Angst der Patientin vor einer vermeintlichen Verstümmelung durch Brustamputation, sollten bei der Indikationsstellung zu einem brusterhaltenden Eingriff oder einer modifiziert radikalen Mastektomie berücksichtigt werden. Die plastisch rekonstruktiven Möglichkeiten müssen dabei in die Therapieplanung mit einbezogen werden.

Bei nicht tastbaren Brustdrüsenveränderungen, die nur auf Grund ihres mammographischen oder sonographischen Befundes einen Malignomverdacht aufweisen, ist nach entsprechender präoperativer Markierung eine segmentförmige oder Quadrantenresektion durchzuführen (s. S. 30). Bei der diagnostischen Exstirpation des Tumors in toto muß der Operateur den Tumor in seiner Längsachse aufschneiden und den Tumordurchmesser in 2 Richtungen bestimmen. Die ventrale und kraniale Begrenzung des Operationspräparates sollte mit verschiedenfarbigen Fäden markiert werden, um dem Pathologen eine topographische Orientierung zu ermöglichen. Aus dem ausgeschnittenen Tumorpräparat muß Frischgewebe (0,5–1 g) zur Östrogen- und Progesteronrezeptorbestimmung entnommen werden. Das restliche Tumorgewebe wird zur Schnellschnittuntersuchung bzw. endgültigen histologischen Aufarbeitung eingesandt. Bei nicht sicher tastbaren Brustdrüsenveränderungen und nicht sicher vollständiger Entfernung der mammographisch suspekten Bezirke ist eine Präparatradiographie und Vergleich mit den Ausgangsmammographiebildern durchzuführen. Dies ist insbesondere bei der Kontrolle der vollständigen Exstirpation von Mikrokalkherden von wesentlicher Bedeutung.

Eine Sonderstellung nimmt das sog. *inflammatorische Mammakarzinom* ein. Hier ist immer eine primäre Strahlentherapie und ggf. eine sekundäre Ablatio mammae indiziert.

Das operative Vorgehen beim *Mammakarzinom des Mannes* unterscheidet sich nicht grundsätzlich von dem bei weiblichen Patienten. Dem potentiellen Vorteil einer leichteren Erkennbarkeit der Karzinomentwicklung beim Mann stehen die Nachteile der frühen Tumorinfiltrationen in benachbarten Strukturen und der oft verspäteten Diagnose durch unterlassene Untersuchung der Brustdrüse entgegen.

In der Mamma finden wir auch zahlreiche andere, seltene maligne Tumorformen wie *Sarkome, maligne Tumoren des Hautmantels* der Brust sowie *Metastasen* anderer Primärtumoren. Die häufigsten *Sarkomformen* sind Fibro- und Liposarkome. Die Exstirpation von Sarkomen muß mit einem weiten Saum im Gesunden erfolgen. Mit Ausnahme von sehr kleinen Tumoren muß daher in der Regel eine totale Mastektomie durchgeführt werden. Axilläre Lymphknotenmetastasen sind relativ selten. Eine radikale Axillaausräumung ist daher nicht erforderlich. Es sollte jedoch eine Untersuchung der Axilla und Exstirpation verdächtiger Lymphknoten vorgenommen werden.

Bei *metastatischem Befall* der Mamma ist eine alleinige Tumorexstirpation im Gesunden ausreichend.

Eine Sonderstellung unter den tumorösen Hautveränderungen der Brust nimmt der *Morbus Paget der Mamille* ein. Zur Diagnosesicherung ist eine Biopsie aus dem veränderten Mamillen- oder Areolabereich erforderlich. Der Morbus Paget der Mamille oder Areola ist immer ein Zeichen eines Karzinombefalls der Brust. Wegen des gesicherten Mamillenbefalls ist eine brusterhaltende Therapie nicht möglich. Es sollte in jedem Fall eine modifiziert radikale Mastektomie erfolgen.

Ziele und Methoden

Mammakarzinome weisen sowohl eine lymphogene wie hämatogene Metastasierung auf. Sie sind im Gegensatz zu anderen Karzinomen durch die Möglichkeit später Rezidive und Metastasenbildung auch nach vielen Jahren trotz einer scheinbar kurativen lokalen Therapie gekennzeichnet. Entsprechend dem biologischen Verhalten verschiedener Mammakarzinome wurden zwei gegensätzliche Konzepte und darauf beruhende Behandlungsstrategien entwickelt. Vor rund 100 Jahren (1893) beschrieben Halstedt und Willy Meyer die radikale Mastektomie zur Behandlung des primären Mammakarzinoms auf Grund des Konzeptes der lokalen Tumorentstehung mit zunächst nur lymphogener, zentrifugaler Ausbreitung und erst späterer hämatogener Metastasierung. Es wurde deshalb eine komplette Amputation der Brust unter weiträumiger Mitnahme des Hautmantels, die Exstirpation beider Brustmuskeln und die komplette Ausräumung der Axilla vorgenommen.

Im Gegensatz dazu steht das *tumorbiologische Konzept* von Bernhard Fisher, das von einer grundsätzlichen systemischen Ausbreitung der Erkrankung zum Zeitpunkt der Diagnosestellung ausgeht. Folgerichtig fordert er nur ein eingeschränktes, lokales operatives Vorgehen und wegen der bekannten Multizentrizität des Mammakarzinoms eine zusätzliche hochdosierte Strahlentherapie der gesamten Brustdrüse und Booster-Dosis auf das Tumorbett.

Inzwischen haben jedoch zahlreiche Fakten gezeigt, daß keines dieser beiden Konzepte das biologische Verhalten aller Mammakarzinomerkrankungen erklären kann. So zeigten zum Beispiel Screening-Programme in Skandinavien und New York, daß durch die frühzeitige Diagnosestellung die Mammakarzinommortalität um $\frac{1}{3}$ gesenkt werden kann. Dies wäre bei einer grundsätzlichen systemischen Erkrankungsausbreitung bei Diagnosestellung nicht zu erwarten. Auch die Zunahme der Lymphknotenmetastaseninzidenz und Fernmetastaseninzidenz mit zunehmender Tumorgröße sowie die Ergebnisse der Langzeitbeobachtungsstudien mit über 40jährigem rezidivfreiem Überleben bei frühen Tumorstadien im Gegensatz zu fortgeschrittenen Tumorstadien sind Beweise für die potentielle Kurabilität eines Teils der Patienten. Dennoch muß davon ausgegangen werden, daß bei etwa $\frac{3}{4}$ der Patientinnen zum Zeitpunkt der Diagnosestellung bereits eine zum Teil mit den normalen diagnostischen Methoden nicht erkennbare Metastasierung eingetreten ist und diese für das Schicksal der Patientin entscheidend sein wird. Da man jedoch bei Diagnosestellung nicht feststellen kann, bei welchen Patientinnen eine potentielle kurative Behandlung möglich ist, muß durch die operative Therapie, gegebenenfalls in Zusammenhang mit einer postoperativen Strahlentherapie eine lokale Tumorsanierung erreicht werden. Prospektiv randomisierte Studien haben gezeigt, daß bei frühen Tumorstadien mit fehlender axillärer Metastasierung gleiche Behandlungsergebnisse durch eine brusterhaltende Tumorresektion und hochdosierte Nachbestrahlung oder eine modifiziert radikale Mastektomie erreicht werden können. Bei größeren Tumoren ist auch aus operationstechnischen Gründen ein brusterhaltender Eingriff mit akzeptablen kosmetischen Ergebnissen nicht durchführbar. Es besteht heute Einigkeit, daß bei frühen Mammakarzinomen (Tumordurchmesser bis 2 [3] cm und negativer axillärer Lymphknotenbefund) eine brusterhaltende Therapie möglich ist. Bei allen anderen operablen Mammakarzinomen ist eine modifiziert radikale Mastektomie durchzuführen. Eine weitere Erhöhung der Radikalität wie bei der Halstedtschen Operation oder der supraradikalen Mastektomie hat dagegen keinen Einfluß auf die lokale Rezidivrate oder die Gesamtprognose der Patientinnen.

Während bei der brusterhaltenden Therapie eine hochdosierte Nachbestrahlung ein wesentlicher Bestandteil der Primärtherapie ist, ist diese bei der modifiziert radikalen Mastektomie nicht erforderlich. Eine Nachbestrahlung nach modifiziert radikaler Mastektomie wird noch bei medialem Tumorsitz, Lymphangiosis carcinomatosa, massivem Lymphknotenbefall der Axilla oder Thoraxwandinfiltration empfohlen.

Die Ausräumung der Axilla sollte immer Level I und II umfassen. Bei der Lymphadenektomie müssen auch die interpektoralen, die sog. Rotterschen Lymphknoten mit ausgeräumt werden, da hier schwer erkennbare Rezidive auftreten können. Die Resektionsgrenze darf dabei das Niveau der V. und A. axillaris niemals nach kranial überschreiten. Der Lymphabfluß der Brustdrüse und Thoraxwand läuft nur über die kaudal davon befindlichen Lymphbahnen, während die Lymphbahnen kranial des Gefäß-Nerven-Bündels den lymphatischen Abfluß der Hand, des Unterarmes und der lateralen Anteile des Oberarmes gewährleisten. Zwischen diesen besteht eine sog. Wasserscheide. Deren Mitausräumung würde nur eine Erhöhung der Morbidität (Lymphödem bis hin zum Stuart-Trevs-Syndrom) ohne eine Verbesserung der lokalen Radikalität bedingen. Die chirurgisch radikale Ausräumung der Axilla hat den Vorteil, die regionale Rezidivrate entscheidend zu vermindern, eine regionale Strahlentherapie der Axilla mit der Gefahr der Lymphödembildung ist nicht erforderlich. Der histologische Untersuchungsbefund der Axilla ist einer der wesentlichsten Befunde für die Prognose der Mammakarzinompatientinnen. Er muß in der weiteren Planung einer adjuvanten Therapie unbedingt berücksichtigt werden.

Eine Mitentfernung eines Teil des M. pectoralis major ist gelegentlich bei direkter Tumorinfiltration erforderlich. Bei leider auch heute gelegentlich noch sichtbaren weit fortgeschrittenen Tumoren mit Thoraxwandinfiltration kann auch eine partielle Thoraxwandresektion und Defektdeckung durch ein Kunststoffnetz (Marlex, Vicryl, Gortex) erfolgen. Zur Weichteildeckung können myokutane, fasziokutane Lappenplastiken oder Netzplastiken verwendet werden.

Bei primären Sarkomen der Mamma besteht eine wesentlich geringere Lymphknotenmetastasenrate. Es wird daher allgemein die Durchführung einer einfachen Mastektomie mit Axillarevision, aber ohne Axillaausräumung empfohlen.

Modifiziert radikale Mastektomie

Indikationen

Die modifiziert radikale Mastektomie ist auch heute *die Standardtherapie* des primär operablen Mammakarzinoms. Sie ist bei allen Formen mit einem Durchmesser von über 2–3 cm oder bei positivem axillären Lymphknotenbefund angezeigt, auch bei einem zentralen Tumorsitz oder dem Vorliegen von Kontraindikationen zu einer brusterhaltenden Therapie (s. auch S. 10, Carcinoma ductale in situ).

Eine primäre modifiziert radikale Mastektomie ohne vorherige histologische Sicherung ist heute nur bei eindeutig positiver Quadrippeldiagnostik möglich, d. h. dringendem Malignitätsverdacht bei der klinischen Untersuchung, der Mammographie, der zytologischen Punktatuntersuchung und der Sonographie. In allen anderen Fällen ist eine *bioptische Abklärung* erforderlich. Bei hochgradigem Malignitätsverdacht kann dabei eine Schnellschnittuntersuchung durchgeführt werden und bei positivem histologischen Befund in gleicher Narkose die endgültige modifiziert radikale Mastektomie erfolgen. Bei fehlendem Malignitätsverdacht oder fehlendem palpablem Tumor mit der Notwendigkeit der Serienschnittuntersuchung ist eine Schnellschnittuntersuchung nicht durchführbar. Hier ist eine sogenannte Schnelleinbettung und endgültige chirurgische Therapie nach 2–3 Tagen durchzuführen. Aus diesem Vorgehen ist kein Nachteil, sowohl betreffend der Lokalrezidivrate, als auch der endgültigen Heilungsrate, zu erwarten.

Kontraindikationen

Eine Kontraindikation zur modifiziert radikalen Mastektomie ist beim Nachweis eines infiltrierend wachsenden Mammakarzinoms sehr selten gegeben. Bei Infiltration der Pektoralismuskulatur oder der Thoraxwand kann jedoch eine Ausweitung der Operationsradikalität notwendig sein. Nur bei ausgedehnter Thoraxwandinfiltration, Cancer en cuirasse, multiplen Thoraxwandmetastasen oder klinischer Inoperabilität sollte von einer operativen Therapie Abstand genommen werden.

Operationsrisiken und Aufklärungshinweise

Die Patientinnen sind auf die Möglichkeit des Auftretens eines axillären Seroms sowie von Wundheilungsstörungen, auf die Entwicklung eines postoperativen Lymphödems, auf die Möglichkeit der Verletzung des N. thoracodorsalis und N. thoracicus longus mit den entsprechenden Muskelausfallserscheinungen hinzuweisen. Durch die Resektion der Interkostobrachialnerven kommt es zu Gefühlsstörungen auf der Medialseite des Oberarmes. Bei ausgedehnten Tumoren muß ggf. auf die Möglichkeit eines verbleibenden Thoraxwanddefektes und die Notwendigkeit der Thoraxwand- und Hautdefektdeckung hingewiesen werden. Es müssen dabei alle operativen Möglichkeiten von der Spalthauttransplantation, Netzplastik bis hin zu gestielten muskulokutanen und fasziokutanen Lappenplastiken und dem Einnähen von Kunststoffnetzen zur Stabilitätserhaltung der Thoraxwand besprochen werden. Bei massivem Lymphknotenbefall der Axilla ist auf die Möglichkeit der Verletzung der V. axillaris mit der ggf. notwendigen Venenwandrekonstruktion, aber auch auf mögliche postoperative Venenthrombosen mit der Entwicklung eines Paget-van-Schroetter-Syndroms hinzuweisen.

Andererseits ist bei weniger fortgeschrittenen Tumoren die Möglichkeit der primären Wiederaufbauplastik durch retropektorale Implantation einer sog. Expanderprothese zu diskutieren.

Spezielle Vorbereitungen

Bei nicht sicher tastbaren verdächtigen Veränderungen der Brustdrüse ist eine präoperative Markierung durch Einbringen sog. Hakendrähte oder auch durch Farbstoffmarkierung durchzuführen. Die Markierung muß dabei mammographisch in 2 Ebenen kontrolliert werden. Bei der Möglichkeit eines verbleibenden Gewebsdefektes im Bereich der Thoraxwand müssen evtl. in Frage kommende fasziokutane oder muskulokutane Lappen angezeichnet werden. Die Markierung der spindelförmigen Umschneidung der Brustdrüse ist präoperativ durchzuführen, um die verschiedene Breite des Brustdrüsenansatzes berücksichtigen zu können.

Narkose: Intubationsnarkose.

Lagerung

Wir lagern die Patientinnen in Rückenlage mit leicht angehobenem Oberkörper und 70° bis 80° abduziertem gleichseitigem Arm (s. Abb. **8**). Falls eine primäre Rekonstruktion der Brust vorgesehen ist, wird eine seitengleiche Abduktion beider Arme auf Armhalteschienen vorgenommen. Dies ist für die Präparation der Prothesentasche und der Lokalisation der Inframammärfalte von wesentlicher Bedeutung. Der Operationsbügel wird an der Assistentenseite fixiert und vom Operateur weg zum Kopf der Patientin gedreht. Dadurch ist ausreichend Platz für einen zweiten Assistenten jenseits des abduzierten gleichseitigen Oberarmes vorhanden (s. Abb. **17**).

Als Alternative ist auch eine Lagerung mit 90° im Schultergelenk anteflektiertem und im Ellenbogengelenk gebeugtem gleichseitigem Arm möglich.

Zugangswege

Aus kosmetischen Gründen ist heute nur noch die von Stewart angegebene spindelförmige Querumschneidung der Brustdrüse korrekt (Abb. **30**).

Maligne Brustdrüsenveränderungen 23

Arbeitsschritte (Abb. **31 a** u. **b**)

1. Umschneidung der Hautspindel.
2. Präparation des kranialen Hautlappens bis zum Unterrand der Klavikula.
3. Präparation des unteren Wundlappens bis zum Ursprung des M. rectus abdominis.
   Mediale Präparation bis zum Sternumrand.
4. Abpräparation des gesamten Brustdrüsenkörpers einschließlich der Pektoralisfaszie vom M. pectoralis major.
5. Anheben des Lateralrandes des M. pectoralis major.
   Ausräumung der Rotterschen Lymphknoten (Nodi lymphatici interpectorales).
6. Anheben des M. pectoralis minor.
   Darstellung der V. subclavia von medial nach lateral.
   Präparation des Level II der Axilla.
7. Eingehen entlang des Gefäß-Nerven-Bündels nach lateral/dorsal. Präparation entlang der lateralen Thoraxwand auf der Faszie der M. serratus anterior. Ausräumung des Level I der Axilla.
   Die Nn. intercostobrachiales mit begleitenden Gefäßen werden durchtrennt und ligiert.
   Darstellung des N. thoracicus longus.
   Bei weiter lateraler dorsaler Präparation Darstellen des N. thoracodorsalis und der begleitenden Gefäße bis zum Austritt aus der Axilla.
   Präparation der dorsalen Begrenzung der Axilla entlang des M. subscapularis und M. latissimus dorsi.
8. Ablösen des Gesamtpräparates von der lateralen Subkutisverbindung. Kontrolle der Blutstillung.
9. Einlegen einer Redon-Drainage präpektoral (Ch. 12) und in die Axilla (Ch. 14).
   Subkutane Einzelknopfnähte.
   Fortlaufende intrakutane PDS-Naht oder bei vermehrter Spannung Einzelknopfrückstichnähte nach Allgöwer.

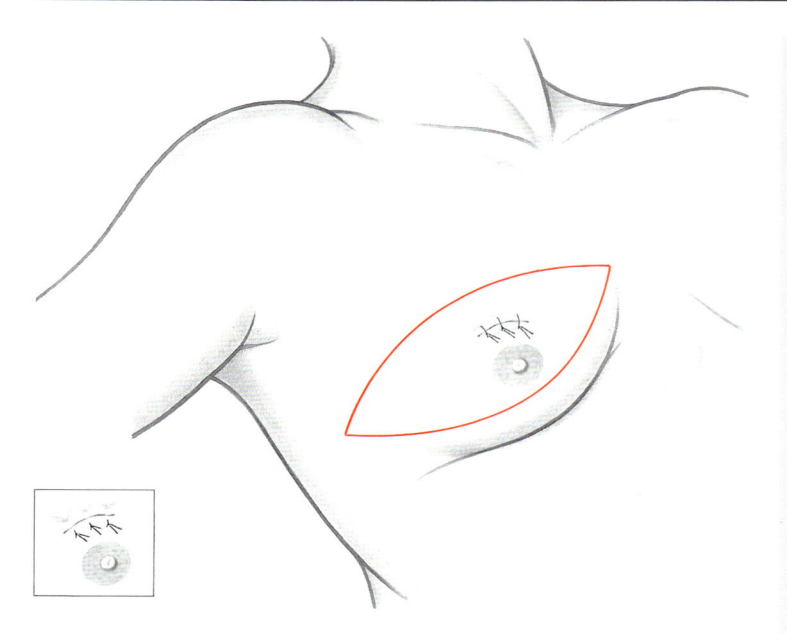

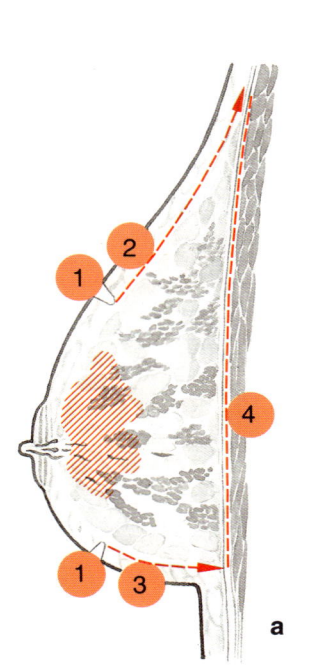

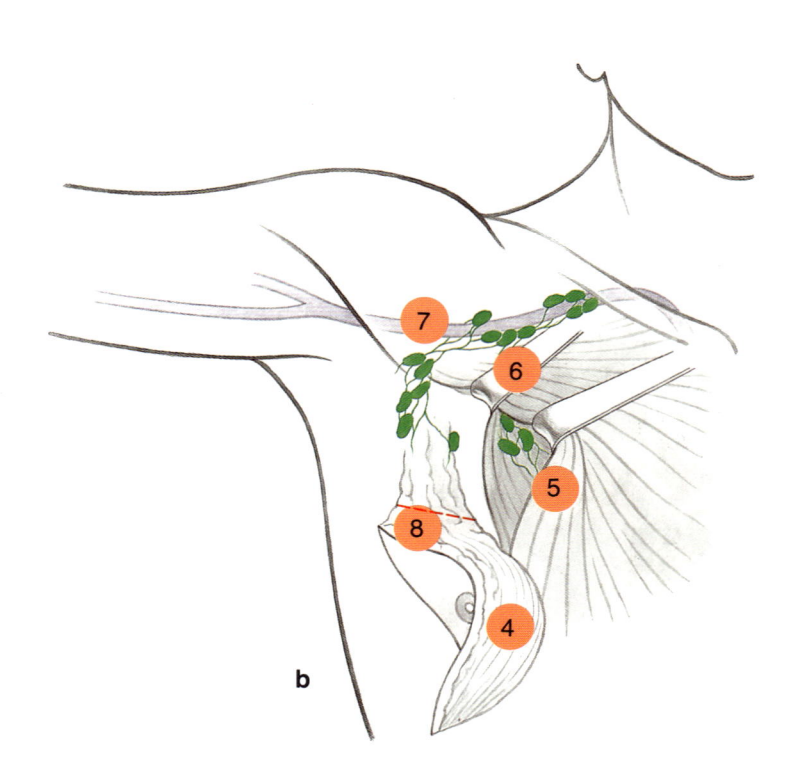

Abb. **30** Die Hautspindel sollte immer die Mamille einbeziehen, und ihr Längsdurchmesser sollte über dem Tumorbereich verlaufen. Dies bedeutet, daß bei kranial gelegenen Tumoren die Hautspindel die Mamille in ihrem unteren Anteil gerade noch beinhaltet, bei kaudal gelegenen Tumoren die Hautspindel knapp kranial der Areola geführt wird. Es ist wichtig, daß die Schnittführung nach lateral je nach Breite des Brustdrüsenansatzes ausreichend weit geführt wird, da hier ansonsten ein überschüssiges Hautfettgewebspolster mit sehr ungünstigem kosmetischen Aspekt entsteht. Deshalb sollte die Markierung der Hautgewebsspindel bei der stehenden oder sitzenden Patientin präoperativ erfolgen. Die laterale Begrenzung der Hautumschneidung befindet sich zwischen der vorderen und hinteren Axillalinie.

Abb. **31 a** u. **b**

Spezielle Technik

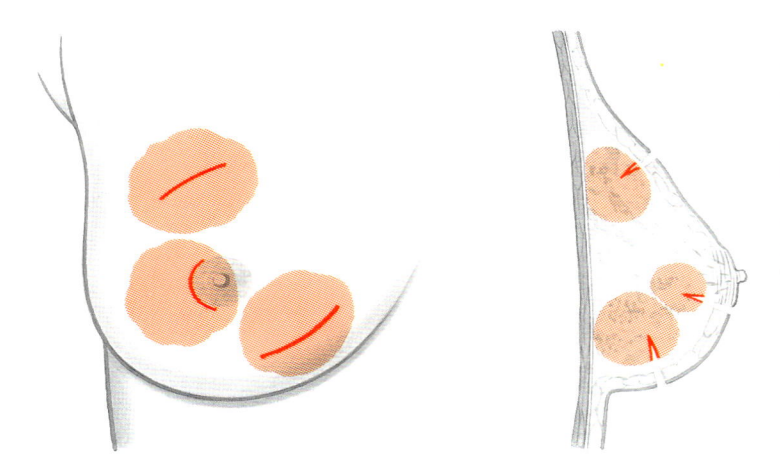

Abb. 32 Ist der modifiziert radikalen Mastektomie eine diagnostische Tumorexstirpation vorausgegangen, so ist es wichtig, die dabei entstandene *Wundhöhle nicht zu eröffnen,* um eine lokale Tumorzellkontamination zu vermeiden. Ist es bei größeren Tumoren nicht möglich, eine diagnostische Exstirpation im Gesunden vorzunehmen, so wird eine *Probeexzision,* d. h. Entnahme eines Teils des Tumors, durchgeführt und die Operationswunde erneut verschlossen. Nach Sicherung der histologischen Diagnose erfolgt wie nach diagnostischer Exstirpation des Tumors in toto die eigentliche modifiziert radikale Mastektomie.

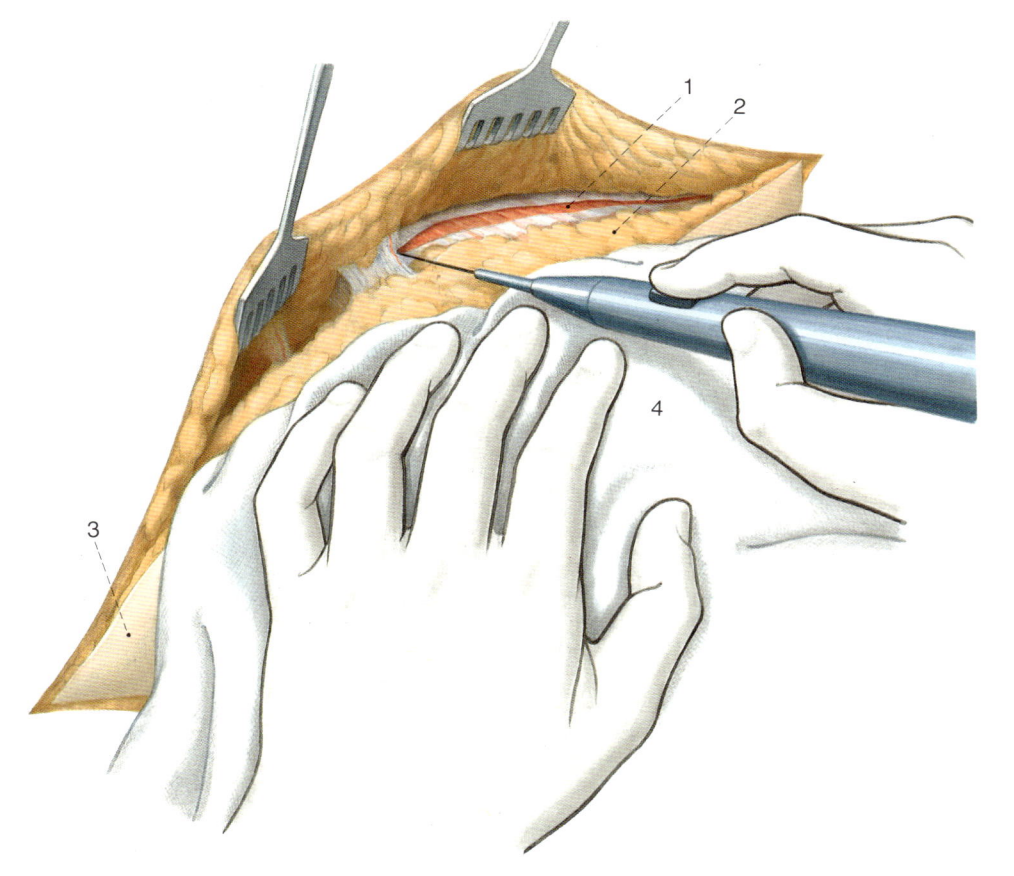

Abb. 33 Nach gesicherter Karzinomdiagnose und Indikation zur modifiziert radikalen Mastektomie erfolgt die Durchtrennung der Haut entsprechend der vorher angezeichneten Hautspindel. Die Inzisionslinien kranial und kaudal der Areola müssen dabei locker adaptierbar bleiben, um ein günstiges kosmetisches Ergebnis und günstige Voraussetzungen für eine evtl. Rekonstruktion zu erreichen. Es wird zunächst der kraniale Wundrand mit zwei breiten scharfen Haken oder mehreren scharfen Einzinkerhaken angehoben. Die Haken werden nach ventral und kaudal gezogen, um das faltenfreie Abheben des Hautlappens zu erreichen. Mit der elektrischen Nadel wird nun die Präparation des kranialen Wundlappens durchgeführt. Die Brustdrüse wird dabei mit einem Bauchtuch nach dorsal/kaudal gezogen, was die Präparation wesentlich erleichtert. Es erfolgt dabei die Durchtrennung der Subkutis in Höhe der Subkutanfaszie mit Durchtrennung der Cooperschen Bänder. Die Präparation wird bis knapp unter den unteren Klavikularand fortgeführt. Nach medial reicht die Präparation bis an den Sternumrand.

1 M. pectoralis major
2 Fett-Drüsenkörper der Mamma
3 Hautspindel der Mastektomie
4 Bauchtuch

Maligne Brustdrüsenveränderungen 25

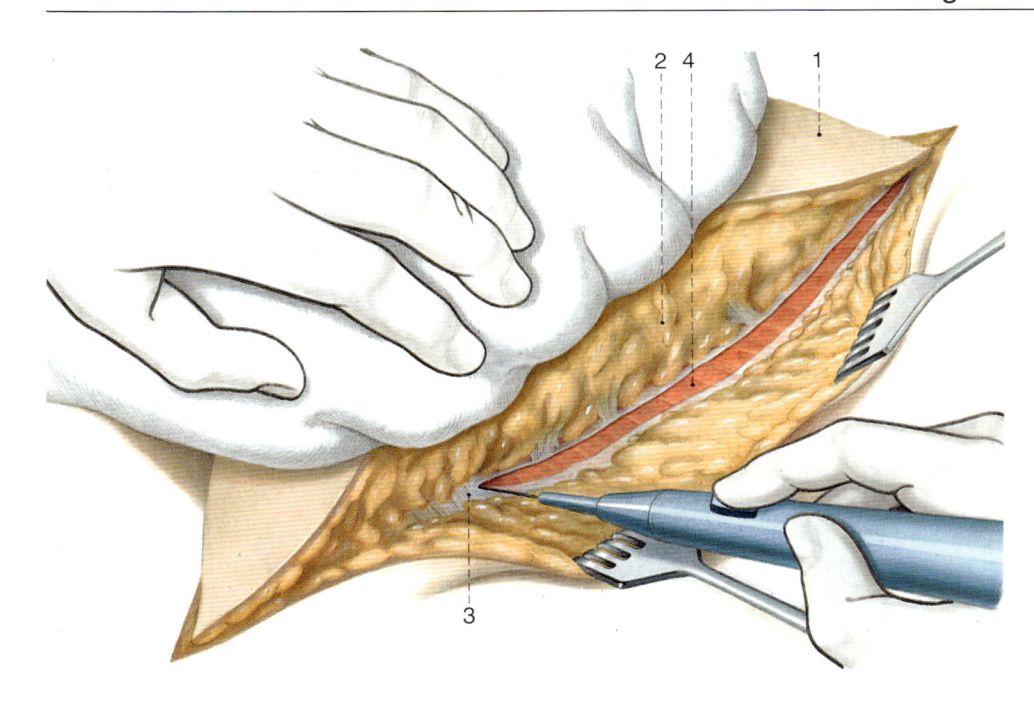

Abb. 34 Anschließend gleiches Vorgehen im Bereich des unteren Wundlappens. Auch hier Anheben des Lappens mit zwei breiten scharfen Haken oder mehreren scharfen Einzinkerhaken und Zug nach ventral/kranial. Mit einem feuchten Bauchtuch, das auf die Brustdrüse gelegt wird, wird am Drüsenkörper ein Gegenzug nach dorsal/kranial ausgeübt und somit die Entfaltung der Gewebsschichten erreicht. Die Präparation erfolgt bis zum Beginn der Rektusscheide.

1 Hautspindel der Mastektomie
2 Fett-Drüsenkörper der Mamma
3 Fascia pectoralis
4 M. pectoralis major

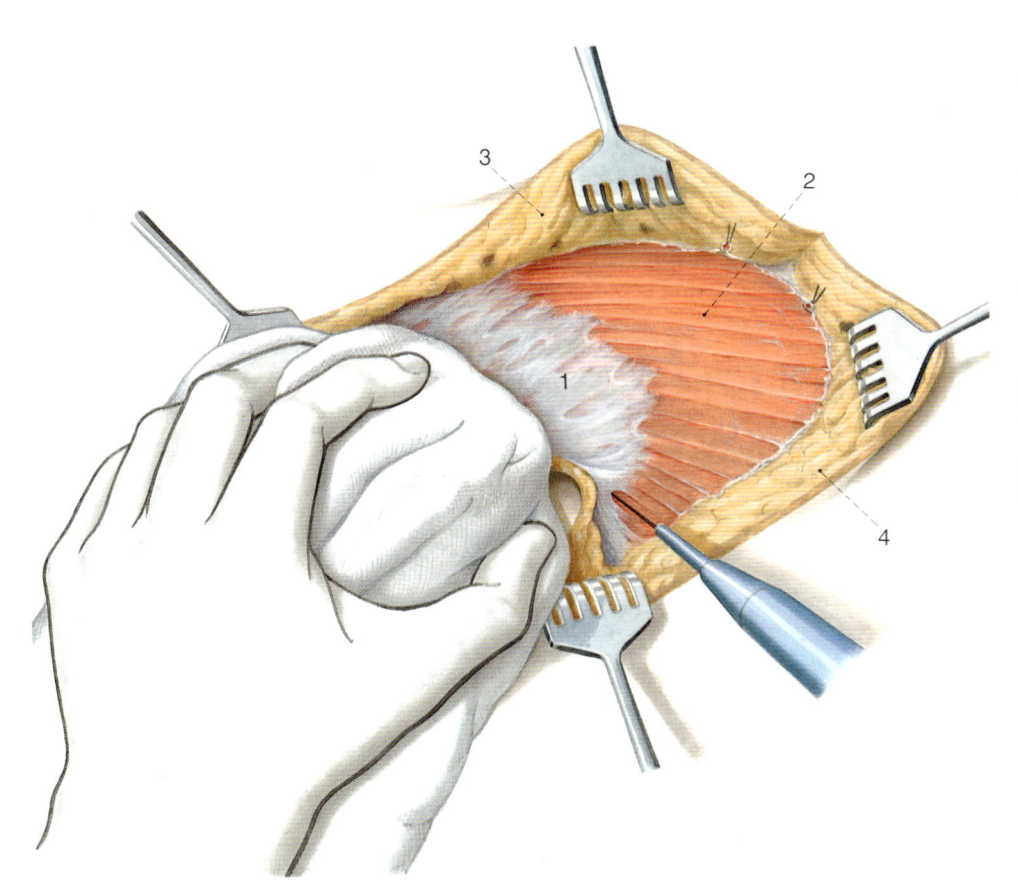

Abb. 35 Ebenfalls mit der elektrischen Nadel wird nun bei angehobenem kranialen und kaudalen Wundlappen die Ablösung der Brustdrüse einschließlich der Fascia pectoralis von dem darunterliegenden M. pectoralis major durchgeführt. Hier finden sich zahlreiche perforierende Gefäße, die dabei koaguliert werden. Nur selten müssen einzelne, größere Gefäße getrennt ligiert oder umstochen werden. Nach partieller Ablösung des Drüsenkörpers wird dieser mit einem Bauchtuch umwickelt und mit einer Backhauszange das Bauchtuch unter Mitfassen von Drüsengewebe verschlossen. Über den Zug an dem Drüsenkörper kommt es zu einer guten Entfaltung der Präparationsschicht zwischen Fascia und M. pectoralis major.

1 Fascia pectoralis
2 M. pectoralis major
3 oberer Wundlappen
4 unterer Wundlappen

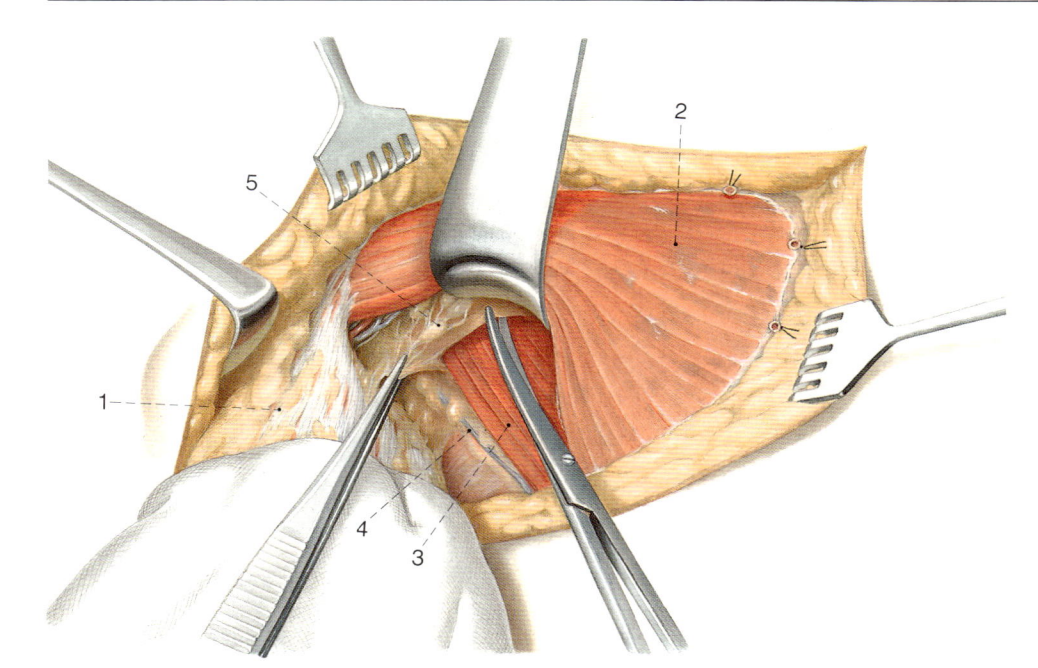

Abb. 36 Nach Erreichen des Lateralrandes des M. pectoralis major wird dieser mit einem Roux-Haken angehoben und die zwischen Mm. pectoralis major und minor befindlichen Rotterschen Lymphknoten en bloc an dem Operationspräparat hängend mit ausgeräumt. Dabei ist in dem kranialen Bereich des M. pectoralis minor unterhalb des Processus coracoideus auf die Gefäße und Nerven zu den lateralen Anteilen des M. pectoralis major zu achten.

1 Fascia pectoralis
2 M. pectoralis major
3 M. pectoralis minor
4 A., V. thoracica lateralis
5 Rottersche Lymphknoten (= Nodi lymphatici interpectorales)

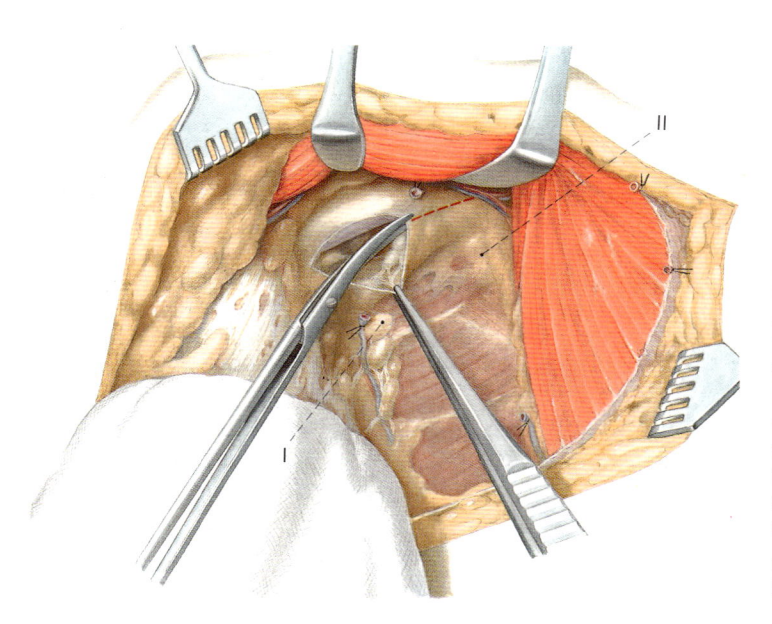

Abb. 37 Der M. pectoralis minor wird nun mit einem Langenbeck-Haken angehoben und unter Schonung der oben beschriebenen perforierenden Gefäße und Nerven die V. subclavia bis in Höhe des medialen Randes des M. pectoralis minor dargestellt. Dabei wird auch das Level III der Axilla (Axillaspitze) zwischen dem medialen Rand des M. pectoralis minor und dem Kostoklavikularspalt ausgetastet. Eine routinemäßige Ausräumung empfehlen wir jedoch nicht. Nur bei tastbaren, vergrößerten Lymphknoten sollten diese mit exstirpiert werden. Wegen der Gefahr von Elektrokoagulationsschäden der Plexus-brachialis-Anteile sowie der Gefäßwandverletzung führen wir die Präparation entlang der V. axillaris nicht mit der elektrischen Nadel, sondern mit einem Skalpell und einer Präparierschere durch.

I 1. Etage der Axilla
II 2. Etage der Axilla

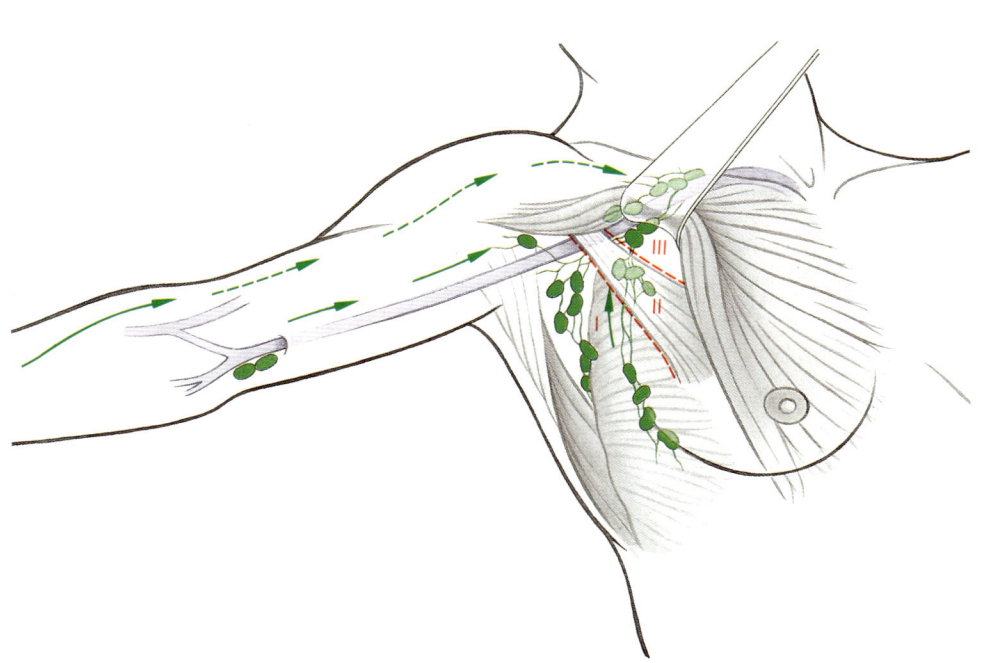

Abb. 38 Darstellung der chirurgischen Lymphknotenanatomie der Axilla und der lymphatischen Abflußwege des Armes und der Mamma.

I 1. Etage
II 2. Etage
III 3. Etage

Maligne Brustdrüsenveränderungen

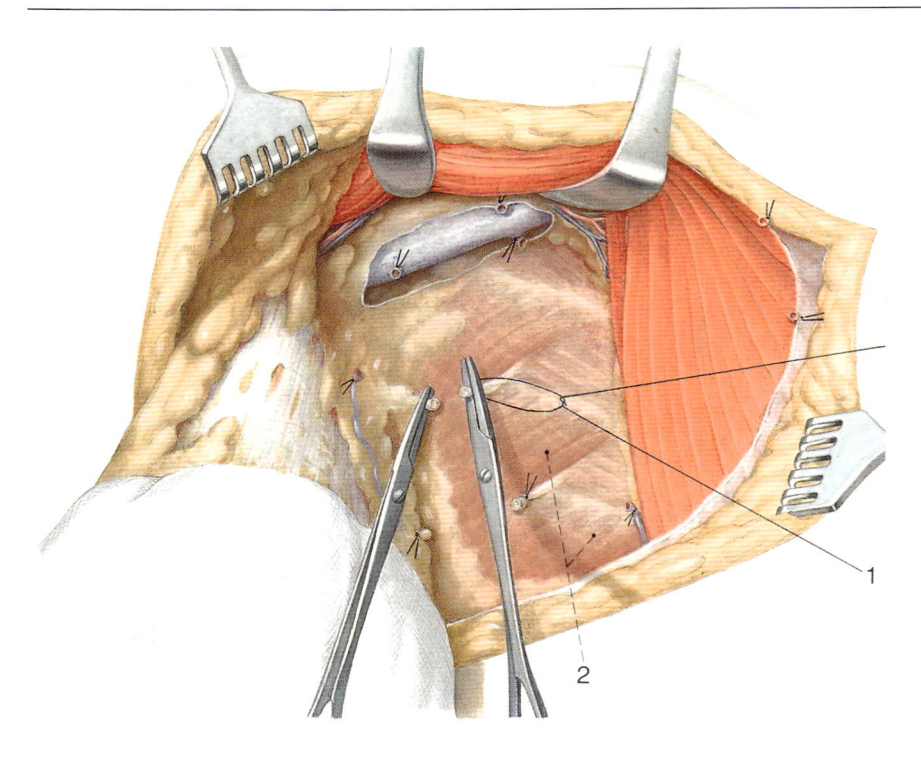

Abb. 39 Die weitere Präparation erfolgt nach lateral bis zum Unterrand der M.-pectoralis-major-Sehne. Gleichzeitig erfolgt die Ablösung des Fett-/Lymphdrüsenkörpers der Axilla von der lateralen Thoraxwand unter Belassung der Faszie des M. serratus anterior. Man trifft dabei regelmäßig auf zwei bis drei Interkostobrachialnerven, die zum Teil von Gefäßen begleitet werden. Diese sind verglichen mit dem N. thoracicus longus und N. thoracodorsalis weit ventral gelegen und sollen in der Regel ligiert und durchtrennt werden.

1 N. intercostobrachialis
2 M. serratus anterior

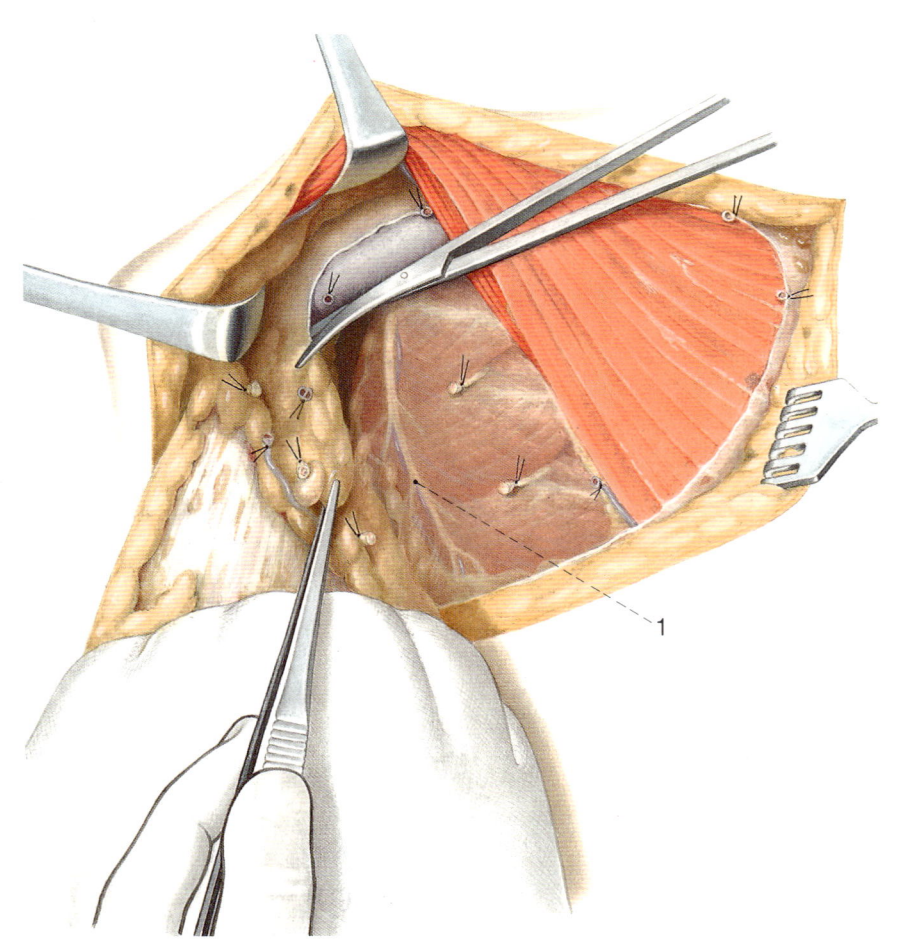

Abb. 40 Die Präparation entlang der V. subclavia erfolgt immer an der kaudalen Begrenzung des Gefäß-Nerven-Bündels. Bei weiterer Präparation von kranial/medial nach kaudal/lateral hilft der kontinuierliche Zug an dem Operationspräparat, eine Entfaltung der Präparationsschichten zu erreichen. Bei Eingehen nach dorsal kommt man an der lateralen Thoraxwand nun auf den N. thoracicus longus, der unbedingt geschont werden muß.

1 N. thoracicus longus

28 Mamma

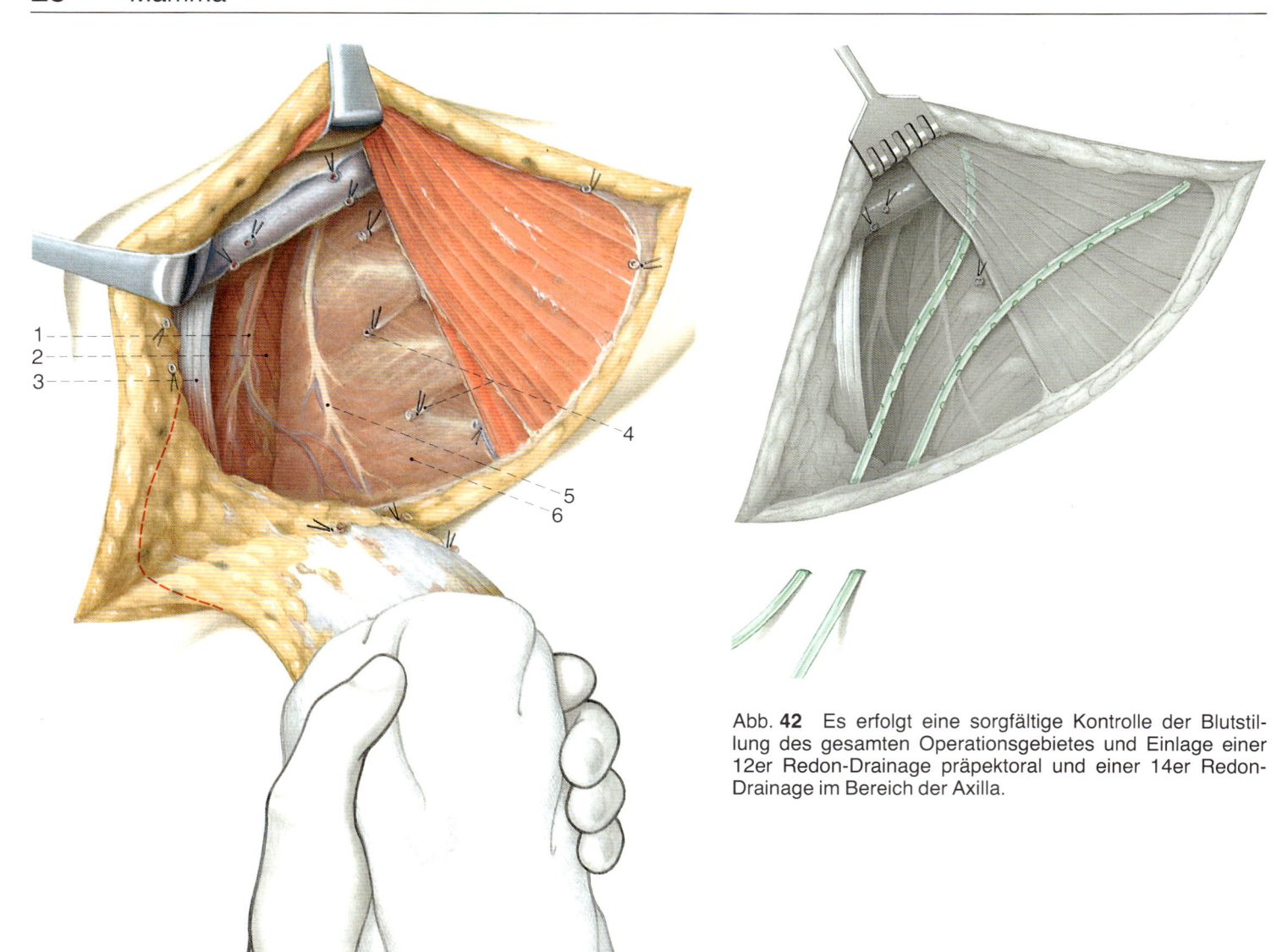

Abb. 41 Bei weiterer Präparation nach lateral findet man weiter dorsal den etwas geschlängelt verlaufenden N. thoracodorsalis mit den begleitenden kräftigen Gefäßen. Diese werden nun bis zum Verlassen der Axilla nach kaudal freipräpariert. An der *lateralen Präparationsgrenze* entlang des Gefäß-Nerven-Bündels in Höhe des kaudalen Randes des M. pectoralis major sollten *immer Ligaturen* angebracht werden, um die Gefahr der Entstehung von Lymphfisteln zu vermindern. Nun hängt das gesamte Operationspräparat nur noch an der lateralen Subkutis. Diese wird mit einer elektrischen Nadel durchtrennt und das Operationspräparat abgetragen.

1 A., V., N. thoracodorsalis
2 M. subscapularis
3 M. latissimus dorsi
4 ligierte Nn. intercostobrachiales, Rr. cutanei laterales der Aa. intercostales
5 N. thoracicus longus
6 M. serratus anterior

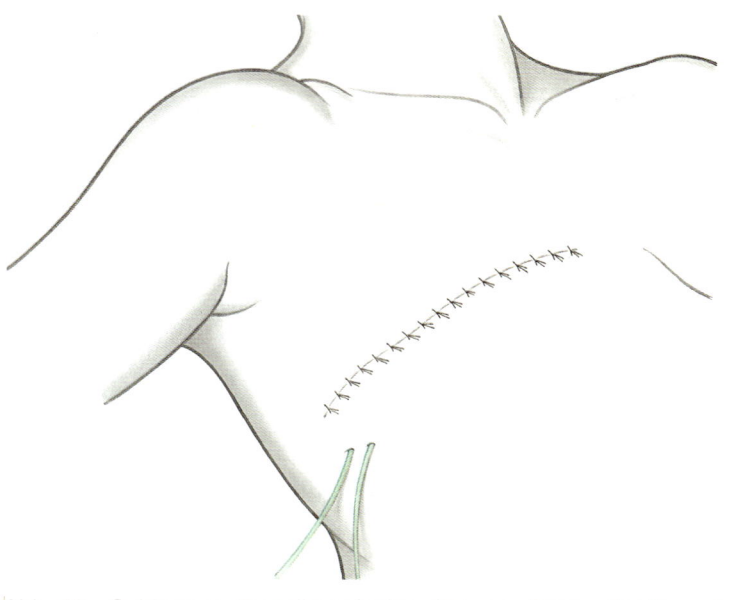

Abb. 42 Es erfolgt eine sorgfältige Kontrolle der Blutstillung des gesamten Operationsgebietes und Einlage einer 12er Redon-Drainage präpektoral und einer 14er Redon-Drainage im Bereich der Axilla.

Abb. 43 Subkutane Einzelknopfnähte (Dexon, Stärke 2×0) und intrakutane PDS-Hautnaht (3×0) oder bei größerer Spannung Prolene-Allgöwer-Einzelknopfnähte (4×0) beenden den operativen Eingriff. Nach Applikation eines sterilen Verbandes sollte ein elastischer Kompressionsverband der Axilla durch elastische Wickelung des Thoraxbereiches und der Schulter unter Auspolsterung der Axilla durchgeführt werden.

Ausweichmethoden

Es gibt zahlreiche *Variationsmöglichkeiten* der *modifiziert radikalen Mastektomie*. Die eigentliche *radikale Mastektomie* und die *supraradikale Mastektomie* mit Ausräumung der Thoracica-interna-Lymphknoten werden als solche nicht mehr empfohlen. Bei Tumorinfiltration in die Faszie oder in den M. pectoralis major müssen die befallenen Anteile dieses Muskels mit entfernt werden. Bei Infiltration in die Interkostalmuskulatur oder das Rippenperiost sind die entsprechenden Thoraxwandanteile zu resezieren. Medial und lateral des Resektionsbereiches werden die Rippen nach Ablösen des Periostes mit einer Rippenschere durchtrennt. Die Interkostalmuskulatur wird mit der elektrischen Nadel ebenfalls durchtrennt und die ventralen bzw. dorsalen Interkostalarterienstümpfe dargestellt und ligiert. Nun kann die gesamte befallene Thoraxwand en bloc reseziert werden. Der entstandene Thoraxwanddefekt wird durch Einnähen eines Kunststoffpatches (Goretex) oder eines Kunststoffnetzes (Marlex oder Vicryl) verschlossen. Zur Weichteildeckung des Defektes kann eine Netzplastik, ein thorakoepigastrischer muskulofaszialer Lappen oder ein M.-latissimus-dorsi-muskulokutaner Lappen verwendet werden.

Eine weitere Ausweichmethode stellt die einfache Mastektomie dar.

Einfache Mastektomie

Indikationen

Die einfache Mastektomie ist bei Patientinnen mit Mammakarzinom im hohen Lebensalter angezeigt. Wegen der geringen Lymphknotenmetastasenrate bei Sarkomen der Brustdrüse wird hier ebenfalls eine einfache Mastektomie empfohlen. Auch bei semimalignen Erkrankungen wie dem Cystosarcoma phylloides ist sie häufig indiziert.

Spezielle Technik

Die Operationstechnik unterscheidet sich dabei nicht von der Mastektomie im Rahmen der modifiziert-radikalen Ablatio mammae. Das Operationspräparat wird jedoch ohne Ausräumung der Axilla von der lateralen subkutanen Verbindung abgelöst. Dementsprechend ist auch nur eine Drainage des präpektoralen Bereiches nötig.

Komplikationen

Intraoperative Komplikationen

Komplikationen sind Verletzungen der V. subclavia, des N. thoracicus longus und des N. thoracodorsalis.

Therapie

Gefäßverletzungen werden nach Abklemmen mit atraumatischen Gefäßklemmen mit 5×0-Prolene und runder Nadel versorgt. Bei Nervenverletzung sollte eine primäre mikrochirurgische Naht erfolgen.

Postoperative Komplikationen

Auftreten von Seromen, Lymphfisteln, Hämatomen und Infekten.

Therapie

Serome können punktiert, bei Rezidiven müssen sie jedoch operativ drainiert werden.
Hämatome müssen unter operativen Bedingungen ausgeräumt und drainiert werden. Bei fraglicher Infektion ist nach Abstrichentnahme eine zusätzliche Antibiotikatherapie angezeigt.
Lymphfisteln verschließen sich meist spontan nach 9–11 Tagen. Falls eine Fistel persistiert, muß eine operative Revision und Lymphbahnligatur durchgeführt werden. Durch s.c. Einspritzen eines Farbstoffs lassen sich die Lymphbahnen leichter auffinden.

Spätkomplikationen

Nach modifiziert radikaler Mastektomie sind schwere Lymphödeme des Armes selten. Nur bei der früher geübten supraradikalen Ausräumung der Axilla und zusätzlicher postoperativer Strahlentherapie kam es gehäuft zu schweren Lymphödemen des Armes.

Therapie

Während bei leichten und mittleren Lymphödemen eine konservative Behandlung mit Lymphdrainage und elastischen Kompressionsstrümpfen angezeigt ist, kann bei schweren Lymphödemen der Versuch einer Verbesserung des Lymphabflusses durch eine Netzplastik der Axilla oder mikrochirurgischer Rekonstruktion der gestauten Lymphbahnen des Armes und Drainage in das Venensystem erfolgen.
Bei Strahlenulzerationen wie bei ausgedehnten lokalen Rezidiven sind weiträumige Exzisionen zum Teil unter Mitnahme der Thoraxwand und Rekonstruktion des Defektes notwendig.

Quadranten-/Segmentresektion der Brustdrüse

Indikationen

Frühe infiltrierende Mammakarzinomstadien bei Tumoren mit einem Durchmesser bis zu 2 bzw. 3 cm und negativem axillären Lymphknotenbefund sowie nicht multizentrische In-situ-Karzinome.

Eine segmentförmige Resektion kann auch bei nicht tastbaren Brustdrüsenveränderungen mit fraglicher Malignität wie bei gruppiertem Mikrokalk oder einer Papillomatose angezeigt sein. Auch bei isolierten Carcinoma-lobulare-in-situ-Herden kann eine Segment- oder Quadrantenresektion ausreichend sein.

Kontraindikationen

Fortgeschrittene Tumorstadien sind keine Indikation für eine Quadranten- oder Segmentresektion wegen der Unmöglichkeit einer sicher radikalen Entfernung des Tumors im Gesunden bei gleichzeitiger Berücksichtigung der kosmetischen Notwendigkeiten. Bei fortgeschrittenen Tumorstadien ist auch mit einer sehr hohen Rezidivrate zu rechnen, was für die Patientin immer eine Belastung darstellt, wenn auch nicht immer damit eine Verschlechterung der Prognose verbunden ist.

Operationsrisiken und Aufklärungshinweise

Bei Quadranten- oder ausgedehnter Segmentresektion ist auf die eintretende Brustverkleinerung und Asymmetrie zur Gegenseite und bei Verwendung von radiären Schnittführungen auf die hohe Gefahr von Keloidbildungen und Verziehungen des Mamillen-Areola-Komplexes hinzuweisen. In der frühen postoperativen Phase können Hämatome und Infektionen sowie Serome und Lymphfisteln der Axilla den Heilverlauf stören.

Wie bei der modifiziert radikalen Mastektomie drohen auch die Gefahren, die mit der Axillaausräumung verbunden sind, d. h. Nervenverletzungen, mit motorischen Ausfallserscheinungen sowie die Sensibilitätsstörung auf der Medialseite des Oberarmes durch die Durchtrennung der Nn. intercostobrachiales (s. S. 28).

Spezielle Vorbereitungen

Die zu resezierenden Quadranten oder Segmente sind bei der sitzenden und liegenden Patientin auf der Haut zu markieren. Gegebenenfalls ist bei kleinen Tumoren eine mammographische Tumormarkierung mit Hakendrähten erforderlich.

Narkose: Intubationsnarkose.

Lagerung: Siehe modifiziert radikale Mastektomie, S. 14, Abb. **17**.

Zugangswege: (Abb. **44**).

Nach Möglichkeit zirkuläre Schnittführungen.

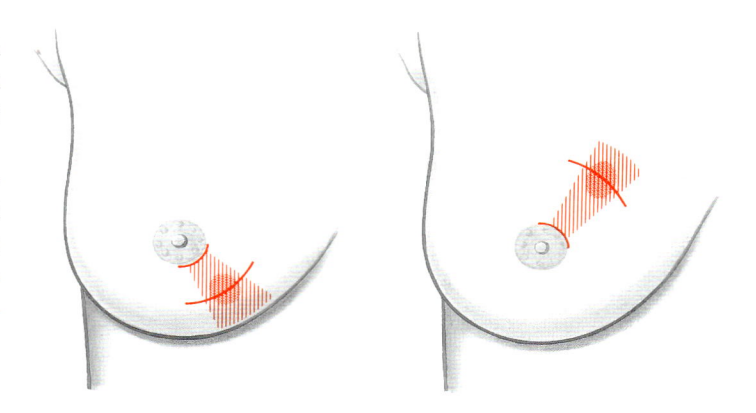

Abb. **44** Im allgemeinen sollten auch bei der Quadranten- oder Segmentresektion Schnittführungen parallel zum Areolarand verwendet werden.

Arbeitsschritte

1 Durchtrennung der Haut bzw. Exzision einer Hautspindel.
2 Abpräparation des Drüsenkörpers von der Subkutis und Durchtrennung der Cooperschen Bänder im Uhrzeiger- und gegen den Uhrzeigersinn.
3 Festlegen der Resektionsgrenzen des Drüsenkörpers entsprechend der Hautmarkierung und Durchtrennung des Brustdrüsenkörpers mit einem scharfen Skalpell oder elektrischen Messer.
4 Eingehen in die Tiefe bis zur Pektoralisfaszie.
Je nach Tiefe des pathologischen Befundes Exstirpation des Segmentes unter extrafaszialer Präparation oder unter Mitnahme der Fascia pectoralis von zentral nach peripher.
5 Bei medialer oder kaudaler Tumorlokalisation wird von einem zweiten Zugang die Axillaausräumung durchgeführt.
6 Bei Lokalisation des Tumors in kranial/lateralen Quadranten wird der radiäre Schnitt zur Axilla hin verlängert und die Axillaausräumung, wie bei der modifiziert radikalen Mastektomie beschrieben, durchgeführt.
7 Drainagen und Hautnaht.

Spezielle Technik

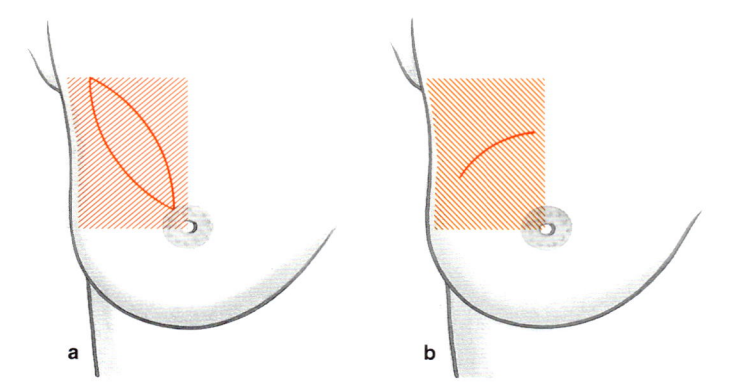

Abb. 45a–c Bei kutisnaher Lokalisation ist die Mitnahme der darüberliegenden Haut erforderlich. Es wird in diesen Fällen eine spindelförmige Umschneidung der Haut über dem entsprechenden Mammasegment durchgeführt. Die radiäre Schnittführung hat den Vorteil der Angleichung des zu großen Hautmantels an die verminderte Brustdrüsengröße nach Quadrantenresektion. Sie hat jedoch den Nachteil der Gefahr einer erheblichen Narbenverbreiterung und Keloidbildung.

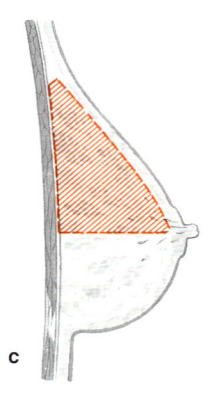

Nur im oberen äußeren Quadranten ist wegen der von dem gleichen Zugang her durchzuführende Axillaausräumung eine radiäre Schnittführung üblich.
Bei Tumoren im oberen, äußeren Quadranten erfolgt die spindelförmige Inzision der Haut beginnend am Areolarand und über dem Tumor bis zur Peripherie der Mamma verlaufend. Alternativ kann auch eine zirkuläre Schnittführung und getrennte Inzision zur Axillaausräumung erfolgen. Bei Tumorlokalisation in einem anderen – als dem oberen äußeren – Quadranten, erfolgt vorzugsweise eine zirkuläre Schnittführung parallel zu dem Areolarand über dem Tumorbezirk.

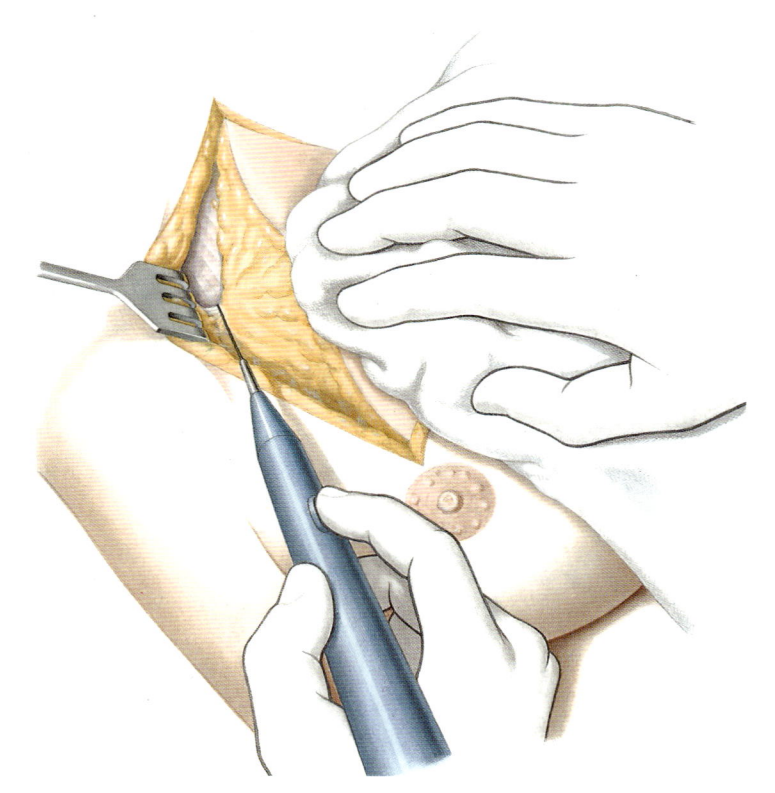

Abb. 46 Im nachfolgenden wird das Vorgehen für eine Tumorlokalisation im oberen äußeren Quadranten beschrieben.
Mit scharfen Haken wird zunächst der kranial/mediale Wundrand angehoben und mit einer elektrischen Nadel das Subkutangewebe durchtrennt und der Drüsenkörper von der Subkutis gelöst. Die Präparation erfolgt bis zur medianen Ebene der Brustdrüse. Anschließend Einsetzen der scharfen Haken am lateral/kaudalen Wundrand und Ablösen des Drüsenkörpers vom Subkutangewebe. Die Präparation erfolgt bis zur Transversalebene durch die Mamille. Bei der Präparation des kranialen bzw. kaudalen Wundrandes ist es günstig, auf die Hautspindel und die abzulösende Brustdrüse ein Bauchtuch aufzulegen und damit einen kontinuierlichen Gegenzug auszuüben.

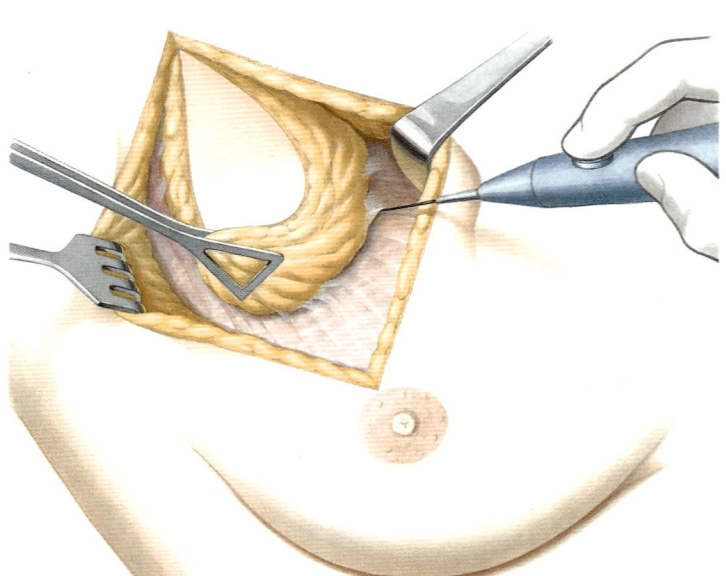

Abb. 47 Mit einer elektrischen Nadel oder einem Skalpell wird nun der Drüsenkörper senkrecht bis zur Pektoralisfaszie sowohl in der Medianebene der Brustdrüse, als auch in der transversalen Ebene durchtrennt. Nach Erreichen der Fascia pectoralis erfolgt die Abpräparation des oberen äußeren Quadranten ohne Fascia pectoralis. Nur bei weit dorsaler Tumorlage ist eine Mitnahme der Faszie notwendig.
Nach Beendigung der Brustdrüsenpräparation mit Ablösung des Quadranten von der Fascia pectoralis bis zum lateralen Pektoralisrand erfolgt die Präparation und Ausräumung der Axilla Level I und II, wie bei der modifiziert radikalen Mastektomie beschrieben.

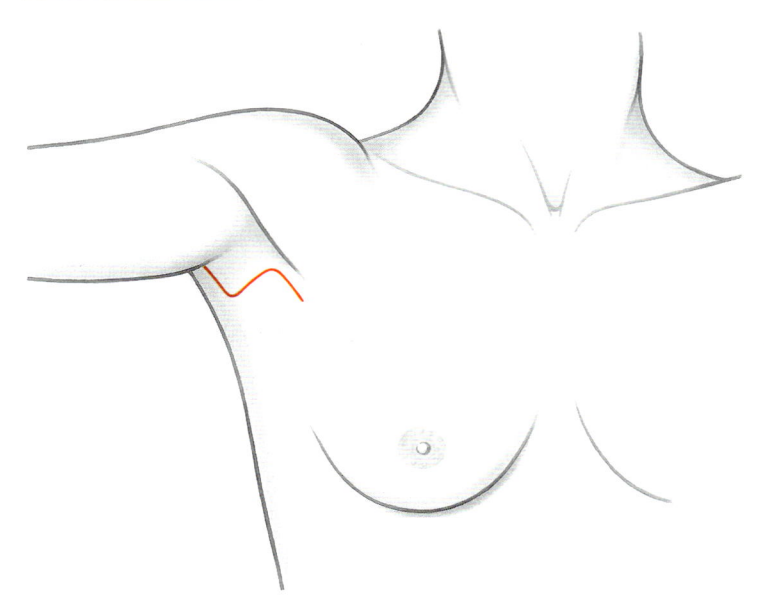

Abb. 48 Bei Lokalisation des Tumors in einem anderen Quadranten als im oberen, äußeren Quadranten wird von einer getrennten Inzision in der Axilla die Axilla-Ausräumung Level I und II durchgeführt. Als Standardinzision sollte dabei eine quere Inzision in der Hautfaltenrichtung der Axilla durchgeführt werden. Diese Inzision kann hinter dem Pektoralisrand nach kaudal/ventral bzw. vor dem M. latissimus-Rand nach kranial/lateral verlängert werden. Es ist dadurch immer eine ausreichend weite Exposition der Axilla möglich.

Nach Entfernung des Drüsenkörpers erfolgt die sorgfältige Kontrolle der Blutstillung. Der entstandene Brustdrüsendefekt kann ohne weitere Versorgung so belassen werden. Es resultiert dadurch eine relativ geringe kosmetische Beeinträchtigung, zumal durch die Resektion einer Hautspindel eine gewisse Verschmälerung des Defektes erreicht wird. Es ist jedoch auch eine primäre Adaptation des Brustdrüsenkörpers möglich. Dafür ist es jedoch notwendig, die subkutane Ablösung der Brustdrüse wesentlich weiter im Uhrzeigersinn und gegen den Uhrzeigersinn durchzuführen, um eine bessere Verteilung der Haut über dem Drüsenkörper zu ermöglichen. Auch ist es dabei günstig, eine breitere Hautspindel über dem oberen, äußeren Quadranten zu resezieren.

Bei der Segmentresektion entspricht das operative Vorgehen weitgehend dem oben dargestellten. Das Resektionsausmaß ist jedoch wesentlich geringer (s. Abb. **44**).

Komplikationen

Intraoperative Komplikationen

Die wesentliche Gefahr der Quadrantenresektion oder Segmentresektion bei einem Mammakarzinom besteht in der unvollständigen Tumorentfernung bei nicht korrekter Markierung des Tumorsitzes. Im Zweifelsfall oder bei nicht tastbaren Veränderungen muß immer eine Präparatradiographie zur Bestimmung der Operationsradikalität durchgeführt werden und ggf. eine sofortige Nachresektion erfolgen.

Bei zu kräftigem Zug an den Drüsenkörper kann ohne weiteres das Resektionsausmaß wesentlich größer als geplant sein. Dies führt leicht zu einer entsprechenden kosmetischen Beeinträchtigung, z. B. dadurch, daß der Areola- und Mamillenbereich unterminiert wird und eine Mamillennekrosegefahr entsteht.

Postoperative Komplikationen

Die wesentliche Gefahr bei Quadrantenresektionen und Segmentresektionen ohne Adaptation des Drüsenkörpers besteht in der Hämatombildung in der großen Resektionshöhle. Diese kann ggf. Anlaß zu einer operativen Revision werden. Es ist dann eine erneute Blutstillungskontrolle und Drainage vorzunehmen.

Bei Adaptation des Brustdrüsenkörpers ohne ausreichende Mobilisation der Haut von der Drüse jenseits der Drüsenresektionsgrenze kommt es zu kosmetisch unbefriedigenden Ergebnissen, die einen Korrektureingriff notwendig machen.

Therapie

Bei Auftreten eines Hämatoms ist eine Ausräumung unter aseptischen Bedingungen und Einlage von Drainagen durchzuführen.

Bei Verziehungen des Brustdrüsenkörpers und kosmetisch schlechtem Ergebnis muß eine Mobilisation des Brustdrüsenkörpers zu beiden Seiten der Narbe vorgenommen werden und somit der Hautmantel gleichmäßig über den verbliebenen Drüsenkörper verteilt werden. Fixationsnähte zwischen Drüsenkörper und Subkutangewebe müssen dabei vermieden werden. Ggf. ist auch eine Nachresektion des Hautmantels erforderlich.

Mediastinum

Von M. von Lüdinghausen und H. Nier

Allgemeines

Vorbemerkung:

Die Färbung der Gefäße des kleinen Kreislaufes erfolgt in den anatomischen Teilen nach funktionellen Gesichtspunkten, d. h. der Truncus pulmonalis, die A. pulmonalis und ihre Äste sind violett dargestellt, während die Vv. pulmonales und ihre Wurzeln rötlich gefärbt sind.

In den chirurgischen Abbildungen sind der Art der üblichen Darstellung in chirurgischen Werken entsprechend der Truncus pulmonalis und alle Verzweigungen rot und die Vv. pulmonales blau gezeichnet.

Operative Strategie

Die Anatomie des Mediastinums ist vielfältig; sie erfordert daher eine genaue Kenntnis der Strukturbeziehungen. Aufgrund der verschiedenen Gewebs- und Organstrukturen umfassen die Erkrankungen des Mediastinums ein weites Spektrum. Es ist üblich, auch nichtneoplastische Raumforderungen, wie z. B. Zysten und entzündliche Prozesse, unter den Begriff Mediastinaltumoren einzuordnen. Die eigentlichen primären gut- und bösartigen Tumoren sind in ein allgemein akzeptiertes, klassifizierendes Schema eingefügt.

Hinzu kommen andere Organtumoren und die Erstmanifestierung maligner Systemerkrankungen.

Dem Mediastinum zugeordnete Tumoren der Speiseröhre und des tracheobronchialen Systems werden in diesem Kapitel nicht abgehandelt; sie bilden eine eigenständige Einheit und sind in den entsprechenden Kapiteln (s. Bd. 2 und Bd. 3) dargestellt.

Die Chirurgie des Mediastinums bezieht sich überwiegend auf die Diagnostik und Therapie von Tumoren. Das vor etwa zwei Jahrzehnten sicherlich berechtigte Konzept der primären Freilegung von mediastinalen Prozessen mit zwar grundsätzlich kurativer Intention bedingte allerdings eine relativ hohe Rate an Probethorakotomien.

Mit Einschränkung hat diese Strategie auch heute ihre Berechtigung, wenn die Erfahrung des Operateurs und die notwendigen intra- und postoperativen technischen Möglichkeiten vorhanden sind, um überraschende Befunde zu therapieren, die nach der stattgehabten Diagnostik als eher unwahrscheinlich angesehen wurden.

Die modernen bildgebenden Verfahren, insbesondere die Computertomographie und die Kernspintomographie (MRI = Magnetic Resonance Imacting), ermöglichen in der überwiegenden Zahl der Fälle eine zuverlässige Aussage zur Tumorlokalisation und -ausbreitung. Bleibt auch die sagittale und seitliche Röntgenaufnahme des Thorax fraglos zur primären Diagnostik der mediastinalen Prozesse die wichtigste, so müssen alle Untersuchungsmethoden, wie ggf. Angiographien und nuklearmedizinische Hilfsmittel, genutzt werden, um den Eingriff planen zu können.

Ein wesentlicher Gesichtspunkt für die Erstellung der chirurgischen diagnostisch-therapeutischen Strategie ist die Tatsache, daß z. B. für die primären malignen Lymphome des Mediastinums mit einer Chemo- und/oder Strahlentherapie eine wirksame Behandlungsmethode zur Verfügung steht als die Operation.

Diagnostische chirurgische Eingriffe haben nur eine Berechtigung, wenn sie therapeutische Konsequenzen haben. Im wesentlichen geht es um die Sicherung der Diagnose und beim bösartigen Tumor um dessen Typisierung und das Staging. Präoperative Thorakoskopie, Mediastinoskopie neben der explorativen Thorakotomie ermöglichen zudem eine Beurteilung der infiltrativen oder metastastischen Ausbreitung des Prozesses.

Bei der Diagnostik mit Hilfe invasiver chirurgischer Methoden, die im Mediastinum im Vergleich mit anderen anatomischen Regionen häufiger zum Tragen kommen, sind mögliche Komplikationen zu berücksichtigen.

Die chirurgische Therapie von Verletzungen und Infektionen des Mediastinums orientiert sich an den Merkmalen des akuten, meist lebensbedrohlichen klinischen Bildes. Sie muß alle Möglichkeiten des geringsten wie des maximalen chirurgischen Eingriffes von der Drainage bis zur Exstirpation und Wiederherstellung der verletzten Organsysteme (Ösophagus, große Gefäße, Herz) umfassen können.

Die Taktik orientiert sich an den technischen Möglichkeiten wie auch Schwierigkeiten und insbesondere an der persönlichen Erfahrung des Operateurs.

Wie eingangs erwähnt, umfaßt die Behandlung von Erkrankungen des Mediastinums benigne und maligne Tumoren, wobei auch der gutartige Tumor durch die nahe topische Verbindung zu den eng zusammenliegenden Leitungsbahnen und Organsystemen im Mittelfell durch sein verdrängendes Wachstum oft mit dem Leben nicht vereinbar ist.

Die chirurgische Taktik und Strategie mit kurativer Zielsetzung ist bei den tumorösen Prozessen auf die komplette Ausrottung des Tumors gerichtet. Dies erfordert im Einzelfall die gesamte Palette des chirurgischen Fachgebietes, d. h. die Erfahrung des Operateurs muß die Chirurgie der Speiseröhre, der Gefäße und der Lungen unter onkologischen Gesichtspunkten umfassen.

Zeigt sich, daß der chirurgische Eingriff nicht kurativ war, dann sind die Möglichkeiten der Radiologie und Chemotherapie abzuschätzen und unter Würdigung ihrer Nebenwirkungen und der persönlichen Situation des Patienten in die therapeutische Strategie einzubeziehen. Gerade die

Vielfältigkeit der Tumorentitäten macht hier die interdisziplinäre Zusammenarbeit notwendig.

Unter dem Aspekt der kurativen Zielsetzung muß das Risiko des operativen Eingriffes und bei nur palliativer Möglichkeit die Lebensqualität des Patienten in die strategische Planung miteinbezogen werden.

Das Thymusorgan weist im Hinblick auf die nicht immer einschätzbare Malignität des Thymoms und durch den möglichen Zusammenhang mit dem Krankheitsbild der Myasthenia gravis in seiner Pathologie Besonderheiten auf, die eine gesonderte Abhandlung rechtfertigen.

Spezielle Anatomie

Gliederung

Das „Mittelfell"-Mediastinum stellt den zwischen den Pleurasäcken bzw. der beidseitigen Pleura mediastinalis gelegenen Bindegewebsraum dar. Er reicht von der Rückenseite des Sternums und den sich hier anheftenden Rippenknorpeln bis zur Brustwirbelsäule. Nach unten wird das Mediastinum vom Zwerchfell begrenzt; nach oben setzt sich das Bindegewebslager durch die obere Thoraxapertur in die Halsregion fort. Nach kaudal bestehen über die Öffnungen des Zwerchfells Verbindungen zur Bauchhöhle. Das Mediastinum ist beidseits über die Lungenstiele mit den Lungen verbunden. Im zwerchfellnahen Bereich ist es durch den Perikardsack mit dem darin befindlichen Herzen etwas nach links verlagert. Die Grenze zwischen dem oberen und unteren Mediastinum besteht in einer imaginären Ebene vom Angulus sterni zur 4. thorakalen Bandscheibe. Diese Ebene berührt zumeist auch den Herzbeutel im kranialen Bereich (Abb. 1 u. 2).

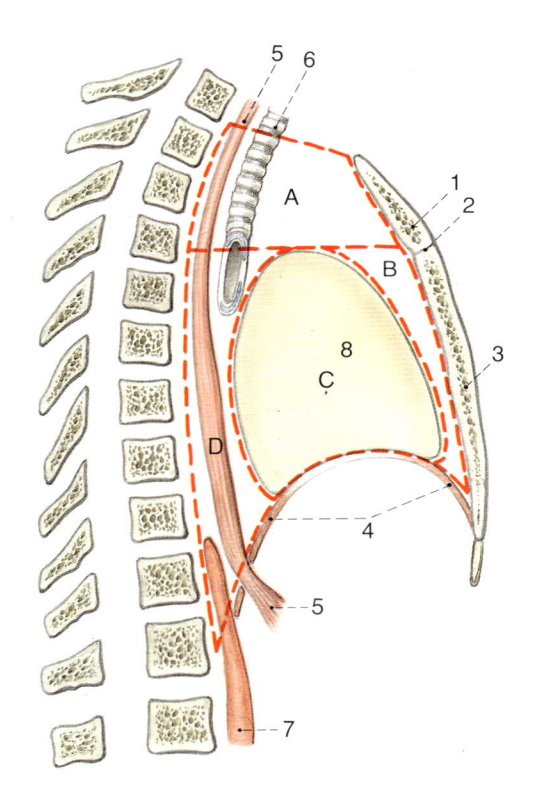

Abb. 1 Gliederung des Mediastinums am Beispiel eines schematisierten medianen Sagittalschnittes unter Berücksichtigung der Nomina anatomica.
A Mediastinum superius
B Mediastinum anterius des Mediastinum inferius
C Mediastinum medium des Mediastinum inferius
D Mediastinum posterius des Mediastinum inferius

1 Manubrium sterni
2 Angulus sterni
3 Corpus sterni
4 Diaphragma
5 Ösophagus
6 Trachea
7 Aorta
8 Perikardium

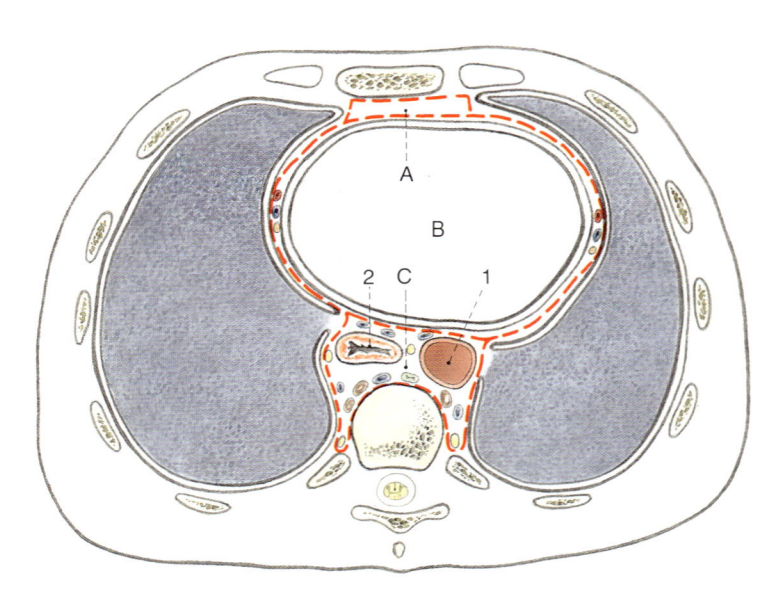

Abb. 2 Einteilung des Mediastinum inferius am Beispiel eines schematisierten Querschnitts durch den Thorax etwa in Höhe Th8; Ansicht von kaudal.
A Mediastinum anterius
B Mediastinum medium
C Mediastinum posterius
A + B werden aus praktischen Erwägungen als sog. vorderes Mediastinum beschrieben,
C gehört damit zum sog. hinteren Mediastinum (s. Abb. 6 und S. 39)

1 Pars descendens der Aorta thoracica
2 Ösophagus

Mediastinum

Das *obere Mediastinum* liegt zwischen Manubrium sterni und den ersten vier Brustwirbeln. Es enthält den Thymusfettkörper, Anteile der Mm. sternohyoideus, sternothyroideus und longus colli, weiter den Aortenbogen, Truncus brachiocephalicus, A. carotis communis und A. subclavia sinistra, die V. cava superior mit den einmündenden Vv. brachiocephalicae*, die Trachea, den Ösophagus, die Nn. vagi, recurrentes und phrenici sowie Rr. und Nn. cardiaci zum Plexus cardiacus und aorticus, den Ductus thoracicus, Nodi lymphatici paratracheales, tracheobronchiales, Truncus bronchomediastinalis rechts und links, zugeordnete Lymphknoten (Abb. 3).

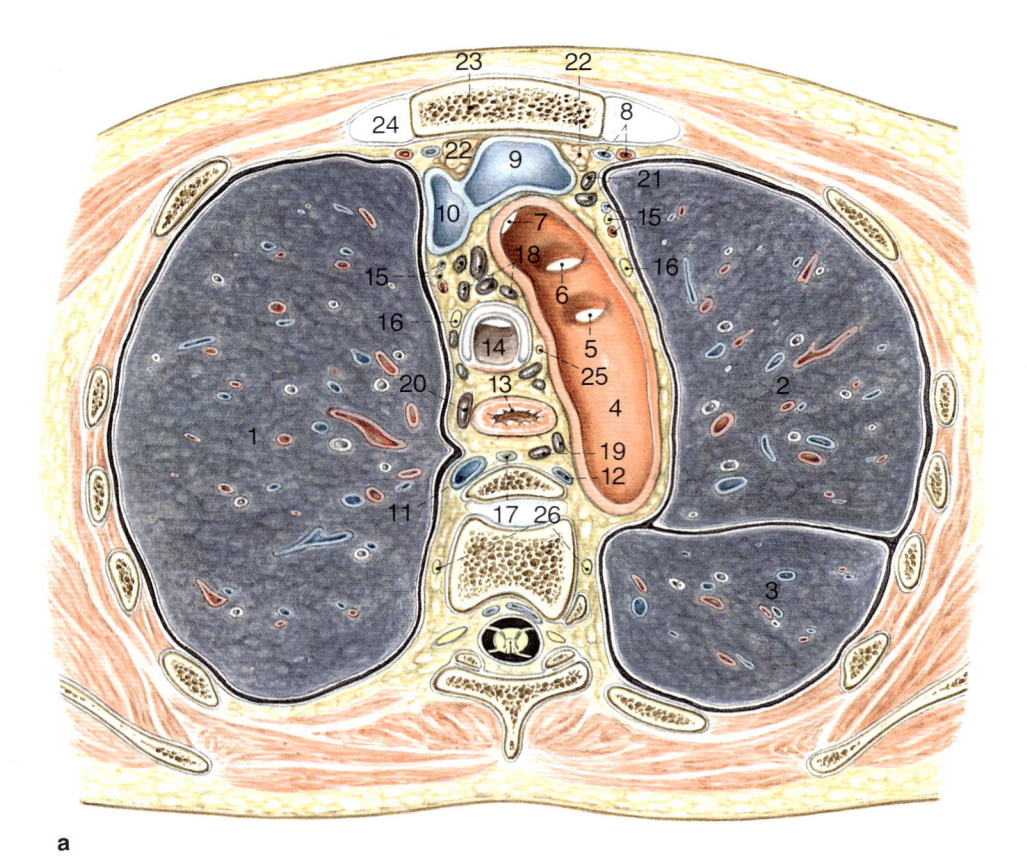

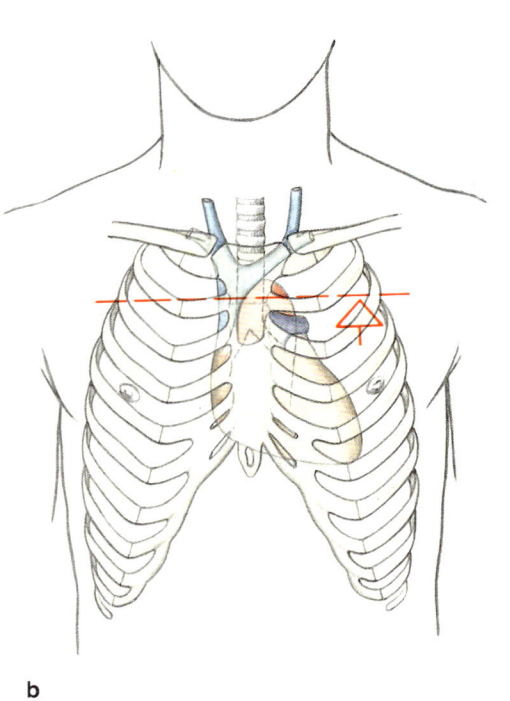

Abb. 3a u. b Angenäherter Transversalschnitt durch den Thorax im Bereich des Aortenbogens und im Bereich des Discus intervertebralis zwischen Th3 und Th4; Ansicht von kaudal.

1 Lobus superior der rechten Lunge
2 Lobus superior der linken Lunge
3 Lobus inferior der linken Lunge
4 Arcus aortae
5 A. subclavia sinistra
6 A. carotis communis sinistra
7 Truncus brachiocephalicus
8 A., V. thoracica interna
9 V. brachiocephalica sinistra
10 V. brachiocephalica dextra
11 V. azygos
12 V. hemiazygos accessoria
13 Ösophagus
14 Trachea
15 A., V. pericardiacophrenica, N. phrenicus
16 N. vagus
17 Ductus thoracicus
18 Nodi lymphatici tracheobronchiales superiores
19 Nodi lymphatici mediastinales posteriores
20 Nodus lymphaticus juxtaoesophagealis pulmonalis
21 Nodi lymphatici pericardiales laterales
22 Thymusfettkörper
23 Sternum
24 Cartilago costalis
25 N. laryngeus recurrens sinister
26 Truncus sympathicus

---

* V. cava superior und Vv. brachiocephalicae mit ihren Zuflüssen werden häufig zusammen als „Venenplatte" des oberen Mediastinum bezeichnet.

Spezielle Anatomie   37

Das *untere Mediastinum* wird in ein vorderes (Mediastinum anterius), mittleres (Mediastinum medium) und hinteres Mediastinum (Mediastinum posterius) eingeteilt (Abb. **4** u. **5**).

a

b

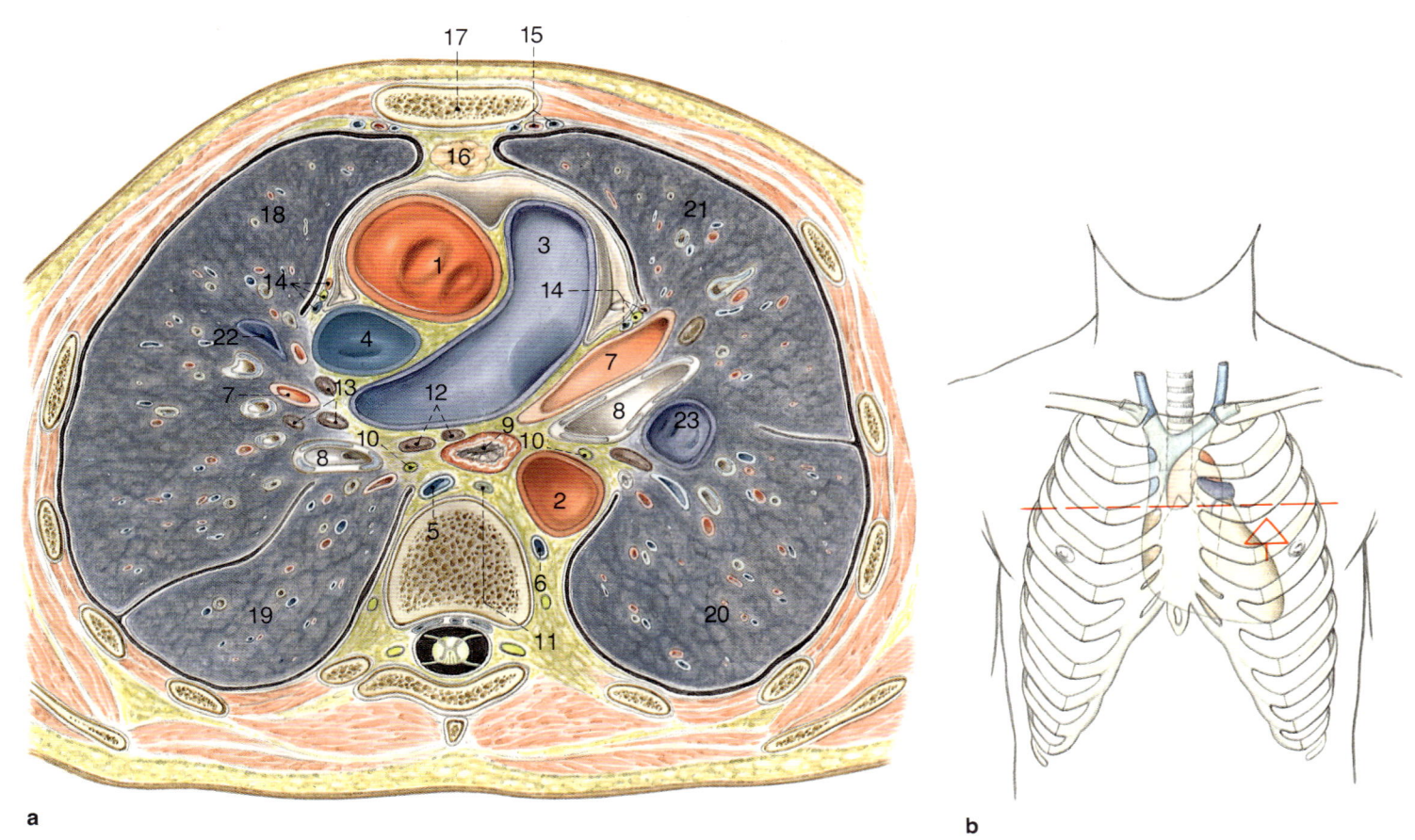

Abb. **4a** u. **b** Transversalschnitt durch den Thorax in Höhe der Aufteilung des Truncus pulmonalis in A. pulmonalis dextra und A. pulmonalis sinistra, knapp unterhalb der Tracheagabel (etwa entsprechend Th5 oder 6); Ansicht von kaudal.

 1 Arcus aortae
 2 Pars descendens der Aorta thoracica
 3 Truncus pulmonalis
 4 V. cava superior
 5 V. azygos
 6 V. hemiazygos accessoria
 7 V. pulmonalis
 8 Bronchus principalis
 9 Ösophagus
10 N. vagus
11 Ductus thoracicus
12 Nodi lymphatici tracheobronchiales inferiores
13 Nodi lymphatici bronchopulmonales
14 A., V. pericardiacophrenica, N. phrenicus
15 A., V. thoracica interna
16 Thymusfettkörper
17 Sternum
18 Lobus superior der rechten Lunge
19 Lobus inferior der rechten Lunge
20 Lobus inferior der linken Lunge
21 Lobus superior der linken Lunge
22 Ast der A. pulmonalis dextra
23 Ast der A. pulmonalis sinistra

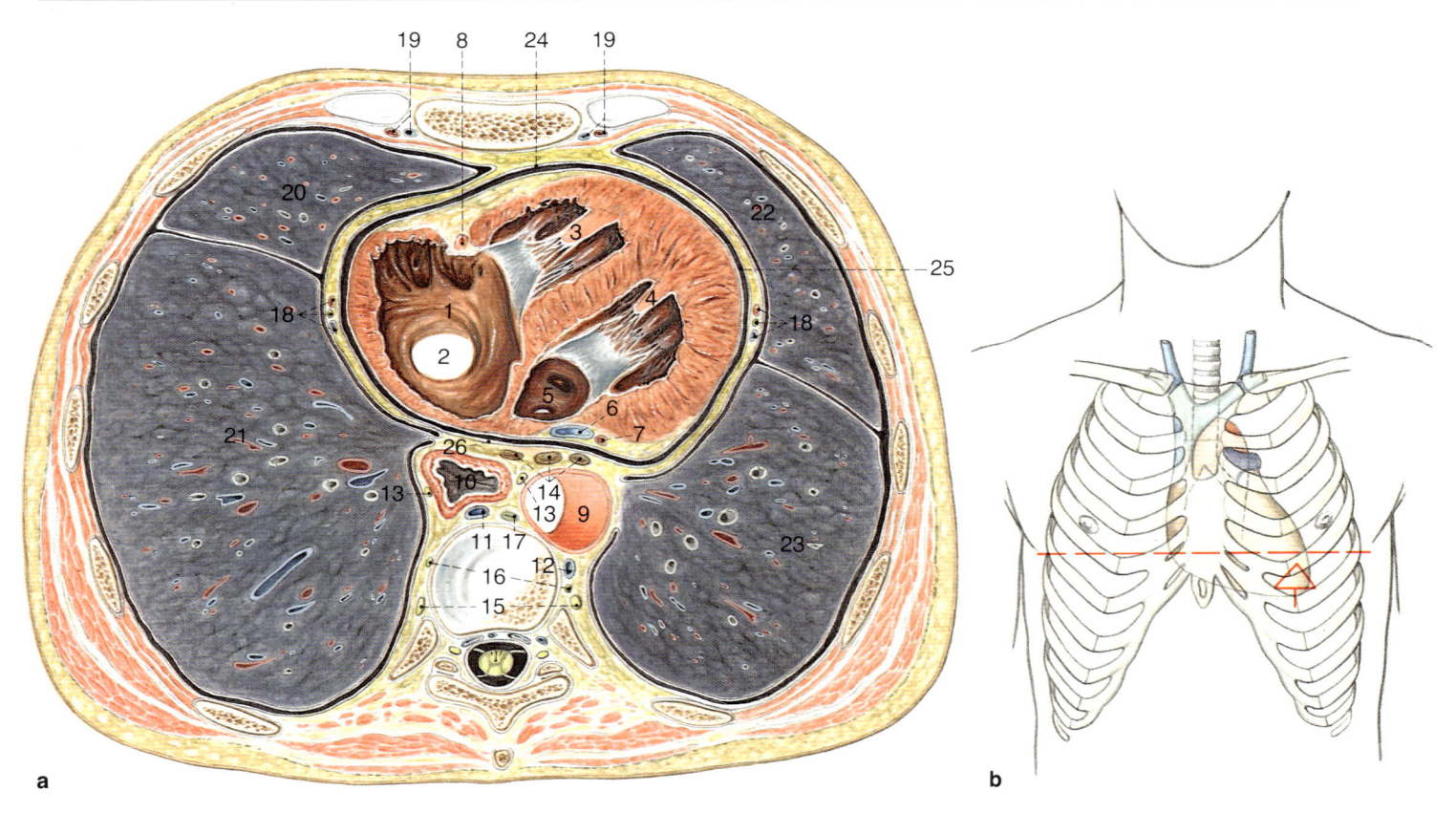

Abb. **5 a** u. **b** Transversalschnitt durch den Thorax in Höhe der beiden Herzkammern (etwa entsprechend Th8); Ansicht von kaudal.

1 Atrium dextrum
2 Ostium der V. cava superior
3 Ventriculus dexter, M. papillaris anterior
4 Ventriculus sinister, M. papillaris anterior
5 Atrium sinistrum
6 Sinus coronarius
7 R. circumflexus der A. coronaria sinistra
8 A. coronaria dextra
9 Pars descendens der Aorta thoracica
10 Ösophagus
11 V. azygos
12 V. hemiazygos
13 N. vagus
14 Nodi lymphatici mediastinales posteriores
15 Truncus sympathicus
16 N. splanchnicus major
17 Ductus thoracicus
18 A., V. pericardiacophrenica, N. phrenicus
19 A., V. thoracica interna
20 Lobus medius der rechten Lunge
21 Lobus inferior der rechten Lunge
22 Lobus superior der linken Lunge
23 Lobus inferior der linken Lunge
24 Pars sternocostalis des Herzbeutels
25 Pars mediastinalis des Herzbeutels
26 Pars dorsalis des Herzbeutels

Das *vordere Mediastinum* ist der Raum zwischen Sternum und Perikard sowie den Recessus costomediastinales der Pleurasäcke. Der Inhalt dieses Raumes besteht aus lockerem Fett-Binde-Gewebe, den Ligg. sternopericardiaca, einigen Lymphknötchen, evtl. Ästen der A. thoracica interna und aus Anteilen des Thymus bzw. des -Fettkörpers.

Das *mittlere Mediastinum* stellt den breitesten Teil des unteren Mediastinum dar. Es enthält im Herzbeutel das Herz und weiter die aufsteigende Aorta, das untere Drittel der V. cava superior, die terminale V. azygos, die Bifurcatio tracheae und beide Hauptbronchien, den Truncus pulmonalis mit beiden Aa. pulmonales, die Vv. pulmonales, die Nn. phrenici, untere Anteile des Plexus cardiacus und die tracheobronchialen Lymphknoten.

Das *hintere Mediastinum* wird ventral begrenzt durch die Teilung der Trachea, die Pulmonalgefäße, die zentrale Bindegewebsplatte an der dorsalen Fläche des Herzbeutels (Membrana bronchopericardiaca) und nach unten durch den hinteren Abschnitt der Zwerchfelloberfläche; dorsal durch den 5. bis 12. Brustwirbelkörper und seitlich durch die rechte und linke Pleura mediastinalis. In diesem Raum befinden sich die absteigende Brustaorta, Vv. azygos et hemiazygos, Nn. vagi et splanchnici, Ösophagus, Ductus thoracicus und die hinteren mediastinalen Lymphknoten.

Hinweis

Aus praktischen Gründen wird die Einteilung des Mediastinums lediglich in einen vorderen und hinteren Abschnitt bevorzugt. Wenn man eine Frontalebene in die Trachea bzw. Membrana bronchopericardiaca und die dorsale Herzbeutelwand legt, entsteht ein sog. *Mediastinum anterius und ein Mediastinum posterius* (Abb. **6**).

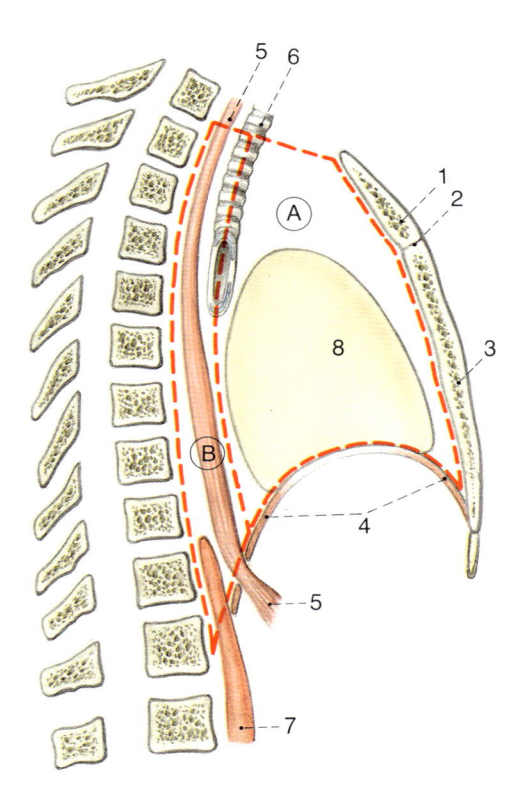

Abb. 6 Gliederung des Mediastinums nach praktischen Gesichtspunkten am Beispiel eines schematisierten medianen Sagittalschnittes
A Mediastinum anterius
B Mediastinum posterius

1 Manubrium sterni
2 Angulus sterni
3 Corpus sterni
4 Diaphragma
5 Ösophagus
6 Trachea
7 Aorta
8 Perikardium

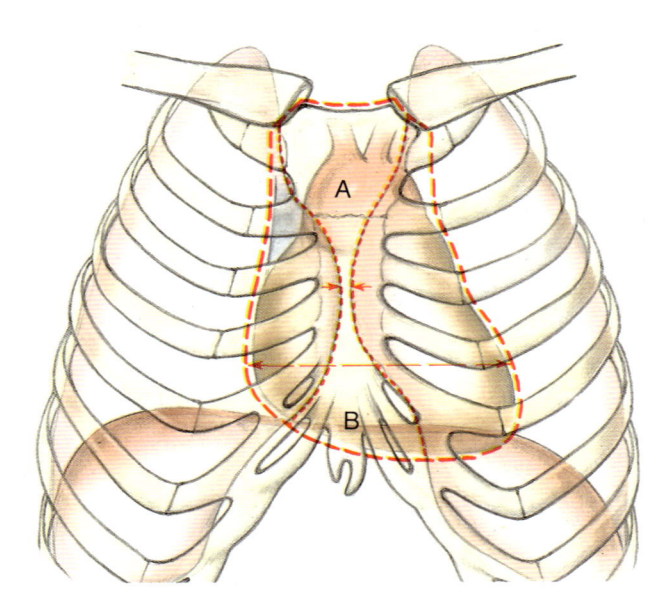

Abb. 7 Größte seitliche Ausdehnung des (mittleren unteren) Mediastinums im Bereich des Herzbeutels (gestrichelte Linie); kleinster Querdurchmesser des (vorderen) Mediastinums durch die sich retrosternal fast berührenden Recessus costomediastinales der Pleurasäcke (punktierte Linie). Kraniale retromanubriale Erweiterung des vorderen Mediastinums zum Thymusdreieck (A) und kaudale Erweiterung zum Herzdreieck (B).

Die Ausdehnungen der Pleurasäcke beeinflussen im Einzelfall die Grenzen des Mediastinums und können einen ventralen oder dorsalen Zugang zu den Organen des vorderen oder hinteren Mediastinums erschweren. Es gibt große Variationen in der Breite der ventralen und dorsalen Teile der Pleurasäcke (s. S. 43). Vorne findet sich oben das „Trigonum thymicum", unten das „Trigonum cardiacum" (Abb. 7). Hinten rechts wird die Mittellinie nicht selten vom rechten Pleurasack nach links überschnitten, wobei die Pleura Ösophagus von hinten und vorn umgreifen und auch noch die Pars descendens der Aorta erreichen kann: Recessus vertebromediastinalis bzw. Recessus retro-oesophageus (s. Abb. 11).

Mediastinale Gefäße der vorderen und hinteren Brustwand

Vordere Brustwand

Arteria thoracica interna

Abgang als erster, kaudaler Ast der A. subclavia hinter dem sternalen Ende der Klavikula, der V. jugularis interna und der V. brachiocephalica; Verlauf zum 1. Rippenknorpel, ventrale Überkreuzung durch den N. phrenicus; weiterer Verlauf 1 cm parasternal hinter den nachfolgenden Rippenknorpeln zwerchfellwärts (Abb. **8** u. **9**).

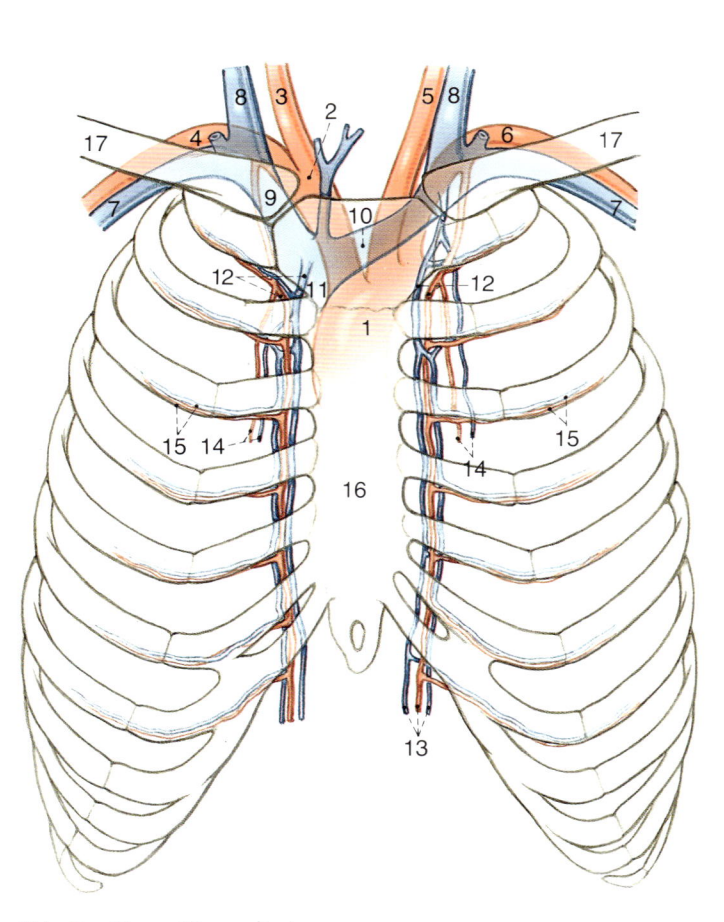

Abb. 8 Die größeren Leitungsbahnen der vorderen, durchsichtig gezeichneten Brustwand.

1 Arcus aortae
2 Truncus brachiocephalicus
3 A. carotis communis dextra
4 A. subclavia dextra
5 A. carotis communis sinistra
6 A. subclavia sinistra
7 V. subclavia sinistra
8 V. jugularis interna
9 V. brachiocephalica dextra
10 V. brachiocephalica sinistra
11 V. cava superior
12 A., V. thoracica interna
13 A., V. epigastrica superior
14 A., V. pericardiacophrenica
15 A., V. intercostalis anterior
16 Sternum
17 Clavicula

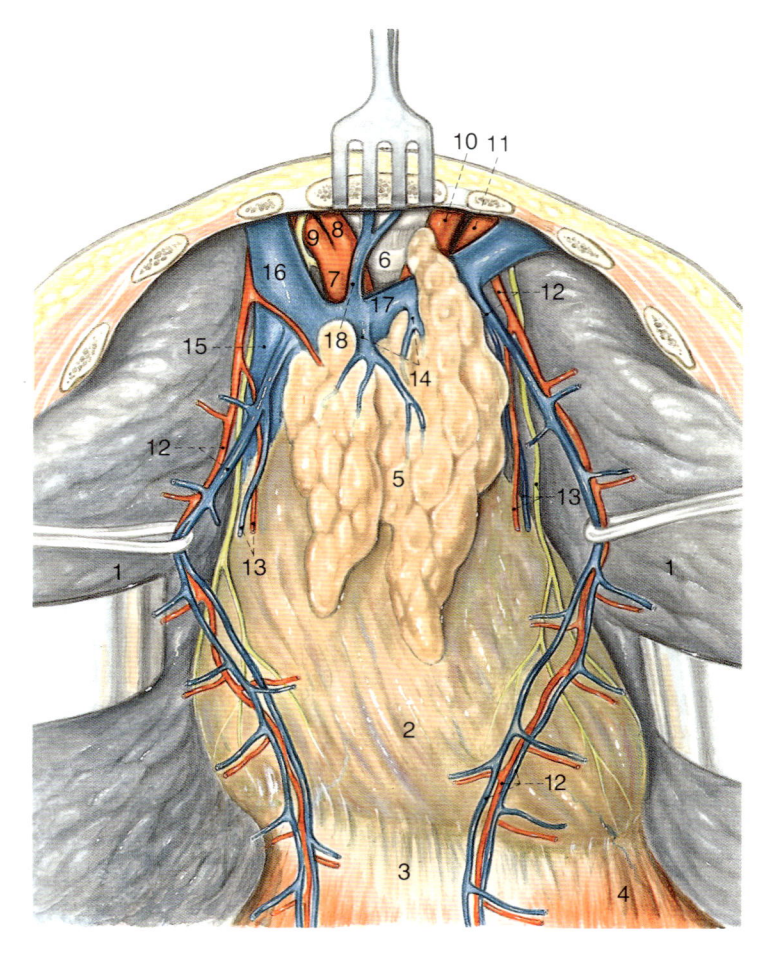

Abb. 9 Vorderes Mediastinum nach großer Fensterung der ventralen Brustwand und Seitenverlagerung der Pleurasäcke; Manubrium sterni hochgezogen.

1 Pleura mediastinalis
2 Pericardium (fibrosum)
3 Verwachsungsstränge zwischen Herzbeutel und Zwerchfell: Ligg. phrenopericardiaca
4 Diaphragma
5 Thymusfettkörper
6 Trachea
7 Truncus brachiocephalicus
8 A. carotis communis dextra
9 A. subclavia dextra
10 A. carotis communis sinistra
11 A. subclavia sinistra
12 A., V. thoracica interna
13 A., V. pericardiacophrenica; N. phrenicus
14 Vv. thymicae
15 V. cava superior
16 V. brachiocephalica dextra
17 V. brachiocephalica sinistra
18 V. thyroidea inferior

Äste

Sie ziehen zu den Lymphknoten und dem Fett-Binde-Gewebe des vorderen Mediastinums, zum unteren Teil des Thymuskörpers, zu den Lungenstielen und mit dem N. phrenicus zum Herzbeutel und Zwerchfell.
Rr. sternales versorgen das Sternum, die vordere und hintere Membrana sterni mit Anastomosen zur Gegenseite sowie über Rr. perforantes die prä- und parasternalen Weichteile.
Rr. intercostales anteriores anastomosieren mit den Aa. intercostales posteriores. Die A. musculophrenica zieht auf dem vorderen Zwerchfellrand entlang des Recessus costodiaphragmaticus zur Pars costalis des Zwerchfells sowie zum Herzbeutel. Anastomose über A. epigastrica superior mit A. epigastrica inferior.

Hinweis

Im Bereich der Pleura mediastinalis wird ein Geflecht aus Ästchen der A. pericardiacophrenica, Rr. mediastinales, Rr. pericardiaci, Aa. intercostales posteriores und Aa. bronchiales auch Plexus mediastinalis genannt.

Vena thoracica interna

Einfache Vene an der Medialseite der A. thoracica interna im Bereich der ersten 3 Rippenknorpel; doppelte Vene (Vv. comitantes) im Bereich der unteren Rippenknorpel; Mündung jeweils in die V. brachiocephalica.

Äste

Vv. intercostales anteriores.

Besonderheiten

Lungenwärts sind die A. et V. thoracicae internae und die begleitenden Lymphbahnen von der Fascia endothoracica und zwerchfellnah von Anteilen des M. transversus thoracis bedeckt.

Hintere Brustwand

Abgang der *Aa. intercostales posteriores* für die beiden kranialen Interkostalräume jeweils aus dem Truncus costocervicalis, die weiteren Aa. intercostales posteriores direkt aus der Pars thoracica aortae. Anastomosen mit den Aa. intercostales anteriores (Aa. thoracicae internae).
Mündung der *Vv. intercostales posteriores* der kranialen Interkostalräume (1. bis 3. [4.]) meist in die seitengleiche V. brachiocephalica, der nachfolgenden Zwischenrippenräume rechtsseitig in die V. azygos, linksseitig in die V. hemiazygos.

Anatomie und Topographie der Organe des Mediastinums

Thymus

Spezielle Anatomie beim Kind

Im Kindesalter maximale Entfaltung des zweilappigen, bis 25 g schweren Thymus zwischen beiden Pleurahöhlen, vor der Trachea und der Venenplatte und hinter dem Sternum. Kranial berührt der Thymus mit seiner in der oberen Thoraxapertur gelegenen Pars cervicalis fast die Schilddrüse, kaudal liegt er mit seiner Pars thoracica auf dem Herzbeutel.
Die Thymuskapsel hängt meist nur locker mit Nachbarorganen zusammen, jedoch ist sie in breiter Fläche mit der Venenplatte verwachsen.

Spezielle Anatomie beim Erwachsenen

Nach seiner Involution besteht der Thymus aus einem etwa 10–15 g schweren und 3 cm dicken Restkörper (Corpus adiposum) mit zwei länglichen, median zusammenhängenden Lappen; diese sind von einer zarten Kapsel umgeben und liegen im oberen, zum geringeren Teil im vorderen Bereich des unteren Mediastinums (s. Abb. 9).
Die Kapsel hängt mit den Nachbarorganen zusammen, z. B. mit der Venenplatte und dem Herzbeutel, weshalb der Thymus durch die Herzaktionen verformbar ist.

Gefäßversorgung

Oberer Anteil: Äste aus A. thyroidea superior (variabel) und inferior, der A. thyroidea ima, dem Arcus aortae oder dem Truncus brachiocephalicus (variabel).

Unterer Anteil: Äste aus A. thoracica interna, A. pericardiacophrenica oder A. pericardiaca (variabel).

Venöser Abfluß über V. brachiocephalica sinistra, V. thoracica interna, V. thyroidea inferior, V. pericardiacophrenica, evtl. direkt zur V. cava superior oder V. thyroidea ima (variabel).
Vasa lymphatica zu den Nodi lymphatici mediastinales anteriores.

Innervation

Rr. thymici als Äste der Nn. cardiaci des Truncus sympathicus.
Äste der Nn. vagi und Nn. recurrentes bzw. des gemischt sympathisch-parasympathischen Plexus cardiacus.
Äste des N. phrenicus und (selten) auch der Ansa cervicalis zur Thymuskapsel.

Herzbeutel (Perikardium)

Der derbe Herzbeutel besitzt die Form eines Kegels mit einer dem Zwerchfell zugewandten Basis und einer auf die großen Gefäße ausgerichteten Spitze; er besteht aus einem kollagenfaserdichten äußeren Anteil (Pericardium fibrosum) und einem inneren glatten, spiegelnden Anteil aus Mesothelzellen und lockerem kapillarreichen Bindegewebe (Pericardium serosum).

Pars diaphragmatica des Herzbeutels (s. Abb. 9): Großflächige bindegewebige Befestigung des Herzbeutels am Centrum tendineum des Zwerchfells durch die Ligg. phrenopericardiaca.

Pars sternocostalis des Herzbeutels (s. Abb. 5): Ventrale Fixierung des Herzbeutels am Brustbein durch Ligg. sternopericardiaca.

Pars mediastinalis des Herzbeutels (s. Abb. 5): Ausgedehnte Anheftung des Herzbeutels an Teile der Pleura mediastinalis durch eine dünne Bindegewebsplatte (Membrana pleuropericardiaca), in der der N. phrenicus und die Vasa pericardiacophrenica zum Zwerchfell laufen.

Pars dorsalis des Herzbeutels (s. Abb. 5): Lockere Verbindung des Herzbeutels mit der Membrana bronchopericardiaca, die die Grenze zwischen dem mittleren und hinteren Mediastinum darstellt. Unmittelbar dorsal davon verlaufen Ösophagus und Aorta. Kranial ist der Herzbeutel durch seine Umschlagsfalten an den großen Gefäßen wie V. cava superior, Pars ascendens aortae und Truncus pulmonalis und lateral rechts und links an den Vv. pulmonales befestigt.

Gefäßversorgung

Rr. pericardiaci aus der Pars thoracica aortae zur Hinterwand des Herzbeutels; gelegentliche Rr. pericardiaci aus den Rr. oesophageales und bronchiales. Rr. pericardiaci aus der A. pericardiacophrenica (der A. thoracica interna) an den oberen und seitlichen Bereich des Herzbeutels;
Rr. pericardiaci aus der A. thoracica interna bzw. aus der A. musculophrenica für den vorderen Teil des Herzbeutels;
Vv. pericardiacae direkt zu den Vv. brachiocephalicae oder indirekt über die V. pericardiacophrenica oder die V. thoracica interna oder zu V. azygos und V. hemiazygos (Abb. 10);
Vasa lymphatica drainieren in Nodi lymphatici parasternales, anteriores et posteriores.

Innervation

Rr. pericardiaci stammen von N. vagus, N. phrenicus und Truncus sympathicus (Ganglion cervicothoracicum/stellatum).

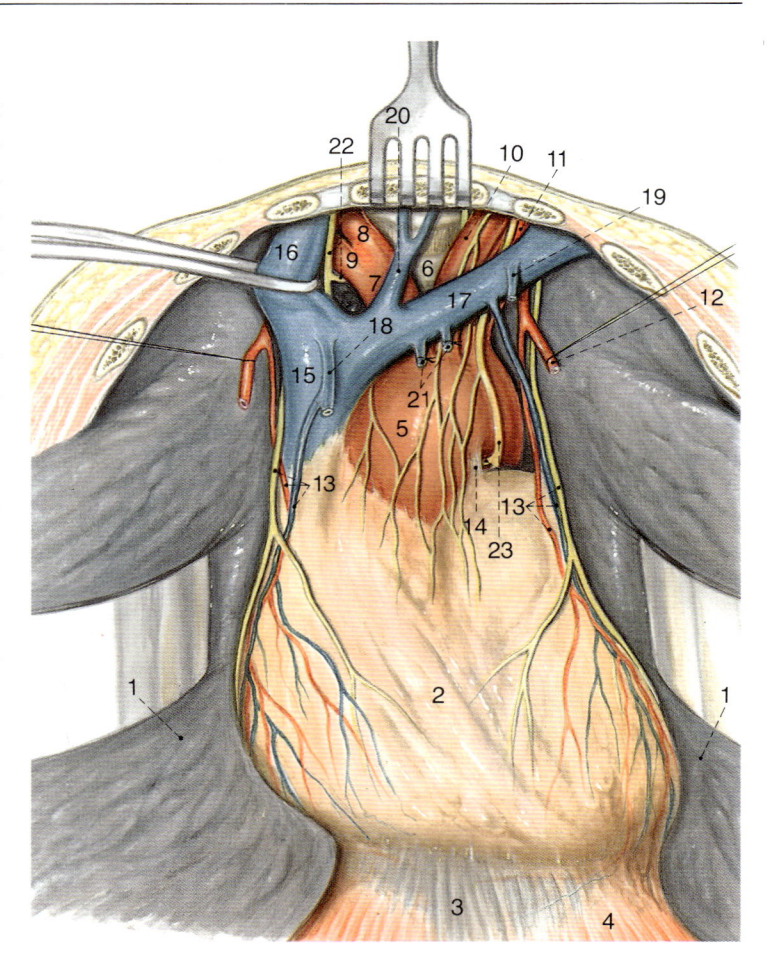

Abb. 10 Vorderes Mediastinum nach großer Fensterung der ventralen Brustwand und Seitenverlagerung der Pleurasäcke sowie Entfernung des Thymusfettkörpers.

1 Pleura mediastinalis
2 Pericardium (fibrosum)
3 Verwachsungsstränge zwischen Herzbeutel und Zwerchfell: Ligg. phrenopericardiaca
4 Diaphragma
5 Arcus aortae
6 Trachea
7 Truncus brachiocephalicus
8 A. carotis communis dextra
9 A. subclavia dextra
10 A. carotis communis sinistra
11 A. subclavia sinistra
12 A. thoracica interna
13 A., V. pericardiacophrenica, N. phrenicus
14 Lig. arteriosum Botalli
15 V. cava superior
16 V. brachiocephalica dextra
17 V. brachiocephalica sinistra
18 V. thoracica dextra
19 V. thoracica sinistra
20 V. thyroidea inferior
21 Vv. thymicae
22 N. vagus dexter; N. laryngeus recurrens dexter
23 N. vagus sinister; N. laryngeus recurrens sinister

Spezielle Anatomie 43

Lagebeziehung zu anderen Organen und Leitungsbahnen

Herzbeutelprojektion auf die 5. bis 8. Brustwirbel und auf die 2. bis 6. Rippenknorpel beidseits.

Ventral und lateral beidseitige Bedeckung des Herzbeutels durch Pleura bzw. Recessus costomediastinales (dem entspricht perkulatorisch an der Brustwand das Feld der relativen Dämpfung). Nur ein schmaler Streifen des Corpus sterni und der 4. und 5. linksseitige Rippenknorpel mit direktem Kontakt zum Herzbeutel (dem entspricht das Feld der absoluten Dämpfung).

Ventral und kranial Ausläufer der Thymuslappen.

Dorsal Bronchi principales, Ösophagus, Plexus oesophageus, absteigende Brustaorta und Anteile der Recessus vertebromediastinales (Abb. 11).

Rechts und links Pleura mediastinalis, N. phrenicus dexter und sinister und begleitende Vasa pericardiacophrenica.

Kaudal Centrum tendineum des Zwerchfelles.

Brustaorta, d. h. vom oberen Herzbeutelrand bis zum linken oberen Rand des 4. Brustwirbels (s. Abb. **3, 4, 10** u. **12**). Er zieht über die Gabel des Truncus pulmonalis und über den linken Lungenstiel nach abwärts ins hintere untere Mediastinum, kreuzt dabei die Speiseröhre und ruft (zusammen mit dem linken Hauptbronchus) die mittlere Ösophagusenge hervor.

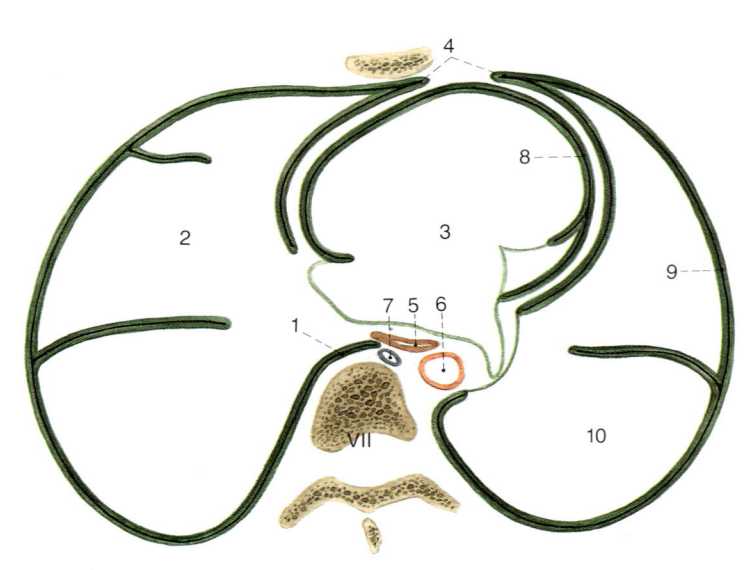

Abb. 11 Transversalschnitt durch den Thorax etwa in Höhe Th7, Ansicht von unten.
Darstellung der Pleurahöhlen und des Herzbeutels; besondere Markierung des Recessus vertebromediastinalis bzw. retro-oesophageus (nach Pernkopf).

1 Recessus vertebromediastinalis bzw. retro-oesophageus
2 Pulmo dextra
3 Cor
4 Recessus costomediastinalis
5 Ösophagus
6 Aorta
7 V. azygos
8 Cavitas pericardialis
9 Cavitas pleuralis
10 Pulmo sinistra

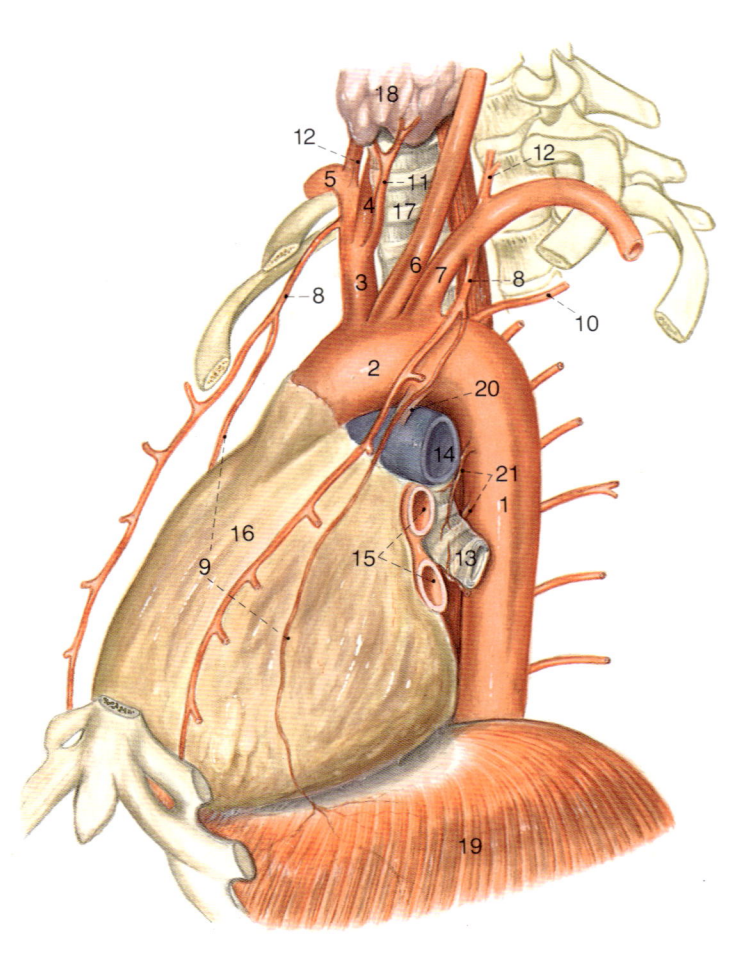

Abb. 12 Die Arterien des vorderen und hinteren Mediastinums, gesehen von vorne links-lateral.

1 Pars thoracica aortae (Pars descendens)
2 Arcus aortae
3 Truncus brachiocephalicus
4 A. carotis communis dextra
5 A. subclavia dextra
6 A. carotis communis sinistra
7 A. subclavia sinistra
8 A. thoracica interna
9 A. pericardiacophrenica
10 A. intercostalis posterior III
11 A. thyroidea ima (Varietät)
12 A. vertebralis
13 Bronchus principalis sinister
14 A. pulmonalis sinistra
15 Vv. pulmonales sinistrae
16 Pericardium (fibrosum)
17 Trachea
18 Glandula thyroidea
19 Diaphragma
20 Lig. arteriosum Botalli
21 A. bronchialis

Arcus aortae

Der von rechts vorne nach links hinten schräggestellte Aortenbogen hat einen Durchmesser von 2,5–3 cm und spannt sich im oberen Mediastinum zwischen (z. T. im Herzbeutel befindlicher) aufsteigender und absteigender

Besonderheiten

Lig. arteriosum Botalli vom Aortenbogen unterhalb des Abganges der A. subclavia sinistra zur Teilung des Truncus pulmonalis oder zur A. pulmonalis sinistra. Im höheren Lebensalter und bei kurzem gedrungenem Brustkorb verläuft der Arcus aortae mehr in der Frontalebene; bei schlankeren und jüngeren Individuen steht der Bogen eher sagittal.

Anomalien: Rechtsaortenbogen (Arcus aortae dexter) und seine Äste, einschließlich der A. lusoria sinistra (Abb. **13**).

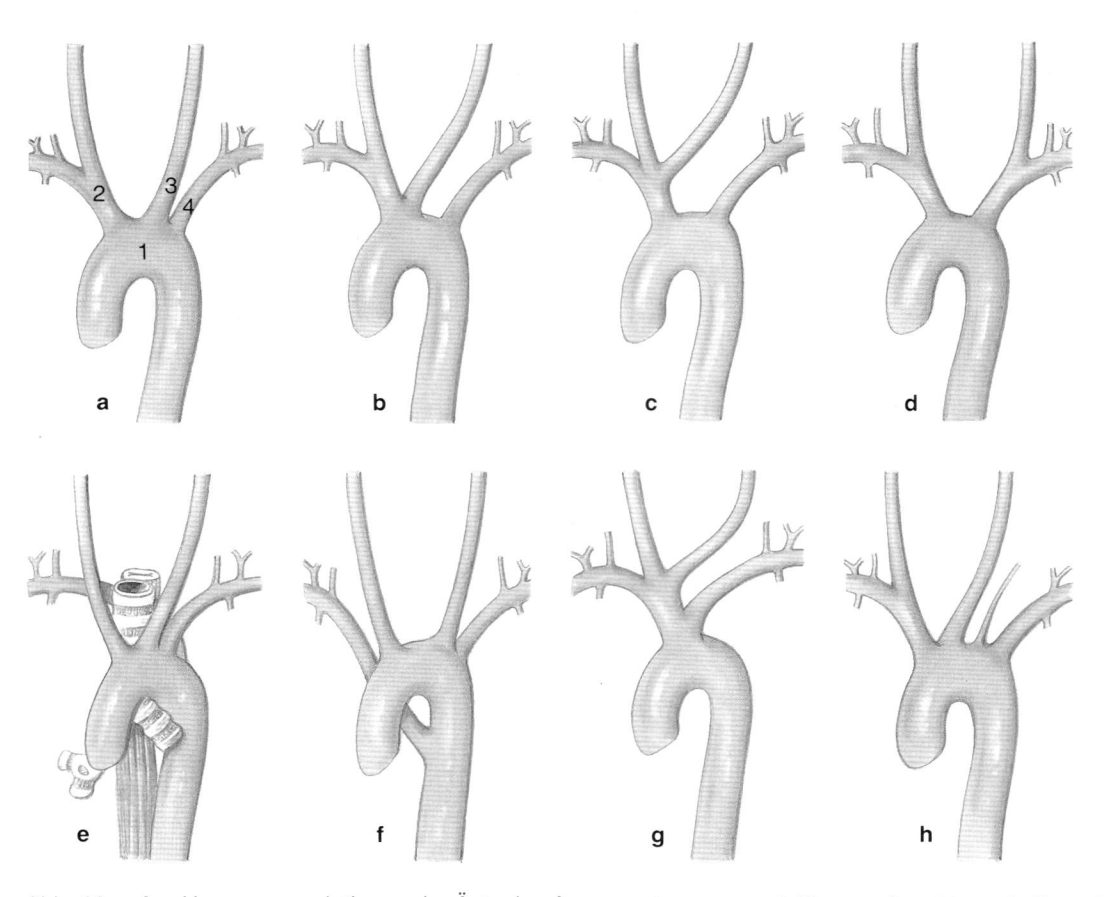

Abb. **13a–h** Ursprungsvariationen der Äste des Arcus aortae.
a Regelfall (etwa 70%).
  1 Arcus aortae
  2 Truncus brachiocephalicus
  3 A. carotis communis sinistra
  4 A. subclavia sinistra
b Gemeinsamer Ursprung von Truncus brachiocephalicus und A. carotis communis sinistra (13%).
c Gemeinsamer Stamm von Truncus brachiocephalicus und A. carotis communis sinistra (9%).
d Truncus brachiocephalicus dexter und sinister (1%).
e Ursprung der A. subclavia dextra als letzter Ast des Arcus aortae und Truncus bicaroticus (A. lusoria) (1%).
f Ursprung der A. subclavia dextra aus der Pars descendens der Aorta thoracica (evtl. A. lusoria).
g Gemeinsamer Ursprung aller Äste.
h Ursprung der A. vertebralis sinistra aus dem Arcus aortae (3%).

Selten und nicht in der Abb. dargestellt A. thyroidea ima (10% der Fälle) und A. thymica (sehr selten).

Lagebeziehung zu anderen Organen und Leitungsbahnen

Projektion des Bogens an seinem Anfang auf die rechte untere Seite des Manubrium sterni und an seinem Ende auf den 2. linken Rippenknorpel. Vorne und links die Pleura mediastinalis; von vorne nach hinten der N. phrenicus sinister, R. cardiacus n. vagi sinistri, N. cardiacus cervicalis superior vom oberen Halsganglion des Truncus sympathicus; der N. vagus sinister entläßt am Aortenbogen und hinter dem Lig. arteriosum Botalli den N. laryngeus recurrens sinister.

Hinten die Trachea und der tiefe Plexus cardiacus, der N. laryngeus recurrens sinister, der Ductus thoracicus, die Brustwirbelsäule.

Kranial der Truncus brachiocephalicus, die A. carotis communis und A. subclavia sinistra, die vorne von der linken V. brachiocephalica überkreuzt werden.

Glomus aorticum mit Dehnungs- und Barorezeptoren und Chemorezeptoren am Scheitel oder an der Vorderseite des Aortenbogens; Fasern des Glomus zum N. vagus.

Kaudal die Teilung des Truncus pulmonalis, der linke Bronchus principalis, das Lig. arteriosum, der obere Plexus cardiacus, der N. laryngeus recurrens sinister.

Truncus brachiocephalicus

Der Truncus brachiocephalicus entspringt hinter dem Zentrum des Manubriums beim Herzgesunden links von der Medianebene aus dem Aortenbogen und zieht nach kranial rechts-lateral mit einer leichten Neigung nach hinten. Am Beginn liegt er vor, später rechts von der Trachea und teilt sich hinter dem rechten Sternoklavikulargelenk in A. carotis communis dextra und A. subclavia dextra.

Äste

A. carotis communis dextra, A. subclavia dextra. Selten: A. thyroidea ima, A. thymica, A. bronchialis.

Hinweis

Eine A. thyroidea ima kann auch aus Truncus brachiocephalicus, A. carotis communis dextra, A. subclavia oder A. thoracica interna rechts oder links stammen (10%). Eine V. thyroidea ima verläuft in der Nähe der V. thyroidea inferior vor der Trachea im Spatium praetracheale zum Isthmus der Schilddrüse.

Lagebeziehung zu anderen Organen und Leitungsbahnen

Vor dem Truncus die Ursprünge der Mm. sternohyoideus und sternothyroideus, Anteile des Thymus, V. brachiocephalica sinistra und V. thyroidea inferior, gelegentlich auch Rr. cardiaci des rechten N. vagus.

Hinter dem Truncus die Trachea und rechts davon die rechte Pleurakuppel; posterolateral der N. vagus dexter auf seinem Weg an die rechte Seite der Trachea.

Rechtslateral die V. brachiocephalica dextra, die V. cava superior und Pleura.

Linkslateral Thymusanteile, A. carotis communis sinistra und Trachea.

A. carotis communis sinistra

Die A. carotis communis sinistra entspringt vom Scheitel des Aortenbogens und verläuft steil nach linkslateral. Dabei liegt sie zunächst vor und später links von der Trachea.

Lagebeziehung zu anderen Organen und Leitungsbahnen

Vorne Ursprünge der Mm. sternohyoideus und sternothyroideus, V. brachiocephalica sinistra, Thymusanteile, Pleurakuppel.

Hinten die Trachea, A. subclavia sinistra, linker Ösophagusrand, N. laryngeus recurrens sinister, Ductus thoracicus. Rechtslateral der Truncus brachiocephalicus, Trachea, V. thyroidea inferior. Thymusreste.

Linkslateral der N. vagus, N. phrenicus, Pleurakuppel.

Pars descendens aortae – Pars thoracica aortae

Mit dem Abschluß des Aortenbogens beginnt die Pars thoracica aortae etwa in Höhe des 4. Brustwirbels und verläuft zum Zwerchfelldurchtritt. Am Anfang liegt sie noch links von den Wirbelkörpern, aber am Ende in der Medianen vor den Wirbelkörpern und hinter dem Ösophagus. Sie verläßt das hintere Mediastinum in Höhe des 11. und 12. Brustwirbels durch den Hiatus aorticus des Zwerchfelles (Abb. 14).

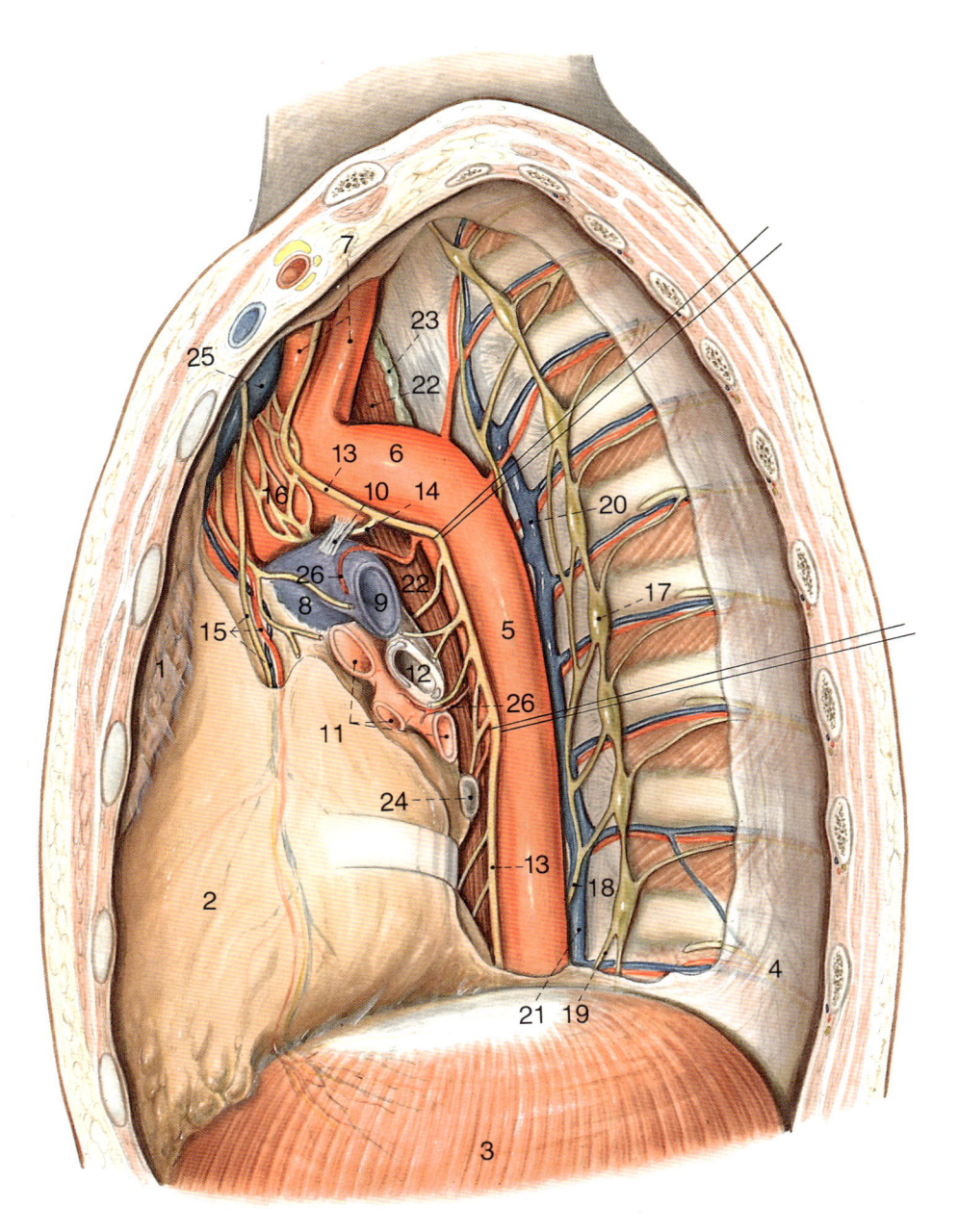

Abb. 14 Mediastinum von links, gesehen aus der im Bereich der Pleura mediastinalis größtenteils gefensterten linken Pleurahöhle.

1 Thymusfettkörper (bedeckt von Pleura mediastinalis)
2 Perikardium (bedeckt von Pleura mediastinalis)
3 Diaphragma (bedeckt von Pleura diaphragmatica)
4 Pleura (parietalis) costalis
5 Pars descendens der Aorta thoracica
6 Arcus aortae
7 Aa. subclavia et carotis communis sinistra
8 Truncus pulmonalis
9 A. pulmonalis sinistra
10 Lig. arteriosum Botalli
11 Vv. pulmonales sinistrae
12 Bronchus principalis sinister
13 N. vagus sinister
14 N. laryngeus recurrens sinister
15 N. phrenicus, A., V. pericardiacophrenica
16 Plexus cardiacus
17 Truncus sympathicus mit Ganglia sympathica
18 N. splanchnicus major
19 N. splanchnicus minor
20 V. hemiazygos accessoria
21 V. hemiazygos
22 Ösophagus
23 Ductus thoracicus
24 Nodus lymphaticus mediastinalis posterior
25 V. brachiocephalica sinistra
26 R. bronchialis

Besonderheiten

Rechtsgerichteter Aortenbogen (Arcus aortae dexter) (Häufigkeit weniger als 1‰) mit Unterkreuzung des Ösophagus durch die absteigende Aorta.
Rechtsgerichteter Aortenbogen mit A. subclavia sinistra mit rechtsseitigem Ursprung, sog. A. lusoria sinistra mit retroösophagealem Verlauf (sehr selten).
Arcus aortae duplex und Bildung eines Aortenringes, der Ösophagus und Trachea einengen kann (sehr selten).

Äste

Viszerale Äste

Rr. pericardiaci zur Dorsalwand des Herzbeutels;
Rr. bronchiales, variabel und nicht immer symmetrisch, zu den Luftwegen bis zur Pleura pulmonalis;
Rr. oesophageales, etwa 4 oder 5 mit Anastomosen nach kranial zur A. thyroidea inferior und nach kaudal zur A. phrenica inferior sinistra oder A. gastrica sinistra;
Rr. mediastinales zu den Lymphknoten und dem lockeren Fett-Binde-Gewebe des hinteren Mediastinums;
A. phrenica superior, zur Pars lumbalis des Zwerchfelles, mit Anastomosen zur A. musculophrenica und A. pericardiacophrenica.

Parietale Äste

Aa. intercostales posteriores zum 3. bis 11. Interkostalraum (die ersten beiden Interkostalarterien sind Äste des Truncus costocervicalis der A. subclavia). Die rechtsseitigen, etwas längeren Interkostalarterien ziehen vor den Wirbelkörpern dorsal von Ösophagus, Ductus thoracicus, V. azygos und rechtem Pleurasack (Recessus vertebromediastinalis).
Die linken Interkostalarterien werden kranial von den oberen Vv. intercostales und kaudal von der V. hemiazygos und V. hemiazygos accessoria überkreuzt, etwas lateral der Truncus sympathicus und die Nn. splanchnici vor den Aa. intercostales.

Rr. bronchiales

Rr. bronchiales sinistri: aortaler Ursprung von meist zwei Rr. bronchiales ober- und unterhalb des linken Bronchus principalis. Cave: zum Ösophagus ziehende Äste. Weiterer Verlauf zur Bifurcatio tracheae.
R. bronchialis dexter: selten – aortaler Ursprung, häufig – Ursprung aus der dritten oder vierten A. intercostalis posterior oder aus dem oberen linken R. bronchialis.
Verlauf: an der Dorsalseite des Bronchus principalis zu den Lappenbronchien in das Lungengewebe, auch zu den Nodi lymphatici bronchopulmonales und zu Anteilen der Speiseröhre und des Herzbeutels.
Rechte und linke Rr. bronchiales können im Bereich der Bifurcatio tracheae miteinander anastomosieren.
Variation: Ursprung aus der Aorta von nur einer A. bronchialis, die sich kurz nach ihrem Abgang in zwei zum rechten bzw. linken Hilum pulmonis verlaufende Äste aufteilt.

Lagebeziehung der Aorta zu anderen Organen und Leitungsbahnen

s. Kap. Lunge.

Truncus pulmonalis und Arteriae pulmonales

Der an seinem Beginn perikardbedeckte Truncus pulmonalis ist beim Erwachsenen etwa 5 cm lang und mißt 3 cm im Durchmesser. Er verläuft zunächst vor, später links von der aufsteigenden Aorta leicht schräg kraniodorsal und teilt sich unter dem Aortenbogen außerhalb des Herzbeutels in die etwas längere und minimal stärkere rechte und etwas kürzere und schwächere linke A. pulmonalis.

Besonderheiten

Gelegentliche Stammbildung der A. pulmonalis dextra bei gleichzeitiger Stammbildung aus rechtem Ober- und Mittellappenbronchus.

Lagebeziehung zu anderen Organen und Leitungsbahnen

Die median bzw. leicht links paramedian gelegene Teilungsstelle projiziert sich dorsal auf den 5. Brustwirbel und ventral etwa auf den 3. linken Rippenknorpel bzw. den 2. linken Interkostalraum. Dorsal: oberhalb und rechts die Bifurcatio tracheae mit unteren tracheobronchialen Lymphknoten und den Nerven des vegetativen Plexus cardiacus.
Unmittelbar dorsal die zunächst aufsteigende Aorta, die A. coronaria sinistra, weiter kranial der linke Vorhof. An der Umschlagstelle des Herzbeutels rechts vom Truncus pulmonalis der Übergang zum Aortenbogen.
Ventral: der Recessus costomediastinalis des linken Pleuraraumes.

Rechte A. pulmonalis: Verlauf etwa in der Horizontalebene hinter der aufsteigenden Aorta (von dieser durch Perikard getrennt) und der V. cava superior und oberen Pulmonalvene, aber vor und unter der Teilungsstelle der Trachea und vor dem Ösophagus zum rechten Hilum pulmonis.

Linke A. pulmonalis: Verlauf vor der absteigenden Aorta und dem linken Hauptbronchus zum linken Hilum pulmonis. Das bis bleistiftstarke Lig. arteriosum (Botalli) stellt eine straffe Verbindung zum Arcus aortae her. Links lateral von diesem Band entfernt sich der linke N. laryngeus recurrens vom N. vagus und umschlingt den Aortenbogen von unten, um dorsal aufzusteigen.
Vorwiegend rechts von dem Band befindet sich der vegetative Plexus cardiacus.

Venae pulmonales

Rechts und links verlaufen als Teil der intrahilären Leitungsbahnen die maximal kleinfingerstarken Vv. pulmonales superior et inferior, die voneinander unabhängig in den linken Herzvorhof einmünden (Abb. **14** u. **15**).

Besonderheiten

Rechts häufiger als links, 3–5 Vv. pulmonales, von denen die überzähligen isoliert verlaufende Mittellappenvenen oder verselbständigte Intersegmentalvenen darstellen.

Vena cava superior

Die Vv. brachiocephalicae vereinigen sich zur 6–7 cm langen oberen Hohlvene. Kurz vor Eintritt in den Herzbeutel nimmt sie die V. azygos auf. Sie projiziert sich auf die vordere Brustwand rechts parasternal vom ersten bis dritten Rippenknorpel (s. Abb. **10, 15** u. **16**).

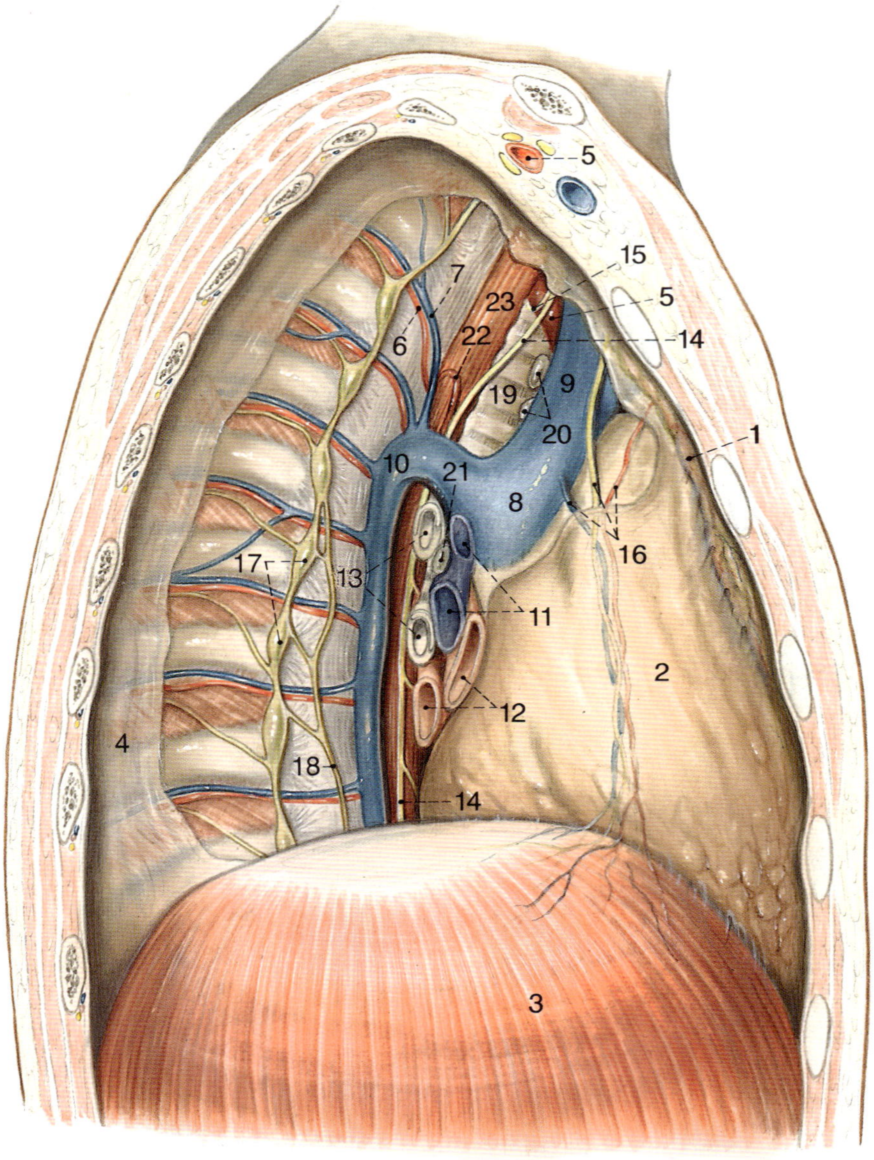

Abb. **15** Mediastinum von rechts, gesehen aus der im Bereich der Pleura mediastinalis größtenteils gefensterten rechten Pleurahöhle.

1 Thymus (bedeckt von Pleura mediastinalis)
2 Perikardium (bedeckt von Pleura mediastinalis)
3 Diaphragma (bedeckt von Pleura diaphragmatica)
4 Pleura (parietalis) costalis
5 A. subclavia dextra
6 A. intercostalis posterior III
7 V. intercostalis superior dextra
8 V. cava superior
9 V. brachiocephalica dextra
10 V. azygos
11 A. pulmonalis dextra (verzweigt)
12 Vv. pulmonales dextrae
13 Bronchus principalis dexter (verzweigt)
14 N. vagus dexter
15 N. laryngeus recurrens dexter
16 N. phrenicus, A., V. pericardiacophrenica
17 Truncus sympathicus mit Ganglia sympathica
18 N. splanchnicus major
19 Trachea
20 Nodi lymphatici tracheobronchiales superiores
21 Nodus lymphaticus tracheobronchialis inferior
22 R. bronchialis dexter
23 Ösophagus

Spezielle Anatomie

Lagebeziehung zu anderen Organen und Leitungsbahnen

Kraniale herzbeutelfreie Verlaufsstrecke:
Ventral der rechte Recessus costomediastinalis; rechtslateral die Pleura mediastinalis, N. phrenicus; dorsal der Lungenstiel; dorsomedial die Trachea, N. vagus dexter; linkslateral der Truncus brachiocephalicus, Herzbeutelbedeckung der Pars ascendens aortae.

Zuflüsse zur V. cava superior

Vena brachiocephalica dextra

Verlauf der 2,5–3,5 cm langen und 1,2 cm breiten Vene vom sternalen Ende der rechten Klavikula fast senkrecht durch die obere Thoraxapertur ins obere Mediastinum. Projektion auf den Übergang Knorpel der ersten rechten Rippe zum Manubrium.
Aufnahme der V. vertebralis dextra, V. thoracica interna, V. thyroidea inferior (selten), gelegentlich der V. intercostalis posterior prima.

Lagebeziehung zu anderen Organen und Leitungsbahnen:
Dorso-lateral: Truncus brachiocephalicus, N. vagus dexter; erst dorsal, später lateral die rechte Pleurakuppel, N. phrenicus, A. thoracica interna.

Vena brachiocephalica sinistra

Beginn der 6–7 cm langen und 1,4 cm breiten Vene am sternalen Ende der linken Klavikula; leicht schräg nach rechts unten gerichteter Verlauf hinter der oberen Hälfte des Manubrium sterni zum ersten rechten Rippenknorpel. Aufnahme der V. vertebralis sinistra, V. thoracica interna, V. thyroidea inferior (häufig), V. intercostalis superior mit gelegentlicher Anbindung zur V. hemiazygos accessoria, evtl. V. intercostalis posterior prima. V. thymica, Vv. pericardiacae.

Lagebeziehung zu anderen Organen und Leitungsbahnen:
Ventral: Thymusfettkörper; rechtsseitig: Recessus costomediastinalis dexter; dorsal: A. thoracica interna, A. subclavia sinistra, A. carotis communis sinistra, N. phrenicus, N. vagus sinister, Trachea, Truncus brachiocephalicus; kaudal: Aortenbogen.

Vena azygos

Beginn prävertebral an der rechten Seite des Hiatus aorticus (Fortsetzung V. lumbalis ascendens dextra), bis in Höhe des 4. Brustwirbels aufsteigend. Bogenförmiger Verlauf nach vorne über den rechten Lungenstiel und Einmündung in die obere Hohlvene an der oberen seitlichen Grenze des Herzbeutels (Abb. 15, 16 u. 17).
Aufnahme der Vv. intercostales posteriores dextrae, V. hemiazygos und V. hemiazygos accessoria, Vv. oesophageales, Vv. mediastinales, Vv. pericardiacae, Vv. bronchiales dextrae.

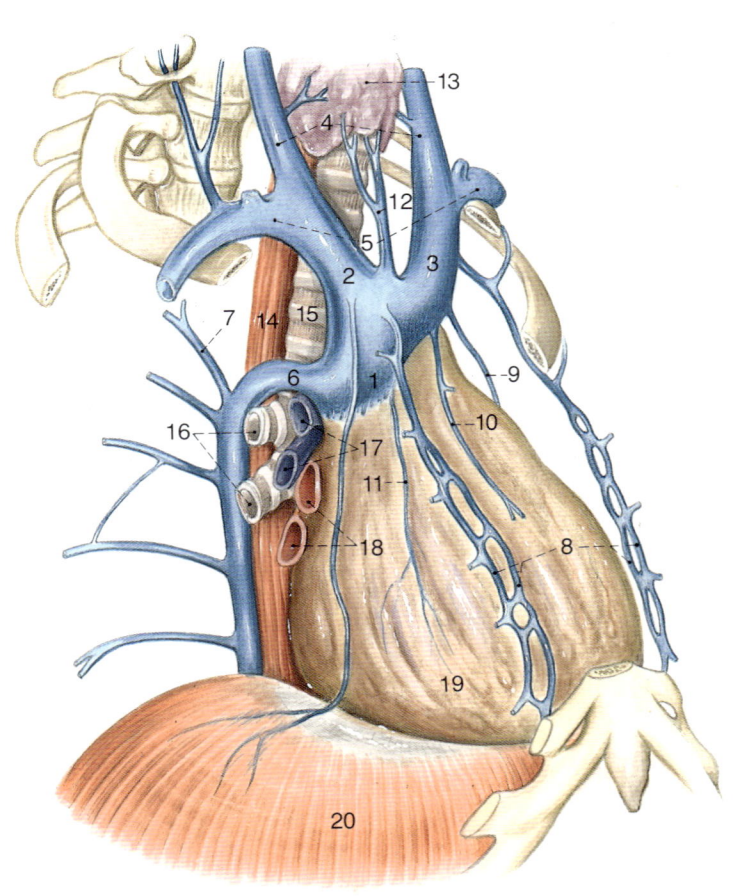

Abb. 16 Die Venen des vorderen und hinteren Mediastinum gesehen von vorne und rechts.

1 V. cava superior
2 V. brachiocephalica dextra
3 V. brachiocephalica sinistra
4 V. jugularis interna
5 V. subclavia
6 V. azygos
7 V. intercostalis superior dextra
8 V. thoracica interna
9 V. pericardiacophrenica
10 V. thymica
11 V. pericardiaca (Var.)
12 V. thyroidea inferior
13 Glandula thyroidea
14 Ösophagus
15 Trachea
16 Äste des Bronchus principalis dexter
17 Äste der A. pulmonalis dextra
18 Vv. pulmonales dextrae
19 Pericardium (fibrosum)
20 Diaphragma

Lagebeziehung zu anderen Organen und Leitungsbahnen:
Ventral kaudale Speiseröhre, Recessus vertebromediastinalis (evtl. Recessus retro-oesophageus); ventral rechter Lungenstiel; linksseitig Pars descendens der Aorta thoracica, Ductus thoracicus, mittlerer Ösophagus, N. vagus dexter, Trachea; rechtsseitig N. splanchnicus major, Pleura mediastinalis, dorsal Brustwirbelkörper bzw. Lig. longitudinale anterius.

Mediastinum

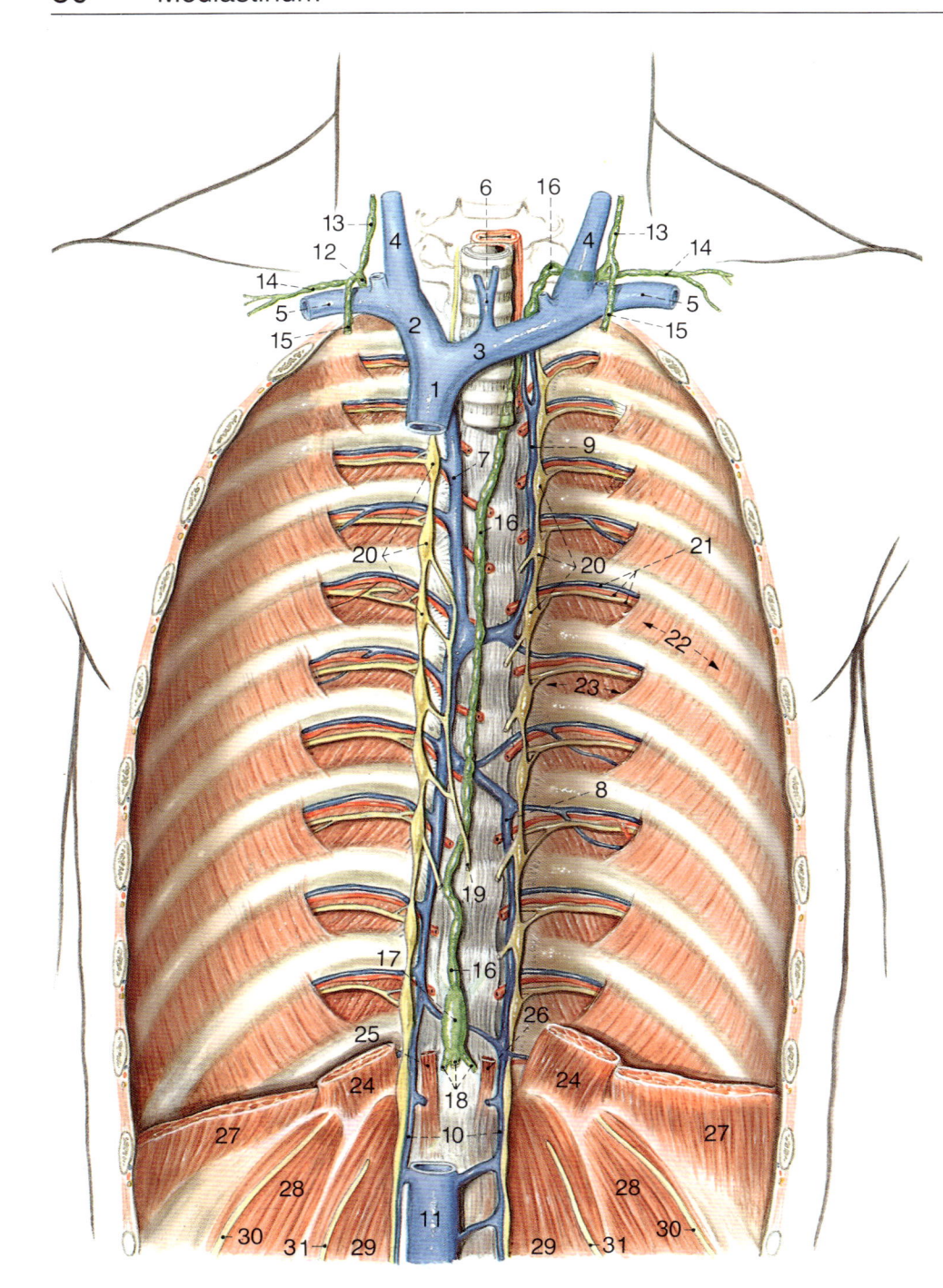

Abb. 17 Die prävertebralen Leitungsbahnen des hinteren Mediastinums von vorne.

1. V. cava superior
2. V. brachiocephalica dextra
3. V. brachiocephalica sinistra
4. V. jugularis interna
5. V. subclavia
6. V. thyroidea inferior
7. V. azygos
8. V. hemiazygos
9. V. hemiazygos accessoria
10. V. lumbalis ascendens
11. V. cava inferior
12. Ductus lymphaticus dexter
13. Truncus lymphaticus jugularis
14. Truncus lymphaticus subclavius
15. Truncus lymphaticus bronchomediastinalis
16. Ductus thoracicus
17. Cisterna chyli
18. Trunci lumbales und Truncus intestinalis
19. N. splanchnicus major dexter
20. Truncus sympathicus mit Ganglia
21. A., V. intercostalis posterior, N. intercostalis
22. M. intercostalis internus
23. M. intercostalis externus
24. Diaphragma: Crus laterale der Pars lumbalis
25. Diaphragma: Crus mediale dextrum der Pars lumbalis
26. Diaphragma: Crus mediale sinistrum der Pars lumbalis
27. Diaphragma: Pars costalis
28. M. quadratus lumborum
29. M. psoas major
30. N. subcostalis
31. N. iliohypogastricus

Vena hemiazygos

Beginn prävertebral links (Fortsetzung der V. lumbalis ascendens sinistra); weiterer Verlauf hinter Aorta, Ösophagus und meist Ductus thoracicus zum 8. Brustwirbel; Kreuzung der Mittellinie und Mündung in die V. azygos.
Aufnahme der Vv. intercostales posteriores sinistrae (9.–12.), Vv. oesophageales et mediastinales; gelegentliche Verbindungen zur V. hemiazygos accessoria und zur V. renalis sinistra.

Vena hemiazygos accessoria

s. Abb. 15 u. 17

Vena cava inferior

Verlauf des im mittleren Mediastinum 1 cm langen Gefäßes durch das Foramen venae cavae inferioris des Zwerchfells und Mündung in den rechten Herzvorhof.

Anomalien der Venenstämme

s. Abb. 18

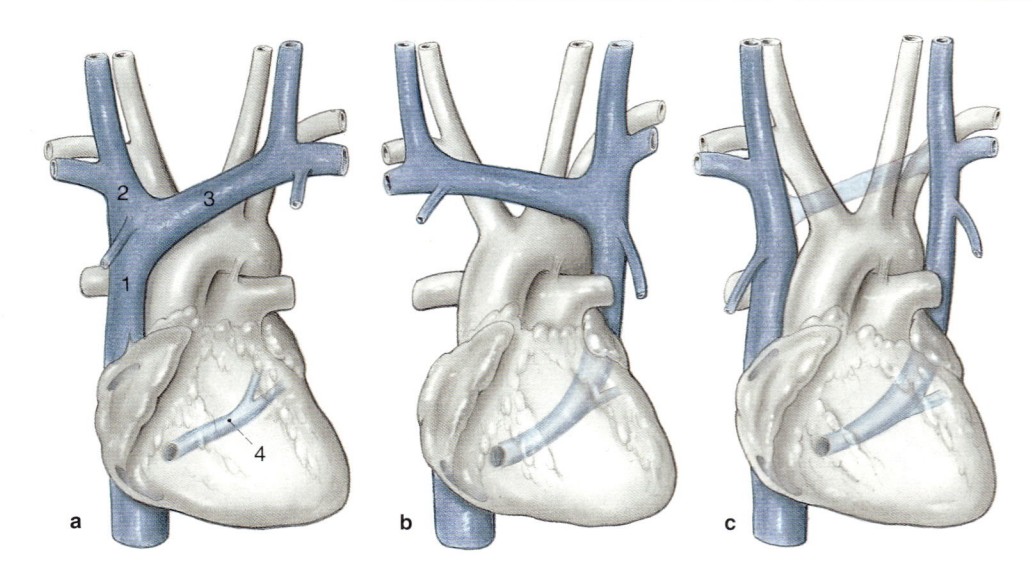

Abb. 18 Die großen Venenstämme des vorderen Mediastinums (Ventralansicht); Regelfall und Anomalien.

a Regelfall
1 V. cava superior (dextra)
2 V. brachiocephalica dextra
3 V. brachiocephalica sinistra
4 Sinus coronarius

b Anlage einer V. cava superior sinistra mit Mündung in den Sinus coronarius (Persistenz der linken oberen Kardinalvene, aber Rückbildung der rechten oberen Kardinalvene)

c Anlage der Vv. cavae superiores dextra et sinistra (V. cava superior duplex, Persistenz beider oberer Kardinalvenen) mit oder ohne Erhalt der Interkardinalanastomose (spätere V. brachiocephalica sinistra)

Trachea

Die 10–11 cm lange Trachea verläuft vom Larynx etwa in Höhe des 6. Halswirbels durch das obere Mediastinum bis in Höhe des 4. Brustwirbels. Sie teilt sich an der Bifurcatio tracheae in den rechten und linken Bronchus principalis auf. Grundsätzlich in der Medianebene gelegen, kann die Bifurkation leicht nach rechts verschoben sein.
Zwischen Bifurkation, Anfangsteil der Hauptbronchien und Rückwand des Herzbeutels sowie der oberen Zwerchfellfaszie die zentrale Bindegewebsplatte der Membrana bronchopericardiaca (s. Kap. Lunge).

Besonderheiten

Projektion der Bifurcatio tracheae in Abhängigkeit vom Alter: beim Erwachsenen auf den 4.–5. Brustwirbel, beim Greis auf den 6.–7. Brustwirbel.

Gefäßversorgung

Rami tracheales der A. thyroidea inferior für die Pars cervicalis tracheae sowie der A. bronchialis dextra oder sinistra für die Pars thoracica mit Anastomosen untereinander. Venöser Abfluß zum Plexus venosus thyroideus impar. Vasa lymphatica zu den Nodi lymphatici prae- und paratracheales.

Innervation

Äste der Nn. vagi bzw. der Nn. laryngei recurrentes; Äste der Trunci sympathici.

Lagebeziehung zu anderen Organen und Leitungsbahnen

Ventral Spatium praetracheale mit V. thyroidea inferior (Plexus thyroideus impar) und Vv. brachiocephalicae, Thymusreste; weiter kaudal vor der Trachea der Arcus aortae, Truncus brachiocephalicus (verlagert sich kranial nach rechts), A. carotis communis sinistra (verlagert sich kranial nach links), tiefer Plexus cardiacus und Lymphknoten.
Dorsal Ösophagus; rechts rechter Pleurasack, V. brachiocephalica dextra, V. cava superior, V. azygos, N. vagus dexter; links Aortenbogen, A. carotis communis sinistra, A. subclavia sinistra.
Der N. laryngeus recurrens sinister befindet sich zunächst zwischen Trachea und Aortenbogen und zieht in der ösophagotrachealen Rinne nach aufwärts.

Bronchus principalis dexter

Der im Mittel 2,5 cm lange rechte Hauptbronchus ist etwas kürzer, weiter und mehr vertikal gestellt als der linke. Nach dem Abgang des Bronchus lobaris superior dexter erreicht der Hauptbronchus in Höhe des 5. Brustwirbels die rechte Lunge und teilt sich in den mittleren und unteren Lappenbronchus.
Kranial liegt die V. azygos über dem rechten Hauptbronchus bzw. dem rechten Oberlappenbronchus und unter und vor ihm zieht die rechte A. pulmonalis zur Lunge (s. Kap. Lunge).

Bronchus principalis sinister

Der etwa 5 cm lange, im Vergleich zur rechten Seite etwas längere, engere und weniger vertikal gestellte linke Hauptbronchus erreicht die Lunge etwa in Höhe des 6. Brustwirbels, um sich in den oberen und unteren Lappenbronchus aufzuteilen. Dabei läuft er unter dem Aortenbogen, vor Ösophagus, Ductus thoracicus und Aorta descendens zunächst hinter, später unter der A. pulmonalis sinistra.
Die obere V. pulmonalis befindet sich meist vor, die untere meist unter dem linken Hauptbronchus (s. Kap. Lunge).

Speiseröhre (Ösophagus)

Die etwa 25–30 cm lange Speiseröhre beginnt am unteren Rand des Ringknorpels (etwa in Höhe des 6.–7. Halswirbels). Der Ösophagus steigt hinter und etwas links von der Trachea gelegen durch die obere Thoraxapertur ins obere Mediastinum ab. Hier liegt er zwischen Luftröhre und Wirbelsäule um wenige Millimeter aus der Mittellinie nach links verlagert, kreuzt den Aortenbogen und befindet sich dann auf der rechten Seite der deszendierenden Brustaorta. Im unteren Mediastinum gelangt der Ösophagus vor die Aorta, um sich in einer leichten Biegung nach links zum Hiatus oesophageus (etwa in Höhe des 10.–11. Brustwirbels) zu begeben.

Besonderheiten

Engstellen im Thoraxbereich:

1. Am Aortenbogen – 22,5 cm von den Incicivi entfernt.
2. Am linken Hauptbronchus – 27,5 cm von den Incicivi entfernt.
3. Am Hiatus oesophageus – 40 cm von den Incicivi entfernt (Abb. **19a** u. **b**).

Seltene glatte Muskelbündel zwischen Ösophagus und linksseitiger Pleura mediastinalis: M. pleuro-oesophageus. Gelegentliches Vorkommen von glatten Muskelfasern zwischen linkem Hauptbronchus und Speiseröhre: M. bronchoesophageus.

Abb. **19a** Rechtes hinteres Mediastinum von vorne lateral (Zwerchfell dorsal gespalten).

1 Herzbeutel
2 N. phrenicus, A., V. pericardiacophrenica
3 Diaphragma, Centrum tendineum
4 Diaphragma, Crus dextrum, A. phrenica inferior
5 Truncus sympathicus
6 N. splanchnicus major
7 Ösophagus, Truncus vagalis posterior
8 Ductus thoracicus, V. azygos
9 Foramen v. cavae inferioris
10 Aorta abdominalis

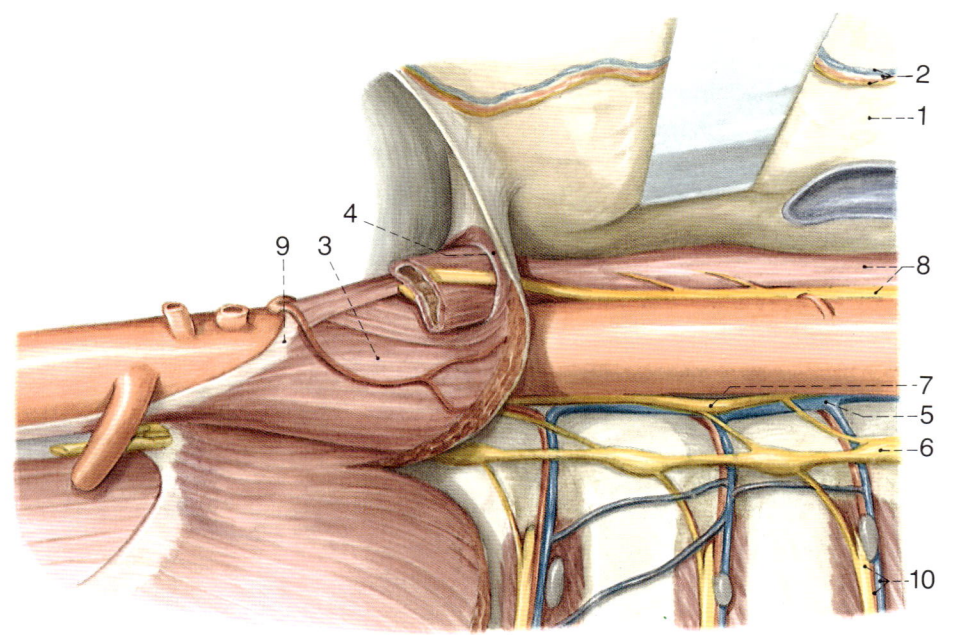

Abb. **19b** Linkes hinteres Mediastinum von vorne lateral (Zwerchfell dorsal gespalten).

1 Herzbeutel
2 N. phrenicus, A., V. pericardiacophrenica
3 Diaphragma, Crus sinistrum
4 Hiatus oesophageus
5 V. hemiazygos
6 Truncus sympathicus
7 N. splanchnicus major
8 Ösophagus, Truncus vagalis anterior
9 Aorta, Hiatus aorticus
10 Nodus lymphaticus, A., V., N. intercostalis

cho-oesophageus. Im Hiatus oesophageus Fesselung der Speiseröhre durch eine ringförmige elastische Membran, Membrana phrenico-oesophagealis (Laimer-Membran) (s. S. 91, Kap. Zwerchfell), die für die Verankerung der Speiseröhre im Hiatus oesophageus und für das Funktionieren des „Wringverschlusses" des terminalen Ösophagus bedeutsam ist.

Gefäßversorgung

Rr. oesophageales der A. thyroidea inferior, der Pars descendens aortae (Abb. **19a** u. **b**), gelegentlich auch der Aa. bronchiales, der A. gastrica sinistra, variable aszendierende Äste der A. phrenica inferior sinistra; Bildung von Anastomosenketten unter den genannten Arterien.
Vorwiegend längsverlaufende, plexusbildende *Vv. oesophageales* (mit meist zwei parallel mit den Trunci vagales verlaufenden Butlerschen Venen) zur V. thyroidea inferior, V. azygos, V. hemiazygos, V. hemiazygos accessoria, Vv. phrenicae superior et inferior, V. gastrica sinistra (mit Anschluß an die V. portae); gelegentliche Verbindungen zum Plexus venosus vertebralis externus.

Vasa lymphatica

Lymphgefäße des thorakalen Abschnittes der Speiseröhre zu den Nodi lymphatici mediastinales posteriores und tracheobronchiales, gelegentlich direkt in die Trunci bronchomediastinales; am Übergang zum abdominalen Abschnitt gelangen Vasa lymphatica in Nodi lymphatici gastrici sinistri auch direkt zum Ductus thoracicus.

Innervation

Rami oesophagei der Nn. vagi; Rami oesophagei der Trunci sympathici und der Nn. splanchnici majores.

Lagebeziehung des Brustteils (Pars thoracica) zu anderen Organen und Leitungsbahnen

An der *Vorderseite* (von kranial nach kaudal): Trachea, A. pulmonalis dextra, Bronchus principalis dexter, Herzbeutel über dem linken Vorhof, vordere Umrandung des Hiatus oesophageus.
An der *Hinterseite:* Wirbelsäule, M. longus colli beidseits, Aa. intercostales posteriores dextrae, Ductus thoracicus, V. azygos, Zuflüsse der V. hemiazygos und V. hemiazygos accessoria und – in Diaphragmanähe – die Aorta. Auch kann sich im hinteren Mediastinum zwischen Speiseröhre und Wirbelsäule bzw. V. azygos der rechte Recessus vertebromediastinalis vertiefen zum Recessus retro-oesophageus.
An der *rechten Seite:* rechter Pleurasack, V. azygos über dem rechten Bronchus principalis reitend und in die obere Hohlvene mündend, unterhalb des Lungenhilums begleitet N. vagus dexter als eine Wurzel des Plexus oesophageus; in der Tiefe des hinteren Mediastinums an der hinteren rechten Seite der Ductus thoracicus.
An der *linken Seite:* Aortenbogen, A. subclavia sinistra, Ductus thoracicus, linker Pleurasack, N. laryngeus recurrens sinister in der ösophago-trachealen Rinne; im hinteren Mediastinum die Aorta descendens und die linke Pleura; N. vagus sinister, der als zweite Wurzel den Plexus oesophageus bildet.

Nervus phrenicus

Der N. phrenicus stammt vorwiegend vom 4. zervikalen Spinalnerven, enthält aber auch Fasern aus dem 3. und 5. Spinalnerven.
Auf dem M. scalenus anterior erreicht der N. phrenicus unter der Lamina praevertebralis der Halsfaszie die obere Thoraxapertur. Dabei liegt er zunächst hinter dem M. sternocleidomastoideus, unter dem Bauch des M. omohyoideus, V. jugularis interna, Aa. transversa colli und suprascapularis und zieht von lateral oben nach medial unten (s. Abb. **14, 15** u. **20** und Kap. Zwerchfell).

Nebenphrenikus – N. phrenicus accessorius

Fasern auc C5 verlaufen zunächst mit dem N. subclavius und damit lateral vom Hauptstamm, bevor sie sich unterhalb der ersten Rippe oder über oder unter dem Lungenhilum mit dem N. phrenicus vereinigen.
Sog. Nebenphrenici können sich auch oberhalb des Zwerchfells vorzeitig vom Hauptstamm des Nerven abspalten und das Zwerchfell erreichen.

Lagebeziehung zu anderen Organen und Leitungsbahnen

Verlauf durch die *obere Thoraxapertur:*
Ventral V. subclavia; dorsal A. subclavia, linksseitig terminaler Ductus thoracicus und linker Venenwinkel; rechtsseitig lateral Ductus bronchomediastinalis dexter, Ductus lymphaticus dexter und rechter Venenwinkel.

Verlauf im *oberen Mediastinum:*
Lateral Pleurakuppel; linksseitig ventral V. brachiocephalica sinistra; medial A. carotis communis sinistra und dorsal A. subclavia sinistra; ventrale Überkreuzung des Aortenbogens; rechtsseitig medial V. brachiocephalica dextra und V. cava superior.

Verlauf im *unteren Mediastinum:*
In einer dünnen Bindegewebsplatte (Membrana pleuropericardiaca) zusammen mit A. und V. pericardiacophrenica zwischen Pleura mediastinalis und Herzbeutel vor dem jeweiligen Lungenstiel. Rechtsseitiger Verlauf über die Perikardbedeckung von terminaler oberer Hohlvene und rechtem Vorhof zum Zwerchfell am Foramen venae cavae inferioris; linksseitiger Verlauf entlang der Perikardbedeckung der linken Herzkammer an das Zwerchfell vor dem Centrum tendineum.

Äste des N. phrenicus

Motorisch:
1. anteriorer (sternaler) Ast in Richtung auf das Brustbein verlaufend und mit der Gegenseite anastomosierend;
2. anterolateraler Ast in Richtung auf die laterale Hälfte des Centrum tendineum verlaufend;

3. posteriorer Ast zum seitlichen und hinteren Zwerchfell einschließlich der Crura medialia der Partes lumbales; das Crus mediale dextrum wird vom rechten, das Crus mediale sinistrum und der Teil des Crus dextrum, der links vom Hiatus oesophageus liegt, vom linken N. phrenicus versorgt.

Sensibel:
Pleura mediastinalis;
Perikardium;
Pleura diaphragmatica;
Peritoneum diaphragmaticum (Rr. phrenicoabdominales). Sensible Rr. phrenico-abdominales durchsetzen rechts meist am Foramen venae cavae inferioris, links meist am linken vorderen Herzbeutelrand das Zwerchfell, können aber auch durch die Pars lumbalis oder durch den Hiatus oesophageus ziehen und die Serosaüberkleidung von Leber, Gallenblase und Pankreas erreichen.

Nervus vagus

Der N. vagus enthält sensorische, sensible und motorische Fasern, vorwiegend für den Kehlkopf und die Organe des Brust- und Bauchraumes. Er tritt jeweils in Begleitung der A. carotis communis und V. jugularis interna durch die obere Thoraxapertur ins obere Mediastinum ein.

Seitenverschiedene Besonderheiten des intrathorakalen Abschnittes

N. vagus dexter: In der oberen Thoraxapertur Verlauf dorsal der V. jugularis interna, Kreuzung der A. subclavia dextra auf ihrer Vorderseite; weiterer Verlauf zur Dorsalseite der V. brachiocephalica dextra auf die rechte Seite der Trachea, zugleich medial vom rechten Pleurasack, von denen der N. vagus dexter ein kurzes Stück durch den Bogen der V. azygos getrennt wird. Übergang in das untere hintere Mediastinum dorsal vom Lungenstiel und aufgesplittert in zwei oder drei Äste, die mit Anteilen der Gegenseite als Plexus oesophageus in Verbindung stehen. Fortsetzung im Truncus vagalis anterior und posterior in variabler Lage im Hüllgewebe des Ösophagus (s. Abb. **15, 19** u. **20** und Bd. 3).

N. vagus sinister: In der oberen Thoraxapertur Verlauf zunächst hinter der V. brachiocephalica und vor der A. carotis communis und A. subclavia sinistra; dann über die Ventralseite des Aortenbogens, aber dorsal von N. phrenicus sinister, hinter dem linken Lungenstiel zunächst an die Lateralseite, später in den Plexus oesophageus einstrahlend – Fortsetzung als Truncus vagalis anterior und posterior (s. Abb. **14, 19** u. **20**).

Äste der Nervi vagi

N. laryngeus recurrens: rechtsseitige Schlinge um die A. subclavia dextra und linksseitige Schlinge um den Aortenbogen und rückläufig in der jeweiligen ösophago-trachealen Rinne zum Kehlkopf.
Rami bronchiales, die mit Ästen aus den thorakalen Sympathikus-Ganglien 2 bis 5(6) den Plexus pulmonalis (dexter oder sinister) bilden.

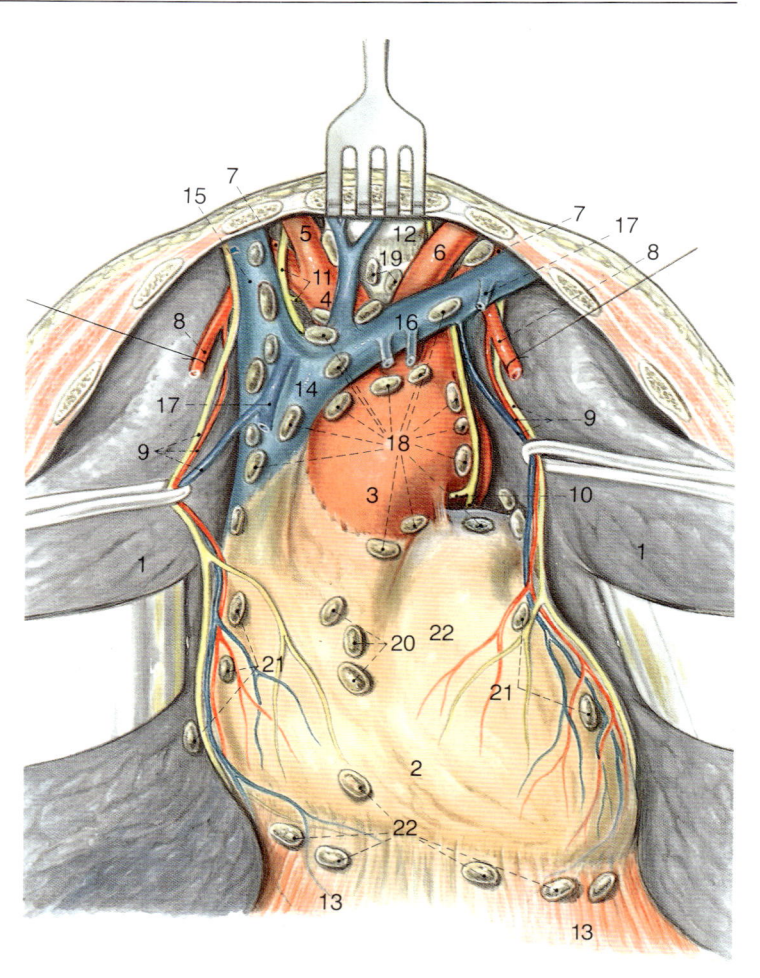

Abb. 20 Vorderer Abschnitt des oberen und unteren Mediastinums und Verteilung der Lymphknoten.

1 Pleura mediastinalis
2 Pericardium (fibrosum)
3 Arcus aortae
4 Truncus brachiocephalicus
5 A. carotis communis dextra
6 A. carotis communis sinistra
7 A. subclavia
8 A. thoracica interna
9 A., V. pericardiacophrenica, N. phrenicus
10 N. vagus sinister, N. laryngeus recurrens sinister
11 N. vagus dexter, N. laryngeus recurrens dexter
12 Trachea
13 Diaphragma
14 V. cava superior
15 V. brachiocephalica dextra
16 V. brachiocephalica sinistra
17 V. thoracica interna
18 Nodi lymphatici mediastinales anteriores
19 Nodi lymphatici tracheobronchiales superiores
20 Nodi lymphatici praepericardiales
21 Nodi lymphatici pericardiales laterales
22 Nodi lymphatici phrenici superiores

Rami cardiaci thoracici, die mit Ästen aus den Hals- und oberen Brustganglien des Truncus sympathicus den unterhalb des Aortenbogens und vor der A. pulmonalis dextra gelegenen ventralen (oberflächlichen) und den hinter dem Aortenbogen, aber vor der Gabel der Trachea gelegenen dorsalen (tiefen) Plexus cardiacus bilden.
Afferente Fasern vom am Scheitel oder an der Vorderseite des Aortenbogens gelegenen Glomus aorticum (Baro- und Chemorezeptor). Rami oesophagei.

Besonderheiten

Rami cardiaci cervicales superiores rechts zu den tiefen Teilen des Plexus cardiacus, links zum Ganglion cardiacum inferius. Rami cardiaci cervicales inferiores rechts auch zum tiefen Teil des Plexus cardiacus, links mehr zum oberflächlichen Plexus cardiacus.

Truncus sympathicus

Der Grenzstrang enthält im Brustbereich in der Regel 12 (10–13) Ganglien mit entsprechenden Rr. interganglionares.

Das erste thorakale Ganglion ist meist mit dem unteren Halsganglion zum Ganglion stellatum (Ganglion cervicothoracale) verschmolzen. Die nachfolgenden zehn Grenzstrangganglien liegen – bedeckt von Pleura costalis – auf den Rippenköpfchen, die beiden kaudalen lehnen sich eher an die laterale Fläche der entsprechenden Brustwirbelkörper. Der Zwerchfelldurchtritt des Truncus sympathicus erfolgt jeweils dorsal vom Lig. arcuatum mediale oder durch das Crus mediale der Pars lumbalis des Zwerchfells selbst (s. Abb. **14, 15, 17** u. **19**).

Laterale Äste

Segmental Vorkommen der Verbindungsäste, Rr. communicantes, von und zu den Spinalnerven. In den Rami gelegentliche kleine Ganglia intermedia.

Mediale Äste

Von den ersten fünf intrathorakalen Ganglien und vom N. splanchnicus major zarte Nerven zur Aorta thoracica und ihren Ästen; Bildung des Plexus aorticus thoracicus.
Vom 2. bis 5. (6.) intrathorakalen Ganglion feine Nerven an die Lungenstiele; Bildung des Plexus pulmonalis (posterior); Fasern aus diesem Plexus auch zur Versorgung der Trachea.
Vom 2. bis 5. intrathorakalen Ganglion dünne Nerven zum Herzbeutel und zum Herzen; Bildung des Plexus cardiacus (profundus oder dorsalis). Fasern dieses Geflechtes erreichen auch den Ösophagus und die Trachea.
N. splanchnicus major: aus vier (gelegentlich bis zu acht) Faserbündeln des 5. bis 9. (10.) Ganglion; weiterer Verlauf vor den Wirbelkörpern nach kaudal und medial bis zum lumbalen Zwerchfellteil; kleinere Äste zur Aorta thoracica descendens in den Plexus aorticus.
Häufiges Vorkommen eines Ganglion splanchnicum im N. splanchnicus major in Höhe des 9. Brustwirbels.
N. splanchnicus minor (Vorkommen in bis zu 95%): aus Ästen des 9. und 10. (11.) Ganglion; Verlauf zum und durch das Zwerchfell in Begleitung des N. splanchnicus major.
N. splanchnicus imus (renalis) (Vorkommen in bis zu 60%): vom 12. Ganglion mit dem Truncus sympathicus selbst durch das Zwerchfell zum Plexus renalis.

Besonderheiten

Beteiligung am Plexus cardiacus auch durch Nn. cardiaci cervicales.

Der N. cardiacus cervicalis superior sinister mit dem nicht immer vorhandenen Ganglion cardiacum inferius, das hinter dem Aortenbogen oder an dessen konkavem Rand gefunden wird.

Lymphdrainage der Brusthöhle

Lymphdrainage der Innenschichten des Thorax, sog. parietale mediastinale Stämme und Knoten

Anterolaterale Brustwand und Ductus parasternales

Die Lymphdrainage der inneren Schichten der ventralen Brustwand, aber auch der entsprechenden Pleura costalis, mediastinalis, diaphragmatica und des vorderen Herzbeutels erfolgt zunächst an den rechten und linken Vasa thoracica interna über etwa vier parasternale und präperikardiale Lymphknoten und die verbindenden Lymphgefäße, die zusammen die Ductus parasternales dexter und sinister bilden. Beide Ductus anastomosieren an der Dorsalseite des Sternums miteinander, steigen zur oberen Thoraxapertur auf und ergießen sich in den rechten und linken Truncus bronchomediastinalis, gelegentlich direkt in einen der beiden Venenwinkel.

Dorsale Brustwand und Ductus intercostales

Der Lymphabfluß der Innenschichten der dorsalen (und seitlichen) Brustwand mit der Pleura parietalis wird durch die laterovertebral oder paravertebral über den Rippenköpfchen und -hälsen gelegene Lymphknotenkette der Nodi lymphatici paravertebrales und deren Vasa lymphatica bewerkstelligt, die zum rechten und linken Ductus intercostalis zusammengefaßt werden. Die Ductus intercostales haben zwerchfellnah ein oder zwei Verbindungen zum Ductus thoracicus; im Bereich der oberen Interkostalräume hat der linke Ductus intercostalis wiederum Anschluß an den Milchbrustgang; der rechte Ductus speist in einen der am rechten Venenwinkel befindlichen großen Lymphstämme ein.
Auch die Ductus intercostales haben ein oder zwei prävertebrale Verbindungen zur Gegenseite, oft unter Einbeziehung einzelner Nodi lymphatici praevertebrales.

Besonderheiten

Variables Vorkommen von efferenten Vasa lymphatica aus den prävertebralen und laterovertebralen Lymphknoten rechts und links.
Variabel angelegte Vasa lymphatica aus den Nodi lymphatici mediastinales posteriores und gelegentlich Bildung eines eigenständigen Ductus mediastinales sinister oder dexter.
Variabel vorkommende Vasa lymphatica der tracheobronchialen Lymphknoten auf der linken Seite und gelegentliche Bildung eines linksseitigen Ductus tracheobronchialis (in diesen Fällen fehlt der Truncus bronchomediastinalis sinister).

Lymphdrainage der Thoraxorgane, sog. viszerale mediastinale Stämme und Knoten

„Vorderes" Mediastinum und Nodi lymphatici mediastinales anteriores

Bevorzugte Lage der Lymphknoten an den Vv. brachiocephalicae*, am Aortenbogen und seinen Ästen, teilweise auch vor und neben dem Herzbeutel als Nodi lymphatici praepericardiales und pericardiales laterales. Drainage von Thymus, Herzbeutel und Herz im vorderen Bereich, vorderem und seitlichem Zwerchfell, vorderer und mediastinaler Pleura parietalis (Abb. 21).

Bildung von drei Ketten der vorderen mediastinalen Lymphknoten:

1. Rechtsseitige vordere Kette an der V. brachiocephalica dextra und V. cava superior mit Mündung in den Ductus mediastinalis anterior dexter.
2. Linksseitige vordere Kette am Aortenbogen, am N. laryngeus recurrens sinister und an der A. carotis communis sinistra mit Mündung in den Ductus mediastinalis anterior sinister.
3. Querverlaufende Kette (zwischen 1. und 2.) aus Nodi lymphatici mediastinales intermedii entlang der V. brachiocephalica sinistra.

„Hinteres" Mediastinum und Nodi lymphatici mediastinales posteriores

Bevorzugte Lage dorsal vom Herzbeutel, an der Speiseröhre und an der Pars descendens aortae. Drainage von Ösophagus (Nodi lymphatici tracheobronchiales), Zwerchfell (Nodi lymphatici phrenici superiores), Pleura mediastinalis im hinteren Bereich, evtl. Teile des linken Leberlappens (Abb. 21). – Abfluß rechtsseitig in den Truncus bronchomediastinalis dexter, linksseitig in den Truncus bronchomediastinalis sinister oder direkt in den Ductus thoracicus.

Trachea, Bronchien und Nodi lymphatici tracheobronchiales

Lymphdrainage der Lungen und Pleura visceralis zu regionären Knoten im Bereich der Segment- und Lappenbronchien (Nodi lymphatici pulmonales) (s. Kap. Lunge), am Hilum (Nodi lymphatici bronchopulmonales), an der Bifurcatio tracheae (Nodi lymphatici tracheobronchiales inferiores), an der Trachea oberhalb der Stammbronchien (Nodi lymphatici tracheobronchiales superiores), an der Trachea im Bereich der oberen Thoraxapertur (Nodi lymphatici prae- und paratracheales), teilweise im Spatium praetracheale des Halses.

Weiterer Abfluß nach kranial entweder in parallelen Gängen, z. B. Ductus tracheobronchialis, Ductus mediastinalis, Ductus paratrachealis zur oberen Thoraxöffnung und zu den Venenwinkeln oder in einem gemeinsamen Stamm als Truncus bronchomediastinalis dexter oder sinister zu den Venenwinkeln bzw. linksseitig in den Ductus thoracicus (Abb. 23 u. 24).

Verbindungen der Nodi lymphatici tracheobronchiales inferiores zu den juxtaösophagealen und anderen hinteren mediastinalen Lymphknoten.

Besonderheiten

Vasa lymphatica der Lungen ziehen auch durch das Lig. pulmonale direkt zum Truncus bronchomediastinalis der gleichen Seite sowie zu den oberhalb vom Zwerchfell gelegenen Nodi lymphatici phrenici superiores und von hier durch das Zwerchfell (vorwiegend Hiatus aorticus) zu den Nodi lymphatici phrenici inferiores und zu den Nodi lymphatici coeliaci.

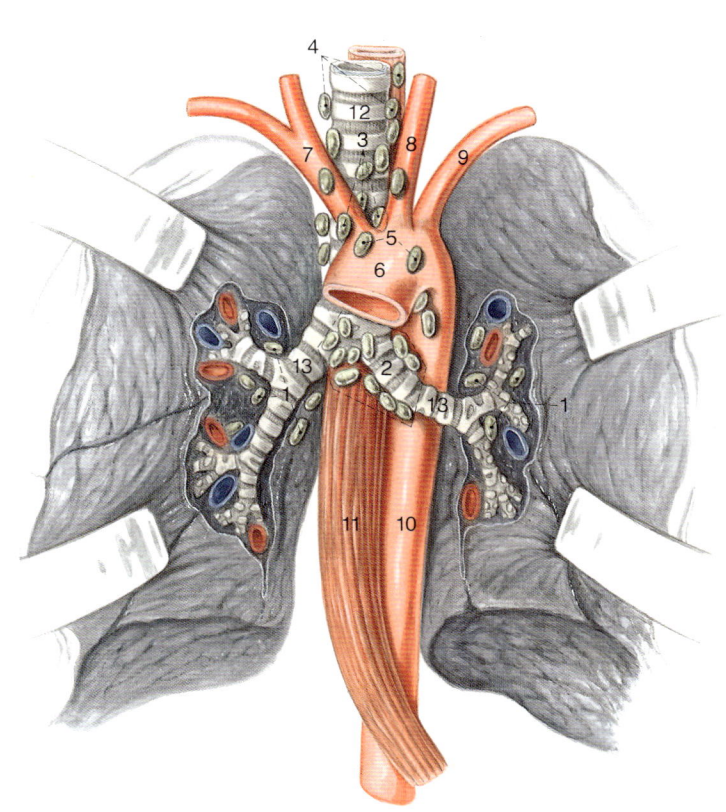

Abb. 21 Tracheale und bronchopulmonale Lymphknoten von vorne.

1 Nodi lymphatici bronchopulmonales (hilares)
2 Nodi lymphatici tracheobronchiales inferiores
3 Nodi lymphatici tracheobronchiales superiores
4 Nodi lymphatici paratracheales
5 Nodi lymphatici mediastinales anteriores
6 Arcus aortae
7 Truncus brachiocephalicus
8 A. carotis communis sinistra
9 A. subclavia sinistra
10 Pars descendens der Aorta thoracica
11 Ösophagus
12 Trachea
13 Bronchus principalis dexter

---

* Im angloamerikanischen Schrifttum „brachiocephalic nodes".

Spezielle Anatomie 57

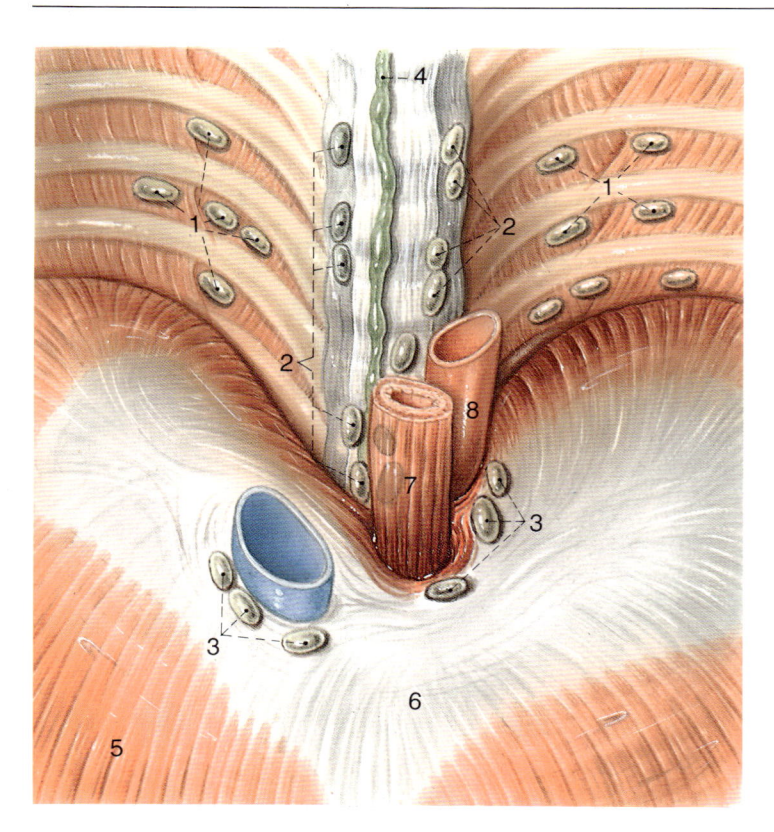

Abb. 22 Prä- und paravertebrale Lymphknoten des hinteren Mediastinums und supraphrenische Lymphknoten.

1 Nodi lymphatici intercostales
2 Nodi lymphatici praevertebrales
3 Nodi lymphatici phrenici superiores
4 Ductus thoracicus
5 Diaphragma
6 Centrum tendineum
7 Ösophagus
8 Pars descendens der Aorta thoracica

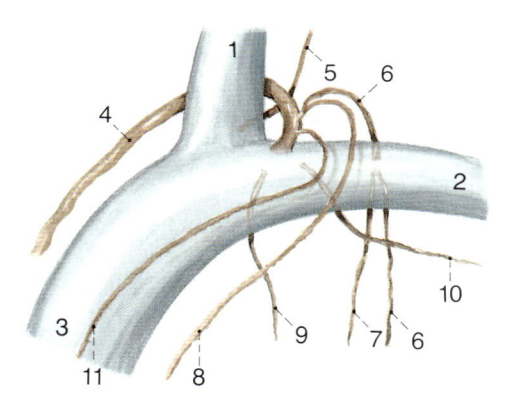

Abb. 23 Linker Venenwinkel und seine Zuflüsse.
Am linken Venenwinkel (Junctio lymphaticovenosa sinistra) münden neben dem Ductus thoracicus getrennt oder terminal kurzstreckig vereinigt: Truncus jugularis, Truncus subclavius, Truncus bronchomediastinalis, Ductus parasternalis, Ductus mediastinalis anterior, Ductus intercostalis, Ductus paratrachealis (tracheobronchialis).

1 V. jugularis interna sinistra
2 V. subclavia sinistra
3 V. brachiocephalica sinistra
4 Ductus thoracicus
5 Truncus jugularis sinister
6 Truncus bronchomediastinalis sinister
7 Ductus intercostalis sinister
8 Ductus parasternalis sinister
9 Ductus mediastinalis anterior
10 Truncus subclavius sinister
11 Ductus paratrachealis (tracheobronchialis) sinister

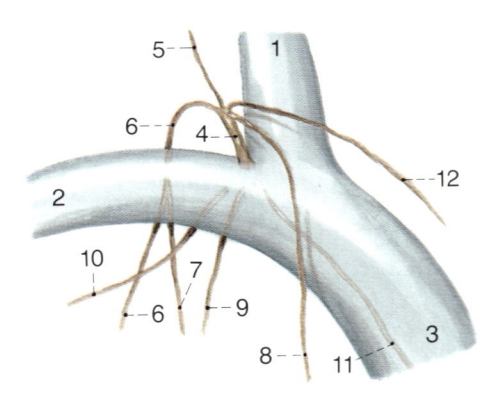

Abb. 24 Rechter Venenwinkel (Junctio lymphaticovenosa dextra) und seine Zuflüsse.
Rechtsseitig ziehen zum Venenwinkel die der linken Seite entsprechenden gleichnamigen Lymphgänge, ausgenommen der Milchbrustgang. Die in vielen Fällen beobachtete, kurze Stammbildung vor dem Venenwinkel heißt Ductus lymphaticus dexter.
Relativ häufiges Vorkommen eines Truncus bronchomediastinalis, der auch die efferenten Lymphgefäße der Nodi lymphatici parasternales (Ductus parasternalis), mediastinales anteriores (Ductus mediastinalis anterior) und tracheobronchiales superiores (Ductus tracheobronchialis) aufnimmt.

1 V. jugularis interna dextra
2 V. subclavia dextra
3 V. brachiocephalica dextra
4 Ductus lymphaticus dexter
5 Truncus jugularis dexter
6 Truncus bronchomedialis dexter
7 Ductus intercostalis dexter
8 Ductus parasternalis dexter
9 Ductus mediastinalis anterior
10 Truncus subclavius dexter
11 Ductus paratrachealis (tracheobronchialis) dexter
12 variabler Ductus lymphaticus

Ductus thoracicus

Der 38–45 cm lange und 2–10 mm breite Milchbrustgang, Ductus thoracicus, drainiert die Lymphe aus der unteren Körperhälfte, den tiefen Schichten des Rückens, der paravertebralen Pleura und dem dorsalen Mediastinum (Abb. **25**).

Pars abdominalis des Ductus thoracicus: Beginn mit einer in etwa der Hälfte der Fälle vorhandenen Netz- oder Geflechtbildung aus terminalen Lymphgängen (sog. Plexusbildung) oder einer ausgeprägten Erweiterung, Cisterna chyli, in ebenfalls etwa der Hälfte der Fälle. Projektion der Cisterna chyli auf den 11.–12. Brustwirbel bei hohem (thorakalem) Ursprung, auf den 1.–2. Lendenwirbel bei tiefem (abdominalem) Beginn, kaudal der Einmündung der V. renalis sinistra in die V. cava inferior gelegen. Am Ursprungsplexus oder der Cisterna chyli Zusammenfluß der retroperitonealen großen Lymphstämme, Trunci lumbales dexter und sinister, sowie des unpaaren Truncus (gastro-)intestinalis. Außerdem häufige Aufnahme von isolierten unregelmäßigen Lymphgängen aus den paarigen Bauchorganen. Durchtritt dorsal der Aorta durch den Hiatus aorticus.

Pars thoracica des Ductus thoracicus (s. Abb. **25**): Aufstieg des meist von Pleura bedeckten Ductus auf den Brustwirbelkörpern, im unteren Mediastinum wenige Millimeter rechts, im oberen Mediastinum links von der Mittellinie entfernt bis zur Oberkante des ersten Brustwirbels. Im mittleren Streckenabschnitt gelegentliche variköse Erweiterungen, unregelmäßige Inselbildungen und unterschiedlich lange Doppelungen (sog. Ductus thoracicus duplicatus), die sich im Bereich der oberen Thoraxapertur wieder vereinigen können (sog. Ductus thoracicus definitus).

Pars cervicalis des Ductus thoracicus: Kurzer Verlauf nach kranial bis in Höhe des linken Querfortsatzes des 7. oder 6. Halswirbels und Bildung eines nach vorne gerichteten Bogens, Arcus ductus thoracici, dessen Scheitel etwa 3 cm über der Klavikula steht. Einmündung des Ganges von dorsal und kranial absteigend in den linken Venenwinkel.

Kurz vor der Mündung des Ductus thoracicus oft Aufnahme des Truncus bronchomediastinalis sinister, des Truncus jugularis sinister und/oder Truncus subclavius sinister. Gelegentlich auch isolierte Mündung dieser Trunci sowie der Ductus parasternalis sinister und Ductus mediastinalis anterior sinister in den linken Venenwinkel (s. Abb. **23**).

Besonderheiten

Mündung des Ductus thoracicus in den rechten Venenwinkel (in 1% der Fälle); Gabelung des Ductus thoracicus im oberen Mediastinum und Mündung in beide Venenwinkel (4%), langstreckige Verdoppelung des gesamten Ductus thoracicus, Ductus thoracicus duplicatus longus (1,4%); Bildung einer Pseudozisterne bei bindegewebiger Umhüllung eines plexiformen Ursprunges des Ductus thoracicus. Fehlen des Ductus thoracicus in 4,5% der Fälle; statt dessen Lymphdrainage aus dem Bauchraum und Thorax über mehrere unregelmäßige Lymphstämme des hinteren Mediastinums rechts und links von der Wirbelsäule.

Lagebeziehung zu anderen Organen und Leitungsbahnen

Unteres Mediastinum: Im Hiatus aorticus grenzt an die rechte Seite des Ductus thoracicus vor allem der rechte Zwerchfellschenkel; an die linke Seite die Pars descendens der Aorta; weiter kranial ist rechts-lateral die V. azygos; dorsal das Lig. longitudinale auf den Wirbelkörpern, weiter die Aa. intercostales posteriores 5–11, im Bereich des 6. Brustwirbels die terminale V. hemiazygos, evtl. auch Anteile des Plexus venosus vertebralis externus; ventral der Ösophagus; evtl. ventrale Pleurabedeckung durch einen Recessus retro-oesophageus (s. S. 39, Abb. **11**).

Oberes Mediastinum: Links-lateral die Pleura mediastinalis; ventral der Aortenbogen und die initiale A. subclavia sinistra; rechts der Ösophagus, dorsal obere Brustwirbelkörper und die Aa. intercostales dorsales 3–4.

Halsregion: Kaudal die linke Pleurakuppel; dorsal die A. und V. vertebralis sinistra, Truncus sympathicus sinister, Truncus thyrocervicalis sinister, N. phrenicus sinister; links der M. scalenus anterior, bedeckt vom tiefen Blatt der Halsfaszie; ventral vom Arcus ductus thoracici die A. carotis communis sinistra, der N. vagus sinister, die V. jugularis interna sinistra; kaudal vom Arcus die A. subclavia sinistra.

Hinweis

In einem Drittel der Fälle kein einbahniger Endabschnitt des Ductus thoracicus, sondern Bildung eines aufgesplitterten Geflechtes unter Einschaltung von kleinen Lymphknoten (Mündungsdelta). Seitenäste haben Verbindungen zu supraklavikulären Lymphknoten, insbesondere den sog. Skalenuslymphknoten der linken Seite. Von diesen ist einer als Virchowscher Lymphknoten bei metastasierendem Magenkarzinom bekannt.

Spezielle Anatomie 59

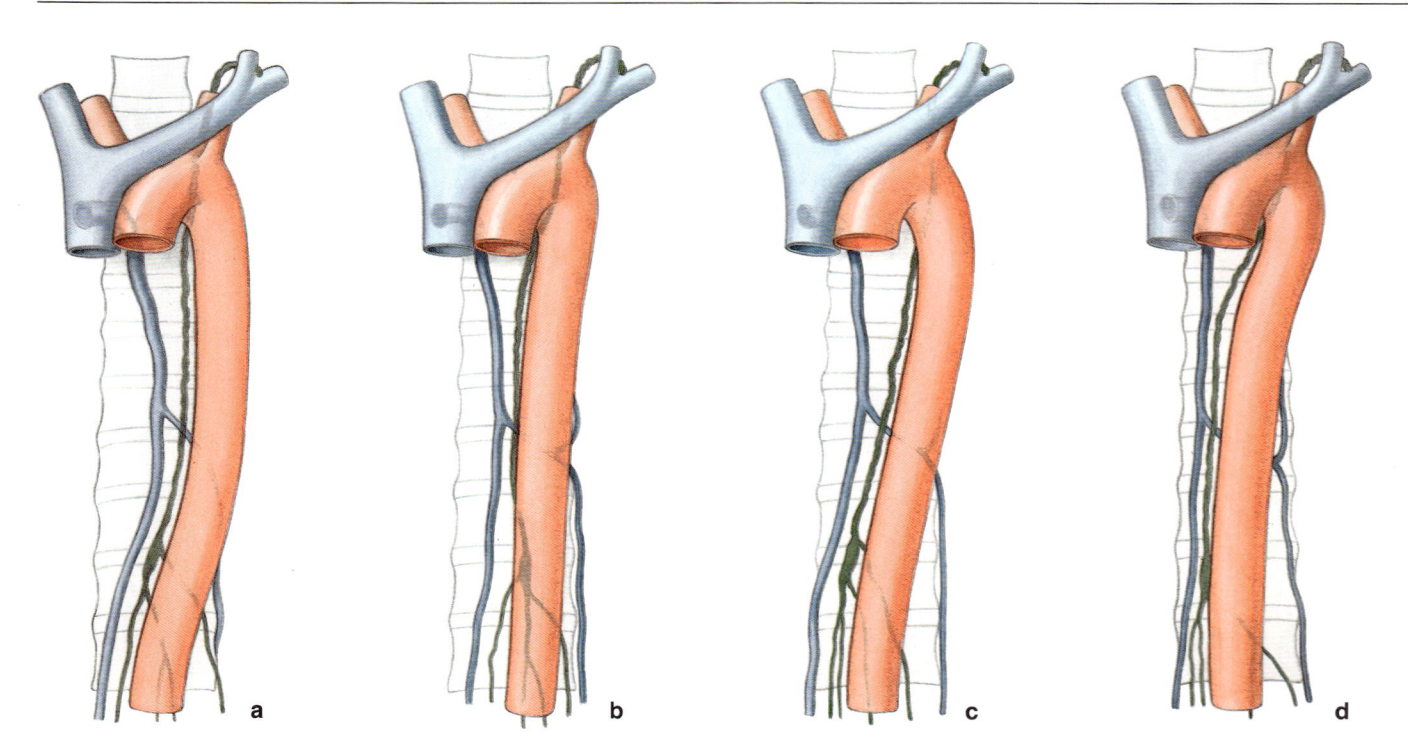

Abb. 25 Lagevarianten der Aorta thoracica, V. azygos und des Ductus thoracicus in Beziehung zur Brustwirbelsäule (nach Kubik). Die Linkslage der topographischen Einheit Ductus thoracicus – Aorta – V. azygos ist als altersbedingte Verlagerung anzusehen (83% der Personen mit linksseitiger Lage waren über 70 Jahre alt).

a Linksseitige Lage (36%).
b Mittelständige Lage (20%).
c Schräge Lage (17%).
d Rechtsseitige Lage (6%).

Zwerchfell und Nodi lymphatici phrenici superiores

An der kranialen Fläche des Zwerchfelles unterscheidet man eine vordere, eine hintere, eine rechts-laterale und eine links-laterale Knotengruppe.

Die vordere Gruppe aus 2 oder 3 kleineren Knoten befindet sich in der Nähe des Schwertfortsatzes bzw. am 7. Rippenknorpel. Diese Knoten, die auch Lymphe von der Leber empfangen, drainieren in die parasternalen Lymphknoten.

Die hintere Knotengruppe besteht aus wenigen Knoten an der Dorsalseite der Zwerchfellschenkel und hat mit den hinteren mediastinalen Knoten und Trunci intercostales Verbindung. Die rechts- und links-lateralen Knoten liegen meist am Eintritt des N. phrenicus in das Zwerchfell bzw. rechtsseitig an der Herzbeutelumschlagfalte der V. cava inferior, wo auch afferente Lymphbahnen von der Leber und vom Bauchfell an der Zwerchfellunterseite aufgenommen werden. Die efferenten Vasa lymphatica dieser Gruppen können über die Ductus parasternales, über die Ductus intercostales und/oder Trunci bronchomediastinales ableiten.

Vasa lymphatica des Zwerchfelles gelangen auch in großer Zahl in die Lymphknoten des oberen Bauchraumes und oberen Retroperitonealraumes, sog. thorako-abdominale Kollateralen (s. u.).

Pleura mediastinalis und Nodi lymphatici mediastinales

Retrosternale Pleuraanteile drainieren in die parasternalen und vorderen mediastinalen Lymphknoten.

Dorsale Pleuraanteile entlassen ihre Lymphe in die para- und prävertebralen Lymphknoten.

Mittlere Pleurabereiche haben Verbindung zu den oberen tracheobronchialen und juxtaösophagealen Lymphknoten; diese speisen in die Trunci bronchomediastinales oder (auf der linken Seite) direkt in den Ductus thoracicus ein.

Verbindungen zwischen den intrathorakalen, abdominalen und zervikalen Lymphknoten

1. Thorako-abdominale Kollateralen
   a) Alle Nodi lymphatici phrenici superiores stehen durch das Zwerchfell mit den Nodi lymphatici phrenici inferiores in Verbindung.
   b) Durch die Trigona sternocostalia und lumbocostalia sowie den Hiatus aorticus bestehen direkte Kontakte zu subphrenisch gelegenen Lymphknoten, auch den Nodi lymphatici lumbales.
   c) Durch den Hiatus oesophageus und das Foramen venae cavae laufen Anastomosen zu den Knoten der Magenkardia und kleinen Kurvatur, den Nodi lymphatici cardiae und gastrici superiores, und gelegentlich auch der Leber.

2. Thorako-zervikale Kollateralen
   Verbindungen bestehen zwischen den vielen, durch die obere Thoraxapertur zu den Venenwinkeln ziehenden Lymphstämmen und den Hals- und Achsellymphknoten.

Bindegewebslager und -räume des Mediastinums

Die Bindegewebsräume des oberen und hinteren Mediastinums setzen sich in den von den Blättern (Laminae) der Halsfaszie begrenzten Bindegewebslagern des Halses fort.

Vom mittleren Blatt spaltet sich unterhalb der Schilddrüse eine die Trachea bedeckende zarte Bindegewebsschicht ab. Zwischen sternalem Anteil und trachealem Anteil der mittleren Halsfaszie liegt das Spatium praeviscerale oder auch Spatium praetracheale, das in Höhe der Herzbasis endet.

Das tiefe Blatt der Halsfaszie (Lamina praevertebralis) bedeckt die prävertebralen Muskeln und seitlich die Mm. scaleni. Damit stellt es die dorsale Begrenzung des oberen Mediastinums dar. Seitlich setzt es sich als Fascia endothoracica fort.

Die mediastinalen Organe und Leitungsbahnen selbst werden von lockerem, fibrillärem Bindegewebe umhüllt, das sich örtlich zu sog. Ligamenta verdichtet. Diese fixieren beispielsweise Herzbeutel, Trachea, Pleura und Ösophagus mit ihrer Umgebung. Über die das Zwerchfell durchlaufenden kleinen und großen Leitungsbahnen mit ihren Bindegewebsscheiden stehen die Bereiche des unteren Mediastinums mit den subphrenischen Abschnitten der Bauchhöhle und ihren Organen in Verbindung.

Topographie des zervikalen Zugangs zum oberen Mediastinum

(Anatomie der Mediastinoskopie)

Zugang von der Drosselgrube der vorderen Halsregion durch das oberflächliche Blatt der Halsfaszie und das mit lockerem Fett-Binde-Gewebe und schmalen Venen (Arcus venosus juguli) gefüllte Spatium suprasternale, das nach dorsal vom mittleren, prätrachealen Blatt der Halsfaszie begrenzt wird. Dorsal dieser prätrachealen Halsfaszie das lockeres Bindegewebe und den Thymusfettkörper enthaltende Spatium viscerale bzw. praetracheale; darin außerdem die V. thyroidea inferior und gelegentlich die A. thyroidea ima (10% der Fälle) (Abb. **26**).

Mittlere Entfernung zwischen Drosselgrube und der Trachea etwa 7 cm.

Dorsal der sog. Venenplatte aus Vv. brachiocephalicae, V. thyroidea inferior und V. cava superior die konvexe Seite des Arcus aortae mit den großen Arterienstämmen: ventral gelegen und leicht nach rechtslateral und kranial verlaufend der Truncus brachiocephalicus; wenige Millimeter nach links und dorsal die leicht nach linkslateral aufsteigende A. carotis communis sinistra; relativ weit dorsal und linkslateral der aortale Abgang und Aufstieg der A. subclavia sinistra.

An der konkaven Seite des Aortenbogens der Plexus cardiacus und das Lig. arteriosum (Botalli).

Linksseitig vor dem Arcus aortae der N. phrenicus sinister, an der ventrolateralen Seite der V. cava superior der N. phrenicus dexter. Weiterer Verlauf der beiden Nn. phrenici und begleitenden Vasa pericardiacophrenica nach Überkreuzung der Lungenstiele zwischen Pleura mediastinalis und Perikard zum Zwerchfell.

Weiter unterhalb des Arcus aortae die Bifurkation der Trachea und die Bronchi principales (vor allem der linke Stammbronchus) mit engem Kontakt zur Gabel des Truncus pulmonalis und zur A. pulmonalis sinistra und ihren Ästen.

Dabei liegt die A. pulmonalis dextra unter dem rechten Stammbronchus, während die A. pulmonalis sinistra bogenförmig über den linken Stammbronchus zieht.

Rechtsseitig bogenförmiger Verlauf der V. azygos von dorsal über den rechten Stammbronchus zur oberen Hohlvene. Dorsaler Abschluß des Spatium praetracheale im Bereich unterhalb der Tracheagabel durch die Membrana broncho-pericardiaca und den Ösophagus.

Evtl. Verlauf einer rechten Bronchialarterie (in 8,7% der Fälle) vor der Trachea oder dem entsprechenden Stammbronchus zur Lunge. Vor der A. subclavia dextra der N. vagus dexter mit Abgang des N. laryngeus recurrens, der sich um die A. subclavia herumschlingt und nach dorsal und kranial in die tracheo-ösophageale Rinne zieht. Weiterer Verlauf des Hauptstammes des N. vagus an der rechten Seite der Trachea nach kaudal.

Linksseitig evtl. einzelne Aa. bronchiales vor dem Bronchus principalis sinister sowie die A. pulmonalis sinistra.

Zwischen linker A. carotis communis und A. subclavia der linke N. vagus, der an der ventralen, nach links vorne gerichteten Seite des Aortenbogens den N. laryngeus recurrens nach dorsal entläßt (s. S. 52).

Vier im Spatium praetracheale erreichbare Lymphknotengruppen (Abb. **29**):

Nodi lymphatici praetracheales,
Nodi lymphatici paratracheales,
Nodi lymphatici tracheobronchiales superiores,
Nodi lymphatici tracheobronchiales inferiores mit Bifurkationslymphknoten.

Mit einem 14,5-cm-Mediastinoskop können im Mittel 34 Lymphknoten erreicht werden (s. S. 54).

Hinweis

Die Pleura mediastinalis liegt in engster Nachbarschaft zu fast allen beschriebenen Leitungsbahnen. Dies gilt vor allem für die rechte Seite, an der die Trachea, der N. vagus und seine Äste und die rechtsseitigen paratrachealen Lymphknoten von der Pleura nur durch spärliches lockeres Bindegewebe getrennt sind.

Endoskopische Verfahren

Mediastinoskopie

Ziele und Methoden

Die Mediastinoskopie dient als endoskopische Untersuchungsmethode diagnostischen und selten therapeutischen Zwecken. Der hiermit untersuchbare Bereich im vorderen Mediastinum ist im Gegensatz zu den anderen Endoskopiezugängen nicht präformiert, sein Zugang muß erst chirurgisch-präparatorisch freigelegt werden.

Bei der konventionellen Mediastinoskopie muß man sich stets vor Augen halten, daß Leitschiene und Leitweg der prätracheale Raum ist. Mit dieser Methode gelingt es ohne Schwierigkeiten, die paratrachealen und die tracheobronchialen Lymphknoten darzustellen und großzügig Biopsien zu entnehmen. Rechtsseitig ist die Präparation der Lymphknoten problemlos, links paratracheal kann sie schwierig sein, der linke Tracheobronchialwinkel kann immer dargestellt werden.

Die Freilegung des retrosternalen Raumes mit dem Instrumentarium der Mediastinoskopie hat sich nicht bewährt.

Indikationen

Nachweis von dort primär lokalisierten Systemerkrankungen bzw. von mediastinalen Lymphknotenmetastasen.

Relative Indikationen

Bei Patienten mit einer venösen Einflußstauung muß bei der Mediastinoskopie mit deutlich erhöhter Blutungsneigung gerechnet werden, die Indikation muß hier entsprechend kritisch gestellt werden.

Eine spätere erneute Mediastinoskopie bedarf ebenfalls einer strengen Indikationsstellung, da durch Vernarbungen die technische Durchführung deutlich erschwert wird.

Operationsrisiken und Aufklärungshinweise

Der Patient ist auch bei den diagnostischen Eingriffen auf die Möglichkeit der Nachblutung mit der Notwendigkeit der Sternotomie hinzuweisen.

Die Parese des N. recurrens muß als sehr seltene Komplikation erwähnt werden.

Der Pneumothorax und das Mediastinalemphysem sind als Komplikation möglich, haben aber eine gute Prognose.

Narkose

Notwendig ist eine Endotrachealnarkose mit flexiblem Tubus. Eine Muskelrelaxation muß erfolgen, da es durch die Präparation auf der Trachea sonst zum Hustenreiz kommt.

Lagerung

Der Patient liegt in Rückenlage mit rekliniertem Kopf, so daß eine ausreichende Beweglichkeit des starren Mediastinoskopes möglich ist.

Zugangsweg

Kleine (3–4 cm) Querinzision direkt über dem Manubrium sterni (Abb. **26a** u. **b**).

Arbeitsschritte

1. Quere Hautinzision 2 bis 3 QF über dem Brustbein.
2. Stumpfes Auseinanderdrängen der geraden Halsmuskulatur.
3. Ligatur und Durchtrennen der Venen des Arcus venosus juguli, ggf. einer V. thyroidea inferior.
4. Eröffnung der Fascia cervicalis media vor der Trachea.
5. Stumpfe Präparation mit dem Finger auf der Trachea kaudalwärts.
6. Einführen des Mediastinoskopes.
7. Präparation mit dem Saugstab nach kaudal, Leitschiene ist die Trachea.
8. Probeexzisionen.
9. Blutstillung.

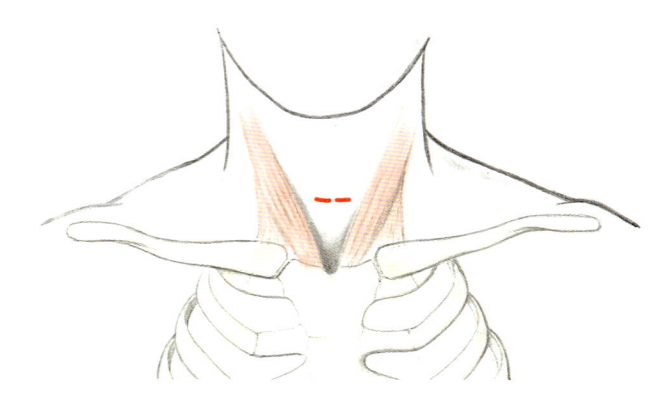

Abb. **26a** Ein bis zwei Querfinger über dem Jugulum erfolgt die ca. 3 cm breite Hautinzision.

Spezielle Technik

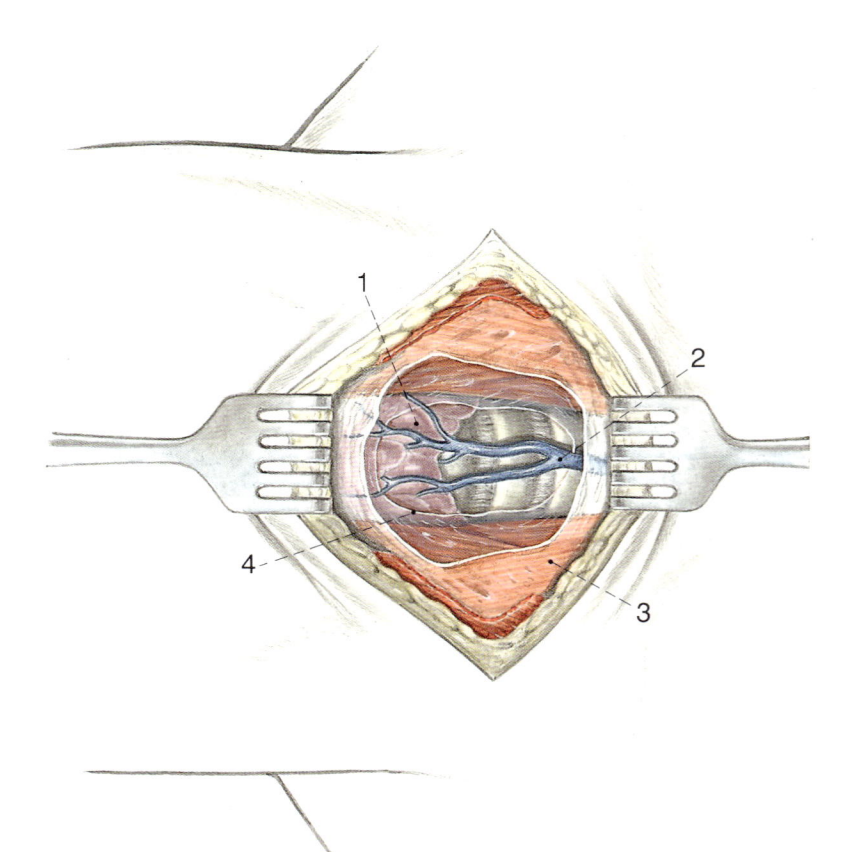

Abb. **26 b** Nach Durchtrennung der oberflächlichen und mittleren Halsfaszie wird die gerade Halsmuskulatur stumpf auseinandergedrängt. Gelegentlich stören die Venen des Arcus venosus juguli und die V. thyroidea inferior; sie werden zwischen Ligaturen durchtrennt. Verdrängen der Schilddrüse nach kranial. Die Luftröhre wird wie bei der Tracheotomia inferior dargestellt. Durch stumpfe oder scharfe Präparation muß die auf der Trachea liegende Halsfaszie gespalten werden. Dieser Spalt in der Faszie wird kaudalwärts stumpf mit dem Finger verbreitert.

1 Schilddrüse
2 Plexus thyroideus impar (V. thyroidea inferior)
3 Lamina superficialis fasciae cervicalis
4 Lamina praetrachealis fasciae cervicalis

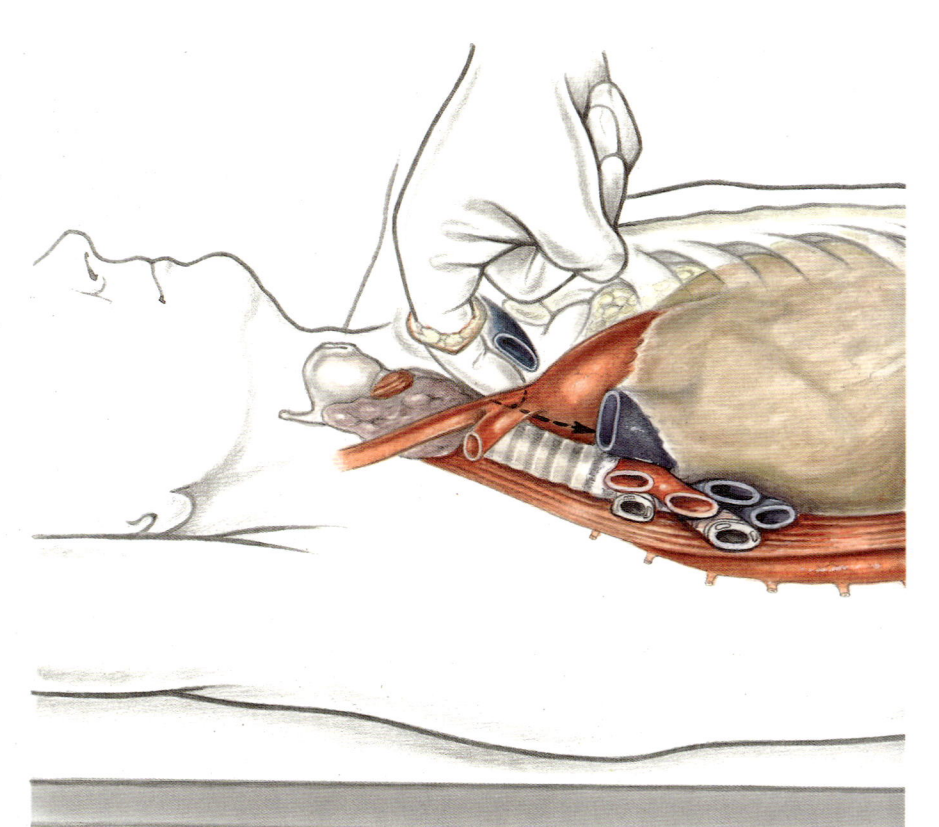

Abb. **27** Stumpf digital wird prätracheal und hinter der Aorta Platz für die Mediastinoskopie geschaffen. Der Finger fühlt ventral den Aortenbogen mit seinen Abgängen, dorsal ist eventuell schon die Bifurkation der Trachea zu tasten.

Mediastinum

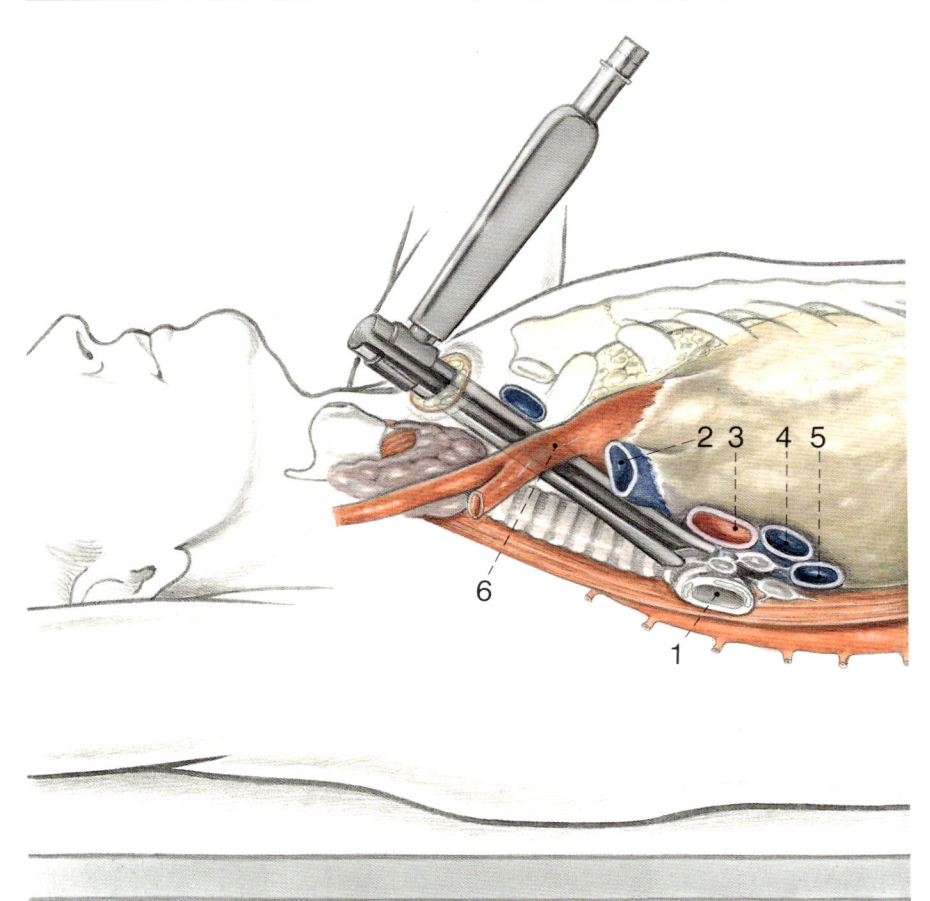

Abb. 28 Einführen des Mediastinoskopes, am besten zuerst das kurze Instrument. Mit dem stumpfen Sauger wird auf der Trachea kaudalwärts präpariert. Die Darstellung der paratrachealen und tracheobronchialen Lymphknoten rechts ist in der Regel unproblematisch. Rechts ist eine Verletzung der V. azygos zu vermeiden. Links sind die paratrachealen Lymphknoten schwieriger darstellbar, leichter dagegen der linke Tracheobronchialwinkel. Angelangt im Bereich der Bifurkation, ist es günstiger, zuerst den linken Hauptbronchus darzustellen, anschließend den rechten. Im Bereich der Bifurkation kann mit dem stumpfen Sauger die Membrana bronchopericardiaca durchstoßen und erweitert werden, hierdurch sind die subkarinalen Lymphknoten erreichbar.

Cave, hinter dieser Lymphknotengruppe liegt der Ösophagus!

1 Bronchus principalis dexter
2 V. cava superior
3 A. pulmonalis dextra
4 V. pulmonalis superior dextra
5 V. pulmonalis inferior dextra
6 Truncus brachiocephalicus

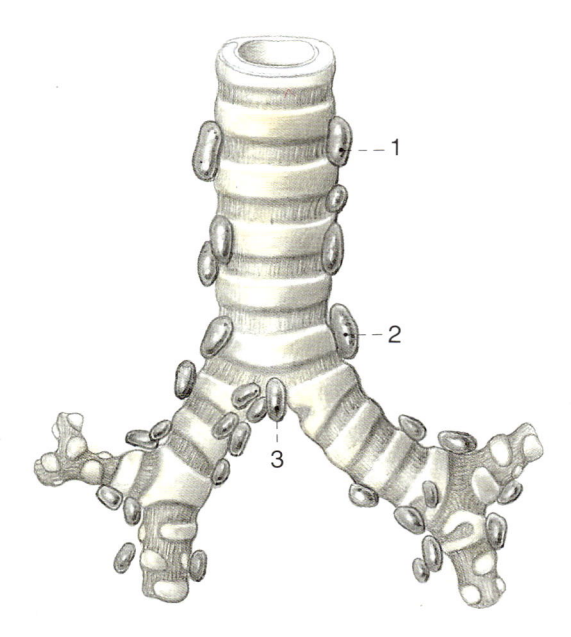

Abb. 29 Darstellung der Lymphknotengruppen, die über eine konventionelle Mediastinoskopie erreicht werden können.

1 paratracheale Lymphknoten
2 tracheobronchiale Lymphknoten
3 subkarinale Lymphknoten (Nodi lymphatici tracheobronchiales inferiores)

Anteriore Mediastinoskopie

Narkose: Intubationsnarkose.

Lagerung: Rückenlage.

Zugangsweg: Parasternale Thorakotomie durch die 2.–3. Rippe links.

Spezielle Technik

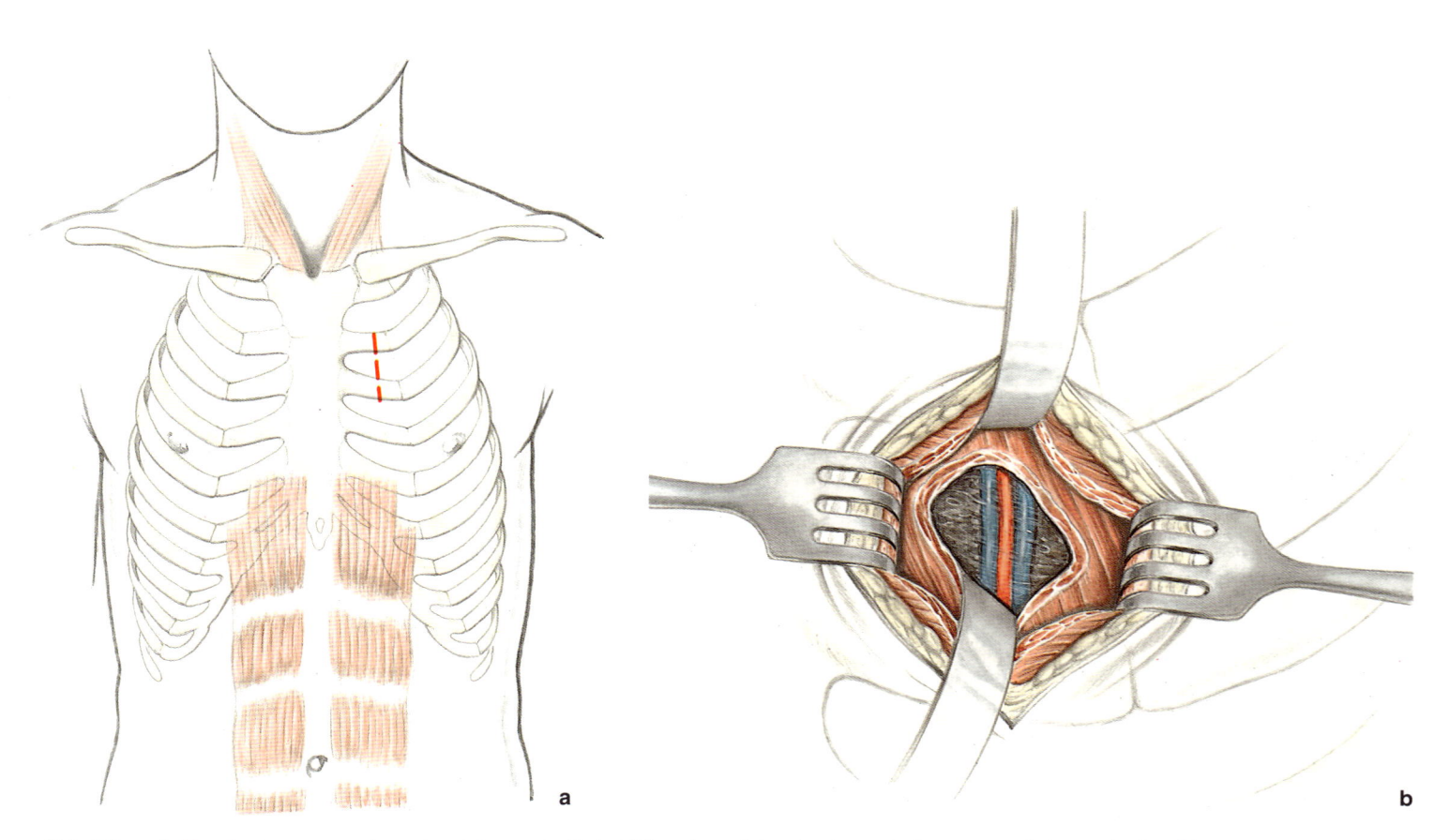

Abb. **30a** u. **b** Durch einen parasternalen Längsschnitt in Höhe der 2. und 3. Rippe – der Zugang wird meist links gewählt – lassen sich Untersuchungen im Sinne einer parasternalen Mediastinoskopie durchführen.
Die Rippenknorpel 2 und/oder 3 werden freigelegt und umschrieben reseziert. Zu achten und ggf. zu resezieren sind hier A. und V. thoracica interna. Die parietale Pleura und die Lunge werden nach lateral abgeschoben, es wird somit der Zugang zum vorderen Mediastinum erreicht, ein Bereich, der über die kollare Mediastinoskopie nicht abgedeckt werden kann.
Dieser Zugang, als eine besondere Form der Mediastinoskopie, ist im wesentlichen diagnostischen Prozeduren vorbehalten, kann in Einzelfällen auch zur Drainage umschriebener entzündlicher Prozesse verwandt werden.

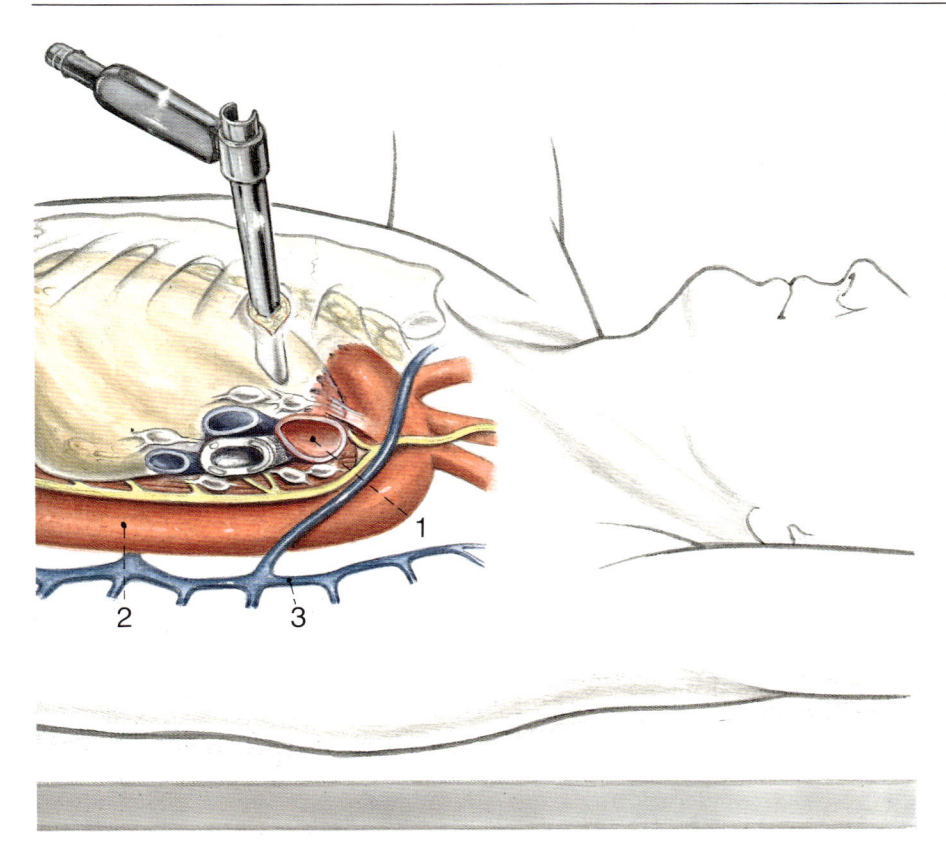

Abb. 31 Über die anteriore Mediastinotomie läßt sich das Mediastinoskop einführen und der präaortale Raum in Höhe des Aortenbogens erreichen. Hier liegende Lymphknoten und Tumoren können zur Gewebegewinnung dargestellt werden. Insgesamt bestehen für diesen Zugang wenige Indikationen.

1 A. pulmonalis sinistra
2 Aorta descendens
3 V. hemiazygos accessoria

Kollare, supraklavikuläre Thorakotomie

Der Zugang zum vorderen Mediastinum über den Halsbereich betrifft in der Regel ebenfalls diagnostische Maßnahmen. Lediglich kleine, umschriebene gutartige Tumoren können von hier aus entfernt werden.

Narkose: Intubationsnarkose.

Lagerung: Rückenlage.

Zugangsweg: Querschnitt über und parallel zur Klavikula.

Spezielle Technik

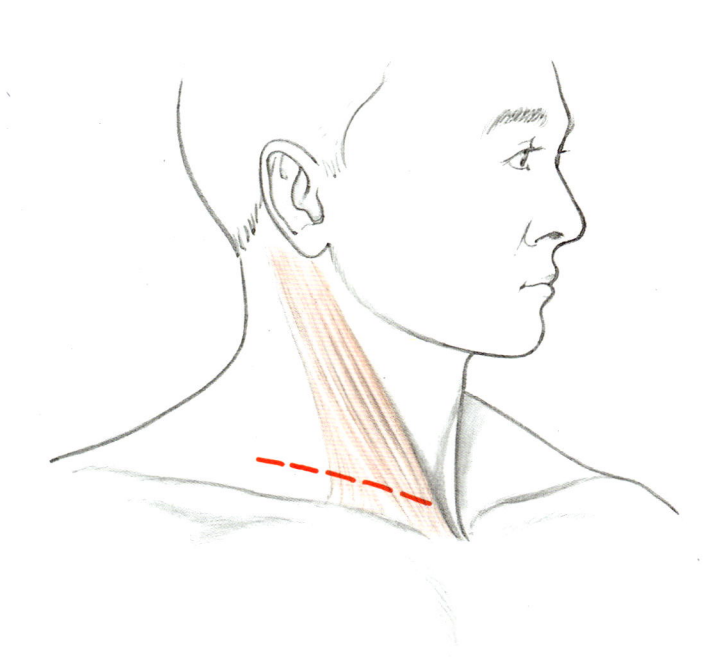

Abb. 32 Quere Durchtrennung des M. sternocleidomastoideus über seinem sternalen und klavikulären Ursprung.

Verletzungen des Mediastinums 67

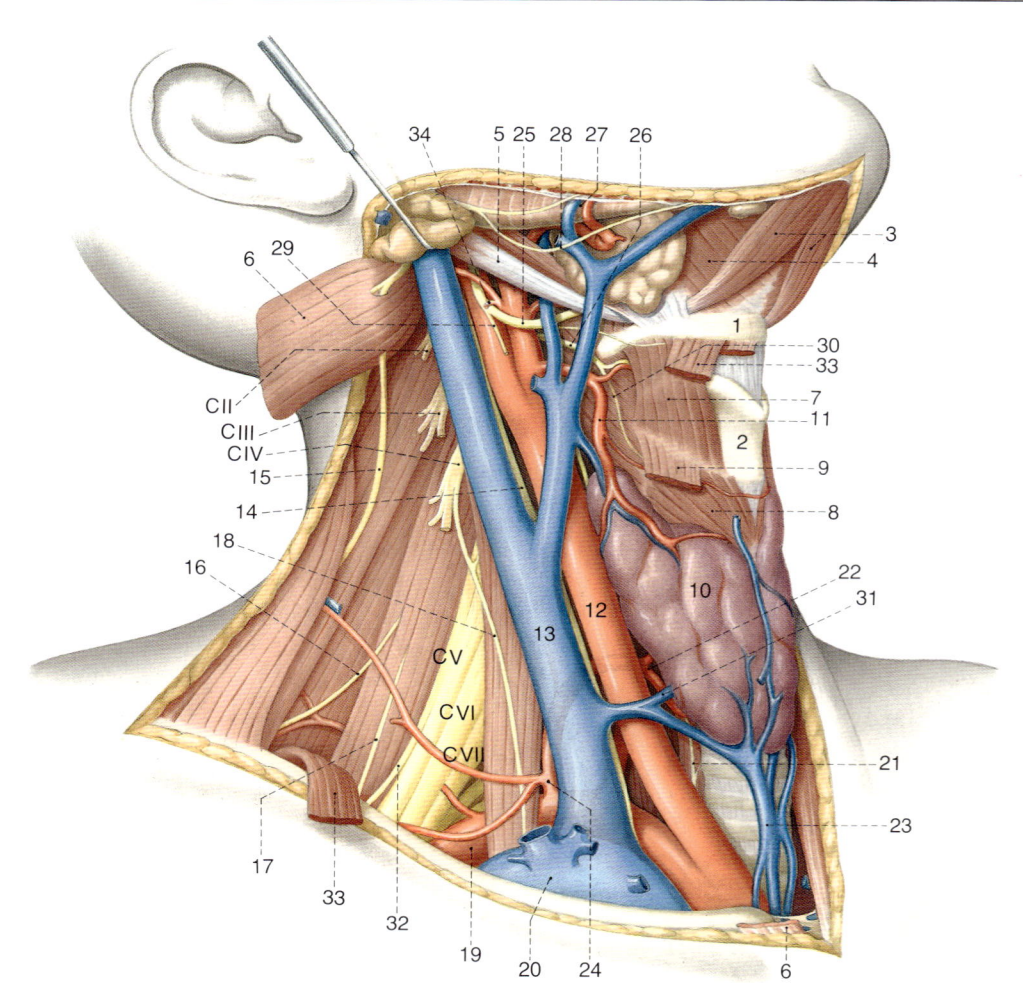

1 Os hyoideum
2 Cartilago thyroidea
3 Venter anterior des M. digastricus
4 M. mylohyoideus
5 Venter posterior des M. digastricus
6 M. sternocleidomastoideus
7 M. thyrohyoideus
8 M. cricothyroideus
9 M. sternothyroideus
10 Glandula thyroidea
11 A. thyroidea superior
12 A. carotis communis
13 V. jugularis interna
14 N. vagus
15 N. accessorius (R. externus)
16 N. dorsalis scapulae
17 N. thoracicus longus
18 N. phrenicus am M. scalenus anterior
19 A. subclavia
20 V. subclavia
21 N. laryngeus recurrens
22 A. thyroidea inferior
23 Plexus thyroideus impar
24 Truncus thyrocervicalis
25 N. hypoglossus
26 N. laryngeus superior
27 A. und V. facialis
28 R. marginalis mandibulae (N. facialis)
29 Ansa cervicalis (Radix superior)
30 R. externus des N. laryngeus superior
31 V. thyroidea·media (Kocher)
32 N. suprascapularis
33 M. omohyoideus
34 A. sternocleidomastoidea
CII–VII Rr. ventrales der Nn. cervicales II–VII

Abb. 33 Nach Durchschneiden des M. sternocleidomastoideus und der Halsfaszie wird der gesamte Weichteillappen nach kranialwärts präpariert. Über die hier darstellbaren Leitstrukturen der A. carotis communis und der V. jugularis interna läßt sich unter Schonung der begleitenden Nerven der Zugang zum oberen vorderen Mediastinum gut erreichen.

Komplikationen

Intraoperative Komplikationen

Bei den „begrenzten" Eingriffen mit dem Mediastinoskop, dies gilt generell für die chirurgisch kleinen Zugänge, steht die Komplikation der *Blutung* im Vordergrund.
Sie rührt in der Regel von kleinen, die Lymphknoten versorgenden Arterien her. Ursprung sind auch Bronchialarterien, die V. azygos oder die A. pulmonalis.
Bei *Verletzungen der Pleura* tritt häufig nur ein Mantelpneumothorax auf, der in der Regel resorbierbar ist.
Die linksseitige *Verletzung des N. laryngeus recurrens sinister* ist aus anatomischen Gründen eher möglich. Sie wird allerdings erst im postoperativen Verlauf erkannt.

Therapie

Blutung: Bei Blutungen aus kleineren Gefäßen ist die Elektrokoagulation meist ausreichend.
Stärkere, diffus auftretende Blutungen gehen im allgemeinen vom Niederdrucksystem aus; dann genügt es meist, das Mediastinum mit einem Streifen auszutamponieren und etwa 20 Minuten zuzuwarten. Es besteht auch die Möglichkeit, resorbierbare Gaze einzulegen. Eine notfallmäßige Thorakotomie zur Blutstillung ist sehr selten notwendig.

Pleuraverletzungen: Bei Persistenz oder Zunahme des Pneumothorax ist die Einlage einer typischen Pleuradrainage notwendig.

Verletzungen, spezielle Erkrankungen und Behandlungsmethoden

Verletzungen des Mediastinums

Ziele und Methoden

Operative Strategie und Taktik werden bei den Verletzungen des Mediastinums im wesentlichen durch die Schädigung der im Mittelfell gelegenen Organe bzw. Organsysteme bestimmt.

Im Vordergrund stehen die Verletzungen des Herzens und der großen Gefäße sowie des tracheobronchialen und enteralen Systems.

Die chirurgische Therapie ist für die einzelnen Organsysteme in dem entsprechenden Kapitel abgehandelt.

Wichtiges Anliegen ist die Versorgung kreislaufwirksamer Blutungen. An die *Ruptur der Aorta* an typischer Stelle hinter dem Abgang der A. subclavia links soll und muß immer gedacht werden! Unter Berücksichtigung der individuellen Situation mag hier die Versorgung mit aufgeschobener Dringlichkeit gerechtfertigt sein.

Verletzungen des Tracheobronchialsystems sind häufigste Ursache des mediastinalen Emphysems mit nachfolgender Ausdehnung auf den oberflächlichen Weichteilmantel des Thorax, des Halses und schließlich auch der kaudalen Körperpartien. Das klinisch meist sehr beeindruckende Bild darf nicht zu übereilten „übertherapeutischen" Maßnahmen verleiten, denn grundsätzlich muß die Ursache dieses Emphysems abgeklärt werden. Auch besteht meist noch genügend Zeit zur Durchführung adäquater diagnostischer Maßnahmen; sie sind für das weitere therapeutische Vorgehen entscheidend.

Lassen sich größere Verletzungen ausschließen, werden konservative Maßnahmen im Sinne einer reinen Drainagebehandlung unter entsprechender antibiotischer Therapie in der Regel ausreichen.

Die Indikation zur endotrachealen Intubation und Beatmung wird in der jeweiligen Situation unter Würdigung sämtlicher Befunde zu stellen sein. Das mediastinale Emphysem wird hierbei meist zunehmen, wird aber niemals eine Gegenindikation darstellen! Größere Verletzungen des Trachealbaumes erfordern die operative Behandlung (s. Kap. Lunge).

Wird das mediastinale und nachfolgende Weichteilemphysem über eine Lungenparenchymverletzung auf dem Weg über den Pleuraraum unterhalten, so ist hier die umfassende Drainage des Pleuraraumes Methode der Wahl.

Ziel jeder Therapie ist die Vermeidung einer schweren Mediastinitis. Eine breit abdeckende Antibiotikagabe ist daher indiziert.

Zusätzliche Verletzungen des Mediastinums, insbesondere der Speiseröhre, erhöhen das Risiko beträchtlich. Hier entwickelt sich eine entsprechende Symptomatik (fulminante Mediastinitis) erst später. Es ist deshalb wichtig, bei entsprechend schweren Traumen und unter Berücksichtigung des Verletzungsmechanismus an einen Riß der Speiseröhre zu denken.

Indikationen

Absolute Indikationen

Definierte Situationen mit einer absoluten Indikation zur operativen Revision des Mediastinums bzw. der in ihm verlaufenden Organsysteme sind selten. Hierzu zählen das *offene Thoraxtrauma* und insbesondere Zustände mit einer ausgeprägten *Schocksymptomatik*, die durch adäquate Volumenzufuhr kaum zu beherrschen sind, meist bedingt durch die Verletzung der venösen und arteriellen Gefäßsysteme des großen und des pulmonalen Kreislaufsystems.

Bei schwerer Schocksymptomatik und Hämatothorax sollte auf die primäre Thoraxdrainage verzichtet werden. Durch die hierdurch erfolgte Druckentlastung kommt es zu rapidem, nicht mehr beherrschbarem Blutverlust. Besser ist die primäre Thorakotomie zur schnellen Beherrschung der Gefäßverletzung. Zu denken ist an die Aortenruptur an typischer Stelle hinter dem Abgang der A. subclavia, an den Ausriß bzw. Einriß der pulmonalen Gefäße im Hilusbereich und an den Einriß der V. cava inferior, meist im Bereich der Einmündung der Lebervenen. Hierbei darf zur sicheren Beherrschung der Blutung nicht zu lange mit der Erweiterung zum Zweihöhleneingriff gezögert werden!

Relative Indikationen

Sie bestehen bei wenig kreislaufwirksamen Blutungen. Häufig findet sich die Ursache in einer Verletzung der Interkostalarterien, für die eine abwartende Haltung mit einer Thoraxdrainage und enger Überwachung zunächst ausreicht.

Bei Verletzungen des Ösophagus und des Tracheobronchialbaumes bzw. des Lungenparenchyms bestimmt das Ausmaß des Defektes die Operationsindikation. Bei kleinen, umschriebenen Läsionen sind eine ausreichende Drainage und enge Überwachung erlaubt (s. Bd. 3: Ösophagusverletzungen).

Kontraindikationen

Kontraindikationen für ein sofortiges operatives Vorgehen ergeben sich aus einem klinisch stabilen Zustand des Patienten.

Auch ein im mediastinalen Gewebe steckengebliebenes Geschoßprojektil stellt für sich allein keine Indikation zur operativen Entfernung dar. Es ist – durch die Hitzeentwicklung bedingt – primär als steril anzusehen. Das Risiko der Exploration und der Entfernung muß in einem vertretbaren Verhältnis zu dem erwarteten diagnostischen und therapeutischen Zugewinn stehen!

Operationsrisiken und Aufklärungshinweise

Die Risiken des operativen Eingriffes werden von der Schwere der Verletzung und den betroffenen Organsystemen bestimmt.

Unter den Bedingungen des Notfalleingriffes und der Dringlichkeit werden die notwendigen Maßnahmen zur Aufklärungspflicht eingeengt. In der Regel folgt die Rechtsprechung dem Primat der lebenserhaltenden therapeutischen Maßnahme.

Spezielle Vorbereitungen

Die notwendigen präoperativen Maßnahmen bei Verletzungen des Mediastinums werden von der Dringlichkeit der Situation bestimmt. Das Voraushalten entsprechender Mittel zur Volumen- und Gerinnungssubstitution, ein entsprechendes intra- und perioperatives Monitoring sind zwar wünschenswert, können aber bei höchster, lebensbedrohender Dringlichkeit keine Kontraindikation zum notwendigen chirurgischen Intervenieren bilden. Die Lagerung und Abdeckung des Patienten muß so erfolgen, daß sie auch unerwarteten Situationen gerecht wird und eine Erweiterung der Schnittführung erlaubt.

Bei Blutungen sollten bei Vorhandensein die Vorrichtungen zur Autotransfusion bereitgestellt werden.

Bei Verletzungen des Tracheobronchialbaumes ist die präoperative endoskopische Lokalisationsbestimmung angezeigt.

Spezielle Technik

Die einzuschlagende chirurgische Technik wird im wesentlichen von der Verletzung der im Mediastinum verlaufenden wichtigen Organsysteme bestimmt: Herz, große Gefäße, Tracheobronchialbaum, Lunge und Ösophagus. An die gleichzeitige Verletzung mehrerer Organsysteme muß gedacht werden. Hinsichtlich der Versorgung sei auf die entsprechenden Kapitel der Organsysteme verwiesen!

Narkose

Intubationsnarkose.

Lagerung

Die notwendige Seitenlagerung des Patienten erfordert einige Aufmerksamkeit und Sorgfalt. Eine leichte seitliche Überstreckung im Brustkorbbereich erleichtert das „Aufsperren" des Thorax.

Der Patient muß durch weiche Widerlager am Operationstisch so fixiert sein, daß intraoperativ durch Drehen des Tisches immer ein maximaler Situs eingestellt werden kann.

Die Lagerung des thorakotomieseitigen Armes erfolgt in einer Abduktion von maximal 100°, um eine Plexusschädigung zu vermeiden. Der Arm wird auf eine spezielle weiche Stütze gelegt oder in weichen gepolsterten Binden aufgehängt.

Bezugspunkte der Hautschnittführung sind die Mamille bzw. Mamma und die Spitze des Schulterblattes. Die Freihaltung dieser Punkte und die Möglichkeit, am Ende der Operation die Thoraxdrainagen adäquat zu legen, muß bei der Abdeckung berücksichtigt werden.

Bei medianer longitudinaler bzw. querer Sternotomie Rückenlage, eventuell mit Polstern unter der Rückenpartie.

Zugangswege

Unabhängig von den speziellen Erkrankungen des Mediastinums spielt die Wahl des operativen Zuganges aufgrund der Vielzahl und der Komplexität der das Mediastinum durchziehenden Organe für die Schnelligkeit und Sicherheit der chirurgischen Technik eine ganz hervorragende Rolle. Hinzu kommt, daß eine Vielzahl von Zugangsmöglichkeiten besteht und hier manchmal weniger verbreitete Zugänge, wenn gezielt angewandt, den Eingriff erheblich erleichtern und vor allem sicherer machen können!

Zugang zum vorderen Mediastinum

Kleine supramanubriale Inzision

Indikationen: Über das vordere Mediastinum werden die hier liegenden gut- und bösartigen Tumoren, wie insbesondere die Teratome, lymphozytäre Systemtumoren, Paragangliome und die der Thymusdrüse angegangen. Seltener werden hier Entzündungen und Verletzungen zu behandeln sein.

Das vordere obere Mediastinum interessiert überwiegend bei Erkrankungen der Schilddrüse, der Nebenschilddrüsen und des Thymus.

Hierfür kann ein „begrenzter" chirurgischer Zugangsweg gewählt werden.

Der das chirurgische Vorgehen ggf. einschränkende kleine Zugangsweg muß immer mit klarer, definierter Indikation gewählt werden, oder aber es wird bereits präoperativ sowohl hinsichtlich der Aufklärung wie auch der Taktik schon im Operationssaal die mögliche Ausweitung des Eingriffes und damit des Zuganges vorbereitet.

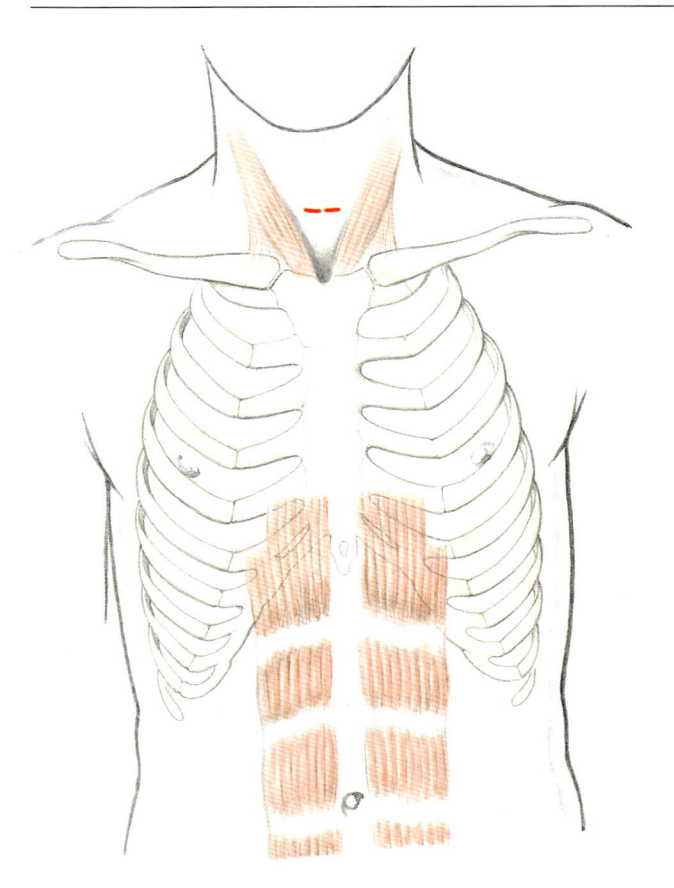

Abb. **34a** Der suprasternale, kollare Zugang oder Kocherscher Kragenschnitt liegt 1–2 cm über dem Manubrium und zwischen den Mm. sternocleidomastoidei.

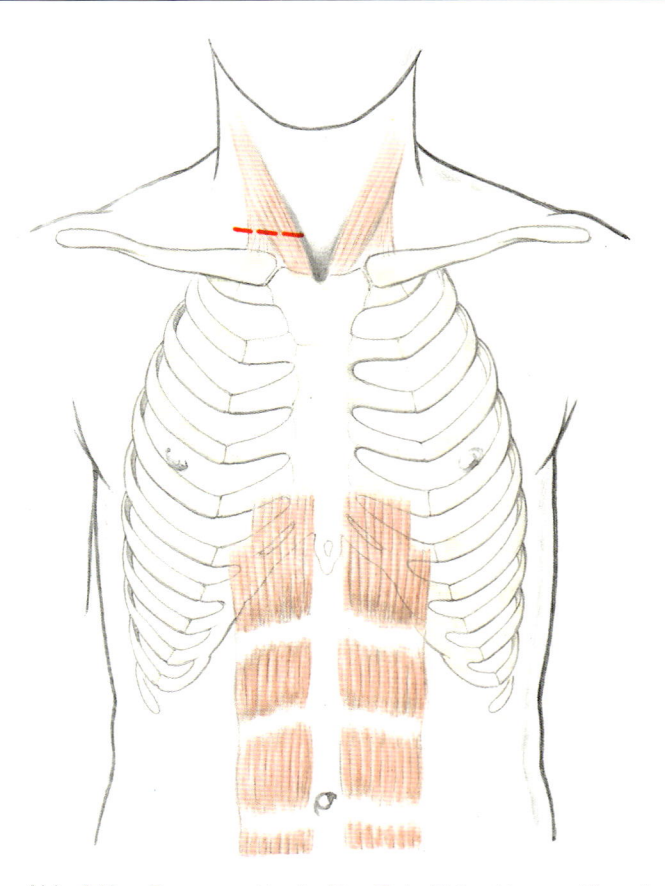

Abb. **34b** Der supraklavikuläre Schnitt liegt knapp über dem Sternoklavikulargelenk und dient im wesentlichen der Gewebediagnostik. Ggf. sind über diesen Zugang isolierte Verletzungen des Ductus lymphaticus zu versorgen.

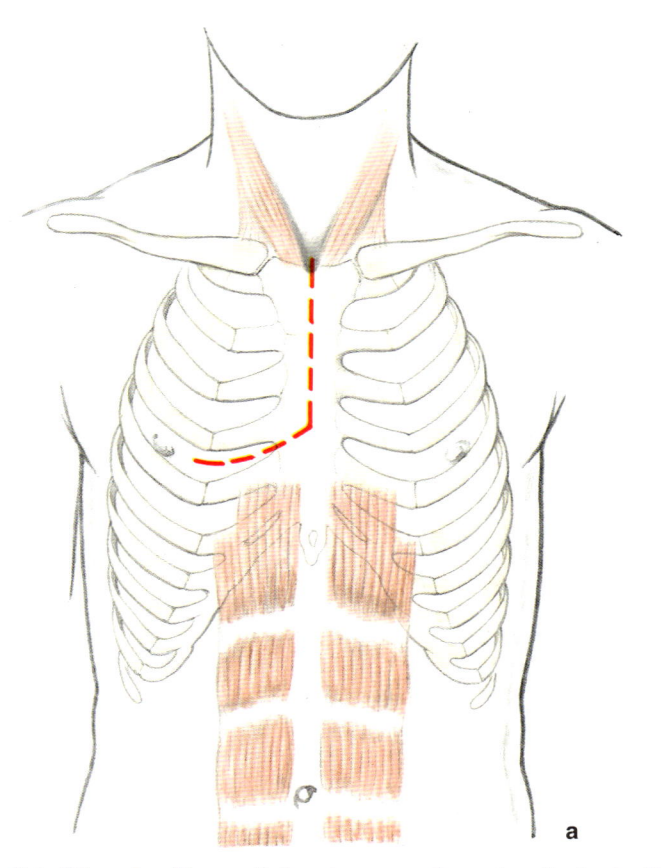

Abb. **35a** u. **b** Die partielle obere mediane longitudinale Sternotomie spaltet das Sternum in der Mittellinie und dann quer mit Verlängerung in den 4. ICR.

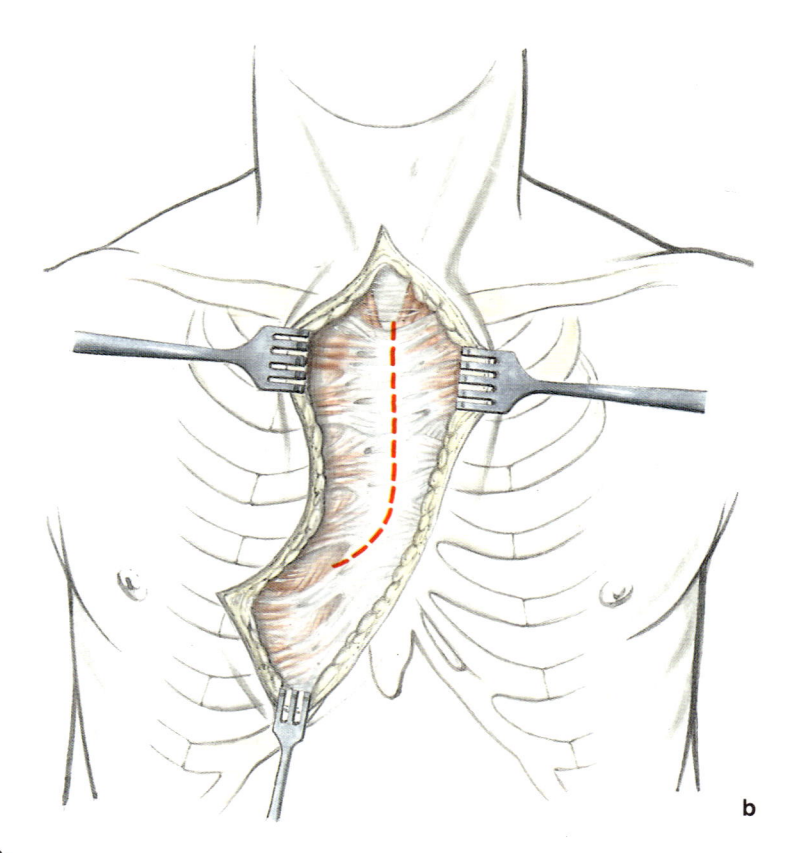

Verletzungen des Mediastinums

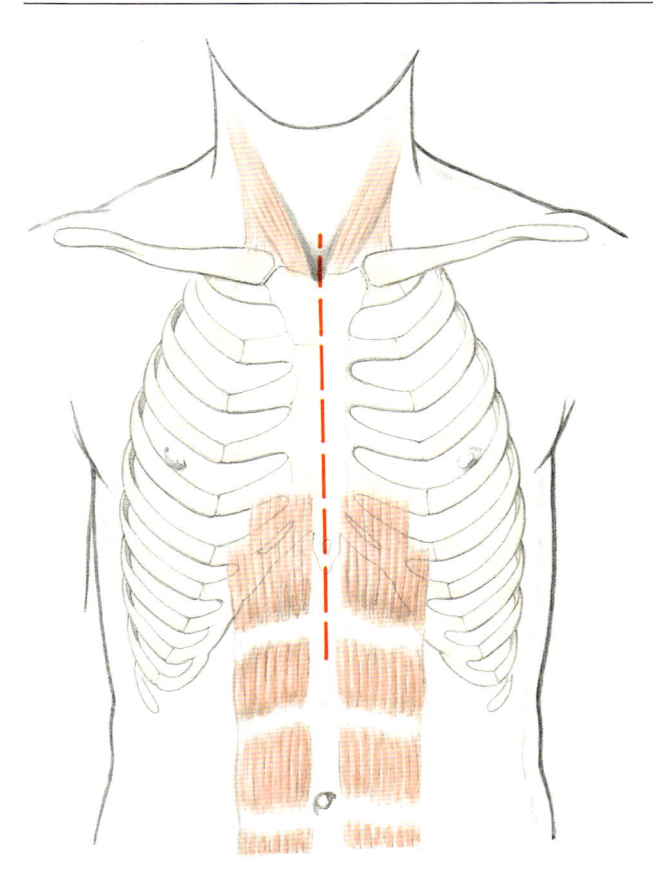

Abb. 36 Die mediane longitudinale Sternotomie stellt den Standardzugang für das vordere Mediastinum dar. Eine breite Exposition ist durch eine ausreichende Schnittverlängerung nach kaudal in den Bereich der Linea alba möglich.
Von diesem Zugang aus kann über die Inzision der Pleura mediastinalis auch der rechte und linke Pleuraraum erreicht werden.
Eine Verletzung der V. brachiocephalica sinistra sollte vermieden werden.
Blutungen aus der Spongiosa der Sternumschnittfläche werden mit Knochenwachs oder mit Fibrinkleber, aus dem Periost mit dem Elektrokauter gestillt.

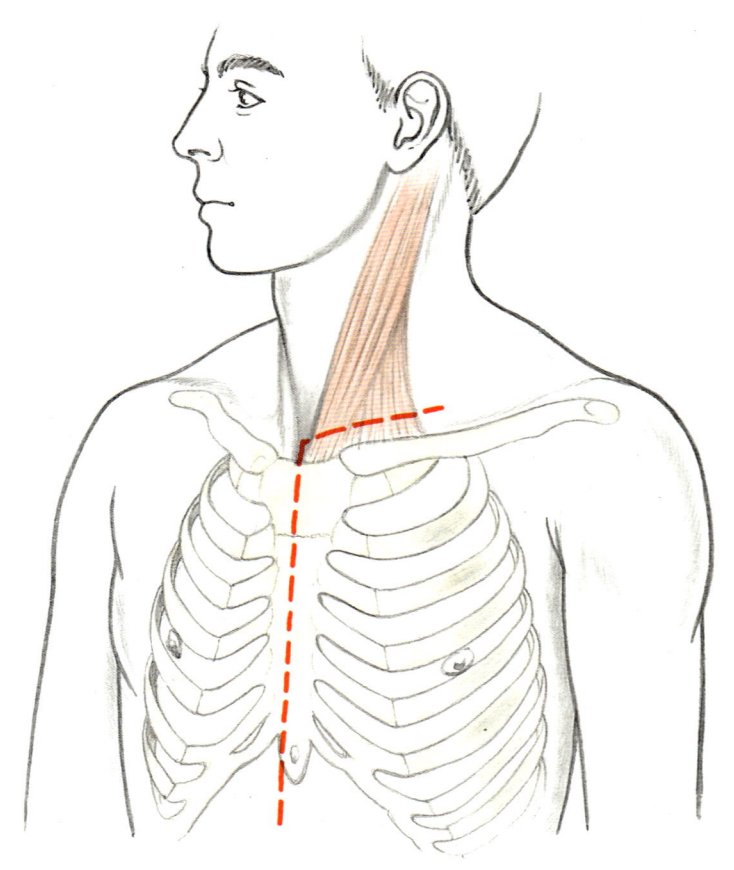

Abb. 37 Auch die supraklavikuläre Schnitterweiterung der longitudinalen Sternotomie nach einer oder nach beiden Seiten ist möglich. Von Vorteil ist hierbei die sichere Präparation und Darstellung der großen oberen Venen, des Aortenbogens und seiner Äste.

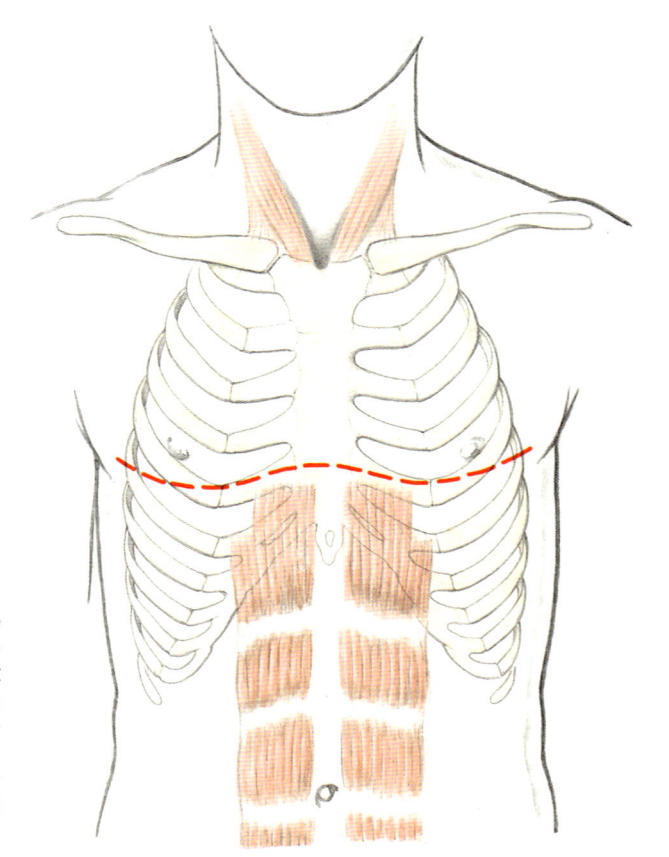

Abb. 38 Die quere Sternotomie mit Fortsetzung der Thorakotomie etwa in den 5. Interkostalraum ergibt einen ausgezeichneten Überblick in beide Thoraxhälften und das Herz, schränkt aber die Einsicht in das vordere Mediastinum ein. Ein kosmetischer Vorteil kann in dieser Schnittführung bei Frauen gesehen werden, da der Hautschnitt in der submammären Falte liegt.
Im wesentlichen ist dieser Zugang durch die longitudinale Sternotomie mit der Möglichkeit der gezielten queren Schnitterweiterung verdrängt worden.

Zugang zum hinteren Mediastinum

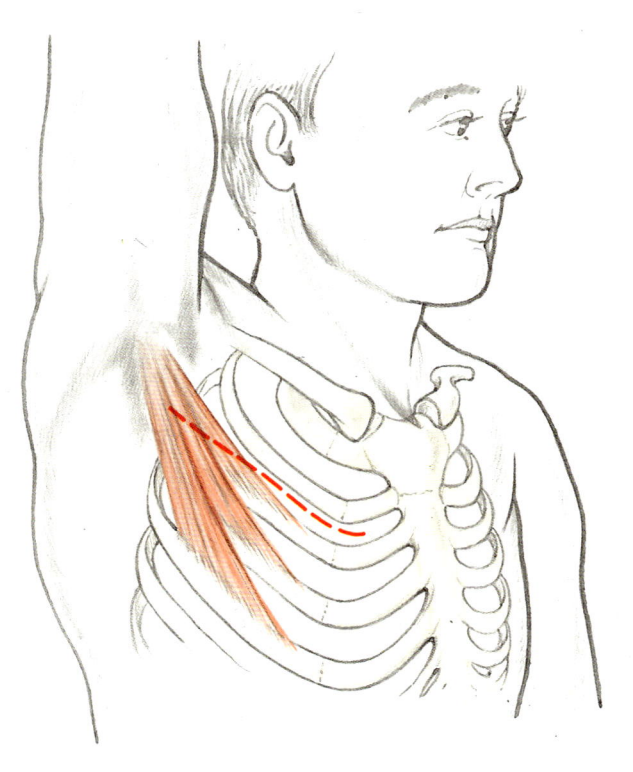

Abb. 39 Die ausschließlich anteriore interkostale rechte oder linke Thorakotomie bietet in der Regel keinen ausreichenden therapeutisch-chirurgischen Zugang. Im wesentlichen bleibt er der Indikation der Gewebeentnahme zur histologischen Untersuchung vorbehalten.

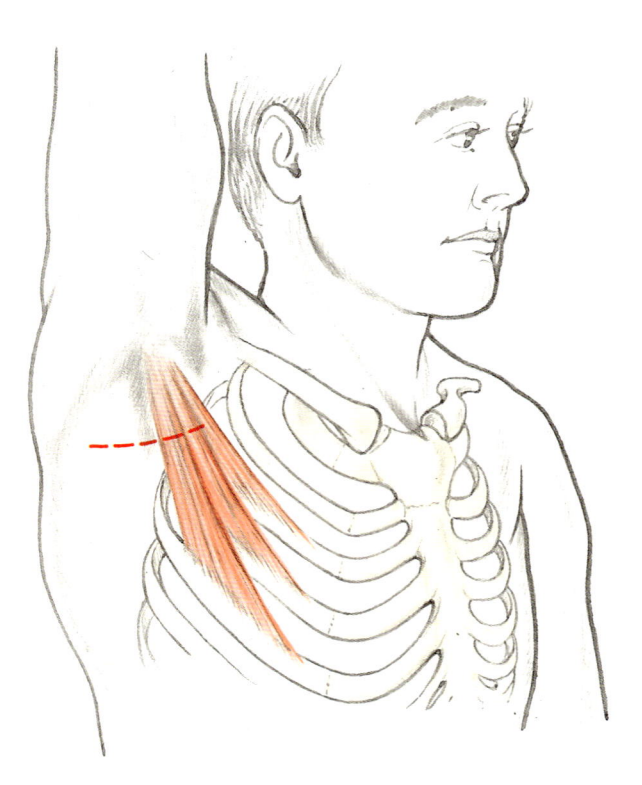

Abb. 40 Der transaxilläre Zugang nach Atkins dient der Exposition des rechten oder linken hinteren oberen Mediastinums.

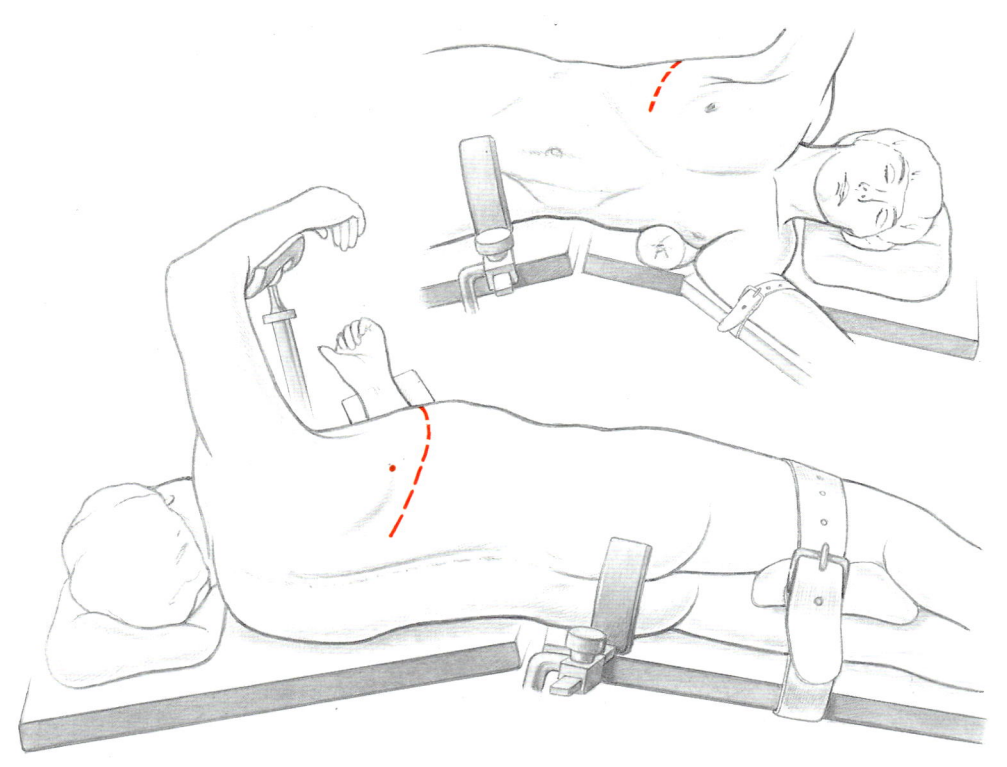

Abb. 41 Die postero-laterale Thorakotomie erleichtert die Exposition des seitlichen hinteren Mediastinums, wobei auch Ösophagus, Aorta, Lungenhilus, Lunge und Herz gut erreichbar sind. Die Übersicht über den vorderen Mediastinalraum ist durch das Herz und den Herzbeutel beschränkt.
Bei großen Tumoren oder bei starrem Thorax läßt sich der Zugang durch die subperiostale Resektion einer Rippe noch verbessern. Diese Maßnahme ist allerdings selten notwendig. Es muß immer darauf geachtet werden, daß die interkostale Schnittführung weit nach dorsal, bis zum Ansatz der Rippen an den Wirbeln erfolgt.
Zur Hautschnittführung werden als Bezugspunkte die Mamille bzw. Mamma und die Spitze des Schulterblattes gewählt (Punkt in der Zeichnung).

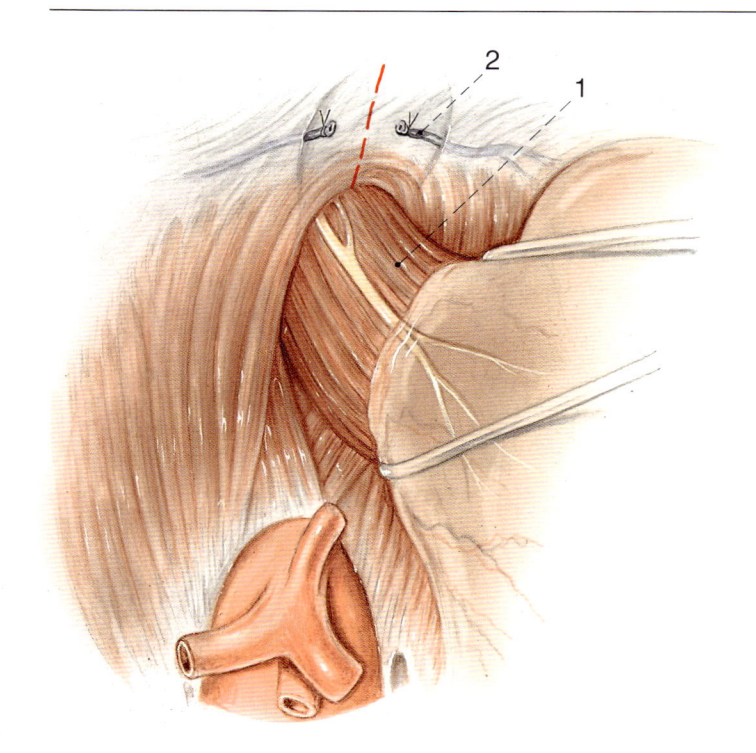

Abb. 42 Transabdominaler Zugang – quere Oberbauchlaparotomie. Nach Mobilisation des linken Leberlappens über das Lig. triangulare wird er mit einem Spatel nach rechts medial gehalten. Das Zwerchfell wird über dem Ösophagus nach ventral soweit inzidiert, daß der kaudale Anteil des Herzbeutels freiliegt. Die Vasa phrenica inferioria sollten hierbei mit Durchstichligaturen versorgt werden. Mit langen, schmalen Bauchhaken werden die Zwerchfellanteile zur Seite gehalten, das untere hintere Mediastinum kann hier bis fast zur Trachealbifurkation präpariert werden.
Zwerchfellüberschreitende Tumoren und Lymphknotenmetastasen lassen sich im Bereich des unteren hinteren Mediastinums transabdominal transdiaphragmal erreichen.

1 Ösophagus
2 V. phrenica inferior

Entzündliche Erkrankungen des Mediastinums

Ziele und Methoden

Im Mediastinum liegen zum Teil zusammenhängende Organsysteme. Eine primäre Erkrankung eines Systems kann Ursache und Ausgangspunkt eines auf Nachbarorgane übergreifenden entzündlichen wie tumorösen Prozesses sein. Hierbei ist insbesondere an den Ösophagus und an den ösophagogastralen Übergang mit einer speziellen Pathologie zu denken.
Die zunehmende invasive endoskopische Diagnostik und – meist palliative – Therapie (Probeexzision, Koagulationen mit Lasersystemen im Bereich von Ösophagus und Trachealbaum) können Ursache einer rasch fortschreitenden phlegmonösen oder abszedierenden Mediastinitis sein.
Andere Ursachen einer Mediastinitis sind Leckagen nach Anastomosen am Ösophagus- und Tracheobronchialbaumbereich oder die spontane Perforation des Ösophagus (Boerhave-Syndrom).
Sekundäre Infektionen komplizieren den Verlauf primär steriler Operationen oft mit der Folge einer Sternumosteomyelitis (Tumorexstirpation des Mediastinums, Strumaoperationen, Eingriffe an den thorakalen Gefäßen oder am Herzen).
Stich-, seltener Schußwunden können, ohne daß ein Hohlorgan eröffnet wurde, Ursache einer Mediastinitis werden. Seltene Ursache einer Mediastinitis sind heute Infektionen, die vom Mund- oder Rachenraum ausgehen und in dem lockeren Bindegewebe des Halses deszendieren.
Ziel einer jeden Behandlung der Mediastinitis muß die Erkennung der Ursache und schließlich deren Beseitigung sein.

Da das Mediastinum im engeren Sinne keine vorgebildete Körperhöhle darstellt, sondern einen bindegewebig durchsetzten Raum, wird sich eine Infektion primär im Sinne einer Phlegmone ausbreiten; erst in fortgeschrittenen Stadien kommt es zur Bildung von Abszessen. Die allgemeinen Prinzipien der septischen Chirurgie gelten auch bei der Therapie einer Mediastinitis: Erkennung und Differenzierung der wesentlichen Erreger, hieraus folgend die möglichst gezielte antibiotische Abdeckung sowie die Entlastung des infiltrierten Gewebes und die physikalische Verminderung der Erreger durch Drainagen. Bei bereits vorliegender Abszedierung ist die großzügige Drainage eine wesentliche Voraussetzung für die Heilung; eine alleinige Antibiotikatherapie ist hier sinnlos, die in der Abszeßhöhle liegenden Erreger werden nicht erreicht.
Die zunehmend endoskopisch gelegten Minidrainagen, auch wenn sie sonographisch oder durch das Computertomogramm gesteuert richtig liegen, reichen für eine chirurgische Ableitung nicht aus. Bei der sich schnell ausbreitenden Mediastinitis wird nur wertvolle Zeit verloren.
Eine zusätzliche mechanische Verminderung der Erregerzahl ist durch die Anlage einer gut funktionierenden Spüldrainage möglich, die Spülflüssigkeit kann mit Chemotherapeutika versehen werden.

Indikationen

Absolute Indikationen

Jede Mediastinitis erfordert die sofortige chirurgische Intervention. Die Art des operativen Eingriffes hängt letztlich von der Ursache und der Ausbreitung der Entzündung ab. Die Beseitigung der Ursache bleibt Hauptziel und bestimmt die Indikation.

Läßt sich bereits eine Abszeßbildung nachweisen, so ist die Indikation zur operativen Sanierung und Drainage absolut. Gleiches gilt, wenn bei phlegmonöser Ausbreitung und ausreichender antibiotischer Abdeckung der klinische Zustand sich nicht bessert oder verschlechtert, oder wenn Befunde auftreten, die zeigen, daß sich der Entzündungsprozeß im Mediastinum ausbreitet und anatomisch vorgegebene Grenzen überschreitet. Hinweis hierfür kann das Auftreten eines Pleuraergusses sein.

Relative Indikationen

Da die Mediastinitis eine lebensgefährliche Komplikation einer anderen Grunderkrankung ist, wird sich unter Berücksichtigung der o. a. Indikationen kaum eine relative Indikation zur operativen Drainage herausarbeiten lassen.

Kontraindikationen

Die Mediastinitis als Komplikation einer malignen Grunderkrankung sollte bei Patienten mit infauster Prognose und kurzer Lebenserwartung keinen Anlaß zu einem zusätzlich belastenden operativen Eingriff geben.

Operationsrisiken und Aufklärungshinweise

Das Operationsrisiko und die hierüber notwendige Aufklärung sind abhängig von der die Mediastinitis auslösenden Grunderkrankung. Sie ist Zielrichtung der Aufklärung.

Da die Mediastinitis mit der Notwendigkeit der operativen Revision in der Regel eine lebensbedrohende Erkrankung ist, wird sich die Aufklärung auf den Hinweis richten, daß die Unterlassung der Operation die Wahrscheinlichkeit eines fatalen Ausganges der Erkrankung mehr erhöht als das Risiko des operativen Eingriffs.

Wesentlich ist es, Patienten und Angehörige bei Drainageoperationen entzündlicher Prozesse darauf hinzuweisen, daß mit der Operation selbst der Prozeß noch nicht beherrscht ist und daß selbst bei günstigen Umständen mit einem längeren, in seinem Ausmaß nicht vorhersehbaren Verlauf zu rechnen ist. Wichtig ist auch die Aufklärung, daß es notwendig werden kann, Rezidiveingriffe im Sinne von Revisionen, Wundtoiletten oder Erweiterung der Drainagen vorzunehmen, um das für den Patienten günstigste Ergebnis zu erreichen.

Ein solcher frühzeitiger Hinweis auf weitere geplante Eingriffe bewahrt den Patienten und seine Angehörigen vor Mißtrauen und Angst. Auch bei der Notwendigkeit der Wiedereröffnung von Sternotomiewunden bei einer Mediastinitis ist der Patient auf die Langwierigkeit der sekundären Heilung des offengelassenen Sternums hinzuweisen.

Spezielle Vorbereitung

Der wesentliche Gesichtspunkt im Rahmen der Vorbereitung zur spezifischen Therapie der Mediastinitis ist die möglichst exakte Abklärung der Ursache.

Die bereits präoperative Kenntnis des Erregers des Entzündungsprozesses und seiner Sensibilität wird immer von Vorteil sein, da bereits prä- und intraoperativ die gezielte antibiotische Therapie erfolgen kann.

Wenn es die Situation erlaubt, sollte der Patient durch Volumentherapie und Elektrolytbilanzierung in den maximal erreichbaren Ausgangszustand gebracht werden.

Ganz wesentlich ist die präoperative Abklärung der Ausbreitung des entzündlichen Prozesses, um hiermit den richtigen Ort der maximalen Drainage erreichen zu können!

Narkose

Intubationsnarkose.

Je nach Lage des Ausgangsbefundes und der Intention der Organreparatur wird im individuellen Fall zumindest die Möglichkeit der seitengetrennten Beatmung zu berücksichtigen sein.

Lagerung

Die Lagerung des Patienten wird von der Lage des Entzündungsherdes und dem hierdurch erforderlichen Zugang bestimmt.

Zugangsweg

Je nach Lokalisation des Herdes.

Spezielle Technik

Abszesse im Bereich des vorderen oberen Mediastinums

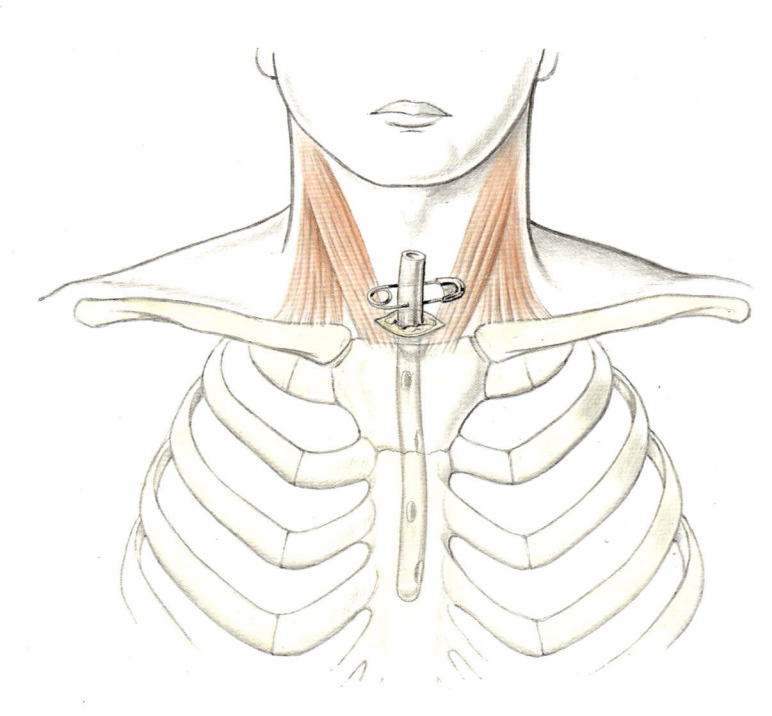

Abb. 43 Ein umschriebener Abszeß im vorderen oberen Mediastinum wird über eine suprasternale Inzision drainiert. Der Hautschnitt erfolgt quer oberhalb des Manubrium sterni, quere Durchtrennung des Subkutangewebes, des Platysma und der Halsfaszie. Zur besseren Entlastung sollte auch die infrahyale Halsmuskulatur beidseits quer eingeschnitten werden. Die kaudalwärts gerichtete Mobilisation erfolgt stumpf, anfangs mit dem Finger, später mit einem stumpfen Instrument (Kornzange, Hegar-Stift), bis ein ausreichend breiter Anschluß an die Abszeßhöhle erreicht ist.

Drainage mit weichem Rohr ausreichenden Kalibers. Es eignen sich seitlich perforierte Röhrendrainagen aus Silikon oder die sehr wirkungsvoll nach dem Kapillarprinzip funktionierenden gerillten Silikonlaschen.

Es muß aber immer im Auge behalten werden, daß dieser zwar elegante Drainageweg hinsichtlich seiner Drainagefähigkeit beschränkt ist. Weisen im Krankheitsverlauf klinische und/oder technische Befunde darauf hin, daß ein ausreichender Abfluß nicht erfolgt, so muß der Drainageweg erweitert werden!

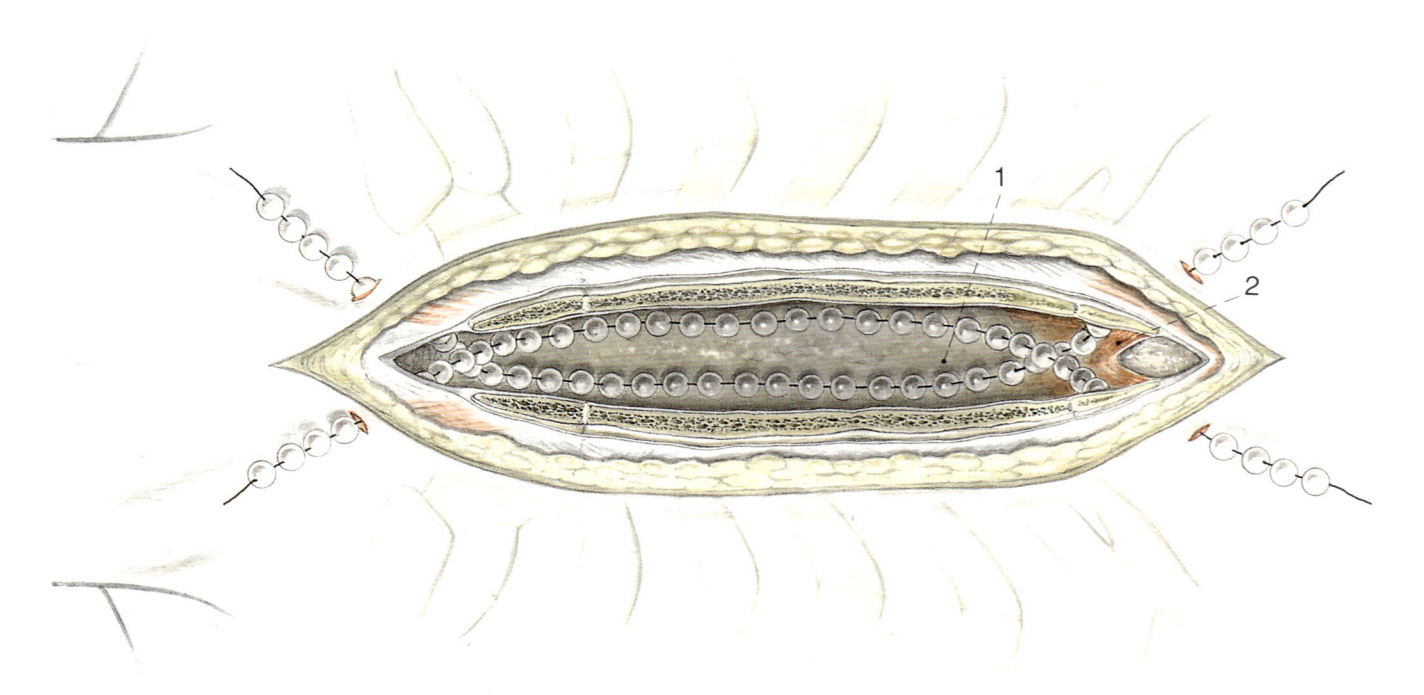

Abb. 44 Hat der entzündliche Prozeß die Grenzen des vorderen oberen Mediastinums überschritten, ist aber im wesentlichen auf den retrosternalen Bereich beschränkt, vor allem aber besteht der Verdacht auf eine Mitbeteiligung des Sternums selbst im Sinne einer Osteomyelitis, so soll die Indikation zur Sternotomie großzügig gestellt werden. Das Sternum wird in seiner gesamten Länge gespalten. Der Weichteilschnitt wird kranial- und kaudalwärts jeweils weitergeführt. Die Sternumränder sind bis zur frischen Blutung zu reinigen. Darunterliegendes nekrotisches Gewebe wird entfernt, in der Regel bildet der Herzbeutel den Wundgrund. Es können vorübergehend Antibiotikaketten eingelegt werden. Die Anzahl der belassenen Kugeln ist zu zählen und zu dokumentieren!

Die Wunde bleibt offen. Mehrmaliger täglicher Verbandswechsel ist zu gewährleisten. Die Wunde sollte – Geduld ist erforderlich – der sekundären Heilung überlassen werden. Ein aktiver Reverschluß des Sternums ist in der Regel nicht notwendig, ja sollte vermieden werden. Die Gefahr des Rezidivs, meist als Spätrezidiv der Osteomyelitis ist hierbei zu groß.

1 Herzbeutel
2 Pars sternalis des Zwerchfells

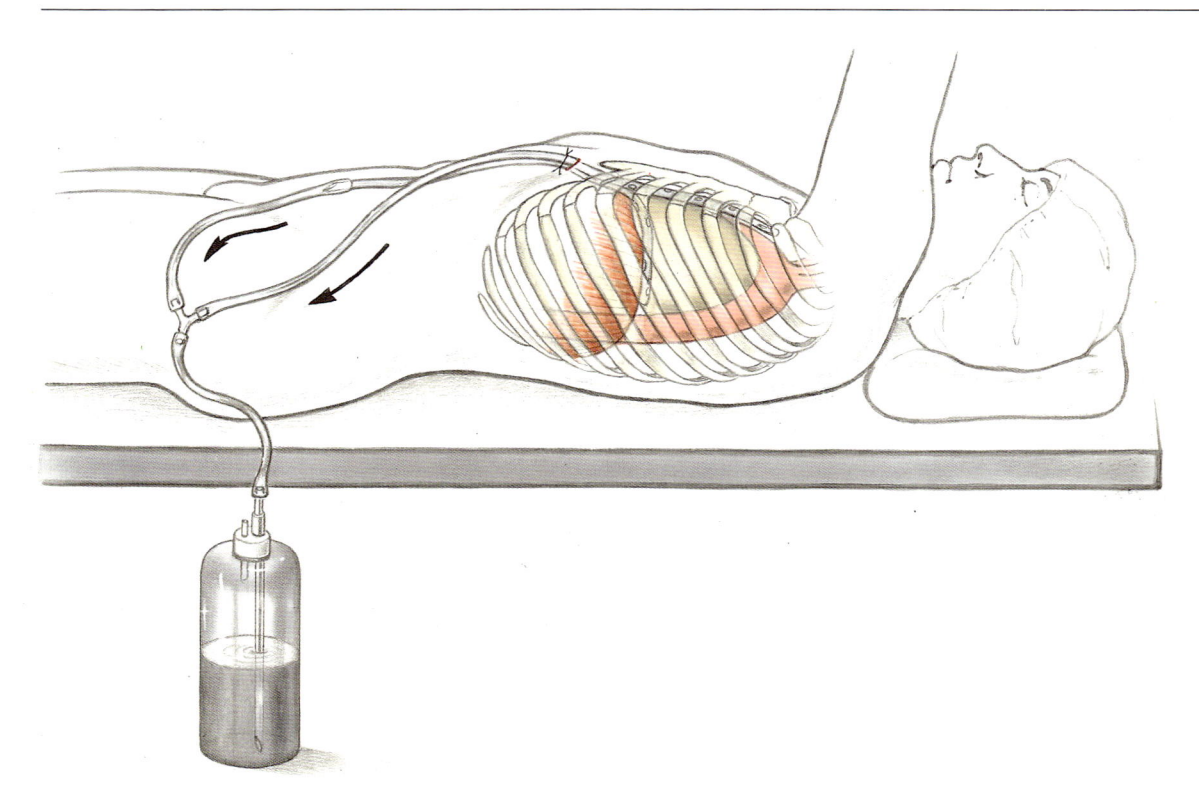

Abb. 45 Bei Ausdehnung des putriden Prozesses aus dem unmittelbar retrosternalen Bereich in den perikardialen oder aber bei dortigem Beginn muß das Perikard miteröffnet und ausreichend drainiert werden. Intraoperativ ist durch großzügige Flüssigkeitsspülungen, z. B. mit einfacher physiologischer Kochsalzlösung, eine physikalische Keimreduzierung von Vorteil. Ob bakterizid wirkende Lösungen, wie z. B. Polyvidon-, Chloramin-T- oder Taurolidinlösungen hiergegen Vorteile bringen, ist noch nicht eindeutig nachgewiesen.
Ganz wesentlich ist die Plazierung der Drainagen, die jeweils die tiefsten infizierten Bereiche am liegenden Patienten entlasten müssen. Über ein ventral liegendes Rohr kann eine Spülflüssigkeit zugeführt werden. Die kontinuierliche Spülung ist bei schweren und schon ausgedehnten Prozessen von Vorteil. Zu- und abführende Schlauchsysteme haben die Tatsache der Schwerkraft am liegenden Patienten zu berücksichtigen, um eine maximale Benetzung und Drainage des Infektionsraumes zu bewirken.
Auch im mediastinalen Bereich sollten die Drainagegefäße immer das Prinzip einer Ventildrainage, etwa nach dem Prinzip der Bülau-Flasche, erfüllen, um bei Verletzungen der Pleura einen Pneumothorax zu vermeiden.
Findet sich im infizierten Mediastinum Kunststoff als Implantat, z. B. als Perikardersatz, so sollte dieser – wenn immer möglich – entfernt werden.

Entzündliche Erkrankungen des Mediastinums

Infektionen im hinteren Mediastinum

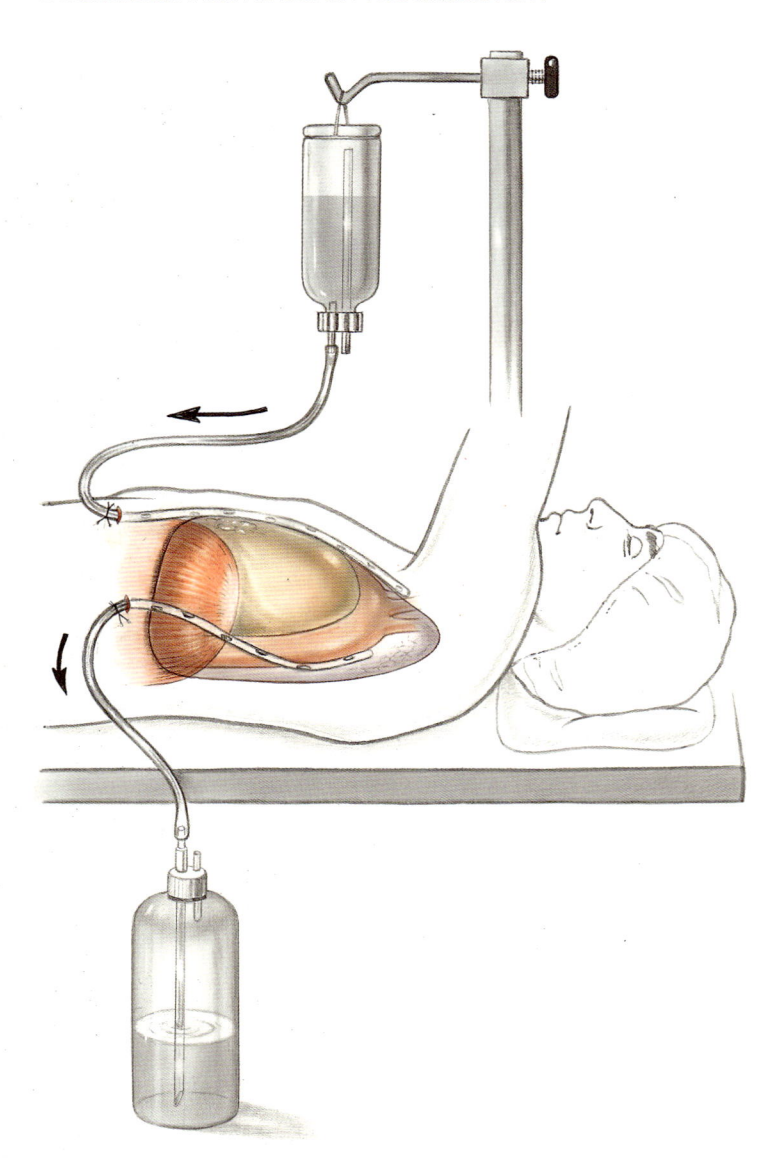

Abb. 46 Bei der Therapie von Infektionen des hinteren Mediastinums erfolgt der Zugang über eine postero-laterale Thorakotomie. Die Seitenwahl des Zuganges hängt ab von der zu sanierenden Ursache oder von der Hauptausdehnung des Prozesses. Auch die beidseitige postero-laterale Thorakotomie kann notwendig sein.
Hinsichtlich der Anlage einer Spüldrainage gelten die o. a. Grundsätze (s. S. 74). Ein kontinuierlicher Sog ist nur anzulegen, wenn etwa durch mangelnde Ausdehnung der Lunge Hohlräume bestehenbleiben. Bewährt haben sich Saugpumpensysteme, bei denen sich ein intermittierend auftretender veränderlicher Sog einstellen läßt (Zugangsrichtung s. auch Abb. 48a).

Ausweichmethoden

Sonographie und Computertomographie haben die Entwicklung der gezielten Punktion mit Einlage von kleinen Drainageschläuchen gefördert. Dies mag in Einzelfällen und bei strenger Indikation vorteilhaft sein. Zu bedenken ist, daß ältere Abszesse gekammert sind und durch die leicht verstopfenden, dünnkalibrigen Drainagen nicht wirkungsvoll entlastet und damit nicht kurativ behandelt werden können. Weiterhin ist mit diesen Verfahren die Bakterien enthaltende innere Abszeßmembran nicht zu entfernen.

Ausweichverfahren bei kleinen Abszessen im vorderen Mediastinum

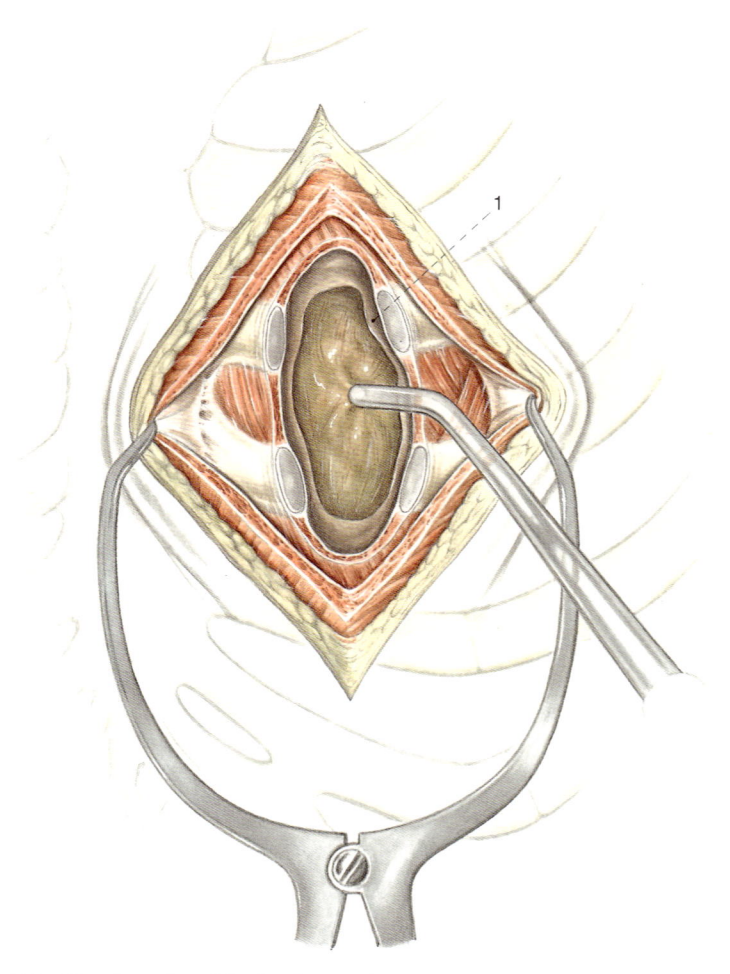

Abb. 47 Anteriore Mediastinotomie.
Bei seltenen umschriebenen Abszessen im vorderen Mediastinum kann ein eingeschränkter Zugang indiziert sein. In Frage kommt hier meist der Bereich des oberen Mediastinums. Nach einem parasternalen Längsschnitt werden die Fasern des M. pectoralis major stumpf beiseitegedrängt, die Knorpel der meist 2. und/oder 3. Rippe werden teilreseziert. Nach seitlicher Abdrängung der mediastinalen Pleura läßt sich der Raum vor der aszendierenden Aorta darstellen.

1 Pleura parietalis

Ausweichverfahren bei kleinen Abszessen im hinteren Mediastinum

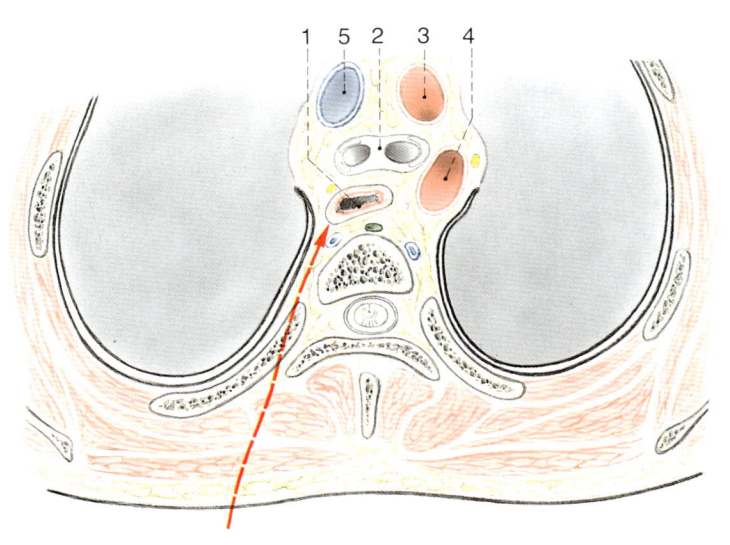

Abb. **48a** u. **b** Posteriore Mediastinotomie (**a**: Ansicht von unten). Der Zugang geschieht längs, paravertebral, etwa 3 Querfinger neben den Dornfortsätzen. Die Rückenmuskulatur kann stumpf auseinandergedrängt werden. Zwei bis drei Rippen werden subperiostal teilreseziert. Nach Längsdurchtrennung der Interkostalmuskulatur und nach lateraler Abschiebung der Pleura parietalis ist das hintere Mediastinum erreichbar. Der Abszeß wird abgesaugt und nach Spülung und Toilette eine Drainage eingelegt. Wird die parietale Pleura verletzt oder muß sie eröffnet werden, wird die Drainage des Pleuraraumes zusätzlich notwendig, da schnell eine Verklebung der Pleurablätter eintreten kann. Bei notwendiger Erweiterung der Übersicht können auch ein oder zwei Querfortsätze der Wirbelkörper entfernt werden.

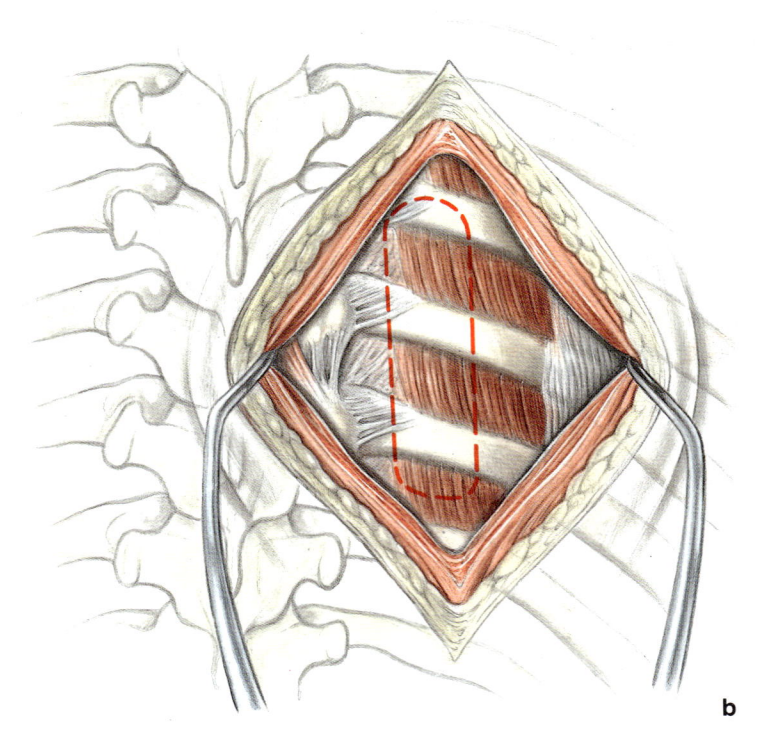

1 Ösophagus
2 Bifurcatio tracheae
3 Aorta ascendens
4 Aorta descendens
5 V. cava superior

Komplikationen

Frühkomplikationen

Unter den Frühkomplikationen sind vor allem die intra- und postoperativen *Blutungen* anzuführen. Bei der kollaren Mediastinotomie ist an die zahlreichen hier verlaufenden Gefäße zu denken, die sowohl intraoperativ verletzt als auch durch die eingesetzten Drainagen arrodiert werden können. Bei auftretenden Blutungen sollte nicht zu lange gewartet werden, sondern möglichst rasch über einen ausreichenden Zugang die definitive Blutstillung angestrebt werden.

An eine mögliche *Schädigung der Nn. phrenici, vagi* und *recurrentes* muß gedacht werden. Bei der operativen Sanierung entzündlicher Herde kann es immer zum Ausschwemmen der Keime in die Blutbahn und zum septischen Schock kommen.

Therapie

Blutung: Tamponade, operative Stillung.

Septischer Schock: Antibiotikatherapie, intensivmedizinische Maßnahmen.

Spätkomplikationen

Je nach der Lokalisation des primären Entzündungsherdes werden die Spätkomplikationen in ihrer Auswirkung mehr oder weniger gravierend sein. Die *Spätosteomyelitis* der knöchernen Strukturen, die *Pleura-* und *Perikardverwachsungen* mit ihren Funktionseinschränkungen stehen hier im Vordergrund. Die schon erwähnten Nervenschädigungen können als Spätkomplikationen in ihrer Symptomatik führend werden.

Therapie

Osteomyelitis: Sequesterotomie und Antibiotikamedikation.

Pleuraschwarten: Je nach Funktionsbehinderung operative Dekortikation.

Tumoren des Mediastinums

Ziele und Methoden

Die Tumoren des Mediastinums umfassen aufgrund der hier vorkommenden vielfältigen Gewebs- und Organstrukturen ein weites Spektrum. Obgleich mit ganz unterschiedlicher Prognose versehen, ist es aus klinischen Gründen berechtigt, im Rahmen einer Operationslehre die gut- und bösartigen Tumoren zusammen abzuhandeln.

Die Tumoren entstehen aus den verschiedenst differenzierten Geweben aller drei Keimblätter, die hier in engste topographische Beziehung treten. Die bevorzugte Metastasierung mancher Organtumoren und die klinische Erstmanifestierung von malignen Systemerkrankungen im Mittelfell tragen zur teilweise verwirrenden Vielfalt bei. Da es bisher ein allgemein akzeptiertes klassifizierendes Schema der Tumoren des Mediastinums nicht gibt, kann es auch nicht die Aufgabe einer Operationslehre sein, auf die nähere Problematik hier einzugehen. Für klinisch-praktische Gegebenheiten ist es vollkommen ausreichend, die Tumoren den definierten Bereichen des vorderen und hinteren Mediastinums zuzuordnen.

Aus der Lokalisation und mit den heute zur Verfügung stehenden Hilfsmitteln der Röntgentechnik, sei es konventionell, der Computertomographie, im gezielten Falle der Kernspintomographie und auch der Sonographie, ist es mit einer relativ hohen Wahrscheinlichkeit möglich, den Tumor zuzuordnen.

Die Dignität des Tumors muß durch die Gewinnung histologischen Materials geklärt sein.

Obgleich Sonographie, Computertomographie und endoskopische Verfahren gezielte Gewebepunktionen erlauben, bleibt die Unsicherheit bei negativem histologischen Befund bestehen. Hinzu kommt, daß auch der sicher benigne Tumor durch sein verdrängendes Wachstum krankheitsmachende und schließlich mit dem Leben nicht vereinbare Veränderungen hervorruft.

Da das Ziel auf die komplette Entfernung des Tumors gerichtet ist, wird auch die Indikation zur Thorakotomie in der Regel weit gestellt werden können und müssen! Unter der Voraussetzung, daß eine intraoperative histologische Diagnostik nötig ist, werden sich meist diagnostisches und therapeutisches operatives Vorgehen zu einem Akt vereinigen lassen.

Dies entbindet aber nicht von der Forderung, vor dem Eingriff alle zur Verfügung stehenden und angezeigten diagnostischen Methoden anzuwenden.

Unabhängig von der Art des Tumors sind präoperativ Lage und Ausdehnung exakt abzuklären, um den bestmöglichen Zugang wählen zu können.

Bei Verdacht auf oder bei bereits bestätigten malignen Tumoren ist möglichst abzuklären, ob wichtige im Mediastinum verlaufende Organstrukturen berührt und infiltriert sind. Ziel der Operation ist die totale Ausrottung des Tumors, die R0-Exstirpation. Bei vertretbarem Risiko müssen hierbei Anteile z.B. des Ösophagus, der großen Gefäße, des Herzbeutels oder der Lunge und auch der Thoraxwand mit entfernt werden. Die Möglichkeiten und Planung der Rekonstruktion sollten schon präoperativ erfolgen, sie helfen zur Erstellung der operativen Strategie und Taktik, vermindern Operationszeit und damit -risiko.

Ist das grundsätzliche Ziel des kurativen operativen Aktes wegen der Ausdehnung des Tumors aus technischen oder biologischen Gründen nicht mehr erreichbar, so kann je nach histologischer Differenzierung eine Verminderung der Tumormasse sinnvoll sein, damit eine bedrohliche Komplikation beseitigt wird, nur wenn eine anschließende Chemo- und/oder Strahlentherapie auf einen potentiell sensiblen Tumorrest trifft.

Gerade die großzügig zu stellende Indikation zum operativen Vorgehen beim Tumor des Mittelfells fordert die enge interdisziplinäre onkologische Zusammenarbeit! Die primär palliative Zielsetzung bei der chirurgischen Therapie eines malignen Mediastinaltumors erfordert eine sorgfältige Risikoabwägung. Bei starkem Leidensdruck des Patienten, wie dies bei hochgradigen Kompressionen des Ösophagus, der Trachea und insbesondere bei massiver oberer Einflußstauung auftreten kann, ist auch unter Wissen eines hohen perioperativen Risikos und des rein palliativen Charakters des Eingriffes die Indikation zur Operation im individuellen Falle großzügig zu stellen.

Indikationen

Absolute Indikationen

Eine absolute Anzeige zur chirurgischen Entfernung besteht, wenn die Malignität des Tumors nicht sicher auszuschließen und wenn er nach den vorliegenden Befunden kurativ entfernbar ist. Dies gilt unter gleichen Voraussetzungen auch für gutartige große Tumoren mit klinischer Symptomatik und vor allem bei im Verlauf dokumentierter deutlicher Größenzunahme.

Die absolute Indikation kann auch für palliative Maßnahmen bestehen, wenn Komplikationen bereits vorhanden sind oder drohen (Kompression der Trachea, des Ösophagus, obere Einflußstauung).

Relative Indikationen

Eine relative Indikation ist gegeben bei Patienten in hohem Lebensalter oder solchen mit schweren Begleiterkrankungen und langsamer Wachstumstendenz des Tumors.

Erlauben die Form, das Wachstumsverhalten und die typische Lage eine relativ hohe Sicherheit der Gewebezuordnung, wie wir es etwa beim Perikardlipom und der -zyste kennen, kann eine abwartende Haltung eingenommen werden.

Bei gutem Allgemeinzustand ist bei nicht mehr kurativ entfernbaren Tumoren eine R1- oder R2-Resektion sinnvoll, wenn ein kombiniertes onkologisches Gesamtkonzept erstellt wird und die Akzeptanz des Patienten hierzu vorausgesetzt werden darf.

Kontraindikationen

Fehlendes Wachstum, höheres Lebensalter oder erhebliche Risikofaktoren stellen eine Kontraindikation dar.

Auch bei weit fortgeschrittenen Tumoren, die keine kurative Entfernung mehr zulassen und auf eine Chemotherapie nicht ansprechen, ist Zurückhaltung geboten.

Die Notwendigkeit der Mitnahme und Rekonstruktion wichtiger Organsysteme bei Patienten in schlechtem biologischen Allgemeinzustand und mit erheblichen Risikofaktoren (kardiopulmonale Insuffizienz) ist als Kontraindikation anzusehen.

Ggf. kann durch einen begrenzten Eingriff die histologische Gewebediagnostik erzwungen werden, um dann durch eine Strahlentherapie eine subjektive Besserung oder sogar Lebensverlängerung zu erreichen.

Operationsrisiken und Aufklärungshinweise

Die Risiken bei der operativen Entfernung von Mediastinaltumoren werden natürlich vom Alter des Patienten, seinem biologischen Zustand und eventuellen Begleiterkrankungen bestimmt. Neben diesem globalen und unspezifischen Risiko hängt die operative Gefährdung von Art und Ausdehnung des Tumors ab, aber auch von einer eventuellen Ausweitung des Eingriffes durch Mitnahme und Rekonstruktion wichtiger Organstrukturen. Da es sich um einen thorakalen Eingriff handelt, wird der kardiopulmonale Zustand des Patienten eine wichtige Rolle spielen und das Risiko der postoperativen Ateminsuffizienz ganz im Vordergrund der Abwägung stehen.

Auch unter Berücksichtigung nur der kurativen Eingriffe wird man die Operationsletalität zwischen 2 und 20 Prozent ansetzen müssen.

Bei der Aufklärung ist somit das allgemeine Risiko einer Thorakotomie anzusprechen, insbesondere die Möglichkeit der postoperativen Lungenentzündung und die eventuelle Notwendigkeit einer längerfristigen Nachbeatmung.

Je nach Lage des Tumors ist auf die Gefahr einer Schädigung des Stimmband- oder Zwerchfellnerven hinzuweisen, ebenso auf eine intraoperativ notwendige Ausweitung des Eingriffes (Wegnahme und Ersatz wichtiger Organe bzw. allfällige Folgezustände).

Der Tumorart entsprechend, ist auch schonend hinsichtlich der Möglichkeit des Rezidivs und der Notwendigkeit zusätzlicher onkologischer Maßnahmen einschließlich von Zweitoperationen aufzuklären. Der an einem bösartigen Tumor operierte Kranke muß einem standardisierten, geplanten, häufig interdisziplinären Nachsorgeprogramm unterzogen werden.

Spezielle Vorbereitungen

Die Mitbeteiligung oder der Ausgangspunkt von den vielen im Mediastinum verlaufenden Organstrukturen und Leitungsbahnen muß röntgenologisch und endoskopisch-histologisch soweit als möglich abgeklärt sein. Im Zweifelsfall sind immer auch Angio- oder/und Phlebographie durchzuführen.

Da in der Regel eine Thorakotomie durchgeführt wird, ist die präoperativ eingeleitete Atemgymnastik hinsichtlich des postoperativen Verlaufs von großer Bedeutung. Die medikamentöse Einstellung manifester Lungenfunktionsstörungen ist unabdingbar.

Gleiches gilt für die Prüfung der Lungenfunktion, wobei diese mit Hilfe der Szintigraphie auch seitengetrennt berechnet werden sollte, wenn eine Lungenparenchymresektion operationstaktisch in Frage kommt.

Bei Infiltration des Ösophagus durch den Tumor muß die Vorbereitung den Zweihöhleneingriff in die Planung miteinbeziehen; die vorteilhafte präoperative Spülung des Gastrointestinaltraktes ist dann für die notwendige Rekonstruktion obligatorisch.

Tumoren des vorderen Mediastinums

Narkose

Je nach Lage des Tumors und der möglichen Notwendigkeit der Ausdehnung des operativen Eingriffes sollte man auf die Vorteile der seitengetrennten Beatmung zurückgreifen. Die Nachteile, die ggf. von seiten des Anästhesisten hier gesehen werden, lassen sich durch intermittierende beidseitige Beatmung verringern und werden in fast jedem Falle durch die bessere Übersicht und damit Sicherheit und Verkürzung der Operationszeit wieder wettgemacht.

Schon in der Phase der Operationsplanung ist die enge Zusammenarbeit mit dem Anästhesisten eine unabdingbare Forderung, da die Entfernung eines Mediastinaltumors im engeren Sinne durch die relative Seltenheit und die Vielfältigkeit seiner Art nie ein Routineeingriff sein kann.

Lagerung

Rückenlage mit einer leichten Reklination des Kopfes. Die Abdeckung soll kranial knapp kaudal der Unterkieferäste erfolgen. Bei der Abdeckung ist weiter zu beachten, daß bei der Sternotomie eventuell beide Pleurahöhlen eröffnet werden müssen und daß die Notwendigkeit zur dorsalen Drainage einer oder beider Pleurahöhlen entsteht. Die Abdeckung muß also die Möglichkeit der Ausleitung der Drainage im Bereich der hinteren Axillarlinie bieten (Abb. **49**).

Tumoren des Mediastinums

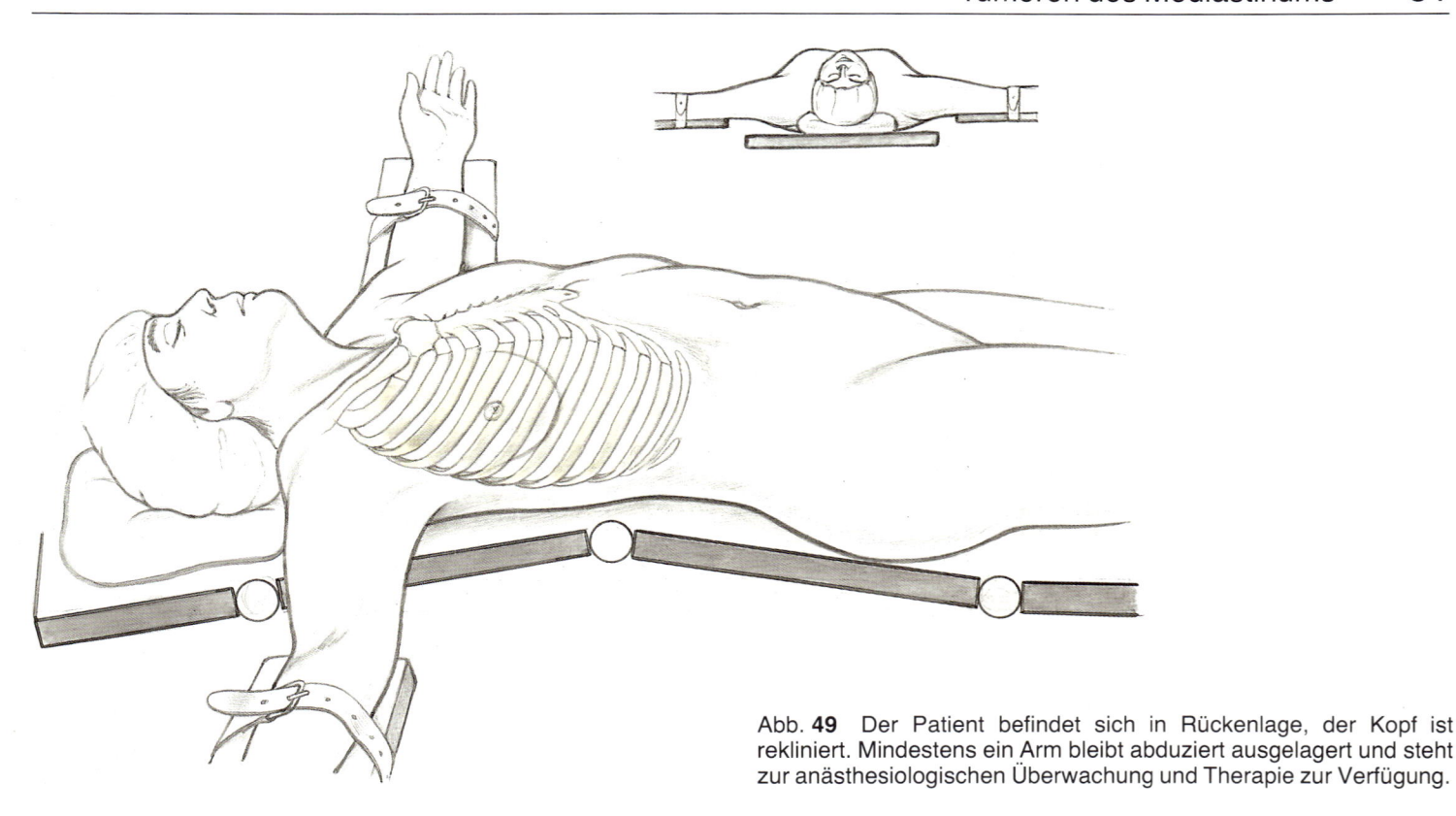

Abb. 49 Der Patient befindet sich in Rückenlage, der Kopf ist rekliniert. Mindestens ein Arm bleibt abduziert ausgelagert und steht zur anästhesiologischen Überwachung und Therapie zur Verfügung.

Zugangsweg

Die mediane longitudinale Sternotomie muß im Bereich der Weichteile genügend weit nach kollar und nach abdominal gezogen werden, um ein weites Auseinanderdrängen des Sternums zu ermöglichen. Eine leichte Überstreckung im Bereich der Lendenwirbelsäule ist günstig.

Beispiel: Tumor im oberen Mediastinum

Arbeitsschritte

Kurative Tumorektomie bei bösartigen Geschwulstkrankheiten

1. Mediane longitudinale Sternotomie.
2. Blutstillung, insbesondere an Periost und Spongiosa des Sternums.
3. Schrittweises Auseinanderdrängen des Sternums.
4. Sorgfältigste Blutstillung im Retrosternalraum.
5. Identifizierung des Tumors und seiner Ausbreitung.
6. Vergleich mit den präoperativ erhobenen Befunden bildgebender Verfahren.
7. Ggf. Gewebsentnahme zur histologischen Schnellschnittdiagnose.
8. Identifizierung der anatomischen Strukturen des oberen Mediastinums.
9. Darstellen und eventuell Sicherung durch Anschlingen insbesondere der V. brachiocephalica sinistra, des N. vagus, N. recurrens und N. phrenicus.
10. Abklärung, ob Radikalität – RO-Resektion – möglich und welche Organstrukturen mit entfernt werden müssen.
11. Präparation des Tumors im gesunden Gewebe, meist von kaudal beginnend, ggf. unter Mitnahme von Anteilen der Pleura mediastinalis, von Lungengewebe und/oder Perikard.
12. Trotz anfänglich anderer Beurteilung können in der Regel die großen Arterien gut repariert werden.
13. Bei Infiltration des Tumors in die obere Hohlvene oder ihre nahen großen Äste Mitresektion im Tumorpaket.
14. Nach kompletter Tumorentfernung Rekonstruktion durch Gefäß- und evtl. Perikardersatz.
15. Großzügige Drainage des Mediastinums retrosternal und ggf. des dorsalen Pleuraraumes.

Arbeitsschritte

Palliative Tumorresektion bei bösartigen Geschwulstkrankheiten

1. Mediane longitudinale Sternotomie.
2. Sichere Identifizierung der Tumorausdehnung.
3. Überprüfung der Indikation zum palliativen Vorgehen.
4. Im Zweifelsfall Kontrolle der Tumorausdehnung durch histologische Schnellschnittuntersuchung.
5. Bei Tumoren mit Sensibilität für Strahlen- oder Chemotherapie weitgehende Verringerung der Tumormassen unter Belassung wichtiger Organstrukturen.
6. Markierung der Tumorreste mit Titanclips.
7. Bei Tumorinfiltration der oberen Hohlvene mit manifester oder drohender Einflußstauung Anlage eines Kunststoffgefäßbypasses.

Die palliative Tumorresektion erfordert auch intraoperativ die nochmalige sorgfältige Abwägung der individuellen klinischen Situation. Je mehr der Tumor zusätzlichen onkologischen Maßnahmen zugänglich scheint, um so weniger ist die Ausdehnung des chirurgischen Eingriffes mit der Erhöhung des operativen Risikos notwendig. Im anderen Falle ist bei fehlender therapeutischer Alternative entweder die weitgehende chirurgische Ausrottung mit dem Ziel des begrenzten Zeitgewinns anzustreben, oder aber es wird ein rein palliatives Vorgehen mit dem Ziel der Verbesserung der Lebensqualität gewählt. Hier wäre z. B. an die Anlage von Gefäßbypässen bei oberer Einflußstauung zu denken. Auch Fernmetastasen ergeben hier keine Kontraindikation!

Arbeitsschritte

Exstirpation von gutartigen Tumoren

1. Mediane longitudinale Sternotomie, bei kleinen Tumoren kann eine partielle Sternotomie einen ausreichenden Zugang bieten.
2. Identifizierung des Tumors hinsichtlich seiner Ausdehnung.
3. Ggf. nochmalige intraoperative Sicherung der histologischen Diagnose mit Ausschluß der Malignität.
4. Beginn der Mobilisation des Tumors unmittelbar an seinen Grenzen.
5. Nach Tumorentfernung retrosternale Drainage und Wundverschluß.

Spezielle Technik

Da sich die Techniken bei der Exstirpation von gut- und bösartigen Tumoren im Bereich des vorderen Mediastinums nicht grundsätzlich unterscheiden, können diese hier zusammen abgehandelt werden.

Beim gutartigen Tumor erfolgt die Exstirpation gewebsnah unmittelbar am gut sichtbar abgegrenzten Tumor. Wesentlich ist die histologische Sicherung der Benignität. Ist diese histologisch nicht geklärt und intraoperativ nicht eindeutig zu sichern, so sollte der Tumor hinsichtlich der chirurgischen Taktik und Technik als maligne angesehen und so operiert werden.

Grundsätzlich muß nach dem Auseinanderdrängen des Sternums nach longitudinaler Sternotomie eine übersichtliche Darstellung des Situs erfolgen, um die Ausbreitung des Tumors und dessen Infiltration in umgebende Organe sicher beurteilen zu können. Entsprechend sind dann die Resektionsgrenzen beim malignen Tumor im umgebenden gesunden Gewebe sowie ggf. die Mitresektion von Organstrukturen festzulegen. Die Möglichkeiten und Notwendigkeit der Rekonstruktion müssen abgeschätzt und geplant werden.

Bei malignen Tumoren darf man sich bei der Exstirpation nicht durch die häufig vorhandene Pseudokapsel irreführen lassen und diese als Resektionsgrenze ansehen; hiermit ist das Rezidiv vorprogrammiert. Die operative Präparation hat in einem Sicherheitsabstand von wenigstens 2 cm im umgebenden gesunden Gewebe zu erfolgen. Im Zweifelsfalle muß intraoperativ im histologischen Schnellschnittverfahren der gesunde Resektionsrand überprüft werden.

Da für die meisten originären Mediastinaltumoren ein allgemein anerkanntes TNM-System noch nicht existiert, muß eine exakte Befundbeschreibung erfolgen, um ggf. einmal nachträglich eine verwertbare Vergleichbarkeit der Befunde zu ermöglichen.

Palliative Exstirpation

Der intraoperative Nachweis der immer anzustrebenden kurativen Exstirpation – RO-Exstirpation – kann erhebliche Schwierigkeiten bereiten. Im wesentlichen wird sie nicht mehr möglich sein, wenn der Tumor in den Herzbeutel eingebrochen ist und die Strukturen an der Herzwurzel infiltrierend befallen hat. Die Einbeziehung des Sternums und der Thoraxwand stellt dagegen keine Gegenindikation zur kurativen Exstirpation dar. Eine Teilresektion des Sternums ist möglich, die Thoraxwand kann durch eine relativ dickwandige 2 mm-PTFE-Prothese ersetzt werden.

Bei technischer Möglichkeit, aber ausgedehntem Eingriff sind Lebensalter und zusätzliche Risikofaktoren gegenüber dem zu erwartenden Lebensgewinn abzuwägen.

Die Möglichkeit zusätzlicher onkologischer Maßnahmen ist insbesondere bei eingetretener Metastasierung zu berücksichtigen. Es muß immer wieder darauf hingewiesen werden, daß bei der Viel- und Mannigfaltigkeit der Mediastinaltumoren mit unterschiedlichster maligner, zum Teil auch nicht klar definierter maligner Potenz eine allgemein gültige Therapieempfehlung kaum aufgestellt werden kann. Die Regel wird die individuelle, häufig interdisziplinäre onkologische Therapieentscheidung bilden.

Tumoren des Mediastinums 83

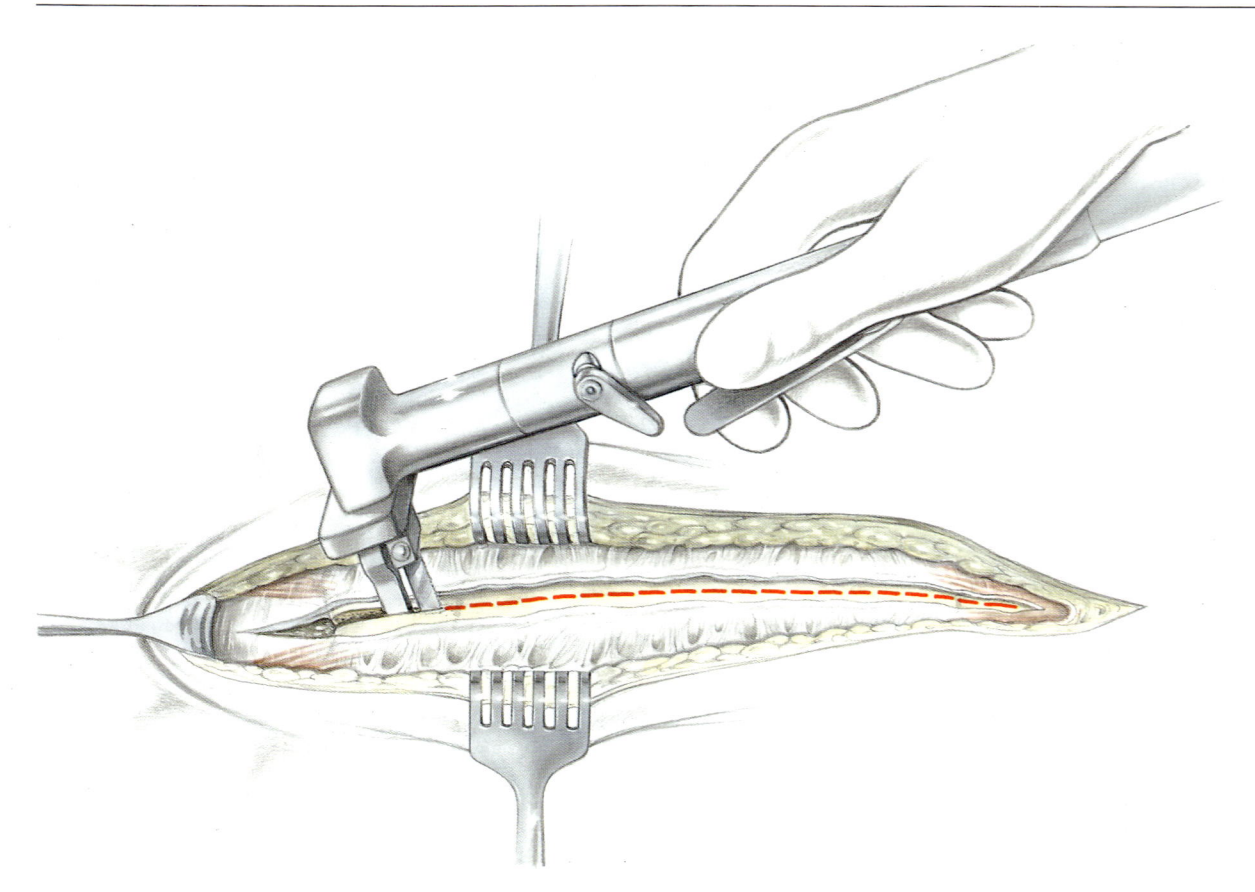

Abb. 50 Nach Durchtrennung der Weichteile wird das Sternum mit der oszillierenden Säge gespalten. Sie arbeitet gewebeschonend und schnell. Dies kann bei einem dem Sternum anliegenden Tumor wichtig sein, wenn eine auftretende Blutung sofort zu stillen ist. Auch der alte Lebbsche Meißel ist ein brauchbares Instrument.

Nach Spaltung des Sternums erfolgt eine sorgfältige Blutstillung der periostalen Blutgefäße. Die Spongiosa wird entweder mit sterilem Knochenwachs oder mit dem kostenintensiveren Fibrinkleber behandelt.

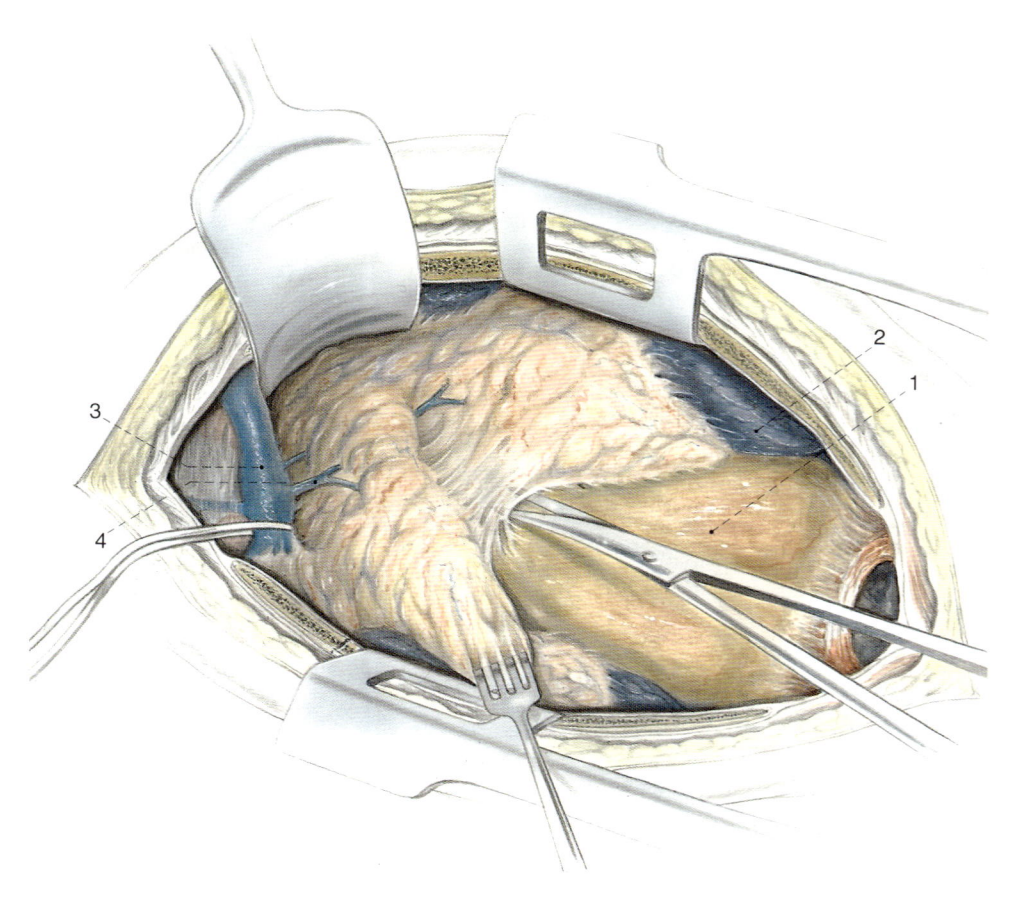

Abb. 51 Die Präparation der Tumoren des vorderen Mediastinums wird in der Regel von kaudal her begonnen, da hier nach hinten das Perikard und nach unten der sehnige Anteil des Diaphragmas einen anatomischen Orientierungspunkt aufzeigen. Je nach Ausdehnung des Tumors kann es sich als günstig erweisen, leicht verletzliche anatomische Strukturen baldmöglichst durch Anschlingen zu markieren, hier kommen vor allem die V. brachiocephalica sinistra und die Nn. phrenici und recurrentes in Frage. Beim malignen Tumor geschieht die Präparation im gesunden Gewebe. Ggf. müssen anliegende mediastinale Pleura und Perikard en bloc mit reseziert werden.

1 Perikard
2 Pleura mediastinalis bzw. Recessus costomediastinalis
3 V. brachiocephalica sinistra
4 V. thymica

84 Mediastinum

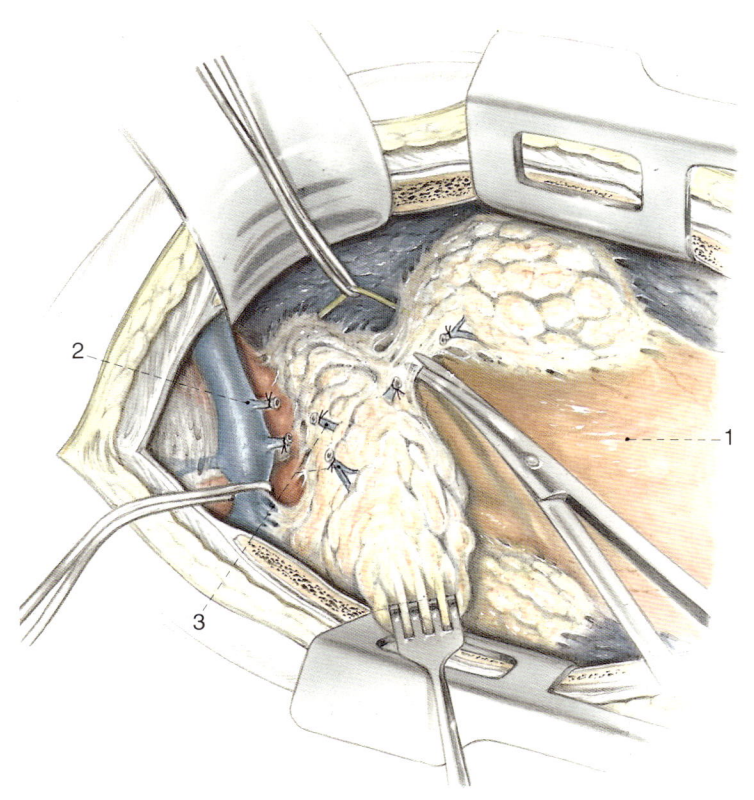

Abb. 52a Der Tumor wird von kaudal zunehmend entwickelt; rechtsseitig ist die Pleura mediastinalis am Tumorpaket verblieben. Die zur V. brachiocephalica sinistra führenden kleinen Venen sind, um bei der Präparation ein Einreißen zu vermeiden, schon vorsorglich zwischen Ligaturen durchtrennt. Der N. phrenicus ist angeschlungen.

1 Perikard
2 V. brachiocephalica sinistra
3 V. thymica

Abb. 52b Zur besseren Übersicht ist der Tumor im Bereich des kranialen Thymusfettkörpers durchtrennt. Er wird jetzt im lockeren Fettgewebe der linken mediastinalen Pleura exstirpiert.

1 N. phrenicus sinister
2 N. vagus sinister mit N. laryngeus recurrens

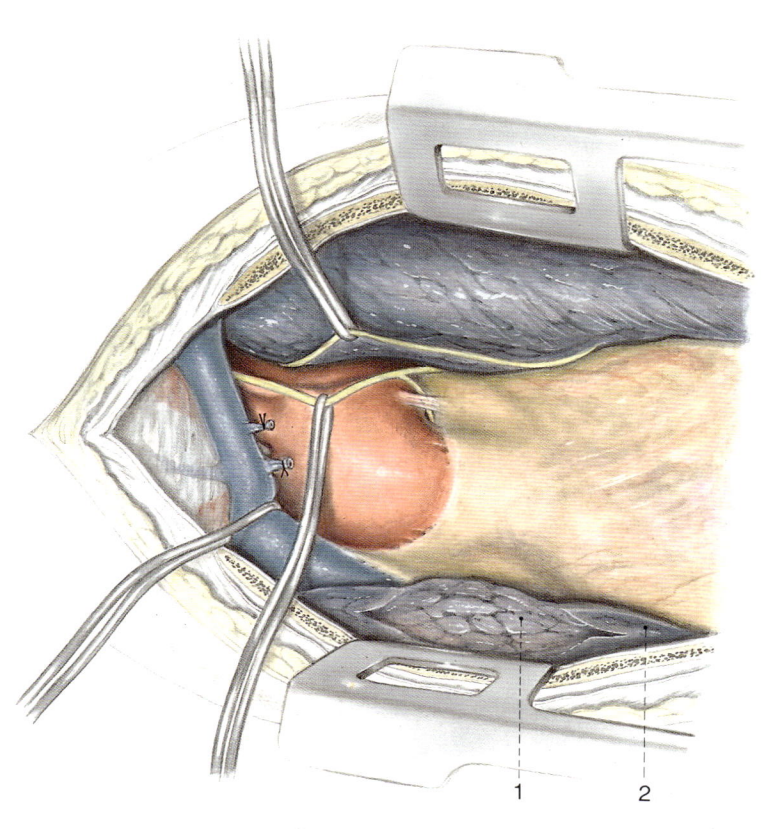

Abb. 53a Der in diesem Falle noch relativ gut begrenzte Tumor ist unter Mitnahme der mediastinalen Pleura rechts entfernt. Der N. vagus mit abgehendem N. laryngeus recurrens und der N. phrenicus sind angeschlungen. Auch die V. brachiocephalica sinistra ist durch einen Zügel gesichert. Der Aortenbogen ist mit seinen großen Ästen vollkommen freigelegt. Die Strukturen des vorderen Mediastinums sind gut abgegrenzt, so daß die saubere Präparation und die Überprüfung auf Vollständigkeit der Tumorentfernung erleichtert werden.

Merke: Bleiben Tumorreste zurück (R2-Exstirpation) oder besteht intraoperativ der Verdacht, daß mikroskopisch sich keine Radikalität der Operation ergeben hat (R1-Exstirpation), so sollten die tumorverdächtigen Bereiche mit Titanclips markiert werden. Diese Clips bewirken beim Nachsorge-Computertomogramm keinen unerwünschten „Explosionseffekt" und erleichtern die postoperativ notwendige gezielte Nachbestrahlung.

1 Lunge
2 Pleura mediastinalis

Tumoren des Mediastinums

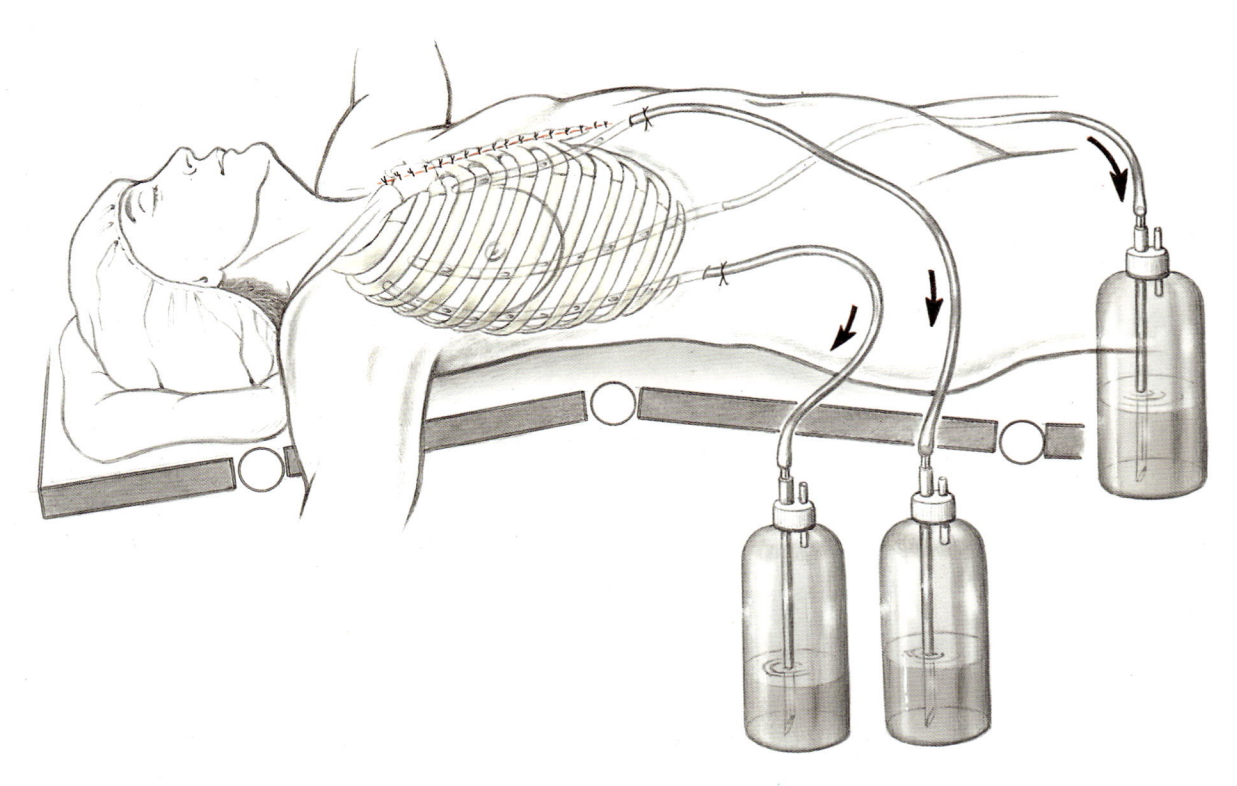

Abb. 53b Bei ausgedehnten Tumorresektionen ist eine ausreichende postoperative Drainage wichtig! Muß aus Radikalitätsgründen die mediastinale Pleura mitreseziert werden, dann ist der Pleuraraum ggf. beidseits an typischer, tiefster Stelle mit Ventildrainagen zu versorgen. Getrennt wird auch der retrosternale Raum drainiert. Wurde das Perikard eröffnet oder teilreseziert, so ist durch einen entsprechend gebogenen Drainageschlauch auch diese Höhle abzuleiten.
Ein Sog an die Bülau-Flaschen sollte vorübergehend bestehen, wenn die Nachblutung stärker als erwartet ist, wenn Lungenparenchym reseziert wurde und wenn ggf. Lungenparenchymfisteln nicht zu vermeiden waren.
Eine baldmöglichste Entfernung der Drainagesysteme ist immer anzustreben, der Zeitpunkt ist abhängig von der Sekretionsmenge. In der Regel wird diese um den zweiten bis dritten postoperativen Tag einen Wert von ca. 100 ml pro 24 Stunden erreichen, die Drainagen können dann entfernt werden.

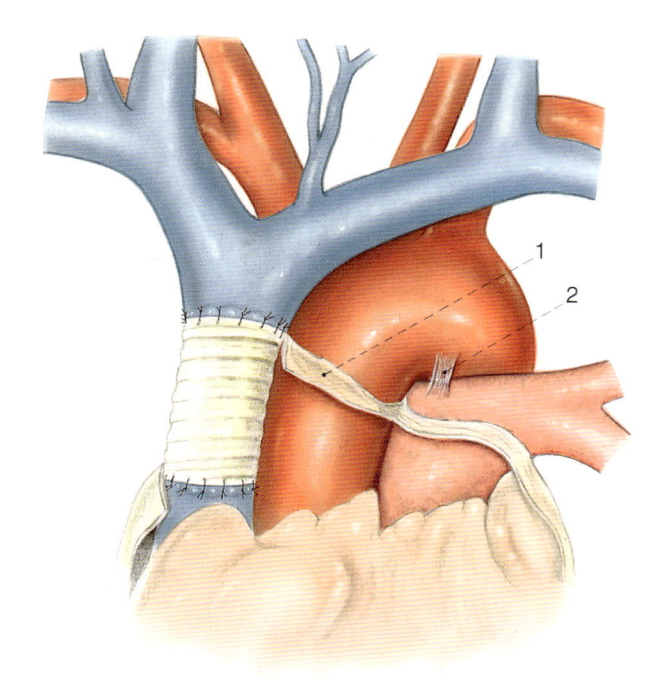

Abb. 54 Auch bei der Infiltration maligner Tumoren in umgebende wichtige Strukturen lassen sich unter Einbeziehung eines akzeptablen Operationsrisikos radikale Exstirpationen erreichen. Die Infiltration der großen arteriellen Gefäße durch den Tumor ist relativ selten. Findet eine lockere Wandinfiltration statt, so läßt sich durch eine Teilausklemmung etwa der Aorta ascendens mit einer Satinsky-Klemme die Wand mit exzidieren und mit einem Kunststoffpatch reparieren.
Häufiger sind die großen Venen von Tumorgewebe infiltriert, so daß hier Resektionen bis hin in den Bereich des rechten Vorhofes notwendig werden können. Nach Präparation der oberen Hohlvene im tumorfreien Bereich und Darstellung ihrer Äste erfolgt die Ausklemmung mit weichen Gefäßklemmen. Meist wird die Vene en bloc mit dem Tumor reseziert. Die Rekonstruktion hat mit großlumigen, ringverstärkten Kunststoffprothesen zu erfolgen. Hier haben sich insbesondere die PTFE-Prothesen als Gefäßersatz bewährt. Regelmäßig muß zur Erreichung der Radikalität Perikard in einer größeren Ausdehnung mit entfernt werden. Besteht danach die Gefahr einer Luxation des Herzens, genügt es, den Defekt partiell mit einem Kunststoffstreifen zu verschließen.

1 Resektionsrand Perikard
2 Lig. arteriosum

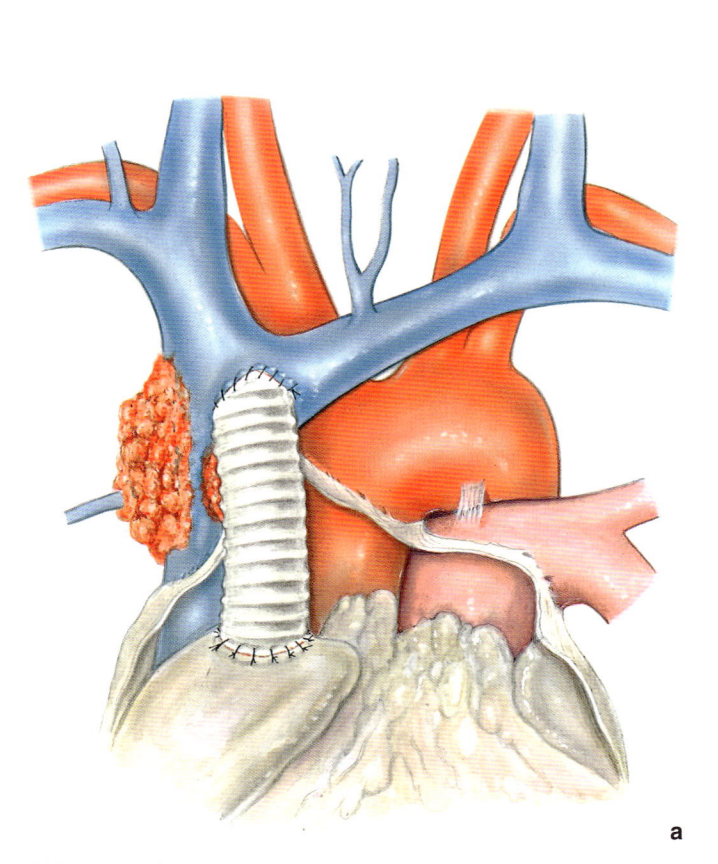

Abb. 55a u. b Bei Bestehen einer oberen Einflußstauung durch Tumorinfiltration der oberen Hohlvene oder deren Bifurkation und bei fehlender Indikation zu einer kurativen Tumorexstirpation kann ein beringter Gefäßbypass zwischen tumorfreiem Venenabschnitt und dem rechten Herzohr angelegt werden.

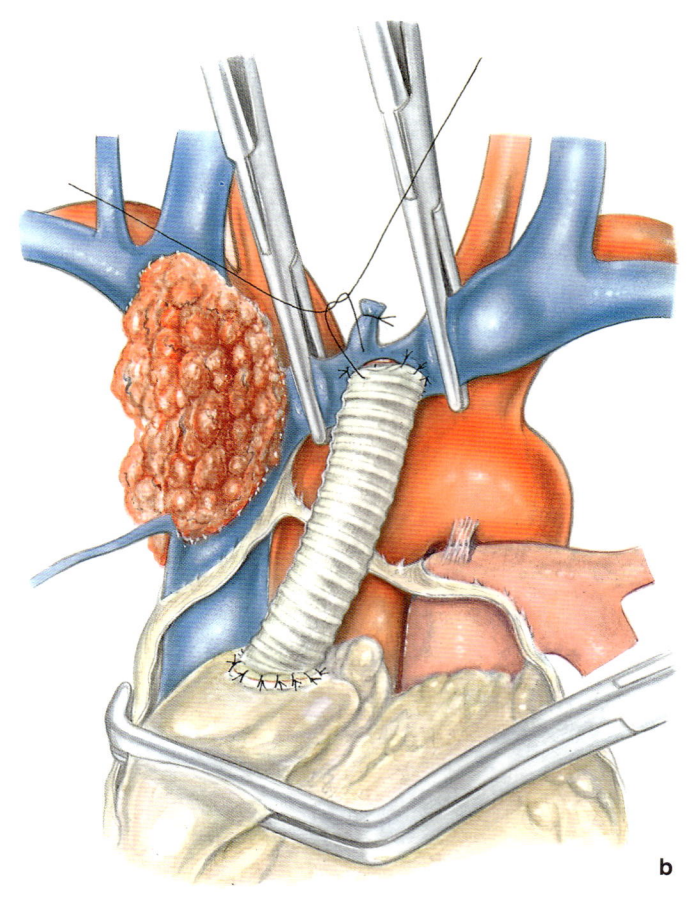

Wenn möglich, sollte auch hier durch anschließende onkologische Maßnahmen eine Tumorregression angestrebt werden. Der Nachweis eines Back-Staging verlangt im individuellen Fall eine Reintervention mit dem Versuch einer kurativen Exstirpation.

Tumoren des hinteren Mediastinums

Auch für das hintere Mediastinum gilt die Tatsache, daß histologisch sehr differente Tumoren vorkommen, die möglichst vor einer chirurgischen Therapie diagnostisch abgeklärt sein sollten. Reine Strukturveränderungen der hier eng zusammenliegenden Organe können Tumoren vortäuschen, oder letztere beziehen die hier durchziehenden Organe mit ein. Im hinteren Mediastinum finden sich überwiegend Geschwülste aus neurogenem und mesenchymalem Gewebe; sie sind in ihrer Dignität stark unterschiedlich bis zweifelhaft. Auch die zystische Struktur ist kein Beweis für einen gutartigen Tumor! Differentialdiagnostisch ist die Mediastinalgeschwulst immer zu trennen von Tumoren des Ösophagus, des tracheobronchialen Systems, aber auch von Aneurysmen der Aorta, Gefäßmißbildungen, selbst von Hiatushernien u. a.

Die großzügig zu stellende Indikation zur Thorakotomie darf nicht zu einer Vernachlässigung der präoperativen Diagnostik führen. Intraoperative Überraschungsbefunde mit der Notwendigkeit der Änderung der operativen Taktik und Strategie führen zu unnötigen technischen Schwierigkeiten und Verlängerung der Operationszeit mit Erhöhung der postoperativen Komplikationen.

Narkose

Grundsätzlich Intubationsnarkose. Die Möglichkeit der seitengetrennten Beatmung soll gegeben sein. Insbesondere bei großen Tumoren wird durch das Zusammenfallen der Lunge auf der erkrankten Seite eine wesentlich bessere Übersicht und Sicherheit bei der Präparation erreicht.

Da bei der Operation größerer Tumoren im hinteren Mediastinum mit einer vorübergehenden Aortenabklemmung gerechnet werden muß, ist die Möglichkeit der blutigen Druckmessung zu fordern.

Lagerung

Die Operation erfolgt in kontralateraler Seitenlagerung, so daß der Zugang über eine postero-laterale Thorakotomie möglich ist (s. Abb. **41**).

Auf der zu operierenden Seite wird der Arm im Schultergelenk um 90° abduziert, hier ist bei der Lagerung sorgfältig auf die Vermeidung einer Schädigung des Plexus brachialis zu achten!

Zugangsweg

Posterolaterale Thorakotomie.

Tumoren des Mediastinums

Arbeitsschritte

1. Posterolaterale Thorakotomie.
2. Einsetzen des Rippensperrers.
3. Bei großen Tumoren und/oder schlechter Übersicht Resektion einer oder zweier Rippen.
4. Bei ausgeprägten pleuralen Verwachsungen Dekortikation der Lunge oder primär extrapleurales Freilegen des Tumors.
5. Abklärung der Beziehung des Tumors zu den umliegenden Organstrukturen.
6. Ggf. histologische Schnellschnittsicherung des Tumors.
7. Präparation und Identifikation von Ösophagus, Aorta und V. cava superior.
8. Festlegung und Markierung des Ausmaßes der Resektionsgrenzen.
9. Tumorexstirpation im gesunden Gewebe.
10. Ggf. Rekonstruktion von Aorta, Speiseröhre und Zwerchfell.

Spezielle Technik

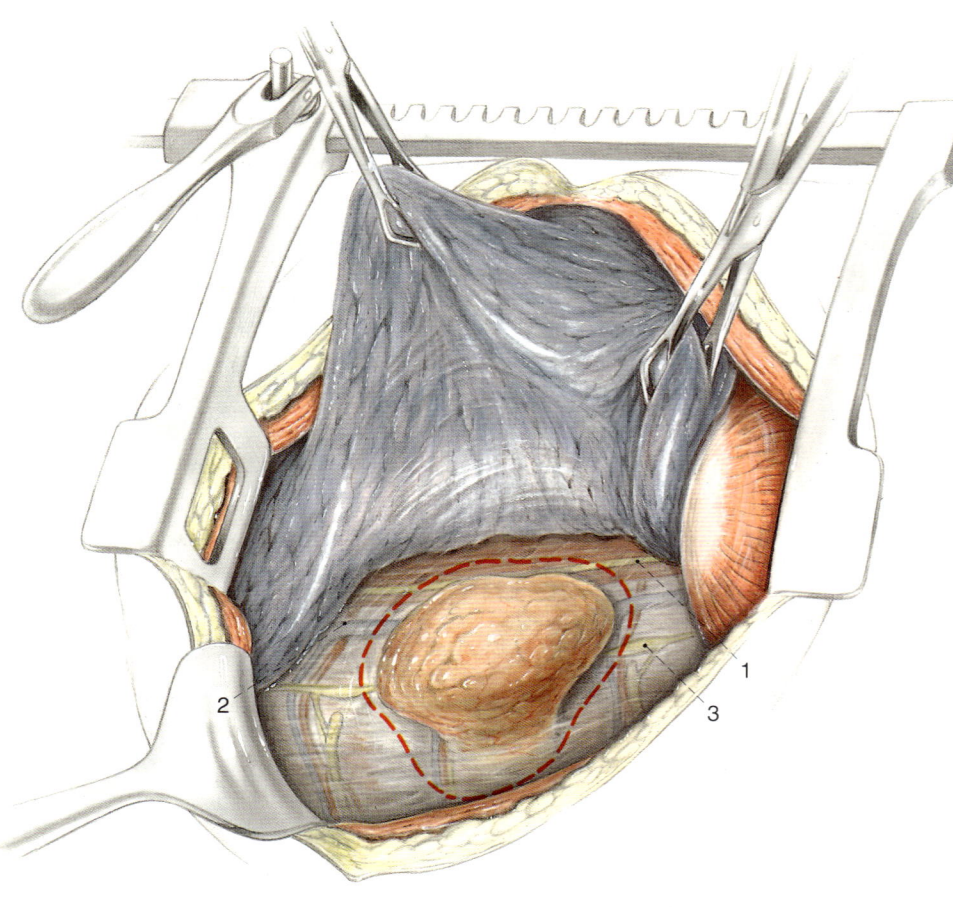

Abb. **56** Nach Einsetzen des Rippensperrers und nach Beiseitedrängen der luftleeren Lunge läßt sich der von der Pleura parietalis überzogene Tumor darstellen. Er weist hier eine Beziehung zum thorakalen Grenzstrang auf, wird im Bereich der Pleura weit umschnitten und immer im angrenzenden Gewebe freipräpariert. Bei malignen Tumoren darf die Kapsel des Tumors nicht Leitschiene der Exstirpationsgrenze sein.

1 N. vagus dexter
2 V. azygos
3 thorakaler Grenzstrang

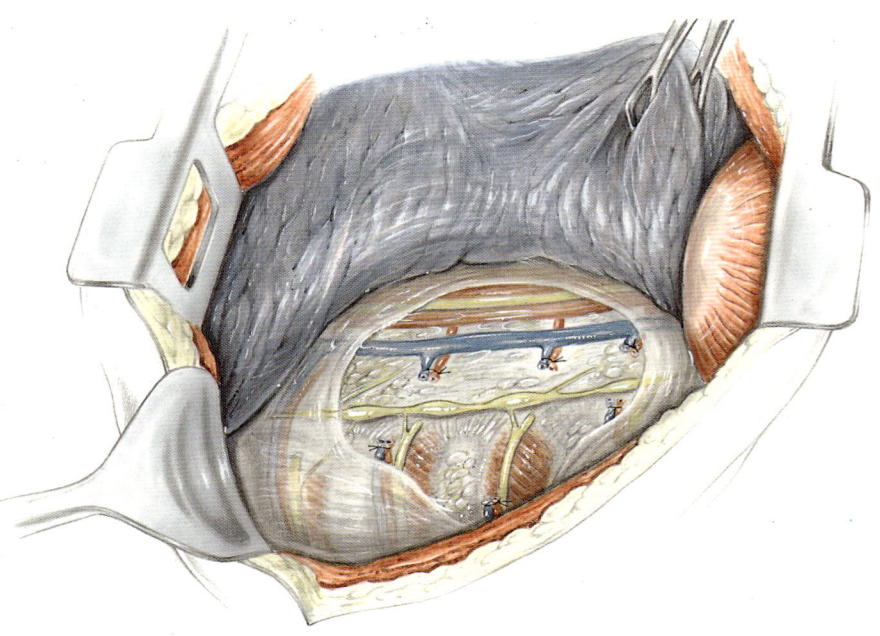

Abb. **57** Der Tumor ist entfernt, die von den Interkostalarterien und der V. azygos ausgehenden Äste sind einzeln ligiert. Die Resektionsgrenzen müssen noch mit Clips markiert werden. Dies erleichtert die Erkennung eines möglichen lokalen Rezidivs bzw. die Kontrolle seiner Therapie (Bestrahlung, Chemotherapie).

Mediastinum

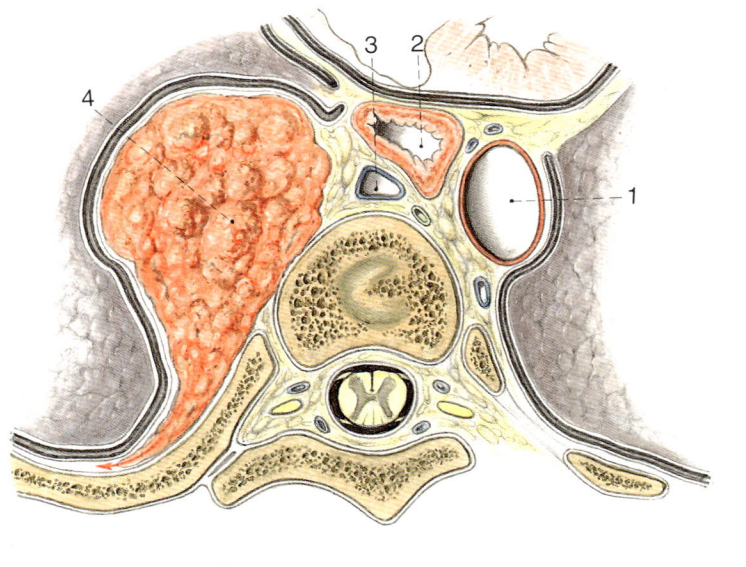

Abb. 58 Im Querschnitt und bei Ansicht von unten wird die enge topographische Beziehung der im hinteren Mediastinum entstehenden Tumoren und der hier verlaufenden Organstrukturen und Leitungsbahnen deutlich. Bei einem umschrieben infiltrativ erfolgenden Wachstum des Tumors kann es notwendig werden, z. B. die Speiseröhre en bloc mit zu entfernen. Die Rekonstruktion erfolgt dann durch den – am besten retrosternal – hochgezogenen Magen mit kollarer Anastomose (s. Bd. 3).
Bei Infiltration des Tumors in das angrenzende Lungengewebe ist die Mitresektion meist unproblematisch. Die Lungenresektion erfolgt dann atypisch, am besten mit den heute zur Verfügung stehenden Klammernahtgeräten.

1 Aorta descendens
2 Ösophagus
3 V. azygos
4 Tumor

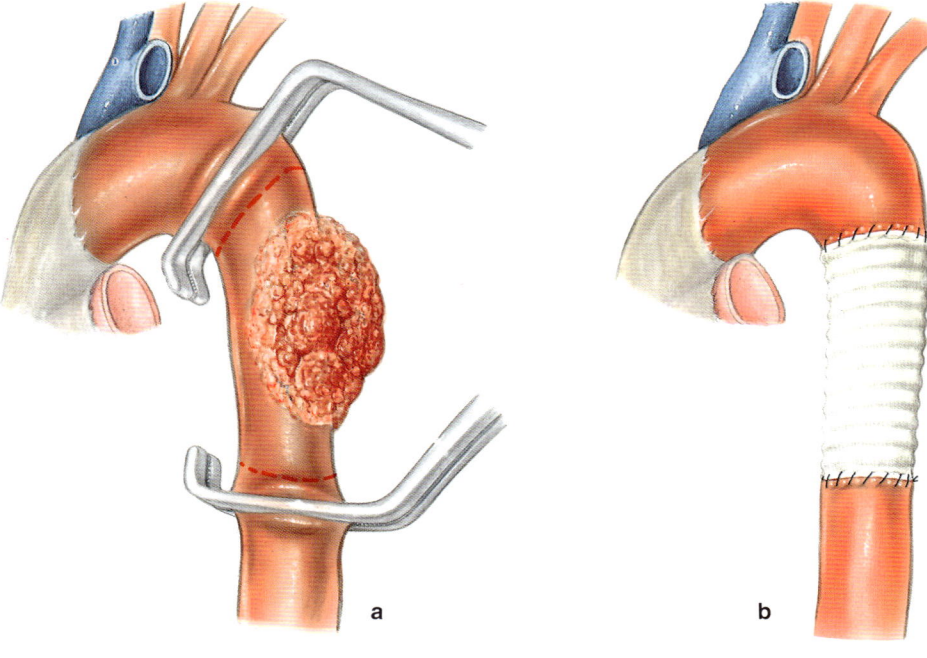

Abb. 59a u. b Ist die Aorta vom Tumor umwachsen, wird nicht selten fälschlicherweise technische Inoperabilität angenommen. Vor therapeutischem Nihilismus ist jedoch zu warnen. Meist kann der Tumor in der Schicht der Adventitia gut und kurativ abgelöst werden. Hat der Tumor aber die Aortenwand infiltriert – es handelt sich hierbei meist um mesenchymale Tumoren – oder besteht der Verdacht, daß Tumorreste zurückbleiben, so ist die Resektion von Segmenten der deszendierenden Aorta vom Abgang der A. subclavia links bis zum Zwerchfell relativ unproblematisch. Die Rekonstruktion geschieht mit einer Gefäßprothese. Bei Implantation von Kunststoffen sollte immer schon intraoperativ ein Staphylokokken-wirksames Antibiotikum verabreicht werden.
Additive Maßnahmen zur Sicherung der peripheren Durchblutung während der Abklemmungszeit (z. B. Herz-Lungen-Maschine, Hypothermie) sind nicht erforderlich.

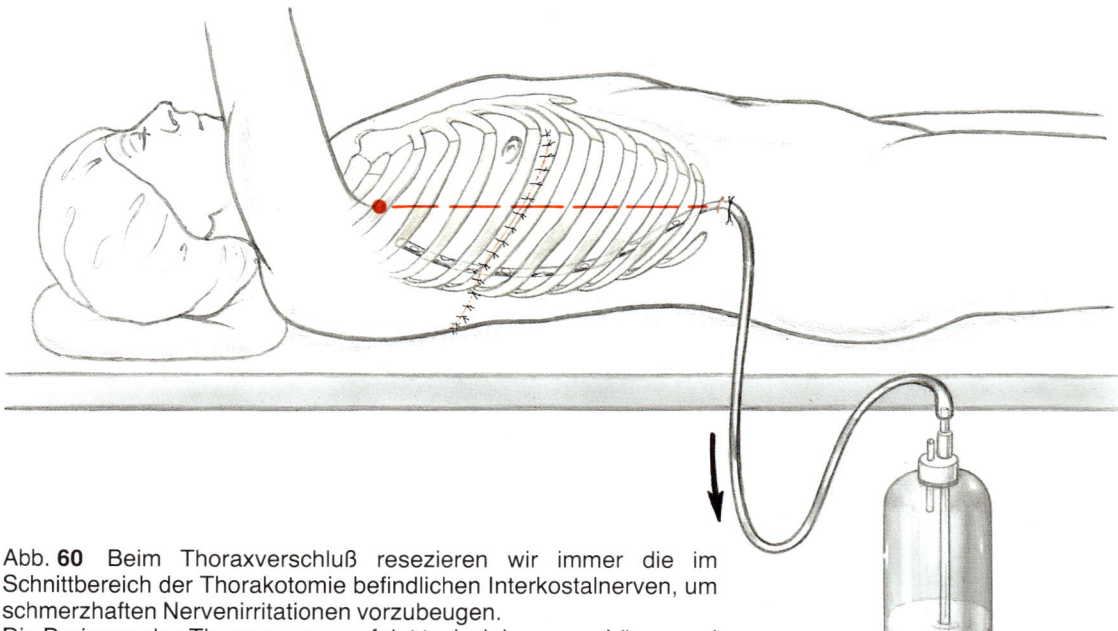

Abb. 60 Beim Thoraxverschluß resezieren wir immer die im Schnittbereich der Thorakotomie befindlichen Interkostalnerven, um schmerzhaften Nervenirritationen vorzubeugen.
Die Drainage des Thoraxraumes erfolgt typisch in ganzer Länge und an tiefster Stelle beim liegenden Patienten. Ausleitung der Drainage etwas vor der hinteren Axillarlinie, um ein Abknicken zu vermeiden.

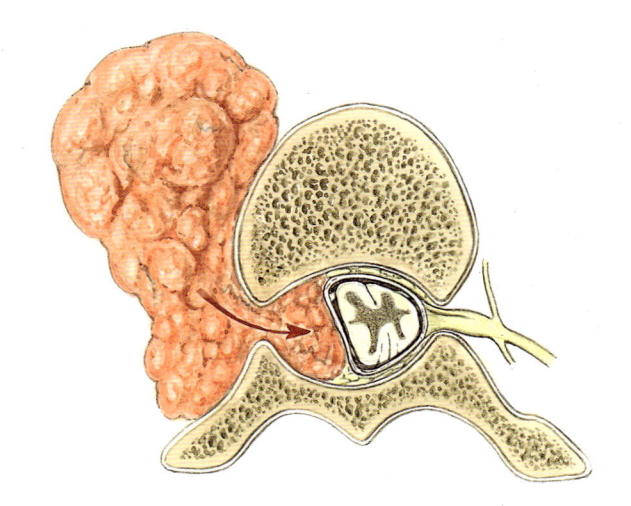

Abb. 61 Eine Sonderform der Tumoren des hinteren Mediastinums bilden die sog. Sanduhrtumoren (Dumbell-tumors in der angloamerikanischen Literatur). Sie wachsen intraspinal und im hinteren Mediastinum und sind hinsichtlich ihrer Ausdehnung präoperativ durch Anwendung der bildgebenden Magnetresonanztechnik gut darzustellen.

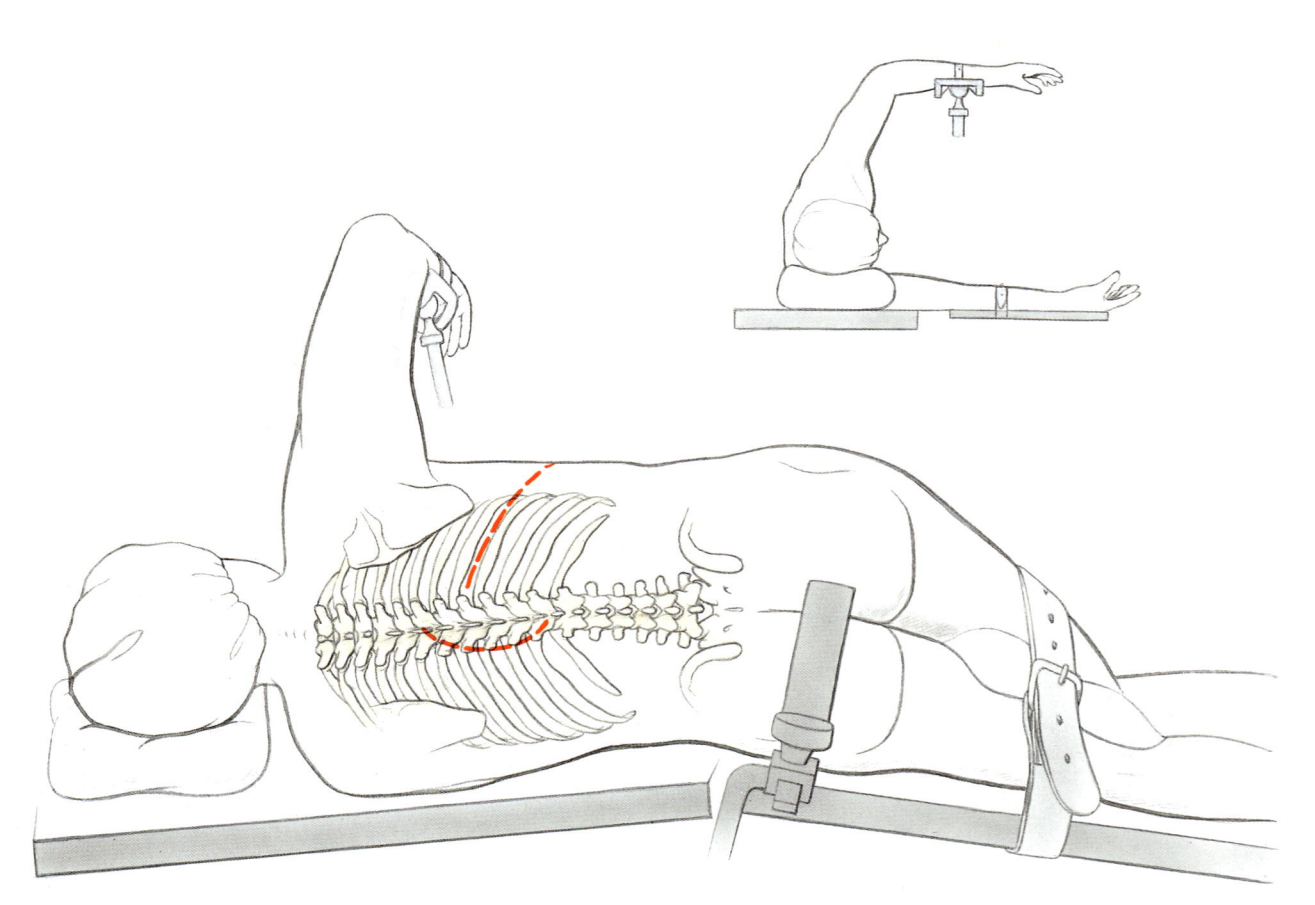

Abb. 62 In der Regel werden die Sanduhrtumoren heute in einer Sitzung und ohne Umlagerung vom Neuro- und Thoraxchirurgen operiert. Der Zugang erfolgt über eine posterolaterale Thorakotomie bzw. paravertebral mit Resektion der entsprechenden Rippen bzw. auch der Querfortsätze.

Palliative Methoden

Gerade bei den sehr unterschiedlichen Tumorentitäten im hinteren Mediastinum darf der Wert palliativer Tumorresektionen nicht unterschätzt werden, da über ihr biologisches Wachstumsverhalten häufig keine sichere Aussage gemacht werden kann.

Neben der Möglichkeit interdisziplinärer onkologischer Konzepte sind auch wiederholte Rezidiveingriffe mit palliativer Tumormassenverringerung in das therapeutische Konzept miteinzubeziehen. Insbesondere bei mesenchymalen Tumoren lassen sich hier langzeitige Remissionen bei guter Lebensqualität erreichen.

Bei Rezidiveingriffen sollte man unter dem Aspekt einer maximalen Verringerung der Tumormassen sich nicht scheuen, auch einfach zu rekonstruierende Strukturen, wie etwa Perikard und Diaphragma, mitzuresezieren.

Die Indikationsstellung wird immer individuell sein.

Komplikationen

Intraoperative Komplikationen

Infiltratives Einwachsen in die Nachbarstrukturen (große Gefäße, Ösophagus, Lunge).

Therapie

Resektion von Aorta (s. Abb. **59a** u. **b**), Speiseröhre (Ersatz durch Magen s. Bd. 3). Bei Einflußstauung Umleitungsbeipass mittels ringverstärkter PTFE-Prothese (s. Abb. **54, 55a** u. **b**).

Frühkomplikationen

Blutungen aus dem Operationsbereich, Nervenläsionen (Nn. recurrens, phrenicus, vagi). Pneumothorax.

Therapie

Primär konservativ, bei stärkerem Blutverlust Reintervention.
Nervenläsionen können spontan ausheilen, sonst kaum einer Intervention zugänglich.
Pneumothorax: Bülau-Drainage.

Spätkomplikationen

(s. auch S. 76)
Tumorrezidiv.

Therapie

Je nach Primärtumor Reintervention, Radiatio, Chemotherapie.

Ektomie der Thymusdrüse

Tumoren – Myasthenia gravis

Ziele und Methoden

Die Thymusdrüse ist nach ihrer Topik dem vorderen oberen Mediastinum zuzuordnen. Trotzdem gibt es verschiedene Gründe, der operativen Behandlung dieses Organs ein eigenständiges Kapitel zu widmen.

Bei der Indikation zur Thymektomie sind chirurgisch-onkologische von neurologischen Gesichtspunkten zu differenzieren. Im Hinblick auf die Tumorchirurgie ist einerseits die Tatsache zu berücksichtigen, daß der Grad der Malignität des Thymustumors, des Thymoms, mit histologischen Kriterien nicht sicher zu bestimmen oder ganz auszuschließen ist (30% der Thymome sind maligne, wachsen infiltrativ und metastasieren). Andererseits kann eine normale wie auch veränderte Thymusdrüse bei Patienten mit dem Krankheitsbild der Myasthenia gravis aus fachneurologischer Sicht die Indikation zur Thymektomie rechtfertigen. In jedem Fall ist die vollständige Entfernung der Thymusdrüse und möglicher versprengter germinativer Zentren im umgebenden Fett- und Bindegewebe das Ziel der Therapie.

Indikationen

Eine chirurgische Indikation zur radikalen Entfernung der Thymusdrüse ist beim Thymom wie auch bereits bei Verdacht auf ein Thymom gegeben (30%ige Malignitätsrate!). Häufig und zugleich praktisch wichtiger ist die Indikation zur Thymektomie unter neurologischen Gesichtspunkten bei der Myasthenia gravis, auch ohne Nachweis eines Thymoms. Ein rasch progredienter Verlauf, Versagen der konservativen Therapie, schwere Verlaufsformen und frühe Stadien der Erkrankung vor allem bei jungen Patienten erfordern den Eingriff.

Kontraindikationen

Schwerere Zweiterkrankungen, die das allgemeine Risiko der Thorakotomie nicht rechtfertigen, z. B. auch eine manifeste schwere kardiorespiratorische Insuffizienz.

Operationsrisiken und Aufklärungshinweise

Die Aufklärung beinhaltet die allgemeinen Hinweise auf das Risiko einer Thorakotomie. Beim Thymom kann ein infiltratives Wachstum eine Ausweitung des Eingriffes unter Mitnahme von Organstrukturen erzwingen.

Bei Patienten mit einer Myasthenia gravis ist bei adäquater Vorbereitung und Anästhesie die Thymektomie relativ risikoarm, die Letalität wird in der Literatur zwischen 0 und 4% angegeben. Patienten mit einer Myasthenie müssen auch auf die eventuelle Notwendigkeit einer postoperativen Langzeitbeatmung hingewiesen werden. Auch muß die Aufklärung Remissionen oder die Möglichkeit einer nur eingeschränkten Besserung des Krankheitsbildes beinhalten.

Spezielle Vorbereitung

Die Vorbereitungen zur Thymektomie umfassen die jeder Thorakotomie vorhergehenden Lungenfunktionsdiagnostik, ggf. internistische Therapie funktioneller Atemwegsstörungen und die entsprechende präoperative Atemgymnastik.

Da es keine notfallmäßige Indikation zur Thymektomie bei der Myasthenia gravis gibt, besteht ausreichend Zeit für eine präoperative medikamentöse Vorbereitung. Die klinische Stabilisierung des Patienten geschieht mit niedrig dosierten Cholinesterasehemmern und – wenn notwendig – durch eine präoperative Plasmapherese. Hinsichtlich der Langzeitergebnisse ist sie der hochdosierten Therapie mit Corticoiden oder z. B. Azathioprin überlegen. Die Cholinesterasehemmer werden präoperativ in der Dosis reduziert und am Operationstag vollständig abgesetzt. Cholinergika sind kontraindiziert.

Narkose

Intubationsnarkose. Prämedikation bei der Myasthenia gravis s. unter spezieller Vorbereitung.

Lagerung

Rückenlage.

Zugangsweg

Der operative Zugang zur Thymusdrüse geschieht grundsätzlich über eine ausreichend lange, longitudinale mediane Sternotomie. Der Weichteilschnitt soll hierbei etwas weiter als sonst üblich in Richtung Hals fortgesetzt werden.

Arbeitsschritte

1. Mediane Sternotomie.
2. Präparation und Darstellung zuerst der kaudalen Ausläufer der Thymusdrüse.
3. Schrittweise Präparation kranialwärts unter Mitnahme des umliegenden Fettgewebes. Cave: Nn. phrenicus und vagus.
4. Darstellung, Ligatur und Durchtrennung der zur V. brachiocephalica sinistra ziehenden Thymusvenen.
5. Im Halsbereich Präparation zum unteren Schilddrüsenpol, Darstellung und Exstirpation aberrierender Thymusreste.
6. Bei invasivem Wachstum die Regeln der Tumorchirurgie beachten. Mitnahme und Rekonstruktion benachbarter Gewebestrukturen.

Spezielle Technik

Es genügt weder beim Thymom noch bei der Myasthenia gravis, allein den Tumor, die Thymusdrüse oder ihre Reste zu exstirpieren. Da versprengte Thymusanteile nicht makroskopisch auszumachen sind, muß das gesamte Fettgewebe im vorderen Mediastinum komplett entfernt werden, so daß am Ende der Operation die Strukturen des vorderen Mediastinums als „anatomisches Präparat" freigelegt sind.

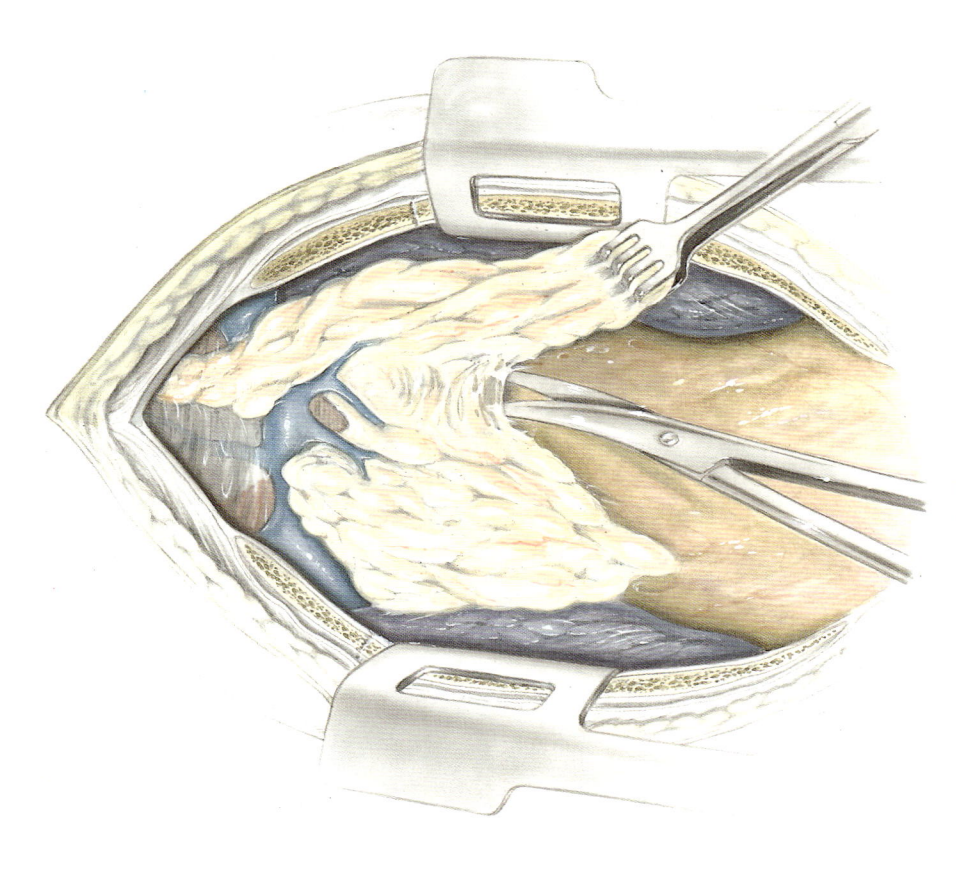

Abb. **63** Das gesamte lockere Binde- und Fettgewebe des vorderen Mediastinums wird schrittweise von kaudal nach kranial, teils stumpf, teils scharf, unter Ligatur und Durchtrennung der nicht regelhaft verlaufenden Blutgefäße präpariert.
Nach kranialer Mobilisierung werden die Venen zur V. brachiocephalica sinistra ligiert und durchtrennt. Bei neurologischer Indikation sollte die Präparation und Exstirpation bis in den Halsbereich, d. h. zum Unterrand der Schilddrüse hin, erfolgen. Cave: N. phrenicus.
Ein Thymom mit Infiltration umliegender Strukturen sollte nach Möglichkeit radikal exstirpiert werden. Bei Infiltration in die Gefäßwände kommt man im Einzelfall mit einer Teilexzision der Gefäßwand aus. Die V. brachiocephalica sinistra kann im Zweifelsfall in ihrem mittleren Bereich mitreseziert werden, eine Rekonstruktion ist nicht zwingend erforderlich.

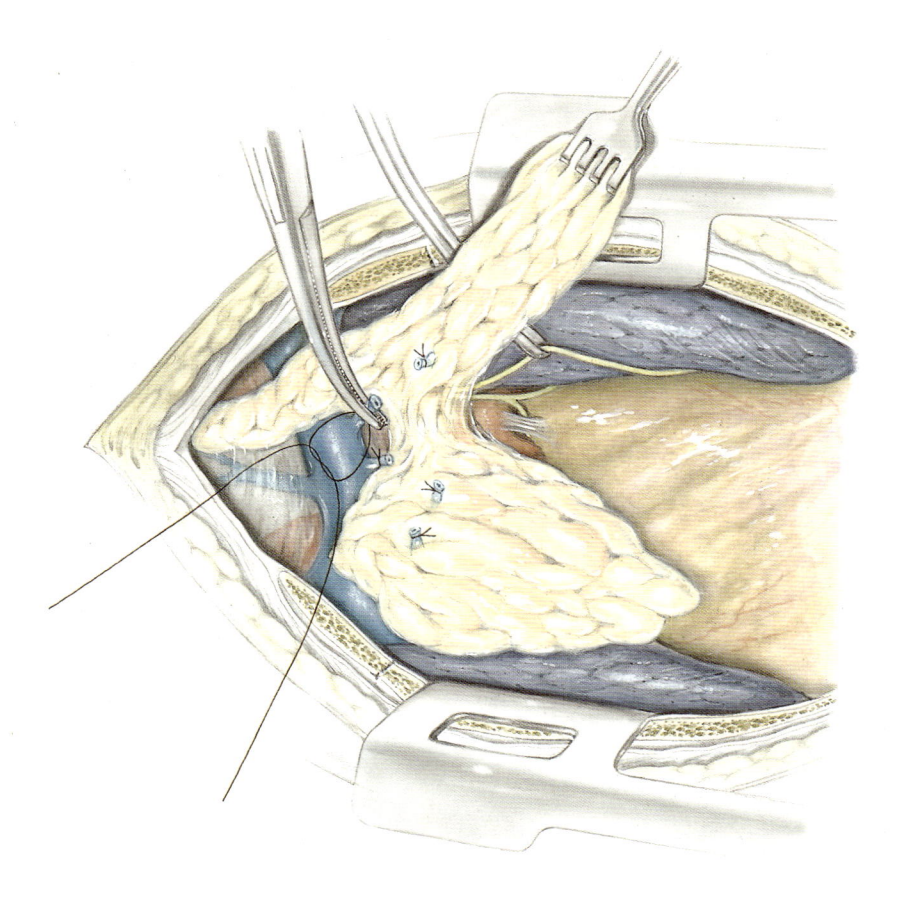

Abb. **64** Situs nach Entfernung des Binde- und Fettgewebes. Die Strukturen liegen anatomisch, skelettiert frei, links ist der N. phrenicus angeschlungen.

Ausweichmethoden

Die Thymektomie von einem ausschließlich kollaren Zugang aus erlaubt keine ausreichende Übersicht und damit nicht die zu fordernde Radikalität. Auch die anterolaterale Thorakotomie kann nur in Ausnahmefällen und unter Berücksichtigung ganz individueller Gesichtspunkte als Zugangsweg indiziert sein.

Komplikationen

Intraoperative Komplikationen

Unter den intraoperativen Komplikationen ist die *Blutung* anzuführen. Eine sorgfältige Präparation und die penible Ligatur von zum Teil nicht regelhaft verlaufenden Gefäßen hilft, diese Komplikation zu vermeiden. Insbesondere muß auf die kleinen, zum Teil zahlreichen Zuflüsse zur Quervene geachtet werden. Ein zu starker Zug am Resektionspräparat bringt die kleinen Venen zum Einreißen an der Einmündungsstelle.

Therapie

Beim Leck in der V. brachiocephalica sinistra Ausklemmen derselben und Naht.

Postoperative Komplikationen

Schädigungen der Nn. phrenici und laryngei recurrentes können reversibel sein. Bei infiltrativem Wachstum eines Thymoms kann allerdings die Mitresektion der Nerven aus Radikalitätsgründen notwendig werden.

Nach Thymektomie wegen einer Myasthenie kann eine postoperative Ateminsuffizienz eine längerzeitige kontrollierte Beatmung notwendig machen. Für die Durchführung einer primären Tracheotomie sehen wir keine Indikation.

Spätkomplikationen

Als Spätkomplikation ist das *Rezidiv eines Thymoms* anzusehen. Auch bei neurologischer Indikation zur Thymektomie muß das Wiederauftreten einer klinischen Symptomatik als Rezidiv angesehen werden.

Therapie

Reintervention.

Nachsorge und Therapie

Die Patienten müssen einer regelhaften Nachsorge unter großzügiger Anwendung insbesondere der bildgebenden Verfahren unterzogen werden.

Beim nachgewiesenen Rezidiv Rethorakotomie und sorgfältige Revision insbesondere in der Halsregion.

Ist beim vorhergehenden Eingriff der Zugang über eine laterale Thorakotomie erfolgt, so ist beim Zweiteingriff in jedem Falle die Sternotomie durchzuführen.

Zwerchfell

M. von Lüdinghausen und B. Ulrich

Allgemeines

Operative Strategie

Eingriffe am Zwerchfell dienen in erster Linie der Aufrechterhaltung physiologischer Druckverhältnisse in beiden Körperhöhlen, der Sicherung einer normalen Lungen- und kardiorespiratorischen Funktion.
Die Operationen beschränken sich vorwiegend auf den Verschluß pathologischer Perforationen und Fehlbildungen sowie auf die Beseitigung von Passagestörungen verlagerter oder inkarzerierter Teile des Magen-Darm-Traktes.

Wichtig ist, die Zwerchfellmuskulatur und ihre Funktion zu erhalten, d. h. u. a. die entsprechenden Äste des N. phrenicus zu schonen. Primäre bösartige Tumoren des Diaphragmas sind seltene Ursachen einer chirurgischen Intervention.
Für die Planung des operativen Vorgehens ist der Zugang – thorakal, abdominal oder kombiniert – von großer Bedeutung; so erlaubt die Laparotomie bei traumatischer Zwerchfellruptur neben der Versorgung des Diaphragmas auch die Revision und gegebenenfalls auch die simultane Beseitigung von Läsionen der Bauchorgane.

Spezielle Anatomie

Diaphragma

Das Zwerchfell bildet eine doppelkuppelartige muskulössehnige Trennwand zwischen Brust- und Bauchraum in der Apertura thoracis inferior.
In der Mitte links befindet sich der sog. Herzsattel mit dem kleeblattförmig konfigurierten, sehnigen (maximal 1 mm dicken) Centrum tendineum, mit seinen bindegewebigen Verbindungen zum Herzbeutel und der unteren Hohlvene. Um die Sehnenplatte breitet sich der muskuläre Anteil, die Pars muscularis, mit ihren paarigen Abschnitten aus (Abb. **1** u. **2**):

- Schmale, bis 2 mm dicke Pars sternalis, die sich an den Schwertfortsatz des Brustbeins anheftet und auch mit dem M. transversus abdominis Kontakt hat.
- Breite, bis 3 mm dicke Pars costalis, deren Faserbündel der Innenseite der 7.–12. Rippe (Knorpel-Knochen-Grenze) entspringen, damit nach dorsokaudal Abstufungen entstehen lassen, und mit den Zacken des M. transversus abdominis alternieren.
- Kräftige Pars lumbalis, die in der Mitte durch bis fingerstarke Muskelpfeiler oder Crura gekennzeichnet ist; das Crus mediale dextrum entspringt an den Vorderflächen der ersten vier, das Crus mediale sinistrum an den ersten drei Lendenwirbelkörpern, den entsprechenden Bandscheiben und dem vorderen Längsband.

Nicht selten lassen sich bei den Crura medialia dextrum et sinistrum noch sehnige Untergliederungen erkennen, Crura intermedia, zu den Ventralflächen der Lendenwirbelkörper.

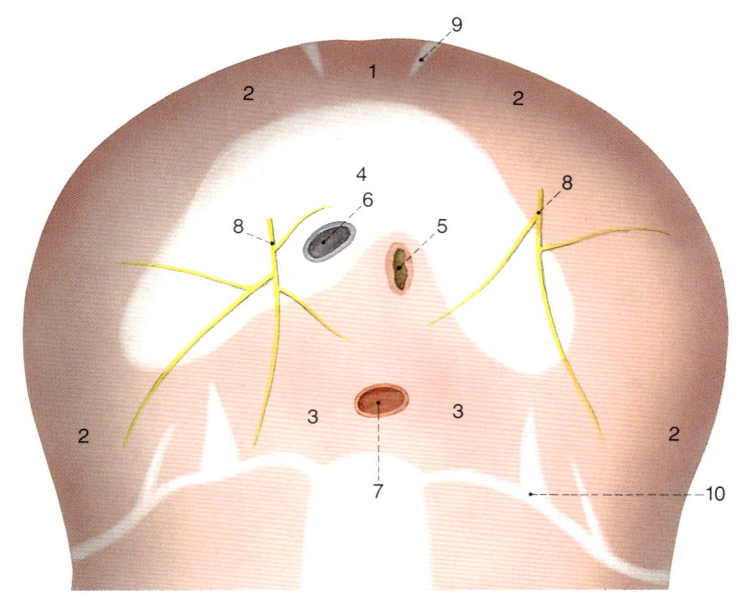

Abb. 1 Schematische Darstellung des Zwerchfells von unten.
1 Pars sternalis ⎫
2 Pars costalis ⎬ diaphragmatis
3 Pars lumbalis ⎭
4 Centrum tendineum
5 Hiatus oesophageus
6 Foramen venae cavae
7 Hiatus aorticus
8 N. phrenicus
9 Trigonum sternocostale
10 Trigonum lumbocostale

Spezielle Anatomie

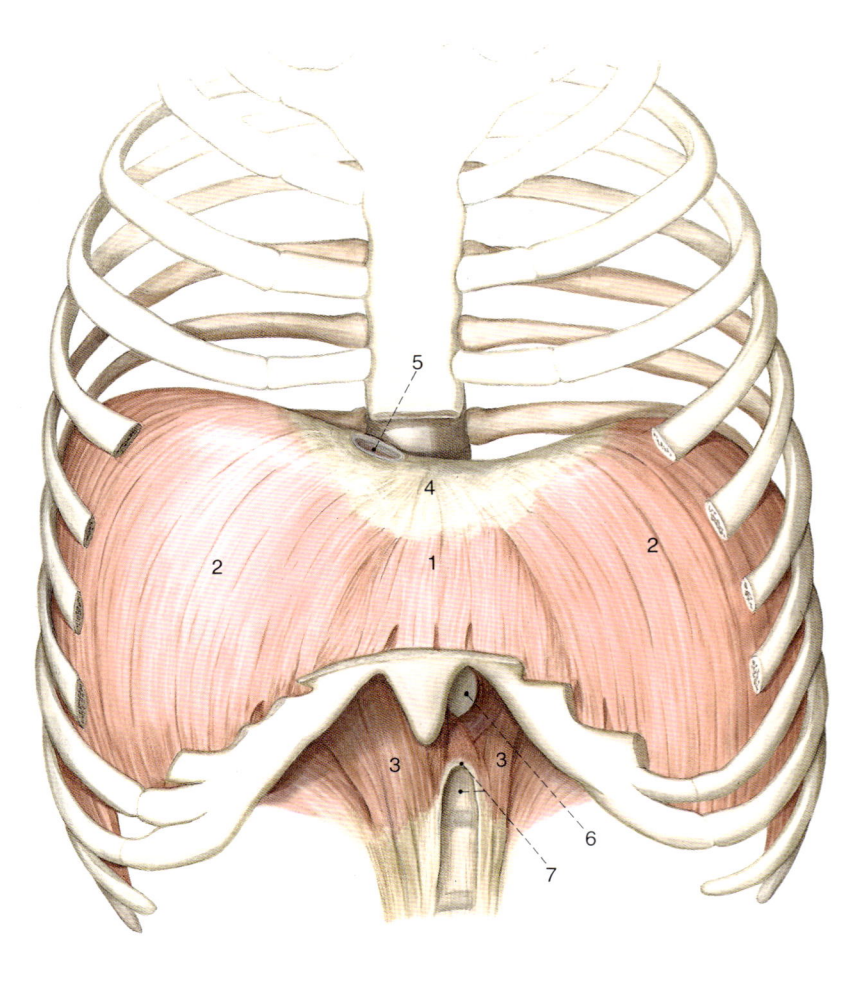

Abb. 2 Ansicht des Zwerchfells von vorne in Expirationsstellung nach Fensterung des Brustkorbes.

1 Pars sternalis
2 Pars costalis } diaphragmatis
3 Pars lumbalis
4 Centrum tendineum
5 Foramen venae cavae
6 Hiatus oesophageus
7 Hiatus aorticus mit Lig. arcuatum medianum

Die Crura medialia dextrum et sinistrum umfassen unmittelbar vor den Lendenwirbelkörpern den Durchlaß für die Aorta, den Hiatus aorticus, der nach vorne oben von einem sehnigen Bogen, Lig. arcuatum medianum überbrückt wird, dem sog. Hallerschen Sehnenbogen.

Weiter ventral links von der Mittellinie begrenzt das Crus mediale dextrum den Hiatus oesophageus (Foramen oesophageum). Dabei wird jener Muskelwulst, der den Hiatus oesophageus von links umfaßt, als Hiatusschlinge bezeichnet (Regelfall) (Abb. 3).

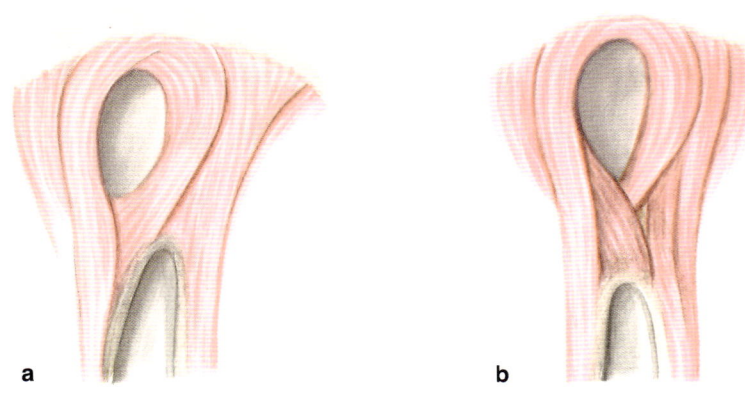

Abb. 3a u. b Hiatus oesophageus von unten mit Anordnung der Muskelschlinge.
a Regelfall: rechter und linker Schlingenteil besteht aus Fasern des Crus mediale dextrum der Pars lumbalis des Zwerchfells.
b Begrenzung des Hiatus oesophageus durch Fasern des rechten und linken Crus mediale.

Seitlich rechts und links breiten sich die fächerförmigen Crura lateralia mit ihren Sehnenbögen über dem M. psoas major (sog. Psoasarkade oder Lig. arcuatum mediale) und über dem M. quadratus lumborum (sog. Quadratusarkade oder Lig. arcuatum laterale) aus. Die Psoasarkade reicht vom 1.–2. Lendenwirbelkörper bis zur Spitze des Processus costalis des 1. Lendenwirbels, von welchem die Quadratusarkade ihren Ausgang nimmt und bis zur Spitze der 12. Rippe gelangt.

Die beiden Sehnenbögen werden auch als lokale Verstärkung der Faszien der Mm. psoas major und quadratus lumborum verstanden. Brustwärts wird das Zwerchfell von der Pleura diaphragmatica, bauchwärts vom Peritoneum parietale bedeckt.

Subserös befindet sich jeweils ein faserdichter fibroelastischer Überzug, die Fascia phrenicopleuralis bzw. Fascia subperitonealis, die sich am Hiatus oesophageus zur Membrana phrenico-oesophagealis (Laimersche Membran) verstärken.

Hinweis: Centrum tendineum mit gegenüber dem Muskelteil erhöhter Vulnerabilität durch individuell unterschiedliche Dichte kollagener Faserbündel. Dabei ist das Centrum tendineum linksseitig verletzbarer als in der Mitte und rechts (schützende Wirkung der Leber).

Von der sehnigen Umrandung des Foramen venae cavae strahlen einige kollagene Faserbündel in die Tunica adventitia der Hohlvene ein und befestigen sie, so daß sie bei Atembewegungen nur in geringem Maße gleitet und nicht kollabiert.

Durchtrittsöffnungen und Leitungsbahnen

Foramen venae cavae im Centrum tendineum für V. cava inferior und sensible Äste des N. phrenicus dexter.
Hiatus oesophageus mit variabel verlaufender muskulöser Hiatusschlinge; Durchtritt von Ösophagus, Trunci vagales anterior et posterior.
Hiatus aorticus für Aorta, vegetativen Plexus aorticus thoracicus und Ductus thoracicus.

Zwischen den medialen und lateralen Crura der Pars lumbalis des Zwerchfells gelangen der Grenzstrang, Truncus sympathicus, aus dem Brust- in den Bauchraum, zwischen den Crura medialia et intermedia die Nn. splanchnici und die Vv. azygos et hemiazygos. Das Trigonum sternocostale ist keine eigentliche Lücke oder Spalte, sondern ein muskelarmes gefäßfreies Feld zwischen Pars sternalis und Pars costalis (Abb. **4a** u. **b**).

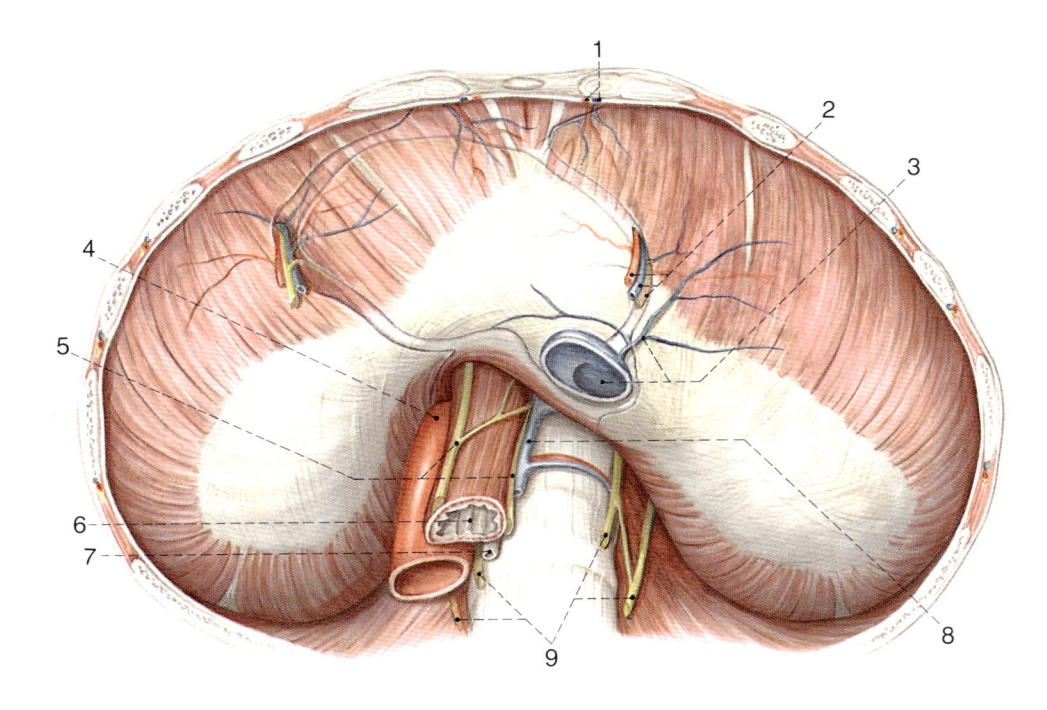

Abb. **4a** Ansicht des Zwerchfells von oben mit durchtretenden Leitungsbahnen und den an der Oberseite sich verzweigenden kleineren Gefäßen und Nerven.

1 A., V. thoracica interna mit A., V. musculophrenica
2 N. phrenicus, A., V. pericardiacophrenica
3 V. cava inferior, V. phrenica superior
4 Aorta, Pars thoracica
5 Trunci vagales
6 Ösophagus
7 Ductus thoracicus
8 V. azygos
9 Nn. splanchnici majores et minores

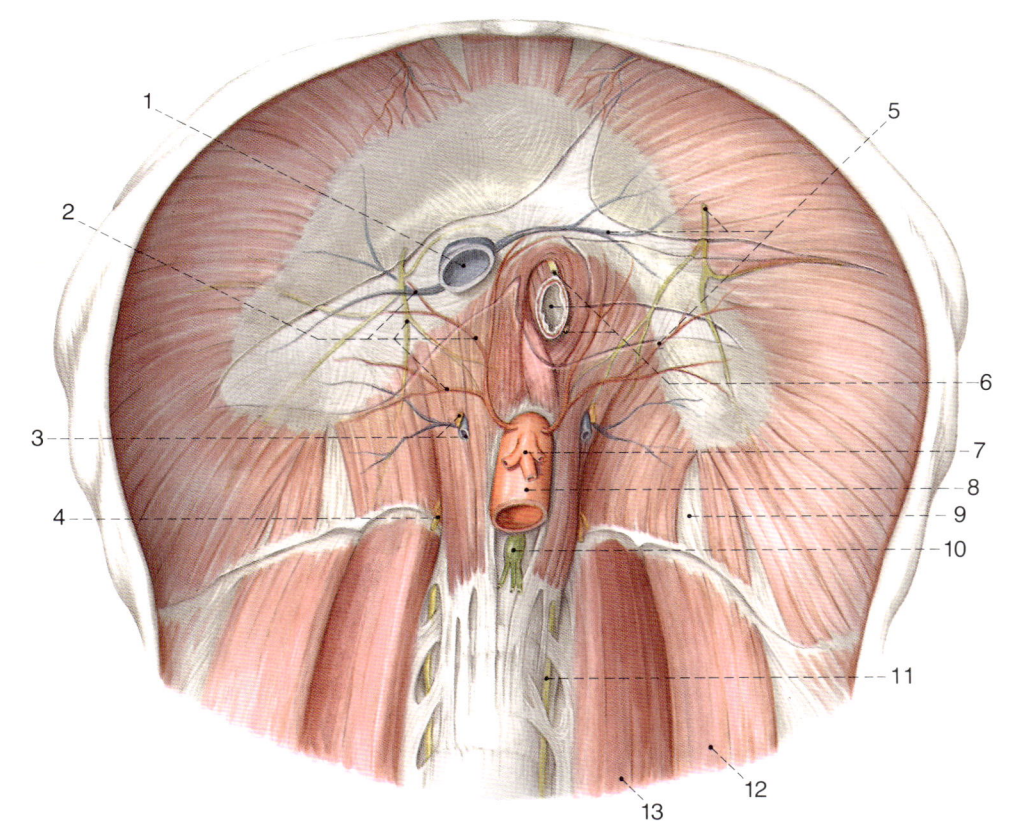

Abb. **4b** Ansicht des Zwerchfells von unten mit durchtretenden Leitungsbahnen und den an der Unterseite sich verzweigenden kleineren Gefäßen und Nerven. Die Peritonealfalten der dorsalen Leibeshöhlenwand sind nicht dargestellt.

1 V. cava inferior
2 Rr. phrenicoabdominales des N. phrenicus dexter, A., V. phrenica inferior dextra
3 V. lumbalis ascendens major, N. splanchnicus major
4 N. splanchnicus minor
5 Rr. phrenicoabdominales des N. phrenicus sinister, A., V. phrenica inferior sinistra
6 Ösophagus, Truncus vagalis anterior et posterior
7 Truncus coeliacus
8 Aorta, Pars abdominalis
9 Trigonum lumbocostale
10 Cisterna chyli
11 Truncus sympathicus
12 M. quadratus lumborum
13 M. psoas major

Besonderheiten

Zwischen den Anteilen der Pars muscularis des Zwerchfells variabel große muskelarme oder -freie Bezirke: das Trigonum sternocostale (Auftreten von Hernien möglich – Morgagnische Hernien. Die Bezeichnung Larreysche Spalte für das Trigonum sternocostale sinistrum ist nicht korrekt).

Das Trigonum lumbocostale mit schmaler dorsokaudaler Basis und nach ventrokranial zulaufender Spitze. Linksseitiges Trigonum lumbocostale mit klinischer Bedeutung als mögliche Hernienpforte, sog. Bochdaleksches Dreieck (s. Abb. 6).

Hiatus oesophageus

Verankerung der Speiseröhre im Hiatus oesophageus

Der etwa 1 cm lange Hiatus oesophageus befindet sich dorsal vom Centrum tendineum, etwas unterhalb der Zwerchfellkuppel, etwa 1 cm links von der Medianebene, geringfügig links vom Aortendurchtritt.

Der Ösophagus wird im Hiatus ringförmig durch die weißlich-glänzende, elastische, bis 0,5 mm dicke Membrana phrenico-oesophagealis (Fascia oesophagei oder Laimersche Membran) verankert. Die Membran enthält zwei Anteile: einen unteren, der von der Zwerchfellunterseite, der Fascia subdiaphragmatica (subperitonealis), kommt und den abdominalen Teil des Ösophagus verfolgend zur Kardia des Magens zieht; einen oberen, der ebenfalls von der Fascia subdiaphragmatica entspringt, nach kranial verläuft und dabei den Ösophagus im Bereich des Hiatus auf 2–3 cm Länge ganz einscheidet, bevor er sich in der Adventitia der Speiseröhre verliert.

Beim Hiatusdurchtritt der Membran werden auch bindegewebige und elastische Fasern von der Zwerchfelloberseite mit der Fascia supradiaphragmatica (phrenicopleuralis) aufgenommen.

Hinweis: Die Membrana phrenico-oesophagealis bildet zusammen mit dem Bauchfell bei evtl. Hiatushernien den Bruchsack.

Besonderheiten

Die verschiedenen Muskelschlingenanordnungen am Hiatus oesophageus (s. Abb. 3):

1. Regelfall: In etwa 80% der Fälle besteht der rechte und linke Schlingenteil ausschließlich aus Fasern des Crus mediale dextrum der Pars lumbalis des Zwerchfells.
2. In etwa 20% der Fälle sind an der Begrenzung des Hiatus oesophageus rechtes und linkes Crus mediale beteiligt, wobei bei vier Fünftel dieser Gruppe das Crus dextrum überwiegt. Das Lig. arcuatum medianum des Hiatus aorticus ist in diesen Fällen schwach oder nicht ausgebildet.

Gefäßversorgung

A. musculophrenica aus der A. thoracica interna: Verlauf dieser kräftigsten Zwerchfellarterie hinter dem Rippenbogen auf dem vorderen Zwerchfellrand entlang dem vorderen Recessus costodiaphragmaticus zum vorderen Zwerchfell.

A. pericardiacophrenica aus der A. thoracica interna: Begleitgefäß des N. phrenicus zwischen Herzbeutel und mediastinaler Pleura zum mittleren Zwerchfell.

Rr. phrenici aus der Pars thoracica aortae zum hinteren Zwerchfell.

Anastomosen der drei genannten Arterien untereinander und mit den 5 unteren Interkostalarterien lassen einen Circulus arteriosus perithoracicus entstehen.

A. phrenica inferior aus der Pars abdominalis aortae (selten aus dem Truncus coeliacus oder linksseitig aus der A. renalis sinistra), zum hinteren, mittleren und seitlichen Zwerchfell. Zunächst Aufstieg jeder Arterie auf der Vorderseitenfläche des Crus mediale: die linke A. phrenica hinter dem Hiatus oesophageus und links nach vorne, die rechte A. phrenica hinter dem Foramen venae cavae inferioris und rechts nach vorne.

Am Hinterrand des Centrum tendineum Teilung in einen medialen und lateralen Ast. Der mediale anastomosiert mit dem kontralateralen Ast, Ästen der Aa. musculophrenica und pericardiacophrenica, der laterale mit Anastomosen zu den Aa. intercostales posteriores 11., der Aa. subcostales und Ästen der A. musculophrenica. Dadurch Bildung eines Circulus arteriosus peritendineus.

Besonderheiten: Von der A. phrenica inferior sinistra werden gelegentlich Äste zum Crus mediale dextrum des Zwerchfells und kleine aufsteigende Äste zum Ösophagus beschrieben.

Vv. phrenicae, Begleitvenen zu den vorgenannten Arterien

V. phrenica inferior, im Einzelfall kräftige Vene, die rechts in die V. cava inferior mündet, und die links – gelegentlich gedoppelt – entweder knapp vor dem Hiatus oesophageus in die V. cava inferior oder in die Vv. renalis oder suprarenalis sinistra einmündet. Die in die untere Hohlvene mündende V. phrenica inferior kann die Venen beider Seiten miteinander verbinden und auch ein beträchtliches Kaliber aufweisen, sog. Quervene.

Hinweis: Bei Vorliegen einer portalen Hypertension ist mit teilweise erheblicher Erweiterung der Zwerchfellvenen zu rechnen.

Vasa lymphatica
(s. auch Kap. Mediastinum)

Netze aus Vasa lymphatica an der Zwerchfelloberfläche (subpleural) und Zwerchfellunterseite (subperitoneal) (Abb. 5a u. b). Drainage ventral in die Nodi lymphatici

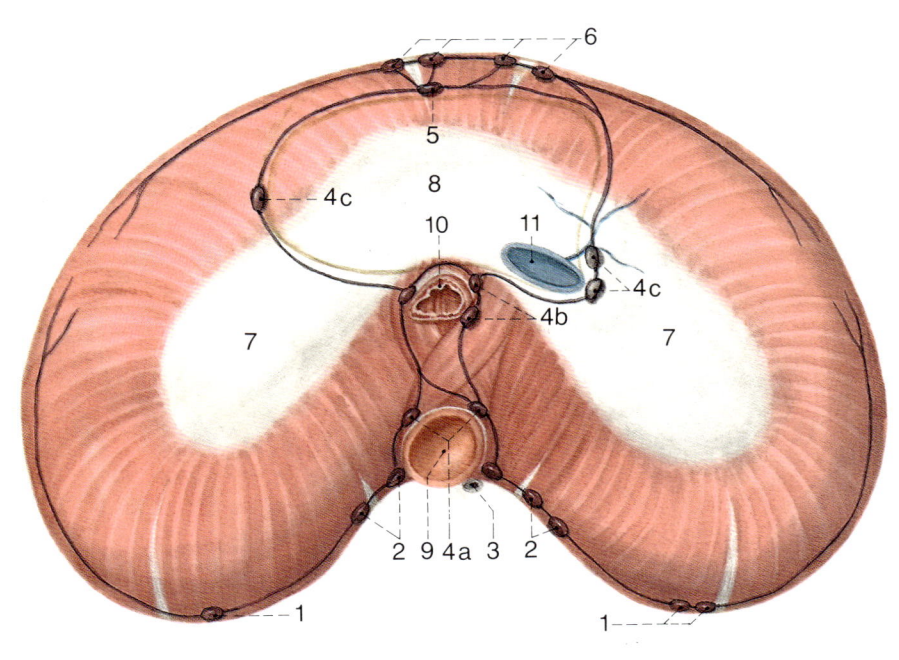

100 Zwerchfell

Abb. **5a** Zwerchfell (von oben) und untere mediastinale Lymphknotengruppen und -kollektoren (halbschematisch).

1 Nodi lymphatici paravertebrales } hintere Knotengruppe
2 Nodi lymphatici praevertebrales
3 Ductus thoracicus
4 Nodi lympha- ⎯ a juxtaaortici   } hintere Knotengr.
  tici phrenici ⎯ b juxtaoesophagei
  superiores   ⎯ c juxtaphrenici   } rechts- u. links-lat. Knotengr.
5 Nodus lymphaticus praepericardialis } vordere Knotengruppe
6 Nodi lymphatici parasternales
7 Centrum tendineum
8 Herzsattel
9 Aorta
10 Ösophagus
11 V. cava inferior

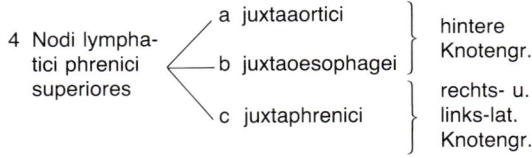

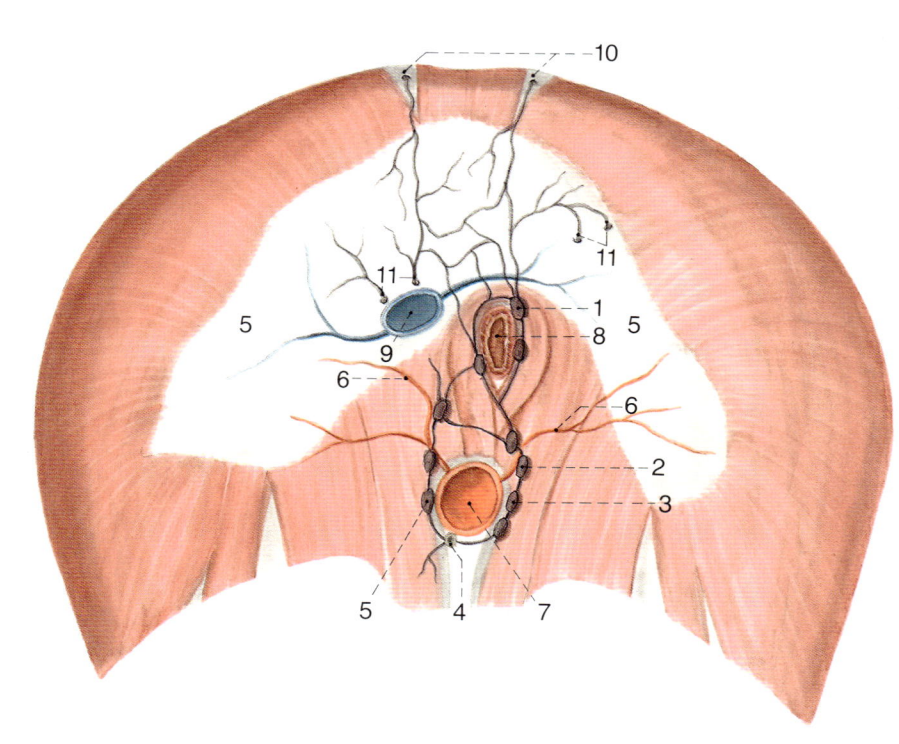

Abb. **5b** Zwerchfell (von unten) und subdiaphragmale Lymphknotengruppen und -kollektoren (halbschematisch).

1 Nodi lymphatici cardiae (gastrici superiores) } Kollektoren (Vasa lymphatica) durch das Zwerchfell zu Nodi lymphatici phrenici superiores bzw. mediastinales posteriores
2 Nodi lymphatici phrenici inferiores
3 Nodi lymphatici lumbales
4 Ductus thoracicus
5 Centrum tendineum
6 A. phrenica inferior
7 Aorta
8 Ösophagus
9 V. cava inferior
10 epigastrische und Leber-Kollektoren durch das Zwerchfell zu den Nodi lymphatici parasternales und phrenici superiores
11 Leber-Kollektoren durch das Zwerchfell zu Nodi lymphatici phrenici superiores bzw. mediastinales posteriores

mediastinales anteriores und parasternales, dorsal in die Nodi lymphatici phrenici superiores und übrigen Nodi lymphatici mediastinales posteriores.
Entleerung der genannten Lymphknoten durch die Ductus bronchomediastinales und den Ductus thoracicus.
Von der Zwerchfellunterseite Lymphdrainage in Nodi lymphatici phrenici inferiores, die direkt in den Ductus thoracicus entleert werden.
Perforierende Lymphkapillaren verbinden subpleurales und subperitoneales Lymphgefäßnetz.

Innervation

N. phrenicus aus C 4 (Plexus cervicalis; s. auch Kapitel Mediastinum).

Eintritt des N. phrenicus dexter in das Zwerchfell rechtslateral vom Foramen venae cavae inferioris.
Eintritt des N. phrenicus sinister in das Zwerchfell linkslateral vom Herzsattel.
Zum rechten oder linken Zwerchfellschenkel etwas kräftigere posteromediale Zweige der ipsilateralen Nn. phrenici. Der rechte Zwerchfellschenkel erhält zusätzlich einen Ast des N. phrenicus sinister.
Zusätzliche marklose Nervenfasern für das Zwerchfell stammen aus dem subphrenischen Plexus coeliacus und verlaufen zunächst mit den Aa. phrenici inferiores (sog. Plexus phrenicus).

Lagebeziehung zu anderen Organen und Leitungsbahnen

Unter der rechten Zwerchfellkuppel und dem Centrum tendineum findet der größere Teil der Leber Platz. Dabei berühren sich Centrum tendineum des Zwerchfells und die Area nuda der Leber. Durch die Abschnitte des Lig. coronarium hepatis werden die Umschlagfalten des viszeralen und parietalen Peritoneums markiert. Ventral befindet sich das Lig. falciforme. Linksseitig paramedian erreicht der Fundus des Magens die Zwerchfellunterseite und linksseitig lateral die Milz.

Zwischen Magen und Zwerchfell spannt sich als Teil des gemeinsamen dorsalen Mesenteriums das Lig. gastrophrenicum, zwischen Milz und Zwerchfell das Lig. phrenicosplenicum (phrenicolienale) aus.

Im dorsalen muskelfreien Trigonum lumbocostale können sich Nierenfettkapsel mit gefäßreicher Nebenniere und Niere und Pleura parietalis berühren.

Dorsal und prävertebral werden Aorta und Ductus thoracicus von den Crura medialia der Pars lumbalis umfaßt.

Die kraniale Seite des Zwerchfells trägt rechts und links die basalen Abschnitte der Pleura parietalis und bildet die inneren Flächen der Zwerchfellwinkel. Damit haben beide Zwerchfellhälften zu den basalen Lungensegmenten engsten Kontakt.

Links paramedian befindet sich die handteller- bis handflächengroße Fläche des parietalen Blattes des Herzbeutels, des Pericardium fibrosum.

Diesem entspricht die Facies diaphragmatica des Herzens aus im wesentlichen septumnahen Außenflächen der rechten und linken Herzkammer und des rechten Vorhofs. Rechts paramedian befindet sich das Mündungsostium und der kurze intrathorakale Abschnitt der unteren Hohlvene.

Zwerchfell und Pleuraumschlag der Recessus costodiaphragmatici

Abhängigkeit der Ansätze der seitlichen Anteile der Pars lumbalis von der Rippenlänge:
bei langer 12. Rippe kreuzt der Recessus costodiaphragmaticus die 12. Rippe in 81% und reicht bis knapp darunter;
bei kurzer 12. Rippe erreicht der Recessus costodiaphragmaticus die 12. Rippe in den meisten Fällen.
Lateral erreicht der Recessus den unteren Rand der 11. Rippe.

Projektion der Zwerchfellkuppeln

Bei Exspiration projiziert sich die rechte Zwerchfellkuppel ventral auf den 4. Rippenknorpel bzw. 4. Interkostalraum (Greis 5. Rippenknorpel) und dorsal auf den 8. Brustwirbel (Greis 9. Brustwirbel); die linke Zwerchfellkuppel ventral auf den 4.–5. Rippenknorpel (Greis 5. Rippenknorpel, 5. Interkostalraum) und dorsal auf den 8.–9. Brustwirbel (Greis 9.–10. Brustwirbel). Diese Werte beziehen sich vornehmlich auf an Leichen erhobenen Angaben. Beim lebenden Menschen schwankt die Höhenlage der Zwerchfellkuppeln individuell beträchtlich. Thoraxform, Stellung und Haltung des Körpers, intrathorakaler Sog und intraabdominaler Druck beeinflussen die Zwerchfellstellung.

Bei tiefer Inspiration projiziert sich die rechte Zwerchfellkuppel ventral auf den 6. Rippenknorpel (Greis 7. Rippenknorpel, 7. Interkostalraum), dorsal auf den 11. Brustwirbel (Greis 11 ½. Brustwirbel); die linke Zwerchfellkuppel ventral auf den 7.–8. Rippenknorpel (Greis 8. Rippenknorpel) und dorsal auf den 11.–12. Brustwirbel (Greis 12. Brustwirbel).

Angeborene und erworbene Defekte des Zwerchfells

1. Angeborene, partielle oder totale Relaxatio diaphragmatica: ein- oder doppelseitig sackförmig ausgedünntes Zwerchfell mit Eingeweideprolaps (Eventeration) in den Thorax.
2. Pleuroperitonealer (dorsolateraler) Defekt:
   meist linksseitige Persistenz des Ductus/Hiatus/Foramen pleuroperitonealis/le (Bochdalek). Da das parietale Peritoneum direkt in die entsprechende Pleura übergeht, fehlt ein eigentlicher Bruchsack. Besteht ein ausgedehnter Eingeweidevorfall (sog. Enterothorax), wird auch eine Malrotation beobachtet. Ein evtl. eingerollter Muskelsaum stellt ein Zwerchfellrudiment dar. Fehlt dieses, besteht eine Hemiaplasie des Diaphragma.
3. Erweiterung eines Trigonum sternocostale mit Bildung einer retrosternalen „Lücke" des Zwerchfells:
   Hernia para- oder retrosternalis (Morgagnische Hernie) bzw. rechtsseitige oder linksseitige perikardio-diaphragmale Hernie. Bei meist kleiner Bruchpforte zwischen Brustbein und Herzbeutel ist der Bruchsack von der Pleurahöhle durch Fascia endothoracica und Pleura parietalis getrennt.
4. Erweiterung eines Trigonum lumbocostale (Bochdalek), sog. kostolumbaler Defekt mit meist medial vom Lig. triangulare sinistrum befindlichem Bruchsack. Der Bruchpforte liegen von unten die hintere Fläche der Niere und Nebenniere bzw. deren Fettkapsel an.
5. Erweiterung des Hiatus oesophageus nach Lockerung des Bandapparates (Membrana phrenico-oesophagealis): Entstehung von Hiatushernien (Hernia diaphragmatica hiatus oesophagei).

Spezielle Erkrankungen und Behandlungsmethoden

Spezielle chirurgische Erkrankungen:
- Angeborene oder durch Hemmungsmißbildung bedingte Zwerchfelldefekte/Hernien (mit Bruchsack) (Abb. 6)
    - Parasternale Hernien
        - Sternokostale Hernie (Morgagni) rechts
        - Perikardio-diaphragmale Hernie (Larrey)* links
    - Lumbokostale Hernie (Bochdalek)
    - Pleuroperitonealer Defekt (Enterothorax)
- Relaxatio diaphragmatica, Doppelbildungen und Interpositionen
- Zwerchfellruptur
- Zwerchfelldefekte durch entzündliche Tumoren
- Zwerchfelltumoren und Parasitosen

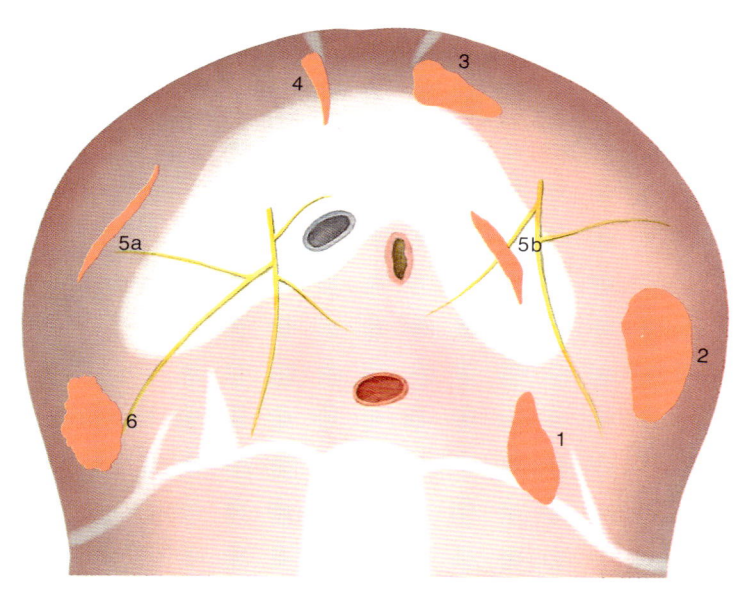

Abb. 6
1 Bochdaleksche Hernie
2, 6 pleuroperitoneale Lücke (Defekt oder Hernie)
3 Morgagnische Hernie ⎱ sternokostale
4 Larreysche* Hernie ⎰ Hernien
5a, b Rupturen

Ziele und Methoden

Ziele der operativen Therapie sind:

- Wiederherstellung der gestörten Muskelintegrität. Beseitigung kardiorespiratorischer Funktionseinschränkungen durch Wiederherstellung des physiologischen Druckgefälles zwischen Bauch- und Brusthöhle.
- Vermeidung sekundärer Skelettschäden (BWS und Thorax).
- Entfernung von Geschwülsten aus oder vom Zwerchfell.
- Beseitigung entzündlicher Prozesse aus der Zwerchfellumgebung.

Als Behandlungsmethoden stehen folgende operativen Verfahren zur Verfügung:

1. direkte Naht oder Doppelung,
2. Implantation von alloplastischem Material (lyophilisierte Dura oder Textil-Kunststoff-Flicken),
3. Defektverschluß mit Hilfe benachbarter Muskellappen (M. latissimus dorsi, M. transversus abdominis).

Eine Relaxation, gleich ob angeboren oder erworben, wird in der Regel durch Faltung bzw. Doppelung versorgt. Rupturen und Defekte sind meist durch einfache direkte Naht oder durch Aufsteppen eines Flickens zu behandeln. Entzündungen und Durchwanderungen des Zwerchfells werden natürlich durch Beseitigung der Ursache therapiert.

Indikationen

Der Nachweis einer Zwerchfellhernie oder eines Defektes (Ausnahme Hiatusgleithernie) stellt in jedem Lebensalter eine absolute Operationsindikation dar. Bei spät, meist zufällig diagnostizierter Zwerchfellhernie soll die frühzeitige Operationsindikation die Gefahr pulmonaler Komplikationen und Inkarzerationen abwenden.

Absolute Indikationen

- Angeborene Zwerchfellbrüche (einschließlich Enterothorax).
- Traumatischer Zwerchfellbruch.
- Relaxatio diaphragmatica im frühen Kindesalter (angeboren und erworben).
- Maligne Tumoren.

Relative Indikationen

- Angeborenes akzessorisches Diaphragma.

---

* Nach Kubik 1973 ist die Larrey-Spalte eine anatomische Fehlinterpretation.

- Sekundäre Lückenbildung (axiale Hiatusgleithernie).
- Traumatische kleine Zwerchfelläsion ohne Interposition.
- Funktionsstörung des Zwerchfells (Hochstand, Tiefstand, Relaxatio des Erwachsenen, Zwerchfellkrampf).
- Entzündliche Erkrankungen des Zwerchfells (primäre, sekundäre).
- Parasitosen.
- Benigne Tumoren des Zwerchfells.

Kontraindikationen

Das Vorliegen weiterer schwerer Mißbildungen beim Neugeborenen (Operation wird aus humanitären Gründen abgelehnt).

Operationsrisiken und Aufklärungshinweise

Das Risiko ist bei angeborenen Zwerchfelldefekten, die im Kindesalter operiert werden, verhältnismäßig gering. Postoperative Komplikationen sind selten. Dagegen ist das Risiko bei einem Enterothorax im Neugeborenenalter sehr hoch und nicht unwesentlich von zusätzlichen angeborenen Fehlbildungen (30% nach Gibson) abhängig. Die hohe Komplikationsrate ist im wesentlichen durch die Lungenhypoplasie bedingt. Diese ist um so ausgeprägter, je früher sich der Enterothorax infolge ausbleibenden Verschlusses des Canalis pleuroperitonealis ausbildet. Hypoxie, Azidose und Druckerhöhung im pulmonalen Kreislauf sind die Folge. Das Blut kann nur durch die verbliebene belüftete Lunge gepreßt werden. Der fetale Kreislauf mit Ausbildung eines Rechts-links-Shunts bleibt offen. Die Folge ist ein Circulus vitiosus, der in vielen Fällen zum Tode führt, noch ehe die Kinder einer Operation zugeführt werden können (Dibbins 1976). Eine gefürchtete postoperative Komplikation ist der Pneumothorax der gesunden Seite, der durch die Überdruckbeatmung zustande kommt und in einem hohen Prozentsatz als Spannungspneumothorax tödlich ist, weil er nicht früh genug erkannt wird (30% nach Gibson). Selten treten postoperative Darmpassagestörungen durch die sog. Laddschen Bänder bei primär nicht erkannter, additiver Malrotation (Rose-Spencer), sowie Narbenbrüche und Rezidive (3% Nielson; 10% Cohen) auf.
Nach Faltung des Zwerchfells (Relaxatio) sind Komplikationen und Rezidive extrem selten.
Die Prognose traumatischer Zwerchfelläsionen hängt im wesentlichen von Begleiterkrankungen ab. Die Zwerchfelläsion allein läßt sich immer problemlos (sowohl abdominell als auch thorakal) verschließen.
Bei der Tumorchirurgie des Zwerchfells bestimmt die Dignität bzw. Malignität des Tumors die Prognose.
Bei Eingriffen am ösophagogastrischen Übergang und abdomino-transdiaphragmalem Zugang durch den Rippenbogen ist mit der Möglichkeit einer Schädigung eines Phrenikusastes mit nachfolgender Minderbeweglichkeit des Zwerchfells zu rechnen. Dazu kommt eine erhöhte Rate an pulmonalen Komplikationen der operierten Seite (wichtig bei Ösophaguseingriffen).
Beim transdiaphragmalen Zugang (das Zwerchfell wird vom Bauch aus vom Ösophagus in Richtung auf das Xiphoid eröffnet) mit sog. transmediastinaler Dissektion des Ösophagus über einen kollaren und abdominalen Zugang (posteromediastinal) treten Lungenkomplikationen nicht häufiger als nach ausgedehnten Oberbaucheingriffen auf. Der mediastinale Prolaps, der nach Nissen dann möglich ist, wenn der Defekt nicht sorgfältig verschlossen wurde, tritt nach eigener Erfahrung mit weit über 100 posteromediastinalen Magenhochzugsoperationen nach subtotaler Ösophagusresektion entweder nicht auf, oder er bleibt symptomlos. Der Defekt bleibt bei uns offen.

Spezielle Vorbereitungen

Ohne anschließende intensiv-medizinische Betreuung können Neugeborene mit Enterothorax nicht operiert werden, da der Rechts-links-Shunt oft sehr ausgeprägt ist und eine Intubation mit hochfrequenter Beatmung erforderlich ist. Die Operation einer angeborenen ein- oder doppelseitigen Zwerchfellrelaxation sollte nicht durchgeführt werden, bevor geklärt ist, ob die respiratorische Insuffizienz durch Lungenparenchymveränderungen, einen Herzfehler oder durch offene fetale Kreislaufwege bedingt ist.
Bei Säuglingen und Kleinkindern ist eine Wärmematte erforderlich.

Spezielle Operationsverfahren

Narkose

Intubationsnarkose
Beim thorakalen Zugang Erwachsener einseitige Beatmung (Carlens-Tubus) günstig.

Lagerung

Abdominaler Zugang: Sogenannte Gallenlagerung mit Hervorheben des Epigastriums (Rochard-Haken).
Thorakaler Zugang: Unterlegen einer Rolle von 10 cm Durchmesser in Thoraxmitte. Strenge kontralaterale Seitenlagerung.

Zugangswege

Abdominaler Zugang (s. Abb. 7): Rippenbogenrandschnitt, der wahlweise zur queren Oberbauchlaparotomie (eventuell mit zusätzlichem Medianschnitt zum Xiphoid) erweitert werden kann. Durch mediane Oberbauchlaparotomie wird das Zwerchfell schlechter erreicht.

Thorakaler Zugang (s. Abb. 10a): Laterale Thorakotomie durch den 6. oder 7. ICR. Die Übersicht ist beim Zugang zum rechtsseitigen Bochdalekschen Dreieck etwas besser als beim Zugang durch Laparotomie.

Angeborene Zwerchfelldefekte

Parasternale Hernie (Morgagni)

Lumbokostale Hernie (Bochdalek)

Narkose: Intubationsnarkose (bei thorakalem Zugang – z. B. bei rechtsseitiger Bochdalek-Hernie – einseitige Beatmung günstig).

Lagerung: Rückenlage (außer bei Bochdalek-Hernie rechts).

Zugangsweg: Rippenbogenrandschnitt (Abb. 7).

Arbeitsschritte

1 Reposition vorgefallener Eingeweideteile (meist Querdarm).
2 Laterale parasternale Inzision zur Erweiterung der engen Bruchpforte bei Widerstand der Reposition.
3 Abtragung des Bruchsackes oder Belassung desselben zur Verödung im Bruchring.
4 Verschluß der Bruchlücke.

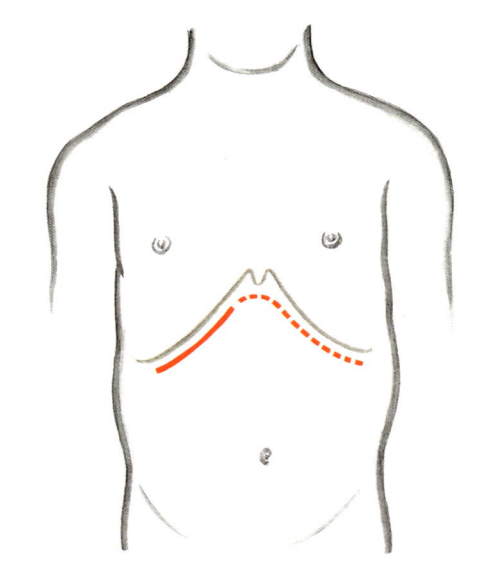

Abb. 7 Abdomineller Zugang zum Zwerchfell: Rippenbogenrandschnitt.

Spezielle Technik

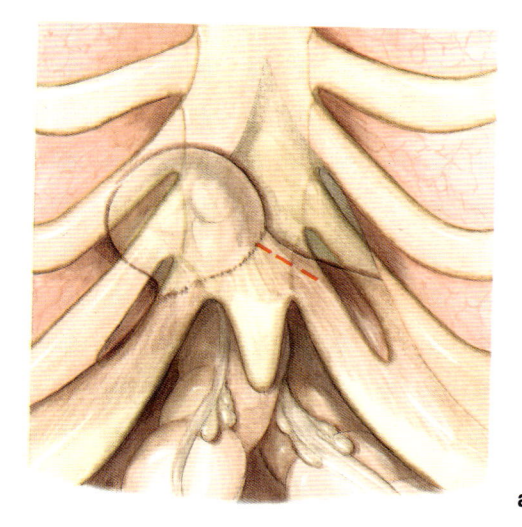

Abb. 8a u. b Topographie einer parasternalen Hernie (Morgagni-Hernie). Der Bruchsack befindet sich zwischen Sternum und Herzbeutel. Die gestrichelte Linie zeigt die Möglichkeit einer Erweiterung der Bruchpforte bei Repositionsschwierigkeiten.

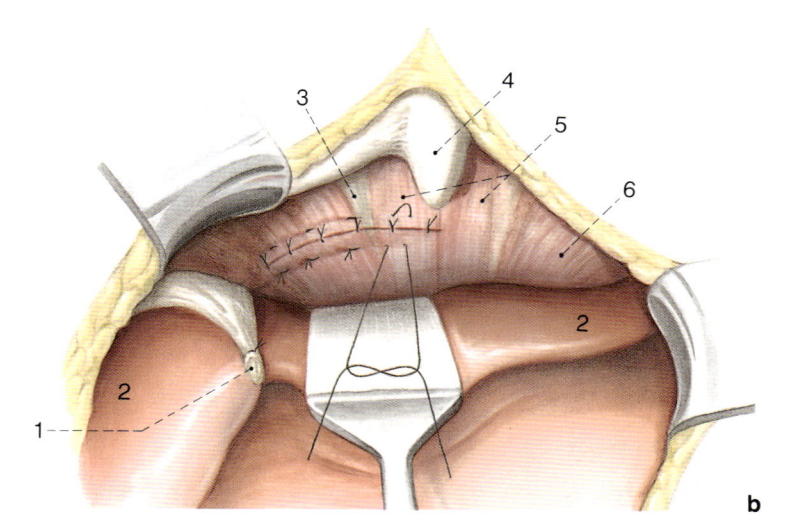

1 Lig. teres hepatis
2 Hepar
3 Trigonum sternocostale
4 Processus xiphoideus
5 Pars sternalis } diaphragmatis
6 Pars costalis

Angeborene Zwerchfelldefekte 105

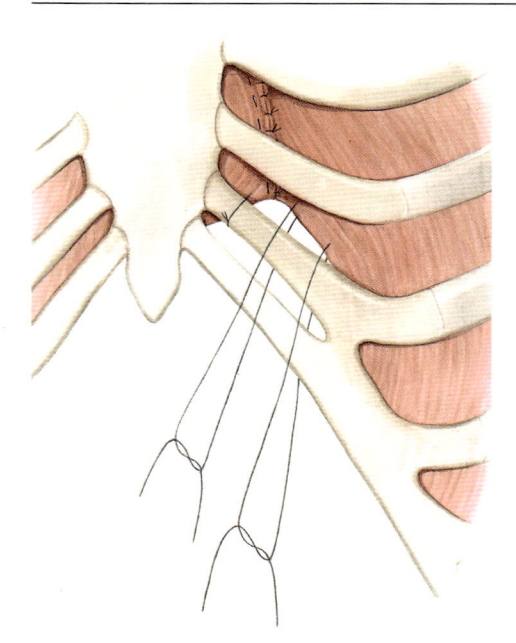

Abb. **8c** Verschluß durch U-Nähte mit Fasziendoppelung.

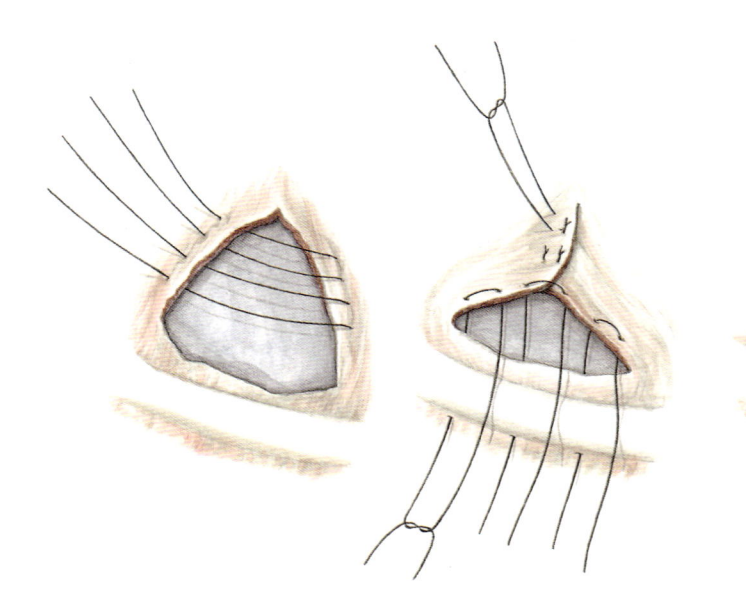

Abb. **8d** Stellt die Bruchpforte ein Dreieck dar, dessen Basis der Rippenbogen ist, und die Defektlänge größer als die Basis breit ist, werden U- oder Matratzennähte vom Winkel gegenüber der Basis so weit gelegt, wie sie sich ohne Spannung knoten lassen.

Die Restlücke wird mit perikostalen Nähten versorgt. Nahtmaterial Seide oder Polyglykolfäden der Stärke 3×0 (Säuglinge und Kleinkinder) und 0×1 (Erwachsene) an.

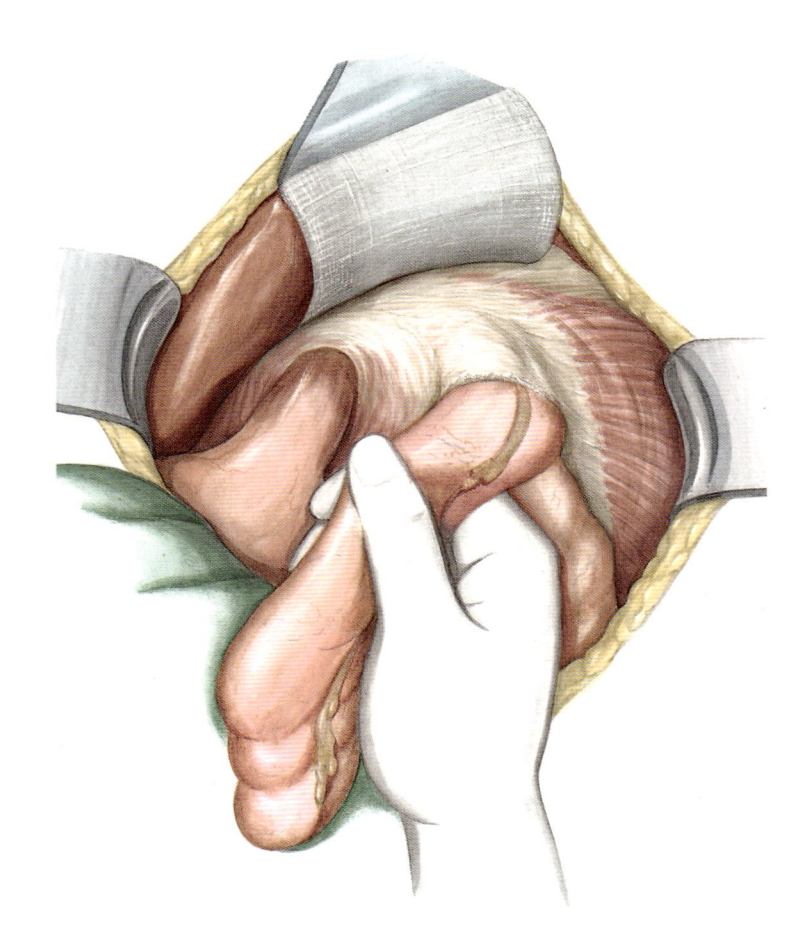

Abb. **9a** Abdominales Vorgehen zur Versorgung einer lumbokostalen Hernie (Bochdalek). Die Appendix fibrosa des Lig. triangulare sinistrum ist durchtrennt. Man versucht, die prolabierten Darmteile mit der Hand zu reponieren.

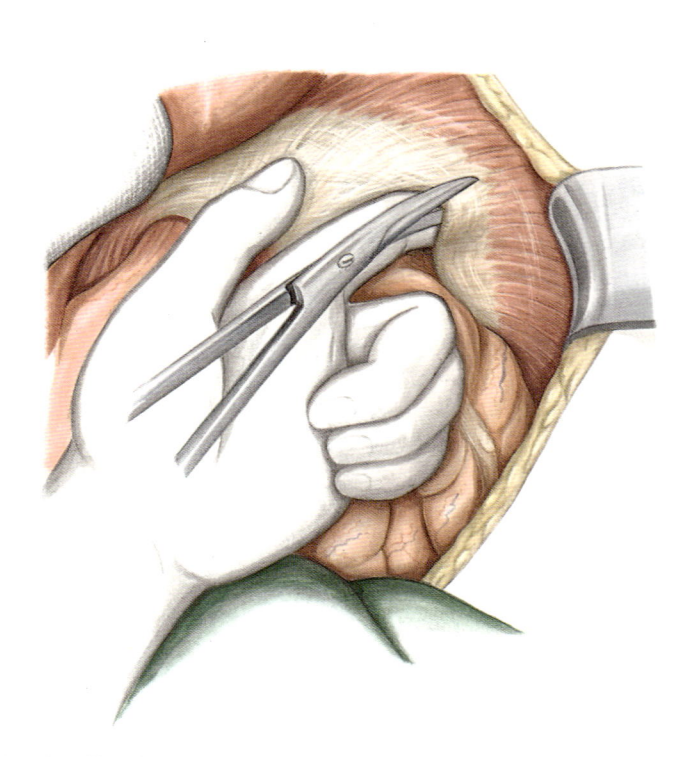

Abb. **9b** Erweiterung des Zwerchfelldefektes nach lateral über dem schützenden Finger (eingeklemmter Darm).

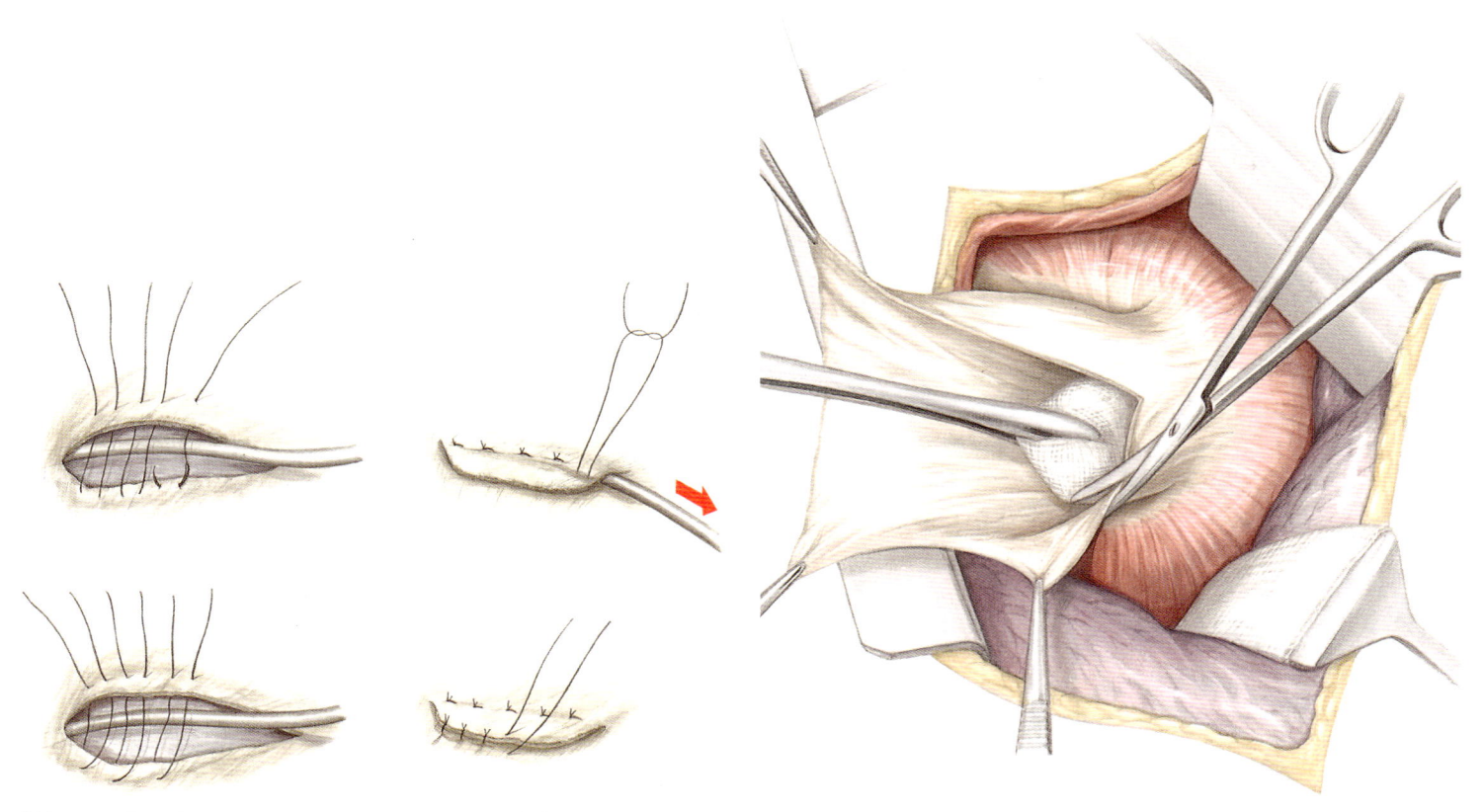

Abb. 9c Der Bruchsack bleibt in situ. Verschluß der Bruchpforte durch U-Nähte und zusätzliche Einzelnähte. Ein Katheter wird vor Knüpfen der letzten Doppelungsnaht gezogen.

Abb. 9d Versorgung einer großen Bochdalekschen Zwerchfellhernie über einen thorakalen Zugang. Der Bruchsack wird radiär eröffnet und ursprungsnah umschnitten. Verschluß durch Aufsteppen lyophilisierter Dura* oder alloplastischen Materials möglich (s. Abb. **10b**).

Enterothorax (Pleuroperitoneale Lücke als Überbleibsel des Ductus pleuroperitonealis)

Im Gegensatz zur parasternalen und lumbokostalen Hernie handelt es sich hier um einen Defekt und nicht um eine Hernie, da ein Bruchsack fehlt. (Findet sich ein Bruchsack, handelt es sich um eine große Bochdaleksche Hernie. Diese liegt im Gegensatz zum Defekt immer medial des Lig. triangulare sinistrum, wobei die ipsilaterale Niere oft in den Thorax herniert ist.)

Beim Defekt (in 85% auf der linken Seite gelegen) ist meist der gesamte Hemithorax mit Baucheingeweiden ausgefüllt. Es ist stets ein dorsaler Muskelsaum als Zwerchfellrudiment nachweisbar.

Die Milz sollte zuletzt (um Parenchymrisse zu vermeiden), der Magen (nach Dekompression über eine Sonde) immer reponiert werden. Bei rechtsseitigen Brüchen wird die Leber zuletzt zurückgebracht. Nach Ausschluß einer Malrotation (in einem solchen Falle führen wir immer die gleichzeitige Appendektomie durch) werden die reponierten Darmschlingen mit warmen Kochsalztüchern bedeckt. Es folgt die Inspektion der Lunge (Lungenhypoplasie vom Bauch aus oft schwierig zu beurteilen) durch den Zwerchfelldefekt. Man prüft die Ausdehnungsfähigkeit und Konsistenz der Lunge unter zunehmenden Beatmungsdrucken bei Kopftieflage und Instillation von physiologischer Kochsalzlösung in den Thorax.

Liegt ein großer Defekt oder gar eine Hemiaplasie vor, bringt das Einnähen lyophilisierter Dura gute Ergebnisse. Die lyophilisierte Dura* wird nach 2–3 Monaten durch Kollagenolyse aufgebraucht, wobei durch Einsprießen körpereigenen Bindegewebes eine ausreichend stabile Platte resultiert. Goretex-, Teflon- und Marlex-Netze ebenso wie Prolene-Gitter erscheinen problematischer, da sie als nichtbiologische Materialien das Zwerchfellwachstum beeinträchtigen und bei Fixierung an den Rippen zu Thoraxdeformitäten führen können.

Die Bauchhöhle ist beim Enterothorax für die Wiederaufnahme der Eingeweide oft zu klein. Der gewaltsame Verschluß des Abdomens würde die zu erwartende pulmonale Insuffizienz weiter verstärken und dazu die Gefahr eines sog. Kava-Kompressionssyndroms und eines Enterothorax-Rezidivs disponieren (Vorgehen s. S.108 u. 109).

Narkose: Intubationsnarkose.

Lagerung: Rückenlage oder strenge Seitlage (thorakaler Zugang)

Zugangswege: Rippenbogenrandschnitt oder Thorakotomie im 6./7. ICR (Abb. **10a**).

---

* Bei HIV-positiven Spendern kann eine Infektion nicht sicher ausgeschlossen werden.

Angeborene Zwerchfelldefekte 107

Arbeitsschritte

1. Reposition der Baucheingeweide.
2. Auskrempeln des hinteren Muskelsaumes (Zwerchfellrudiment).
3. Prüfung der Lunge (Ausdehnungsfähigkeit).
4. Einlegen einer Thoraxdrainage.
5. Defektverschluß.

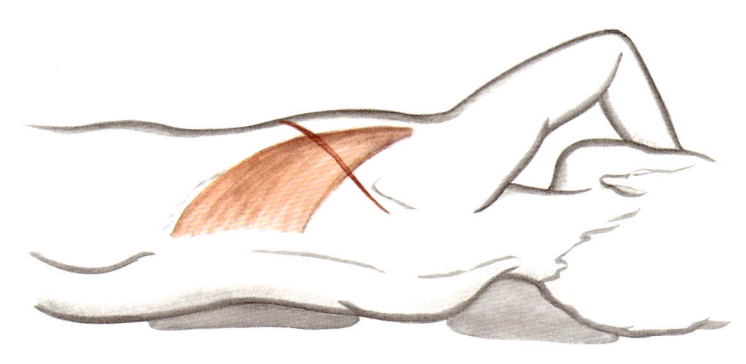

Abb. 10a Thorakaler Zugang in Seitenlage mit Hautschnitt. Verlauf des M. latissimus dorsi.

Spezielle Technik

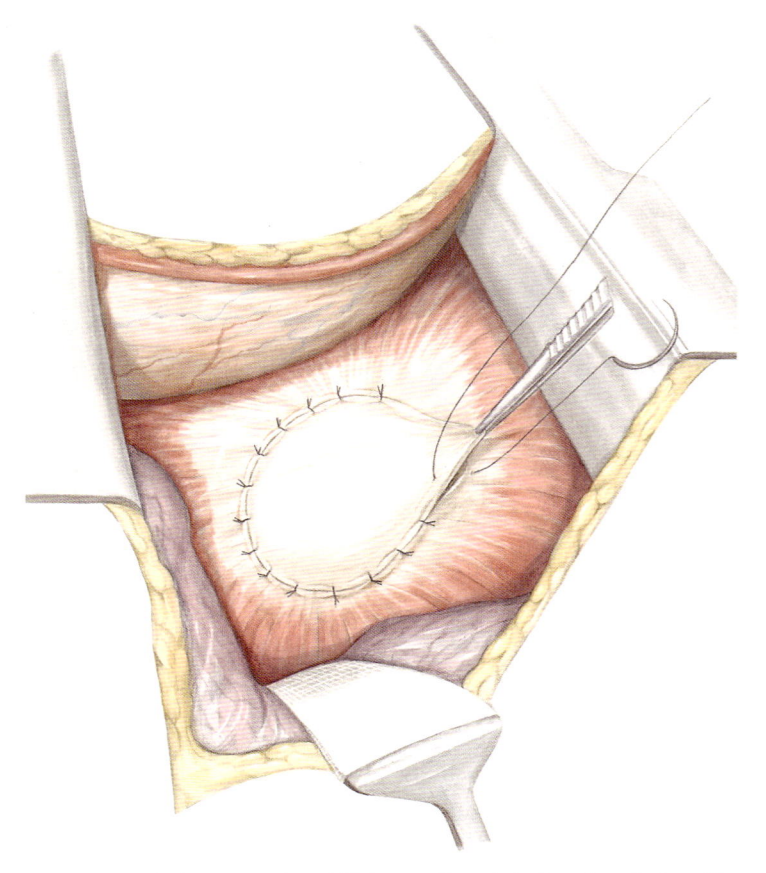

Abb. 10b Aufsteppen lyophilisierter Dura* beim thorakalen Zugang. Im 8. oder 9. ICR wird eine Thoraxdrainage eingelegt.
Auf Sog sollte verzichtet werden, da es damit nicht zur schnelleren Ausdehnung der Lunge kommt, sondern zu Alveolenrupturen mit Fistelbildungen.
Auf der rechten Seite wurde früher häufiger die Leber zum Defektverschluß verwandt, wenn der Zugang von thorakal gewählt wurde. Von abdominal ist das schwieriger. Wir würden heute in jedem Fall lyophilisierte Dura vorziehen. Die früher in Fällen großer Defekte vorgenommene Rives-Plastik mit Thorakotomie wird wegen der guten Erfahrung mit den Duraflicken oder alloplastischem Defektverschluß von uns nicht mehr durchgeführt.

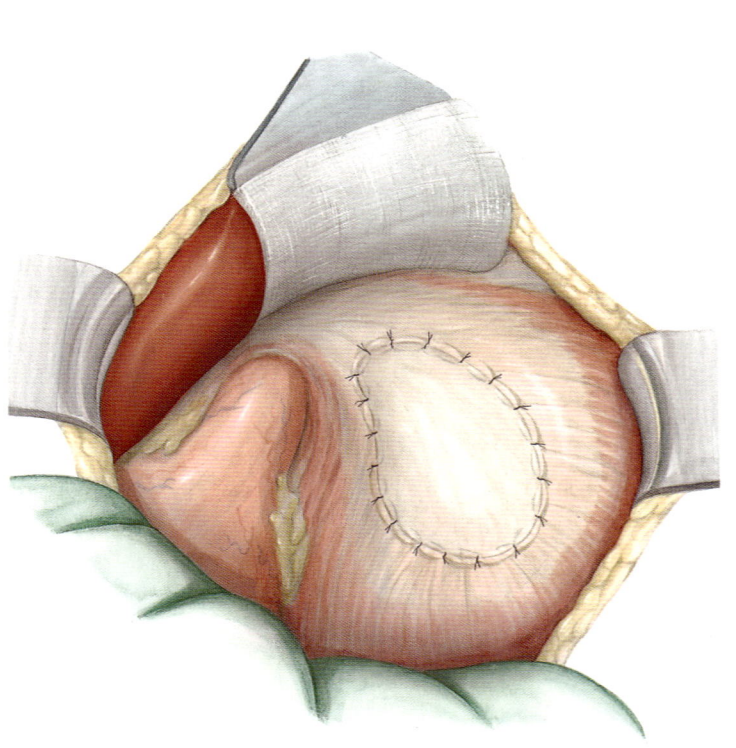

Abb. 10c Beim abdominellen Zugang wird die Leber nach rechts gehalten. Durchtrennung des Lig. triangulare sinistrum. Durch Einführen eines Fingers mobilisiert man vorsichtig verklebte Darmschlingen und läßt dadurch Luft in den Thorax (eventuell noch Unterdruck) einströmen. Vorsichtige Reposition der Eingeweide (eventuell nach zuvoriger Einkerbung der Bruchpforte). Spaltung des Peritoneums über dem eingerollten dorsalen Muskelwulst. Cave: Verletzung der Nebenniere. Ausrollen des Muskelwulstes. Aufsteppen von lyophilisierter Dura* oder alloplastischem Material mit U-Nähten aus Polyglykol von medial nach lateral.

---

* s. Fußnote S. 106

Rives-Plastik

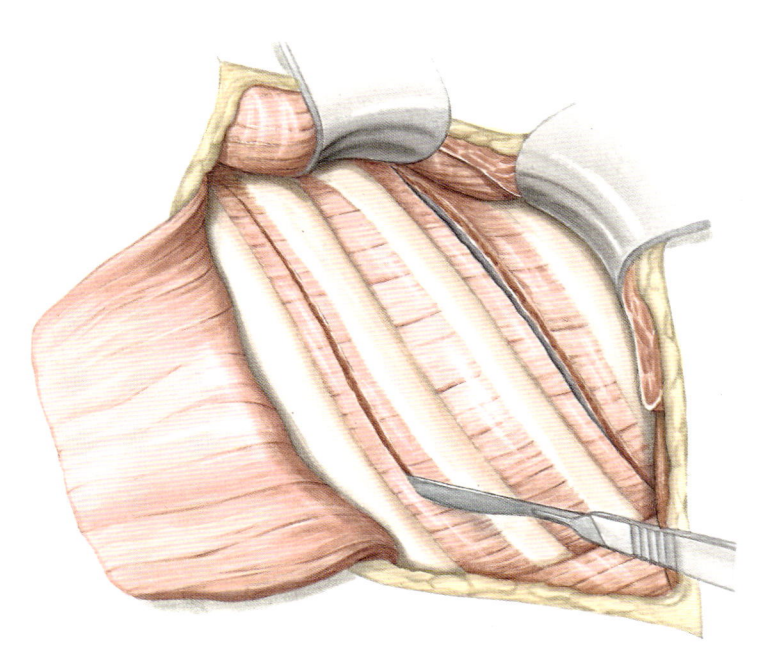

Abb. 11a Nach Hautschnitt in Seitenlagerung (s. Abb. 10a) wird die kaudale Hautlefze bis zur 10. Rippe vom M. latissimus dorsi abpräpariert. Konvex bogenförmig wird der Muskel in Richtung auf das Schulterblatt abgeschoben bis in Höhe der 11. Rippe. Durch eine Thorakotomiewunde in tiefstmöglichem ICR (meist 9. ICR) wird der Muskel in den Thorax eingeschlagen und mit U-Nähten in den Defekt eingepaßt.
Merke: Dabei muß der Muskel straff eingenäht werden, da sonst ein Zwerchfellhochstand entstehen kann.

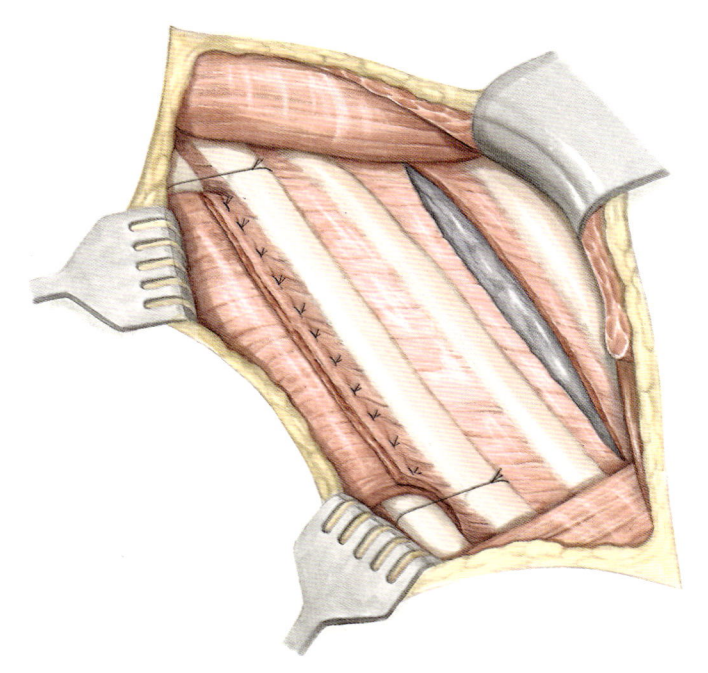

Abb. 11b Fertiggestellte Muskelplastik nach Rives zur Versorgung eines großen dorsalen Zwerchfelldefektes. Die Übernähung wird vom 7. Interkostalraum aus durchgeführt. Sicherung der Naht durch Perikostalnähte zwischen der 9. und 10. sowie der 7. und 8. Rippe (letzte nicht eingezeichnet).

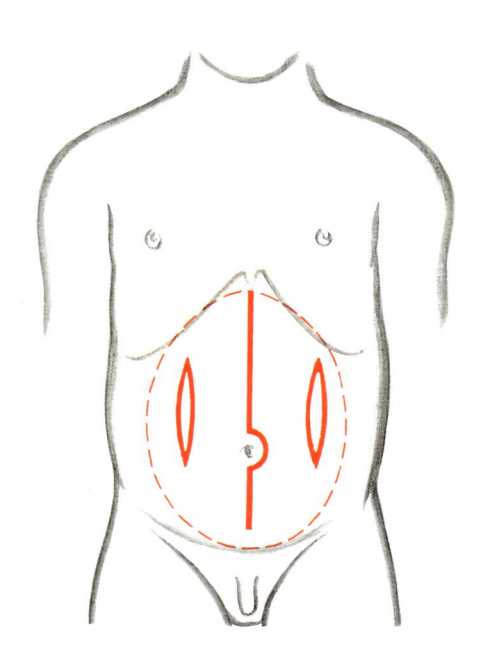

Abb. 12a Die in die Bauchhöhle reponierten Eingeweide lassen einen Direktverschluß der Bauchwand nicht zu. Gestrichelt sind die Ränder der Faszie eingezeichnet.

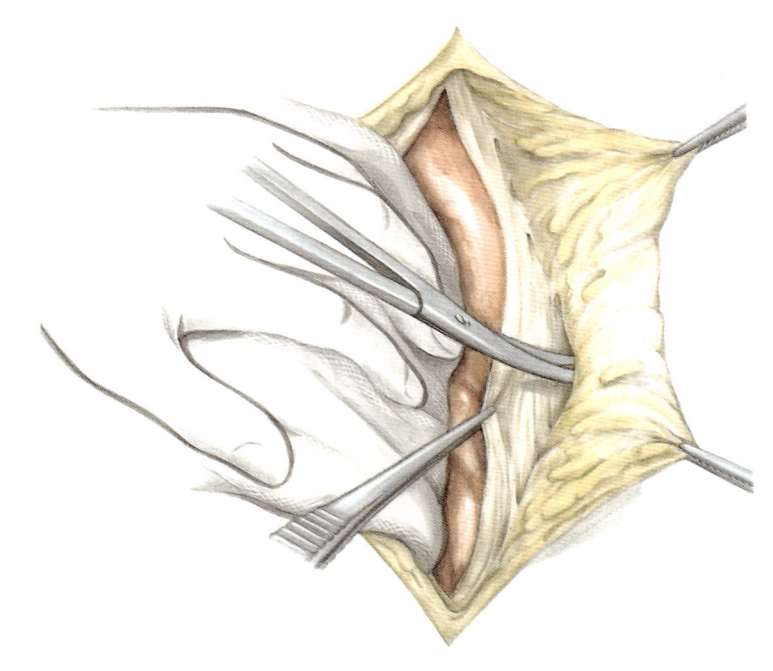

Abb. 12b Mobilisation der Haut über der Faszie vom Mittelschnitt aus nach lateral.

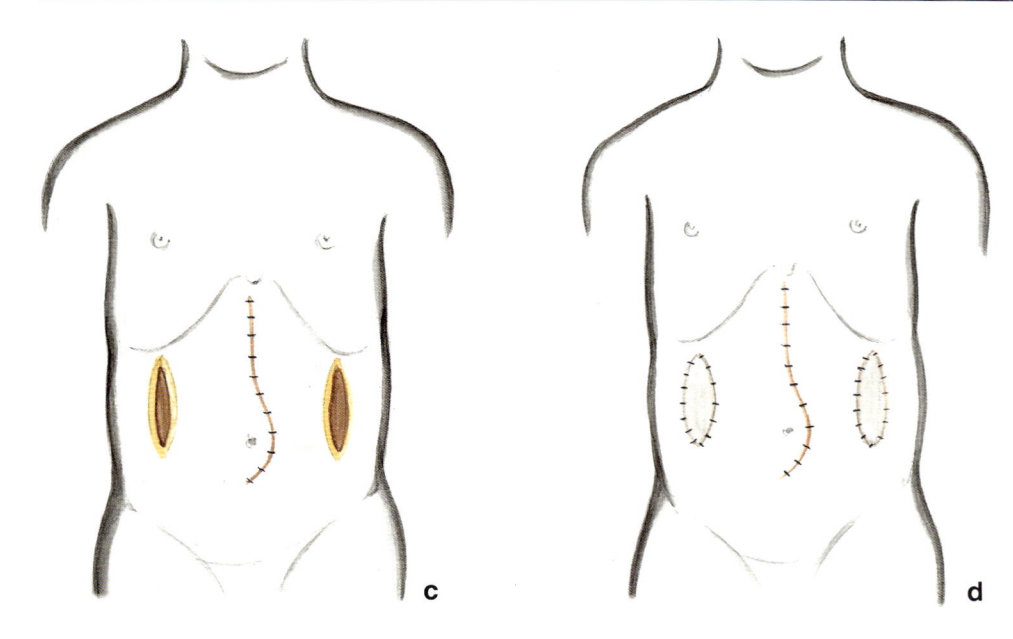

Abb. **12c** Somit wird ein Hautverschluß ohne Faszienverschluß über den reponierten Eingeweiden möglich, weil pararektale Entlastungsschnitte angelegt wurden.

Abb. **12d** Verschluß der Haut bei klaffenden pararektalen Wunden, die zur Entlastung gesetzt und mit Kunsthaut gedeckt wurden.

Komplikationen

Das Ausreißen der Nähte ist nur bei zu großer Spannung zu erwarten. In diesen Fällen kann von Ersatzmaterial (lyophilisierte Dura oder alloplastisches Material) Gebrauch gemacht werden.
Nach Enterothoraxoperationen ist postoperativ mit Lungenkomplikationen (Pneumothorax) zu rechnen. Die Lunge ist durch Druckatrophie hypoplastisch. Eine längere Nachbeatmung ist erforderlich.

Therapie
Bei Nahtausriß Implantation von Fremdmaterial.

Doppelbildungen

Doppelbildungen des Zwerchfells sind extrem selten. Die Therapie besteht in der Entfernung des zusätzlichen, meist inkompletten, über dem normalen Zwerchfell liegenden Anteils, der oft zur Einschnürung der Lunge führt. Auf den Verlauf des N. phrenicus ist zu achten (Zugang über Thorakotomie).

Relaxatio diaphragmatica

Vorkommen: links häufiger als rechts. Sie kann ein- und doppelseitig, partiell oder total, angeboren (Fehlanlage oder Geburtstrauma) oder erworben sein. Im angloamerikanischen Schrifttum wird die angeborene Form Eventration und die erworbene Paralysis genannt.

Partielle Relaxationen sind Folge erworbener Erkrankungen (Poliomyelitis, chronisches Emphysem, radikuläre Phrenikusschädigung); sie bedürfen in der Regel keiner operativen Therapie.

Durch eine *Interpositio hepato-diaphragmatica (Chilaiditi)* kann gelegentlich eine Relaxatio vorgetäuscht werden. Eingeweideteile, meist Dickdarmanteile, befinden sich zwischen Leber und Zwerchfell. Komplikationen mit Inkarzerationen und Volvolus erscheinen nur theoretisch möglich. Eine chirurgische Therapie entfällt.

Narkose: Intubationsnarkose.

Lagerung: Rückenlage oder strenge Seitenlage (thorakaler Zugang).

Zugangswege: Abdominal = Rippenbogenrandschnitt (angeborene Formen).
Thorakal = 6. oder 7. ICR anterolateral (erworbene Formen).

Spezielle Technik

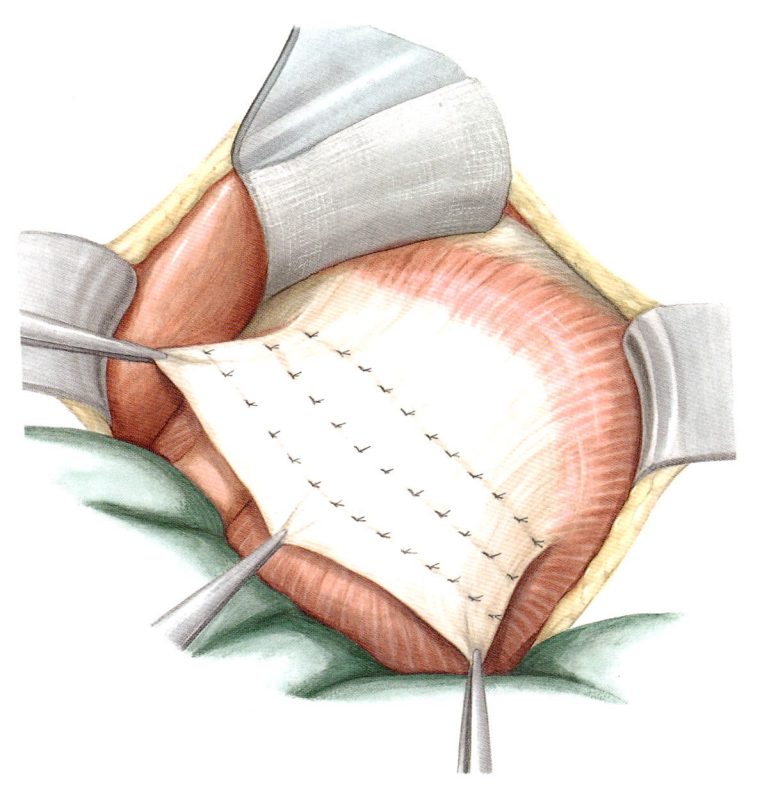

Abb. **13a** Abdomineller Zugang: Durchtrennung der Appendix fibrosa hepatis sowie des Lig. falciforme, u. U. auch Ablösung der Area nuda der Leber und Zurseitehalten des Organs. Fassen der Zwerchfellkuppel mit Allis-Klemmen und Herunterziehen des ausgedünnten Zwerchfells ins Abdomen. Mittels Satinsky- oder Crawford-Klemme, die immer wieder versetzt wird, können die Nahtreihen angelegt werden. Vor der Klemme oder der Hand werden U-Nähte angebracht.

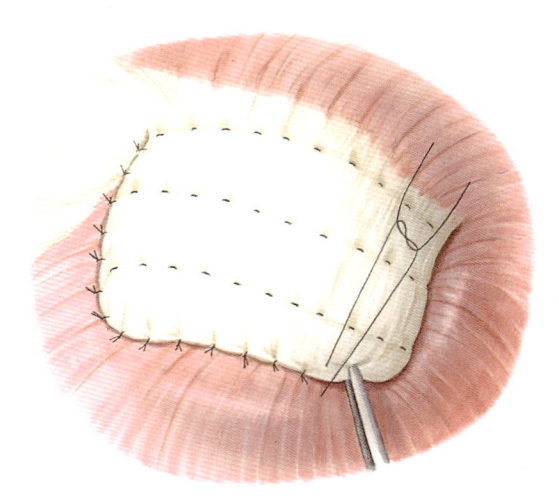

Abb. **13b** Zustand nach Raffung bzw. Doppelung des erschlafften Gewebes.

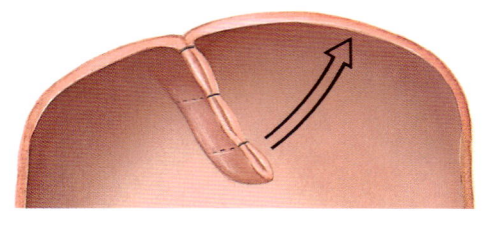

Abb. **13c** Abschlußsituation bei abdominellem Vorgehen (schematisch).

Relaxatio diaphragmatica 111

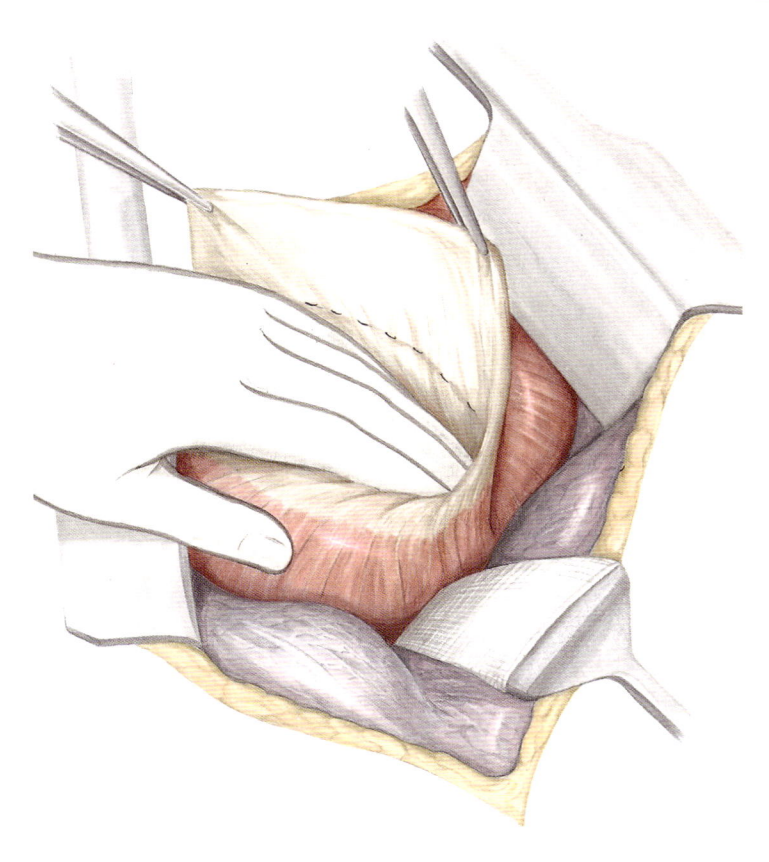

Abb. **14a** Vorbereitung der Doppelung bei Anheben des Zwerchfellsacks und Anlegen von U-Nähten an der Basis (----) bei thorakalem Vorgehen.

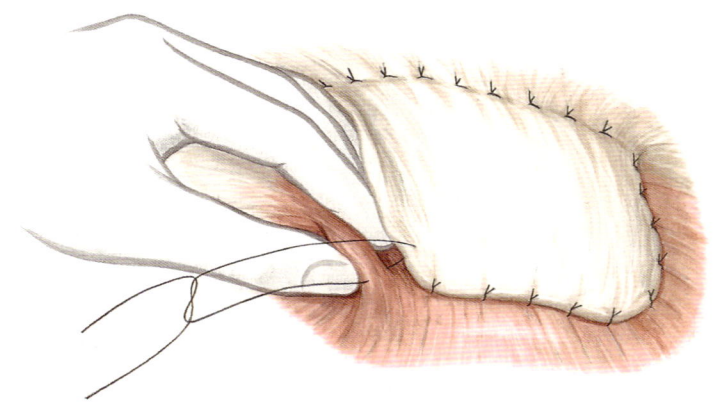

Abb. **14b** Der nach vorn geschlagene Zwerchfellappen wird zur Doppelung auf das Zwerchfell gesteppt.

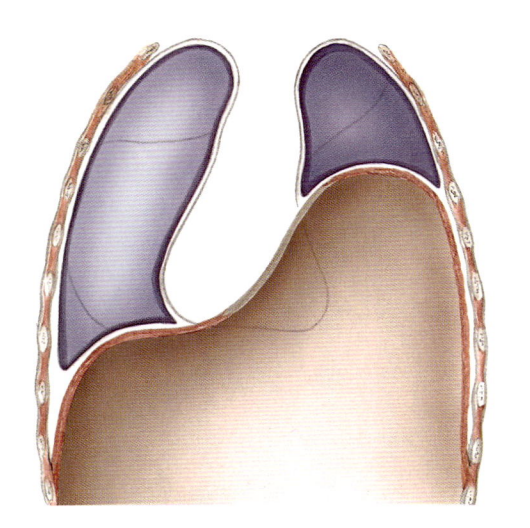

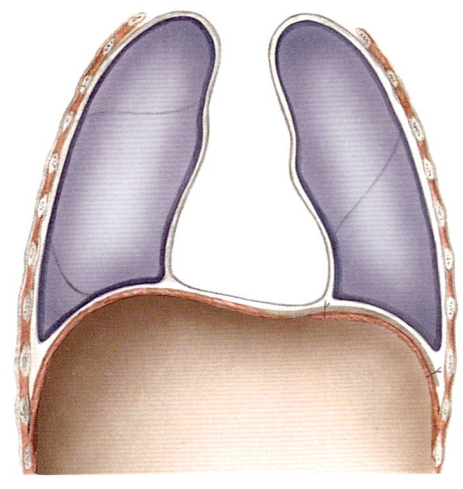

Abb. **14c** Schematische Darstellung vor und nach Operation einer Relaxatio.

Komplikationen

Intraoperative Komplikationen

Wegen der dünnen Schichten des Zwerchfells können bei thorakaler blinder Raffung Anteile des Magens oder des Kolons mitgefaßt werden und bei abdominellem Vorgehen Lungenverletzungen gesetzt werden.

Therapie

Eine kleine Inzision am Zwerchfell bietet eine Inspektionsmöglichkeit. Ein Pneumothorax wird durch Saugdrainage behandelt.

Postoperative Komplikationen

Atelektasen und Entzündungen der unteren Lungenabschnitte sind meist Folge einer Kompression bzw. Vorschädigung. Der Gewinn an Lungenfunktion wird nicht selten durch eine postoperative Schwartenbildung neutralisiert. Mit Rezidiven im Sinne einer erneuten Überdehnung ist zu rechnen. Eine zusätzliche Verstärkung der Plastik mit lyophilisierter Dura ist deshalb empfehlenswert (Kümmerle 1981).

Im frühen Kindesalter (angeborene Relaxatio = Eventration) ähnliche Probleme wie beim Enterothorax (Lungenhypoplasie, Bauchdeckenverschluß, Probleme, Intensivüberwachung) (s. S. 109).

Therapie

Atelektasen und *Entzündungen:* Atemtraining, evtl. Antibiotika.
Rezidive: Re-Operation nur im Ausnahmefall.

Traumatische Zwerchfellruptur

Ursache sind in der Regel stumpfe Bauch- und Thoraxtraumen (indirekte Verletzung). Das linke Zwerchfell ist etwa doppelt so häufig betroffen. Direkte, penetrierende Verletzungen durch Stich oder Schuß sowie iatrogene (z. B. durch falsch gelegte Thoraxdrainagen) sind normalerweise selten. Die direkte, perkutane Verletzung ist in Friedenszeiten seltener als die subkutane, indirekte (4% der Polytraumata nach Müller/Ulrich). Die Ruptur ist fast immer im Centrum tendineum und meist links gelegen. Ursache für das gehäufte linksseitige Auftreten ist nicht nur der Schutz der Leber auf der rechten Seite, sondern auch eine größere Festigkeit durch stärkere kreuzende Faserbündel (Menck, Lierse 1990). Bei ausgeprägter Ruptur mit entsprechender Symptomatik wird die Diagnose problemlos gestellt, Ziel ist die sofortige Versorgung (Frühmanifestation).

Durch die Verlagerung von Eingeweideteilen in den Thorax kommt es infolge Verdrängung von Herz und Lunge zu kardiorespiratorischen Störungen. Infolge von Milz- oder Leberverletzungen können Symptome des Volumenmangelschocks vorliegen.

Bei Spätmanifestation liegt primär meist eine kleine Lücke vor, die temporär durch die Leber oder die Milz abgedeckt wird. Spätfolgen einer umschriebenen Zwerchfellverletzung können Inkarzerationen bis hin zum Vollbild des Ileus und schließlich bei Mitbeteiligung der Leber sogar biliopleuro-pulmonale Fisteln sein.

Narkose: Intubationsnarkose.

Lagerung: Rückenlage oder strenge Seitenlagerung (bei thorakalem Zugang).

Zugangswege: Rippenbogenrandschnitt, Thorakotomie: 6.–7. ICR.

Der Zugang richtet sich nach der Eintrittspforte bei penetrierenden Verletzungen. Bei stumpfen Traumen ist der abdominale Zugang (Rippenbogenrandschnitt oder Medianschnitt mit Rochard-Haken) bei rechtsseitiger Läsion auch der thorakale möglich (rechtsseitige Rupturen sind nach vorübergehender Durchtrennung des Ligamentum falciforme auch von abdominal her zu versorgen). Der abdominale Zugang hat den Vorteil der besseren Versorgungsmöglichkeit von zusätzlichen Verletzungen von Organen der Bauchhöhle wie von Leber und Milz.

Spezielle Technik

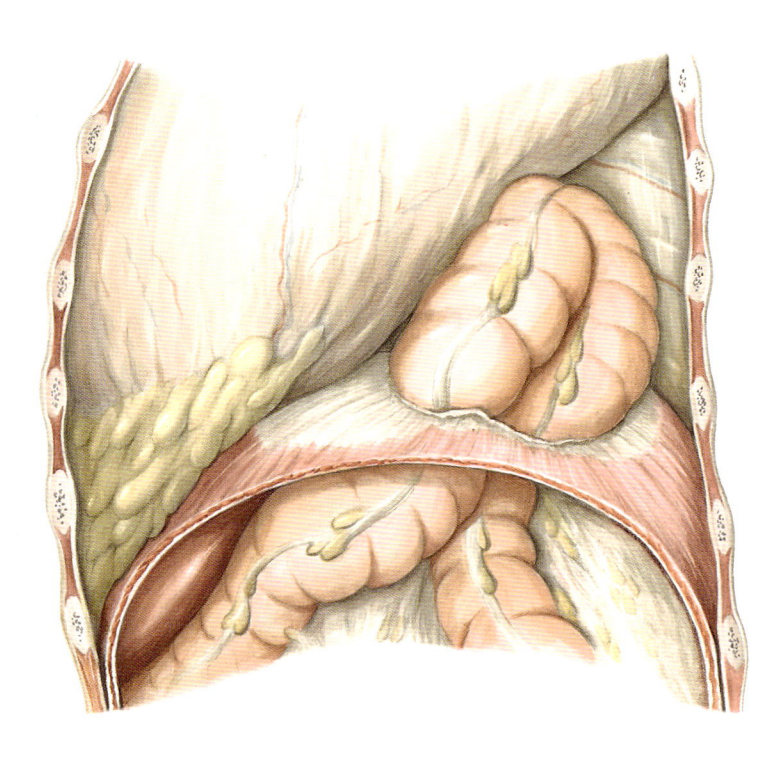

Abb. **15a** Traumatische Zwerchfellruptur mit Vorfall des Dickdarms in den Thoraxraum schematisch.
Die Versorgung des Defektes geschieht durch U- oder Matratzennähte (2×0-Seide oder Polyglykol) mit Doppelung (s. Abb. **8c** u. **d**). Die Rezidivhäufigkeit ist mit 2–4% extrem niedrig. Bei Spätmanifestation ist gelegentlich ein Flicken aus lyophilisierter Dura nötig. Thorax- und falls nötig, zusätzlich eingelegte Bauchdrainagen werden über eine Bülau-Flasche abgeleitet (bei Ausleitung aus dem Bauch ohne Sog, da Netzanteile in Drainage eingeklemmt werden können).

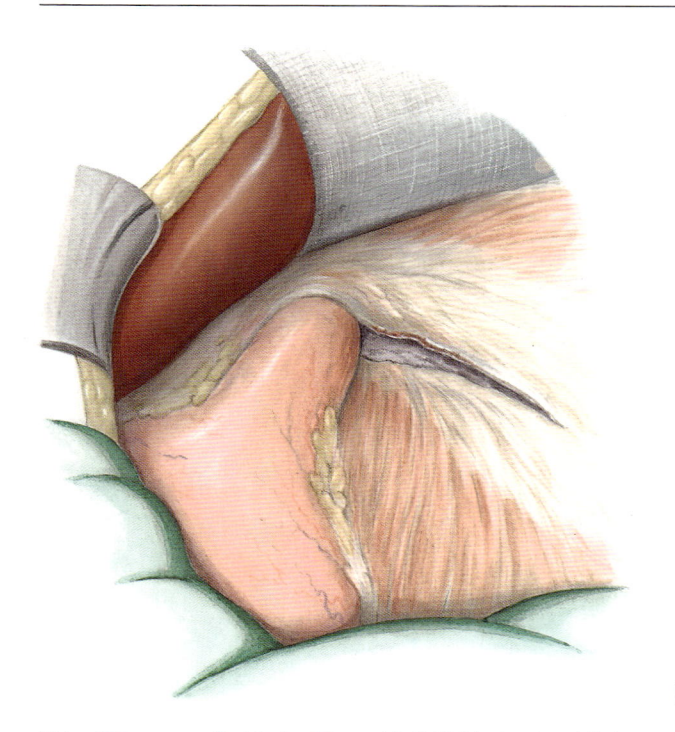

Abb. 15b u. c Geht der Zwerchfellriß bis in den Hiatus oesophageus, sollte vor Anlegen der Nähte ein dickkalibriger Magenschlauch eingelegt werden, um eine Stenosierung zu vermeiden. Ist das Perikard eingerissen, wird es nur soweit genäht, daß eine Luxatio cordis verhindert wird. Wichtig ist die Blutstillung der Perikardränder.

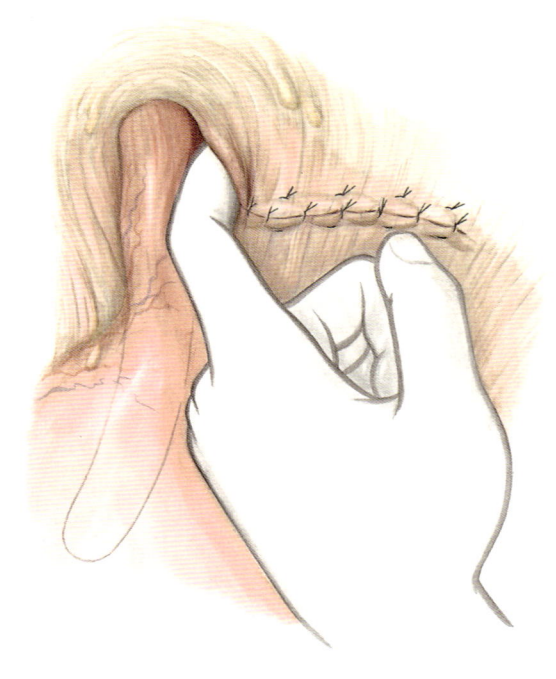

Komplikationen

Intraoperative Komplikationen

Intraoperativ ist das Einführen der Magensonde zur Entlastung des häufig abgeknickten Magens hilfreich. Gelegentlich ist auch das zusätzliche Einkerben des Zwerchfells angezeigt.

Die Milz ist nicht selten mit in den Thorax verlagert (besonders bei posttraumatischer Entstehung). Parenchymverletzungen kommen vor.

Therapie

Versorgung mit Fibrinkleber, Infrarot oder auch durch Überstülpen einer Vicrylnetztasche.

Postoperative Komplikationen

Bei chronischem Eingeweideprolaps nach Trauma sind Perforationen von Magen und Darm möglich.

Therapie

Übernähung und ausgiebige Spülung der Bauchhöhle. Eine intraoperative Antibiotikaprophylaxe ist vor Versorgung einer Zwerchfellruptur sinnvoll.

Spätkomplikationen

Bei Bruch der Naht kann wie im Spontanverlauf des chronisch-traumatischen Eingeweideprolaps eine Inkarzeration zu einem septischen hochakuten Krankheitsbild führen.

Therapie

Operative Revision; zur Vermeidung von Spätperforationen sollten Wandanteile des Magens und des Kolons mit erkennbaren Zirkulationsstörungen (livide Verfärbung) eingestülpt oder übernäht werden.

Zwerchfelldefekt durch entzündlich-infektiöse Einschmelzung

Ursachen: subphrenischer Abszeß, Pleuraempyem, Pankreatitis evtl. mit pleuroperitonealer Fistel.
Nekrosen sind meist dorsal gelegen. Ein Eingeweideprolaps ist wegen starker Verklebungen äußerst selten zu beobachten. Die Versorgung bzw. der Zugang richtet sich nach dem Grundleiden. Wenn unter sonographischer Kontrolle ein Abszeß punktiert und drainiert werden kann, sollte der Defekt später durch direkte Naht oder Plastik angegangen werden. Ist die Laparotomie oder Thorakotomie (gleichzeitige Dekortikation möglich) unumgänglich, wird der Defekt immer in einer Sitzung verschlossen. Als Verstärkungsmaterial eignet sich resorbierbarer Kunststoff (z.B. PGS-Netz). Die Nahttechnik (U-Nähte) entspricht dem Vorgehen bei der Versorgung anderer Defekte.

Zwerchfelltumoren

Primäre Tumoren des Zwerchfells sind selten, so daß nur wenige Erfahrungen bestehen.
Ziel der Operation ist die kurative Exstirpation.
Maligne Tumoren (meist Muskelgeschwülste) metastasieren in das Mediastinum und in die Lunge. Erstsymptome treten fast immer durch lokale Infiltrationen auf.
Vorkommen von benignen und malignen Geschwülsten des Zwerchfells im Verhältnis 3:2.
Häufigste *maligne* Tumoren: Fibrosarkom, Rhabdomyosarkom, Neurofibrosarkom, polymorphzelliges Sarkom.
Häufigste *benigne* Tumoren: Lipome, Zysten (Mesothelzysten, bronchogene Zysten, Echinokokkuszysten), Fibrome, Fibromyome, Rhabdomyofibrome, Angiofibrome, Lymphangiome, Chondrome.
Metastasen (z.B. aus Ovar, Nieren, Kolon) sind selten.
Direkte Tumorinfiltrationen: (Nierenkarzinom, Kardiakarzinom, Leberkarzinom, Leberechinokokkus, Bronchialkarzinom)

Spezielle Technik

Der Zugang wird mehrheitlich von thorakal vorgenommen. Argument ist die bessere Übersicht. Aufgrund eigener Erfahrung ist der abdominale Zugang durch einen Oberbauchschnitt oder verlängerten Rippenbogenrandschnitt unter Zuhilfenahme eines Rochard-Hakens ausreichend. Störende Teile der Leber können ebenso wie die Milz aus ihrer Verankerung vorübergehend gelöst werden, wenn sie im Zugangsweg liegen.
Der Defekt wird nach Resektion in der Regel durch Muskellappenplastiken und lyophilisierte Dura gedeckt. Das Einnähen von Organen, wie z.B. Leber, in den Defekt sind heute weitgehend verlassen.

Nachbehandlung

Nachbestrahlung und Chemotherapie haben nur bei unreifen Geschwülsten (z.B. Rhabdomyosarkom) Erfolg. Bei reifen Tumoren wie beim Fibrosarkom ist die Nachbehandlung z.Z. ineffektiv.

Komplikationen

Bei allen Eingriffen am Zwerchfell ist eine Phrenikusläsion möglich. Besonders bei entzündlichen Prozessen im Mediastinum empfiehlt sich die Darstellung des Nerven vor Resektion von Lungenabschnitten (z.B. bei Tuberkulose, Lungenabszessen, Bronchiektasen). Bei maligner Tumorinfiltration ist die Resektion nicht zu umgehen. Die absichtliche Ausschaltung, wie sie früher zur besseren Zwerchfellnaht oder Verkleinerung des Thoraxinnenraums nach resezierenden Eingriffen üblich war, ist heute verlassen. Lungenfunktionsprüfungen zeigen dabei eine Reduktion der Funktion bis zu 80% (paradoxe Zwerchfellbeweglichkeit mit Pendelluft).

Zwerchfellinzisionen

Indikationen

A. Transdiaphragmaler Zugang zum Mediastinum (ohne Thorakotomie; Klammernahtgeräte).

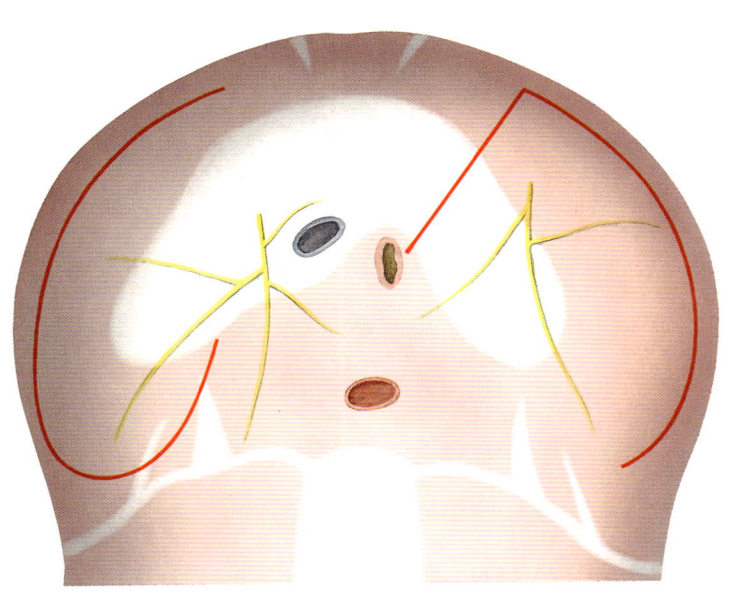

B. Abdomino-transdiaphragmaler Zugang links beim Ösophagus- und Kardiakarzinom.

Abb. 16 Inzisionen werden stets so geführt, daß einerseits Äste des N. phrenicus geschont und andererseits die Muskelfasern in Verlaufsrichtung getrennt werden. Rücksichtnahme auf den Verlauf der Blutgefäße ist nicht nötig. Man sollte medial der Eintrittstelle des Nerven inzidieren, da dann nur die ventro-medialen Äste durchtrennt werden. Laterale Inzisionen nahe der Ansatzstelle des Zwerchfells an der Brustwand beeinträchtigen die Innervation ebenfalls nur in geringem Maße.

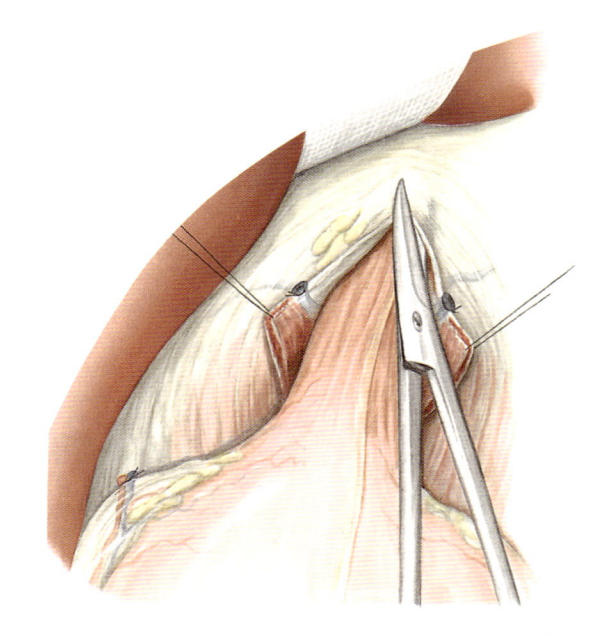

Abb. 17a Dieses Vorgehen wählt man bei distalen Ösophagusresektionen mit mediastinaler Stapler-Anastomose bei subtotaler oder totaler Ösophagusresektion ohne Thorakotomie. Bevor das nervenfreie Centrum tendineum gespalten wird, durchtrennt man die V. phrenica inferior (zwischen doppelten Umstechungen) und distal den Muskelanteil der Crura medialia. Der Ösophagus liegt dann frei. Zur besseren Darstellung des Mediastinums empfiehlt sich die stumpfe Mobilisation zwischen Zwerchfell und Perikard mit anschließender Inzision des Zwerchfells auf das Xiphoid zu.

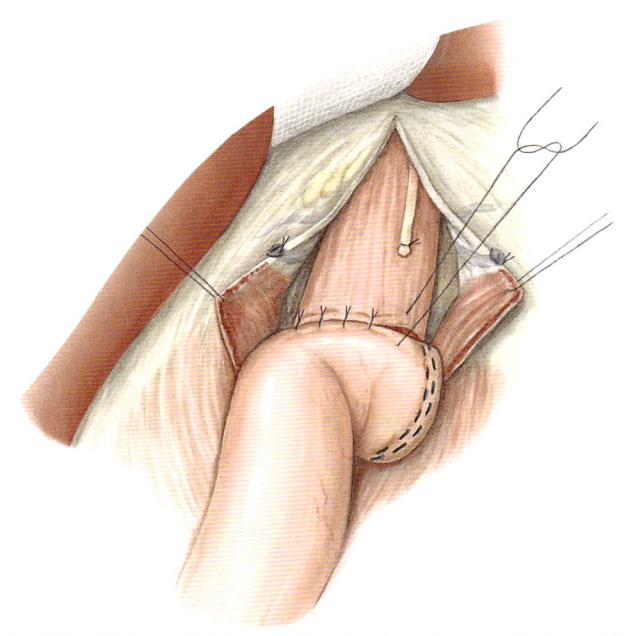

Abb. 17b Bei vorsichtigem Einsatz eines langen Hakens (Achtung auf Blutdruckabfall und Frequenzanstieg) kann das Herz gegen das Sternum gezogen werden. Die Übersicht mit Präpariermöglichkeiten unter Sicht, als auch die Möglichkeit zur Herstellung einer Stapler-Anastomose bis in Bifurkationshöhe ist gut. Der Wiederverschluß des Centrum tendineum bzw. des erweiterten Hiatus oesophagus ist nicht nötig. Inkarzerationen sind nicht zu erwarten, eher, wenn ein Re-Verschluß versucht wird und die Naht partiell ausreißt.

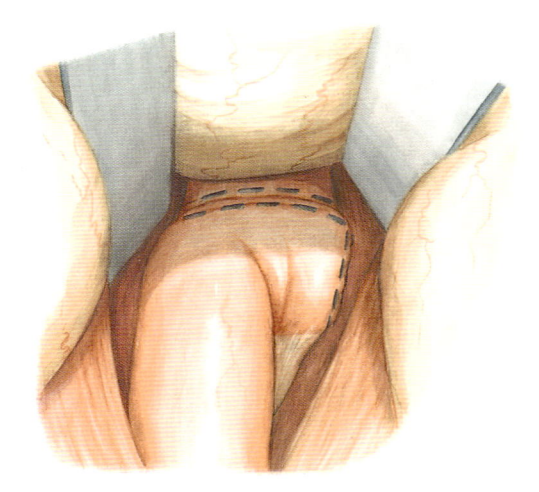

Abb. 17c Abschlußsituation.

Sonstige Erkrankungen des Zwerchfells, z.B. infektiöse Granulome oder solche parasitärer und auch tumoröser Art, sind Raritäten.

Thoraxwand

Von O. Gaber und E. Katoh

Allgemeines

Operative Strategie

Die Hauptaufgaben operativer Therapie an der knöchernen Thoraxwand sind die anatomische Korrektur von Deformitäten, insbesondere die der Trichterbrust sowie die kurative Sanierung von Tumorprozessen.

Das Vorgehen bei der Trichterbrust hängt in erster Linie davon ab, ob eine Korrektur zur Besserung der kardiopulmonalen Funktionen notwendig ist oder eine rein formale aus psycho-sozialen Gründen. Im ersten Fall ist eine aufwendige Ventralisation der vorderen Thoraxwand unumgänglich, während im zweiten Fall die Trichterform durch ein Unterfütterungsverfahren ausgeglichen werden kann.

Bei Tumoren muß die erreichbare Radikalität im Vordergrund stehen. Die operative Strategie richtet sich nach der Lokalisation und der Ausdehnung des Krankheitsherdes. Man muß dabei nicht selten eine große Defektbildung in Kauf nehmen. Sein Verschluß geschieht unter Zuhilfenahme einer lyophilisierten Duraplatte oder eines alloplastischen Materials. Zur Deckung des Restdefektes einschließlich der Haut dient ein gestielter muskulo-kutaner Lappen.

Spezielle Anatomie

Besonderheiten

Die vordere und seitliche Brustwand läßt sich in drei Schichten gliedern (Abb. 1 u. 2).

Die *oberflächliche Schicht* besteht aus Haut, Subkutis und Anhangsgebilden, wie z. B. der Brustdrüse.

Die *mittlere Schicht* wird von aufgelagerten Muskeln und Faszien gebildet. Es sind dies vorne der M. pectoralis major mit seiner Fascia pectoralis, der M. pectoralis minor und M. subclavius bedeckt von der Fascia clavipectoralis. Seitlich beteiligen sich, eingehüllt durch die oberflächliche Faszie, der M. serratus anterior sowie die Ursprungszacken des M. obliquus externus abdominis an der Bildung der mittleren Schicht. Im Übergangsbereich zur Bauchwand liegen vorne die Mm. recti abdominis.

Die *tiefe Schicht* wird ventral vom Brustbein, lateral von den Rippen sowie der Interkostalmuskulatur mit ihren Faszien gebildet.

Spezielle Anatomie   119

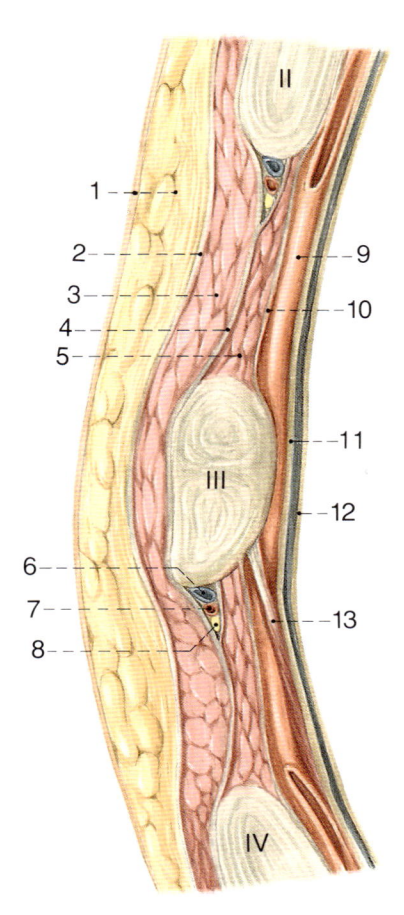

Abb. 1 Schichten der Thoraxwand (parasternaler Sagittalschnitt durch die A. thoracica interna).

1 Haut und subkutanes Fettgewebe
2 Fascia pectoralis
3 M. pectoralis major
4 Fascia thoracica externa mit Membrana intercostalis externa
5 M. intercostalis internus
6 V. intercostalis anterior
7 Ramus intercostalis anterior der A. thoracica interna
8 N. intercostalis
9 A. thoracica interna
10 Fascia thoracica interna
11 Fascia endothoracica
12 Pleura parietalis
13 Ansatzsehne des M. transversus thoracis
II–IV 2. bis 4. Rippenknorpel

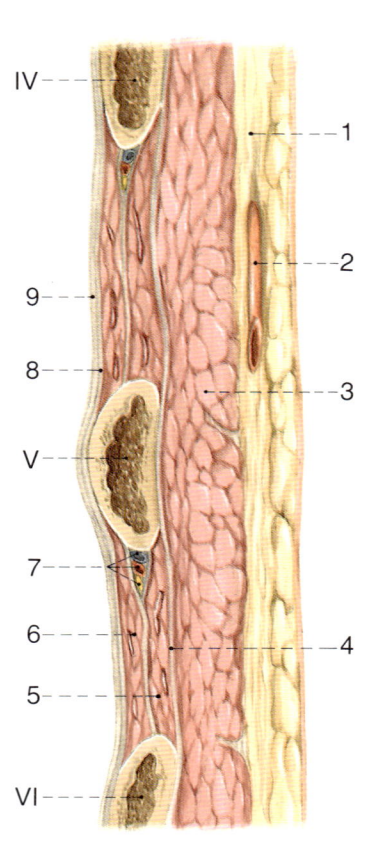

Abb. 2 Schichten der Thoraxwand (Frontalschnitt durch die Thoraxwand links in der vorderen Axillarlinie).

1 Haut und subkutanes Fettgewebe
2 Ramus cutaneus der A. thoracodorsalis
3 M. pectoralis major
4 Fascia thoracica externa
5 M. intercostalis externus
6 M. intercostalis internus
7 A., V., N. intercostalis
8 Fascia thoracica interna
9 Fascia endothoracica und Pleura parietalis
IV–VI 4. bis 6. Rippe

Oberflächliche Schicht

Im Unterhautfettgewebe der Brustwand liegt ein ausgedehntes Venennetz, das mit den oberflächlichen Venen der Schulterregion, der Achselhöhle, der Bauchwand sowie mit den Interkostalvenen verbunden ist.

Die subkutanen Venen führen im Normalfall wenig Blut, sind jedoch bei Durchflußstörungen der tiefen Venen außerordentlich erweiterungsfähig.

Die *V. thoracica lateralis* verläuft auf den Ursprungszacken des M. serratus anterior, etwa in der mittleren Axillarlinie und mündet in die V. axillaris. Sie hat über die V. thoracoepigastrica und V. epigastrica superficialis Verbindung zur V. femoralis sowie zu den Vv. paraumbilicales.

Eine „*V. xiphoidea mediana*" liegt vor dem Processus xiphoideus und anastomosiert mit den Vv. thoracicae internae und Vv. paraumbilicales.

Oberflächlich lateral des M. pectoralis major gibt es fallweise eine Verbindung mit der V. jugularis externa sowie häufig auch mit der V. thoracica interna, die als „V. cervicoaxillaris" bezeichnet wird.

Die *arterielle Versorgung* der Haut, ihrer Anhangsgebilde und Muskeln dieser Region erfolgt über die A. thoracica superior sowie über Äste der Rami intercostales der A. thoracica interna, der A. thoracica lateralis sowie der A. thoracodorsalis.

Zwei Gruppen von Nervenästen versorgen die Haut der Thoraxwand.

Im kranialen Bereich sind es die *Nn. supraclaviculares mediales et laterales,* welche die Haut unterhalb des Schlüsselbeines innervieren, während die *Rr. cutanei anteriores et laterales* der Interkostalnerven die übrige Haut der Brustwand segmental versorgen.

Mittlere Schicht

Der *M. pectoralis major* besteht aus drei Anteilen. Eine Pars clavicularis entspringt von der medialen Hälfte der Vorderseite des Schlüsselbeines, die Pars sternocostalis nimmt ihren Ursprung von der Membrana sterni und den 2. bis 6. Rippenknorpeln sowie zusätzlich in der Tiefe vom 3. (4.) bis 5. Rippenknorpel. Die Pars abdominalis ist schwächer und entstammt dem vorderen Blatt der Rektusscheide. Der Muskel inseriert an der Crista tuberculi majoris humeri. Die Innervation erfolgt über die Nn. pectorales (C5–Th1).

Der vom großen Brustmuskel und der Fascia clavipectoralis bedeckte *M. pectoralis minor* entspringt von der 3. bis 5. Rippe und setzt am Processus coracoideus des Schulterblattes an. Er wird von Nn. pectorales (C6–C8) innerviert.

Der die Grundlage der Regio thoracica lateralis bildende *M. serratus anterior,* entspringt meist mit neun (zehn) Zacken von der 1. bis 9. Rippe. Von der 2. Rippe entspringen meist zwei Zacken. Sein Ansatz erstreckt sich über den gesamten Margo medialis scapulae, wobei der nahe des Angulus inferior ansetzende Teil der kräftigste ist. Der Muskel wird von dem über seine Oberfläche nach abwärts verlaufenden N. thoracicus longus (C5–C7) innerviert.

Der ebenfalls von der Fascia clavipectoralis bedeckte *M. subclavius* entspringt sehnig an der Knorpel-Knochen-Grenze der 1. Rippe und setzt im Sulcus musculi subclavii, einer Rinne an der Unterfläche des Schlüsselbeines an. Er wird vom N. subclavius (C5–C6) versorgt.

Der zur lateralen Gruppe der oberflächlichen Bauchmuskel gehörende *M. obliquus externus abdominis* entspringt mit 8 Zacken an den Außenflächen der 5. bis 12. Rippe. Zwischen 5. bis (8.) 9. Rippe interferiert er in seinem Ursprungsgebiet mit den Zacken des M. serratus anterior, zwischen 10. und 12. Rippe mit den Zacken des M. latissimus dorsi. Seine Fasern verlaufen schräg von lateral, oben, hinten nach medial, unten, vorne. Die von den Rippen 10 bis 12 kommenden Fasern ziehen zum Labium externum des Darmbeinkammes, die übrigen gehen in eine Aponeurose über, die sich mit der Aponeurose der Gegenseite median in der Linea alba verflicht. Die Innervation erfolgt über Nn. intercostales (Th5–Th12).

Der *M. rectus abdominis* entspringt an der vorderen Thoraxwand und zwar mit drei Zacken an der Außenfläche des 5. bis 7. Rippenknorpels, am Processus xiphoideus des Brustbeines sowie an den zwischen Schwertfortsatz und Rippen befindlichen Bandverbindungen. Er verläuft in der Rektusscheide, welche von den Aponeurosen der drei seitlichen Bauchmuskeln gebildet wird. Seine meist drei Intersectiones tendineae sind mit dem vorderen Blatt der Rektusscheide, welches von der Aponeurose des M. obliquus externus abdominis sowie von der Lamina anterior der Aponeurose des M. obliquus internus abdominis gebildet wird, verwachsen. Das hintere Blatt der Rektusscheide im kranialen Abschnitt wird von der Lamina posterior der Aponeurose des M. obliquus internus abdominis und der Aponeurose des M. transversus abdominis gebildet und ist mit dem M. rectus abdominis nicht verwachsen. Der gerade Bauchmuskel setzt an der Crista pubica des Schambeines an und wird von Nn. intercostales (Th5–Th12) versorgt (Abb. **3**).

Besonderheiten der Muskulatur

Einzelne Abschnitte des M. pectoralis major können fehlen. Die Pars sternocostalis kann in eine Pars sternalis und eine Pars costalis getrennt sein. Die Pars clavicularis schließt manchmal direkt an den M. deltoideus an, so daß ein Trigonum clavipectorale fehlt. Außerdem tritt nicht selten ein muskulöser Achselbogen, in variabler Ausdehnung, mit dem M. latissimus dorsi in Beziehung. Eine weitere seltene Varietät stellt ein über dem M. pectoralis major, meist nahe der Medianen liegender, sehr variabel gestalteter M. sternalis dar.

Variationen des Ursprunges des M. pectoralis minor sind nicht selten. So kann er die 2. bis 4., die 2. bis 5., 3. bis 6. oder nur 5. oder 6. Rippe besetzen. Gelegentlich kann auch die kaudale Zacke aus der Faszie des M. serratus anterior entstammen.

Variationen des M. serratus anterior bestehen vor allem in der wechselnden Anzahl seiner Ursprungszacken.

Der M. subclavius kann manchmal fehlen, doppelt angelegt oder bindegewebig ersetzt sein.

Auch der M. obliquus externus abdominis kann eine variable Anzahl von Ursprungszacken aufweisen. Zwischensehnen und Verbindungen mit benachbarten Muskeln können vorkommen.

Abweichend vom Regelfall kann der M. rectus abdominis von mehr Rippen entspringen und selten auch fehlen.

Tiefe Schicht

Median wird die Brustwand durch das *Sternum* gebildet. Es setzt sich aus dem Manubrium, Corpus und Processus xiphoideus zusammen. Manubrium und Corpus liegen nicht in einer Ebene, sondern bilden den nach hinten offenen stumpfen Angulus sterni. Beide Anteile sind meist über eine Synchondrosis manubriosternalis verbunden. Am Oberrand des Manubriums findet sich eine gut tastbare Delle, die Incisura jugularis. Seitlich davon ist das Schlüsselbein über die Articulatio sternoclavicularis mit dem Brustbein verbunden. Der primär knorpelig angelegte Processus xiphoideus, hat eine äußerst variable Form und kann im höheren Alter vollständig verknöchern.

Das Sternum ist von kranial nach kaudal am Manubrium mit der Clavicula, der 1. Rippe und an der Grenze zum Körper mit der 2. Rippe verbunden. Die Rippen 3 bis 7 erreichen normalerweise das Corpus sterni. Im Regelfall sind die 1., 6. und 7. Rippe mit dem Brustbein synchrondrotisch verbunden, während die 2. bis 5. Rippe eine gelenkige Verbindung aufweisen. Ligg. sternocostalia radiata verstärken die Sternokostalverbindungen und setzen sich in die Membrana sterni fort, welche mit der Vorderseite des Brustbeines fest verwachsen ist.

Spezielle Anatomie 121

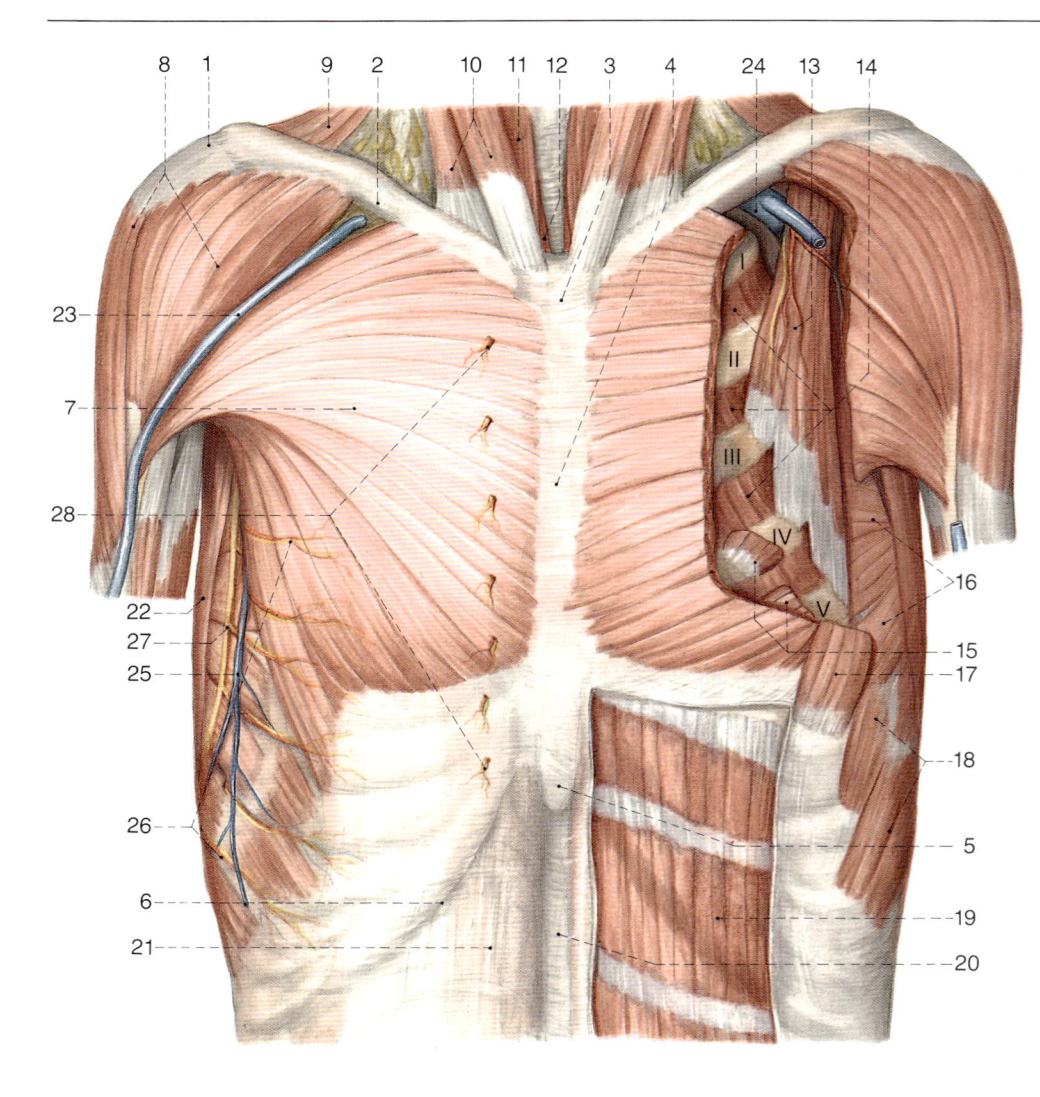

Abb. 3 Vordere Brustwand subfaszial (Zur Darstellung der tiefen Gebilde wurde links teilweise der M. pectoralis major sowie das vordere Blatt der Rektusscheide entfernt.).

1 Acromion
2 Clavicula
3 Manubrium sterni
4 Corpus sterni
5 Processus xiphoideus
6 Rippenbogen
7 M. pectoralis major
8 M. deltoideus
9 M. trapezius
10 M. sternocleidomastoideus (sternaler Kopf, klavikulärer Kopf)
11 M. sternohyoideus
12 M. sternothyroideus
13 M. pectoralis minor
14 Mm. intercostales interni
15 tiefe Ursprünge der Pars sternocostalis des M. pectoralis major
16 M. serratus anterior
17 Ursprungsteil des M. pectoralis major von der 6. Rippe
18 M. obliquus externus abdominis
19 M. rectus abdominis mit Intersectiones tendineae
20 Linea alba
21 vorderes Blatt der Rektusscheide
22 M. latissimus dorsi
23 V. cephalica dextra
24 V. axillaris sinistra
25 V. thoracoepigastrica
26 Rr. cutanei laterales der Interkostalnerven und -arterien
27 N. thoracicus lateralis
28 Rami cutanei anteriores der Interkostalnerven, Rami perforantes der A. thoracica interna
I–V 1. bis 5. Rippenknorpel

Besonderheiten des Brustbeines

Sehr selten bleiben als entwicklungsbedingter Rest Ossa suprasternalia am kranialen Rand des Manubriums über.
Außerdem können aufgrund der Entwicklung eine Öffnung innerhalb des Brustbeines (Fissura sterni congenita) oder Synchondrosen zwischen den Rippenansätzen auftreten.
Auch der Processus xiphoideus kann mit einem Loch versehen oder gelegentlich gabelförmig gespalten sein. Auch eine Abknickung nach vorne oder hinten ist möglich.
Die dorsal mit der Wirbelsäule gelenkig verbundenen Rippen lassen sich entsprechend ihrem Verhalten zum Brustbein einteilen.
Die ersten sieben im Regelfall direkt mit dem Sternum verbundenen Rippen werden Costae verae genannt. Die 8., 9. und 10. Rippe (Costae spuriae) legen sich an den Rippenknorpel der nächst höheren Rippe an und erreichen auf diese Weise indirekt, unter Bildung der Rippenbögen, an der Basis des Processus xiphoideus das Sternum. Die 11. und 12. Rippe erreichen das Brustbein nicht (Costae fluitantes).
Jede Rippe besteht grundsätzlich aus einem Os costale mit Caput, Collum und Corpus costae sowie einem vorderen knorpeligen Ende, der Cartilago costalis.

Mit Ausnahme der 1., 11. und 12. Rippe besitzt jede Rippe an ihrer inneren Unterfläche einen Sulcus costae. Die Rippen sind mit Periost bzw. Perichondrium überzogen.
Krümmungen und Länge der Rippen sowie die Rippen-Sternum-Verbindungen bedingen, genauso wie die Form der Wirbelsäule und die Stellung der Wirbelquerfortsätze, eine individuelle äußere Form des Brustkorbes (Abb. 4).
Zwischen dem Sulcus costae der höheren und dem Oberrand der jeweiligen unteren Rippe befindet sich der Zwischenrippenraum. Von insgesamt elf Interkostalräumen erstrecken sich fünf bis an den Brustbeinrand.

Besonderheiten der Rippen

Die Zahl der Rippenpaare kann variieren. So sind 11 oder 13 Rippenpaare (Hals- oder Lendenrippe) möglich. Fehlentwicklungen können zu Fenster- oder Gabelrippen führen, welche am häufigsten bei der 4. Rippe vorkommen.
Die Zwischenrippenräume werden ausgefüllt durch *Zwischenrippenmuskeln*.
Die *Mm. intercostales externi* entspringen jeweils am Unterrand einer Rippe und ziehen mit ihren Fasern schräg von oben hinten nach vorne unten zum Oberrand der nächst tieferen Rippe. Sie reichen von den an der Grenze

Thoraxwand

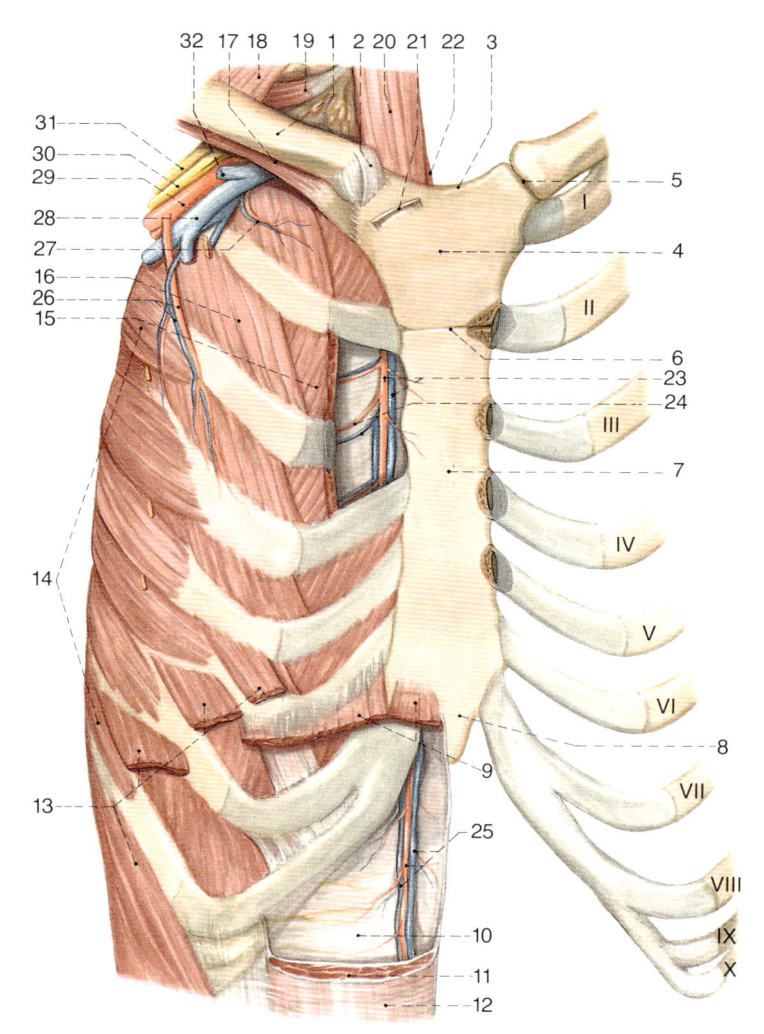

Abb. 4 Tiefe Schicht der ventralen Thoraxwand (auf der linken Seite sind die gelenkigen bzw. synchondrotischen Rippen-Sternum-Verbindungen dargestellt).

1 Clavicula
2 Lig. sternoclaviculare anterius
3 Incisura jugularis
4 Manubrium sterni
5 Articulatio sternoclavicularis
6 Synchondrosis manubriosternalis
7 Corpus sterni
8 Processus xiphoideus
9 Ursprungszacken des M. rectus abdominis
10 hinteres Blatt der Rektusscheide
11 M. rectus abdominis
12 vorderes Blatt der Rektusscheide
13 Ursprungszacken des M. obliquus externus abdominis
14 Ursprungszacken des M. serratus anterior
15 M. intercostalis internus
16 M. intercostalis externus
17 M. subclavius
18 M. trapezius
19 M. omohyoideus
20 M. sternohyoideus
21 Ursprung des sternalen Kopfes des M. sternocleidomastoideus
22 M. sternothyroideus
23 A., V. thoracica interna
24 Ramus intercostalis anterior der A. thoracica interna, V. intercostalis anterior
25 A. epigastrica superior und Begleitvenen
26 A., V. thoracica lateralis
27 A., V. thoracica superior
28 V. axillaris
29 A. axillaris
30 Fasciculus lateralis des Plexus brachialis
31 Fasciculus posterior des Plexus brachialis
32 V. cephalica
I–X 1. bis 10. Rippe

zwischen Rippenhals und Rippenkörper gelegenen Tubercula costarum bis zu den Knorpel-Knochen-Grenzen, von wo sie sich nach vorne zu als Membrana intercostalis externa fortsetzen.

Die *Mm. intercostales interni* reichen jeweils von dem sich lateral und ventral des Tuberculum costae befindlichen Angulus costae bis zum Sternum. Sie nehmen ihren Ursprung am Oberrand der Rippeninnenfläche und ziehen von unten hinten nach vorne oben zu ihren Ansätzen im Bereich des Sulcus costae der nächst höheren Rippe. Vom Rippenwinkel nach medial zu den Wirbeln hin, setzen sie sich als Membrana intercostalis interna fort. Im Bereich der Rippenknorpel werden sie auch als Mm. intercartilaginei bezeichnet.

Internusfasern, die über mehrere Rippen hinweglaufen, werden Mm. subcostales genannt.

Jene Internusfasern, welche durch die Interkostalgefäße und Nn. intercostales von den inneren Zwischenrippenmuskeln nach innen zu abgetrennt werden, bilden die *Mm. intercostales intimi*.

Die Interkostalmuskeln beziehen ihre Innervation über die Nn. intercostales 1 bis 11.

Der *M. transversus thoracis* liegt an der Innenseite der vorderen Brustwand. Er entspringt an der Hinterseite des Processus xiphoideus und am kaudalen Drittel des Corpus sterni und setzt zackenförmig aufsteigend verlaufend am Unterrand des 2. oder 3. bis 6. Rippenknorpels an. Er wird von den Nn. intercostales 2 bis 6 versorgt.

Besonderheiten des M. transversus thoracis

Der M. transversus thoracis weist eine große Variabilität auf. Er kann fehlen oder häufig nur aus Einzelzacken aufgebaut sein oder kontinuierlich in den M. transversus abdominis übergehen. Die Anzahl seiner Zacken kann von eins bis sechs schwanken.

Eine *Fascia thoracica externa* bedeckt die Außenfläche der Mm. intercostales externi in ihrem gesamten Bereich.

Die *Fascia thoracica interna* überzieht die Innenfläche der Mm. intercostales interni und intercartilaginei.

Die *Fascia endothoracica*, der subseröse Bestandteil der Pleura parietalis, findet sich an der Grenze zum Rippenfell.

Im kaudalen Abschnitt der Thoraxwand haben auch der M. obliquus internus abdominis, der M. transversus abdominis sowie das Zwerchfell Beziehung zu Sternum bzw. Rippen.

Der *M. obliquus internus abdominis* hat einen fächerförmigen, vorwiegend aufsteigenden Verlauf. Er setzt mit seinem kranialen Anteil an den unteren Rändern der drei letzten Rippen an.

Der *M. transversus abdominis* nimmt seinen thorakalen Ursprung von der Innenfläche des 7. bis 12. Rippenknorpels. Seine sechs Ursprungszacken interferieren mit den Zacken der Pars costalis des Zwerchfells.

Seine Aponeurose ist wie die beiden Blätter der Internusaponeurose an der Bildung der Linea alba beteiligt. Das *Diaphragma* entspringt mit seiner sehr unterschiedlich ausgebildeten Pars sternalis an der Innenfläche des Processus xiphoideus, während die Pars costalis mit einzelnen Zakken, welche mit den Ursprungszacken des M. transversus abdominis alternieren, an der Innenfläche der 7. bis 12. Rippe ihren Ursprung hat.

Besonderheiten der Muskeln

Der M. transversus abdominis kann selten völlig fehlen. Die Zahl seiner Rippenursprünge kann schwanken. Manchmal finden sich bei der Pars costalis des Zwerchfells flache Sehnenbögen zwischen 10. und 11., bisweilen auch zwischen 11. und 12. Rippe, einen kontinuierlichen Ursprung über die Sehnenbündel des M. transversus abdominis hinweg bildend.

In den letzten Interkostalräumen kann gelegentlich eine Verbindung von Zwerchfell- und Transversusbündel, durch Schaltsehnen oder Verschränkung möglich sein.

Die Zwerchfellzacke von der 12. Rippe und der Sehnenbogen zwischen 11. und 12. Rippe können fehlen (Abb. 5).

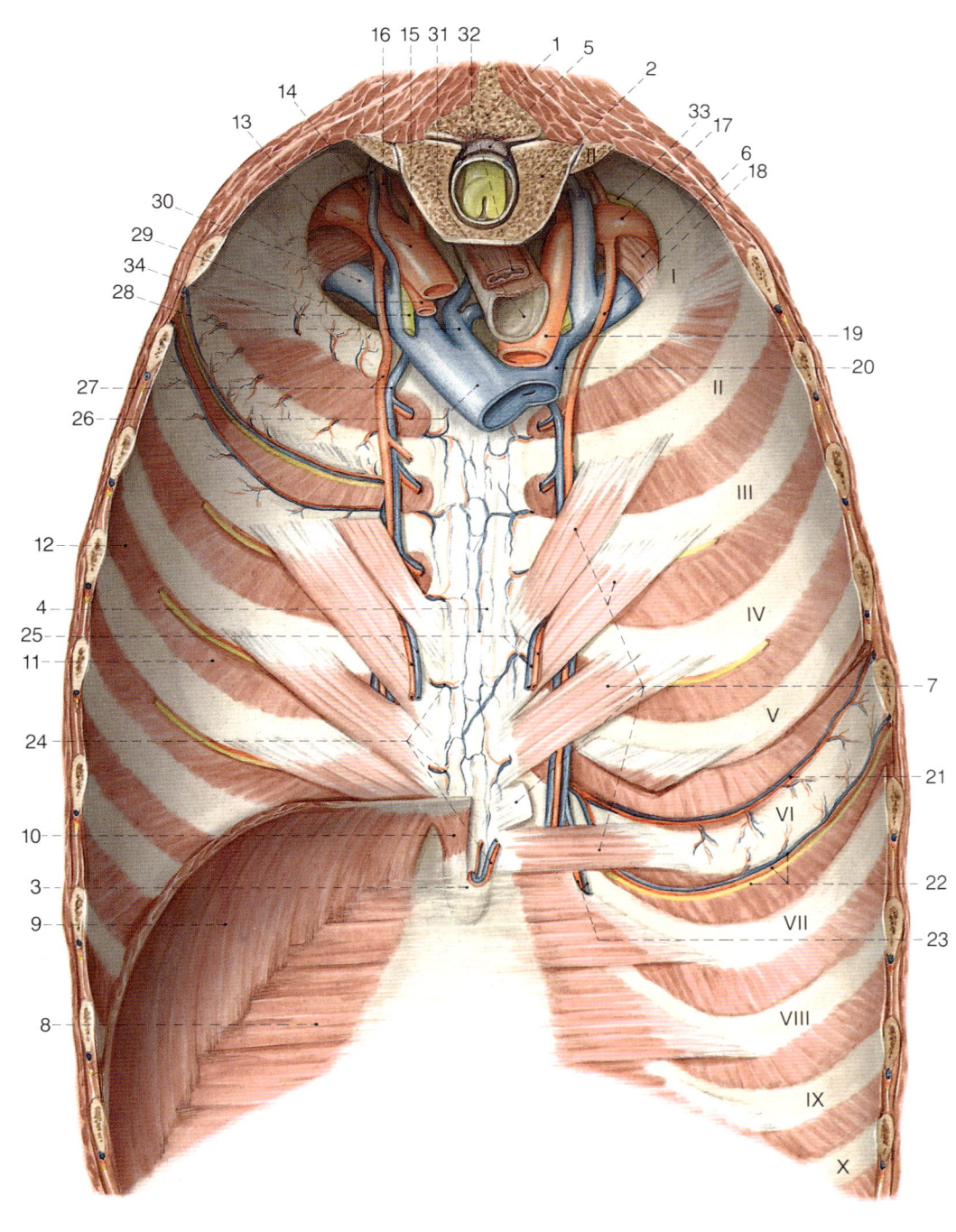

Abb. 5 Thoraxwand von innen (Die Mm. intercostales intimi wurden zur Darstellung der Interkostalgefäße teilweise entfernt. Die die Rippen versorgenden Gefäße wurden teilweise dargestellt.).

1 Arcus und Processus spinosus des 1. Brustwirbels
2 Arcus des 2. Brustwirbels
3 Processus xiphoideus
4 Corpus sterni
5 Lig. flavum
6 M. scalenus anterior
7 M. transversus thoracis
8 M. transversus abdominis
9 Pars costalis des Zwerchfells
10 Pars sternalis des Zwerchfells
11 M. intercostalis internus
12 M. intercostalis intimus
13 A. subclavia sinistra
14 Truncus thyrocervicalis sinister
15 A. vertebralis sinistra
16 A., V. intercostalis suprema sinistra
17 A. subclavia dextra
18 A. thoracica interna dextra
19 Truncus brachiocephalicus
20 V. brachiocephalica dextra
21 oberer Ast des Ramus intercostalis anterior der A. thoracica interna und Begleitvene
22 V. intercostalis anterior, Ramus intercostalis anterior der A. thoracica interna, N. intercostalis
23 A., V. musculophrenica dextra
24 Rami retrosternales der A. und V. thoracica interna
25 rechte und linke A. und V. pericardiacophrenica mit tiefem Abgang aus der A. bzw. V. thoracica interna
26 V. brachiocephalica sinistra
27 A., V. thoracica interna sinistra
28 V. thyroidea inferior
29 A. carotis communis sinistra
30 V. subclavia sinistra
31 Trachea
32 Ösophagus
33 Fasciculus medialis des Plexus brachialis
34 N. vagus sinister
I–X 1. bis 10. Rippe

Im kranialen Abschnitt hat die Thoraxwand einschließlich des medialen Anteiles des Schlüsselbeines Beziehung zu Muskeln des Halses.

Das direkt mit der Haut des Halses verwachsene *Platysma* erstreckt sich kaudalwärts bis in die Regio infraclavicularis.

Der *M. sternocleidomastoideus* entspringt mit einem sternalen Kopf und kräftiger, plattrunder Sehne von der Vorderfläche des Manubrium sterni und mit einem klavikulären Kopf teils fleischig, teils sehnig in wechselnder Breite von der kranialen Fläche und dem Dorsalrand der Extremitas sternalis des Schlüsselbeines. Er zieht kopfwärts zum Processus mastoideus und zur Linea nuchae superior.

Der *M. sternohyoideus* nimmt seinen Ursprung von der Hinterfläche des Manubrium sterni sowie von der Articulatio sternoclavicularis und manchmal auch vom sternalen Ende der Clavicula.

Der etwas breitere, tiefer liegende *M. sternothyroideus* entspringt auch an der Hinterfläche des Manubrium sterni.

Arterien der vorderen und seitlichen Thoraxwand

Die Vasa intercostalia zeigen eine metamere Gliederung.

Bis auf die A. intercostalis suprema, welche aus dem Truncus costocervicalis der A. subclavia hervorgeht, entspringen neun Paare *Aa. intercostales posteriores* aus dem dorsalen Umfang der Aorta. Sie verlaufen im kranialen Abschnitt der Interkostalräume zwischen den gleichnamigen Venen und Nerven nach ventral. Jede Arterie teilt sich in Höhe des Angulus costae in zwei Äste. Der schwächere Ast verläuft schräg zum Oberrand der unteren Rippe hin, der stärkere Ast gelangt zum Sulcus costae und liegt weiter ventral dicht unter dem kaudalen Rippenrand.

Beide Äste der Aa. intercostales posteriores anastomosieren mit den von ventral entgegenkommenden Rr. intercostales anteriores der Aa. thoracicae internae.

Die *A. intercostalis suprema* versorgt den 1. oder 1. und 2. Interkostalraum mit ihren beiden Aa. intercostales posteriores.

Die *A. thoracica interna* (A. mammaria interna) entspringt im Regelfall allein aus der unteren Zirkumferenz der A. subclavia, medial der Skalenuslücke. Das Vorkommen eines isolierten Ursprunges ist mit rund 87% anzugeben, gemeinsam mit anderen Ästen entspringt sie in rund 13% der Fälle, wobei ein gemeinsamer Ursprung häufiger links als rechts und häufiger bei Männern als bei Frauen beobachtet wird. Sie kann ihren gemeinsamen Ursprung haben mit dem Truncus thyrocervicalis, mit der A. suprascapularis, und selten mit der A. dorsalis scapulae, der A. thyroidea inferior oder mit dem Truncus costocervicalis. Die Arterie verläuft ventral über die Pleurakuppel nach abwärts, unterkreuzt die V. brachiocephalica, ist lateral zunächst vom N. phrenicus begleitet, der sie anschließend über- oder auch unterkreuzt, um dann medial von der Arterie entlang des Perikards nach abwärts zu ziehen. Die A. thoracica interna erreicht dorsal des Sternoklavikulargelenkes die Hinterfläche der 1. Rippe und zieht zunächst näher am Sternum gelegen (11 bis 13 mm im 1. ICR), dann etwas weiter entfernt, ca. 15 mm (2. und 3. ICR), bedeckt von der Faszie nach abwärts. In Höhe des 3. Interkostalraumes verläuft sie dann zwischen den Mm. intercartilaginei und dem M. transversus thoracis bis in die Höhe des 6. Interkostalraumes bzw. 7. Rippenknorpels, wo sie sich in ihre zwei Endäste, die A. epigastrica superior und die A. musculophrenica aufteilt. Bis zum zweiten Rippenknorpel wird die A. thoracica interna von einer, kaudal davon von zwei gleichnamigen Venen begleitet.

Die Äste der A. thoracica interna lassen sich in parietale und viszerale (mediastinale) unterscheiden.

Parietale Äste:

1. Rami perforantes zur Haut über den ersten sechs Interkostalräumen. Davon sind die Rr. perforantes des 2., 3. und 4. Interkostalraumes bei der Frau kräftiger entwickelt und erreichen als Aa. mammariae mediales die Brustdrüse.

2. Rami intercostales anteriores, von denen je zwei pro Interkostalraum abgegeben werden. Der Ursprung dieser Äste variiert sehr stark, da diese auch als gemeinsamer Stamm je Interkostalraum oder auch als ein gemeinsamer Stamm für je eine Interkostalarterie zweier benachbarter Zwischenrippenräume entspringen können. Der schwächere Ast zieht entlang des oberen Rippenrandes und gibt zahlreiche Ästchen an die Hinterfläche der betreffenden Rippe ab, während der untere kräftigere Ast sich nur vereinzelt an der Blutversorgung der Rippen beteiligt.

3. Rami retrosternales als sehr zarte Gefäße, die nach medial ziehen und mit den gleichnamigen Zweigen der A. thoracica interna der Gegenseite anastomosieren.

Als mediastinaler Ast ist die A. pericardiacophrenica zu erwähnen, die als ein zartes Gefäß nahe des Ursprunges der A. thoracica interna diese dorsal der 1. Rippe verläßt und als Begleitarterie des N. phrenicus anzusehen ist. Ursprungsvarianten dieser Arterie (s. Abb. **5**) sind möglich.

Die *A. epigastrica superior* erreicht ventral des M. transversus thoracis die Rektusscheide, um dorsal des M. rectus abdominis abzusteigen und mit der A. epigastrica inferior, einem Ast der A. iliaca externa, zu anastomosieren.

Die *A. musculophrenica* versorgt die Gebilde des 7. bis 10. Interkostalraumes, verläuft entlang der oberen Zwerchfellhälfte nach lateral und versorgt dieses, wobei sie auch mit den entsprechenden Interkostalarterien anastomosiert.

Ein häufig vorkommender, oberhalb der ersten Rippe abgehender *Ramus costalis lateralis* der A. thoracica interna zieht schräg hinter dem M. pectoralis minor über vier bis sechs Rippen nach kaudal bis in die Höhe des 5. und 6. Interkostalraumes, anastomosiert mit den Interkostalarterien und versorgt die benachbarten Muskeln.

Die *A. subcostalis* ist die letzte Rippenarterie. Sie liegt unter der 12. Rippe und gelangt mit den beiden nächst höheren Arterien zwischen die breiten Bauchmuskeln. Sie anastomosiert mit Ästen aus der A. musculophrenica und der A. epigastrica superior.

Tiefe Venen der Thoraxwand

Sie begleiten die gleichnamigen Arterien.
Die *Vv. intercostales anteriores* sind Äste der Vv. thoracicae internae und münden von der Hinterfläche in die Vv. brachiocephalicae. Die *Vv. intercostales posteriores* münden in die V. azygos sowie V. hemiazygos und hemiazygos accessoria.
Die erste und zweite Interkostalvene münden direkt in die rechte und linke V. brachiocephalica.
Die Vv. intercostales posteriores verlaufen oberhalb der gleichnamigen Arterien. Die oberen anastomosieren mit den vorderen Interkostalvenen der V. thoracica interna.
Die Vv. thoracicae internae anastomosieren über die Vv. epigastricae superiores mit den Vv. epigastricae inferiores und den oberflächlichen Hautvenen. Von der Hinterfläche des Sternums nehmen sie zarte Wurzeln auf, die in longitudinaler Richtung häufig durch eine etwas stärkere Vene miteinander verbunden sind.

Nervenversorgung der Thoraxwand

Der R. ventralis der segmentalen Brustnerven bildet den jeweiligen N. intercostalis.
Die Nn. intercostales liegen bis zum Angulus costae an der Innenseite des M. intercostalis externus nur von Fascia endothoracica und Pleura parietalis bedeckt. Im weiteren Verlauf nach ventral verlaufen sie zwischen Mm. intercostales externus und internus und treten in der Axillarlinie in den letzteren ein, so daß sie hier zwischen den Mm. intercostales interni und intimi zu liegen kommen.
Die sechs kranialen Interkostalnerven erreichen den Rand des Sternums, während die kaudalen hinter den Rippenknorpeln das Zwerchfell durchbohren und zwischen M. obliquus internus abdominis und M. transversus abdominis schräg nach abwärts ziehend die Rektusscheide durchbrechen, um den M. rectus abdominis zu versorgen.
Die Interkostalnerven versorgen motorisch die ventrale Rumpfmuskulatur sowie sensibel die Brust- und Bauchhaut.

Lymphabfluß der Thoraxwand

Nodi lymphatici parasternales liegen in einfacher oder doppelter Reihe entlang der Vasa thoracica interna. Sie finden sich regelmäßig in Höhe des 1. und 2. sowie 6. Interkostalraumes. Zwischen 4. und 6. Zwischenrippenraum können sie fehlen. Zuflüsse erhalten sie aus der vorderen Hälfte der Gebilde der Interkostalräume, aus der Pleura parietalis, von der Mamma und vom Zwerchfell. Zusätzlich können Lymphgefäße des vorderen Bauchraumes Lymphe durch das Zwerchfell hindurch zu den parasternalen Lymphknoten bringen. Der weitere Abfluß erfolgt links in den Ductus thoracicus in den linken rechts über den Ductus bronchomediastinalis in den rechten Venenwinkel. Es bestehen auch Verbindungen zu den Nodi lymphatici jugulares interni.
Die *Nodi lymphatici intercostales* liegen dorsal in der Nähe der Rippenköpfchen. Sie nehmen auch Lymphgefäße aus den Interkostalräumen auf. Die obere Gruppe führt die Lymphe direkt in den Brustmilchgang, die untere Gruppe in die Cisterna chyli. Die Lymphknoten der Brustwand sind mit den viszeralen Lymphknoten der Brusthöhle in Verbindung. Die Lymphgefäße begleiten die Venen.

Spezielle Erkrankungen und Behandlungsmethoden

Trichterbrust

Ziele und Methoden

Ziel der Therapie ist die Beseitigung einer kosmetisch störenden und gelegentlich auch die kardiorespiratorische Leistung beeinträchtigenden Deformität der vorderen Thoraxwand. Die Ventralisation der vorderen Brustwand kann durch verschiedene Methoden einer Osteochondroplastik erreicht werden. Bei der alleinigen kosmetischen Indikation mäßiggradiger Formen kommen Unterfütterungsverfahren mit gestieltem Omentum oder mittels Kunststoffimplantaten in Betracht.

Indikationen

Absolute Indikationen

Eine absolute Indikation ergibt sich nur bei meßbarer Einschränkung der kardiorespiratorischen Funktion. Psychogene Störungen mit erheblichem Leidensdruck sind bei der Indikationsstellung zu berücksichtigen – ebenso aber auch das Alter des Patienten.
Die Operation soll nicht *vor* einer gewissen Stabilisierung des Brustkorbes und nicht *vor* einer einsetzenden starken Wachstumsphase durchgeführt werden, d. h. nicht vor dem 5. und nicht zwischen dem 9.–12. Lebensjahr – der Eingriff ist dann möglichst bis zum Alter von etwa 13 bis 14 Jahren zu verschieben.

Relative Indikationen

Bei mäßiggradigen Deformitäten ohne kardiorespiratorische Funktionsbeeinträchtigungen ist die Indikation zur Operation nur aus kosmetischen und psychischen Gründen gegeben.

Kontraindikationen

Ausgesprochene Flachbrust und wulstige Begrenzungen der unteren Thoraxpertur sind für eine operative Korrektur nicht geeignet.

Operationsrisiko und Aufklärungshinweise

Bei der Osteochondroplastik handelt es sich um einen großen, langdauernden, z. T. auch blutreichen Eingriff, der Transfusionen bedarf.

Gelegentlich auftretende postoperative Komplikationen sind ein Pneumothorax, der allerdings bereits intraoperativ beginnt und gelegentlich *Rezidive*, wenn der Eingriff zu einem ungünstigen Zeitpunkt (Wachstumsphase) erfolgte oder die Stabilisierung nicht ausreichte. Ein Rezidiv kann aber auch später ohne ersichtliche Ursache auftreten.
Die Omentumplastik erfordert ausreichendes Material – eine Voraussetzung, die erst bei der Laparotomie feststellbar ist.
Beim Eintritt einer Infektion nach Implantation eines Kunststoffmaterials ist die Ausheilung nur durch Entfernung des Implantates möglich. Ein fibröser Umbauprozeß um das Implantat ist als mögliche Spätkomplikation nach Augmentation mittels Kunststoffes zu erwähnen.
Erfolgt eine Stabilisierung des Brustkorbes mit Drähten, Metallbügel oder -spangen, ist eine Information des Patienten über den notwendigen Zweiteingriff zur Entfernung des Fremdkörpermaterials erforderlich.

Spezielle Vorbereitungen und Nachbehandlung

Präoperativ muß abgeklärt werden, ob eine kardiorespiratorische Minderleistung durch die Deformität oder durch einen Trainingsmangel bedingt ist. Hierzu ist die Fahrradergometrie nach Bühlmann geeignet. Pathologische Werte, die sich bei erneutem Test in liegender Position bessern, sprechen für eine echte Behinderung durch die Deformität.
Nach einer osteochondroplastischen Korrektur sind eine Lungenfunktionsprüfung und eine krankengymnastische Betreuung unerläßlich. Es empfiehlt sich, den Patienten schon präoperativ mit der postoperativ angezeigten Atemgymnastik vertraut zu machen.

Ventralisation der vorderen Brustwand durch Osteochondroplastik

Die Operation hat zum Ziel, die trichterförmige Deformität zu beseitigen und durch die Stabilisierung der erreichten Korrektur eine echte Störung der Atmung und des Kreislaufes zu beheben. Die Umkehrplastik nach Jung kommt bei breitem, progressiv abfallendem Trichter zur Anwendung.

Narkose: Intubationsnarkose.

Lagerung: Rückenlagerung.

Zugangswege: Mediane prästernale Hautinzision (Abb. 6).

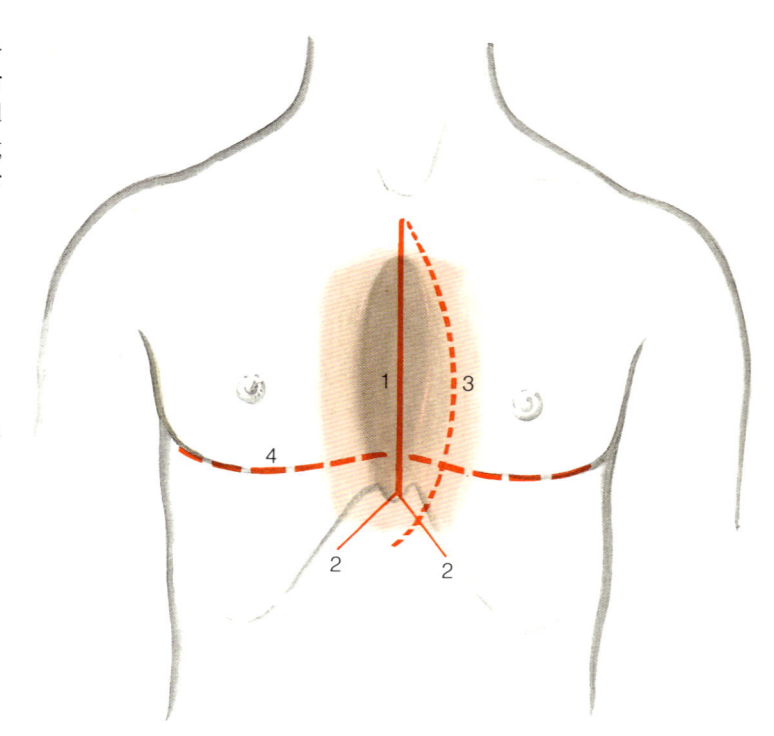

Abb. 6 Die mediane Längsinzision über der ganzen Ausdehnung des Sternums (1) wird als Standardzugang bezeichnet. Eine kaudale beiderseitige Schnitterweiterung entlang des Rippenbogens (2) ist möglich. Ein leicht bogenförmig verlaufender Längsschnitt (3) hat den Vorteil, daß die Hautwunde nicht über der Sternotomie liegt.
Ein submammärer Querschnitt (4) behält seine kosmetische Bedeutung bei Frauen.

Operation nach Brunner (Keilexzision der Rippen und Sternotomie, 1954)

Arbeitsschritte

1. Freilegung des Sternums vom Manubrium bis zum Processus xiphoideus.
2. Ablösung der Pektoralismuskulatur bis knapp über den Trichterrand hinaus und der Mm. recti abdominis vom Trichter und vom Xiphoid. Die Keilexzisionsstellen können auch isoliert durch lokale Spaltung der Pektoralismuskulatur aufgesucht werden.
3. Keilexzisionen aus den Rippen im Bereich des Trichterrandes und – wenn erforderlich – der Trichterwand nach Abschiebung des Perichondriums.
4. Exstirpation des Xiphoids.
5. Mobilisation des Sternums vom Mediastinum.
6. Querdurchtrennung des Sternums unterhalb des Ansatzes der 2. Rippe bzw. an der oberen Begrenzung des Trichters und mediane Spaltung des Corpus sterni unter Ausschneidung eines dorsalen Keils.
7. Ausgleich der Deformität durch Adaptionsnähte der Osteotomieflächen.
8. Stabilisierung.
9. Einlage eines Drains retrosternal ins Mediastinum und Refixation der Rektusscheide.
10. Nahtvereinigung der medialen Ränder beider Mm. pectorales majores bzw. der gespaltenen Muskulatur über den gespaltenen Rippen.
11. Subkutane Drainage und Wundverschluß.

Spezielle Technik

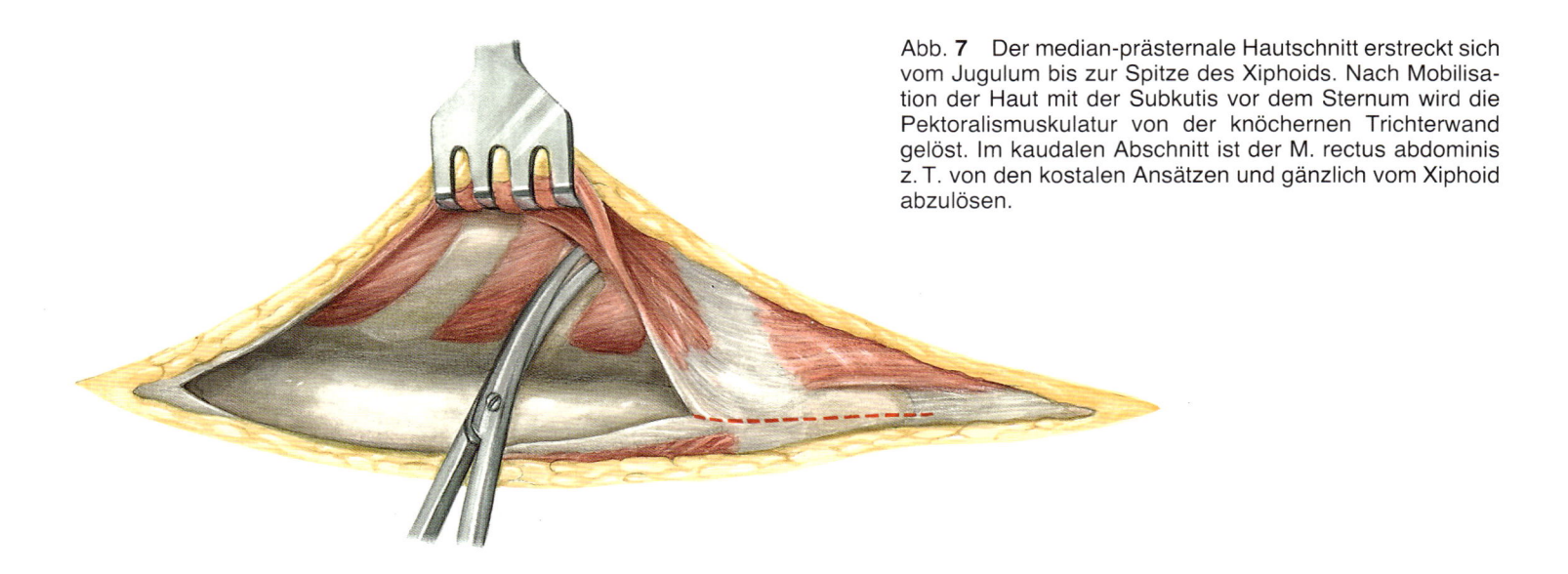

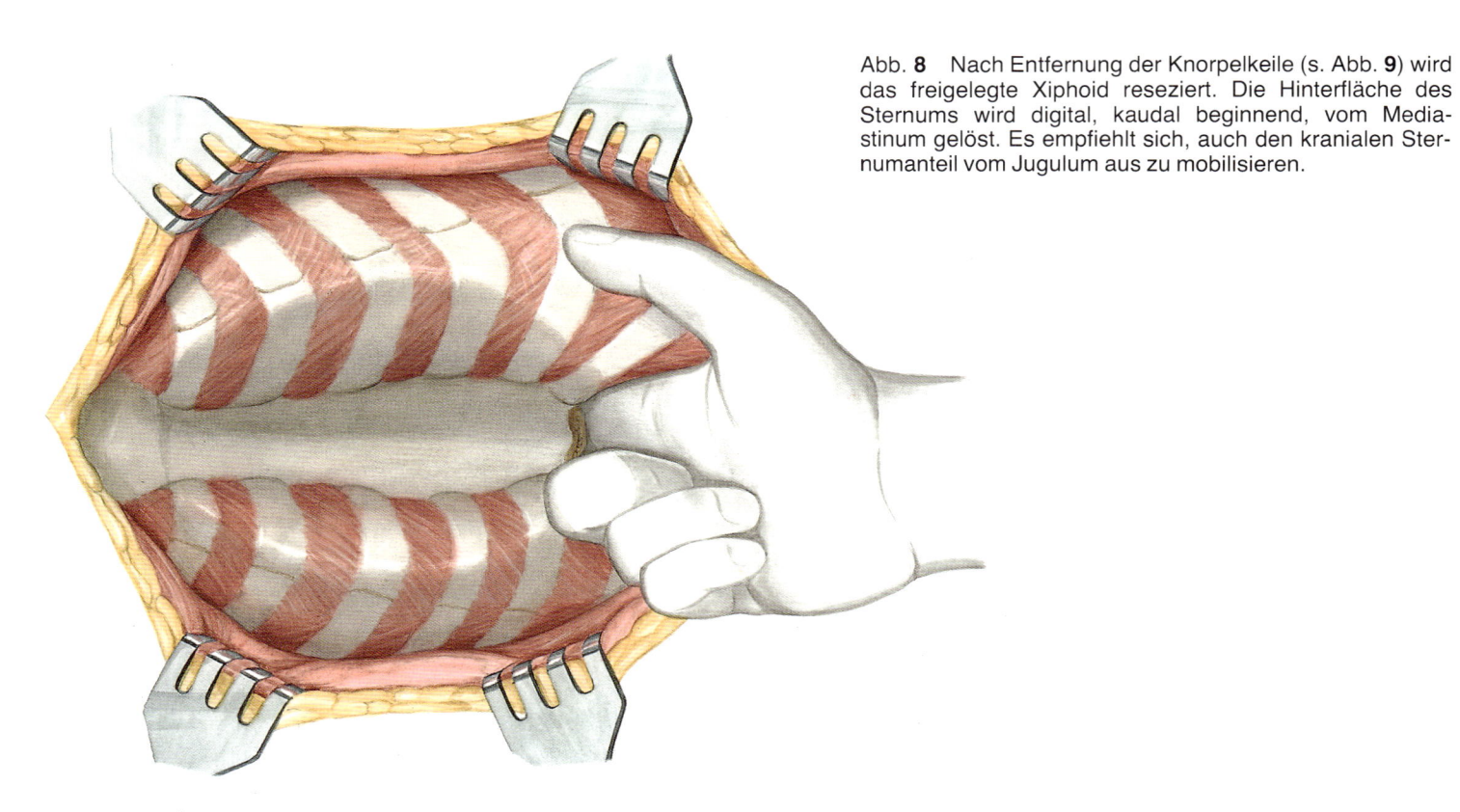

Abb. 7 Der median-prästernale Hautschnitt erstreckt sich vom Jugulum bis zur Spitze des Xiphoids. Nach Mobilisation der Haut mit der Subkutis vor dem Sternum wird die Pektoralismuskulatur von der knöchernen Trichterwand gelöst. Im kaudalen Abschnitt ist der M. rectus abdominis z. T. von den kostalen Ansätzen und gänzlich vom Xiphoid abzulösen.

Abb. 8 Nach Entfernung der Knorpelkeile (s. Abb. 9) wird das freigelegte Xiphoid reseziert. Die Hinterfläche des Sternums wird digital, kaudal beginnend, vom Mediastinum gelöst. Es empfiehlt sich, auch den kranialen Sternumanteil vom Jugulum aus zu mobilisieren.

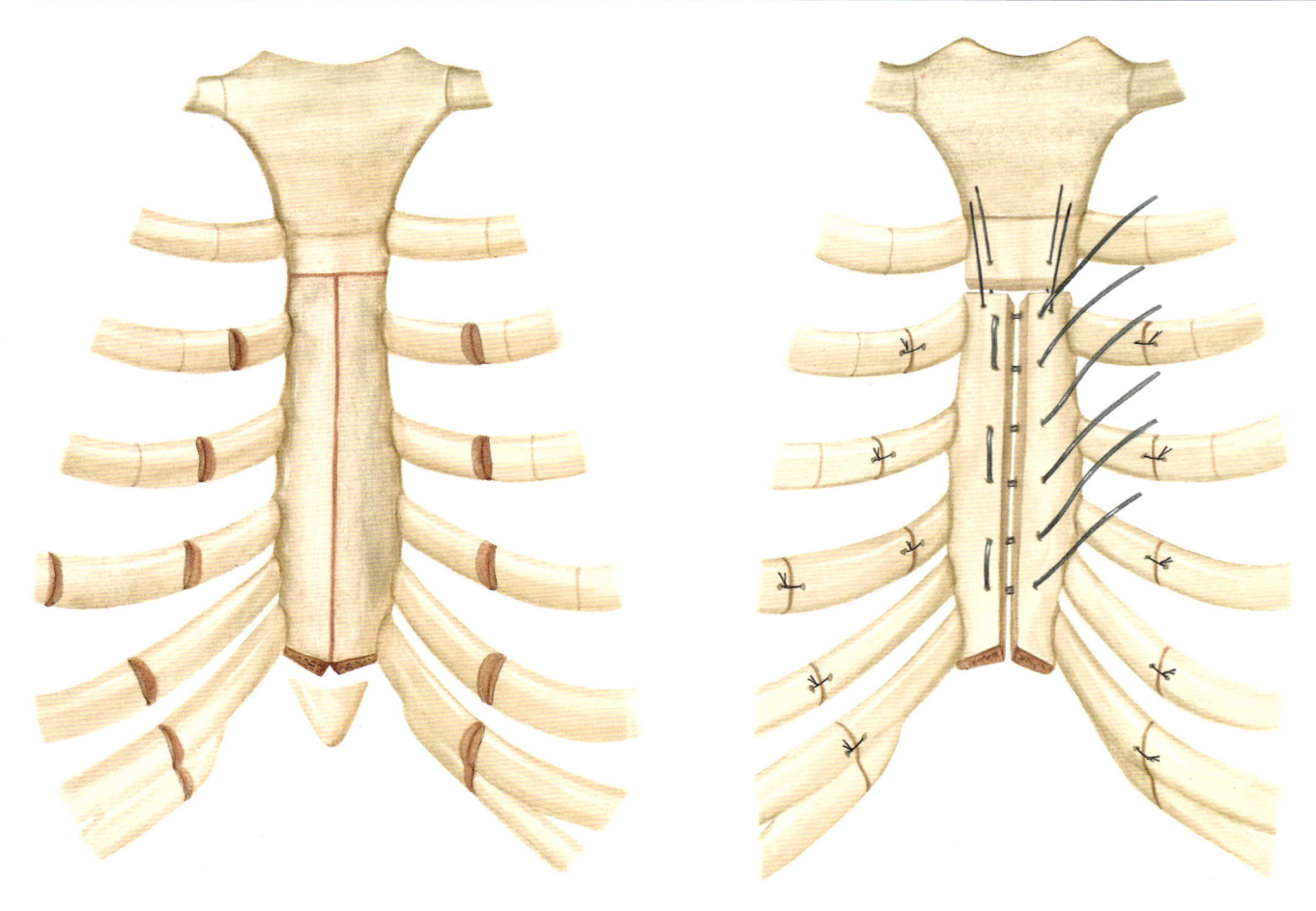

Ventralisation der vorderen Brustwand durch Osteochondroplastik

Abb. 9 Die Keile aus den Rippen des Trichterrandes und der Trichterfläche mit breiter vorderer Basis werden unter Abschiebung des Perichondriums mit dem Raspatorium ausgemeißelt, und zwar so wenig wie möglich.
Die Querdurchtrennung des Sternums erfolgt mit der Oszillationssäge in Höhe des 2. oder 3. ICR je nach der Ausprägung des Trichters.
Das Corpus sterni wird längs gespalten, wobei ein schmaler dorsaler Keil ausgeschnitten wird.

Abb. 10 Die U-Nähte (V2A-Draht, geflochtener beschichteter PGS-Faden) dienen zur Vereinigung der sternalen Schnittränder. Die Schnittflächen an den Rippen werden durch PGS-Nähte adaptiert.

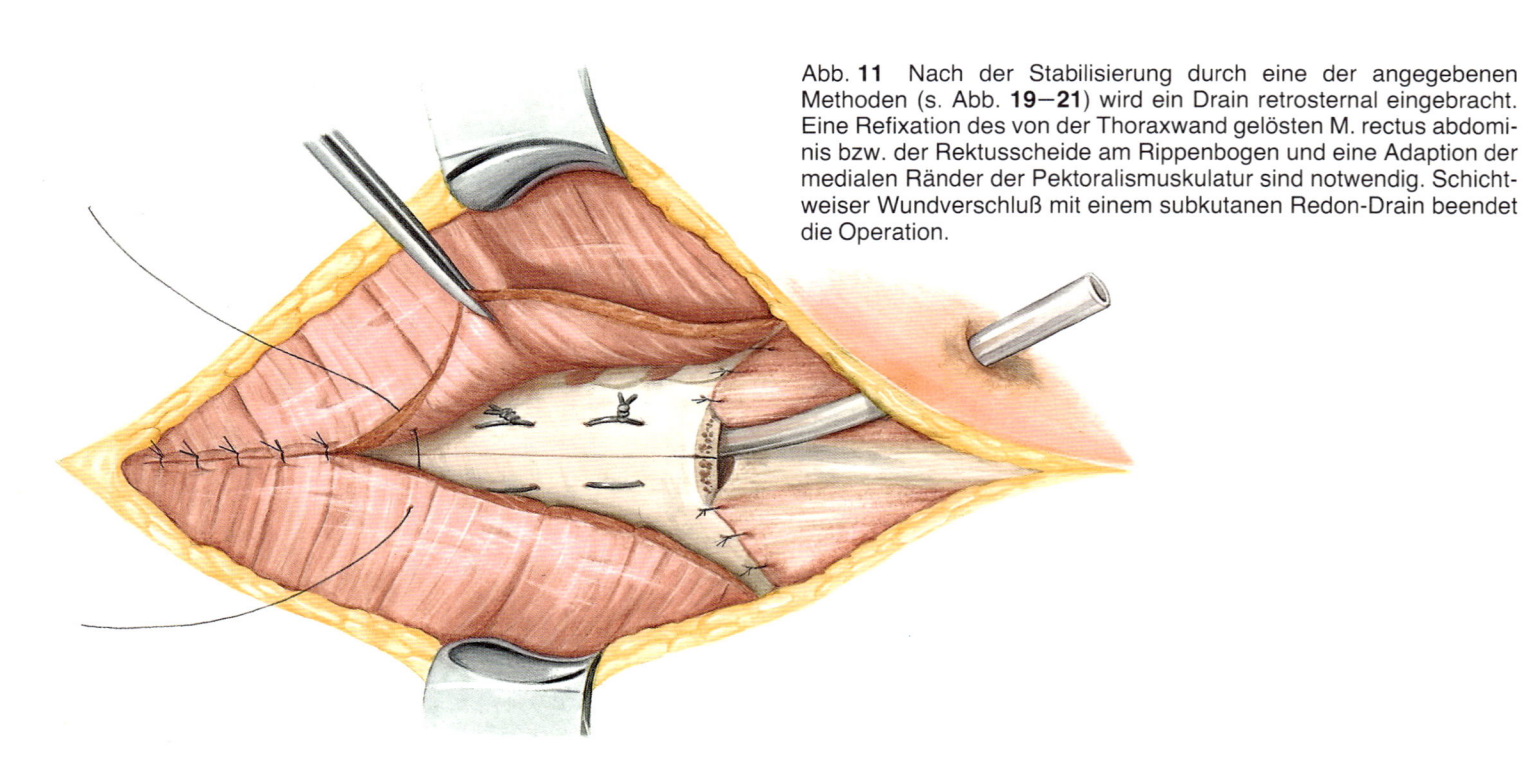

Abb. 11 Nach der Stabilisierung durch eine der angegebenen Methoden (s. Abb. 19–21) wird ein Drain retrosternal eingebracht. Eine Refixation des von der Thoraxwand gelösten M. rectus abdominis bzw. der Rektusscheide am Rippenbogen und eine Adaption der medialen Ränder der Pektoralismuskulatur sind notwendig. Schichtweiser Wundverschluß mit einem subkutanen Redon-Drain beendet die Operation.

Operation nach Jung
(Gestielte Umkehrplastik, 1956)

Arbeitsschritte

1. Freilegung des Sternums und der Rektusscheiden im Epigastrium.
2. Ablösung der Pektoralismuskulatur vom Trichter.
3. Längsspaltung der lateralen Ränder der Rektusscheiden unterhalb des Rippenbogens.
4. Durchtrennung der Rippen und der interkostalen Muskulatur an beiden seitlichen Trichterrändern (Ligatur der interkostalen Gefäße!).
5. Querdurchtrennung des Sternums und der interkostalen Muskulatur am oberen Rand des Trichters (Ligatur der A. und V. thoracica interna!).
6. Schrittweise Isolierung des Trichters vom Mediastinum und von der Pleura kranial beginnend.
7. Ausgleich der Deformität durch Umdrehung der mobilisierten Thoraxwand um 180° und Adaptionsnähte der Schnittränder des Sternums und der Rippen.
8. Stabilisierung.
9. Einlage eines Drains ins Mediastinum und Nahtverschluß der subkostalen Faszienlücken.
10. Nahtvereinigung der medialen Ränder der beiden Mm. pectorales majores.
11. Subkutane Drainage und Wundverschluß.

Spezielle Technik

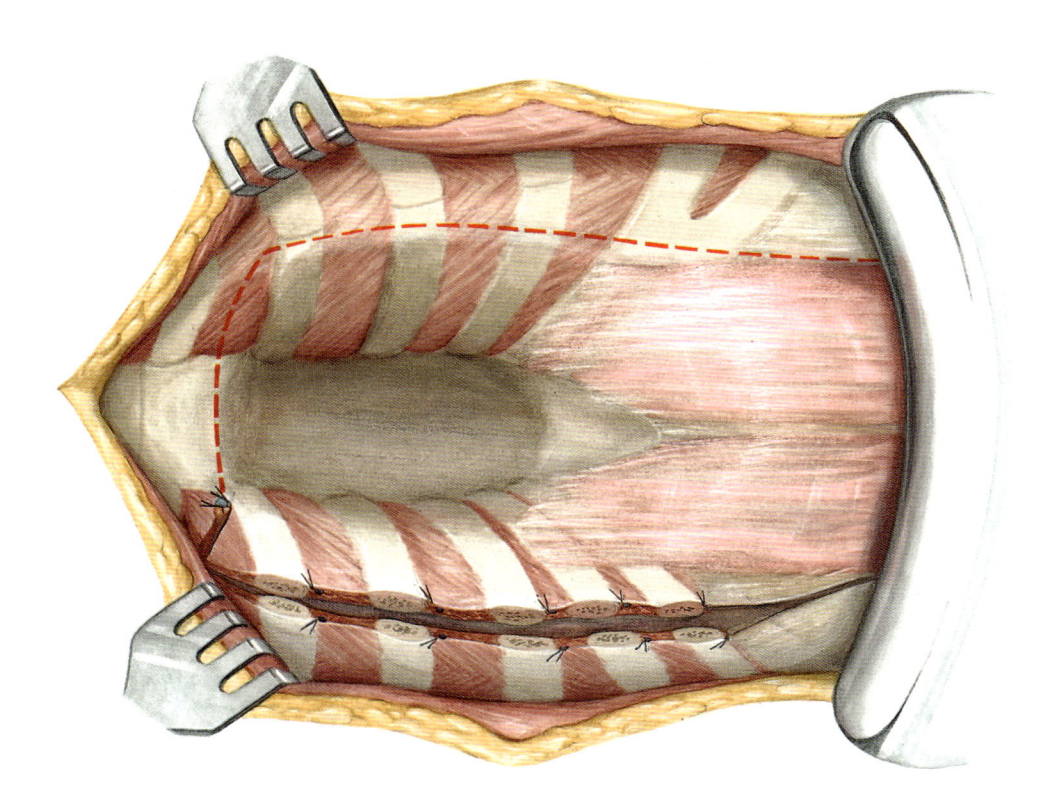

Abb. **12** Nach der Ablösung der Haut, der Subkutis und der Pektoralismuskulatur vom Trichter wird an beiden Seiten der laterale Rand der Rektusscheide längs gespalten, die Rippen und die Interkostalmuskulatur werden unter Schonung der parietalen Pleura und Ligatur der Interkostalgefäße durchschnitten. Die Querdurchtrennung des Sternums und der Interkostalmuskulatur am oberen Trichterrand erfolgt unter Ligatur der A. und V. thoracica interna bds.

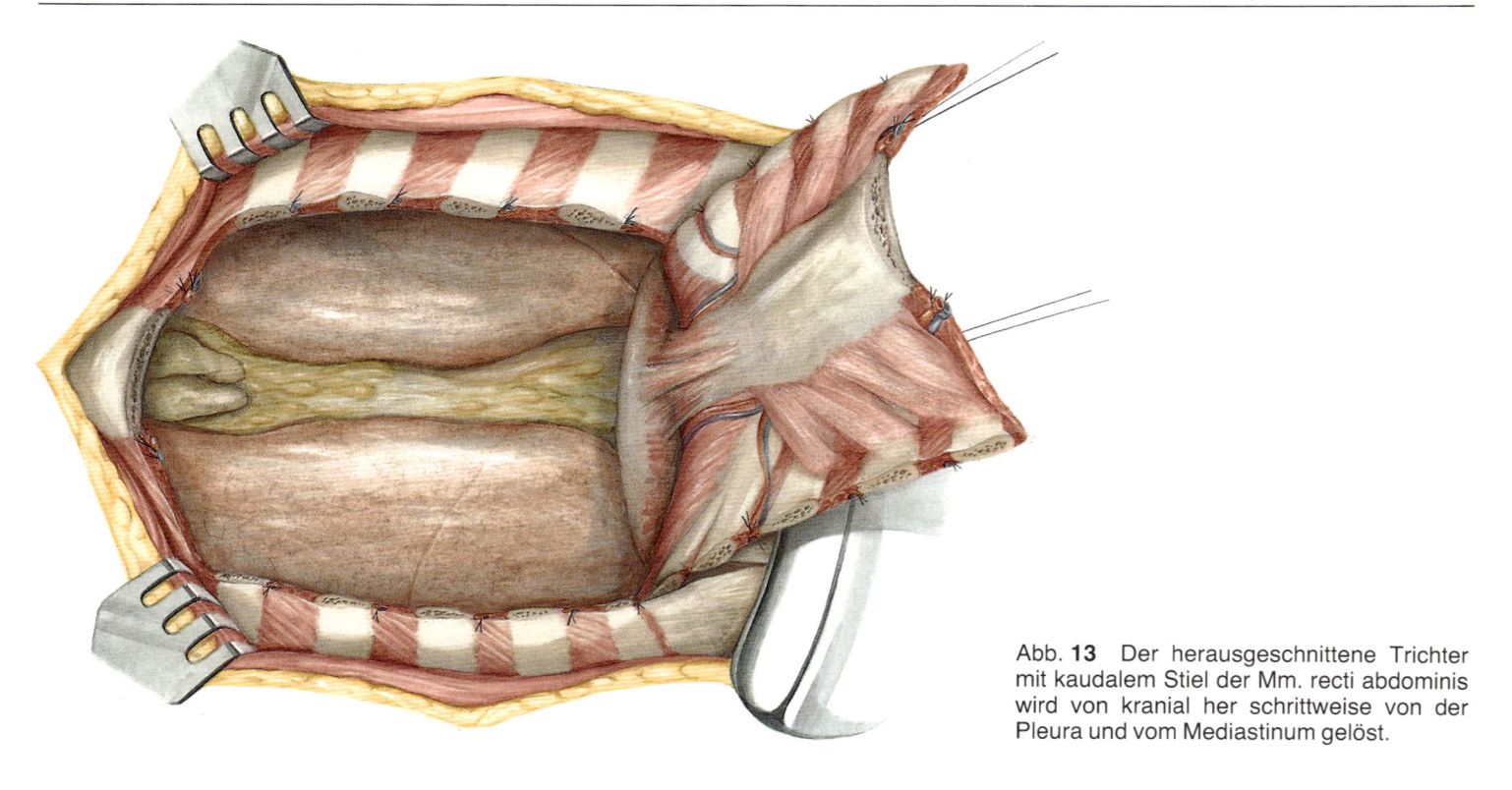

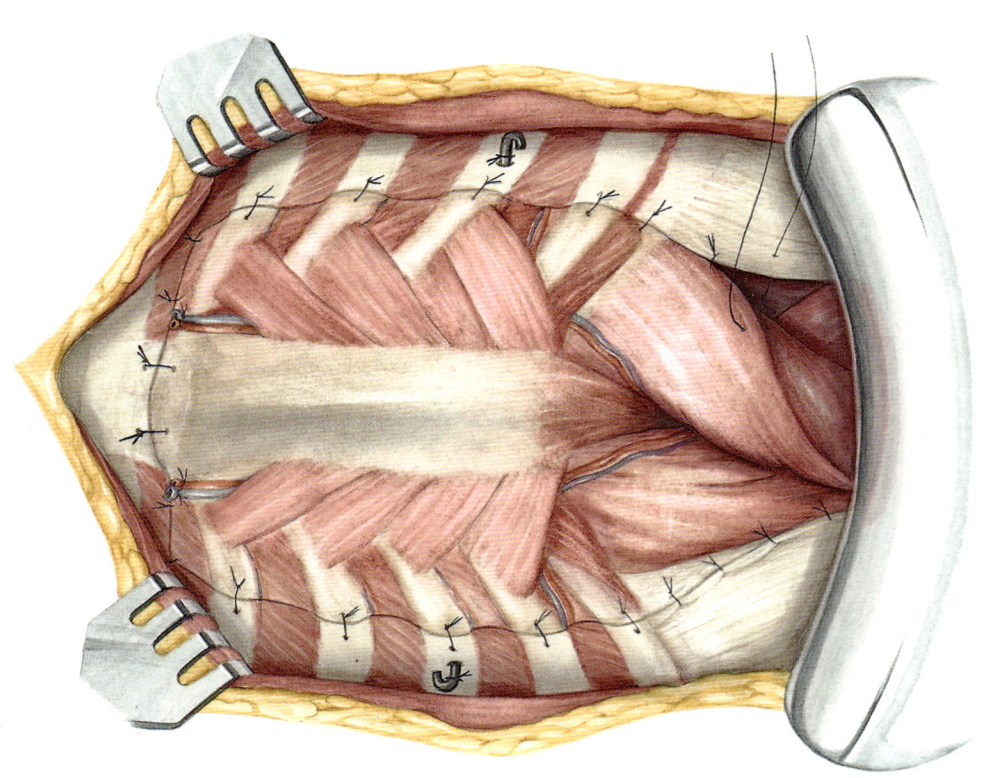

Abb. 13 Der herausgeschnittene Trichter mit kaudalem Stiel der Mm. recti abdominis wird von kranial her schrittweise von der Pleura und vom Mediastinum gelöst.

Abb. 14 Drehung des mobilisierten Trichters um 180°, der jetzt mit der Hinterfläche nach vorn wieder in den Defekt eingesetzt wird. Die Schnittflächen des Sternums werden mit zwei Nähten (Draht, PGS-Faden) vereinigt, ebenso die entsprechenden Rippenstümpfe. Zur Stabilisierung nach diesem Verfahren ist die Fixationsmethode nach Grob und Schmitt (Abb. 19a u. b) am besten geeignet.
Nach der Einbringung eines mediastinalen Drains werden die subkostalen Faszienlücken soweit wie möglich durch Einzelnähte verschlossen.
Nahtadaption der Pektoralismuskulatur in der Mitte und schichtweiser Wundverschluß unter Einlage eines subkutanen Redon-Drains beenden die Operation.

Operation nach Ravitch
(Rippenresektionsverfahren, 1949)

Arbeitsschritte

1. Freilegen des Sternums vom Manubrium bis zum Processus xiphoideus.
2. Ablösung der Pektoralismuskulatur bis knapp über den Trichterrand hinaus und der Mm. recti abdominis von den kostalen Ansätzen im Trichter.
3. Abschiebung des parasternalen Perichondriums der 3.–7. Rippe, die an diesen Stellen reseziert werden.
4. Entnahme eines Knochenspans aus der 3. Rippe.
5. Schräge Durchtrennung der 2. Rippe, parasternal von ventro-medial nach dorso-lateral.
6. Ablösen des Xiphoids vom Sternumkörper.
7. Schrittweises Anheben des Sternumkörpers vom Mediastinum von kaudal, wobei die Bindegewebe am Sternalrand unter Schonung der Gefäße durchschnitten werden.
8. Dorsale Osteotomie des Sternums an der Stelle der stärksten dorsalwärts gerichteten Abwinklung und Ausfütterung mit einem Knochenspan zur Korrektur der Krümmung.
9. Ventrale Osteotomie des Sternums und Ausfütterung mit einem Knochenspan zur Korrektur der ventralen Krümmung.
10. Die beiden medialen Stümpfe der 2. Rippe werden vor die lateralen Stümpfe gebracht.
11. Stabilisierung nach Grob und Schmitt.
12. Einlage eines mediastinalen Drains, das kaudalwärts ausgeleitet wird.
13. Adaptionsnaht der medialen Ränder der beiden Mm. pectorales majores.
14. Schichtweiser Wundverschluß unter Einlage eines subkutanen Redon-Drains.

Spezielle Technik

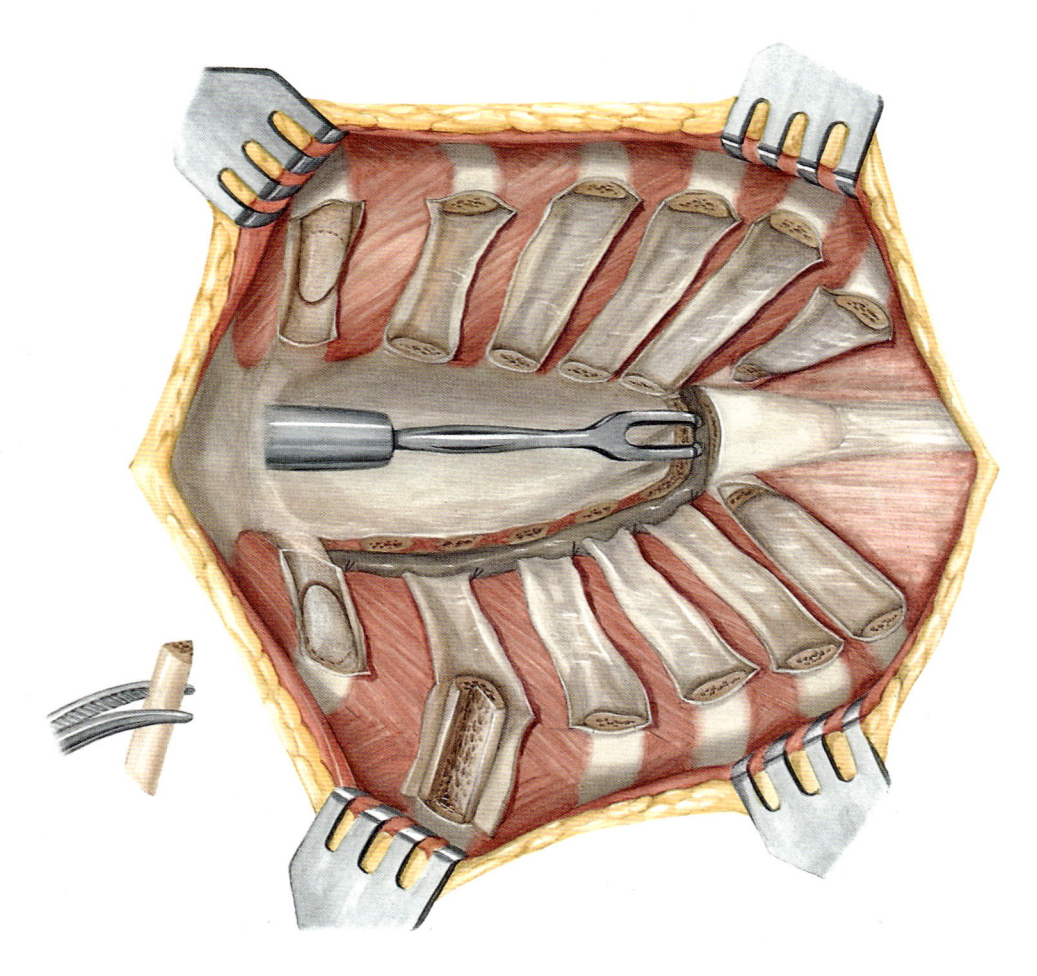

Abb. 15 Nach Ablösung der Haut, der Subkutis und der Pektoralismuskulatur vom Trichter werden die parasternalen an der Deformität beteiligten Abschnitte der 3. bis 7. Rippe mit Hilfe des Raspatoriums vom Perichondrium befreit und reseziert. Aus der 3. Rippe wird ein kortikospongiöser Span zwecks späterer Korrektur der sternalen Krümmung herausgeschnitten. Die 2. Rippe wird parasternal von ventro-medial nach dorso-lateral schräg durchschnitten. Nach der Durchtrennung des Xiphoids wird das Corpus sterni schrittweise von kaudal her vom Mediastinum gelöst, wobei die bindegewebigen Züge am Sternalrand durchschnitten werden.

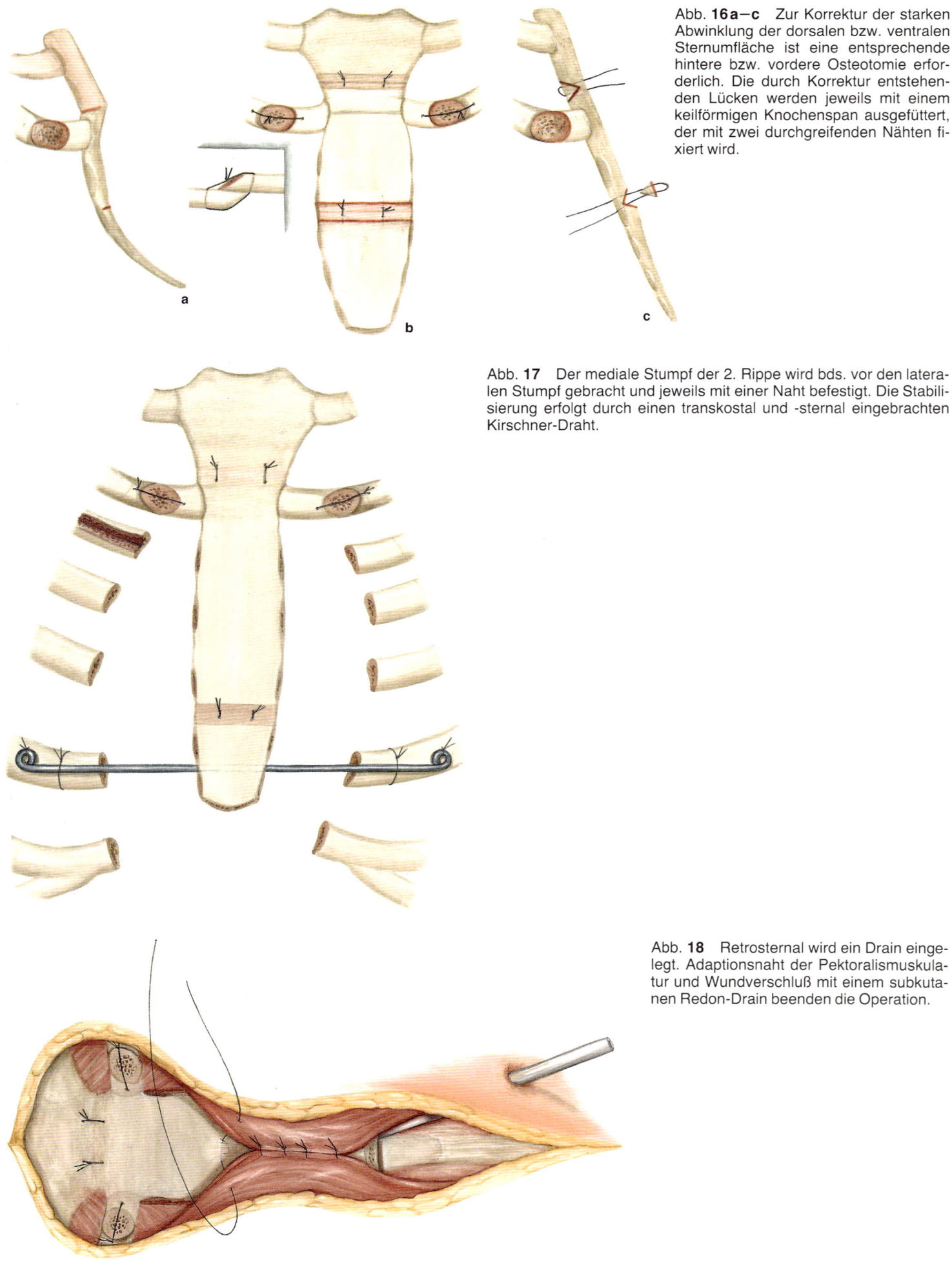

Abb. 16a–c Zur Korrektur der starken Abwinklung der dorsalen bzw. ventralen Sternumfläche ist eine entsprechende hintere bzw. vordere Osteotomie erforderlich. Die durch Korrektur entstehenden Lücken werden jeweils mit einem keilförmigen Knochenspan ausgefüttert, der mit zwei durchgreifenden Nähten fixiert wird.

Abb. 17 Der mediale Stumpf der 2. Rippe wird bds. vor den lateralen Stumpf gebracht und jeweils mit einer Naht befestigt. Die Stabilisierung erfolgt durch einen transkostal und -sternal eingebrachten Kirschner-Draht.

Abb. 18 Retrosternal wird ein Drain eingelegt. Adaptionsnaht der Pektoralismuskulatur und Wundverschluß mit einem subkutanen Redon-Drain beenden die Operation.

Stabilisierungsverfahren

Das ventralisierte Sternum wird durch Kirschner-Draht (Grob und Schmitt), durch Metallbügel (Hegemann) oder durch hierfür speziell konstruierte Metallspangen und -bänder (Rehbein und Wernicke) fixiert (Abb. 19–21).

Das eingebrachte Material soll möglichst über 3 Jahre belassen werden, um ein durch Instabilität bedingtes Rezidiv zu vermeiden.

Spezielle Technik

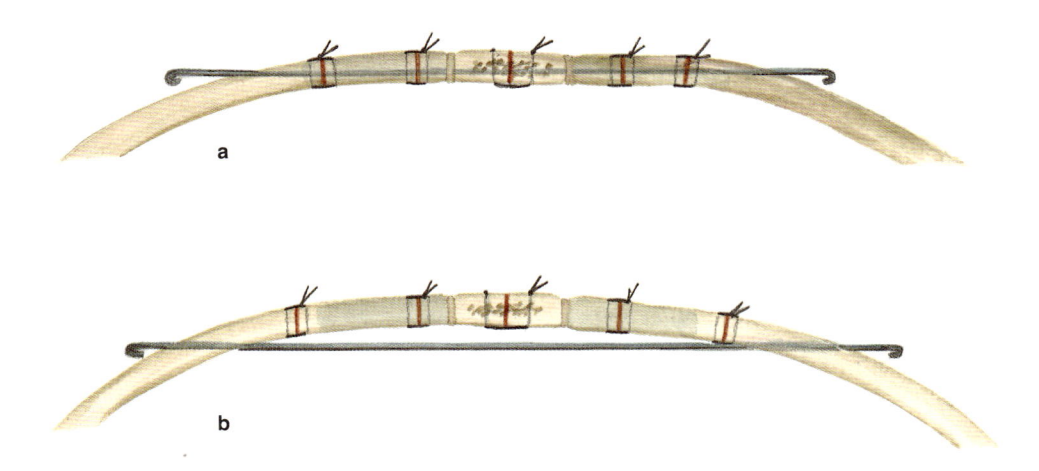

Abb. 19a u. b Stabilisierungsverfahren nach Grob/Schmitt: Die ventralisierte Thoraxwand wird mit einem in Querrichtung eingebrachten Kirschner-Draht gehalten, der durch das Sternum oder darunter verläuft. Wichtig ist, daß der Draht in den nicht mobilisierten Rippen an beiden Seiten fest verankert wird. Die ursprünglich von Grob angegebene perkutane Fixation mittels eines Kirschner-Drahtes wurde von Schmitt modifiziert, indem der Draht mit den zu Ösen umgebogenen Enden unter die Haut versenkt wird. Eine Nahtfixation der Drahtenden ist erforderlich.

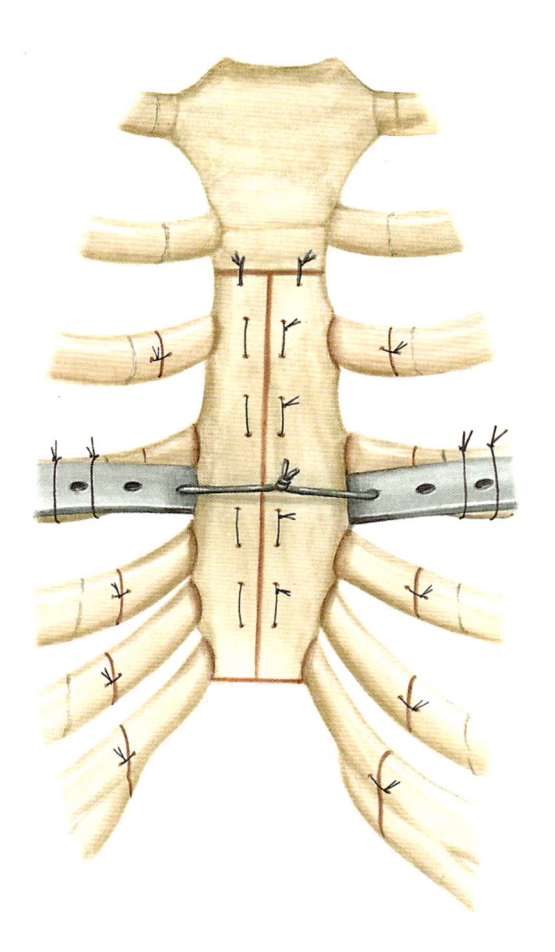

Abb. 20 Stabilisierungsverfahren nach Hegemann: Ein präformierter Metallbügel mit einer Reihe von Löchern wird etwa in Höhe des 4. ICR durch oder unter das Sternum geschoben, wobei die beiden seitlichen Bügelabschnitte vor den nicht mobilisierten Rippen zu Liegen kommen. Die Fixation erfolgt durch einen Draht, der sich durch die parasternalen Bügellöcher zieht und das Sternum umfaßt. Seitlich umgreifen die Drähte das Bügelende und die Rippe.

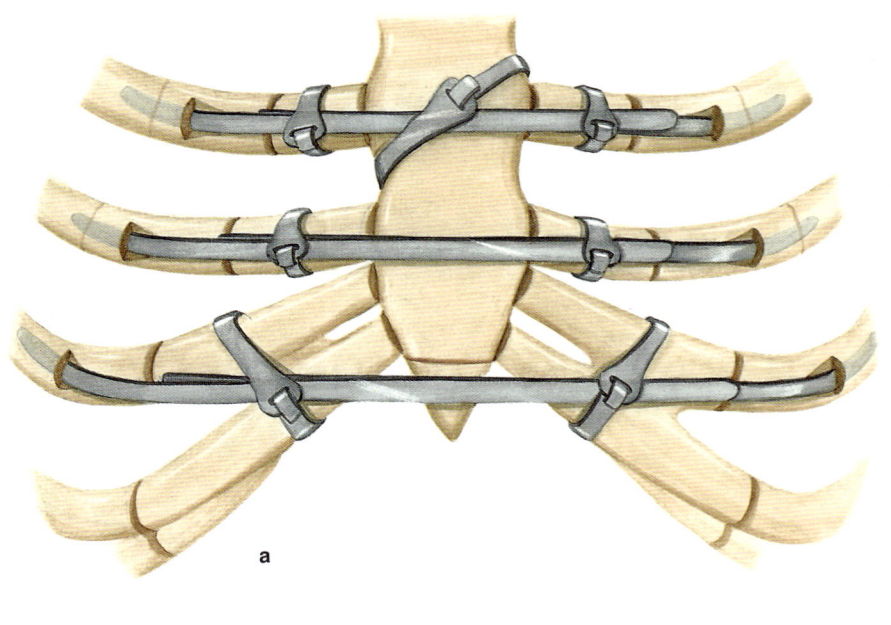

Abb. **21 a** u. **b** Stabilisierungsverfahren nach Rehbein und Wernicke: Speziell konstruierte Spangen und Bänder kommen zur Anwendung. Die Füße der Spangen werden in die keilförmig eröffneten Markräume der nicht mobilisierten Rippen beider Seiten eingeführt. Die Spangenpaare werden von der mobilisierten Thoraxwand aneinander gebracht. Die Befestigung erfolgt durch die Bänder, die um das Sternum, die Rippen und die Spangenpaare gelegt und mit dem Spanner nach Parhan-Martin fixiert werden.

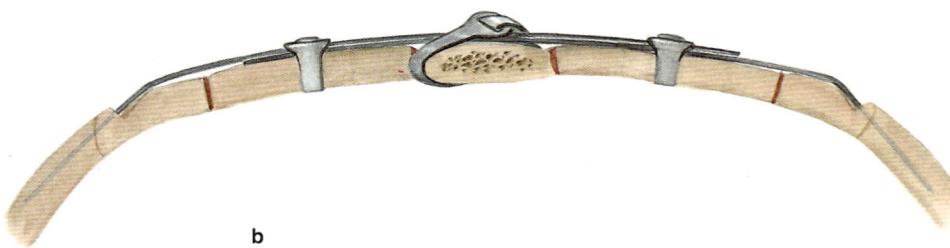

Komplikationen

Intraoperative Komplikationen

Ein- oder beidseitige Defektbildung an der parietalen Pleura mit Gefahr eines Pneumothorax.

Therapie

Bülau-Drainage.

Postoperative Komplikationen

Infektion, Haltungsanomalie, Rezidiv.

Therapie

Infektion: Lokale Revision, ggf. mit Explantation des Fixationsmaterials und Antibiose.
Haltungsanomalie: Krankengymnastische Behandlung.
Rezidiv: Reintervention.

Sternumaugmentation

Da die Operation nur aus ästhetischen und psychosozialen Gründen indiziert ist, bedarf sie einer strengen präoperativen Ausschlußdiagnostik der durch die Deformität bedingten kardiopulmonalen Funktionsstörungen.

Narkose: Intubationsnarkose.

Lagerung: Rückenlagerung.

Kunststoffimplantation

Implantat: Als Unterfütterungsmaterial wird ein in situ vulkanisierbares Polydimethylsiloxanelastomer (Elastomer) angewendet. Das Elastomer muß präoperativ im Autoklaven sterilisiert werden und zu Beginn der Operation Raumtemperatur haben. Kurz vor Instillation erfolgt die Durchmischung mit dem Katalysator.

Spezielle Vorbereitung
Abb. 22.

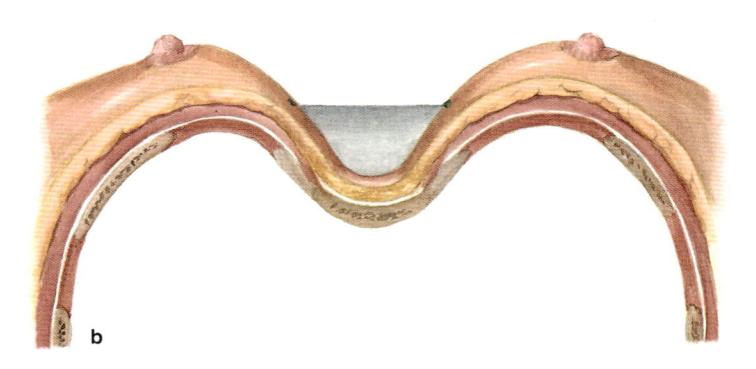

Abb. 22a u. b Präoperativ ist der Trichterrand beim liegenden Patienten zu markieren. Der Trichter wird dann zur Einschätzung der erforderlichen Menge an Elastomer bis zur Markierung mit Wasser gefüllt und dessen Menge gemessen.

Zugangswege

Der Standardzugang ist eine etwa 5 cm lange Querinzision über der Spitze des Processus xiphoideus sterni. Bei weiblichen Patienten kann ein Schnitt im Sulcus mammae gewählt werden.

Arbeitsschritte

1. Prästernale Taschenbildung.
2. Vorlegung von Subkutannähten an den Wundrändern.
3. Auffüllung des Trichters mit dem mit Katalysator angerührten, breiigen Elastomer.
4. Entfernung der Luftblasen und Verknüpfung der vorgelegten Subkutannähte.
5. Wundverschluß.
6. Modellierung und Fixierung des Implantats mit einer Gipsplatte.

Spezielle Technik

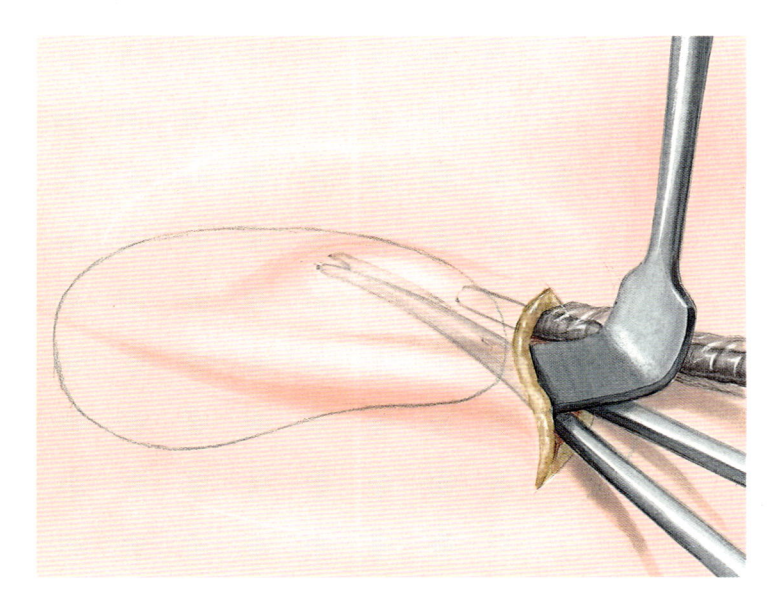

Abb. 23 Von einer 5 cm langen Querinzision über der Spitze des Xiphoids aus wird die Subkutis vom Trichter abgelöst. Die Präparation mit exakter Blutstillung wird unter Ausleuchtung durchgeführt.

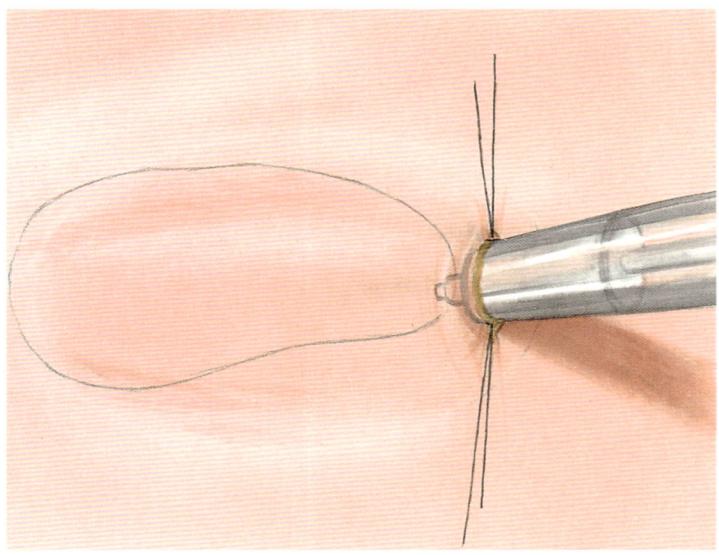

Abb. 24 Zum provisorischen Verschluß der Wunde bei Instillation vom Elastomer werden einige subkutane Nähte an die Wundränder vorgelegt. Das Elastomer wird nun mit dem Katalysator vermischt und das breiige Material mit Hilfe der PVC-Spritze in den Trichter eingegossen, wobei eine Kopf-tief-Lage zu empfehlen ist (Vorbereitung des Elastomers s. Anweisung der Herstellerfirma). Das Elastomer härtet zunehmend, der Patient muß dann wieder in die horizontale Lage gebracht werden. Der Wundverschluß erfolgt, nachdem die Luftblasen ausgestreift worden sind. Das Implantat läßt sich noch für kurze Zeit von außen modellieren. Zur Verbandstechnik gehört eine Abdeckung mit einer Gipsplatte.

Omentum-Plastik

Spezielle Vorbereitung

Präoperative Markierung des Trichterrandes.

Zugangswege

10 cm lange mediane Laparotomie vom Xiphoid beginnend.

Arbeitsschritte

1 Mediane Eröffnung der Bauchhöhle.
2 Inspektion und Beurteilung des Omentum majus.
3 Prästernale Taschenbildung.
4 Resektion des Processus xiphoideus.
5 Vorluxierung eines linksgestielten Lappens aus dem Omentum majus, mit dem die Trichterhöhle ausgefüllt wird.
6 Verschluß der Bauchhöhle.
7 Fixationsnaht des Omentumstiels an den Faszienrändern.
8 Wundverschluß.

Thoraxwand

Spezielle Technik

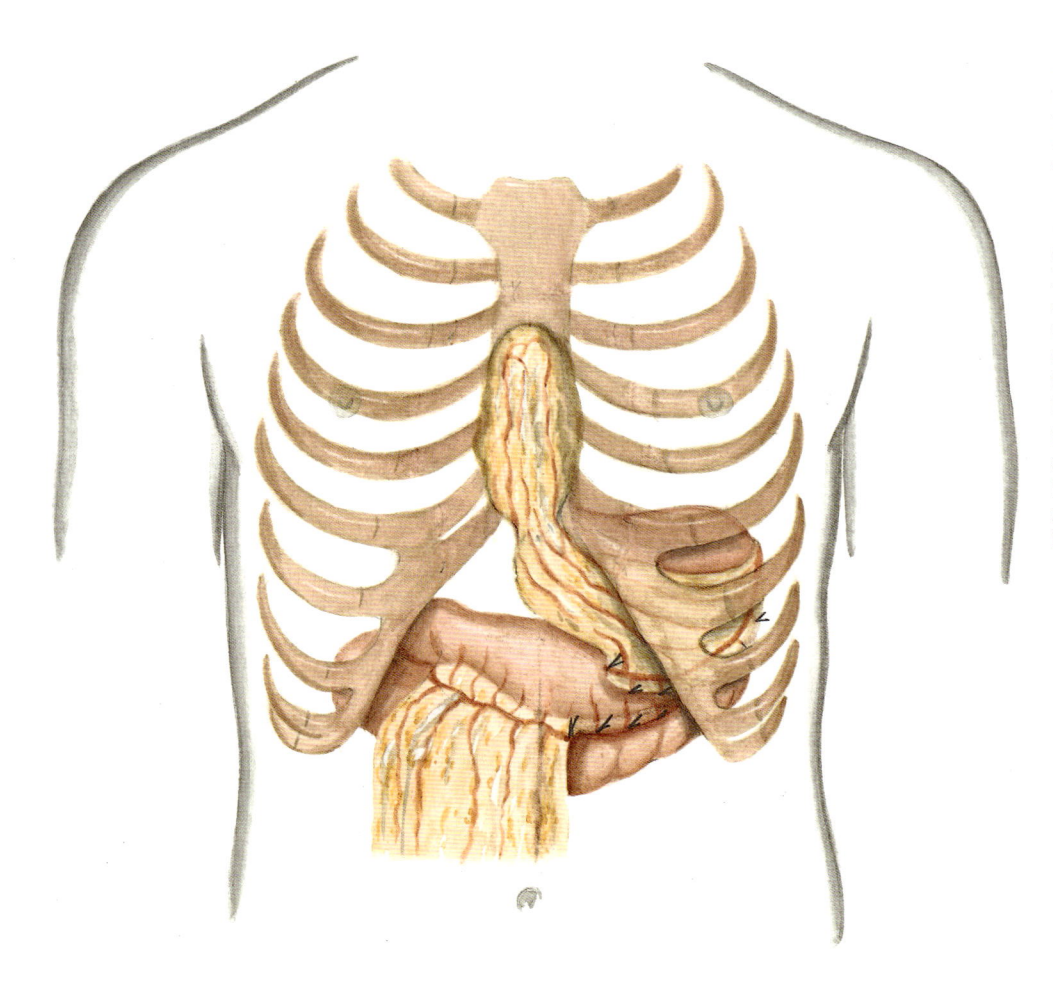

Abb. **25** Durch eine vom Xiphoid kaudalwärts ausgeführte Oberbauchlaparotomie wird zunächst kontrolliert, ob die Masse des Omentum majus für die Auffüllung des Trichters ausreicht. Vom oberen Wundwinkel aus wird dann die Subkutis unter Ausleuchtung vom Trichter gelöst, wobei eine äußere Markierung zweckdienlich ist. Das Xiphoid wird reseziert. Der entsprechende Anteil des linksgestielten Omentumlappens wird vom Magen und Querkolon mobilisiert, aus der Bauchhöhle vorluxiert und zur Auffüllung des Trichters eingesetzt. Die Bauchhöhle wird dann mit Peritoneal- und Fasziennähten bis auf die kranialen Durchtrittsstellen des Omentums verschlossen. Das Netz wird an den Faszienrändern mit Einzelknopfnähten fixiert. Der Wundverschluß beendet die Operation.

Komplikationen

Intraoperative Komplikation

Störung im Polymerisationsvorgang des Kunststoffmaterials.

Therapie

Erneute Zubereitung.

Postoperative Komplikationen

Serombildung, Infektion, nicht härtender Kunststoff, Dislokation des Trans- bzw. Implantates, Fibrose des Implantatlagers.

Therapie

Serombildung: Punktion.
Infektion: Lokale Revision und Antibiose, ein Kunststoffimplantat muß entfernt werden.
Nicht härtender Kunststoff: Wenn das Kunststoffimplantat über 24 Stunden noch flüssig bleibt, ist eine Re-Operation erforderlich.
Dislokalisation des Trans- bzw. Implantates: Revision.
Fibrose um das Kunststoffimplantat: Revision.

Thoraxwandtumoren

Ziele und Methoden

Ziel der Therapie ist die radikale Entfernung eines malignen Tumors, bei dem es sich um einen primär von der Thoraxwand ausgehenden Prozeß, um eine Tumorinvasion aus der Nachbarschaft (Pleura) oder um eine Metastase handeln kann. Die wesentlichen Arten der malignen, primären Thoraxwandtumoren sind Osteo- und Chondrosarkome der Rippen und des Sternums oder Pleuramesotheliome.

Das operative Vorgehen unterscheidet sich je nach Lokalisation und Ausdehnung des Tumors.

Die Exstirpation hinterläßt nicht selten einen großen Defekt, der nur durch den Einsatz plastisch-chirurgischer Techniken zu beherrschen ist.

Indikationen

Bei malignen Thoraxwandtumoren ist die Indikation für eine Resektionstherapie grundsätzlich gegeben.

Kontraindikationen

Lokale Inoperabilität und allgemeine Narkose- und Operationsunfähigkeit des Patienten.

Operationsrisiko und Aufklärungshinweise

Es handelt sich u. U. um einen aufwendigen, mit einer großen Wundfläche und Blutverlust verbundenen Eingriff, der Transfusionen erforderlich machen kann. Eine Infektion kann ein Pleuraempyem oder die Transplantatnekrose zur Folge haben. Ist die Implantation körperfremden Materials zur Defektdeckung vorgesehen, soll der Patient auf ein erhöhtes Infektionsrisiko hingewiesen werden.

Zum Risiko ist auch die primär ischämische Nekrose des Hauttransplantates zu zählen.

Operationsverfahren

Die Therapiemöglichkeit ist durch die Lokalisation und Beschaffenheit des Tumors bestimmt. Daher ist eine individuelle, auf den Fall ausgerichtete Operationsplanung erforderlich.

Rechts-ventrolaterale Thoraxwandresektion unter Mitnahme der 3.–5. Rippe bei einem kostopleuralen Tumor

Narkose: Intubationsnarkose.

Lagerung: Rückenlagerung bzw. Links-Seitenlagerung, wenn eine Defektdeckung mit dem muskulokutanen Insellappen des M. latissimus dorsi geplant ist.

Arbeitsschritte:

1. Bogenförmiger Hautschnitt unterhalb des Tumors und Aufklappen des Kutis-Subkutis-Lappens nach kranial. Im Falle der kutanen Tumorinfiltration erfolgt eine zirkuläre Inzision im Gesunden.
2. Zirkuläre Durchtrennung der präkostalen Muskulatur über und um den Tumor.
3. Herausschneiden der tumortragenden Thoraxwand durch Resektion der 3.–5. Rippe und Durchschneiden der interkostalen Muskulatur und der Pleura.
4. Drainage der Pleurahöhle.
5. Verschluß des Defektes mit lyophilisierter Dura oder alloplastischem Material.
6. Wundverschluß mit einer subkutanen Redon-Drainage. Bei bestehendem großen Hautdefekt ist eine plastische Deckung durch einen muskulokutanen Lappen mit dem M. latissimus dorsi notwendig.

Spezielle Technik

Abb. 26 Der Hautschnitt wird bogenförmig unterhalb des Tumors (1) oder bei bestehender Tumorinfiltration in die Haut zirkulär im Gesunden (2) geführt.

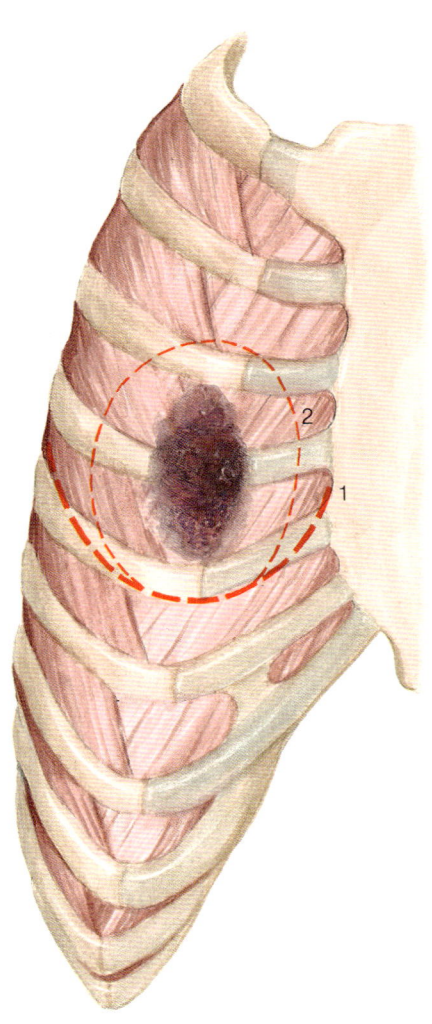

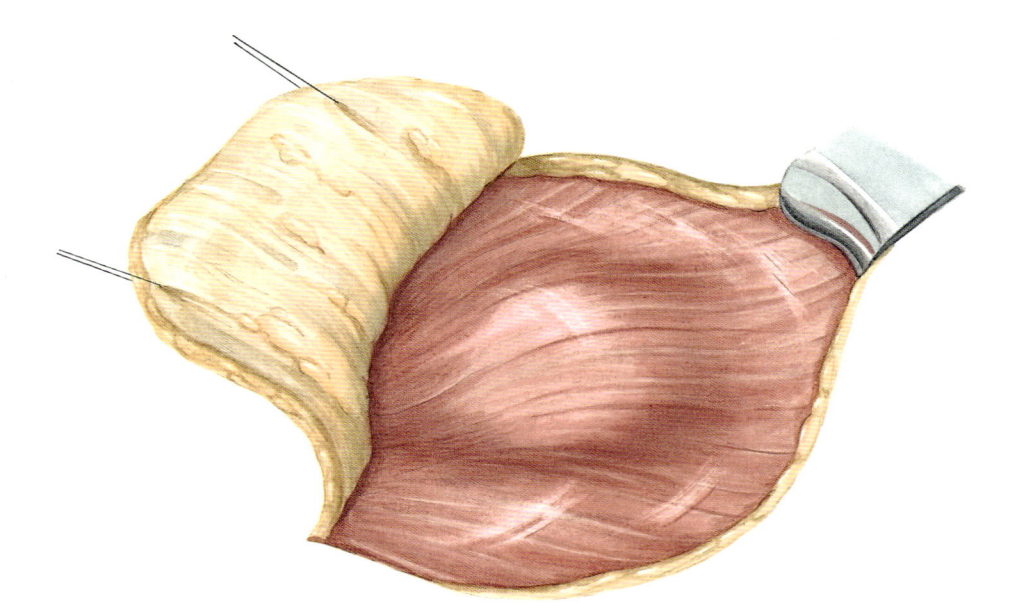

Abb. 27 Durch Aufklappen des Kutis-Subkutis-Lappens wird das Tumorgebiet freigelegt. Bei einer Mitentfernung der Haut bleibt diese am Präparat.

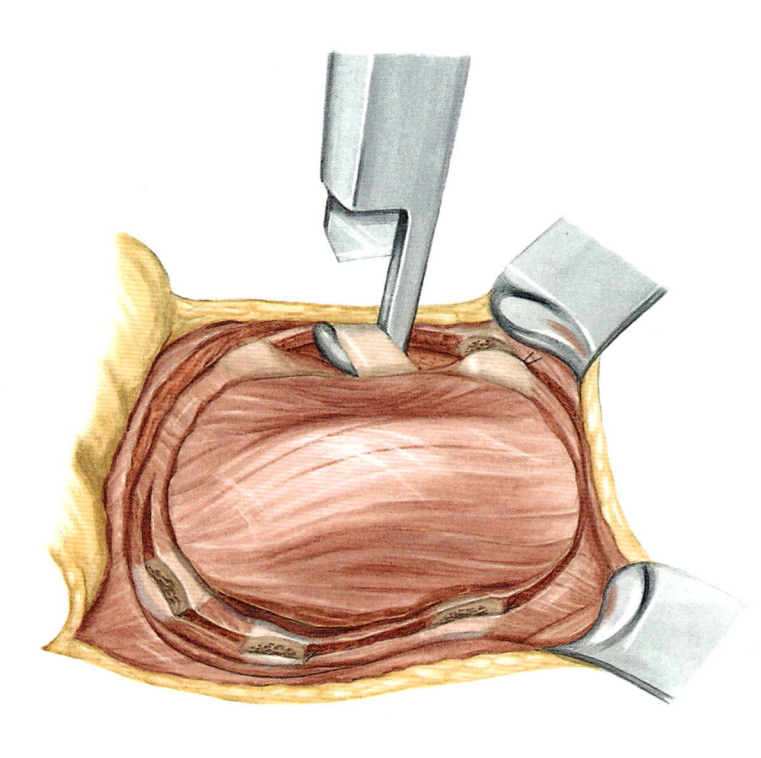

Abb. 28 Mm. pectorales major et minor und M. serratus anterior werden in der Resektionslinie eingeschnitten und abgeschoben. Die tumortragende Thoraxwand wird unter Mitnahme der über dem Tumor liegenden Muskulatur, der Rippen und der parietalen Pleura herausgeschnitten, wobei sorgfältige Ligaturen der interkostalen Gefäße und der A. und V. thoracica interna erforderlich sind.

Thoraxwandtumoren

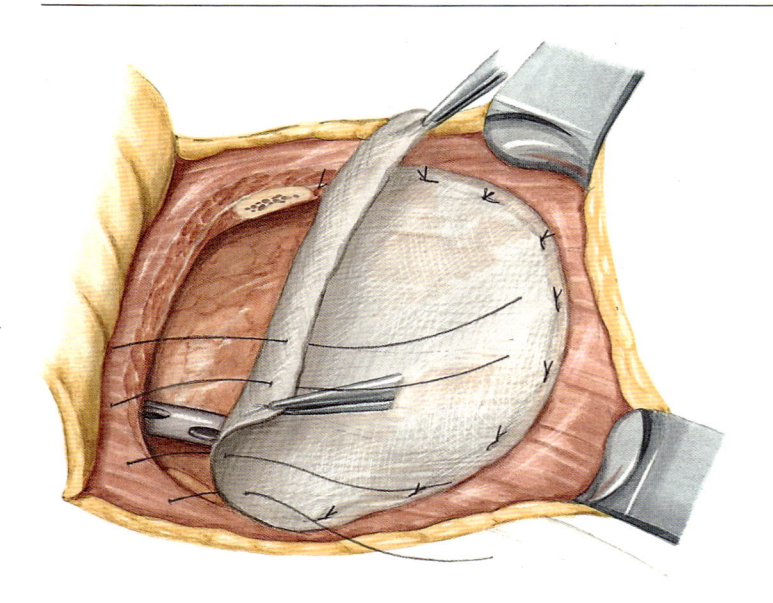

Abb. 29 Nach Einlage einer Thoraxdrainage wird der Defekt mit Hilfe der lyophilisierten Duraplatte oder alloplastischen Materials verschlossen. Der Wundverschluß erfolgt unter Einlage eines Redon-Drains.

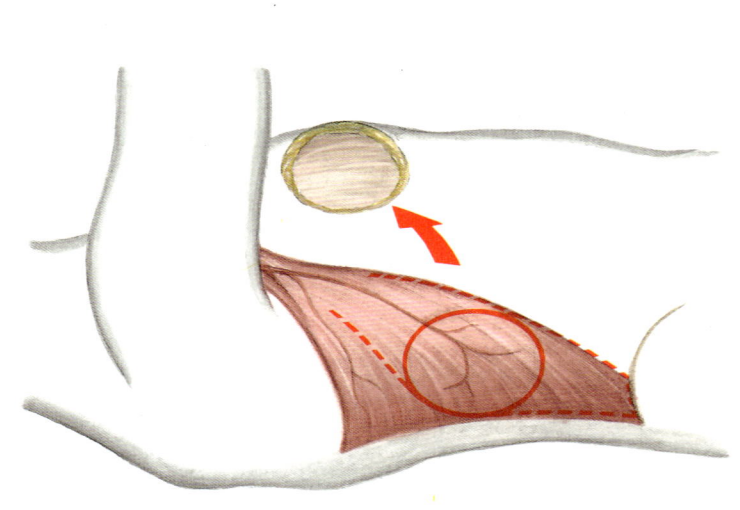

Abb. 30 Hinterläßt die Resektion einen großen Hautdefekt, ist dieser durch einen Insellappen mit dem M.-latissimus-dorsi-Stiel zu versorgen. Nach Durchtrennung der zu verschiebenden Haut wird der Muskel je nach Bedarf – Ventralhälfte oder total – unter Berücksichtigung der Gefäßversorgung von der Unterlage, vom Beckenkamm und vom dorsalen Ansatz gelöst und nach ventral geschwenkt. Die Deckung des entstandenen dorsalen Defektes erfolgt mit Spalthaut (s. auch „Inselmuskellappen", S. 274 ff).

Exstirpation eines Tumors des Manubrium sterni unter Mitnahme der sternoklavikulären und der 1. und 2. sternokostalen Verbindung

Narkose: Intubationsnarkose.

Lagerung: Rückenlagerung mit Reklination des Kopfes. Es empfiehlt sich eine Adduktionslage des Armes an der Seite, an der eine muskulokutane Verschiebeplastik (M.-pectoralis-major-Stiel) vorzunehmen ist.

Arbeitsschritte

1 Quer-ovale Umschneidung der Kutis und Subkutis im Gesunden.
2 Durchtrennung der ventralen Halsmuskulatur an den Ansätzen am Manubrium sterni und am medialen Abschnitt der Klavikula bds.
3 Mm. pectorales major et minor werden seitlich des Tumorgebietes in Längsrichtung durchschnitten.
4 Digitaler Mobilisationsversuch des Manubriums vom Jugulum aus.
5 Parasternale Absetzung der Klavikula und der 1. Rippe bds.
6 Quere Durchtrennung des Sternums in Höhe des 2. ICR.
7 Schrittweise Isolierung des Resektates von kaudal.
8 Defektdeckung unter Zuhilfenahme einer lyophilisierten Duraplatte oder eines alloplastischen Materials.
9 Verschluß des Wunddefektes durch Schwenkung eines muskulokutanen Lappens mit dem M.-pectoralis-major-Stiel.

Spezielle Technik

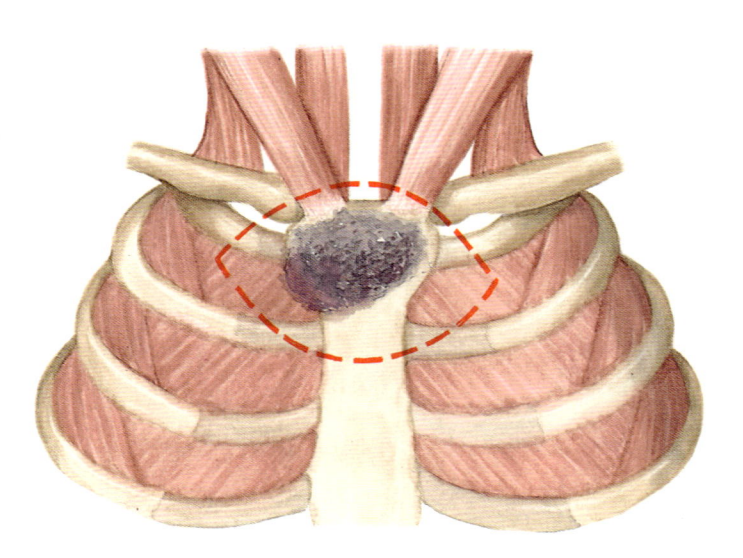

Abb. 31 Der Tumor wird durch eine bogenförmige Querinzision der Haut im Gesunden umschnitten.

142   Thoraxwand

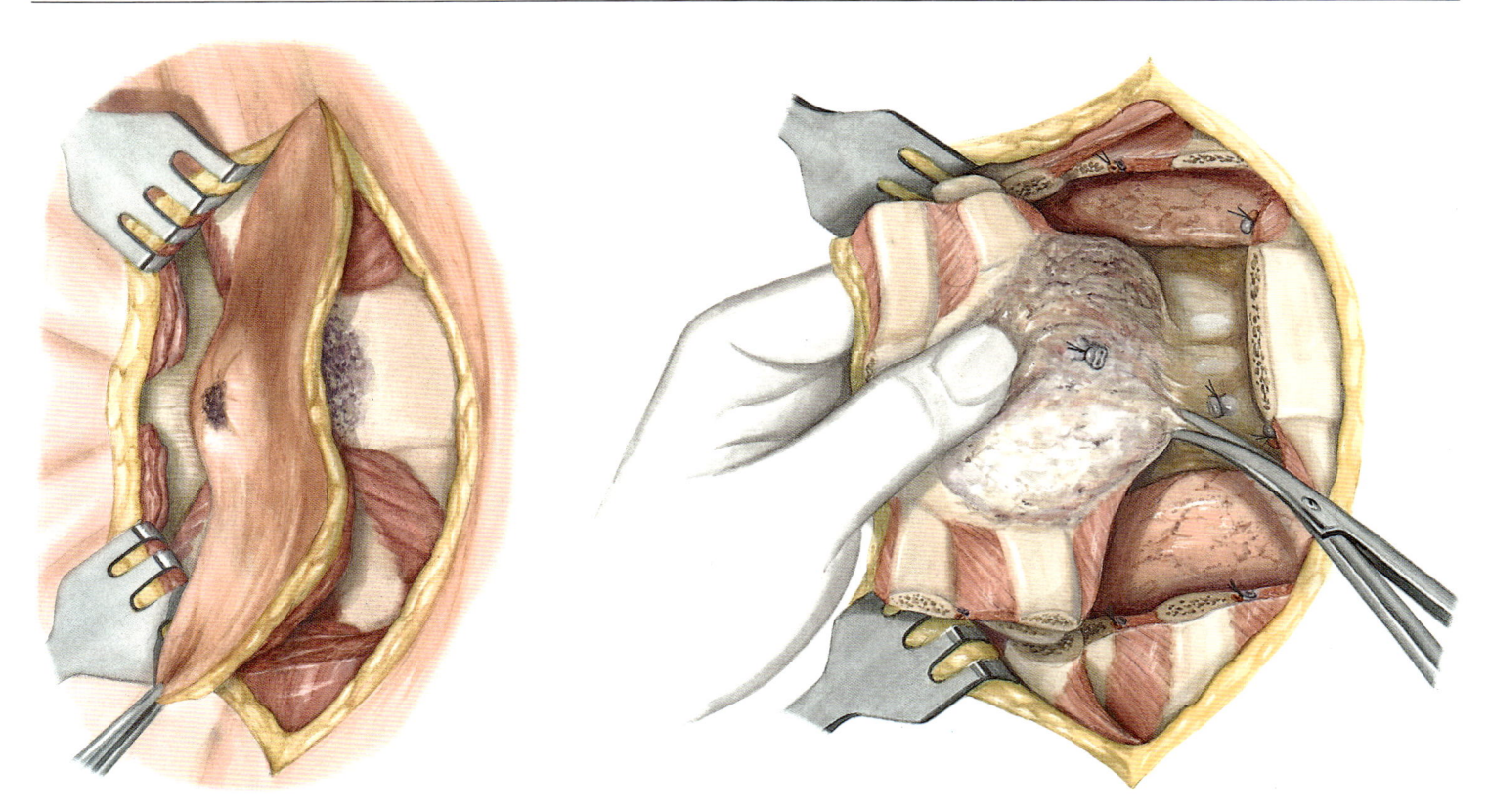

Abb. 32   Platysma, Fascia cervicalis superficialis, M. sternocleidomastoideus, Mm. sternohyoideus und sternothyroideus werden an den Ansätzen am Manubrium sterni und am medialen Anteil der Klavikula durchschnitten. Seitlich des Tumorgebietes werden die Mm. pectoralis major et minor in Längsrichtung durchtrennt.
Eine digitale Ablösung des Manubriums vom oberen Mediastinum vom Jugulum aus gelingt wegen des nach dorsal wachsenden Tumors nicht immer ohne Gefahr.

Abb. 33   Klavikula und 1. Rippe werden prästernal durchtrennt. Das Sternum wird nun in Höhe des 2. ICR mit der Oszillationssäge quer geschnitten. Das Resektat wird aufgeklappt und schrittweise vom Mediastinum und von der Pleura gelöst. A. und V. thoracica interna und die Interkostalgefäße werden unterbunden.

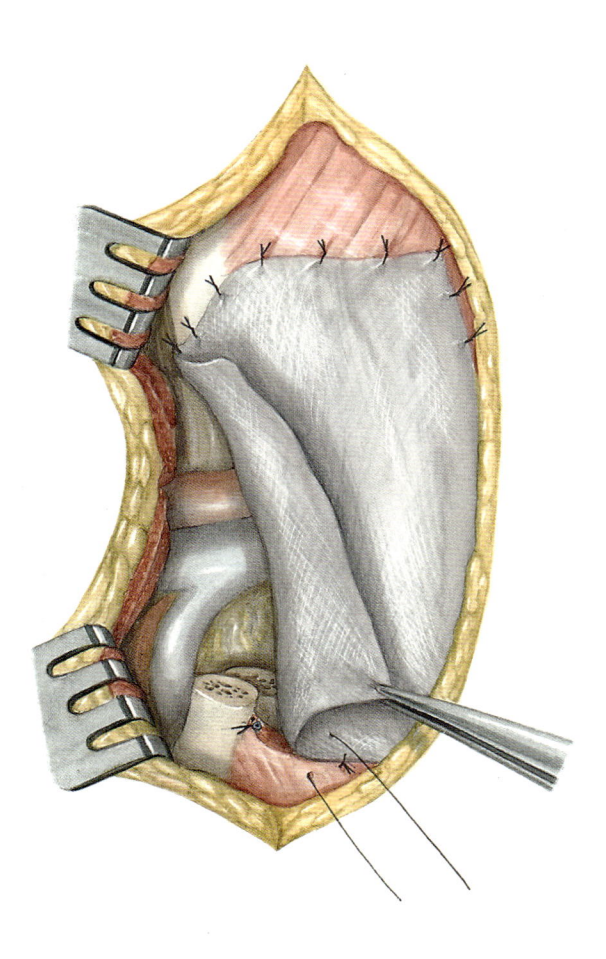

Abb. 34   Das obere Mediastinum wird durch eine zurechtgeschnittene Dura- oder Kunststoffplatte bedeckt, die am muskulären oder knöchernen Defektrand durch Einzelnähte fixiert wird. Bei großem Pleuradefekt wird zuvor eine Thoraxdrainage eingelegt.

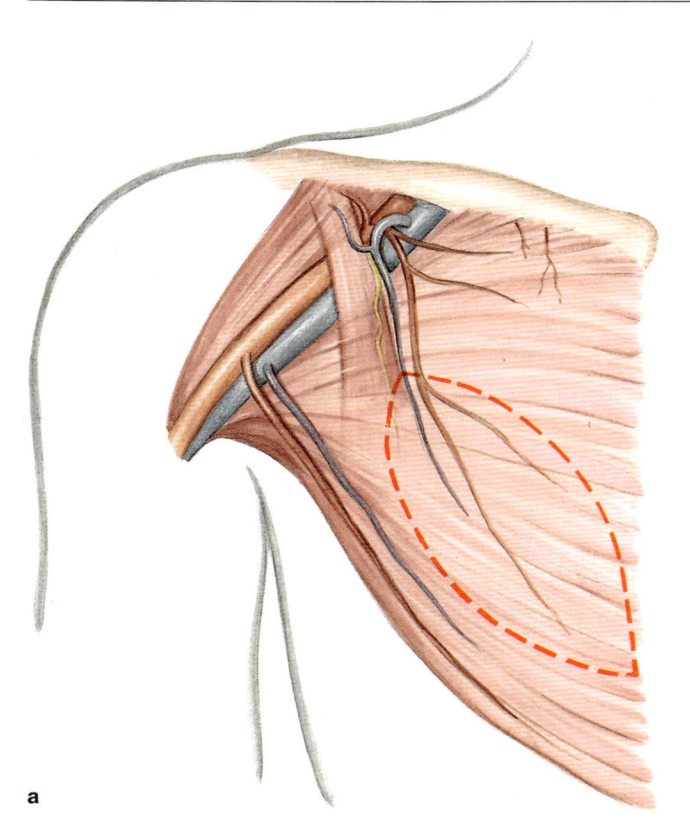

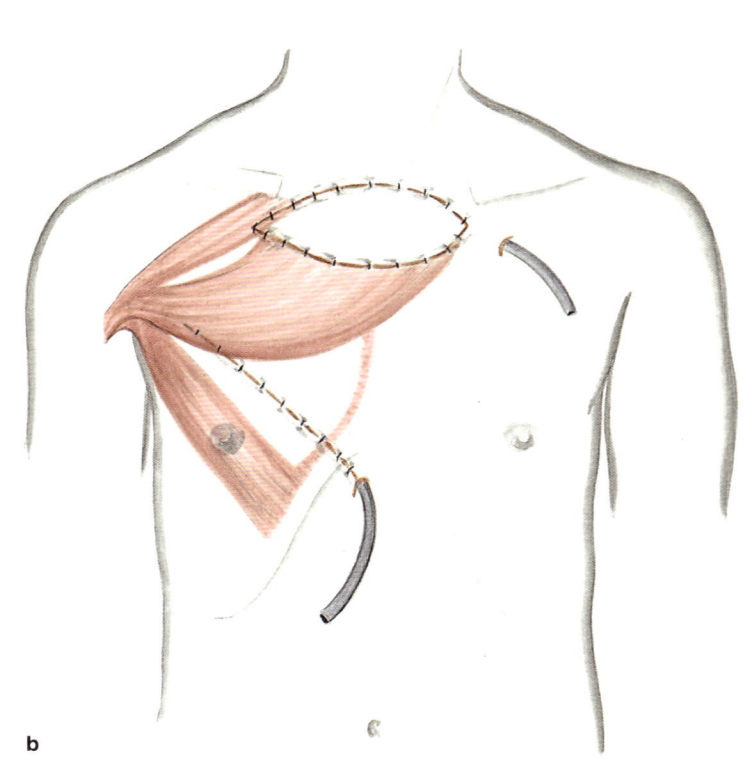

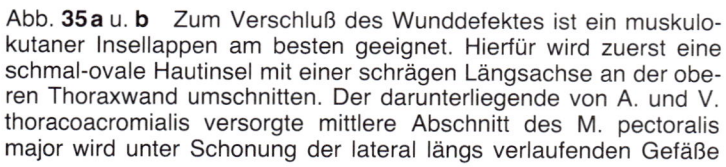

Abb. 35a u. b Zum Verschluß des Wunddefektes ist ein muskulokutaner Insellappen am besten geeignet. Hierfür wird zuerst eine schmal-ovale Hautinsel mit einer schrägen Längsachse an der oberen Thoraxwand umschnitten. Der darunterliegende von A. und V. thoracoacromialis versorgte mittlere Abschnitt des M. pectoralis major wird unter Schonung der lateral längs verlaufenden Gefäße von der Thoraxwand gelöst. Hautlappen und Muskelstiel werden durch einen subkutanen Tunnel kranialwärts zum Defekt geschwenkt und die Hautränder nach Einlage eines Redon-Drains durch Einzelnähte vereinigt. Die Wunde der Entnahmestelle läßt sich in der Regel durch eine geringe Hautmobilisation und -verschiebung verschließen.

Komplikationen

Intraoperative Komplikationen
Pneumothorax.

Therapie
Bülau-Drainage.

Postoperative Komplikationen
Nekrose, Infektion, Haltungsanomalie.

Therapie
Nekrose des Transplantates: Zunächst konservativ, Defektdeckung mit Spalthaut nach Abstoßung der Nekrose und Rückgang der Entzündung.
Infektion: Drainage, Antibiose.
Haltungsanomalie: Krankengymnastische Behandlung.

Lunge

Von R. Putz und G. M. Salzer

Allgemeines

Vorbemerkung

Die Färbung der Gefäße des kleinen Kreislaufes erfolgt in den anatomischen Teilen nach funktionellen Gesichtspunkten, d. h., der Truncus pulmonalis, die A. pulmonalis und ihre Äste sind violett dargestellt, während die Vv. pulmonales und ihre Wurzeln rötlich gefärbt sind.

In den chirurgischen Abbildungen sind der Art der üblichen Darstellung in chirurgischen Werken entsprechend der Truncus pulmonalis und alle Verzweigungen rot und die Vv. pulmonales blau gezeichnet.

Operative Strategie

In der Lungenchirurgie nimmt die detaillierte präoperative Untersuchung einen besonders hohen Stellenwert ein; sie ist integrierender Bestandteil der Operationsplanung: Im voraus sind möglichst genaue Informationen über Art, Lokalisation und Ausdehnung des pathologischen Prozesses zu gewinnen, um das Ausmaß des Eingriffes und den dadurch verursachten Verlust an funktionstüchtigem Lungengewebe abschätzen zu können. Der Patient ist nicht nur hinsichtlich der allgemeinen Operabilitätskriterien, sondern besonders dahingehend zu untersuchen, ob das postoperativ verbleibende Parenchymvolumen funktionell für eine normale Lebensführung ausreichend sein wird. Anders als in der Abdominalchirurgie liefert die intraoperative Exploration zumeist nur unzureichende Informationen über die Ausdehnung chirurgischer Lungenerkrankungen; daher muß der Operationsplan aufgrund der präoperativ erhobenen Befunde festgelegt werden, die der Operateur selbst bewerten sollte.

Die Ausbreitung maligner Tumoren im zentralen Bronchialsystem ist nur endoskopisch und nicht durch intraoperative Inspektion und Palpation zu erkennen. Da die Planung des Resektionsausmaßes zunächst von der Festlegung der Resektionsgrenzen am Bronchialsystem ausgeht, sollte der Operateur auch die endoskopischen Voruntersuchungen, wie Bronchoskopie und Mediastinoskopie, selbst durchführen; die eigene Anschauung ist immer informativer als jeder noch so detaillierte schriftliche Befund.

Die Wahl des operativen Zuganges richtet sich nach dem geplanten Eingriff. In jedem Fall muß das Operationsgebiet so weit und übersichtlich frei liegen, daß auch Zwischenfälle – etwa eine Massenblutung durch Verletzung eines der großen Lungengefäße – sicher beherrscht werden können. Wenn auch die intraoperative Exploration die exakte präoperative Untersuchung nicht ersetzen kann, so ist sie doch fester Bestandteil jedes operativen Eingriffes. Nicht selten wird erst bei dieser Gelegenheit etwa eine diskrete Pleurakarzinose, das Übergreifen eines pathologischen Prozesses auf einen benachbarten Lungenlappen oder das Vorwachsen von Tumorgewebe über flächige Pleuraadhäsionen in die Thoraxwand erkannt. Machen erst intraoperativ entdeckte lokale Gegebenheiten eine Ausweitung der Resektion über präoperativ errechnete Toleranzgrenzen der Lungenfunktion hinaus notwendig, so ist der Eingriff als funktionell zu risikoreich abzubrechen (primum non nocere); das ist allerdings nur dann möglich, wenn bis zu dieser Entscheidung keines der Hilusgebilde durchtrennt wurde. In Zweifelsfällen ist daher die Probepräparation unter Vermeidung von Ligaturen der großen Gefäße so weit voranzutreiben, bis die anatomische und funktionelle Resektabilität feststeht.

Spezielle Anatomie

Trachea

Die Trachea zieht vom Ringknorpel des Kehlkopfs, mit dem sie durch das Lig. cricotracheale verbunden ist, durch die Apertura thoracis superior nach unten und teilt sich in Höhe des 4. Brustwirbelkörpers in die zwei Bronchi principales (Abb. **1**). Im gesamten Verlauf von 10–11 cm ist ihr Paries membranaceus mit der Ventralseite des Ösophagus durch lockeres Bindegewebe verbunden.

Die Trachea wird von ca. 20 spangenförmigen Cartilagines tracheales gebildet, deren freie Enden durchgehend vom Paries membranaceus verbunden werden (Abb. **3**). Dieser wird aus querverlaufenden Bündeln glatter Muskulatur, dem M. trachealis, und kollagenem sowie elastischem Bindegewebe aufgebaut. Zusammen mit der scherengitterartigen Kollagenfaseranordnung der Ligg. anularia wird eine 25–30%ige Dehnungsreserve erreicht. Die Trachea steht unter beträchtlicher Zugspannung.

Lagebeziehungen zu anderen Organen

Der obere Teil der Pars cervicalis wird vorne und seitlich von der Glandula thyroidea umfaßt, damit legen sich auch die Glandulae parathyroideae eng an ihre Seitenflächen an. In der Rinne zwischen Trachea und Ösophagus zieht der N. laryngeus recurrens nach kranial. Am Oberrand des Manubrium sterni liegt die Trachea etwa 5–7 cm tief, von der Oberfläche durch die Fascia cervicalis superficialis (Lamina superficialis), die Fascia cervicalis media (Lamina praetrachealis) und den Plexus thyroideus impar getrennt.

Die Pars thoracica wird ventral von der linken V. brachiocephalica überkreuzt und vom Thymus bzw. vom norma-

Spezielle Anatomie 147

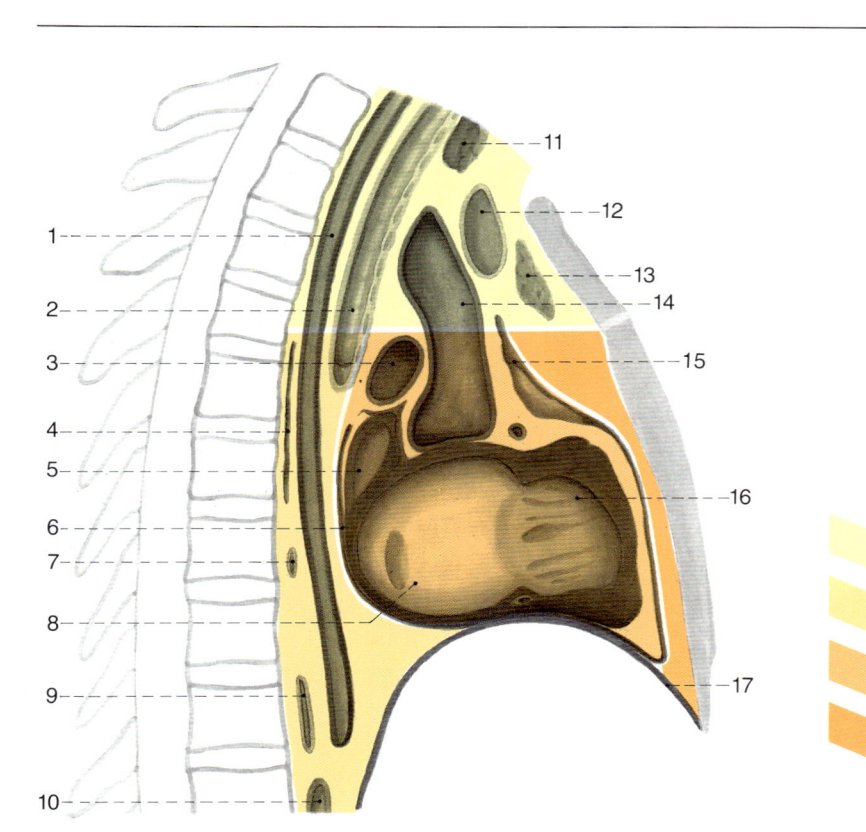

Abb. 1 Übersicht über das Mediastinum, Medianschnitt.

1 Ösophagus
2 Trachea
3 A. pulmonalis dextra
4 Ductus thoracicus
5 Atrium sinistrum
6 Cavitas pericardialis, Sinus obliquus
7 V. hemiazygos
8 Atrium dextrum
9 V. azygos
10 Aorta (Pars thoracica)
11 Glandula thyroidea (Isthmus)
12 V. brachiocephalica sinistra
13 „Corpus adiposum thymicum"
14 Aorta, Pars ascendens
15 Cavitas pericardialis
16 Ventriculus dexter
17 Diaphragma

18 Mediastinum superius
19 Mediastinum posterius
20 Mediastinum medium } Mediastinum inferius
21 Mediastinum anterius

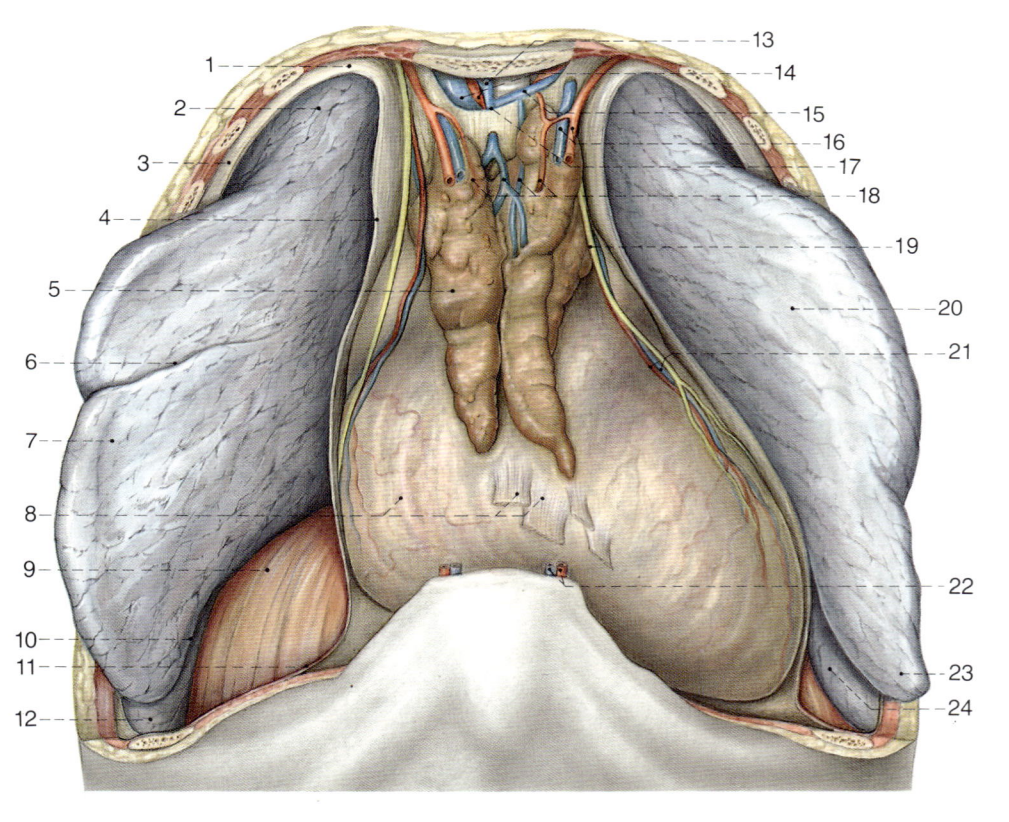

Abb. 2 Übersicht über Pleurahöhlen und Mediastinum, Ansicht von vorne.

1 Cupula pleurae
2 Lobus superior
3 Pleura costalis
4 Pleura mediastinalis
5 Corpus adiposum thymicum
6 Fissura horizontalis
7 Lobus medius
8 Pericardium fibrosum, Ligg. sternopericardiaca
9 Diaphragma (Pleura diaphragmatica entfernt)
10 Fissura obliqua
11 Pleura (Schnittrand)
12 Lobus inferior
13 V. thyroidea inferior
14 V. brachiocephalica dextra, Truncus brachiocephalicus
15 V. brachiocephalica sinistra
16 A., V. thoracica interna sinistra
17 zur Platte verdichtetes, tiefgelegenes mediastinales Bindegewebe, Schnittrand
18 Aa., Vv. thymicae
19 N. phrenicus sinister
20 Lobus superior
21 A., V. pericardiacophrenica
22 A., V. thoracica interna sinistra
23 Lingula
24 Lobus inferior

lerweise zweilappig ausgebildeten Corpus adiposum thymicum bedeckt (Abb. 2, 3).

Besonderheiten

Die Bifurcatio tracheae steht über die relativ feste Membrana bronchopericardiaca mit dem Perikard in Verbindung. Beim Erwachsenen projiziert sich die Bifurcatio auf den Körper des 4. Brustwirbels, beim Kind kommt sie 1 bis 2 Wirbel höher zu liegen.

Gefäßversorgung und Innervation

s. S. 51, Kap. „Mediastinum"

148 Lunge

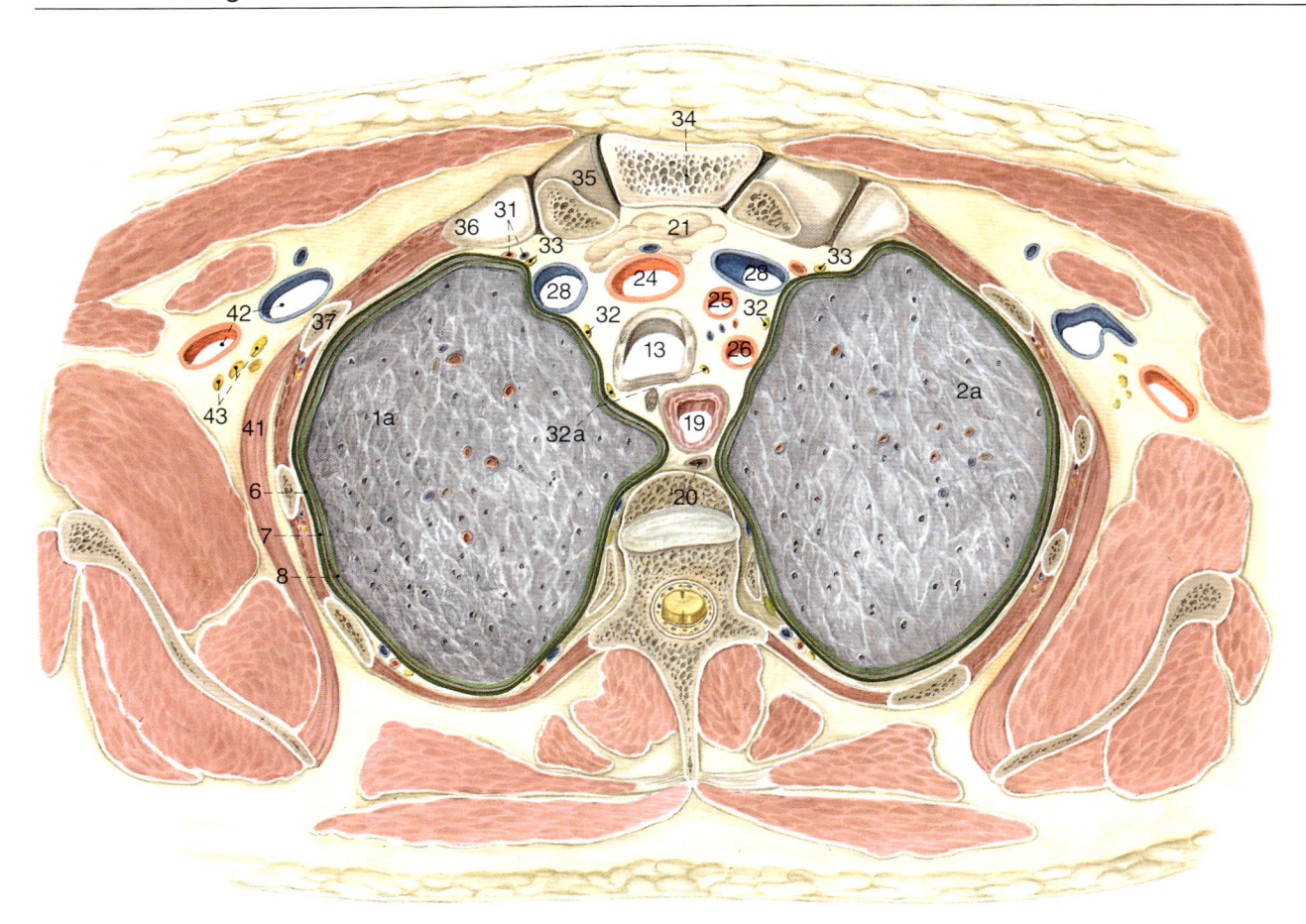

Abb. 3 **a–c** Querschnitte durch den Thorax, Ansicht von unten. **a** Etwas oberhalb der Bifurcatio tracheae.

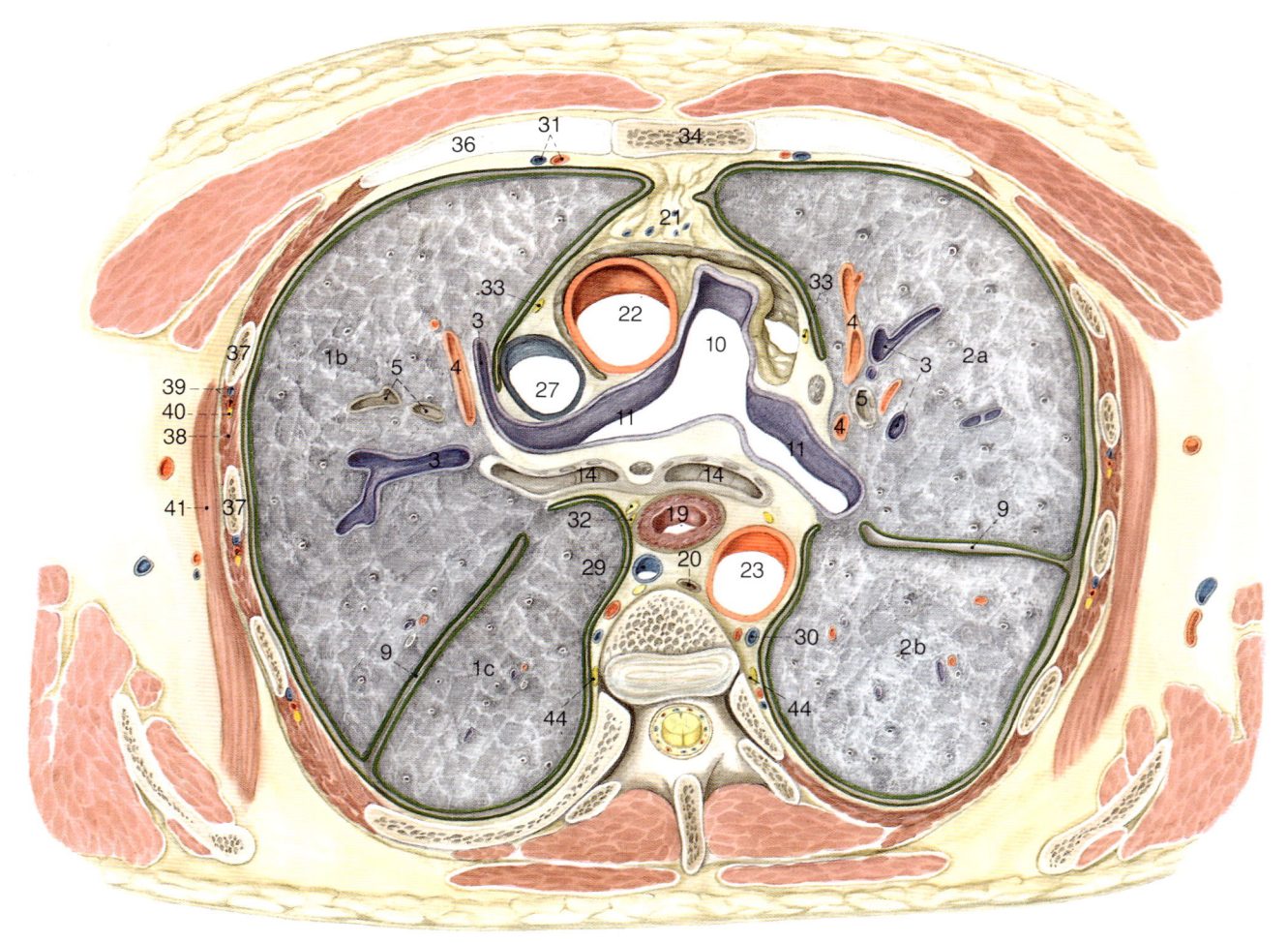

b In Höhe der Aufteilung des Truncus pulmonalis.

Spezielle Anatomie

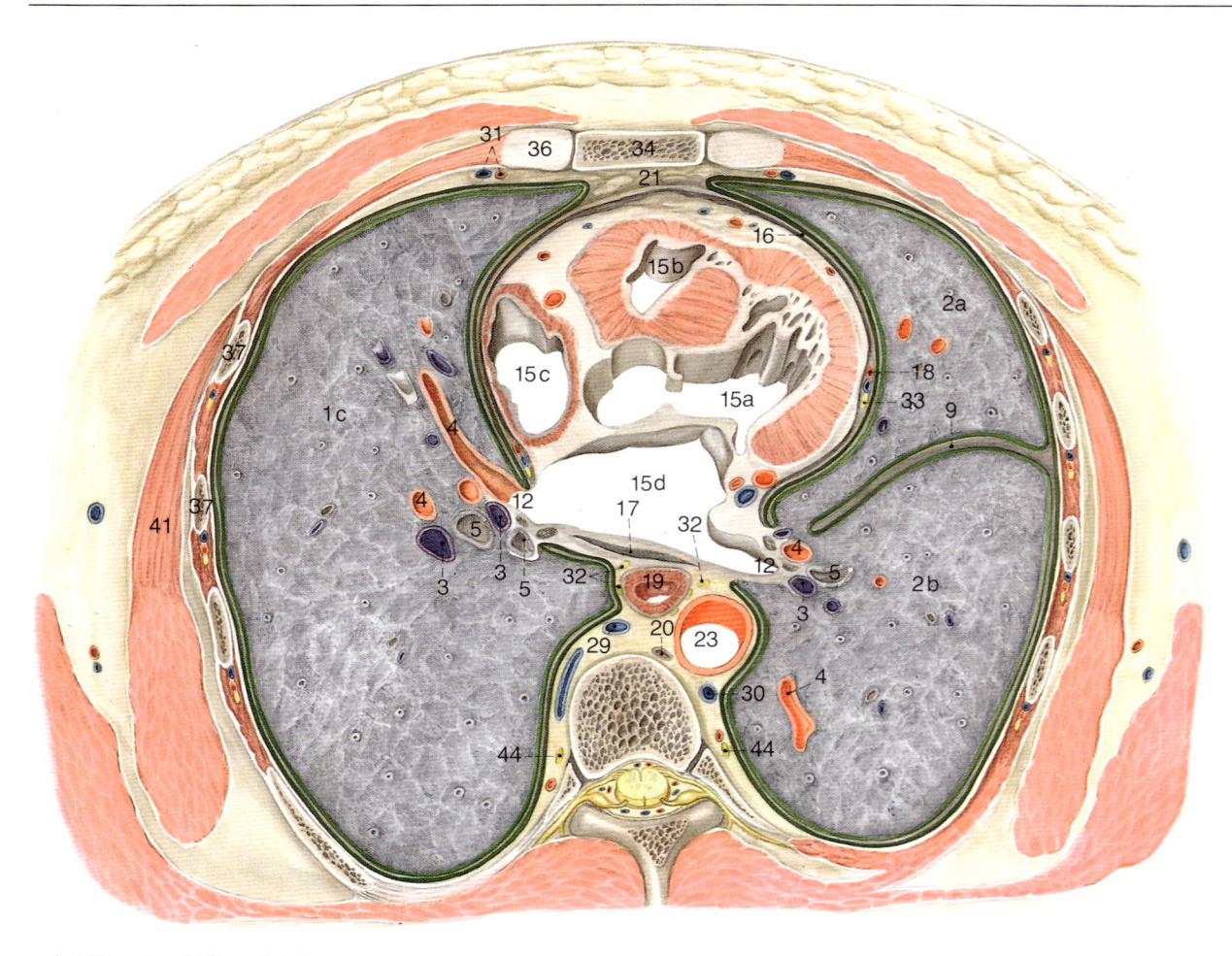

c In Höhe des Atrium sinistrum.

1 Pulmo dexter
  a Lobus superior
  b Lobus medius
  c Lobus inferior
2 Pulmo sinister
  a Lobus superior
  b Lobus inferior
3 Äste der Aa. pulmonales
4 Äste der Vv. pulmonales
5 Äste der Bronchi lobares
6 Pleura parietalis
7 Cavitas pleuralis
8 Pleura visceralis
9 Fissura obliqua
10 Truncus pulmonalis
11 Aa. pulmonales
12 Vv. pulmonales
13 Trachea
14 Bronchi principales
15 Cor
  a Ventriculus sinister
  b Ventriculus dexter
  c Atrium dextrum
  d Atrium sinistrum
16 Pericardium fibrosum
17 Sinus obliquus pericardii
18 A., V. pericardiacophrenica
19 Ösophagus
20 Ductus thoracicus
21 Corpus adiposum thymicum
22 Aorta ascendens
23 Aorta descendens
24 Truncus brachiocephalicus
25 A. carotis communis sinistra
26 A. subclavia sinistra
27 V. cava superior
28 Vv. brachiocephalicae
29 V. azygos
30 V. hemiazygos
31 A., V. thoracica interna
32 N. vagus
32a N. laryngeus recurrens
33 N. phrenicus
34 Sternum
35 Clavicula
36 Cartilago costalis
37 Costae
38 Mm. intercostales
39 A., V. intercostalis
40 N. intercostalis
41 M. serratus anterior
42 A., V. axillaris
43 Plexus brachialis
44 Truncus sympathicus

Pulmo

Äußere Form und Lage der Lunge

Rechte und linke Lunge (Pulmo dexter, Pulmo sinister; Lungenflügel) liegen getrennt voneinander in je einer eigenen Pleurahöhle, Cavitas pleuralis. Außer dem Lungenstiel und dem Lig. pulmonale besteht zwischen der Oberfläche der Lunge und der Auskleidung der Pleurahöhle keine Gewebsverbindung. Jeder Lungenflügel ist von Pleura pulmonalis überzogen, die über die Umkleidung des Lungenstiels mit der Pleura parietalis in Verbindung steht (Abb. **2, 3**).

Man unterscheidet an jeder Lunge eine konvexe Facies costalis, eine unregelmäßig bis leicht konkav ausgebildete Facies mediastinalis und die stark konkave Facies diaphragmatica. Dorsal des Lungenstiels findet sich die Pars vertebralis. Der Apex pulmonis reicht bis zu zwei Fingerbreiten durch die Apertura thoracis superior nach kranial. Der Hintergrund ist jeweils abgerundet, entsprechend der von Wirbelsäule und Rippen gebildeten rechten bzw. linken Rinne des Thorax. Der Vorderrand und der äußere Teil der Basis laufen dagegen scharf aus. Der untere Rand schiebt sich bei der Einatmung in die entsprechenden Zwickel der Pleurahöhle, besonders in den Recessus costodiaphragmaticus, vor (s. auch Abb. **10, 13, 24**).

Die rechte Lunge ist meist in drei Lappen gegliedert, während die linke zwei Lappen aufweist. Die Fissurae interlobares trennen das Lungengewebe nicht immer bis an die großen Gefäße, häufig bleiben zwischen den Lappen Parenchymbrücken bestehen. Die rechte Lunge tritt über die Facies mediastinalis – nur durch den Pleuraspalt getrennt – mit der V. azygos, dem Ösophagus und dem Perikard in Kontakt (Abb. **4, 5**). Der Apex pulmonis zeigt häufig eine Eindellung durch die A. subclavia.

Der Facies mediastinalis der linken Lunge liegen das Perikard (Abb. **7, 8**), der Arcus aortae, die Pars descendens der Aorta thoracica und zum Teil die V. hemiazygos an. Vor der Pars descendens der Aorta kann eine Kontaktzone mit dem Ösophagus bestehen. In den Apex pulmonis kerbt sich der Sulcus arteriae subclaviae ein.

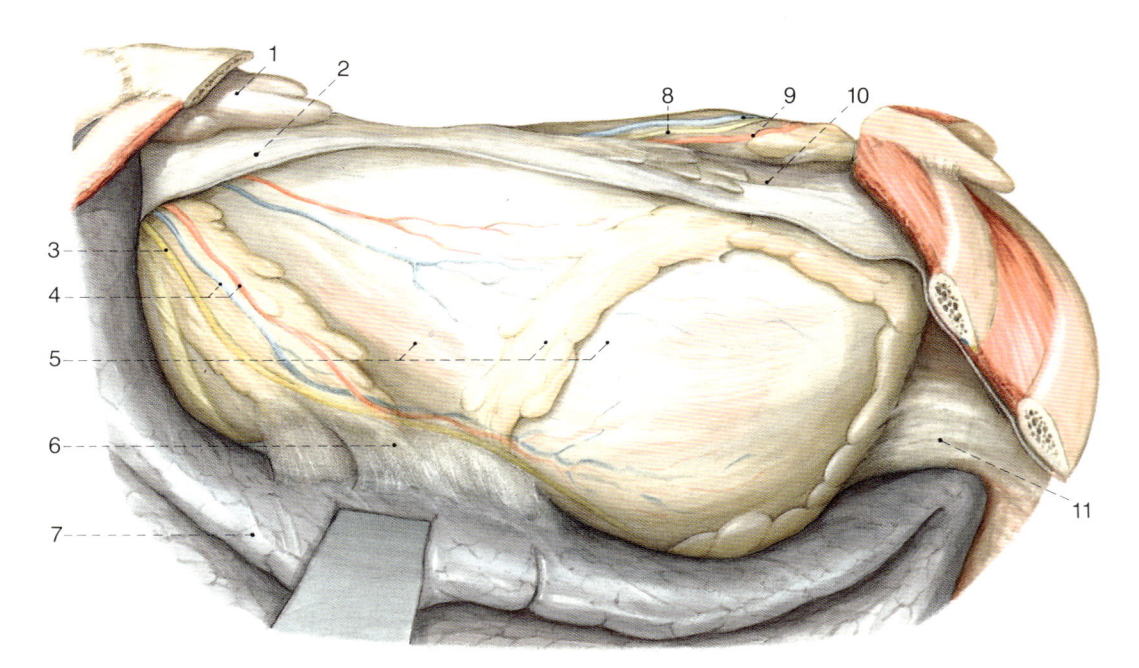

Abb. **4** Rechte Pleura mediastinalis, Ansicht von rechts.

1 Corpus adiposum thymicum, „oberes pleurafreies Dreieck"
2 Pleura costalis
3 N. phrenicus dexter
4 A., V. pericardiacophrenica dextra
5 Pleura mediastinalis auf dem hier durch eine Fettleiste verdickten Perikard
6 Lungenstiel, Umschlag der Pleura mediastinalis auf die Pleura pulmonalis
7 Pleura pulmonalis
8 N. phrenicus sinister
9 A., V. pericardiacophrenica sinistra
10 Ligg. sternopericardiaca, „unteres pleurafreies Dreieck"
11 Pleura diaphragmatica

Spezielle Anatomie   151

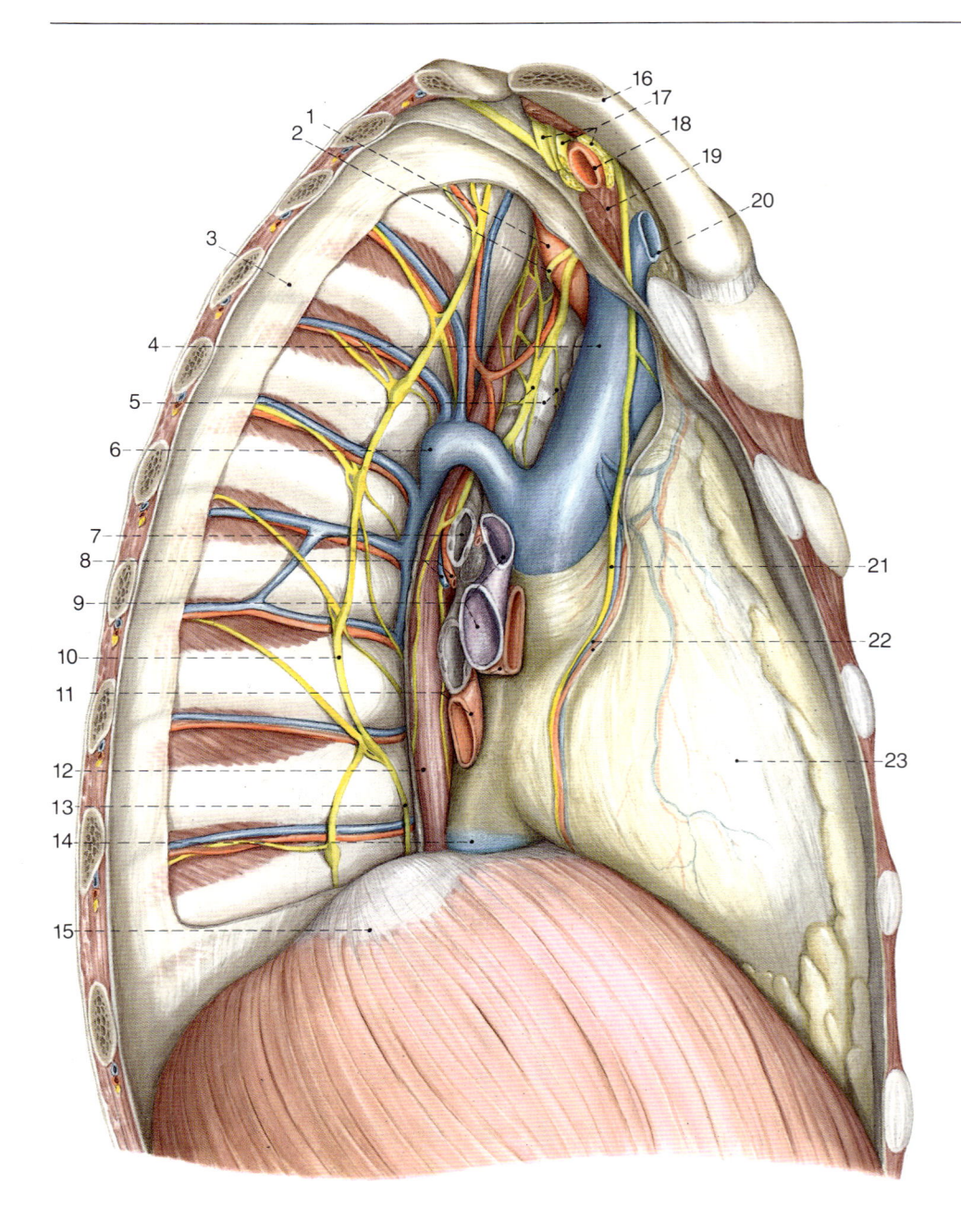

Abb. 5 Mediastinum von rechts (Pleura parietalis teilweise entfernt).

1 A. subclavia
2 N. laryngeus recurrens dexter
3 Pleura costalis
4 V. cava superior
5 N. vagus, Trachea
6 V. azygos
7 Bronchus lobaris superior
8 A., V. bronchialis
9 A. pulmonalis
10 Truncus sympathicus
11 Vv. pulmonales
12 Ösophagus
13 N. splanchnicus major
14 V. cava inferior
15 Diaphragma (Centrum tendineum)
16 Clavicula
17 Plexus brachialis
18 A. subclavia
19 M. scalenus anterior
20 V. subclavia
21 N. phrenicus
22 A., V. pericardiacophrenica
23 Pleura mediastinalis, auf dem Pericardium fibrosum

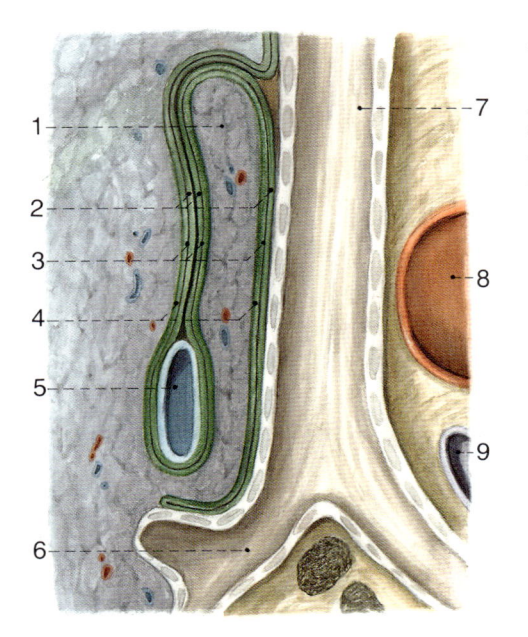

Abb. 6 Azygoslappen, Frontalschnitt, Ansicht von vorne.

1 Lobus v. azygos
2 Pleura parietalis
3 Pleuralspalt
4 Pleura visceralis
5 V. azygos
6 Bronchus principalis dexter
7 Trachea
8 Arcus aortae
9 A. pulmonalis sinistra

Besonderheiten

In seltenen Fällen trennt der mündungsnahe Teil der V. azygos einen Anteil des Oberlappens ab, der als „Azygoslappen" bezeichnet wird (Abb. 6).

152 Lunge

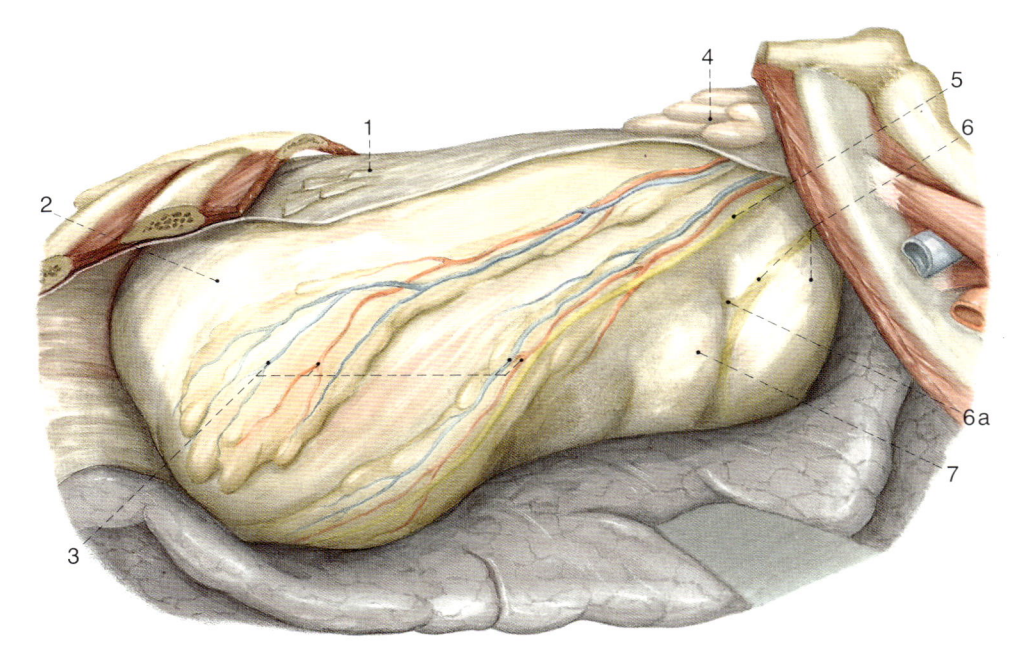

Abb. 7 Linke Pleura mediastinalis, Ansicht von links.

1 Ligg. sternopericardiaca, „unteres pleurafreies Dreieck"
2 Pleura parietalis (mediastinalis), Pericardium fibrosum
3 Äste der A., V. pericardiacophrenica
4 Corpus adiposum thymicum, „oberes pleurafreies Dreieck"
5 N. phrenicus
6 N. vagus, Arcus aortae
6a N. laryngeus recurrens
7 A. pulmonalis

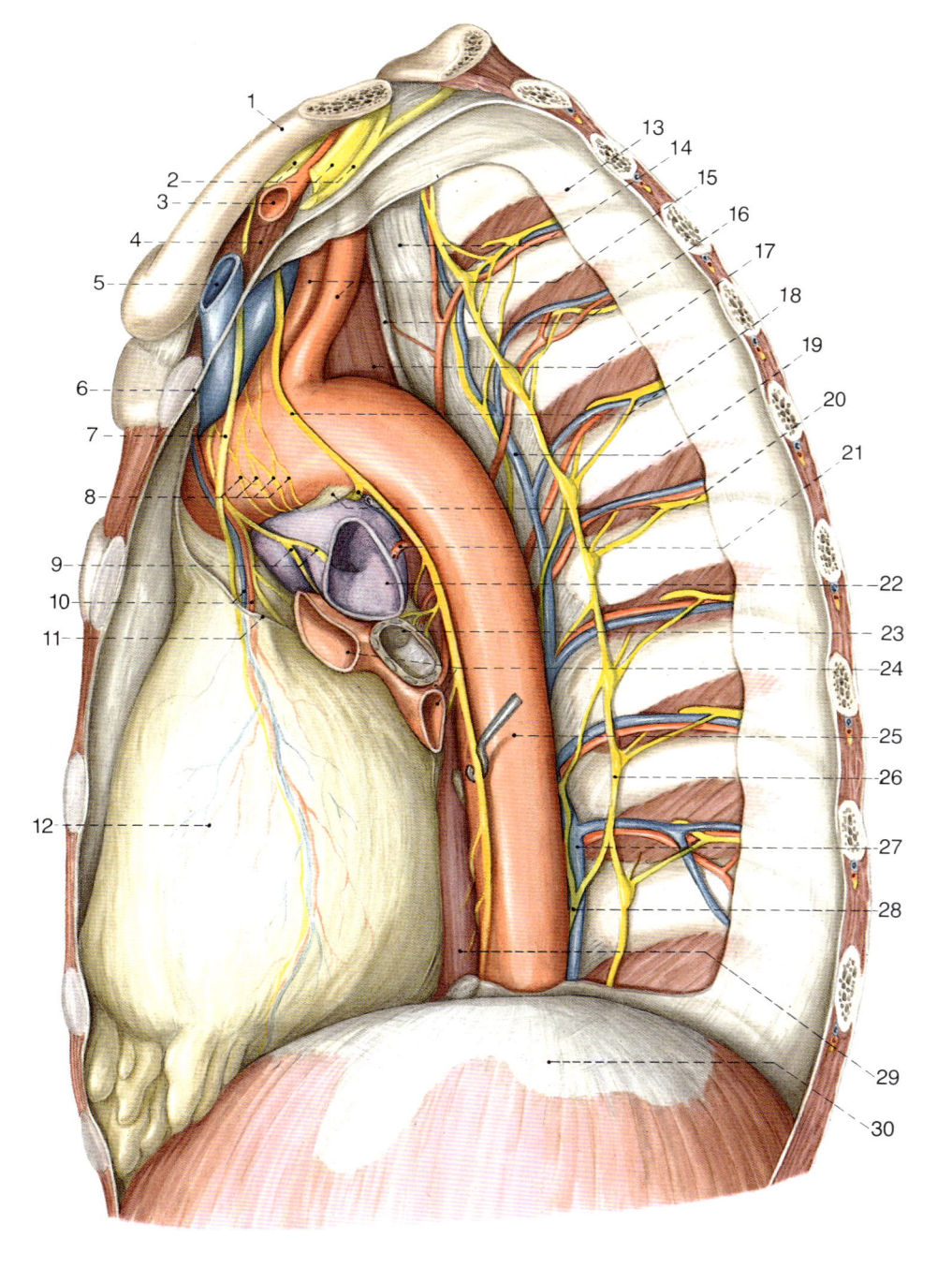

Abb. 8 Mediastinum von links (Pleura parietalis teilweise entfernt).

1 Clavicula
2 Plexus brachialis
3 A. subclavia
4 M. scalenus anterior
5 V. subclavia
6 Pleura costalis
7 N. phrenicus
8 Rr. cardiaci cervicales (aus N. vagus)
9 Plexus pulmonalis
10 A., V. pericardiacophrenica
11 Schnittrand des Perikards
12 Pleura mediastinalis, Pericardium fibrosum
13 Pleura costalis
14 Lig. longitudinale anterius
15 A. carotis communis sinistra, A. subclavia sinistra
16 Ductus thoracicus
17 Ösophagus
18 N. vagus
19 V. hemiazygos accessoria
20 Lig. arteriosum, N. laryngeus recurrens
21 A. bronchialis
22 A. pulmonalis
23 Bronchus principalis
24 Vv. pulmonales
25 Aorta thoracica
26 Truncus sympathicus
27 V. hemiazygos
28 N. splanchnicus major
29 Ösophagus
30 Diaphragma (Centrum tendineum)

Projektion der Lungen- und Lappengrenzen auf die Thoraxoberfläche

Ausgehend vom Apex pulmonis, der über die Ebene der Apertura thoracis superior nach kranial ragt, konvergiert die Projektion beider Margines anteriores bis zur Mitte des Sternums und verläuft dann entlang des Sternalrandes (Abb. **3, 9**). Der linke Lungenrand bildet zwischen 4. und 7. Rippe die Incisura cardiaca, während der rechte bis zum Ansatz des 7. Rippenknorpels am Sternum entlangzieht.

Abb. **9a–d** Projektion der Lungen auf die Thoraxwand, Exspirationsstellung. Bei der Einatmung verschiebt sich die untere Lungengrenze bis zu zwei Rippen nach kaudal (s. auch Abb. **25**).

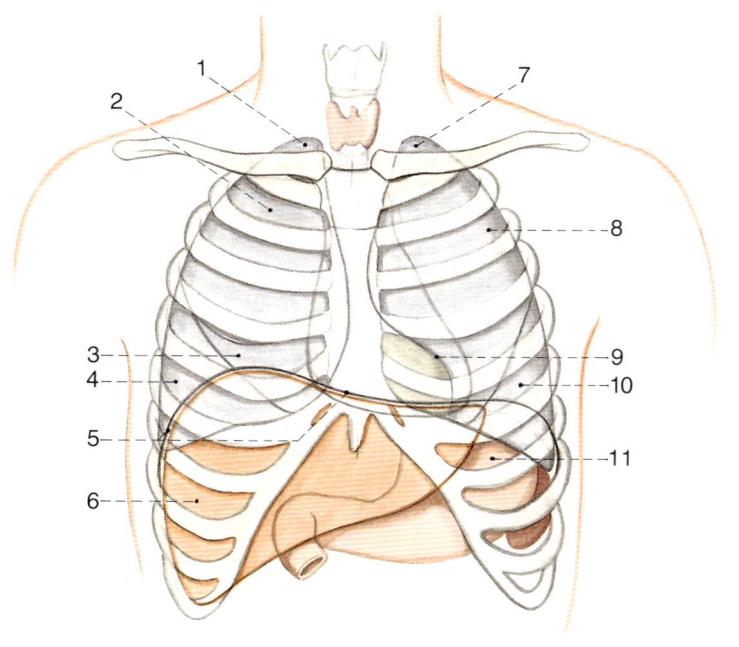

a Ansicht von vorne.

1 Apex pulmonis
2 Lobus superior
3 Lobus medius
4 Lobus inferior
5 Diaphragma
6 Hepar
7 Apex pulmonis
8 Lobus superior
9 Incisura cardiaca
10 Lobus inferior
11 Gaster

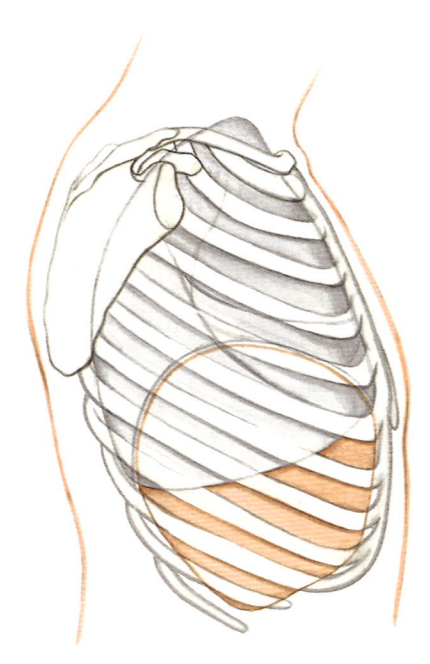

b Ansicht von rechts.

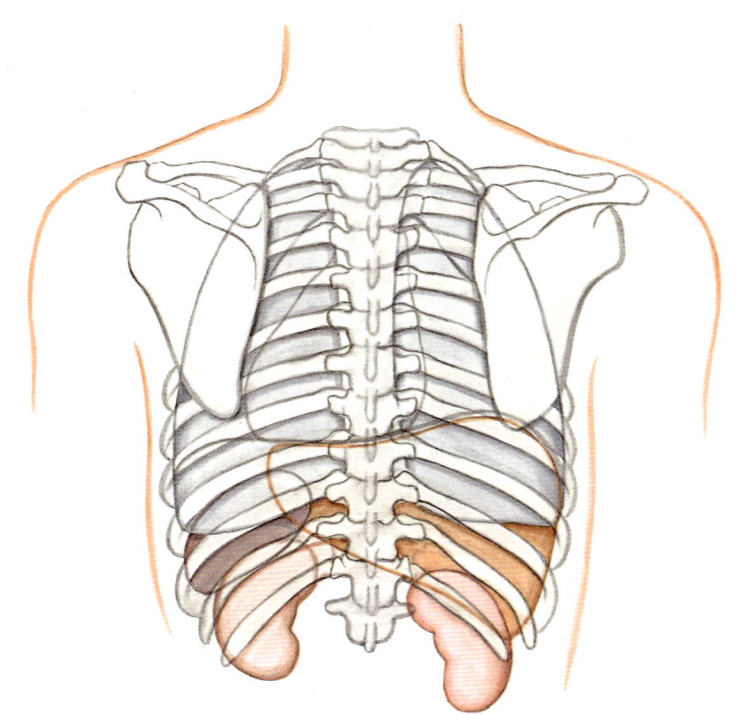

c Ansicht von hinten.

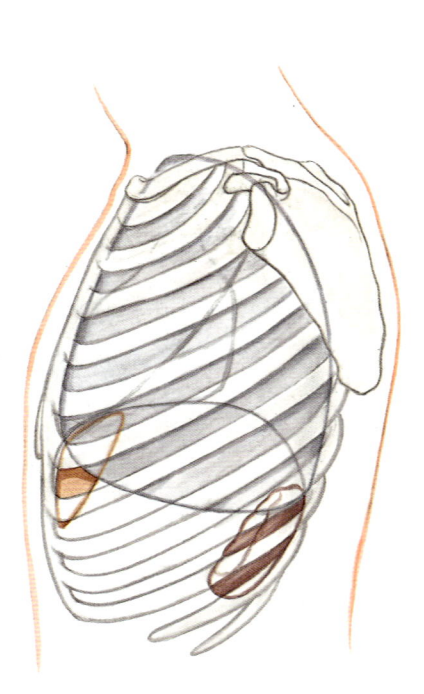

d Ansicht von links.

Lunge

Lungenstiel

Der Übertritt von Gefäßen und Nerven in die Lungen erfolgt im Bereich des rechten und linken Hilum pulmonis, das zentral in der Facies mediastinalis liegt. Im rechten Lungenstiel liegen am weitesten kranial und dorsal der Bronchus principalis bzw. seine Äste, zentral die A. pulmonalis, ventral und kaudal die Aufzweigungen der Vv. pulmonales (Abb. **5, 10, 11**). Im linken Lungenstiel liegen die A. pulmonalis am weitesten kranial und ventral, zentral und dorsal der Bronchus principalis bzw. seine Äste, kaudal die Verzweigungen der Vv. pulmonales (Abb. **8, 10, 11**). Darüber hinaus finden sich innerhalb des Lungenstiels die Nodi lymphatici bronchopulmonales, Lymphgefäße, vegetative Nerven und die Aa. und Vv. bronchiales. Die Fissurae interlobares reichen normalerweise bis zum Lungenhilum. In ca. 50% finden sich zusätzliche Fissuren. Am bekanntesten ist die Fissura lobi v. azygou (s. Abb. **6**).

Am Lungenstiel geht die Pleura visceralis in die Pleura mediastinalis über. Dieser pleurale „Verbindungsschlauch" ist nach kaudal bis zur Lungenbasis ausgezogen. Die so gebildete Pleuraduplikatur, die reichlich Lymphgefäße enthält, wird als Lig. pulmonale bezeichnet.

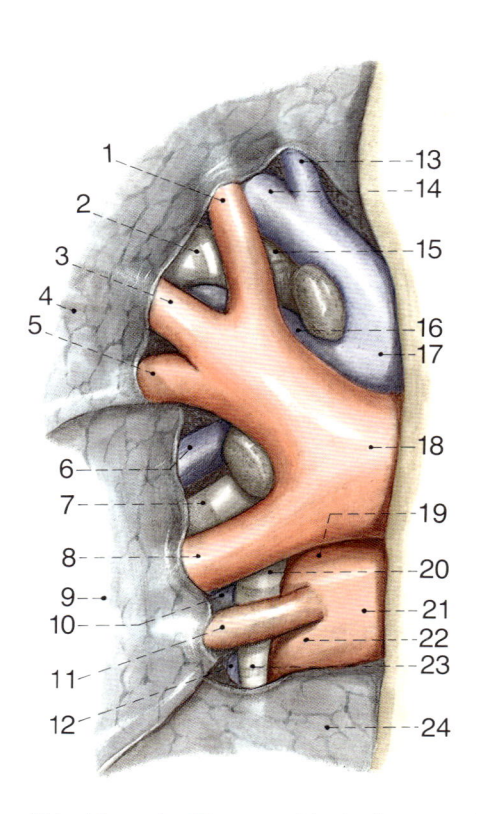

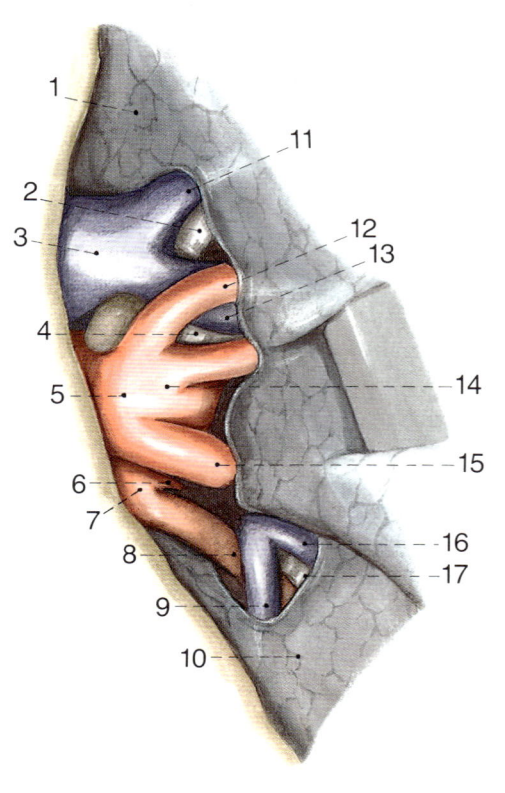

Abb. **10a** u. **b** Topographie der Lungenstiele.
a Rechter Lungenstiel, Ansicht von vorne.

1 R. apicalis v. pulmonalis superioris
2 Bronchus segmentalis anterior
3 R. anterior v. pulmonalis superioris
4 Lobus superior
5 R. posterior v. pulmonalis superioris
6 Rr. lobi medii a. pulmonalis
7 Bronchus lobaris medius
8 R. lobi medii v. pulmonalis superioris
9 Lobus medius
10 Pars basalis a. pulmonalis
11 V. basalis superior
12 R. basalis anterior a. pulmonalis
13 R. apicalis a. pulmonalis
14 Rr. posteriores a. pulmonalis
15 Bronchus lobaris superior
16 Truncus anterior a. pulmonalis
17 A. pulmonalis dextra
18 V. pulmonalis superior dextra
19 R. superior v. pulmonalis inferioris
20 Bronchus lobaris inferior
21 V. pulmonalis inferior dextra
22 V. basalis communis
23 Bronchus segmentalis basalis medialis
24 Lobus inferior

b Linker Lungenstiel, Ansicht von vorne.

1 Lobus superior
2 Bronchus segmentalis apicoposterior
3 A. pulmonalis sinistra
4 Bronchus segmentalis anterior
5 V. pulmonalis superior sinistra
6 R. superior v. pulmonalis inferioris
7 V. pulmonalis inferior sinistra
8 V. basalis communis
9 R. basalis posterior a. pulmonalis
10 Lobus inferior
11 R. apicalis a. pulmonalis
12 R. apicoposterior v. pulmonalis superioris
13 Rr. anteriores a. pulmonalis
14 R. anterior v. pulmonalis superioris
15 R. lingularis v. pulmonalis superioris
16 R. basalis anterior a. pulmonalis
17 Bronchus segmentalis basalis anterior

Spezielle Anatomie 155

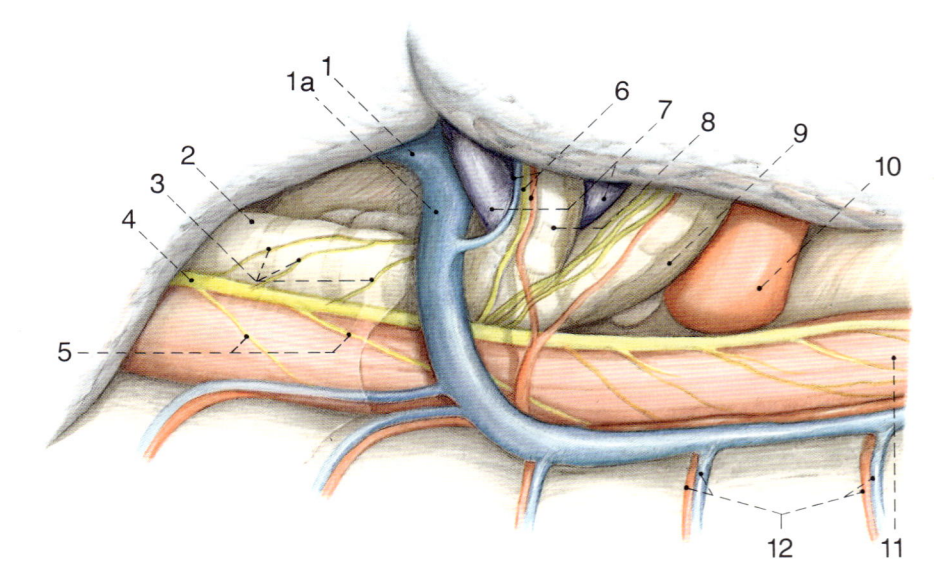

Abb. **11a** u. **b** Topographie der Lungenstiele, Ansichten von hinten.

a Rechter Lungenstiel, Pleura entfernt.

1 V. cava superior
1a V. azygos
2 Trachea
3 Rr. bronchiales
4 N. vagus (aus N. vagus)
5 Plexus oesophageus
6 A., N., V. bronchialis
7 A. pulmonalis
8 Bronchus lobaris superior
9 Bronchus communis (Bronchus lobaris medius et inferior)
10 V. pulmonalis inferior
11 Ösophagus
12 Aa., Vv. intercostales

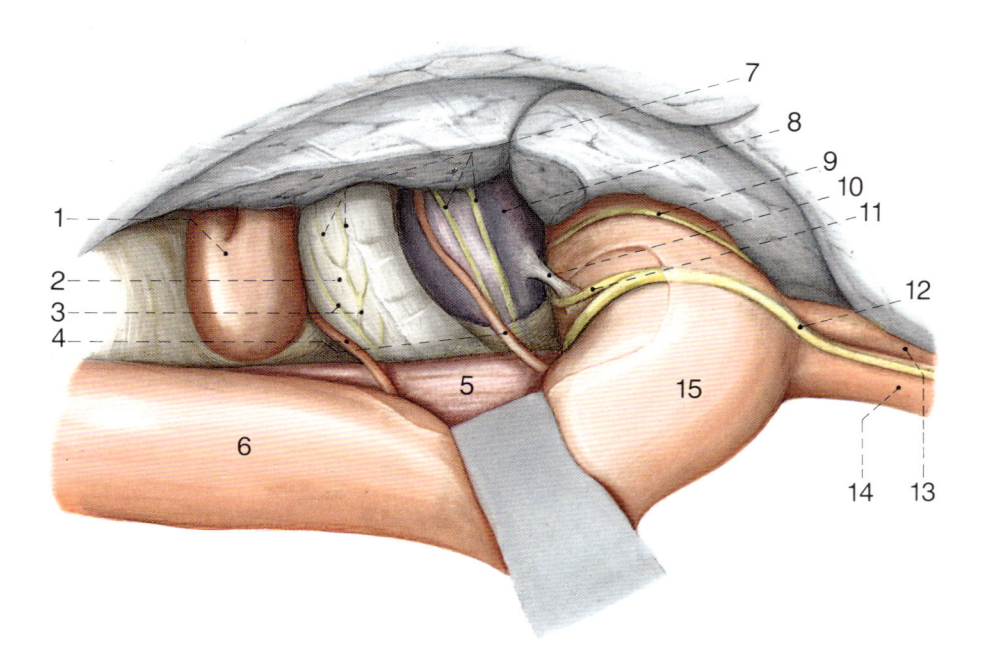

b Linker Lungenstiel, Pleura entfernt.

1 V. pulmonalis inferior
2 Bronchus principalis
3 Rr. bronchiales (aus N. vagus)
4 Aa. bronchiales
5 Ösophagus
6 Aorta descendens
7 Plexus pulmonalis
8 A. pulmonalis
9 R. cardiacus inferior (aus N. vagus)
10 Lig. arteriosum
11 N. laryngeus recurrens
12 N. vagus
13 A. carotis communis
14 A. subclavia
15 Arcus aortae

Prinzipielle Bemerkungen zur Beschriftung der folgenden Abbildungen

Um die Abbildungsbeschriftungen möglichst übersichtlich und leicht lesbar zu gestalten, wurde für die segmentären Strukturen der Lunge: Segmente, Segmentarterien, -venen und -bronchien das entsprechende Buchstabensymbol S, A, V, B mit einer Indexziffer, die der üblichen numerischen Segmentbezeichnung entspricht, versehen und direkt in die Abbildungen eingetragen; diese Symbole (z. B. A6 = apikale Unterlappensegmentarterie, V3 = anteriore Oberlappensegmentvene, B2 = posteriorer Oberlappensegmentbronchus) werden in den Abbildungslegenden nicht erklärt, da sie einfach zu lesen und eindeutig definiert sind.

Bronchialbaum

Von der Bifurcatio tracheae aus verzweigt sich der konduktive Anteil der Luftwege in ca. 20–30 dichotomen Teilungsschritten (Abb. **12**). Variationen des Abganges der Bronchi principales (Trachealbronchi) finden sich in 1–2% (Abb. **13**). Bis zum Bronchiolus terminalis ähneln sich die Wandverhältnisse. Die auskleidende Mukosa trägt ein Flimmerepithel mit Becherzellen, das in den größeren Bronchien mehrreihig, in den kleineren einreihig ist und in den Bronchioli terminales kubisch wird. Eingestreut sind in den Bronchioli in unregelmäßiger Verteilung die Clara-Zellen. (Dabei handelt es sich um zilienlose Zellen mit der Fähigkeit zur Phagozytose und apokriner Sekretion, die mit ihren Zytoplasmaausstülpungen weit in das Lumen vorragen.)

156 Lunge

Die Lamina propria der Schleimhaut ist reichlich von Drüsen und glatter Muskulatur erfüllt. Die wandverstärkenden Einlagerungen von hyalinen Knorpelplatten ändern ihre Form von hufeisenförmigen bis zu kleinen, unregelmäßig geformten Knorpelstückchen. An den Teilungsstellen finden sich häufig sog. Reiterknorpel. Hier ist das Flimmerepithel meist durch mehrschichtiges unverhorntes Plattenepithel ersetzt. Das Bronchialsystem wird bis zum Bronchiolus terminalis vom peribronchialen Bindegewebe aus dem Mediastinum begleitet. Dieses stellt ein lockeres und leicht verschiebliches Gewebe dar, das in die Adventitia der Bronchien übergeht.

Der respiratorische Teil der Luftwege beginnt mit den Bronchioli respiratorii, die alveoläre Ausbuchtungen aufweisen und von denen jeweils ein Acinus pulmonis (Arbor alveolaris) versorgt wird. Daran schließen die Sacci und Ductus alveolares an, die die Alveoli pulmonis tragen. Die Lungen enthalten etwa 300–400 Millionen Alveolen mit je einem Durchmesser von 0,02–0,06 mm. 1500–4000 Alveolen bilden, durch dünne Septen zusammengefaßt, je einen 2,5–5 mm dicken Acinus. Bei einer Gesamtzahl von 300–400 Millionen Alveolen in beiden Lungen ergibt sich damit in Mittelstellung ein Volumen von etwa 3 Litern. Die linke Lunge ist etwas kleiner als die rechte, das Verhältnis ihrer Volumina beträgt ca. 3:4.

Die äußere Atmung spielt sich im wesentlichen in den Interalveolarsepten ab. Die Diffusionsbarriere besteht aus dem einschichtigen Alveolarepithel auf der einen, dem Kapillarendothel auf der anderen Seite und dem dazwischenliegenden Interstitium, das von den Basalmembranen begrenzt und von kollagenen und elastischen Fasern erfüllt ist. Den größten Flächenanteil des Alveolarepithels bilden die flachen Typ-I-Pneumozyten, denen damit die Hauptbedeutung bei der Diffusion zukommt. Die hohen Typ-II-Pneumozyten dagegen, aus denen die erstgenannten Zellen hervorgehen, sind die Bildungsstätten des die Oberflächen-

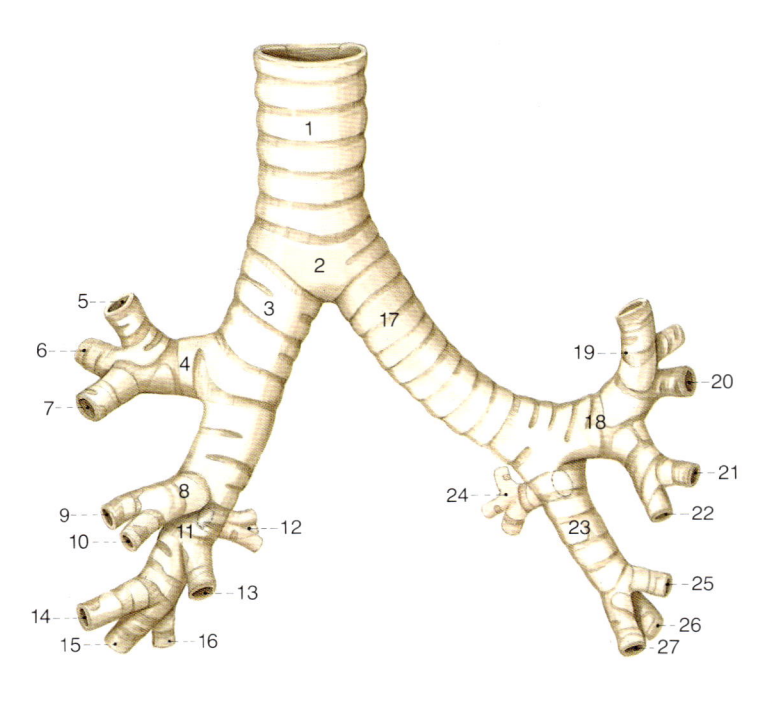

Abb. **12** Bronchialbaum.

1 Trachea
2 Bifurcatio tracheae
3 Bronchus principalis dexter
4 – Bronchus lobaris superior dexter
5 • Bronchus segmentalis apicalis (B1)
6 • Bronchus segmentalis posterior (B2)
7 • Bronchus segmentalis anterior (B3)
8 – Bronchus lobaris medius dexter
9 • Bronchus segmentalis lateralis (B4)
10 • Bronchus segmentalis medialis (B5)
11 – Bronchus lobaris inferior dexter
12 • Bronchus segmentalis superior (B6)
13 • Bronchus segmentalis basalis medialis (B7)
14 • Bronchus segmentalis basalis anterior (B8)
15 • Bronchus segmentalis basalis lateralis (B9)
16 • Bronchus segmentalis basalis posterior (B10)
17 Bronchus principalis sinister
18 – Bronchus lobaris superior sinister
19 • Bronchus segmentalis apicoposterior (B1 + 2)
20 • Bronchus segmentalis anterior (B3)
21 • Bronchus lingularis superior (B4)
22 • Bronchus lingularis inferior (B5)
23 – Bronchus lobaris inferior sinister
24 • Bronchus segmentalis superior (B6)
25 • Bronchus segmentalis basalis anterior (B8)
26 • Bronchus segmentalis basalis lateralis (B9)
27 • Bronchus segmentalis basalis posterior (B10)

Ein Segmentum basale mediale (B7) ist auf der linken Seite meist nicht vorhanden.

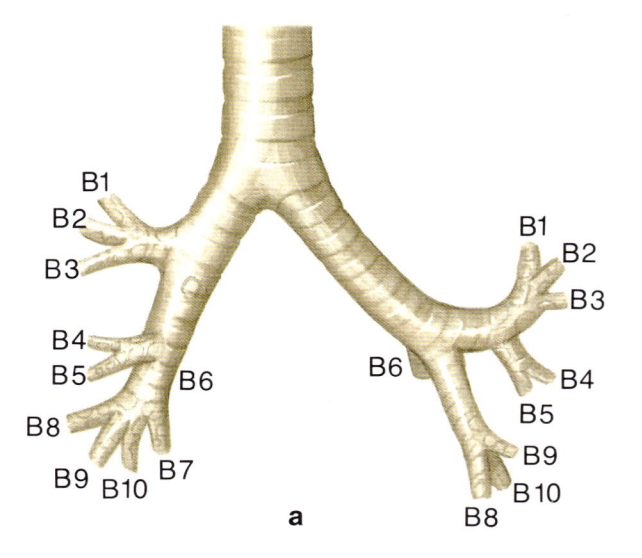

Abb. **13a–j** Variabilität des Bronchialbaumes (Ziffern: s. Abb. **12**).
a Häufigste Astfolge (Normalfall).

Spezielle Anatomie 157

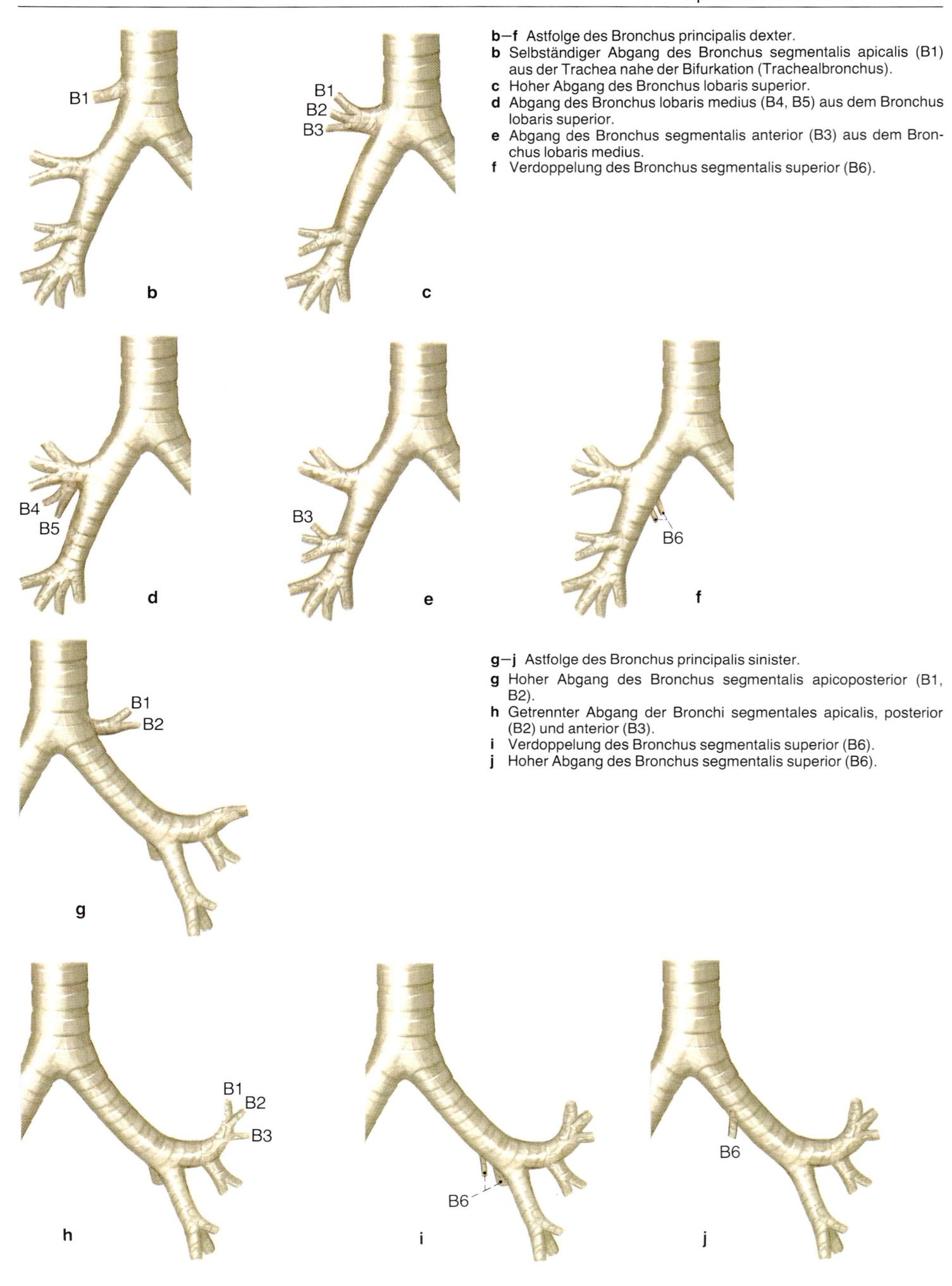

b–f Astfolge des Bronchus principalis dexter.
b Selbständiger Abgang des Bronchus segmentalis apicalis (B1) aus der Trachea nahe der Bifurkation (Trachealbronchus).
c Hoher Abgang des Bronchus lobaris superior.
d Abgang des Bronchus lobaris medius (B4, B5) aus dem Bronchus lobaris superior.
e Abgang des Bronchus segmentalis anterior (B3) aus dem Bronchus lobaris medius.
f Verdoppelung des Bronchus segmentalis superior (B6).

g–j Astfolge des Bronchus principalis sinister.
g Hoher Abgang des Bronchus segmentalis apicoposterior (B1, B2).
h Getrennter Abgang der Bronchi segmentales apicalis, posterior (B2) und anterior (B3).
i Verdoppelung des Bronchus segmentalis superior (B6).
j Hoher Abgang des Bronchus segmentalis superior (B6).

spannung herabsetzenden „Surfactant". Die gesamte ausnutzbare Austauschfläche beträgt ca. 45–50 m². Jede Alveole wird von 4–12 Kapillarschlingen umhüllt.

Die elastischen Fasernetze bewirken eine flächige Spannung der Interalveolarsepten, was für die reguläre, gerichtete Kontraktion der Einzelelemente der Lunge bei der Exspiration von wesentlicher Bedeutung ist.

Die Läppchen der Lunge (Lobuli pulmonis) sind nur im Bereich der Facies costalis und der zwerchfellnahen Fläche von lockerem Bindegewebe umhüllt, das mit dem subpleuralen Bindegewebe in Verbindung steht. In diesen Bereichen der Lunge finden die großen Formänderungen beim Atmungsablauf statt. Die einzelnen Alveolen sind neben elastischen Fasern, die im peribronchialen Bindegewebe verankert sind, auch von kollagenen Fasern umsponnen, die einer Überdehnung der Alveolarwände bei der Inspiration entgegenwirken.

Bronchopulmonale Segmente

Die rechte Lunge läßt sich mit einer gewissen Konstanz in 10, die linke Lunge in 9 Segmente unterteilen (Abb. **14**). Das Bauprinzip der Segmente besteht darin, daß sich von den Bronchi segmentales (Bronchi 3. Ordnung) jeweils ein durch Bindegewebssepten abgegrenzter Bronchial- und Alveolarbaum aufbaut. Der zentral liegende Bronchus segmentalis wird von einem zugehörigen Ast der A. pulmonalis begleitet (Abb. **15**). Die im Lungenhilum ventral liegende A. pulmonalis entsendet ihre Äste entlang des Bronchialbaums nach lateral und dorsal, wo sie sich eng an die Bronchialäste anlegen. Im Gegensatz dazu sammeln die Vv. pulmonales das Blut von der Oberfläche der Segmente und verlaufen als unterschiedlich große Venenstämme, von Segmentbronchus und zugehöriger Arterie getrennt, in den intersegmentalen Septen. Auch sie sind als Endstrombahnen zu betrachten. Die Segmentgrenzen an der Oberfläche der Lunge unterliegen einer ziemlich großen Variabilität, so daß hier nur ein Grundprinzip dargestellt werden kann.

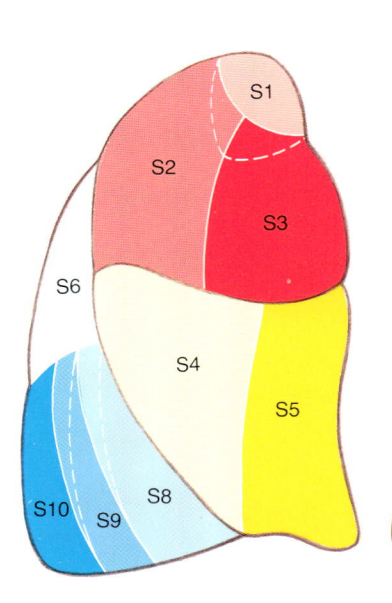

Abb. **14a–d** Lungensegmente.
a Ansicht von lateral.
a u. **b** Rechte Lunge.
b Ansicht von medial.
c u. **d** Linke Lunge.
c Ansicht von medial.
d Ansicht von lateral.

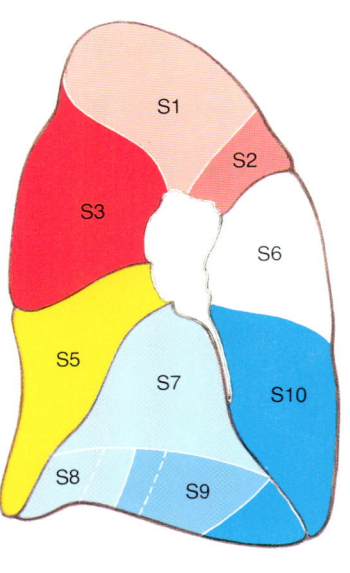

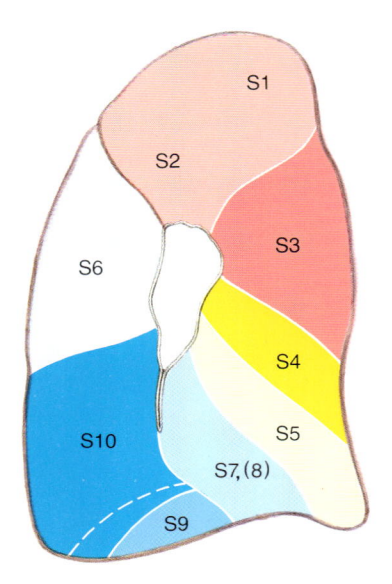

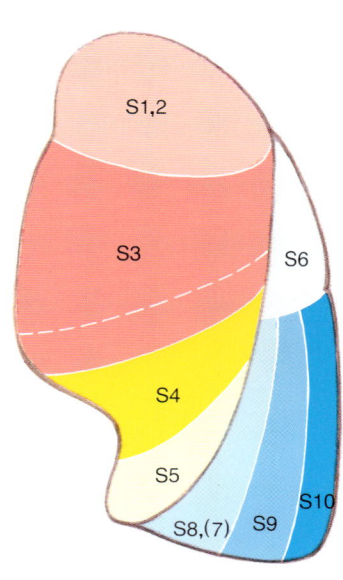

Die Tabelle zeigt die heute übliche numerische und nomenklatorische Bezeichnung der Lungensegmente.

	rechts			links	
Oberlappen	1 = apikales Segment 2 = posteriores Segment 3 = anteriores Segment		Oberlappen	1+2 = apikoposteriores Segment 3 = anteriores Segment 4 = superiores Segment 5 = inferiores Segment	} Lingula
Mittellappen	4 = laterales Segment 5 = mediales Segment				
Unterlappen	6 = apikales Segment 7 = mediobasales Segment 8 = anterobasales Segment 9 = laterobasales Segment 10 = posterobasales Segment		Unterlappen	6 = apikales Segment 8 = anterobasales Segment 9 = laterobasales Segment 10 = posterobasales Segment	

Spezielle Anatomie 159

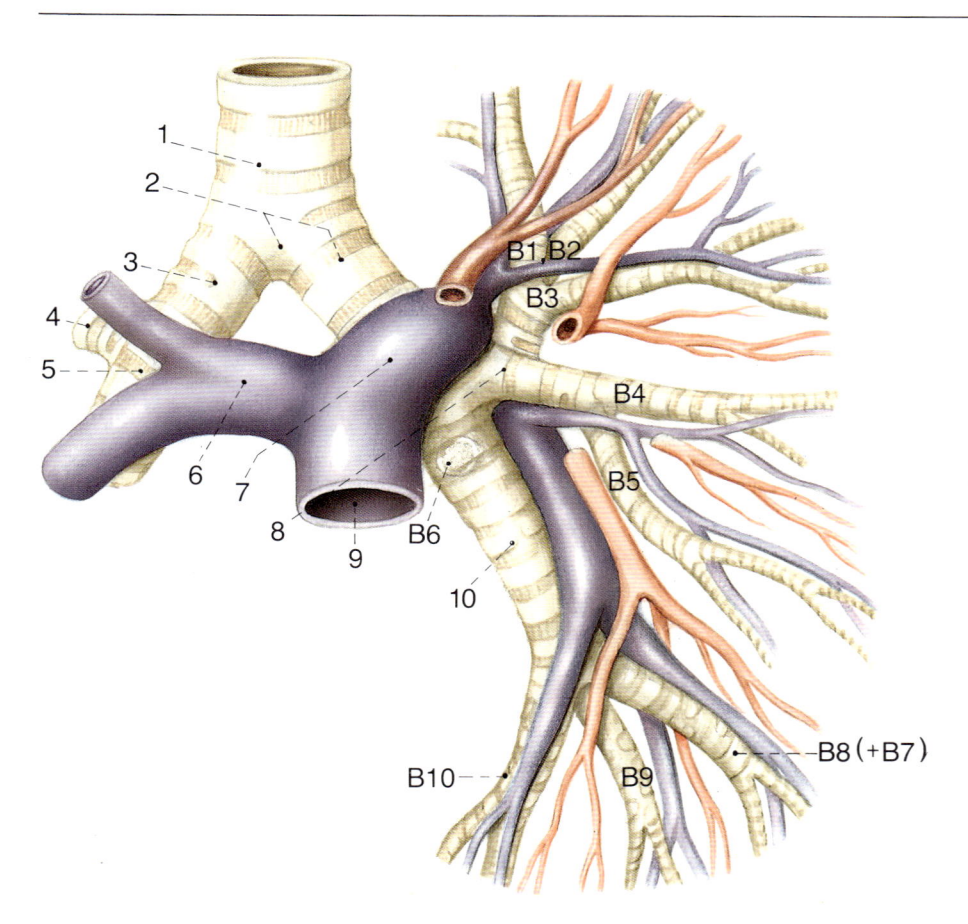

Abb. 15 Linker Bronchialbaum mit den Ästen von A. und V. pulmonalis (Zeichnung nach einem Ausgußpräparat).

1 Trachea
2 Bifurcatio tracheae und Bronchus principalis sinister
3 Bronchus principalis dexter
4 Bronchus lobaris superior dexter
5 Gemeinsamer Stamm für Bronchi lobares medius und inferior dextri
6 A. pulmonalis dextra
7 A. pulmonalis sinistra
8 Bronchus lobaris superior sinister
9 Truncus pulmonalis
10 Bronchus lobaris inferior sinister

Die Bezeichnungen B1–B10 beziehen sich auf die in der Abb. 12 verwendeten offiziellen Begriffe.

Arteriae und Venae pulmonales

Die als „Vasa publica" bezeichneten Aa. u. Vv. pulmonales bilden den kleinen Körperkreislauf und dienen dem Zu- und Abstrom des Blutes, das die Lunge zwecks Gasaustausches durchströmt. Bis zu 9% der Gesamtblutmenge befinden sich jeweils im System der A. pulmonalis.

Der Truncus pulmonalis teilt sich in die rechte und linke A. pulmonalis, die jeweils relativ kranial und ventral im rechten und linken Lungenstiel zu liegen kommen (s. Abb. **8, 15**). Ihre Lappenäste überkreuzen den Bronchialbaum ventral und legen sich ihm als Segmentäste in variabler Folge (5, 8, 10, 11) zunächst lateral, dann dorsal an. Bis weit in die Peripherie hinaus gehören sie zum elastischen Arterientyp und besitzen eine außerordentlich große Verschieblichkeit. Dadurch ist eine hohe Anpassung an Änderungen des Schlagvolumens des Herzens gewährleistet. Bis hin zu den kleinsten Verzweigungen verlaufen die Äste der A. pulmonalis im peribronchialen Gewebe. Die Endäste liegen schließlich zwischen den Ductus alveolares und verzweigen sich in den Interalveolarsepten, wo aus ihnen das funktionelle Kapillarnetz hervorgeht.

Die postkapillären kleinen Venulen und Venen ziehen zwischen den Alveolen und den Ductus alveolares in die Septa interalveolaria und weiter zur Segmentoberfläche, von wo sie zu den intersegmentalen Venenästen zusammenfließen.

Normalerweise führen rechts und links je zwei Vv. pulmonales getrennt das sauerstoffreiche Blut in den linken Vorhof (Abb. **16**). In ihrem intraperikardialen Abschnitt werden die Venen unvollständig vom Pericardium serosum umgeben, dessen Umschlagsfalte rechts und links jeweils beide Venen verbindet und mit ihnen eine jeweils nach lateral offene kleine Tasche bildet (Abb. **17**). Die intraperikardiale Verlaufsstrecke der linken Venen ist meist etwas länger als die der rechten. Nicht allzu selten vereinigen sich die linken Lungenvenen bereits extraperikardial.

Innerhalb des Lungenstiels liegen die Stämme der Lungenvenen vor den Bronchi. Rechts fließt das Blut aus Ober- und Mittellappen in insgesamt vier Ästen zur oberen Vene, während aus dem Unterlappen nur zwei Äste zur unteren Vene ziehen. Besonders variabel ist der Ast aus dem Mittellappen, der auch in die untere Vene oder, von den übrigen getrennt, in den Vorhof münden kann.

Auf der linken Seite wird die obere Vene von vier Ästen aus dem Oberlappen gebildet, die untere von zwei Ästen aus dem Unterlappen. Ausdrücklich muß darauf hingewiesen werden, daß die Lungenvenen eine besonders hohe Variabilität aufweisen (Abb. **18**).

160 Lunge

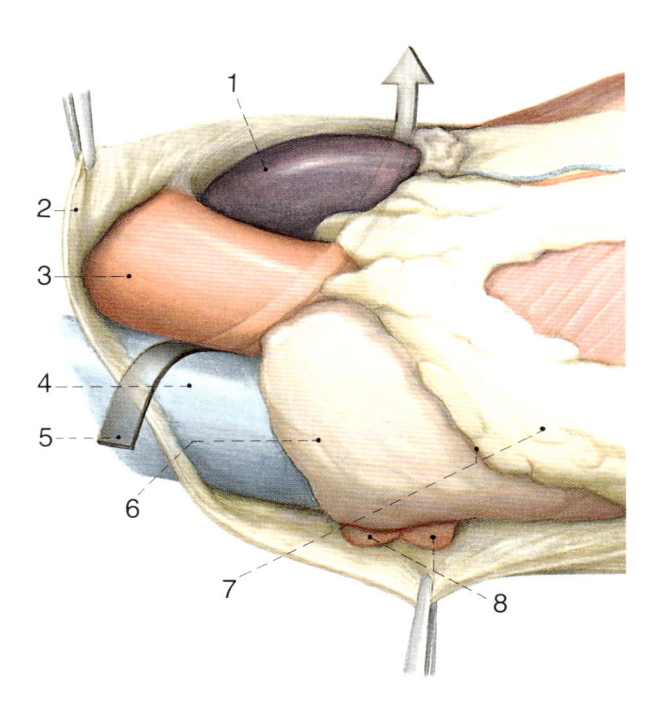

Abb. 16 a u. b Perikardsack eröffnet.
a Ansicht von rechts.

1 Truncus pulmonalis
2 Pericardium
3 Aorta ascendens
4 V. cava superior
5 Pfeil durch den Sinus transversus pericardii
6 Auricula dextra
7 Sulcus coronarius (stark mit Fett unterfüttert)
8 Vv. pulmonales dextrae

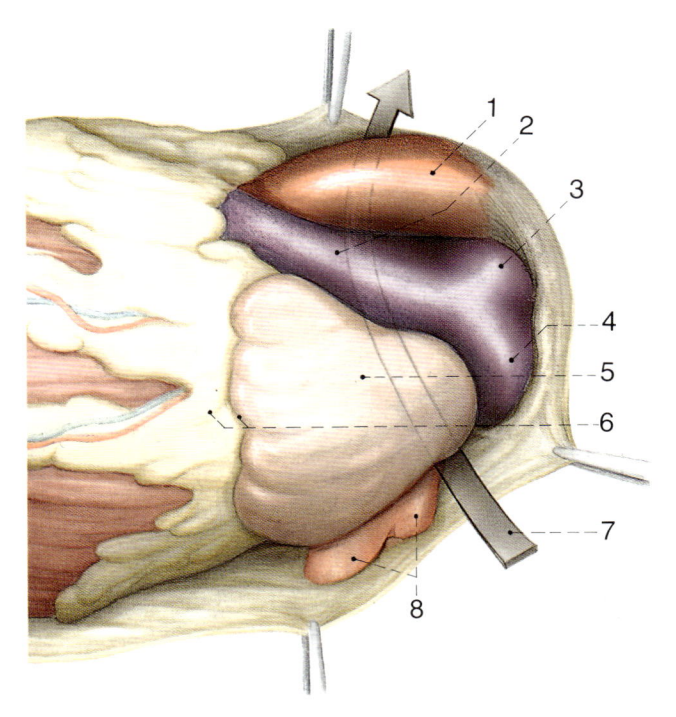

b Ansicht von links.

1 Aorta ascendens
2 Truncus pulmonalis
3 A. pulmonalis dextra
4 A. pulmonalis sinistra
5 Auricula sinistra
6 Sulcus coronarius (stark mit Fett unterfüttert)
7 Pfeil durch den Sinus transversus pericardii
8 Vv. pulmonales sinistrae

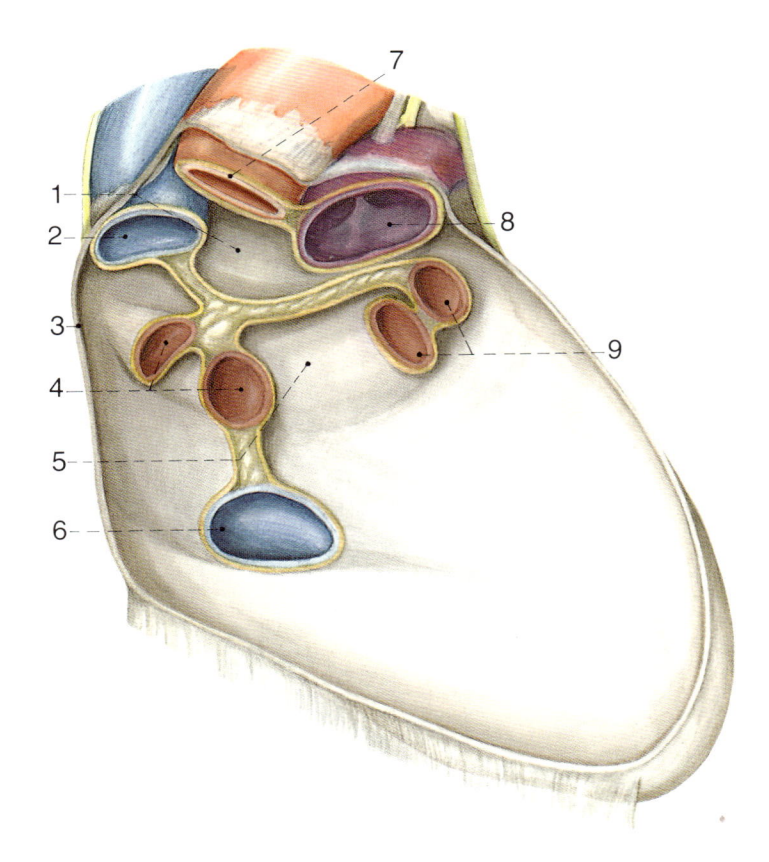

Abb. 17 Perikardsack eröffnet, Umschlaglinien des Pericardium serosum durch Herausnahme des Herzens sichtbar gemacht.

1 Sinus transversus
2 V. cava superior
3 Pericardium fibrosum
4 Vv. pulmonales dextrae
5 Sinus obliquus
6 V. cava inferior
7 Aorta ascendens
8 Truncus pulmonalis
9 Vv. pulmonales sinistrae

Spezielle Anatomie   161

Abb. **18.1a–f** und Abb. **18.2a–f**   Normale Astfolge und Variabilität der Venae pulmonales.

Abb. **18.1a–f**   Venae pulmonales dextrae.

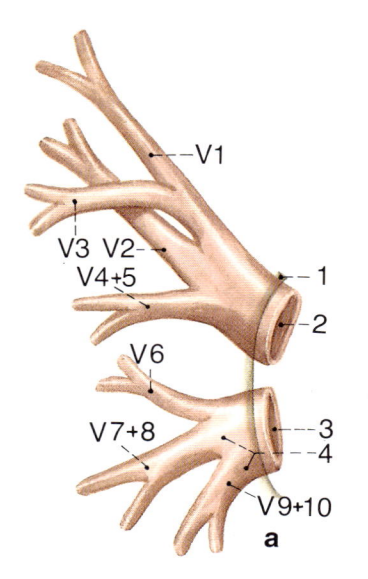

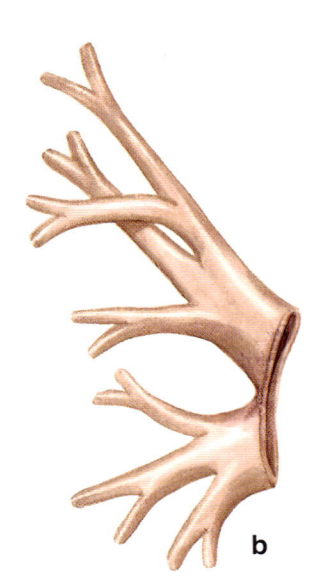

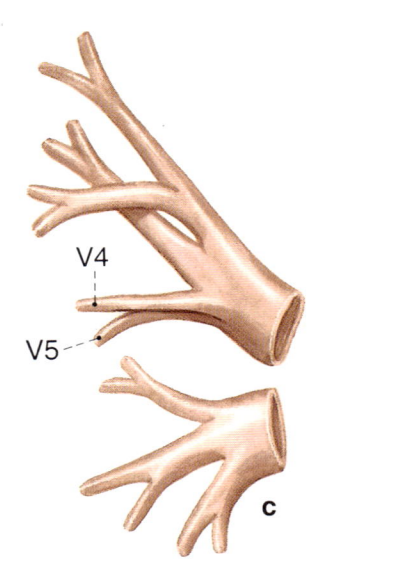

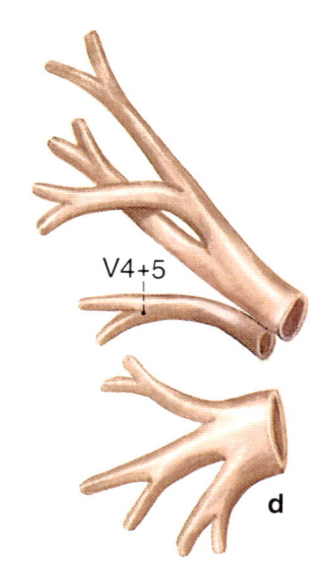

a Häufigste Astfolge.

V1	R. apicalis
V2	R. posterior
V3	R. anterior
V4 + 5	R. lobi medii
V6	R. superior
V7 + 8	V. basalis superior
V9 + 10	V. basalis inferior
1	Durchtritt durch das Perikard
2	V. pulmonalis dextra superior
3	V. pulmonalis dextra inferior
4	V. basalis communis

b Vereinigung der beiden Lungenvenen u. U. auch bereits außerhalb des Perikards.

c Getrennte Mündungen der Pars medialis (V5) und der Pars lateralis (V4) des R. lobi medii in die V. pulmonalis dextra superior.

d Direkte Mündung des R. lobi medii (V4 + 5) in den rechten Vorhof.

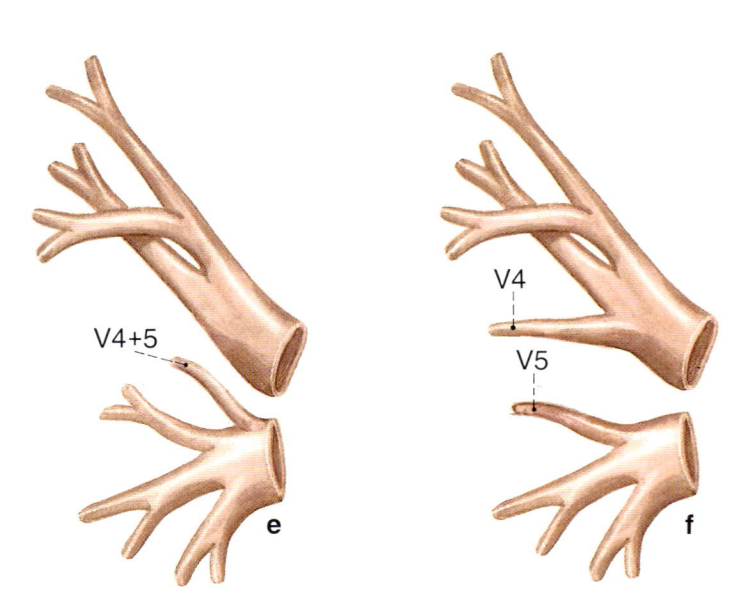

e Mündung des R. lobi medii (V4 + 5) in die V. pulmonalis dextra inferior.

f Getrennte Mündungen der Pars medialis (V5) und der Pars lateralis (V4) des R. lobi medii in die Vv. pulmonales dextrae superior und inferior.

Abb. **18.2 a–f** Venae pulmonales sinistrae.

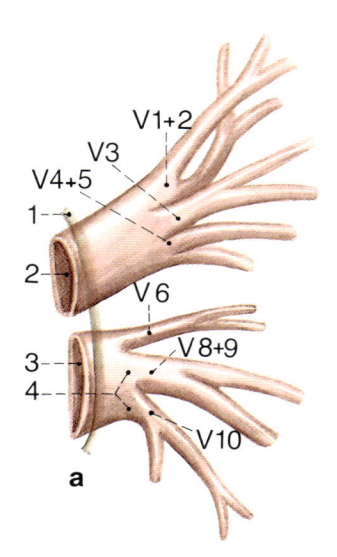

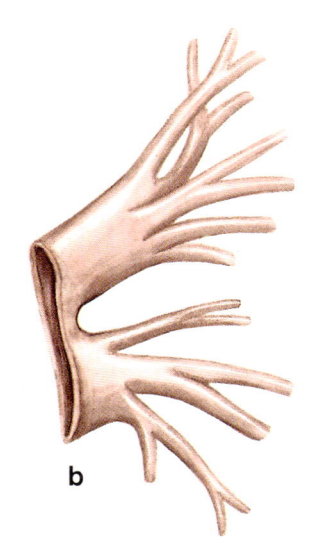

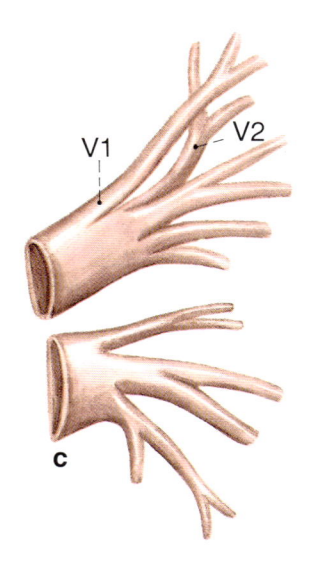

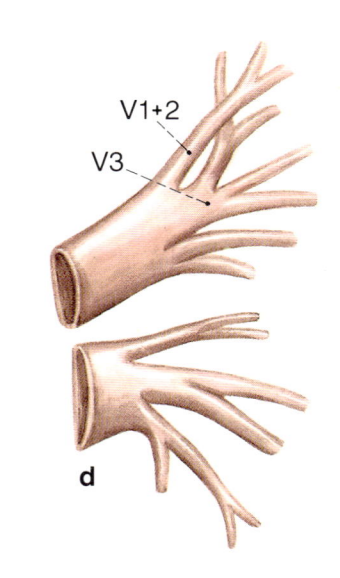

a Häufigste Astfolge.

V1 + 2   R. apicoposterior
V3   R. anterior
V4 + 5   R. lingularis
V6   R. superior
V8 + 9   R. basalis anterior
V10   V. basalis inferior

1   Durchtritt durch das Perikard
2   V. pulmonalis sinistra superior
3   V. pulmonalis sinistra inferior
4   V. basalis communis

b Vereinigung der beiden Lungenvenen u. U. auch bereits außerhalb des Perikards.

c Getrennte Mündungen des R. apicalis (V1) und des R. posterior (V2).
d Gemeinsamer Stamm des R. apicoposterior (V1 + 2) und des R. anterior (V3).

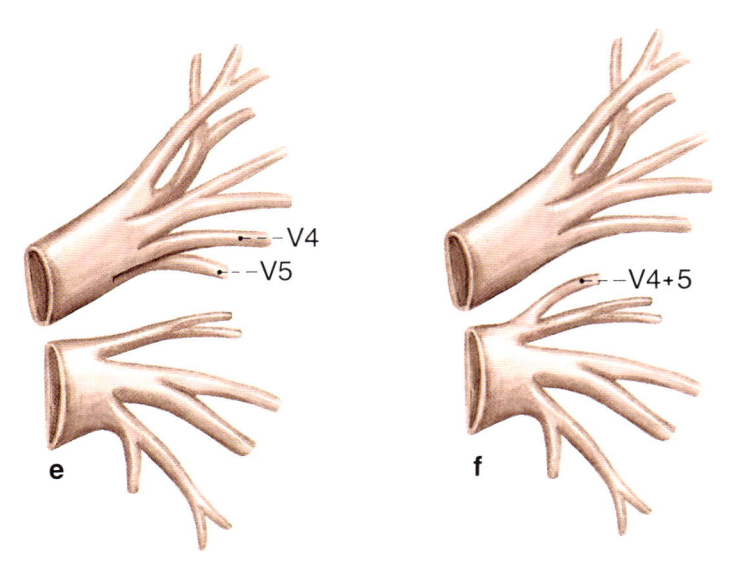

e Getrennte Mündung von Pars superior und Pars inferior des R. lingularis in die V. pulmonalis sinistra inferior.
f Mündung des R. lingularis in die V. pulmonalis sinistra inferior.

Arteriae (Rami) und Venae bronchiales

Die Wände der Bronchi und der Bronchioli, die Wände der größten Arterien und Venen, die zentralen Lymphknoten und das peribronchiale Bindegewebe werden von einem eigenen Kreislaufsystem, den „Vasa privata", versorgt. Die arteriellen Rr. bronchiales entspringen im Regelfall rechts und links aus dem Arcus aortae und dem Beginn der Aorta thoracica (Abb. **19**). Während der linke R. bronchialis von der ventrolateralen Seite der Aorta in Höhe der 3.–4. Interkostalarterie entspringt, tritt der rechte R. bronchialis häufig aus einem gemeinsamen Stamm mit einer A. intercostalis (Truncus intercostobronchialis) hervor. In 60 % sind ein- oder beidseitige Doppelbildungen vorhanden. Ursprünge einzelner Äste können aus der Aorta descendens bis zur Höhe der 8. Interkostalarterie hervorgehen.

In der Peripherie des peribronchialen Bindegewebes finden sich Anastomosen zwischen den Rr. bronchiales und den Ästen der A. pulmonalis. Diese Rr. pulmobronchiales, deren Wandaufbau sie als Sperrarterien kennzeichnet, speisen die Venenplexus der Bronchioli und der kleinen Bronchi, ihr Abfluß erfolgt in die Vv. pulmonales. Die Wand der Sperrarterien ist aus dicker glatter Muskulatur aufgebaut, die sich spiralig ringförmig und längs anordnet.

Spezielle Anatomie 163

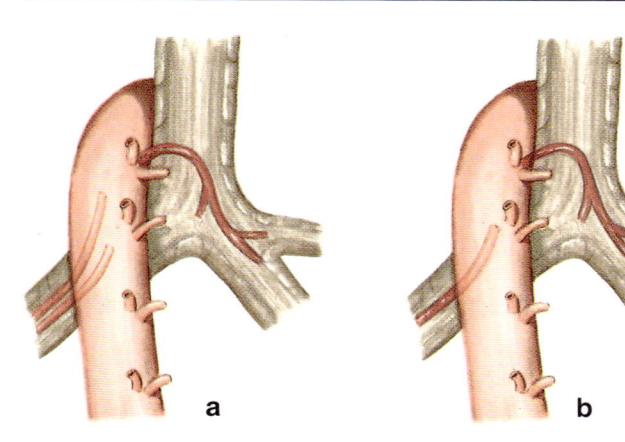

Abb. **19a–d** Variabilität der Tracheal- und der Bronchialarterien, Ansicht von hinten.

a Häufigste Ursprungssituation: eine Bronchialarterie rechts, zwei Bronchialarterien links.
b Je eine Bronchialarterie auf jeder Seite direkt aus der Aorta abgehend.
c Je zwei Bronchialarterien auf jeder Seite direkt aus der Aorta abgehend.
d Eine linke Bronchialarterie entspringt aus einem R. oesophagealis oder aus einer Mediastinalarterie.

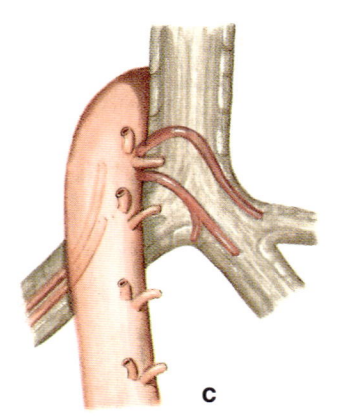

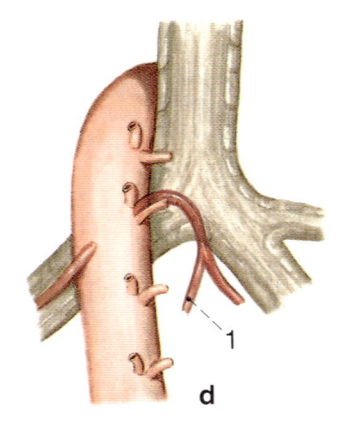

1 R. oesophagealis

Lymphabfluß

Innerhalb beider Lungen unterscheiden wir zwei im wesentlichen getrennte Lymphabflußsysteme (Abb. 20). Aus dem zentralen peribronchialen Bindegewebe entspringen blind beginnende Lymphgefäße, die zu den bronchopulmonalen Lymphknoten im Bereich der Abgänge der Segmentbronchi ziehen. Die nachfolgenden Stationen dieses Abflußsystems sind die oberen und unteren tracheo-

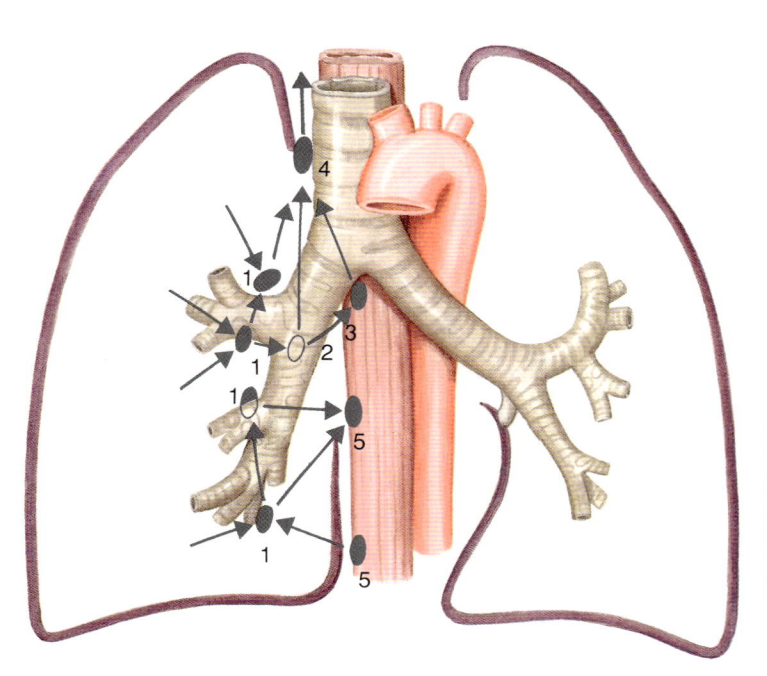

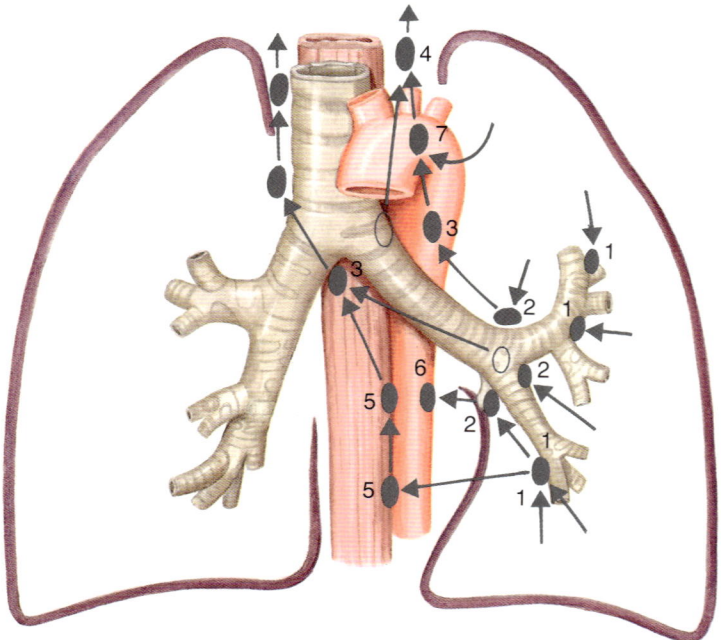

Abb. **20a u. b** Lymphabfluß aus der Lunge.

a Rechte Lunge.
b Linke Lunge.

Während der Lymphabfluß aus der rechten Lunge vorwiegend ipsilateral erfolgt, fließt die Lymphe aus der linken Lunge zu den beidseitigen zentralen Lymphknotenstationen.

1 Nodi lymphatici bronchopulmonales
2 Nodi lymphatici tracheobronchiales
3 Bifurcatio – Knoten
4 Nodi lymphatici tracheobronchiales superiores
5 Nodi lymphatici juxta-oesophageales pulmonales
6 Knoten im Lig. pulmonale
7 Nodi lymphatici mediastinales anteriores

bronchialen Lymphknoten um den jeweiligen Bronchus principalis (Abb. 21). Im Gegensatz dazu fließt die Lymphe aus dem subpleuralen Bindegewebe, den interlobulären Septen und dem Interstitium der Alveolen entlang der Venen in den intersegmentalen Bindegewebssepten direkt zu den tracheobronchialen Lymphknoten.

Untersuchungen über Metastasierungswege haben gezeigt, daß der Abfluß aus der rechten Lunge vorwiegend ipsilateral erfolgt, während aus der linken Lunge die beidseitigen zentralen Lymphknotenstationen, die Nodi lymphatici tracheobronchiales superiores et inferiores und die Nodi lymphatici paraoesophageales et paratracheales, erreicht werden. Besonders muß darauf hingewiesen werden, daß sowohl rechts als auch links die paraoesophagealen Lymphknoten über Lymphgefäße in den Ligg. pulmonalia erreicht werden können. Unter den mediastinalen Lymphknoten ist aus topographischen Gründen vor allem auf den Lymphknoten im Bereich des Lig. arteriosum (Botalli) hinzuweisen, der bei einer Vergrößerung den N. recurrens sinister beeinträchtigen kann. Im weiteren Verlauf kommen beide Nn. recurrentes paratracheal eng neben die entsprechenden Lymphknoten zu liegen. Auf der rechten Seite fließt im Bereich der oberen Thoraxapertur die Lymphe in den Truncus bronchomediastinalis dexter, auf der linken Seite direkt in den Ductus thoracicus ab. Der Verlauf und die Zuflüsse des Ductus thoracicus im oberen Mediastinum unterliegen einer großen Variabilität.

Innervation

Die Lungen werden sowohl von den Ästen des Sympathicus als auch von denen des Parasympathicus versorgt. Der „Plexus pulmonalis" (Abb. 22) bildet sich auf den Bronchi

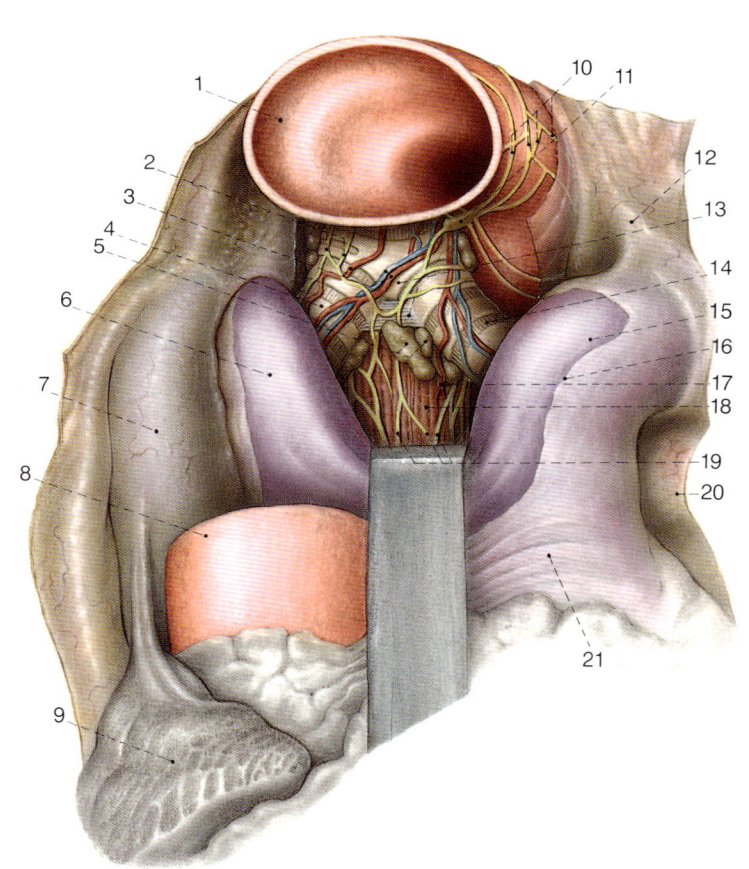

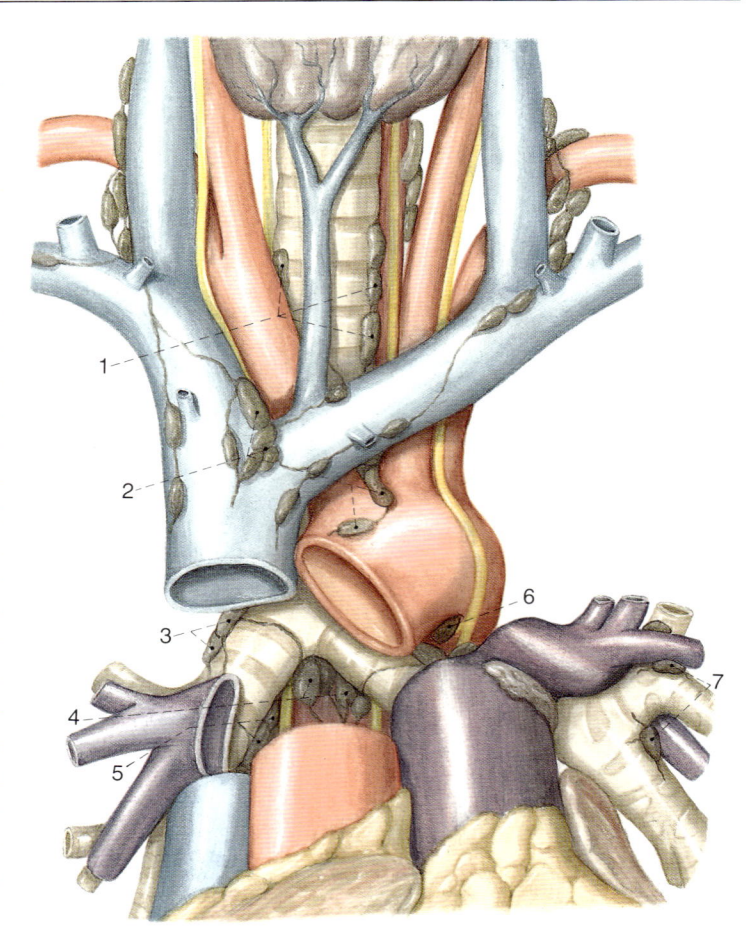

Abb. 21 Vordere mediastinale Lymphknoten.

1 Nodi lymphatici paratracheales
2 Nodi lymphatici mediastinales anteriores
3 Nodi lymphatici tracheobronchiales superiores
4 Nodi lymphatici tracheobronchiales inferiores
5 Nodi lymphatici juxta-oesophageales pulmonales
6 Nodus ligamenti arteriosi
7 Nodi lymphatici bronchopulmonales

Abb. 22 Transperikardialer Zugang zur Bifurcatio tracheae.

1 Aorta ascendens (durchtrennt und nach kranial geklappt)
2 Plexus pulmonalis
3 Aa., V. bronchiales
4 Bronchus principalis dexter
5 Nodi lymphatici tracheobronchiales inferiores
6 A. pulmonalis dextra
7 V. cava superior
8 Aorta ascendens (durchtrennt)
9 Auricula dextra
10 Rr. cardiaci cervicales (aus N. vagus)
11 Ganglion cardiacum
12 Lig. arteriosum
13 Bifurcatio tracheae, „Membrana tracheo-oesophagealis"
14 Bronchus principalis sinister
15 A. pulmonalis sinistra
16 Pericardium serosum (Schnittkante)
17 R. oesophagealis
18 Ösophagus
19 Plexus oesophageus
20 Vv. pulmonales sinistrae
21 Truncus pulmonalis

principales einerseits aus Nervenfasern, die aus dem N. vagus kommen (Rr. pulmonales), anderseits aus direkten Ästen des thorakalen Truncus sympathicus. In der Ansicht von lateral dorsal wird der enge Zusammenhang zwischen Plexus oesophageus und Plexus pulmonalis besonders deutlich sichtbar (s. Abb. 11).

Topographie der Interlobärräume

Die Lungenfissuren reichen im allgemeinen bis an die großen hilumnahen Gefäße heran. Häufig finden sich jedoch beträchtliche Parenchymbrücken, im Einzelfall bis zu 27 mm, zwischen den angrenzenden Segmenten. Sie können zu einer sog. „Airdrift" führen, deren operative Unterbrechung aber keine erkennbaren funktionellen Konsequenzen hat.

Nach Durchtrennung der Pleura visceralis in der Tiefe der Fissur wird im Regelfall oberflächlich die A. pulmonalis sichtbar, die sich zuerst lateral, dann dorsal dem Bronchialbaum anlegt (Abb. 23). Eine Übersicht über die verschiedenen Verlaufsmöglichkeiten der A. pulmonalis in diesem Bereich zeigt, daß links häufiger als rechts außerordentlich viele Aufteilungsvarianten bestehen (Abb. 24). Im Normalfall erfolgt rechts die Verzweigung in der Form, daß ein Arterienast interlobär dorsal in den Oberlappen und ein bis zwei Äste in das Spitzensegment des Unterlappens ziehen. Links findet sich als häufigste Form die Aufzweigung in je einen interlobären Ast in den Oberlappen, einen in die Lingula und einen in das Spitzensegment des Unterlappens. Die übrigen Unterlappenarterien gehen zumeist aus einem gemeinsamen Stamm hervor. Zum rechten Oberlappen verzweigen sich in 60% drei Segmentarterien,

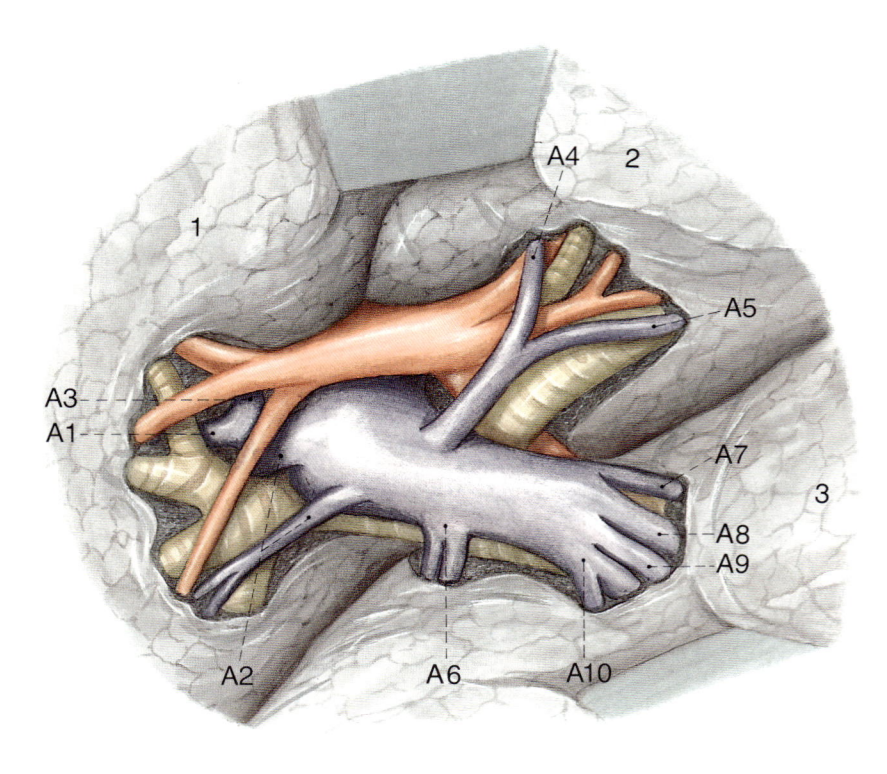

Abb. 23a u. b Topographie der Interlobien. Arterienäste mit Ziffern bezeichnet, entsprechend Abb. 24.

a Rechtes (großes) Interlobium.

1 Lobus superior
2 Lobus medius
3 Lobus inferior

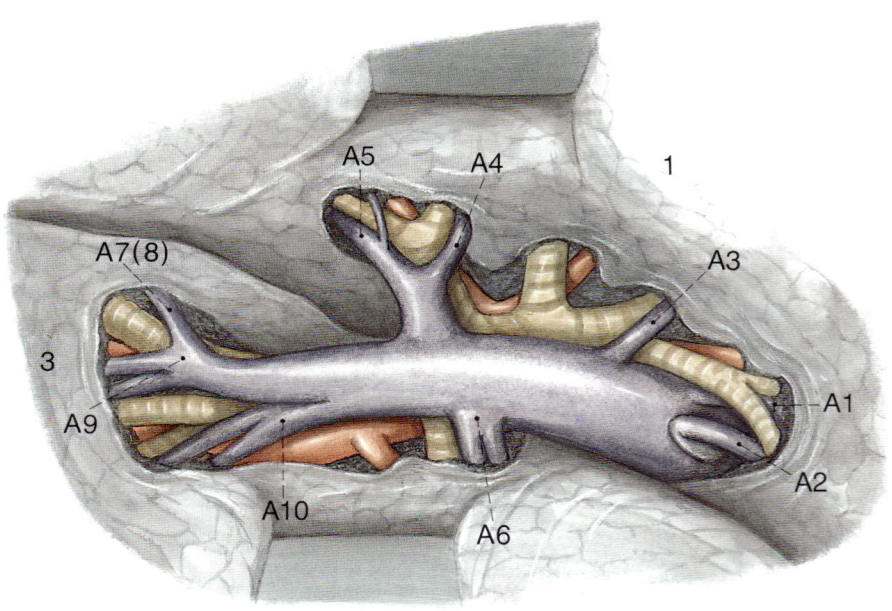

b Linkes Interlobium.

1 Lobus superior
3 Lobus inferior

Abb. **24.1 a–j** und Abb. **24.2 a–g** Normale Astfolge und Variabilität der Arteriae pulmonales.

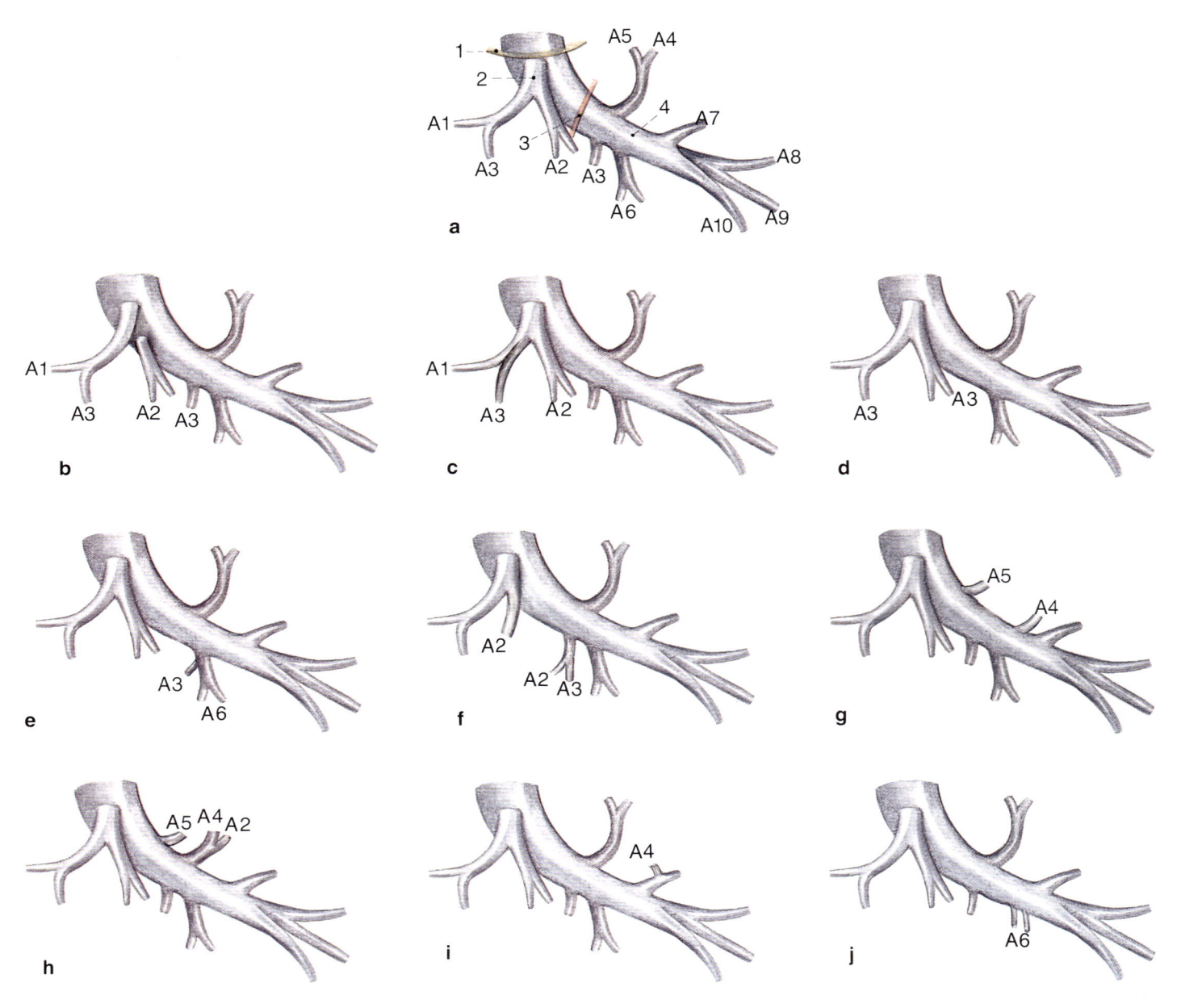

Abb. **24.1 a–j** Arteria pulmonalis dextra.
a Häufigste Astfolge.

A1 R. apicalis
A2 Rr. posteriores
A3 Rr. anteriores
A4 R. lateralis
A5 R. medialis
A6 R. superior
A7 R. basalis medialis
A8 R. basalis anterior
A9 R. basalis lateralis
A10 R. basalis posterior

1 Durchtrittsbereich durch das Perikard
2 „Truncus anterior"
3 Beginn des interlobären Abschnittes
4 Pars basalis

b Getrennter Ursprung der Rr. posteriores (A2).
c Trifurkation der Oberlappenäste (A1, A2, A3).
d Fehlen eines zusätzlichen R. anterior ascendens aus dem interlobären Abschnitt (A3).
e Gemeinsamer Stamm der Rr. anterior ascendens und superior (A3, A6).
f Gemeinsamer Stamm der Rr. anterior und posterior ascendentes (A2, A3).
g Getrennter Abgang der Äste des R. lobi medii (A4, A5).
h Getrennter Abgang der Äste des R. lobi medii (A4, A5); zusätzlicher R. posterior (A2) aus dem R. lateralis.
i Zusätzlicher R. lateralis (A4) aus dem R. basalis medialis.
j Verdoppelung des R. superior (A6).

zum Mittellappen in 49% zwei Segmentarterien und zum Unterlappen in 72% drei Segmentarterien. Auf der linken Seite finden sich im Oberlappen in 70% vier bis fünf Arterienäste, im Unterlappen in 77% drei Arterienäste. Eine besondere topographische Situation stellt der sog. „Arterientunnel" dar. Er wird ventral durch die obere Lungenvene, kranial durch den vorderen Segmentbronchus, dorsal durch das Zwischenstück des Hauptbronchus nach Abgang des Oberlappenbronchus und kaudal durch den Mittellappenbronchus begrenzt.

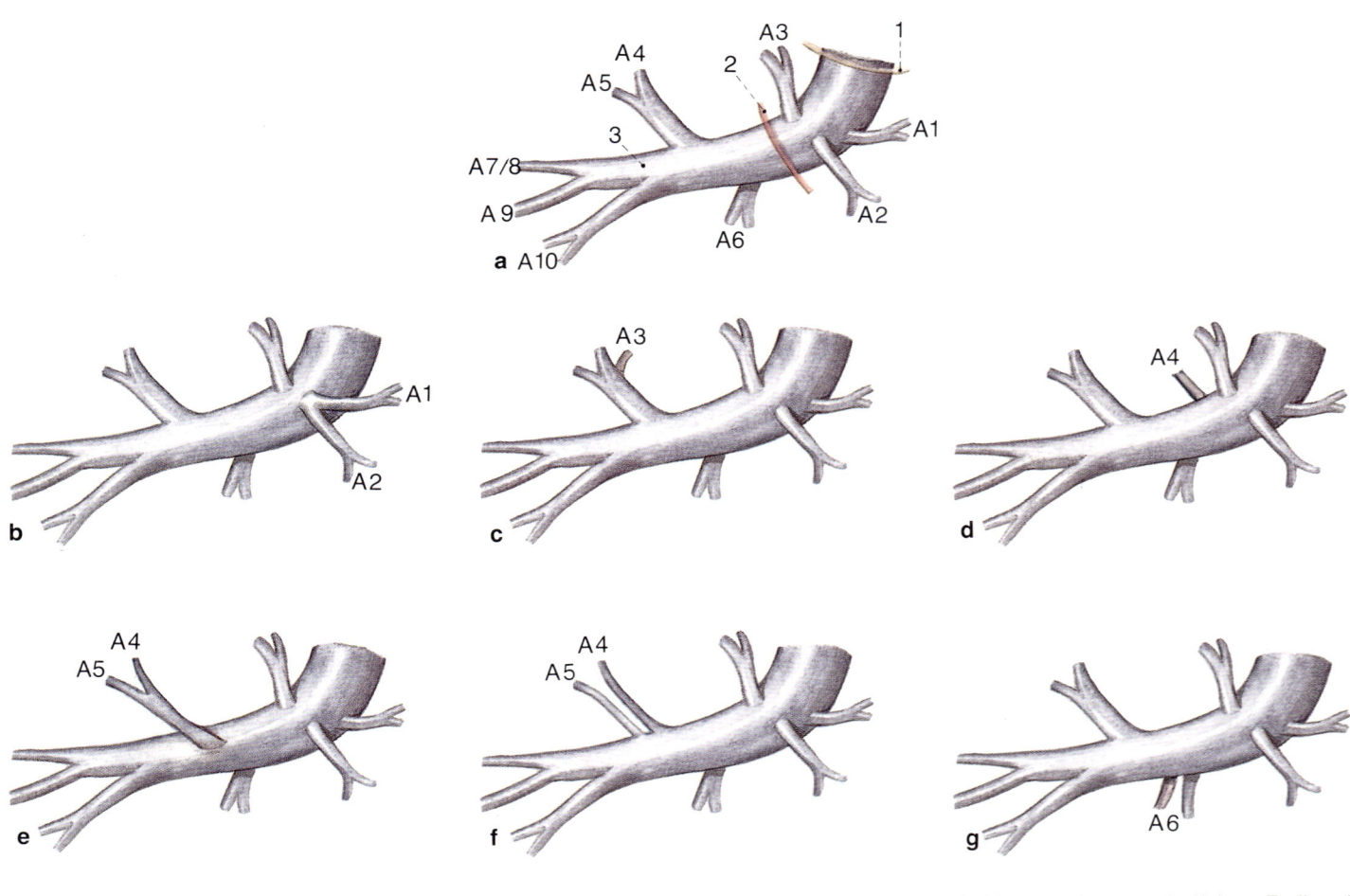

Abb. 24.2 a–g Arteria pulmonalis sinistra.
a Häufigste Astfolge.

A1 R. apicalis
A2 Rr. posteriores
A3 Rr. anteriores
A4 R. lingularis superior
A5 R. lingularis inferior
A6 R. superior
A7 R. basalis medialis
A8 R. basalis anterior
A9 R. basalis lateralis
A10 R. basalis posterior

1 Durchtrittsbereich durch das Perikard
2 Beginn des interlobären Abschnittes
3 Pars basalis

b Gemeinsamer Stamm von R. apicalis (A1) und Rr. posteriores (A2).
c Abgang eines der Rr. anteriores (A3) aus dem R. lingularis.
d Abgang eines zusätzlichen R. lingularis (A4) nach dorsal.
e Abgang der Rr. lingulares superior und inferior (A4, A5) nach ventral.
f Getrennte Abgänge der Rr. lingulares superior und inferior (A4, A5).
g Verdoppelung des R. superior (A6).

Pleura

Rechte und linke Lunge liegen, von der Pleura visceralis (pulmonalis) unverschieblich bedeckt, getrennt in der rechten und linken Pleurahöhle, die jeweils von der Pleura parietalis ausgekleidet sind. Rechter und linker Pleurasack werden dorsal durch die Wirbelsäule, nach vorne durch das Mediastinum getrennt. Hinter dem Corpus sterni berühren sich die Pleurasäcke mit ihren Rändern (Abb. **3, 25**); gegen die obere und gegen die untere Thoraxapertur weichen sie auseinander, indem sie dreiseitige Felder freilassen. Nach kranial entsteht so das Trigonum thymicum, in dem beim Erwachsenen das Corpus adiposum thymicum Platz findet, nach kaudal das Trigonum pericardiacum, in dem das Herz mit dem Perikard direkt der vorderen Thoraxwand anliegt. Die Beziehung des rechten und linken Pleurasackes hinter dem Sternum ist allerdings sehr variabel.

Die beiden Pleurakuppeln reichen bis über die Ebene der oberen Thoraxapertur. Sie sind über die Fascia endothoracica an der 1. Rippe befestigt und reichen ca. 2–3 cm nach kranial über diese hinweg (s. Abb. **5, 8, 26**).

Im Übergangsbereich der Kuppel zum Mediastinum liegt die Pleura eng der A. und der V. subclavia sowie den Nn. phrenicus und vagus an (s. Abb. **5, 8, 26**). Die glatte Oberflächenschicht der 100–200 μm dicken Pleura (Tunica serosa) ist aus einer einschichtigen Zellage (Mesothel) aufgebaut, die über die Lamina propria mit der Tela subserosa in Verbindung steht. Der viscerale und der parietale Pleuraanteil sind durch einen kapillären Spalt (Cavitas pleuralis) getrennt. Die darin befindliche geringe Menge von seröser Flüssigkeit erlaubt vor allem in den basalen Anteilen und in den Fissuren eine großflächige Verschiebung der Pleurablätter gegeneinander und sorgt zudem dafür, daß sich der Spaltraum nicht erweitern kann.

Die Pleura parietalis wird nach ihrer Unterlage flächenhaft in drei Bereiche gegliedert. Die Pleura costalis und die Pleura vertebralis stehen über die lockere Fascia endotho-

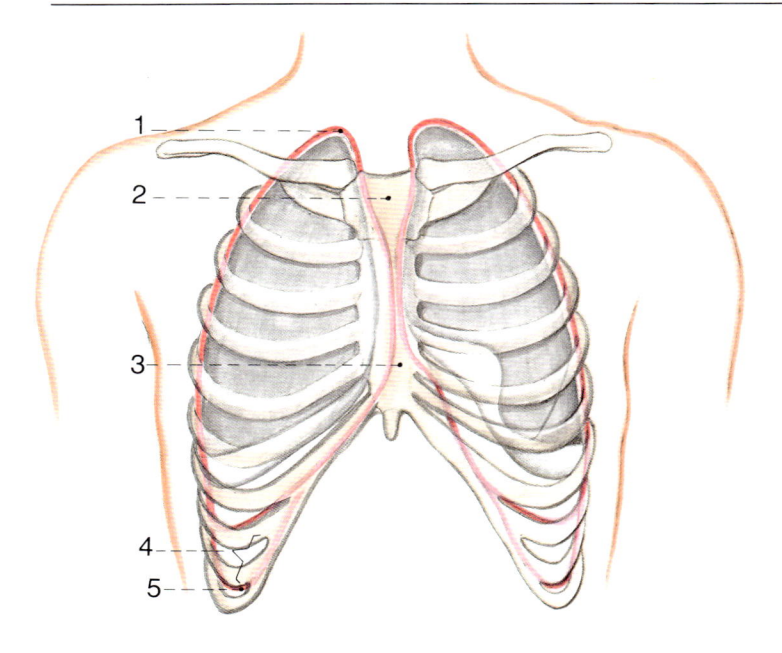

Abb. 25a–d Projektion der Pleura parietalis auf den Thorax. Die Verschieblichkeit der Lunge bei einer mittleren Atmungsexkursion ist eingezeichnet.

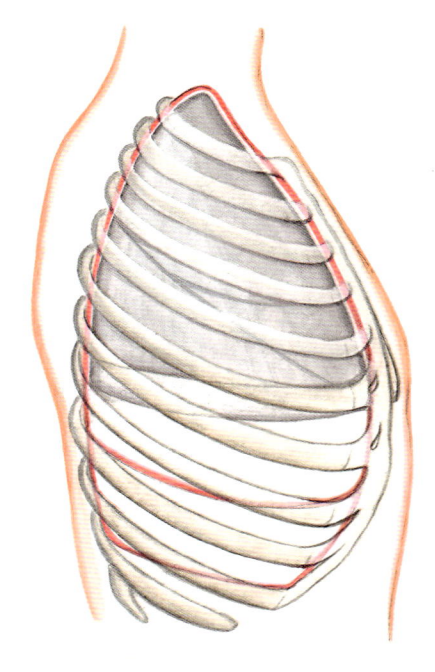

a Ansicht von vorne.

b Ansicht von rechts.

1 Cupula pleurae
2 „oberes pleurafreies Dreieck"
3 „unteres pleurafreies Dreieck"
4 auch bei extremer Einatmung nicht von der Lunge entfalteter Anteil des Recessus costodiaphragmaticus
5 untere Begrenzung des Recessus costodiaphragmaticus

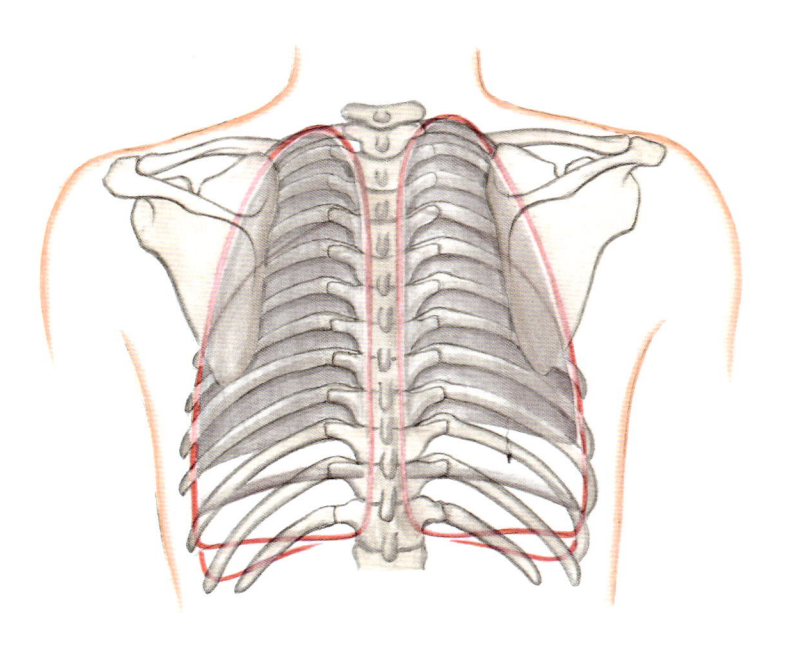

c Ansicht von hinten.

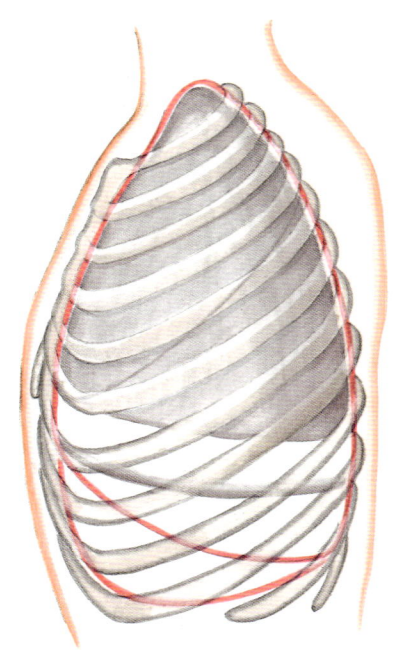

d Ansicht von links.

racica mit der Innenauskleidung der Thoraxwand in Verbindung. Die Pleura mediastinalis bildet die laterale Grenzfläche des Mediastinums und ist mit dem Pericardium fibrosum fest verwachsen. Die Pleura diaphragmatica liegt unverschieblich dem Zwerchfell auf.
Im Bereich der Berührungswinkel bilden sich die in ihrer Form von der Atmungsphase abhängigen Recessus costodiaphragmaticus, costomediastinalis und vertebromediastinalis (retro-oesophageus) aus (s. Abb. **25**). Alle drei ändern ihre Gestalt im Zusammenhang mit der Formänderung des Thorax im Ablauf der Atmung. Den größten Gestaltwandel erfährt der Recessus costodiaphragmaticus, der auch in extremer Inspirationsstellung des Zwerchfells nicht vollständig entfaltet ist und dann die basalen Ränder der Lunge aufnimmt. Bei Exspiration wird die Zwerchfellkuppel so nach oben gedrängt, daß der Recessus costodiaphragmaticus fast vollständig kollabiert. Damit ergibt sich eine beträchtliche Verschieblichkeit der unteren Lungengrenze im Atmungsablauf, die seitlich eine halbe und dorsal eine ganze Handbreite erreichen kann (s. Abb. **25**). Die

Spezielle Anatomie 169

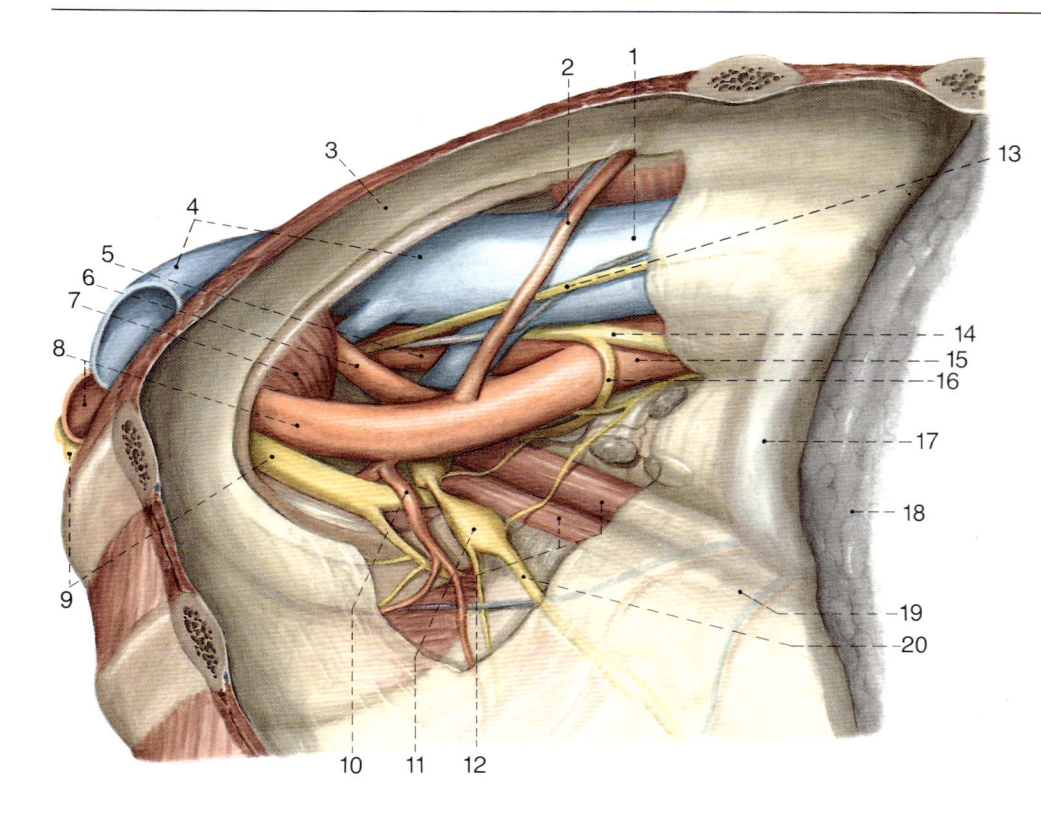

Abb. 26 a u. b Topographie der Pleurakuppeln.

a Rechte Pleurakuppel, Ansicht von rechts unten nach Abdrängung der Lunge nach unten.

1 V. brachiocephalica
2 A. thoracica interna
3 Costa I
4 V. subclavia
5 A. carotis communis
6 Truncus thyrocervicalis
7 M. scalenus anterior
8 A. subclavia
9 Plexus brachialis
10 A. intercostalis suprema (aus Truncus costocervicalis)
11 Ganglion cervicothoracicum (stellatum)
12 prävertebrale Muskeln, Oesophageus
13 N. phrenicus
14 N. vagus
15 A. subclavia
16 N. laryngeus recurrens
17 V. azygos
18 Lobus superior (nach kaudal gedrängt)
19 Pleura mediastinalis
20 Truncus sympathicus

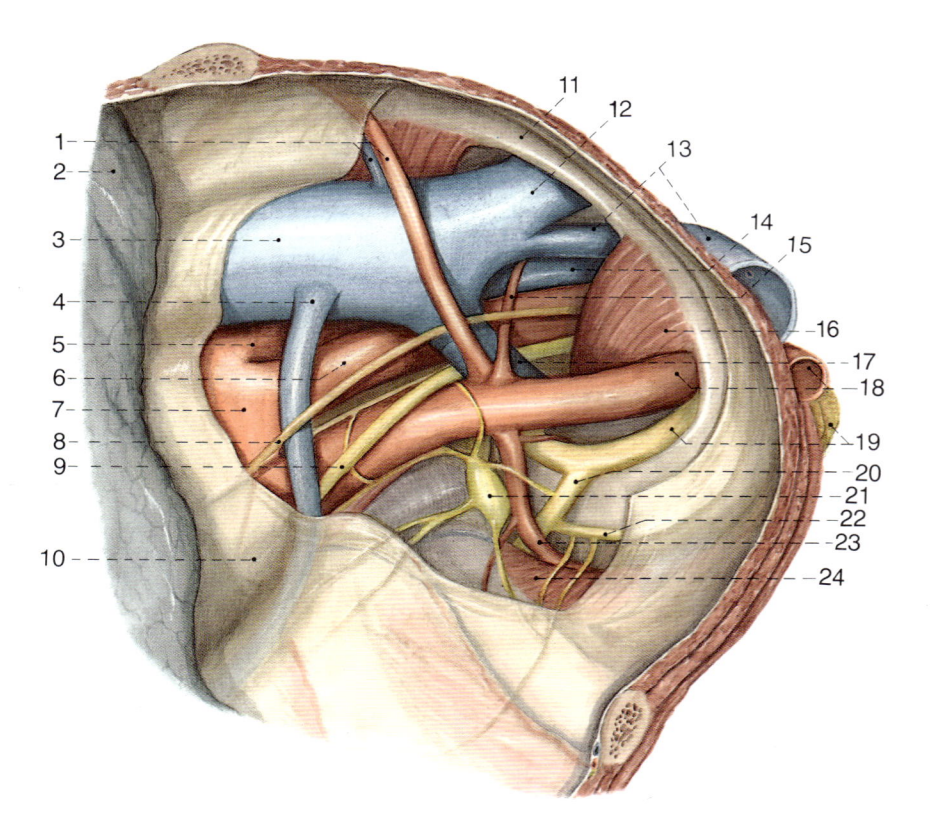

b Linke Pleurakuppel. Ansicht von links unten nach Abdrängung der Lunge nach unten.

1 A., V. thoracica interna
2 Lobus superior (nach kaudal gedrängt)
3 V. brachiocephalica
4 V. hemiazygos accessoria (Variante)
5 Truncus brachiocephalicus
6 A. carotis communis
7 Arcus aortae
8 N. phrenicus
9 N. vagus
10 Pleura mediastinalis
11 Costa I
12 V. jugularis interna
13 V. subclavia
14 V. jugularis superficialis dorsalis
15 A. suprascapularis
16 M. scalenus anterior
17 V. cervicalis profunda
18 A. subclavia
19 Plexus brachialis
20 R. ventralis aus dem N. spinalis thoracalis I
21 Ganglion cervicothoracicum
22 N. intercostalis I
23 A. intercostalis suprema aus Truncus costocervicalis
24 M. intercostalis internus

beiden anderen Recessus unterliegen kaum wesentlichen Formänderungen bei der Atmung. Der Recessus vertebromediastinalis reicht auf der rechten Seite häufig hinter das mittlere bis untere Drittel des Ösophagus und wird hier als Recessus retrooesophageus bezeichnet.

Die Lymphe der Pleura parietalis fließt in zwei Richtungen ab. Von der Pleura costalis aus sind die primären Lymphknotenstationen die Nodi lymphatici intercostales interni, die vor den Rippenköpfchen liegen, und die Nodi lymphatici axillares außerhalb der Thoraxwand. Von der Pleura diaphragmatica aus werden zuerst die Nodi lymphatici parasternales, mediastinales anteriores und posteriores erreicht. Von der Unterfläche des Zwerchfells, besonders von der Area nuda der Leber her, besteht ebenfalls eine Abflußmöglichkeit zu den Nodi lymphatici mediastinales posteriores.

Die sensible Innervation von Pleura mediastinalis und Pleura diaphragmatica erfolgt über den N. phrenicus, während die Pleura costalis von den segmentalen Nn. intercostales versorgt wird.

Typische Zugangswege für thoraxchirurgische Eingriffe

Mediane Sternotomie

Die mediane Sternotomie ist der Zugang der Wahl bei Eingriffen an der proximalen thorakalen Trachea und bei Prozessen im vorderen Mediastinum. Auch bilaterale Lungenprozesse (Metastasen, große Emphysemblasen usw.) werden vorteilhaft über eine mediane Sternotomie in einer Sitzung operiert. Sie kann als komplette oder partielle Sternotomie ausgeführt werden und bietet gute Erweiterungsmöglichkeiten durch Fortsetzung der Inzision in einen der benachbarten Interkostalräume; so können ausgedehnte Resektionen der thorakalen Trachea und Exstirpationen großer Mediastinaltumoren, die die Lungen infiltrieren, unter optimaler Sicht durchgeführt werden.

Narkose: Intubationsnarkose; bei bilateralen Lungenherden: Doppellumentubus.

Lagerung: Rückenlage.

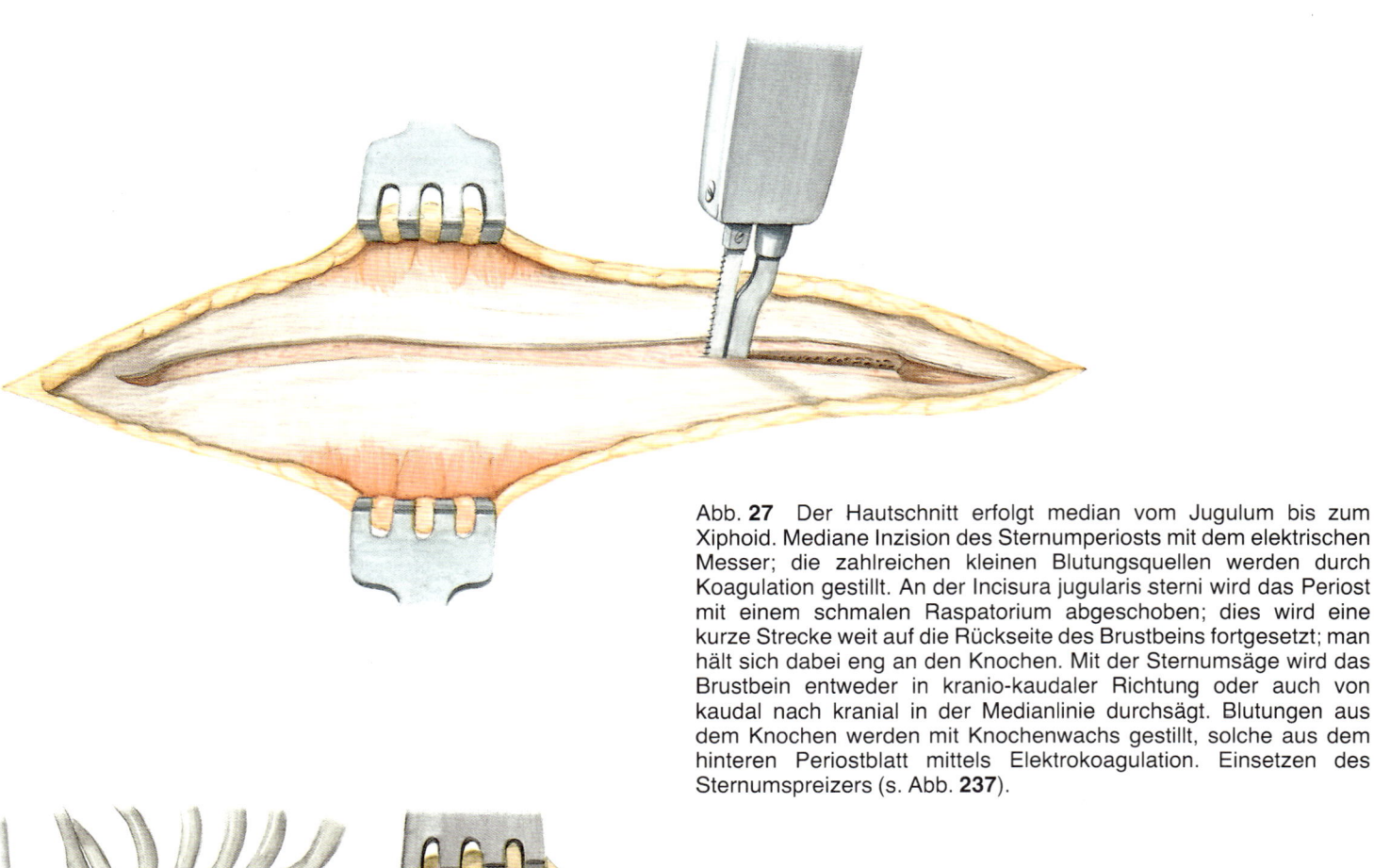

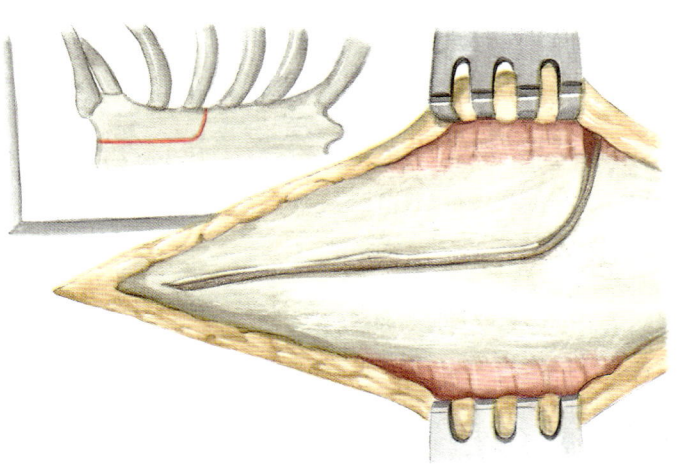

Abb. 27 Der Hautschnitt erfolgt median vom Jugulum bis zum Xiphoid. Mediane Inzision des Sternumperiosts mit dem elektrischen Messer; die zahlreichen kleinen Blutungsquellen werden durch Koagulation gestillt. An der Incisura jugularis sterni wird das Periost mit einem schmalen Raspatorium abgeschoben; dies wird eine kurze Strecke weit auf die Rückseite des Brustbeins fortgesetzt; man hält sich dabei eng an den Knochen. Mit der Sternumsäge wird das Brustbein entweder in kranio-kaudaler Richtung oder auch von kaudal nach kranial in der Medianlinie durchsägt. Blutungen aus dem Knochen werden mit Knochenwachs gestillt, solche aus dem hinteren Periostblatt mittels Elektrokoagulation. Einsetzen des Sternumspreizers (s. Abb. 237).

Abb. 28 Ist lediglich das obere Mediastinum zu eröffnen, so genügt dazu eine partielle obere Sternotomie. Im Insert ist der Hautschnitt dargestellt, der – je nach der gegebenen Situation – nach anfänglich medianem Verlauf nach rechts oder links abweicht, um einen der Interkostalräume zu erreichen.
Die Osteotomie folgt derselben Linie, wobei die seitliche Abweichung oft besser mit dem Lebsche-Meißel ausgeführt wird. Ist der vorgesehene Interkostalraum erreicht, werden – falls erforderlich – A. und V. thoracica interna aufgesucht und zwischen Ligaturen durchtrennt. Nun wird ein kleiner Thoraxspreizer eingesetzt und das obere Mediastinum exponiert.

Typische Zugangswege für thoraxchirurgische Eingriffe   171

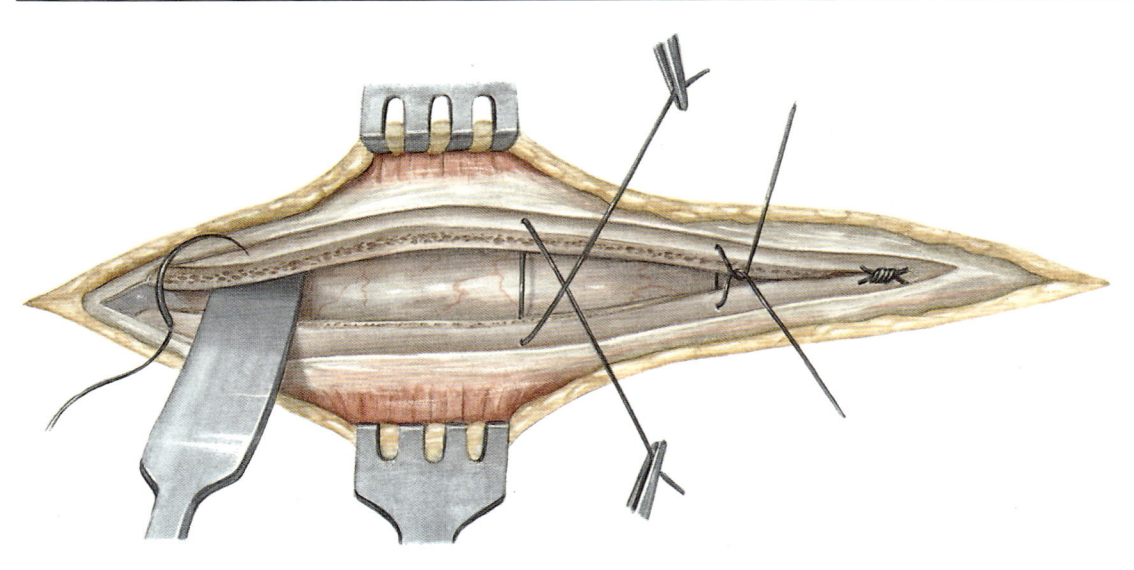

Abb. 29 Der Verschluß einer medianen Sternotomie erfolgt mit 4–5 speziellen Drahtnähten. Mit den kräftigen Nadeln kann der Knochen zumeist direkt durchstochen werden, wobei beim Einstich die darunterliegenden mediastinalen Strukturen durch Einschieben eines Metallspatels geschützt werden. Die Drähte werden anschließend gekreuzt und durch Zug die Schnittränder des Brustbeins adaptiert. Nach Verdrillen der Drahtenden wird der überschüssige Draht mit dem Seitenschneider entfernt und das Ende ins Periostniveau umgebogen.
Die Subkutis kann fortlaufend oder durch Einzelnähte adaptiert, die Haut geklammert oder genäht werden.

Posterolaterale Thorakotomie (Standardthorakotomie)

Narkose

Intubationsnarkose, Doppellumentubus (gilt für alle in der Folge beschriebenen Thorakotomieformen).

Lagerung

Kontralaterale Seitenlage; der untere Arm wird nach ventral auf einer Armstütze fixiert, der oben liegende Arm nach ventral gezogen und – im Ellbogen abgewinkelt – kranial des unten liegenden Armes auf einer zweiten Armstütze gelagert. Dadurch wird der Angulus inferior scapulae nach vorne und oben gekippt und der Margo vertebralis der Verlaufsrichtung der Interkostalräume angenähert. Der Operateur steht an der Rückenseite des Patienten.

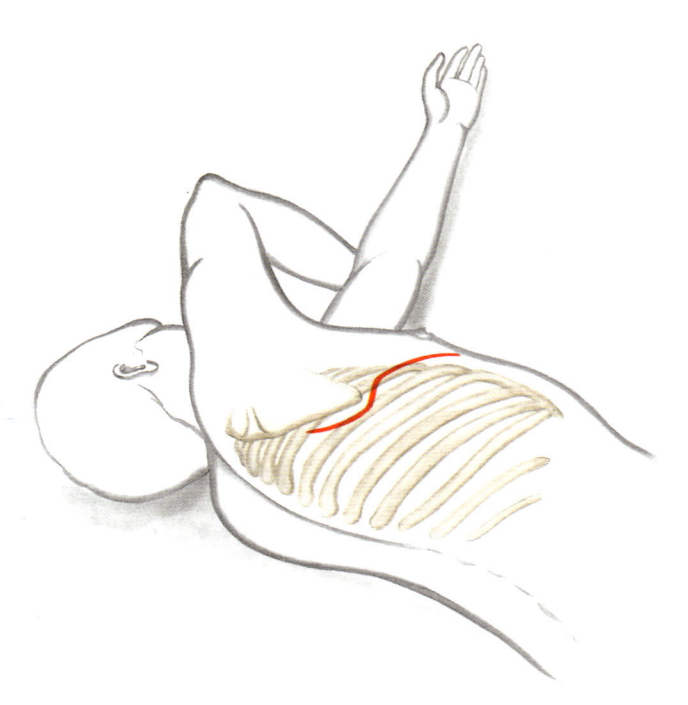

Abb. 30 Markieren der Inzisionslinie entsprechend dem 5. Interkostalraum: Tasten der 4. Rippe, die in Höhe der Mamille das Sternum erreicht und Aufsuchen des 5. Interkostalraumes etwa in der Medioklavikularlinie; Palpation des Interkostalraumverlaufes nach dorsal und Feststellung der Lage des Angulus inferior scapulae.
Die Inzision beginnt ventral in der Medioklavikularlinie über dem 5. Interkostalraum, folgt dessen Verlauf, weicht vor der Skapula nach kaudal ab, umrundet die Skapulaspitze und folgt dem Margo vertebralis scapulae in einigem Abstand nach dorsokranial, bis der 5. Interkostalraum wieder erreicht ist.

172　Lunge

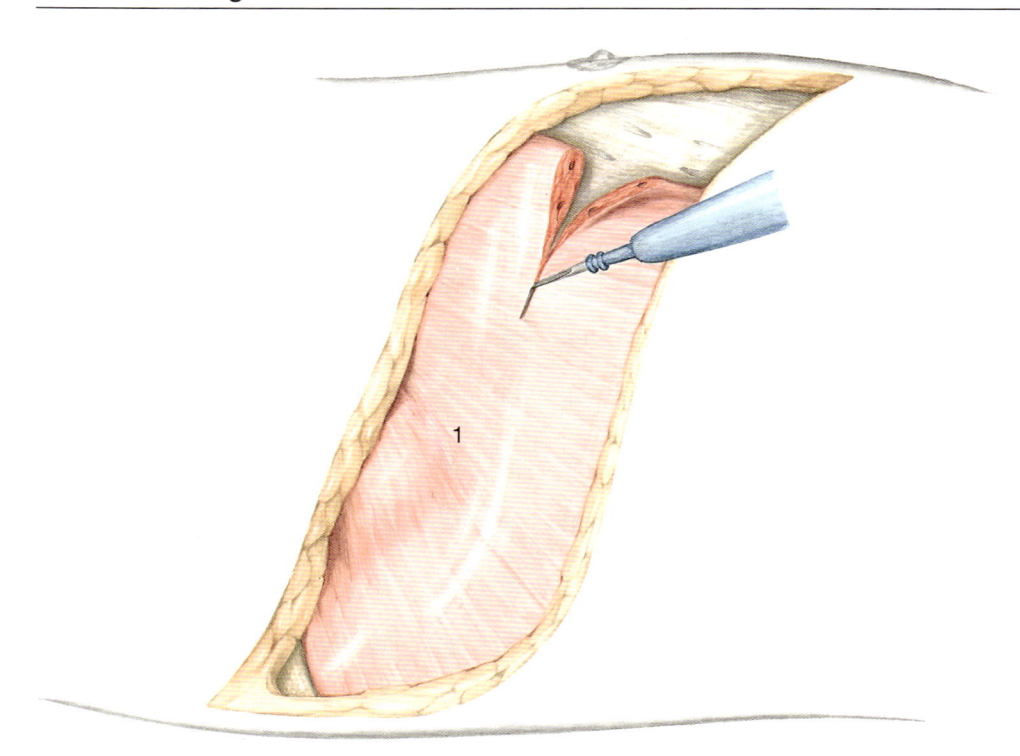

Abb. **31** Durchtrennung des M. latissimus dorsi mit dem elektrischen Messer.

1　M. latissimus dorsi

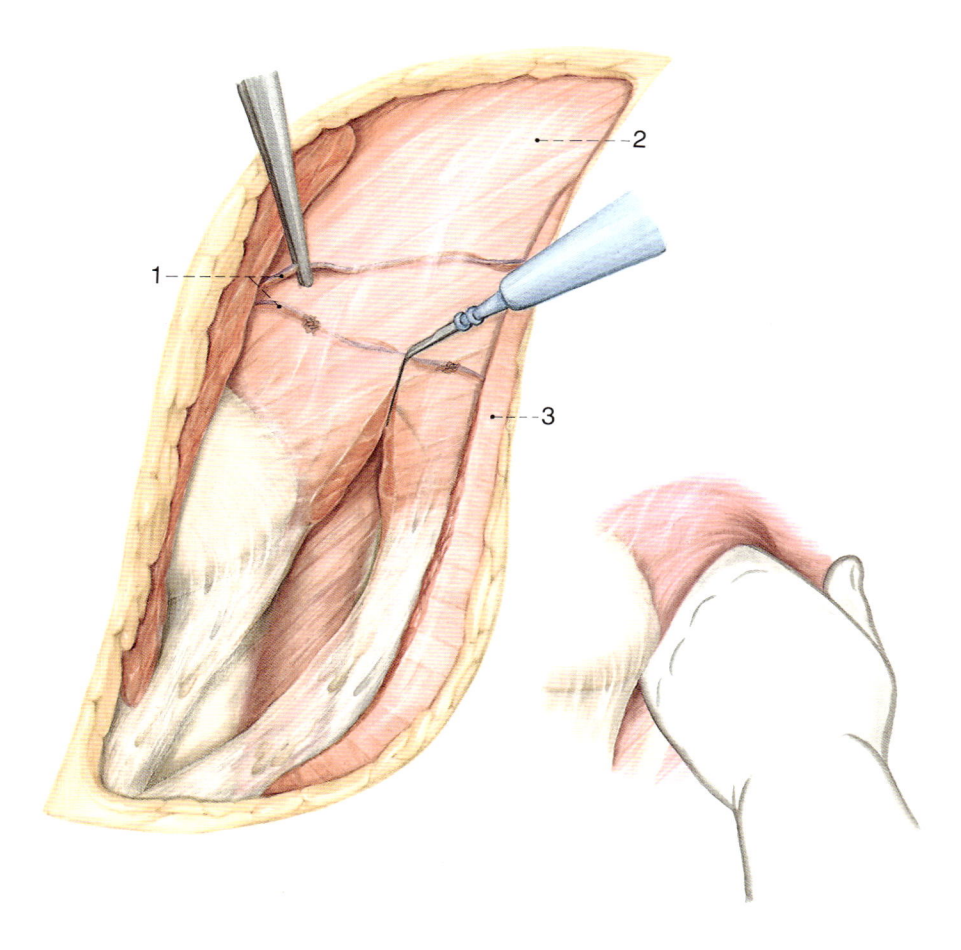

Abb. **32** Inzision der Faszie im muskelfreien Dreieck hinter dem freien Rand des M. serratus anterior. Zur genauen Feststellung des 5. Interkostalraumes wird von dieser Inzision aus mit der flachen Hand in kranioventraler Richtung unter die Skapula eingegangen (Insert). Die am weitesten kranial zu tastende Rippe ist die zweite, definiert auch durch die gut tastbare, von kranial her ansetzende Skalenusmuskulatur.
Nach Unterbindung oder Elektrokoagulation der Äste der A. thoracodorsalis werden die Muskelbündel des M. serratus anterior entsprechend dem Verlauf des 5. Interkostalraumes gespalten.
Variante: Der dorsale Rand des M. serratus anterior wird freipräpariert und durch einen gesonderten Haken nach vorne abgehalten; auch so ist der vordere Abschnitt des 5. Interkostalraumes ausreichend freizulegen.

1　A., V. thoracodorsalis
2　M. serratus anterior
3　M. latissimus dorsi

Die Eröffnung des Thorax kann auf verschiedene Weise durchgeführt werden:
a) interkostal (s. Abb. **33–35**),
b) durch das Bett der nicht resezierten 6. Rippe (s. Abb. **36**),
c) durch das Bett der resezierten 5. Rippe (s. Abb. **37, 38**).

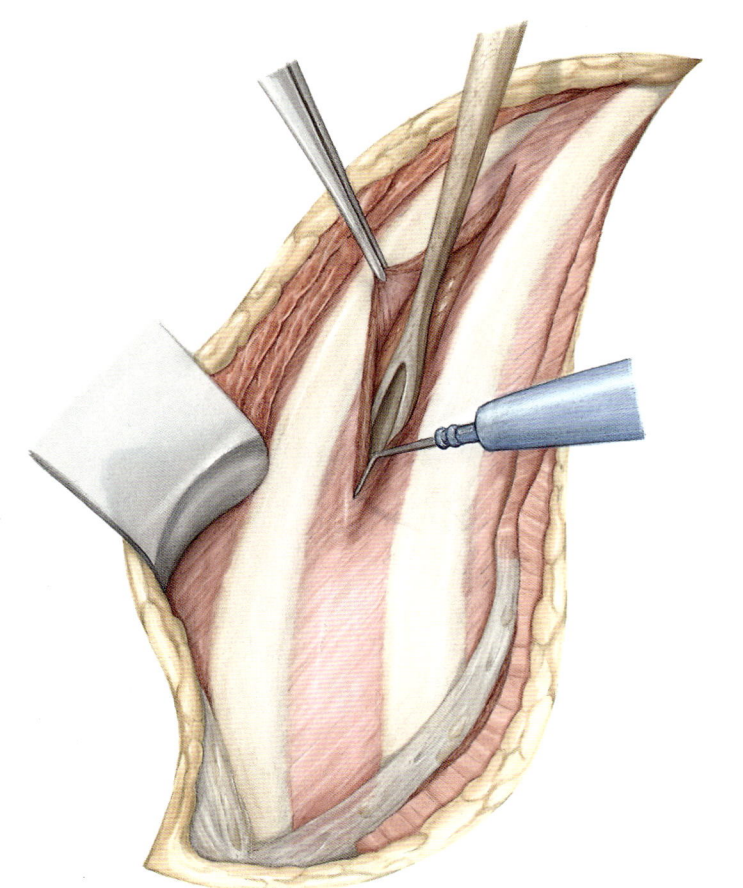

Typische Zugangswege für thoraxchirurgische Eingriffe

Abb. 33 Interkostale Eröffnung des Thorax. Diese ist einfach und rasch auszuführen. Mit dem elektrischen Messer werden Mm. intercostalis externus und internus an umschriebener Stelle durchtrennt, bis die Pleura parietalis frei liegt. Sie wird mit der geschlossenen Schere perforiert und so – wenn keine flächenhaften Verwachsungen vorliegen – ein Pneumothorax erzeugt. Einführen einer aus nicht elektrisch leitendem Material gefertigten Rinnensonde und weitere Durchtrennung der Mm. intercostales externus und internus mit dem elektrischen Messer in einem Zuge mit der Pleura parietalis.

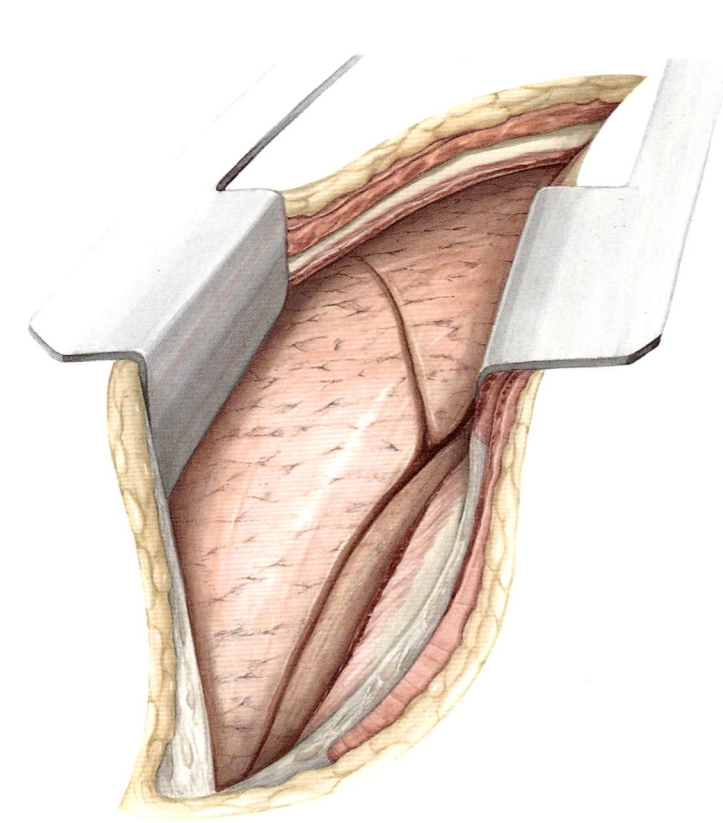

Abb. 34 Einsetzen des Thoraxspreizers und allmähliches Aufspreizen des Interkostalraumes. Dieser Akt sollte über mehrere Minuten hin ausgedehnt werden, um Rippenfrakturen möglichst zu vermeiden.

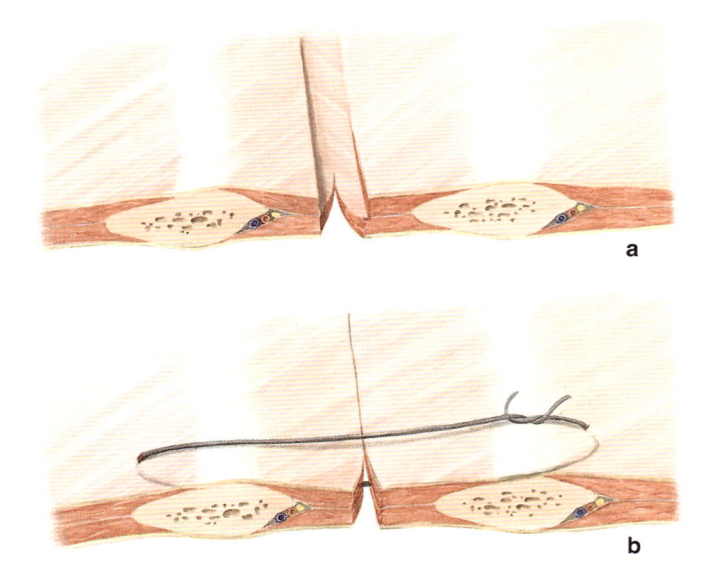

Abb. 35a u. b Der Verschluß einer interkostalen Thorakotomie erfolgt durch 4–5 perikostale Einzelknopfnähte mit kräftigem resorbierbarem Faden, durch die die benachbarten Rippen aneinander fixiert werden. Ist im Zuge der Thoraxeröffnung eine Rippenfraktur eingetreten, so sind die perikostalen Nähte derart zu setzen, daß die Frakturenden durch die gegenüberliegende, nicht frakturierte Rippe straff geschient werden. Nach unserer Erfahrung sind besondere Maßnahmen zum Schutz des Interkostalnerven bei Anlage der perikostalen Nähte nicht erforderlich; eine vom Patienten in der frühen postoperativen Phase gelegentlich als unangenehm registrierte segmentale Anästhesie ist rückbildungsfähig.

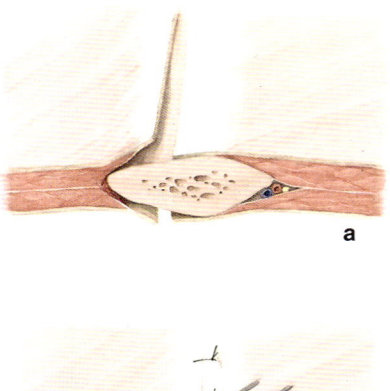

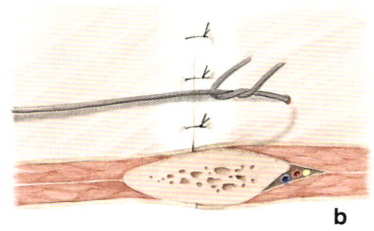

Abb. 36a u. b Thoraxeröffnung durch das Bett der nicht resezierten 6. Rippe. Nach Längsinzision des vorderen Periostblattes der 6. Rippe mit dem elektrischen Messer wird der kraniale Rippenrand mit dem Raspatorium in ganzer Längsausdehnung freigelegt und der Thorax durch das hintere Periostblatt eröffnet (**a**).
Der Verschluß bei dieser Thorakotomieform erfolgt wieder durch perikostale Nähte und durch Adaptierung des vorderen Periostblattes durch eine Einzelknopfnahtreihe (**b**).

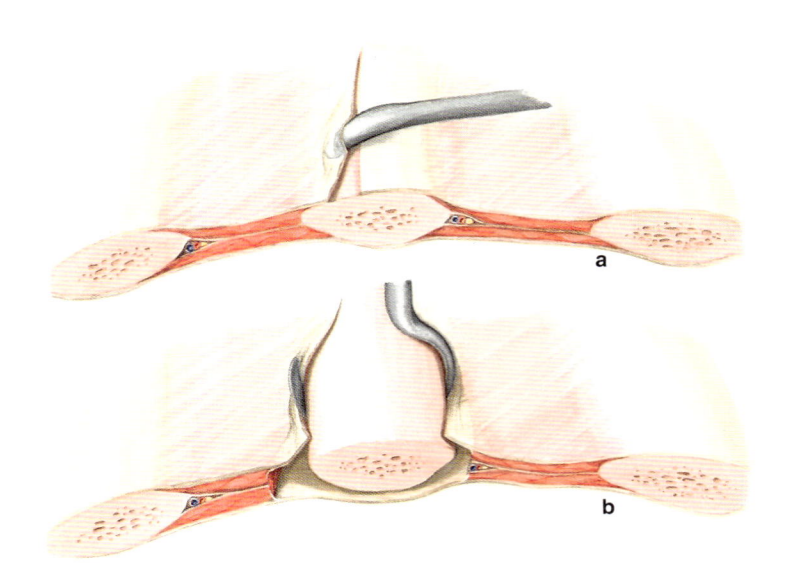

Abb. 37a u. b Thoraxeröffnung durch das Bett der resezierten 5. Rippe. Diese Thorakotomieform ist bei zu erwartendem Vorliegen einer derben Einschwartung der Lunge zu wählen, etwa zur Dekortikation beim Pleuraempyem (s. S. 265). Das vordere Periostblatt der 5. Rippe wird in Länge der Thorakotomie mit dem elektrischen Messer inzidiert und die Vorderfläche der Rippe mit dem Raspatorium zur Gänze freigelegt (**a**). Zum Abschieben des hinteren Periostblattes wird ein Rippenraspatorium nach Doyen eingesetzt (**b**). Durchtrennung der Rippe mit der Rippenschere im vorderen und hinteren Wundwinkel, wobei der dorsal zurückbleibende Rippenstumpf möglichst kurz gehalten sein soll.

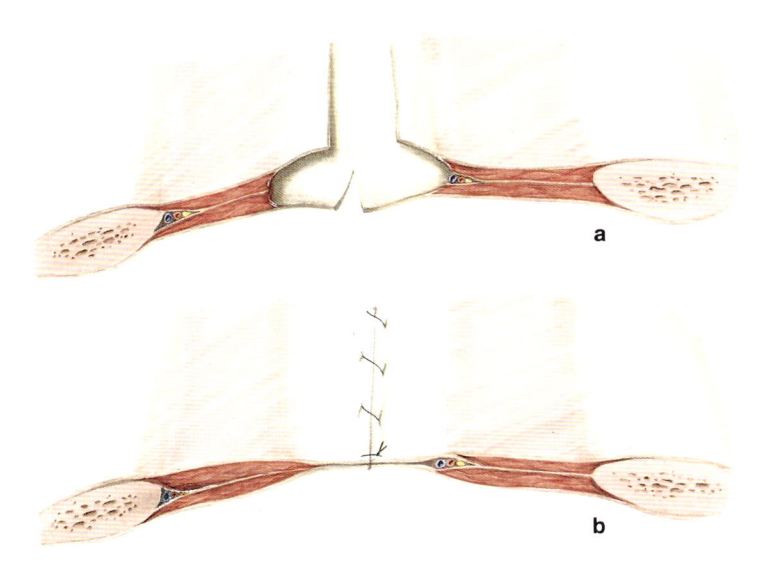

Abb. 38a u. b Zum Verschluß einer Thorakotomie mit Rippenresektion werden die beiden der Thorakotomiewunde benachbarten Rippen mit Hilfe eines Rippenapproximators angenähert und hierauf der Periostschlauch der resezierten Rippe durch fortlaufende oder Einzelnahtreihe vernäht. Zur Sicherung der Nahtreihe können bei Bedarf zusätzlich einzelne perikostale Nahtschlingen gelegt werden.

Thoraxdrainage

Nach Eingriffen in der Pleurahöhle ist die Anlage einer Thoraxdrainage obligat. Wurde im Verlauf der Operation das Lungengewebe nicht verletzt oder wurde eine Pneumonektomie ausgeführt, so genügt ein dorsal eingelegtes Drain zur Blutungskontrolle. Ist bei zurückbleibendem Lungengewebe während der ersten postoperativen Tage mit Luftaustritt aus Parenchymwunden in die Pleurahöhle zu rechnen, so wird im Verlauf der vorderen Axillarlinie ein zweites, über eine längere Strecke mehrfach gelochtes Thoraxdrain plaziert, dessen Spitze vorne im Bereich der Pleurakuppel zu liegen kommt. Nach Verschluß des Thorax werden die Drainageschläuche an je eine Bülau-Flasche oder an eines der handelsüblichen Einmalableitungssysteme angeschlossen. Wir sehen nur in seltenen Fällen die Indikation, an die Drains einen Dauersog anzulegen.

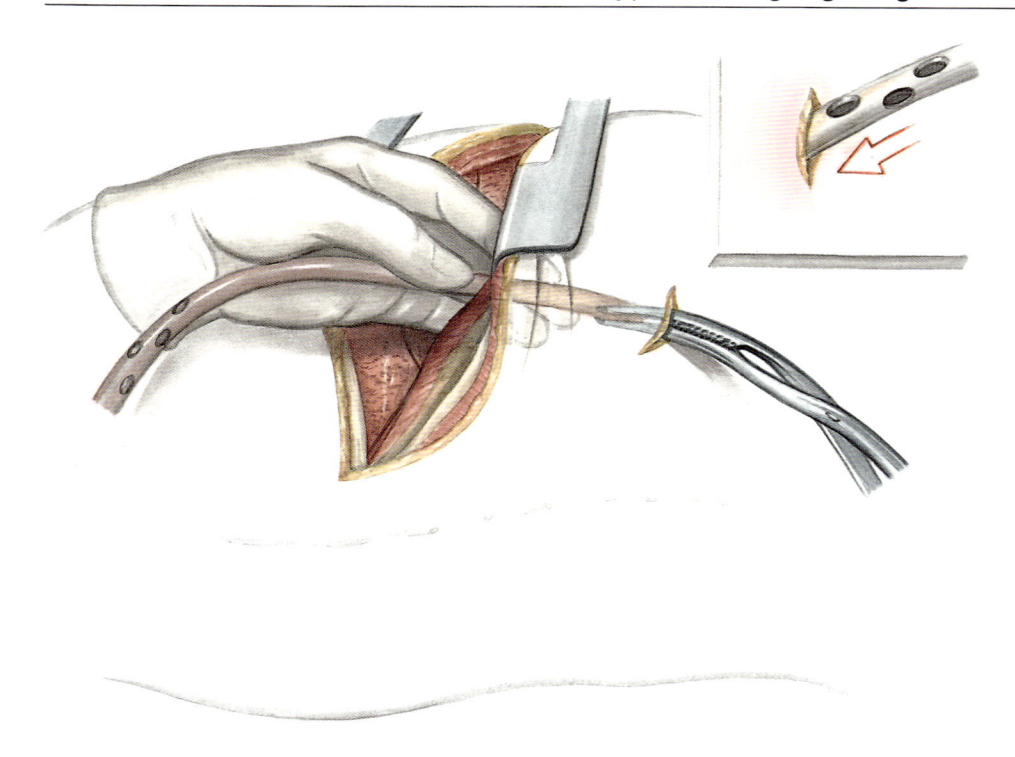

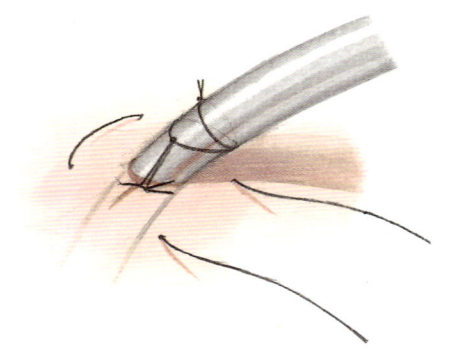

Abb. 39a Vor Verschluß der Thorakotomie tastet der Operateur mit der in die Pleurahöhle eingeführten Hand den Sinus costodiaphragmaticus und wählt – etwa im Kreuzungspunkt mit der hinteren Axillarlinie – die geeignete interkostale Drainagestelle aus. Hier wird die Haut inzidiert, die Muskulatur mit Schere oder Klemme stumpf auseinandergedrängt und schließlich die parietale Pleura perforiert. Nun ist es zumeist möglich, die Drainspitze direkt in die Pleurahöhle einzuführen, wo sie vom Operateur gefaßt und entsprechend placiert wird (Insert). Ist ein solches Einschieben des Drains nicht möglich, so wird durch den Thoraxwandkanal eine Hakenklemme eingeführt, in der Pleurahöhle das nicht gelochte Ende des Drains gefaßt und nach außen gezogen.

Abb. 39b Durch eine Hautnaht mit kräftigem Faden wird das Drain fixiert und zuletzt der Drainagekanal im Niveau der Subkutis durch eine U-Naht umstochen. Die lang gelassenen Fadenenden dieser Naht werden auf einer Tupferrolle aufgewickelt und in den Wundverband einbezogen. Die U-Naht wird unmittelbar nach der postoperativen Entfernung des Drains geknotet und so der Drainkanal luftdicht verschlossen.

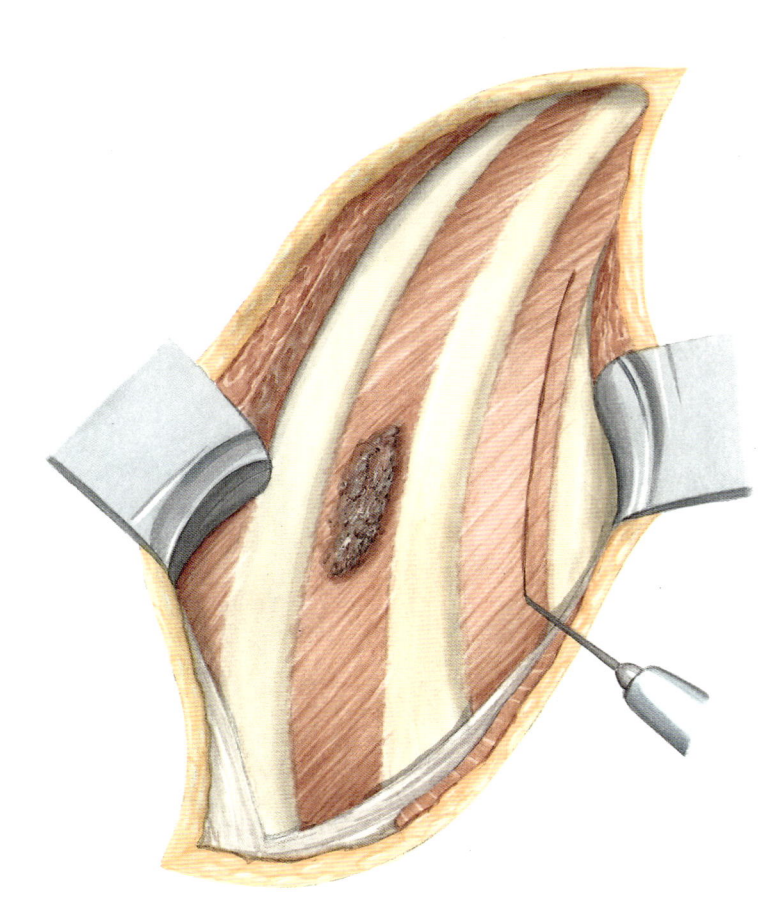

Abb. 40 Ist im Bereich der vorgesehenen Thorakotomie ein Lungentumor in die Brustwand eingewachsen, so wird der betroffene Thoraxwandbereich im Gesunden umschnitten, nachdem die Ausdehnung des Tumorbefalls präoperativ durch Sonographie und Computertomographie genau definiert wurde.

176　Lunge

Anterolaterale Thorakotomie

Lagerung

Der Patient wird seitlich gelagert (manche Chirurgen bevorzugen eine mehr ventralwärts gewendete Position, in der die Rückenebene des Patienten mit der Tischebene einen Winkel von 30–45° einnimmt). Der untere Arm wird nach vorne auf einer Armstütze fixiert, der obere Arm im Schultergelenk 90° abduziert, im Ellbogen 90° abgewinkelt und der Unterarm mit Binden auf einem Operationsbügel fixiert. Der Operateur steht an der Ventralseite des Patienten.

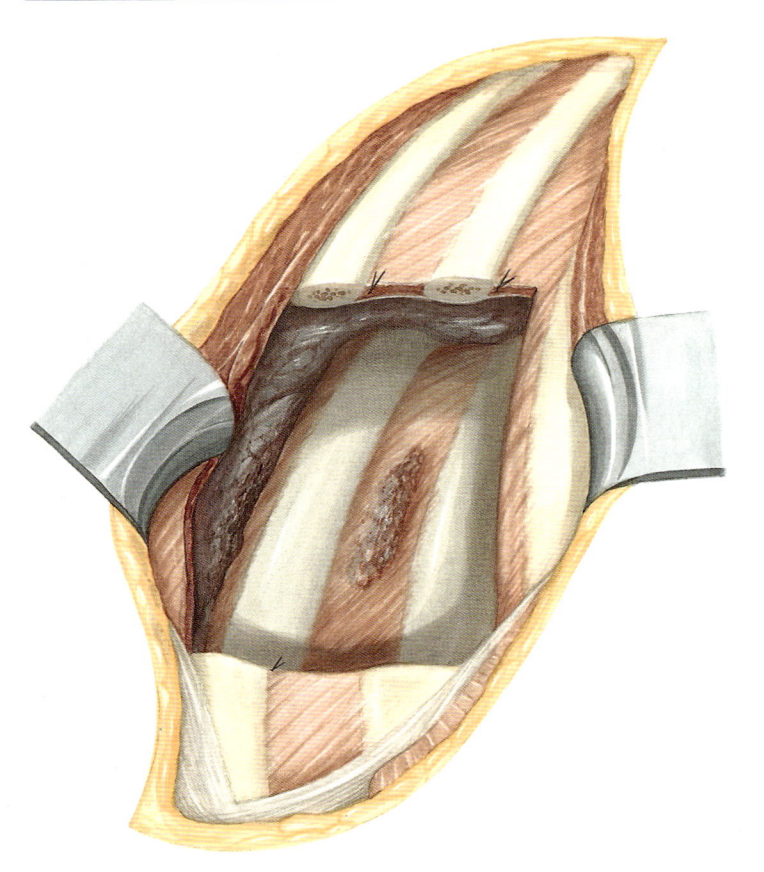

Abb. 41 Der Sicherheitsabstand zum Tumor sollte allseits nach Möglichkeit etwa 5 cm betragen. Das exzidierte Thoraxwandstück wird für den folgenden Eingriff auf der darunterliegenden Lunge belassen.
Ist der Thoraxwanddefekt von der Skapula gedeckt, so ist ein spezieller Verschluß zumeist nicht erforderlich. Ist bei Lage des Defektes in der seitlichen Thoraxwand eine beträchtliche Instabilität und damit eine Beeinträchtigung der Ventilation zu erwarten, so wird der Defekt durch ein straff eingenähtes Kunststoffnetz oder durch einen Lappen aus lyophilisierter Dura verschlossen.

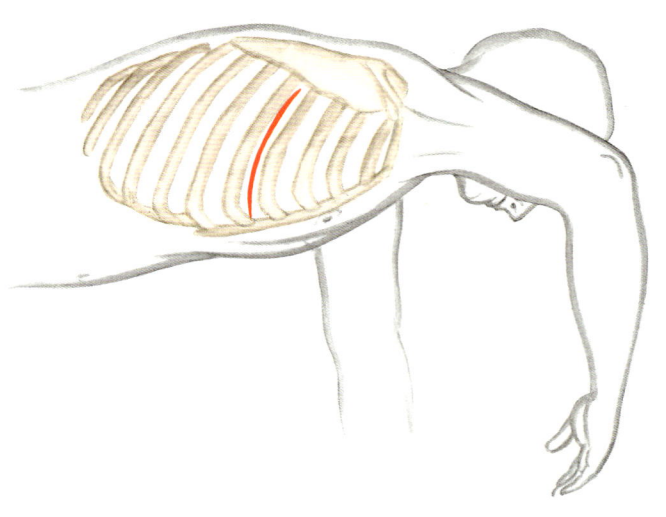

Abb. 42 Die Inzision beginnt an der hinteren Achselfalte und folgt dem 4. oder 5. Interkostalraum bis in die Medioklavikularlinie.

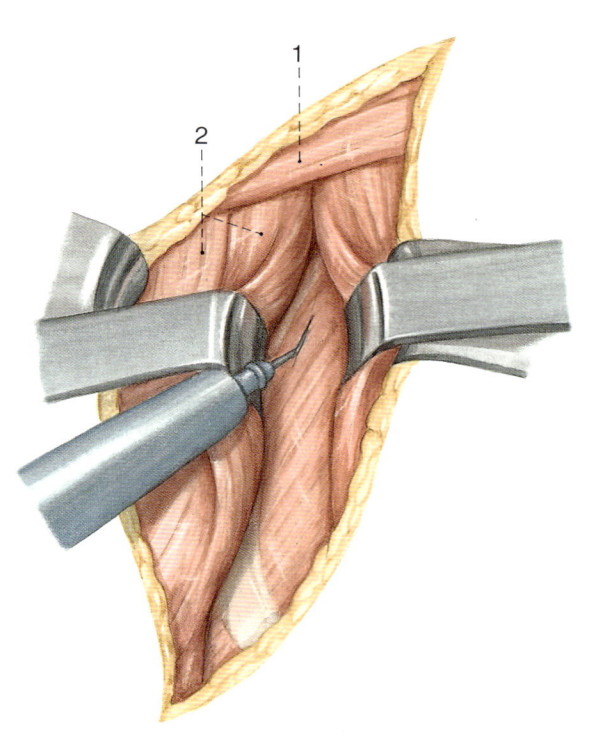

Abb. 43 Durch Spalten der Muskelfasern des M. serratus anterior wird der gewünschte Interkostalraum freigelegt. Interkostale Eröffnung des Thorax.

1　M. latissimus dorsi
2　M. serratus anterior

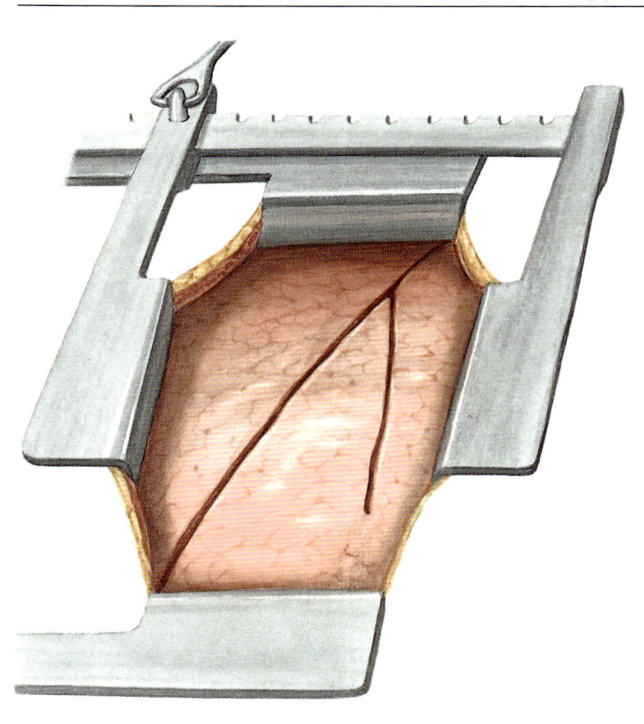

Typische Zugangswege für thoraxchirurgische Eingriffe 177

Abb. 44 Durch Einsetzen von zwei Thoraxspreizern gewinnt man einen übersichtlichen Zugang zu allen Lungenabschnitten.

Axilläre Thorakotomie

Lagerung

Wie zur anterolateralen Thorakotomie. Der Operateur kann an der Dorsal- oder Ventralseite des Patienten stehen.

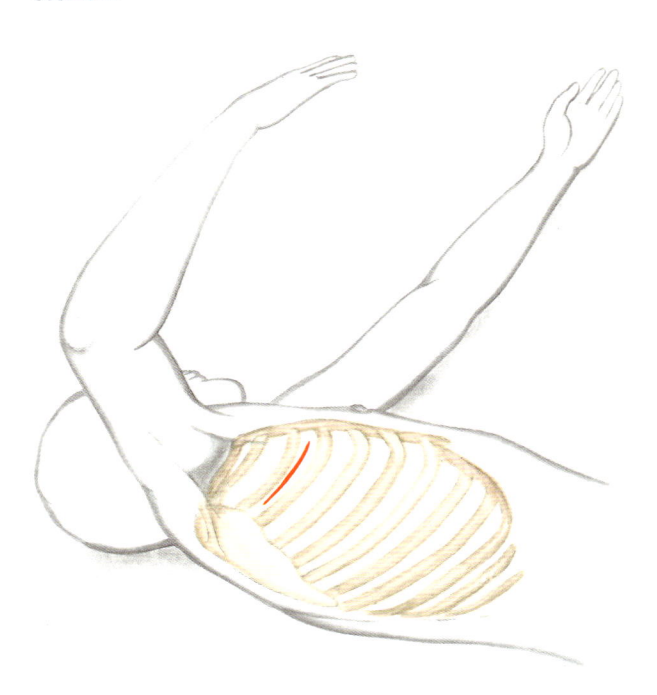

Abb. 45 Die Inzision folgt dem 3. Interkostalraum von der hinteren zur vorderen Achselfalte.

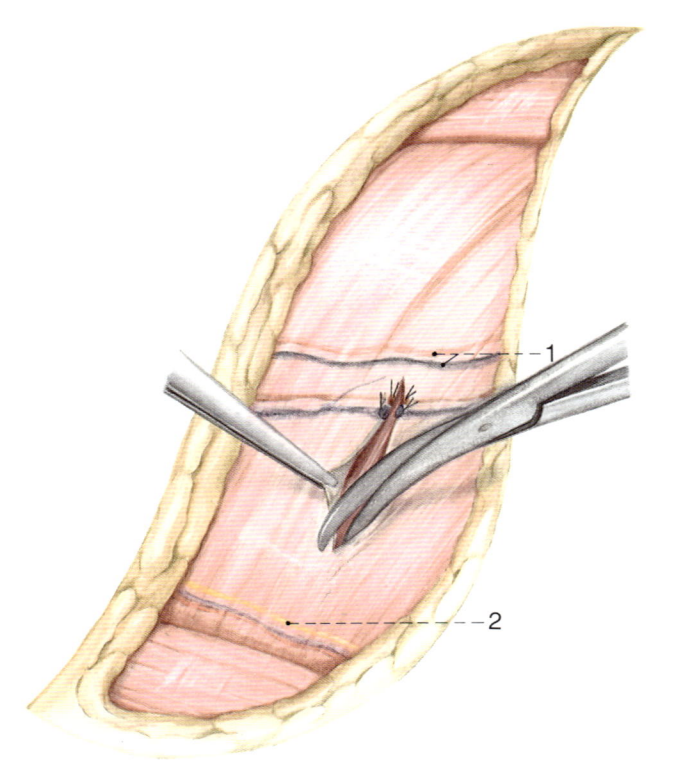

Abb. 46 Im Zuge der Spaltung der Faszie des M. serratus anterior werden die Äste von A. und V. thoracica lateralis koaguliert oder ligiert und durchtrennt.

1 A., V. thoracica lateralis
2 N. thoracicus longus

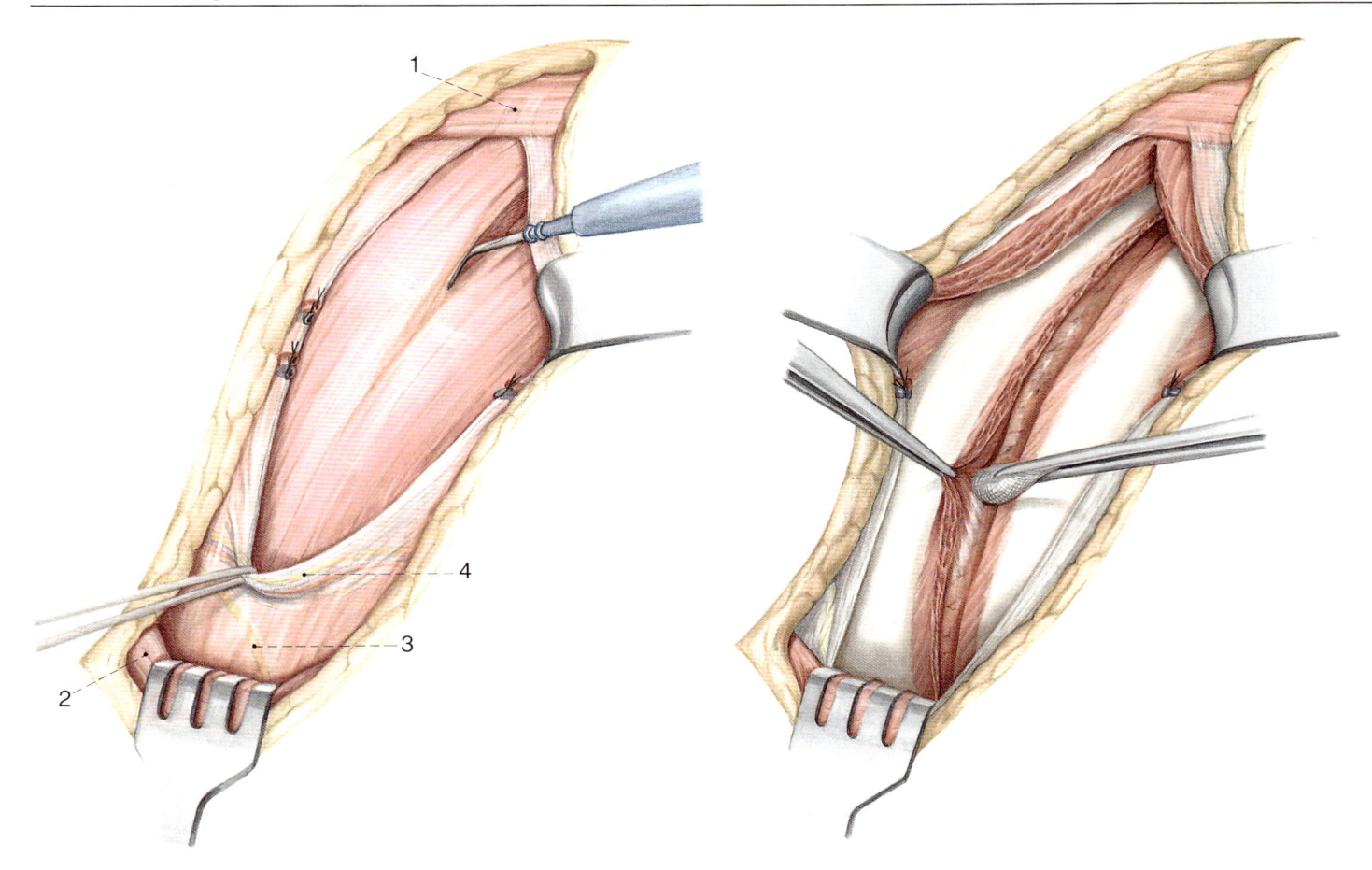

Abb. 47 Im dorsalen Wundwinkel wird der Rand des M. latissimus dorsi mobilisiert und nach dorsal abgezogen. Präparation des N. thoracicus longus, der möglichst geschont werden soll. Spaltung der Fasern des M. serratus anterior.

1 M. pectoralis major
2 M. latissimus dorsi
3 N. thoracodorsalis
4 N. thoracicus longus

Abb. 48 Interkostale Thorakotomie. Da dieser Zugang häufig zur parietalen Pleurektomie als Therapie des rezidivierenden idiopathischen Spontanpneumothorax gewählt wird, ist hier das spezielle Vorgehen dargestellt: Die Interkostalmuskulatur wird bis auf die parietale Pleura durchtrennt, die Pleura bleibt intakt. Mit einem Präpariertupfer oder der geschlossenen Schere wird die parietale Pleura in der Schicht der Fascia endothoracica von der Thoraxwand abgeschoben. Erst wenn auf diese Weise genügend Raum geschaffen wurde, wird der Thoraxspreizer eingesetzt und die parietale Pleurektomie im erforderlichen Ausmaß durchgeführt.

Pleurale Verwachsungen

Häufig finden sich als Folge abgelaufener Entzündungen mehr oder weniger ausgedehnte, strangförmige oder flächenhafte, lockere oder feste Verwachsungen zwischen parietaler und pulmonaler Pleura. Einzelne Verwachsungsstränge finden sich häufig von der Pleurakuppe zur Oberlappenspitze ziehend. Sie sind gelegentlich reichlich vaskularisiert und können, wenn keine gezielte Blutstillung erfolgt, zu beträchtlichen postoperativen Nachblutungen führen. Lockere Verwachsungsareale lassen sich ohne Schwierigkeiten stumpf oder auch scharf mit der Schere lösen (Abb. **49**).

Über floriden oder abgelaufenen subpleuralen Entzündungsherden in der Lunge finden sich häufig außerordentlich derbe Verwachsungsfelder; der Versuch, diese Verwachsungen in der Ebene des obliterierten Pleuraspaltes zu lösen, führt in der Regel zum Einbruch ins Lungenparenchym und zur Eröffnung des pathologisch veränderten Lungengewebes. Am Rand solcher Adhäsionsflächen wird daher die Pleura parietalis in Richtung gegen die Thoraxwand inzidiert und die Lösung der Verwachsung in der extrapleuralen Schicht der Fascia endothoracica soweit fortgesetzt, bis die Lunge über das kritische Areal hinaus von der Thoraxwand abgelöst ist (Abb. **50**). Nun kann man wieder in den Pleuraspalt eindringen und die weitere Mobilisierung der Lunge intrapleural fortsetzen.

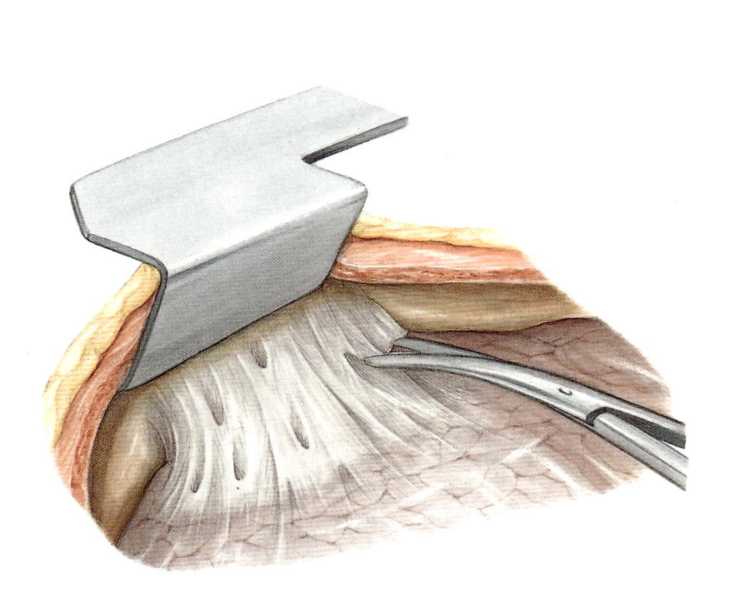

Abb. **49** Intrapleurale Lösung eines lockeren Adhäsionsfeldes.

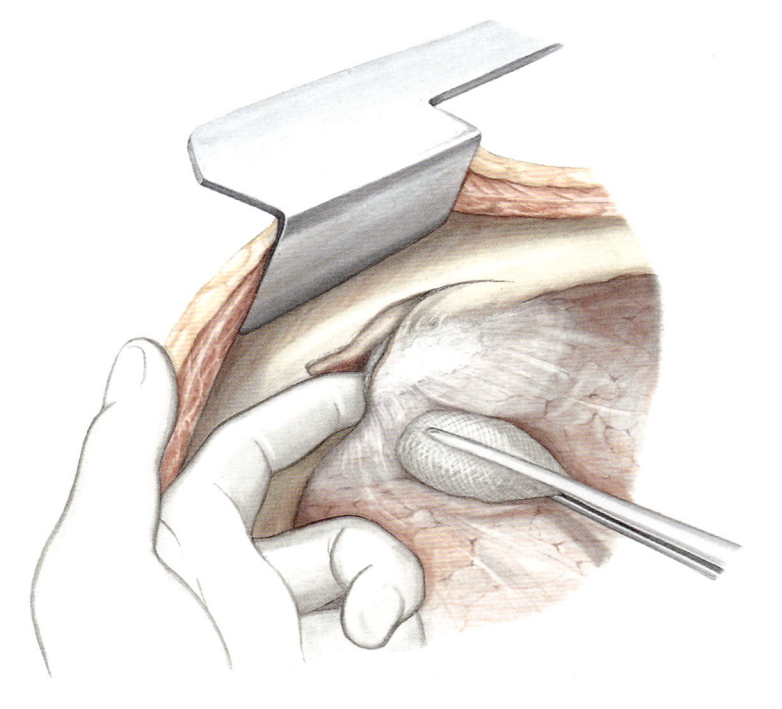

Abb. **50** Extrapleurale Lösung eines derben Adhäsionsbereiches in der Schicht der Fascia endothoracica.

Allgemeine Hinweise zur Präparation und Versorgung der Lungengefäße

Bemerkungen zur Nomenklatur der A. pulmonalis

Gemäß den Internationalen Nomina Anatomica von 1985 wird die Lungenarterie von der Teilung des Truncus pulmonalis bis zur endgültigen Ramifikation in die basalen Unterlappensegmentarterien als „Arteria pulmonalis" bezeichnet. Obwohl das Gefäß in seinem langen Verlauf die unterschiedlichsten topographischen Beziehungen eingeht, wird lediglich die *letzte* kurze Gefäßstrecke zwischen dem Abgang der Unterlappenspitzenarterie (A6) und der endgültigen Aufteilung durch die Bezeichnung „Pars basalis arteriae pulmonalis" nomenklatorisch herausgehoben.

Aus chirurgischer Sicht hingegen wäre es wünschenswert, die *erste* Gefäßstrecke zwischen der Bifurkation des Truncus pulmonalis und der ersten Ramifikation durch eine eigene Unterbezeichnung besonders hervorzuheben: hier bestehen besondere präparatorische Schwierigkeiten, hier benötigt man eigene Verschlußtechniken für den Gefäßstumpf, hier kann eine akzidentelle Verletzung der Gefäßwand katastrophale Folgen haben. Diesem Bedürfnis entsprechend, wird in verschiedenen Operationslehren diese Gefäßstrecke etwa als „main pulmonary artery" (Humphrey), „Stamm der A. pulmonalis" (Junginger) oder „Pulmonalarterienstamm", „Arterienhauptstamm", „Pulmonalisstamm" (Kaiser) benannt, Bezeichnungen, die offiziell nicht existieren.

Um mit der geltenden anatomischen Nomenklatur nicht in Konflikt zu kommen, wird der in Frage stehende Gefäßabschnitt im folgenden als „zentrale Strecke, zentraler Anteil, zentraler Abschnitt der A. pulmonalis" bezeichnet.

Die Wandbeschaffenheit der A. pulmonalis und ihrer Äste unterscheidet sich grundsätzlich von der der arteriellen Gefäße des großen Kreislaufs, da sie einem Niederdrucksystem angehören; die Wand ist daher relativ dünn und vulnerabel. Kleinere Verletzungen der Arterienwand, die während der Präparation gesetzt wurden, haben bei weiteren groben Manipulationen die Tendenz, in Längsrichtung zentralwärts weiterzureißen, so daß besonders an den Hauptstämmen rasch kritische Situationen entstehen können. Daher ist bei der Präparation der Pulmonalarterienäste jede Sorgfalt am Platz. Die Gefäßdarstellung ist zusätzlich dadurch erschwert, daß die Lymphknoten in unmittelbarer Beziehung zur Gefäßscheide der Pulmonalarterienäste stehen und bei Tumorinvasion oder besonders nach abgelaufenen tuberkulösen Entzündungen fest an der Gefäßwand selbst haften können. Wenn sich daher im Laufe der ersten Präparationsschritte herausstellt, daß Schwierigkeiten bei der Darstellung der Pulmonalisäste zu erwarten sind, ist es in jedem Falle angezeigt, den Pulmonalishauptstamm zu präparieren (s. Abb. **74**, **75** und **123**) und mit einem Tourniquet zu sichern. Es kann dann im Falle einer Blutungskomplikation durch Zuziehen des Tourniquets die Blutzufuhr zur Verletzungsstelle unterbrochen werden, um die Situation in Ruhe bereinigen zu können (Abb. **51**).

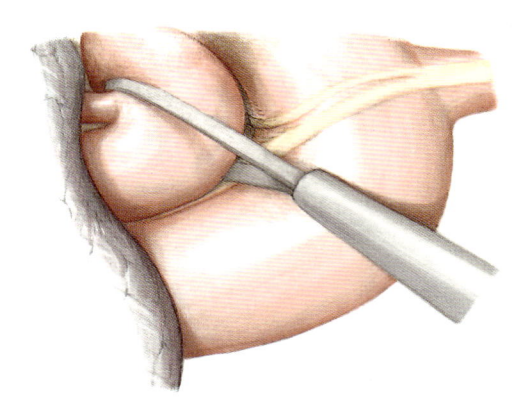

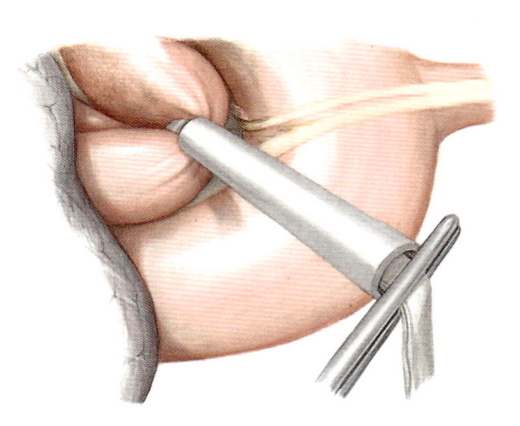

Abb. **51** Der zentrale Abschnitt der (im Abbildungsbeispiel) linken A. pulmonalis ist zirkulär präpariert und mit einem Bändchen angeschlungen; über die beiden Enden des Bändchens wird ein etwa 8 cm langes Stück eines Silikonschlauches geschoben. Kommt es bei der Präparation im peripheren Stromgebiet zu einer Blutungskomplikation, so wird das Tourniquetband gestrafft, der Silikonschlauch bis zur völligen Unterbrechung des Blutstroms im Pulmonalgefäß vorgeschoben und in dieser Lage mit einer Klemme fixiert. Nun kann die periphere Blutungsquelle exakt dargestellt und entsprechend versorgt werden.

Versorgung der zentralen Strecke der A. pulmonalis

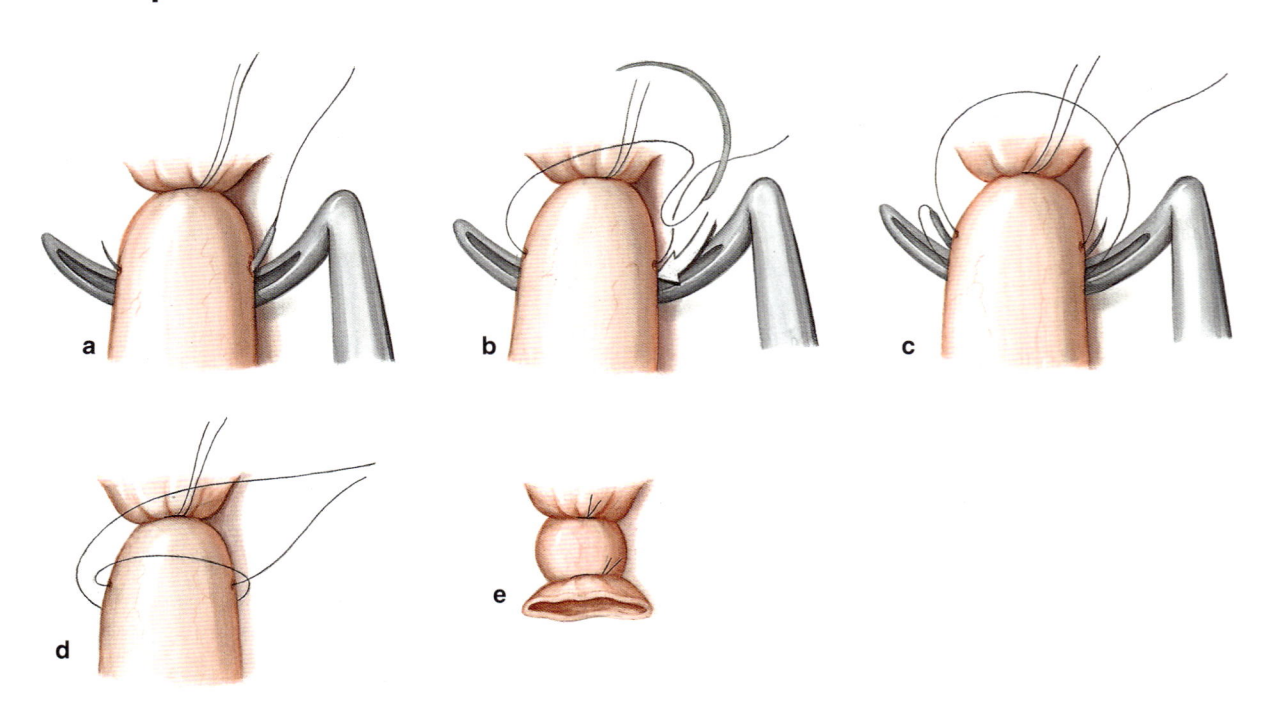

Abb. **52a–e** Üblicherweise wird die zentrale Strecke der A. pulmonalis vor der Durchtrennung zentralwärts durch zwei, peripherwärts durch eine einzelne Ligatur versorgt, wobei die distale der beiden zentralen Unterbindungen als Durchstechungsligatur ausgeführt wird, um ein Abgleiten sicher zu verhindern. Diese Technik ist sowohl nach intra- als auch nach extraperikardialer Präparation des Gefäßes möglich – vorausgesetzt, es steht eine ausreichend lange Gefäßstrecke zur Verfügung. Beim Knüpfen der am weitesten zentral gelegenen Ligatur ist der richtige Sitz des ersten Knotens von entscheidender Bedeutung: einerseits legt sich während des Knotungsvorganges die Wand des weiten, dünnwandigen Gefäßes in mehrere Längsfalten, so daß ein gewisser Druck auf dem Knoten nötig ist, um das Lumen komplett zu verschließen; andererseits kann bei zu forciertem Zuziehen des Knotens und gleichzeitigem Bestehen einer Gefäßsklerose der Faden die Wand durchschneiden, was sofort zur kaum beherrschbaren Massenblutung führt.

Merke: Das richtige, sichere Knoten der ersten Ligatur an der A. pulmonalis braucht einige Erfahrung und muß erlernt werden. Ist die erste Ligatur möglichst weit zentral gesetzt und sicher geknotet worden, wird etwa 15 mm weiter distal eine Durchstechungsligatur ausgeführt. Dazu ist es günstig, das Gefäß mit einer gewinkelten Schmiedensonde zu unterfahren. Nun wird im ersten Schritt eine Naht durch den Gefäßquerschnitt so gestochen, daß Ein- und Ausstich etwa an gegenüberliegenden Punkten der Gefäßzirkumferenz zu liegen kommen. Nun wird die Nadel wieder an den Ausgangspunkt zurückgeführt und dabei verkehrt im Nadelhalter eingespannt. Der Schmiedensonde folgend, wird nun das stumpfe Nadelende unter dem Gefäß durchgeführt und dann der Faden durchgezogen. Die nun zu knotende Ligatur ist durch die Durchstechung der Wand gegen jegliches Abgleiten geschützt. Ist die periphere Gefäßstrecke lang genug, so wird vor der Durchtrennung auch hier eine Ligatur plaziert. Ist die Strecke zu kurz, so kann die periphere Unterbindung auch an den Ästen erfolgen (s. dazu Abb. **59**). Ist auch das nicht möglich, so wird die Arterie nach Knüpfen der beiden zentralen Ligaturen frei durchtrennt; der zumeist starke back flow aus der Lunge ist durch ein bis zwei grobe Durchstechungsligaturen rasch zu stillen.

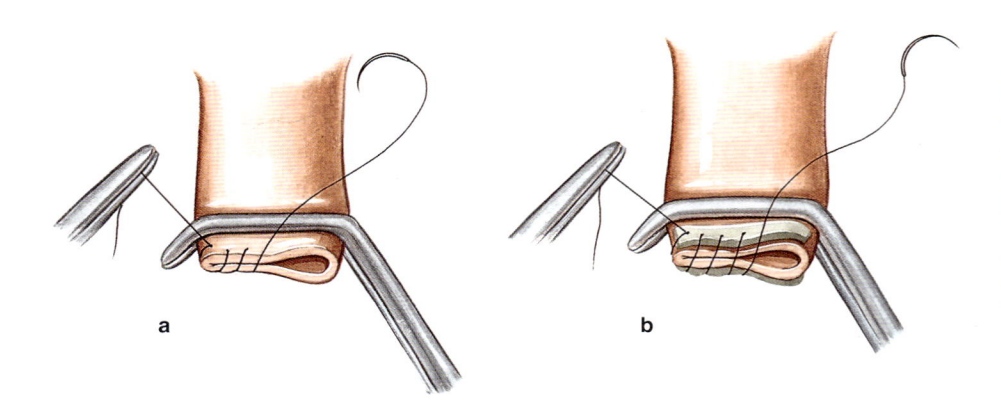

Abb. **53a u. b** Ist die für die zentrale Versorgung zur Verfügung stehende Gefäßstrecke kurz, so ist bei normalen Wandverhältnissen die fortlaufende Naht des Arterienstumpfes günstig, die bei Bedarf mit demselben Faden wieder zum Ausgangspunkt zurückgeführt werden kann (**a**). Bestehen Zweifel an der Reißfestigkeit der Wand, so werden an Vorder- und Hinterwand des Arterienstumpfes zwei entsprechend lange Streifen von Teflonfilz gelegt, die jeweils in die fortlaufende Naht mit einbezogen werden (**b**).

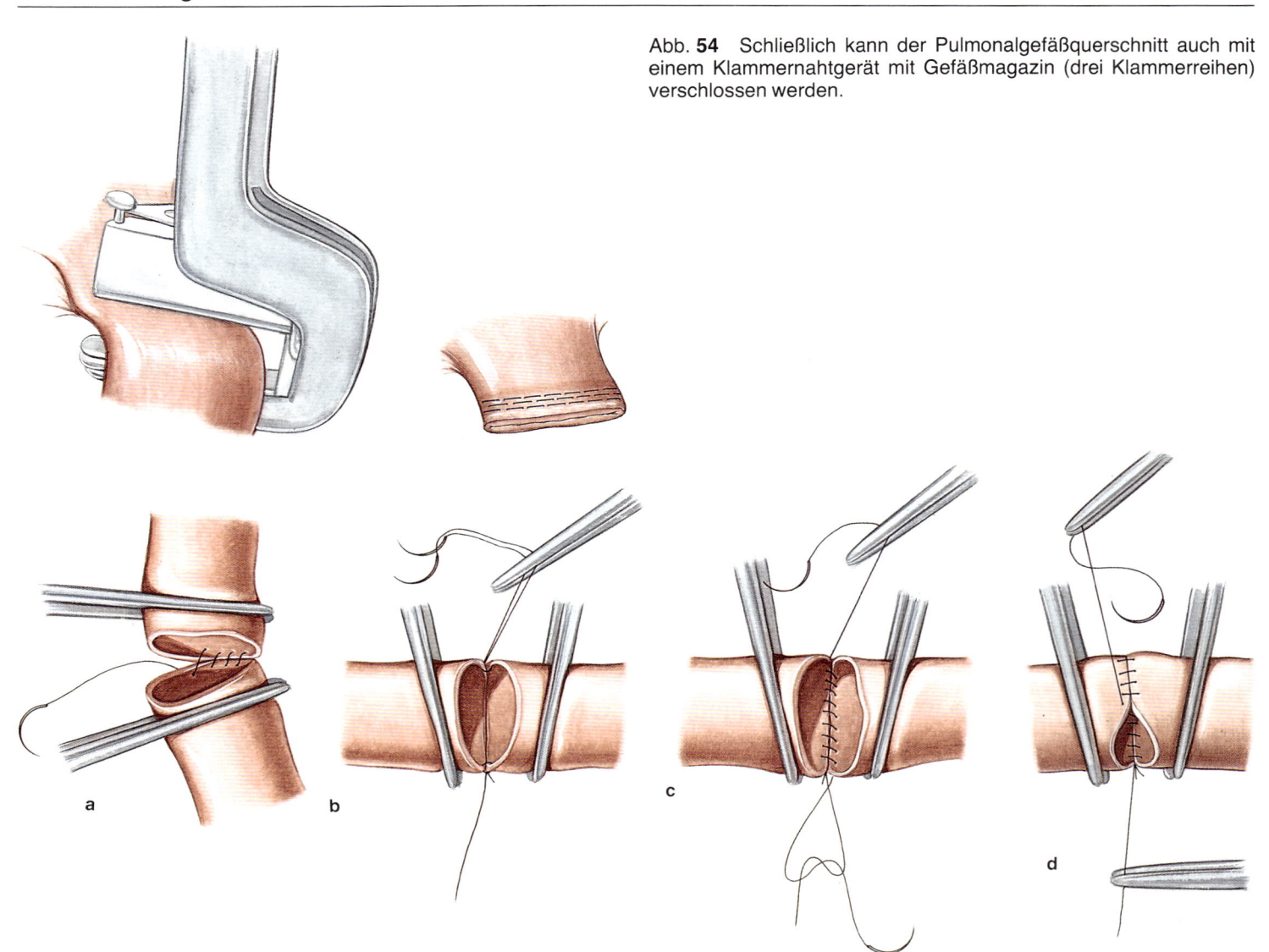

Abb. 54 Schließlich kann der Pulmonalgefäßquerschnitt auch mit einem Klammernahtgerät mit Gefäßmagazin (drei Klammerreihen) verschlossen werden.

Abb. 55 a−d Muß im Zuge eines parenchymerhaltenden Eingriffes (Manschettenresektion) ein tumorbefallenes Segment der A. pulmonalis reseziert werden (s. Abb. 99 u. 100), so wird die Gefäßrekonstruktion (End-zu-End-Anastomose) entweder durch einfache fortlaufende Naht (**a**) oder mit der sog. Doppelfadenmethode (**b, c, d**) durchgeführt: Dazu werden an zwei gegenüberliegenden Punkten der Gefäßzirkumferenz je ein Haltefaden gesetzt und geknüpft, von denen der eine an beiden Fadenenden je eine Nadel trägt (**b**). Nun wird mit einem Nadelfaden die Hinterwand der Gefäßanastomose fortlaufend genäht und bei Erreichen des zweiten Haltefadens mit diesem verknüpft (**c**). Anschließend wird mit dem zweiten Nadelfaden in gleicher Weise die Vorderwand in fortlaufender Nahttechnik rekonstruiert (**d**).

Allgemeines zur Präparation der Äste der A. pulmonalis

Die Äste der A. pulmonalis verlaufen in einer bindegewebigen Gefäßscheide, die durch lockere Faserzüge mit der Arterienwand verbunden ist. Die Lymphknoten, die dem Gefäßverlauf folgen und häufig auch in den Astgabeln lokalisiert sind, haben engen Bezug zur Gefäßscheide, können aber in der Regel mit ihr von der Gefäßwand abgeschoben werden. Gegenüber einer Tumorinvasion stellt die Gefäßscheide eine gewisse Barriere dar, so daß in Grenzsituationen auch tumorbefallene Lymphknoten vom Gefäß in einer noch gesunden Schicht abgelöst werden können. Nach abgelaufenen tuberkulösen Entzündungen der Lymphknoten ist die Gefäßscheide jedoch häufig derb verschwielt, wodurch in solchen Fällen die Präparation der Segmentarterien außerordentlich schwierig sein kann.

Präparation und Versorgung der Lungengefäße 183

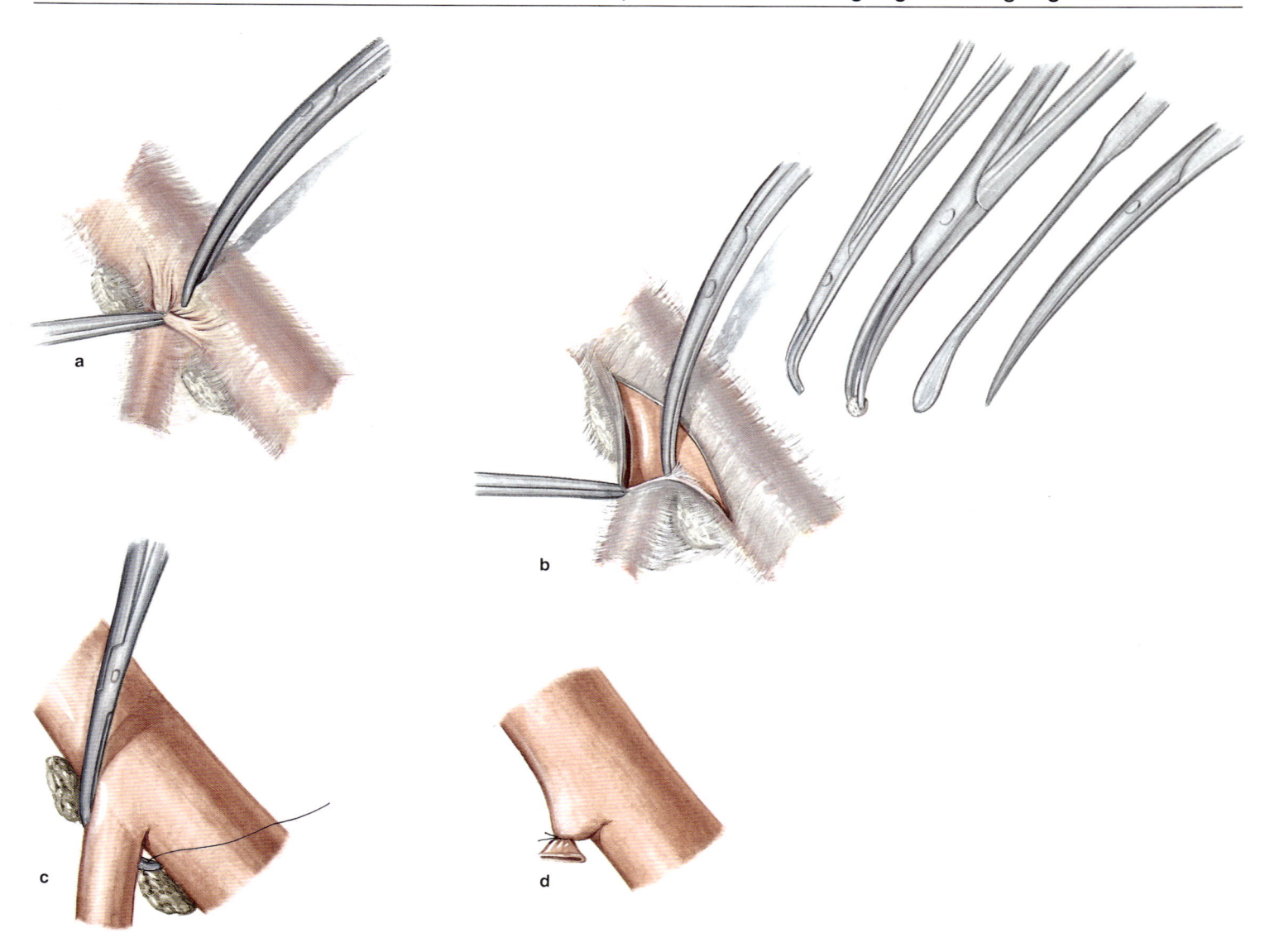

Abb. 56 a—d Unter normalen Umständen läßt sich die Gefäßscheide mit der Pinzette anheben und mit der Präparierschere eröffnen (a). Es ist dann möglich, die Gefäßwand durch wiederholtes Spreizen der Scherenbranchen weiter freizulegen und so den Arterienast ringsum darzustellen (b). Zur Präparation der Pulmonalisäste eignen sich neben der Präparierschere gebogene Präparierklemmen, kleine Stieltupfer, ein Präparierdissektor und – in schwierigen Fällen und in der Hand des Geübten – spitze, zarte, gut schneidende Scheren.
Soll ein abgehender Seitenast unterbunden werden, so wird er nach seiner Freilegung mit der Präparierklemme unterfahren, mit deren Branchen ein Faden gefaßt und unter dem Ast zur Ligatur durchgezogen (c). Zur Versorgung der Lappenarterien sowie speziell der Segmentarterien genügt in aller Regel je eine gut sitzende zentrale und periphere Ligatur (d).

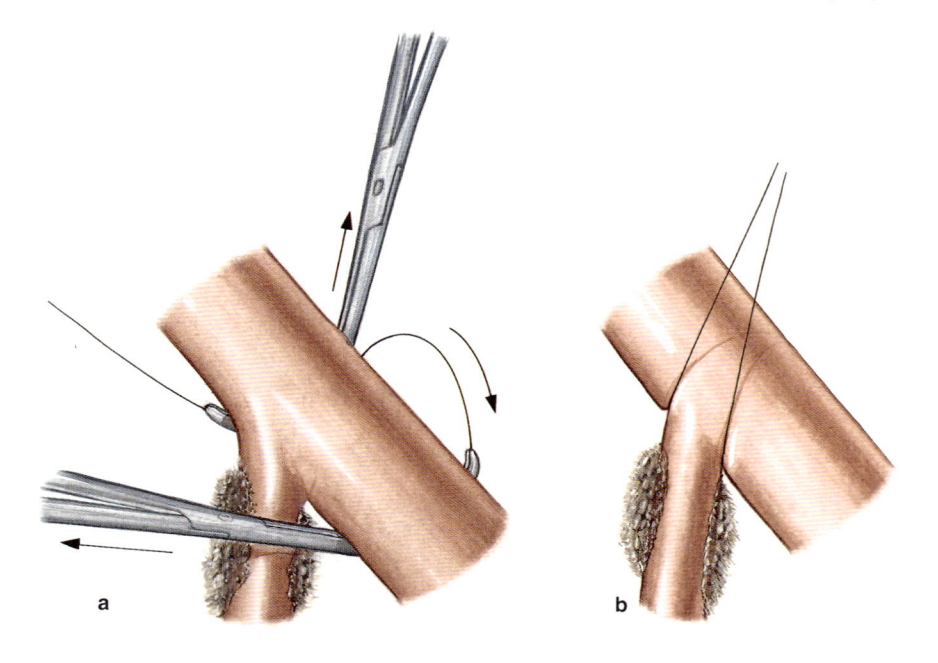

Abb. 57 a u. b Ist im Verlauf der Operation einer entzündlichen Erkrankung ein zu unterbindender Seitenast in seinem Anfangsteil aus dem verschwielten Gewebe nicht freizupräparieren, der Hauptast jedoch darzustellen, so ist mit der hier demonstrierten Technik die Ligatur des Seitenastes dennoch durchzuführbar: zunächst wird das Hauptgefäß zentral des zu unterbindenden Seitenastes mit der Präparierklemme unterfahren und der Ligaturfaden unter dem Hauptgefäß durchgezogen. Wiederholt man das gleiche Manöver distal des zu unterbindenden Seitenastes (in der Abbildung am gleichen Faden demonstriert), so liegt letztlich der Faden an der Abgangsstelle des Seitenastes (b) und kann hier geknotet werden. Jenseits der Ligatur wird der Ast durch die Schwiele hindurch durchtrennt.

184 Lunge

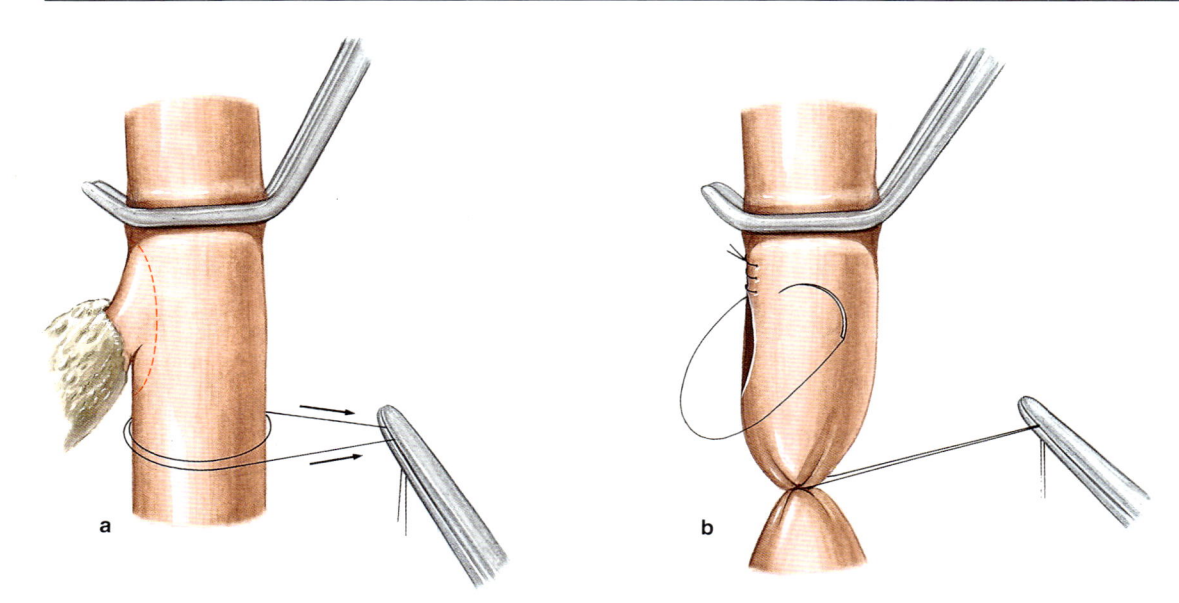

Abb. 58a u. b Reicht Tumorgewebe entlang des zu durchtrennenden Seitenastes nahe an das Stammgefäß heran, so ist ein radikales Vorgehen in manchen Fällen noch möglich, wenn es gelingt, die Ursprungsregion des Seitenastes aus der Wand des Stammgefäßes zu exzidieren. Dazu wird das Stammgefäß zentral mit einer Gefäßklemme geklemmt, während der Blutrückstrom aus der Peripherie durch einen doppelt um das Gefäß geschlungenen Tourniquetfaden, der bei entsprechendem Zug das Gefäß reversibel verschließt, unterbrochen wird. Der Wanddefekt im Stammgefäß kann in der Regel durch fortlaufende Naht verschlossen werden. Ist er – etwa nach Exzision des Truncus anterior, des ersten Astes der rechten A. pulmonalis aus dem Hauptstamm – zu groß, so ist auch das Einnähen eines Gefäßpatches möglich.

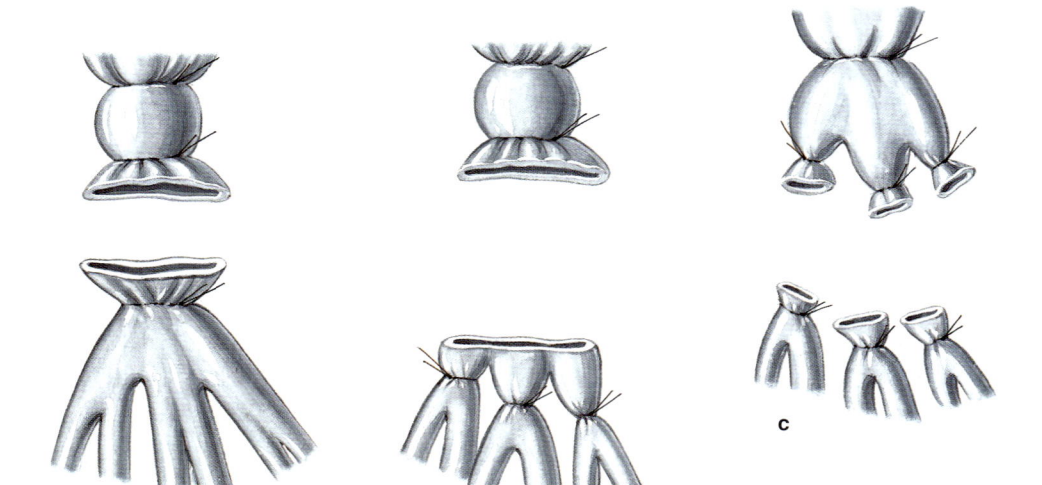

Abb. 59a–c Die Ligatur des Stammabschnittes der Lungenvenen erfolgt zentralwärts in gleicher Weise wie die des Pulmonalisstammes durch Ligatur und Durchstechungsligatur. Ist die Blutzufuhr zur Lunge noch intakt, so ist vor der Durchtrennung des Gefäßes eine periphere Ligatur zu setzen (**a**). Ist der Venenstamm relativ kurz, so kann die periphere Ligatur auch an den Ästen der Vene vorgenommen werden (**b**). Bei noch kürzerem Stumpf gelingt es manchmal, lediglich die erste zentrale Ligatur am eigentlichen Venenstamm zu plazieren, so daß die zweite zentrale Ligatur schon an den zuführenden Ästen gesetzt werden muß (**c**).

Verschluß des Bronchusstumpfes

Zum Verschluß des Bronchusstumpfes – speziell des Hauptbronchusstumpfes nach Pneumonektomie – ist eine ganze Reihe von Methoden angegeben worden, die in ihrer Effektivität weitgehend gleichwertig sind. Die verschiedenen Chirurgenschulen verwenden jeweils ihre eigene Technik. Aufgrund einer Umfrage im deutschsprachigen Raum haben sich fünf Verfahren als besonders häufig geübt erwiesen, die hier beschrieben werden sollen.

Heute wird wohl weitaus am häufigsten der Bronchusverschluß mit einem der handelsüblichen linearen Klammernahtgeräte durchgeführt. Diese Technik ist am rechten Hauptbronchus in aller Regel problemlos anzuwenden; liegt bei einer linksseitigen Pneumonektomie ein stark prominenter Aortenbogen vor, so bereitet die Applikation des Gerätes Lege artis möglichst weit zentral am Hauptbronchus nicht selten Schwierigkeiten: Besteht man in solchen Fällen auf einem Klammernahtverschluß des Hauptbronchus, so bleibt zwangsläufig ein langer Bronchusstumpf zurück. Auch bei Vorliegen hoch gewölbter, stark verkalkter oder gar verknöcherter Knorpelspangen ist der Klammernahtverschluß ebenso wie alle anderen Methoden, die den Paries membranaceus an den Paries cartilagineus fixieren (s. Abb. **61, 63, 64**) problematisch; bei solchen Verhältnissen ist die Methode nach Overholt (s. Abb. **62**) die günstigste Verschlußtechnik. Es müssen aus diesen, aber auch aus prinzipiellen Gründen in der thoraxchirurgischen Ausbildung zweifellos auch weiterhin die Techniken des manuellen Bronchusstumpfverschlusses geübt werden.

Klammernahtverschluß

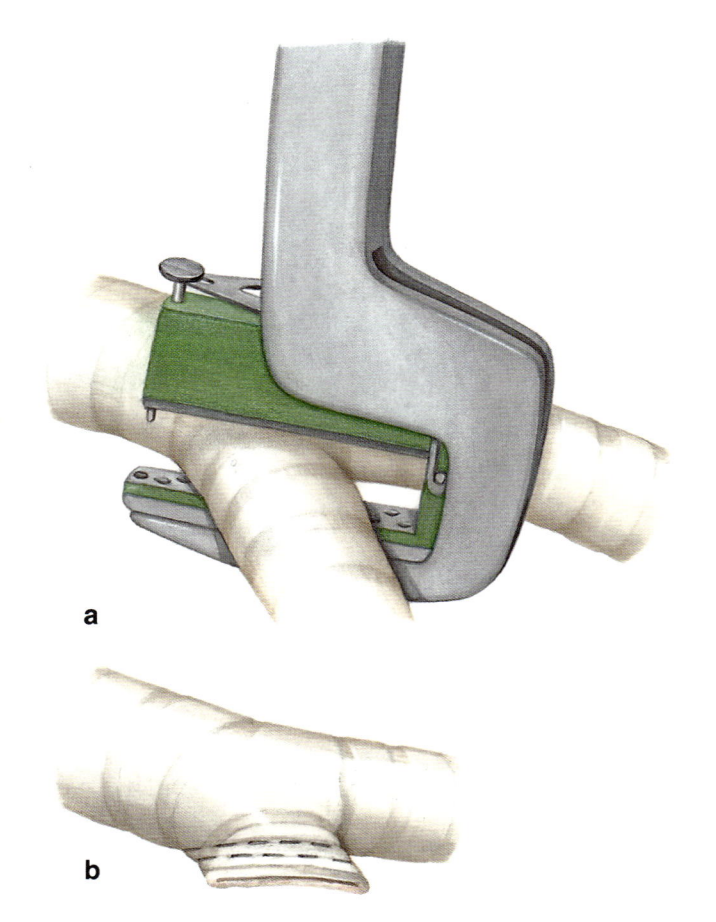

Abb. **60a u. b** Das Gerät ist bewußt nicht senkrecht auf die Achse des Hauptbronchus, sondern eher tracheaparallel plaziert dargestellt: klammert man quer zur Bronchusachse, so kann bei sehr unelastischem Knorpelgerüst des Hauptbronchus zwischen der Klammernahtreihe und der ersten proximal erhalten gebliebenen Knorpelspange eine beträchtliche Zugspannung auf das Lig. anulare auftreten, die dann leicht zum Einreißen des Bandes und damit zur Stumpfinsuffizienz führen kann (eigene Beobachtung). Diese Gefahr ist wesentlich gemindert, wenn die Klammerung schräg zur Achse des Hauptbronchus erfolgt.

Nach dem „Feuern" des Klammermagazins wird der Hauptbronchus unmittelbar distal des Magazins mit dem Skalpell durchtrennt und das Gerät anschließend geöffnet und entfernt.

Dichtigkeitsprobe durch passagere Überdruckbeatmung nach Eingießen von physiologischer NaCl-Lösung in die Resektionshöhle; „air leaks", kenntlich am Austreten von Gasbläschen aus dem Bronchusstumpf, werden mit Fibrinkleber gedichtet.

Technik nach Klinkenbergh

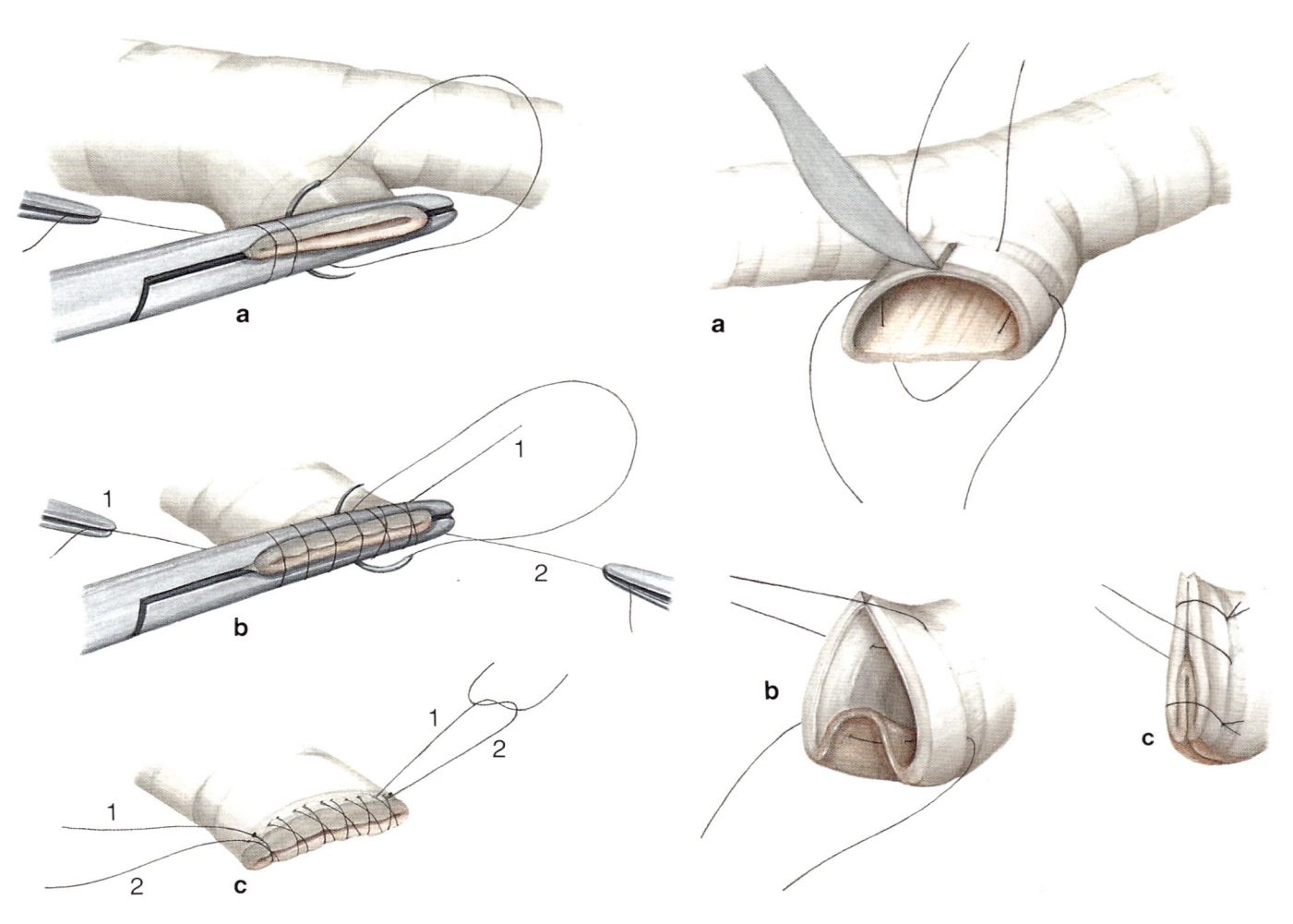

Technik nach Overholt

Abb. **61 a–c** Der Hauptbronchus wird mit einer atraumatischen Klemme quer verschlossen und distal der Klemme abgesetzt. Unter Mitfassen der Klemme wird je eine fortlaufende Naht von links nach rechts (**a**) und von rechts nach links (**b**) über den ganzen Hauptbronchusquerschnitt gelegt. Nach Entfernung der Klemme werden die Fadenenden gestrafft, der Bronchusstumpf dadurch verschlossen und schließlich die entsprechenden Fadenenden zu beiden Seiten des Stumpfes in sich verknotet (**c**).
Überdruckprobe.

Abb. **62 a–c** Entweder noch vor Absetzen des Hauptbronchus oder – bei Intubation mit einem Doppellumentubus – nach Durchtrennung desselben werden zwei Einzelknopfnähte in der in Abbildung **a** gezeigten Weise gelegt: Ein Faden wird quer durch das „Gewölbe" des Paries cartilagineus des Hauptbronchus symmetrisch zur Hauptachse hindurchgeführt. Der zweite Faden wird weiter dorsal in die knorpelige Bronchuswand eingestochen, durch das Lumen und den Paries membranaceus nach außen geführt und anschließend symmetrisch zu diesem Fadenverlauf wieder durch den Paries membranaceus in das Bronchuslumen ein- und schließlich durch die Seitenwand wieder ausgestochen. Vor Knüpfen der Fäden wird die letzte Knorpelspange am höchsten Punkt ihrer Wölbung mit dem Skalpell inzidiert, wobei darauf zu achten ist, die darunterliegende Mukosa nicht zu verletzen (**a**). Strafft man nun zunächst den vorne liegenden Faden, so wird der Paries cartilagineus gefaltet (**b**). Bei Knoten des dorsalen Fadens wird die membranöse Wand in das Bronchuslumen eingeschlagen und die Faltung der Knorpelwand komplettiert (**c**). In vielen Fällen ist schon mit diesen zwei Einzelknopfnähten ein sicherer, absolut luftdichter Verschluß gegeben. Bei Bedarf kann der Stumpf noch durch ein oder zwei zusätzliche Einzelknopfnähte gesichert werden.
Überdruckprobe.

Technik, die einen besonders kurzen Bronchusstumpf ergibt

Technik nach Pichlmayr und Schildberg

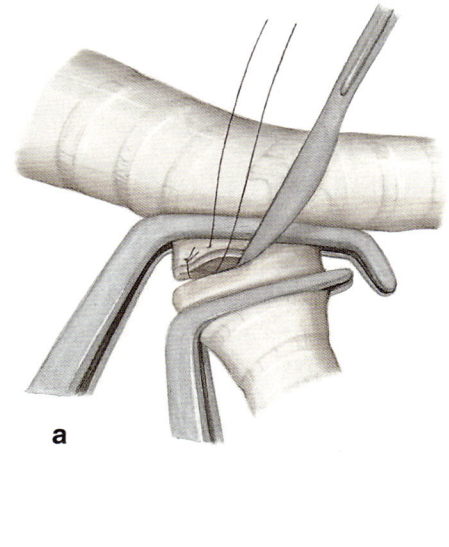

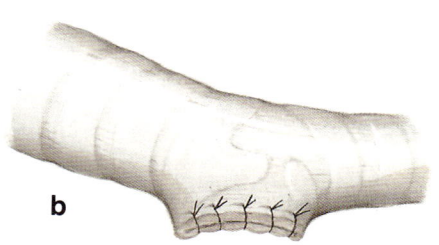

Abb. 63 a u. b Eine atraumatische Klemme wird unmittelbar am trachealen Abgang des Hauptbronchus gesetzt (**a**) und der Bronchus etwa 5 mm distal der Klemme so durchtrennt, daß die Lefze des Paries membranaceus den Schnittrand der knorpeligen Wand etwas überragt. Der Bronchusstumpf wird dann durch eine Einzelknopfnahtreihe verschlossen.
Überdruckprobe.

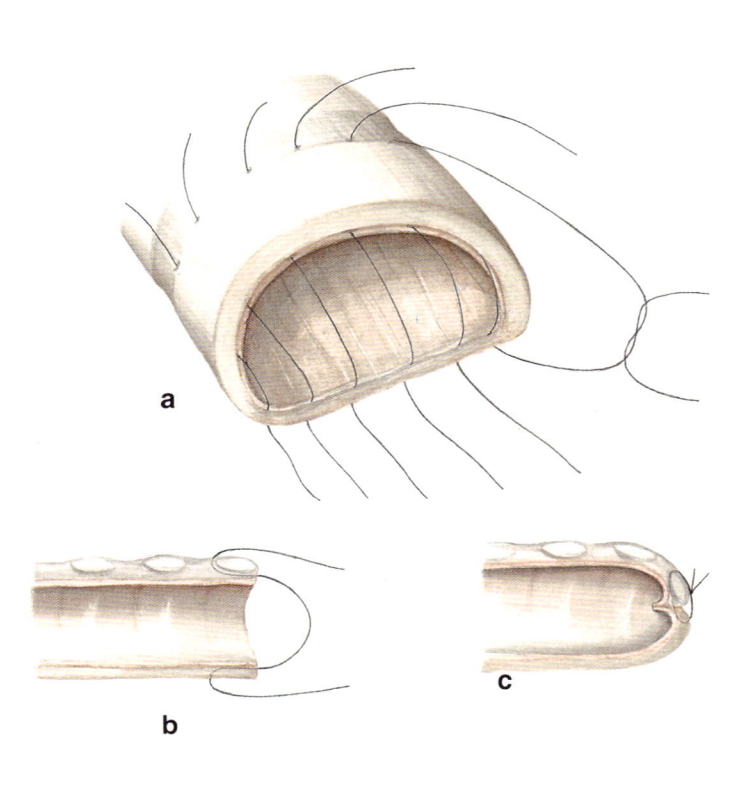

Abb. 64 a–c Nach querer Durchtrennung des Hauptbronchus werden 5–6 Einzelnähte so gestochen, daß sie die letzte Knorpelspange umfassen und extramukös den Schnittrand erreichen; auch die membranöse Wand wird extramukös gefaßt (**a** u. **b**). So wird durch Knoten der Nahtreihe eine Adaptierung der Mukosaränder erreicht und eine intraluminäre Lage der Fäden, die zur Infektion der Stichkanäle führen könnte, vermieden.
Überdruckprobe.

Der Verschluß von Lappen- oder Segmentbronchien

Lappen- doer Segmentbronchusstümpfe werden sicher durch eine Einzelnahtreihe verschlossen; finden sich bei der Überdruckprobe einzelne „air leaks", so ist die endgültige Abdichtung mit Fibrinkleber zu erzielen.
(Zu den speziellen Verschlußvarianten des rechten Oberlappenbronchus s. Abb. **151**.)

Verletzungen, spezielle Erkrankungen und Behandlungsmethoden

Verletzungen der Lunge und der großen intrathorakalen Atemwege

Ziele und Methoden

Verletzungen der Lunge durch stumpfe Gewalteinwirkung

Stumpfe Thoraxtraumen führen häufig zu Kontusionen des Lungenparenchyms, seltener zu intraparenchymalen Hämatomen; diese Veränderungen erfordern nur ganz ausnahmsweise eine operative Intervention. Ist hingegen eine Parenchymruptur eingetreten, so kann es durch gleichzeitiges Einreißen eines größeren Gefäßastes und eines benachbarten Bronchus zu beträchtlichen Blutungen in das Bronchialsystem mit der Gefahr der massiven Blutaspiration in andere Lungenabschnitte kommen. Die unverzüglich durchzuführende Bronchoskopie läßt grob die Lokalisation der Blutungsquelle erkennen und gibt die Möglichkeit, den blutenden Bronchialast temporär entweder mit Surgicel zu tamponieren oder mit Hilfe eines Fogarty-Katheters zu blockieren. Solche Tamponaden können ohne Bedenken über 24 Stunden belassen werden.

Ausgedehnte Rupturen des Lungenparenchyms oder Anspießungen durch Rippenfragmente führen zum Hämato- und/oder Pneumothorax. In diesen Fällen ist grundsätzlich eine Thoraxdrainage zu legen; dadurch ist in der Regel eine rasche Wiederausdehnung der Lunge und in der Folge das Sistieren von Blutung und Luftaustritt zu erreichen. Bei kontinuierlichem größerem Blutverlust (mehr als 300 ml/Stunde) über den Drain durch mehrere Stunden oder Auftreten der Symptome einer Hypovolämie ist – nach Ausschluß einer anderen Blutungsquelle – die Thorakotomie indiziert. Ziel der operativen Intervention ist die Blutstillung und die Versorgung von größeren Luftfisteln bei möglichster Erhaltung des verletzten Parenchyms. Nur ausgedehnt zerrissene Lungenanteile oder solche, deren venöser Abfluß nicht zu erhalten ist, werden entfernt.

Bei einem rasch sich ausbreitenden Weichteilemphysem oder starkem Luftaustritt durch die Bülau-Drainage und Persistieren des Lungenkollapses auch bei entsprechender Saugung besteht der Verdacht auf eine Ruptur im Bereich der großen Atemwege. Die Bronchoskopie klärt Lokalisation und Ausdehnung der Verletzung; in der Regel ist die Versorgung der Verletzung ohne besondere Schwierigkeiten möglich. Zur Wahl des operativen Zuganges s. Abb. **66**.

Offene Verletzungen

Stich- oder Schußverletzungen des Lungenparenchyms können (abgesehen von der Wundversorgung im Haut- und Weichteilbereich und der Anlage einer Bülau-Drainage) häufig konservativ behandelt werden. Besteht jedoch der Verdacht auf Mitverletzung des Lungenhilus, des Herzens oder der großen Gefäße, so ist die rasche operative Revision erforderlich.

Indikationen

Absolute Indikationen

Massive Blutung, ausgedehnte Rupturen des Lungenparenchyms, Bronchusab- oder -einriß.

Relative Indikationen

Mäßige Blutung, Stich- oder Schußverletzungen.

Kontraindikationen

Keine.

Operationsrisiko und Aufklärungshinweise

Da es sich fast immer um Notfallsituationen handelt, ist häufig keine Aufklärung möglich. Die Drainagebehandlung einer mäßigen Blutung oder Parenchymfistel ist ohne Risiko für den Patienten.

Spezielle Vorbereitungen

Bei Vorliegen eines Hämato- und/oder Pneumothorax: Bülau-Drainage. Bei massivem Luftaustritt aus der Drainage oder Blutung in das Bronchialsystem: Bronchoskopie.

Narkose: Intubationsnarkose, Doppellumentubus.

Lagerung: Je nach Zugang Rücken- bzw. Seitenlagerung.

Zugangsweg: s. Abb. **66**.

Verletzungen der Lunge und intrathorakalen Atemwege

Arbeitsschritte

1 Bei Vorliegen eines Hämato- und/oder Pneumothorax: Legen einer ausreichenden *Thoraxdrainage* (1–2 Drains).
2 Bei einem rasch sich ausbreitenden Weichteilemphysem, einem massivem Luftaustritt aus der Drainage oder einer Blutung in das Tracheobronchialsystem: *Bronchoskopie* (Nachweis einer Atemwegsruptur, Lokalisation der Blutungsquelle, evtl. Tamponade des entsprechenden Segmentbronchus.)
3 Massive Blutung aus der Thoraxdrainage (mehr als 300 ml/Stunde über einige Stunden) oder Bronchusruptur: *Thorakotomie*
  a) exakte Exploration,
  b) Versorgung der Blutungsquelle und/oder der Bronchialverletzungen,
  c) Resektion ausgedehnter zerrissener Lungenabschnitte.
4 Mäßige Blutung, geringer Luftaustritt aus der Drainage: *Zuwarten*.

Spezielle Technik

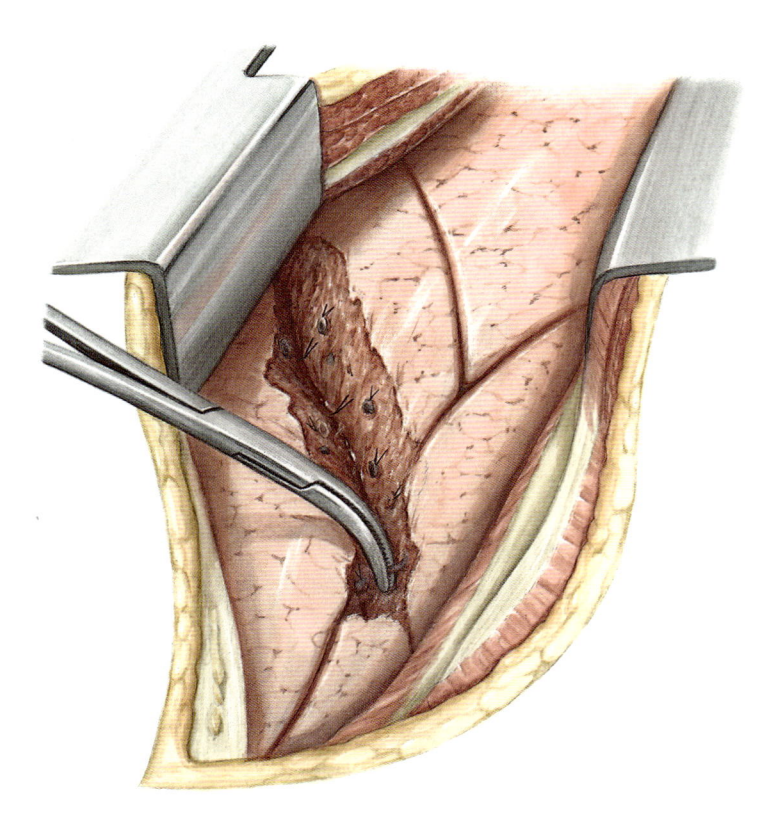

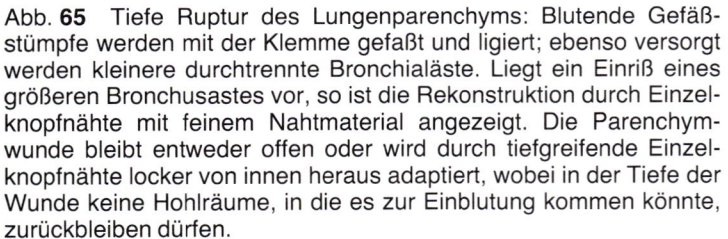

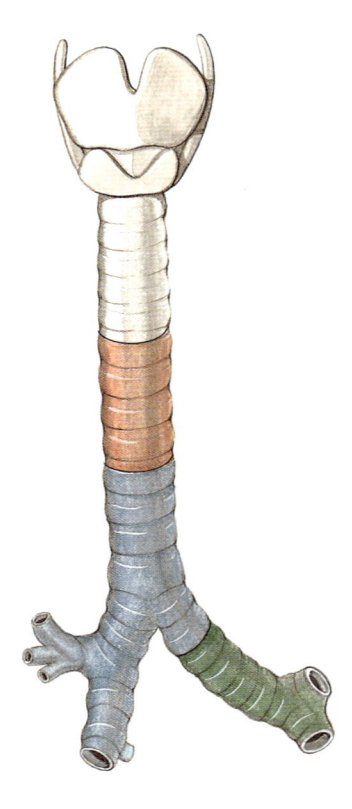

Abb. 65 Tiefe Ruptur des Lungenparenchyms: Blutende Gefäßstümpfe werden mit der Klemme gefaßt und ligiert; ebenso versorgt werden kleinere durchtrennte Bronchialäste. Liegt ein Einriß eines größeren Bronchusastes vor, so ist die Rekonstruktion durch Einzelknopfnähte mit feinem Nahtmaterial angezeigt. Die Parenchymwunde bleibt entweder offen oder wird durch tiefgreifende Einzelknopfnähte locker von innen heraus adaptiert, wobei in der Tiefe der Wunde keine Hohlräume, in die es zur Einblutung kommen könnte, zurückbleiben dürfen.

Abb. 66 Schema des Tracheobronchialbaumes zur Wahl des operativen Zugangsweges bei Verletzungen in den entsprechenden Abschnitten:
weiß – zervikaler Zugang
rot – mediane Sternotomie
blau – Thorakotomie rechts
grün – Thorakotomie links

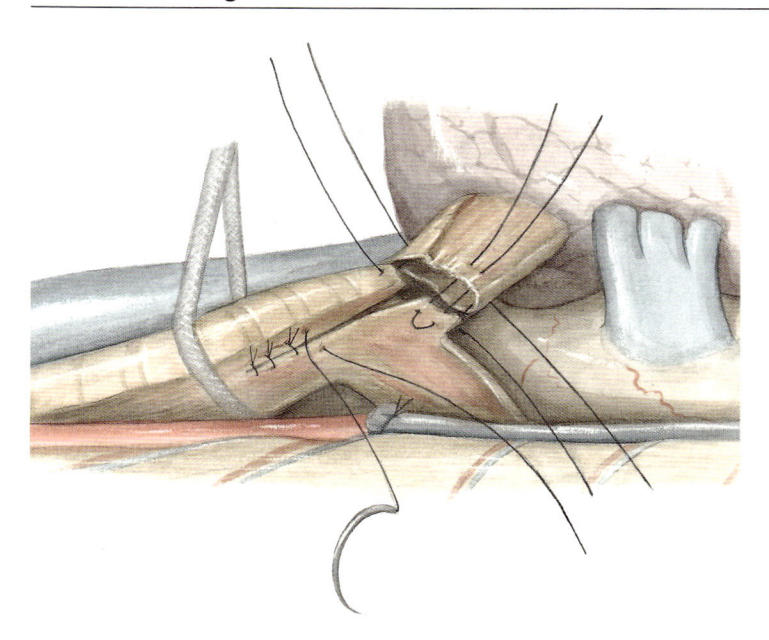

Abb. 67 Abriß des rechten Hauptbronchus mit Längseinriß des Paries membranaceus der Trachea. Zur Freilegung der Verletzung wird die mediastinale Pleura inzidiert, falls erforderlich die V. azygos ligiert und durchtrennt. Der zumeist unverletzt vorliegende N. vagus ist während der Präparation zu schonen. Gelegentlich ist es notwendig, stärker lazerierte Anteile der Bronchialwand zu resezieren. Naht der Verletzung in Einzelknopftechnik.

Tumoren, Entzündungen, Zysten und Mißbildungen der Lunge

Technik der Lungenresektion

Ziele und Methoden

Die verschiedenartigsten Lungenerkrankungen erfordern zu ihrer Therapie eine Resektionsbehandlung wie etwa:

1. Tumoren:
   a) primäre maligne Tumoren des Bronchialsystems,
   b) primäre benigne Tumoren des Bronchialsystems und der Lunge,
   c) sekundäre (metastatische) Tumoren der Lunge.
2. Entzündungen:
   a) Bronchiektasen,
   b) therapieresistente tuberkulöse Kavernen,
   c) Tuberkulome,
   d) Aspergillome,
   e) durch ausgedehnte spezifische oder nichtspezifische Entzündungen weitgehend zerstörte Lungenanteile (destroyed lung).
3. Lungenzysten unterschiedlicher Genese.
4. Mißbildungen:
   a) Lungensequestration,
   b) pulmonale arterio-venöse Fisteln, wenn ein funktionell relevanter Shunt besteht,
   c) lobäres Emphysem beim Neugeborenen,
   d) adenoidzystische Malformation.

Ziel jeder Resektionsbehandlung ist die komplette Entfernung des pathologischen Prozesses bei möglichster Schonung funktionstüchtiger Parenchymanteile.

Die Methoden reichen von der erweiterten Pneumonektomie über die Bilobektomien (rechts), die Entfernung einzelner Lappen oder Lungensegmente bis zur sparsamen Keilexzision aus dem Lungenparenchym.

Das *Bronchialkarzinom* erfordert großzügige Resektionen, die bis hin zur erweiterten Pneumonektomie unter Mitentfernung von Teilen der Brustwand, des Zwerchfells, des Herzbeutels, des linken Vorhofes, der V. cava superior oder der Trachealbifurkation ausreichende Sicherheitsabstände vom Tumor berücksichtigen. Die sorgfältige mediastinale Lymphadenektomie ist beim zentralen Bronchialkarzinom obligat, beim peripheren Tumor dann, wenn prä- oder intraoperativ der Verdacht des Befalls von Hiluslymphknoten vorliegt oder gesichert werden konnte.

In jedem Fall ist die Möglichkeit zu prüfen, ob ohne Einschränkung der Radikalität durch bronchoplastische Operationsverfahren (Manschettenresektion) funktionstüchtiges Lungenparenchym erhalten werden kann. Solche Verfahren sind jedoch nur dann durchzuführen, wenn durch die Möglichkeit intraoperativer Schnellschnittuntersuchungen histologisch die Tumorfreiheit der Resektionsränder am Bronchialsystem gesichert werden kann.

Benigne Tumoren werden aus dem Lungenparenchym mit einem schmalen Gewebssaum exzidiert, bei zentralem intrabronchialem Sitz durch ein möglichst parenchymerhaltendes Verfahren reseziert.

Bei den *entzündlichen Erkrankungen* hat die Lungentuberkulose ihre ursprüngliche Bedeutung für die Chirurgie weitgehend verloren. Tuberkulome werden häufig aus Indikationen, die sich aus der „Rundherdproblematik" ergeben, entfernt. Die nur mehr selten beobachteten Bronchiektasien stellen weiterhin eine Operationsindikation dar. Lungenabszesse sind primär internistisch zu versorgende Erkrankungen und erfordern eine hochdosierte antibiotische Behandlung; nur selten ist eine perkutane Drainage oder, bei weitgehender Zerstörung eines Lappens (destroyed lung), die Entfernung der entsprechenden Areale erforderlich. *Zystische Veränderungen* – häufig in der Oberlappenspitze gelegen – führen vorwiegend bei jungen Erwachsenen zum sog. idiopathischen Spontanpneumothorax und erfordern bei Rezidivierung die operative Sanierung. Eingriffe zur Verbesserung der Lungenfunktion beim großen bullösen Emphysem stellen schwierigste indikatorische und auch technische Probleme dar.

Von den *Fehlbildungen* der Lungen haben Hypoplasie und das Bronchusrudiment chirurgische Bedeutung, insbesondere bei Spätkomplikationen infolge eingetretener Infektionen.

Mißbildungen, die das Gefäßsystem betreffen, sind arteriovenöse Pulmonalisaneurysmen oder atypische Gefäßversorgungen, z. T. in Kombination mit einer Lungensequestration. Unvollständig ausgebildete oder zystische Bronchien des Sequesters ohne Anschluß an das Bronchialsystem und eine Gefäßversorgung aus dem großen Kreislauf mit differentem Rückstrom in die Lungen oder die Kavastrombahn charakterisieren diese Fehlbildung.

Morbus coerulens beim A.-V. Aneurysma und Zeichen der Infektion bei der Sequestration erfordern die Operation.

Eine wichtige prinzipielle Frage ist die nach der für Lungenresektionen günstigsten Beatmungsmethode: Grundsätzlich können alle Lungenresektionen unter orotrachealer Intubation durchgeführt werden. Wählt der Anästhesist geeignete Beatmungsvolumina und -frequenzen, so gelingt es, die Lunge, an der operiert werden soll, in einem mittleren Blähungszustand zu halten, wodurch eine ausreichende Sicht zur Präparation am Hilus und in den Interlobien gewährleistet ist. Bei dieser Intubationsform kann allerdings nach Eröffnung des Bronchialsystems relativ viel Atemgas entweichen und Blut aus dem Operationsfeld in die Atemwege eindringen; solche Phasen des Eingriffs erfordern hohe Aufmerksamkeit und eine optimale Zusammenarbeit des gesamten Operationsteams. Zum Nahtverschluß des Bronchusstumpfes ist mit dem Anästhesisten ein Wechsel zwischen Beatmungsstillstand (zum Setzen und Knüpfen der Nähte) und Beatmungsphase (während der der noch offene Bronchusstumpf passager durch einen Stieltupfer verschlossen wird) abzustimmen.

Die besten Bedingungen während des gesamten Operationsverlaufes erzielt man durch Beatmung des Patienten über einen Doppellumentubus moderner Bauweise. Damit kann während des Eingriffs die zu operierende Lunge luftleer gehalten und der Bronchusstumpfverschluß unter übersichtlichsten Bedingungen und ohne jede Eile durchgeführt werden.

Die Beatmungsprobleme bei Eingriffen an den großen Atemwegen werden später besprochen (s. S. 251).

Indikationen

Absolute Indikationen

1. *Tumoren:* maligne Tumoren; benigne Tumoren des Bronchialsystems, wenn sie zur Obstruktion oder Blutung führen; Lungenmetastasen, wenn Aussicht auf Kuration besteht.
2. *Entzündungen:* „destroyed lung"; Bronchiektasien, wenn die konservativen Therapiemöglichkeiten ausgeschöpft sind.
3. *Lungenzysten:* wenn gesundes Parenchym durch Kompression funktionell beeinträchtigt wird; mehrfach rezidivierender Spontanpneumothorax.
4. *Mißbildungen:* lobäres Emphysem; adenoid-zystische Malformation; Lungensequestration mit entzündlichen Komplikationen.

Relative Indikationen

Alle übrigen auf S. 191 angeführten Erkrankungen.

Kontraindikationen

Präoperativ bekannte Inoperabilität eines Tumors; zu geringe Atemreserve, allgemein-internistische Kontraindikationen.

Operationsrisiko und Aufklärungshinweise

Letalität (altersabhängig): Pneumonektomie 5–10%, Lobektomie 2–7%.

Bronchusstumpfinsuffizienz: 0,5–5%.

Leistungsminderung in Abhängigkeit vom Ausmaß der Parenchymreduktion. Möglichkeit der Läsion des N. recurrens bei Tumorpneumonektomie links.

Spezielle Vorbereitungen

Präoperative Abklärung von Dignität, Lokalisation und Ausdehnung der Erkrankung mit allen zur Verfügung stehenden Methoden. Berechnung der nach dem vorgesehenen Eingriff verbleibenden Lungenfunktion, wobei eine unvorhergesehen notwendige Erweiterung der Resektion mit berücksichtigt werden muß.
Feststellung der allgemein-internistischen Operationsfähigkeit des Patienten.
Bei Eingriffen an den großen Atemwegen: detaillierte Planung des wahrscheinlichen Operationsverlaufes und der erforderlichen Beatmungstechnik gemeinsam mit dem Anästhesisten.

Komplikationen und deren Therapie

Nachblutung

In den ersten postoperativen Stunden kann durch Abgehen einer schlecht placierten Ligatur vom Stumpf eines der großen Gefäße (zumeist der A. pulmonalis) eine Massenblutung auftreten. Nur die sofortige Wiedereröffnung des Thorax ohne Umlagerung des Patienten aus dem Bett und ohne weitere Vorbereitung bietet eine Chance zur Beherrschung der Situation. Eine Kompresse o. ä. – notfalls auch unsteril! – wird manuell auf die Hilusregion (die vermutliche Gegend der Blutung) gedrückt und so eine erste Blutstillung erreicht. Nun kann der Blutverlust ersetzt und der Patient, immer mit der Hand des Operateurs im Thorax, in den Operationssaal gebracht werden, wo die endgültige Versorgung erfolgt.

Sickerblutungen

Besonders nach Pneumonektomie können innerhalb der ersten 48 Stunden kleinere Blutungen aus vaskularisierten Adhäsionsbezirken (häufig im Bereich der Pleurakuppel), aus Ästen der A. bronchialis oder aus Interkostalarterien zur Rethorakotomie zwingen.

Bronchusstumpfinsuffizienz (besonders nach Pneumonektomie)

Die Frühinsuffizienz noch während des stationären Aufenthaltes erfordert eine notfallmäßige Rethorakotomie zur Sekundärnaht des Stumpfes.
Eine Spätinsuffizienz kann mehrere Wochen bis Monate postoperativ auftreten und führt – vom Patienten häufig zuerst nicht wahrgenommen – zur chronischen Infektion der Pleurahöhle (Therapie s. S. 269ff).

Extraperikardiale Pneumonektomie links

Narkose: Intubationsnarkose, Doppellumentubus.

Lagerung: Kontralaterale Seitenlage.

Zugangsweg: s. S. 171, 176.

Arbeitsschritte

1. Postero- oder anterolaterale Thorakotomie.
2. Lösung von evtl. Adhäsionen.
3. Genaue Exploration der Lunge und der Pleurahöhle.
4. Einsendung von evtl. Ergußflüssigkeit zur zytologischen Schnelluntersuchung.
5. Inzision der Pleura an der Hilusvorderseite, die im weiteren nach kranial, dorsal und kaudal fortgesetzt wird.
6. Präparation und Anschlingung der oberen Lungenvene.
7. Darstellen und Anschlingen der A. pulmonalis.
8. Durchtrennung des Lig. pulmonale, Darstellen und Anschlingen der unteren Lungenvene.
9. Feststellung der radikalen Resektabilität des Prozesses.
10. Ligatur oder Klammerung und Durchtrennung der großen Gefäße in beliebiger Reihenfolge.
11. Präparation des Hauptbronchus (beim Karzinom unter penibler Ausräumung der Lymphknoten bis in die Trachealbifurkation und in den linken Tracheobronchialwinkel).
12. Durchtrennung des Hauptbronchus.
13. Bronchusstumpfverschluß mit Dichtigkeitsprüfung und evtl. Stumpfdeckung mit Pleura- oder Interkostalmuskellappen.
14. Revision des Operationsgebietes auf Bluttrockenheit.
15. Einlegen einer basalen Thoraxdrainage.
16. Thorakotomieverschluß.

Spezielle Technik

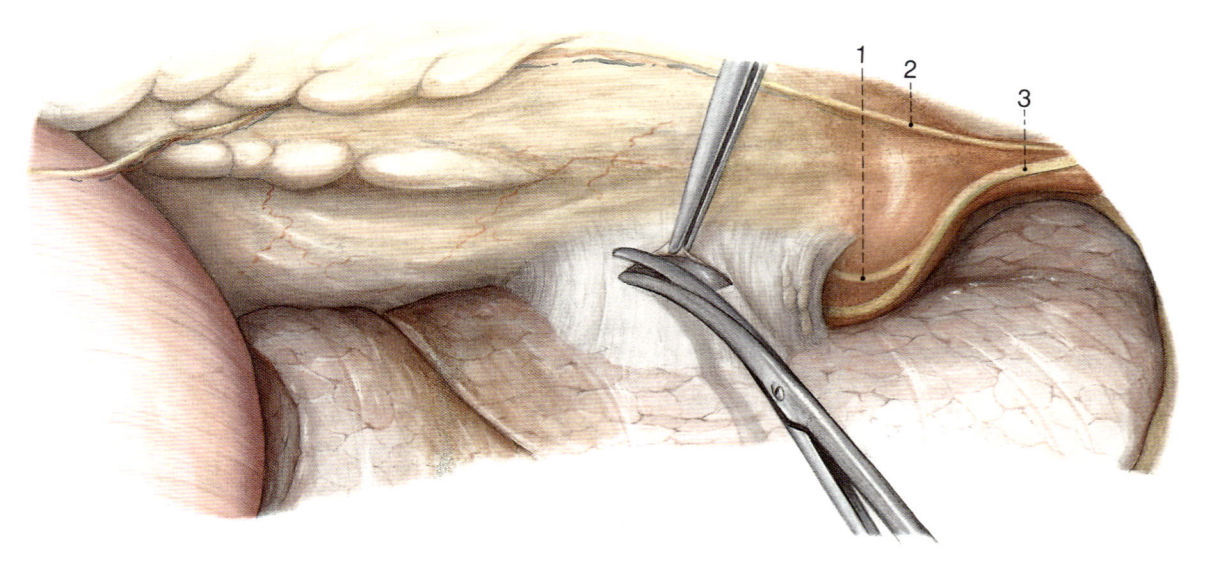

1 N. laryngeus recurrens
2 N. phrenicus
3 N. vagus

Abb. 68 Inzision der Pleura an der Vorderfläche des Lungenhilus. Cave: Bei Vorliegen von Verwachsungen kann der N. phrenicus weit an die Lunge herangezogen sein; bei unklaren Verhältnissen wird der N. phrenicus kranial des Hilus aufgesucht und präparierend nach kaudal verfolgt.
Darstellen der Vorderfläche der oberen Lungenvene.

194   Lunge

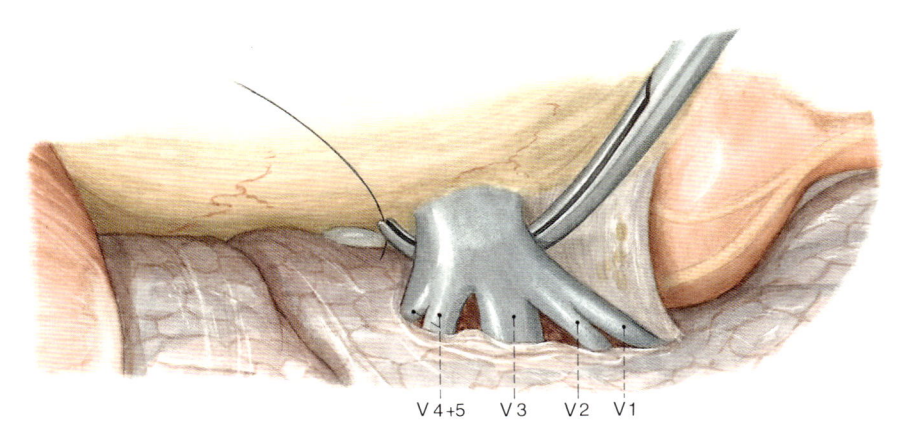

Abb. 69 Nach dem Freilegen des kranialen und kaudalen Randes der oberen Lungenvene wird das Gefäß entweder mit dem Zeigefinger oder mit der Präparierklemme (die dabei wiederholt geöffnet, zurückgezogen und geschlossen wieder vorgeschoben wird) unterfahren und ein Anschlingungsfaden hinter dem Gefäß durchgezogen. Grundsätzlich ist wegen der größeren Elastizität der Venenwand die Gefahr einer Verletzung der Lungenvenen im Zuge der Präparation gering.

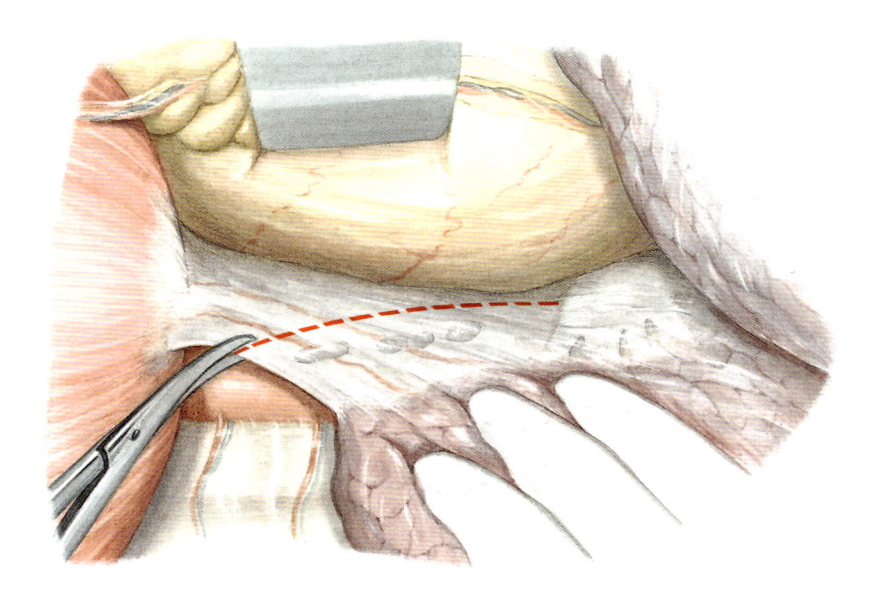

Abb. 70 Der Unterlappen wird kranialwärts gezogen und das Lig. pulmonale dargestellt. Durchtrennung des Bandes, wobei bei Tumorresektionen die hier gelegenen Lymphknoten sorgfältig dem Präparat zugeschlagen oder gesondert entnommen werden. Aus Gründen des Staging ist es wichtig, die Entnahmestellen der einzelnen, im Zuge der Operation entfernten Lymphknotengruppen genau zu bezeichnen. Im Lig. pulmonale verlaufen regelmäßig 1–2 Arterienäste, die durch Ligatur oder Diathermiekoagulation versorgt werden.

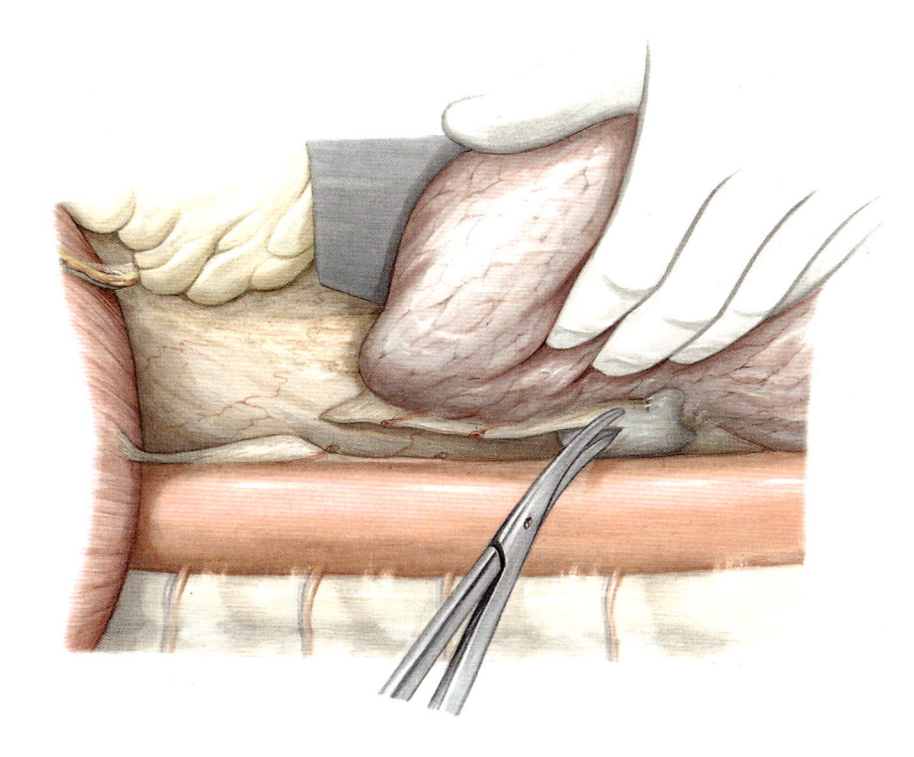

Abb. 71 Der Unterlappen wird nun ventralwärts gezogen. Aufsuchen der unteren Lungenvene, die die kraniale Begrenzung des Lig. pulmonale und gleichzeitig den unteren Hiluspol bildet. Das Gefäß wird zirkulär freigelegt.

Extraperikardiale Pneumonektomie links

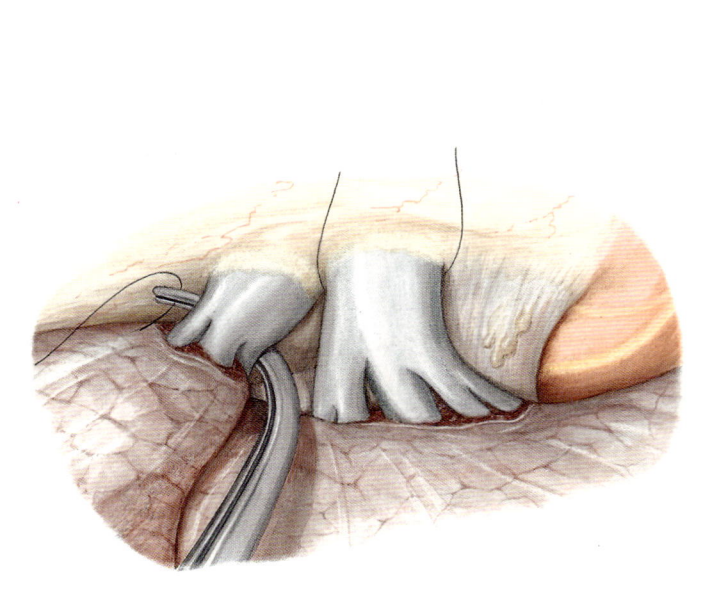

Abb. 72 Unterfahren und Anschlingen der unteren Lungenvene. Nun folgt die Präparation der A. pulmonalis: Die Ventralfläche des Gefäßes ist im Hilus in der Regel durch eine dickere Schicht von Bindegewebe, Fett, Lymphknoten und -gefäßen überlagert (s. Abb. 69 u. 88); daher ist das Aufsuchen der Pulmonalarterie an der Dorsalseite des Oberlappenhilus einfacher und sicherer. Grundsätzlich ist die Wand der A. pulmonalis wesentlich vulnerabler als die der Lungenvenen. Cave: Kleinere Verletzungen neigen bei unkontrollierten Abklemmversuchen zum weiteren Einreißen, häufig in zentraler Richtung.

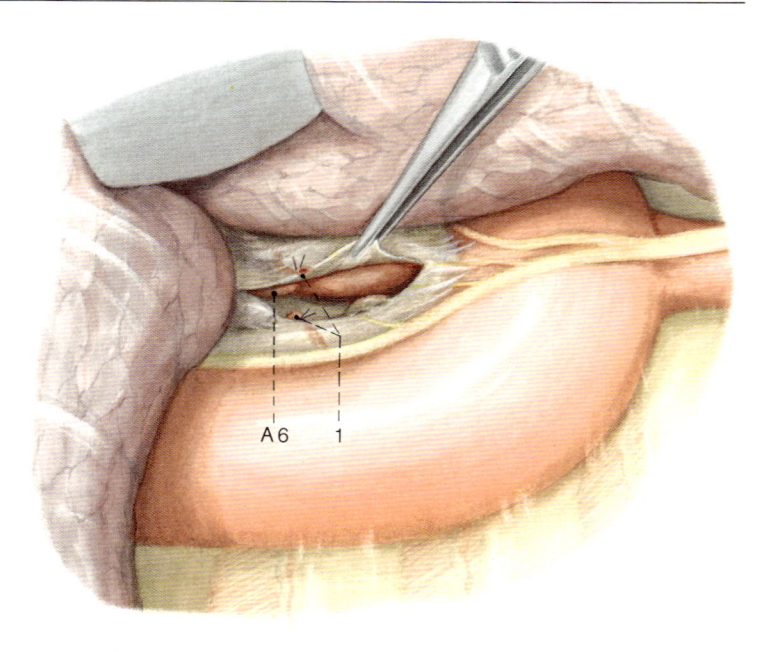

Abb. 73 Der Oberlappen wird durch die Assistenz ventralwärts gezogen; Inzision der Pleura an der Dorsalseite des Lungenhilus, Abschieben oder gesonderte Entnahme der hier regelmäßig vorliegenden Lymphknoten, Durchtrennung der Vagusäste zum Oberlappen. Nun kann die Dorsalfläche der A. pulmonalis, aus der keine Segmentarterien entspringen, aufgesucht und, mit dem Zeigefinger stumpf präparierend, zentralwärts freigelegt werden.

1 A. bronchialis

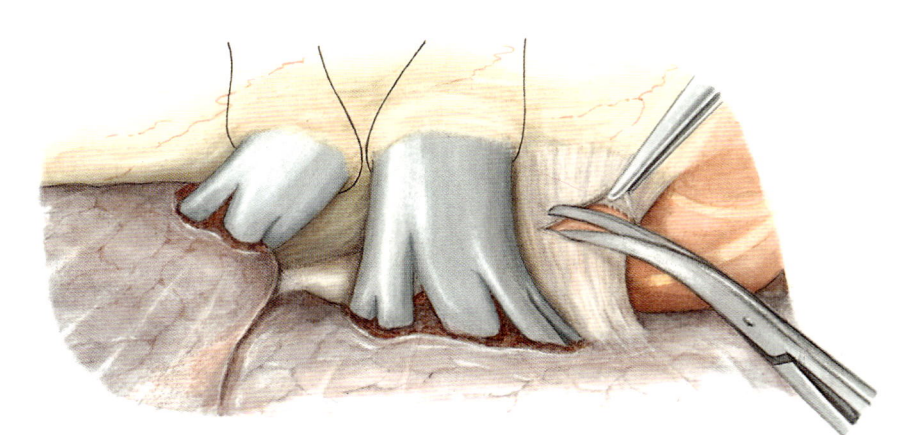

Abb. 74 Nach der vorbereitenden Präparation von dorsal ist es zumeist nicht mehr schwierig, die kraniale Zirkumferenz und die Vorderfläche des zentralen Pulmonalisabschnittes freizulegen. Kritisch bleibt die Darstellung der kaudalen Zirkumferenz, die häufig vom Oberrand der oberen Lungenvene überdeckt ist. Insert: Mit vorsichtig bohrenden Bewegungen wird die A. pulmonalis mit dem Zeigefinger in kranio-kaudale Richtung unterfahren, bis die Fingerspitze – noch bedeckt von lockerem Bindegewebe – unter dem kaudalen Rand des Gefäßes erscheint. Dieser Rand der während dieses Präparationsschnittes komprimierten Arterie muß zwischen Daumen und Zeigefinger eindeutig zu tasten sein! Das lockere Bindegewebe über der Zeigefingerspitze kann nun teils stumpf, teils scharf (Vorsicht!) abgeschoben werden; damit ist die A. pulmonalis rundum freigelegt.

Lunge

Prüfung der Resektabilität

Nun sind die drei großen Lungengefäße präpariert. Jetzt ist neuerlich zu prüfen, ob auch im Bereiche des Hauptbronchus die Absetzung der Lunge entsprechend den onkologischen Radikalitätskriterien möglich ist und ob der Zustand des Patienten während des bisherigen Operationsverlaufes die Pneumonektomie erlaubt. Ist das nicht der Fall, so kann bei diesem Stand der Präparation der Eingriff noch als explorative Thorakotomie abgebrochen werden.

Steht die Resektabilität fest, so werden die großen Gefäße ligiert und durchtrennt; die Reihenfolge dieser Maßnahmen ist beliebig und ergibt sich zumeist aus den lokalen Verhältnissen: grundsätzlich sollte das Gefäß, bei dessen Versorgung – etwa wegen eines nur kurzen freien Wandabschnittes – Schwierigkeiten zu erwarten sind, zuletzt versorgt werden, da es dann durch Zug an dem nun beweglicher gewordenen Präparat am günstigsten zu strecken ist.

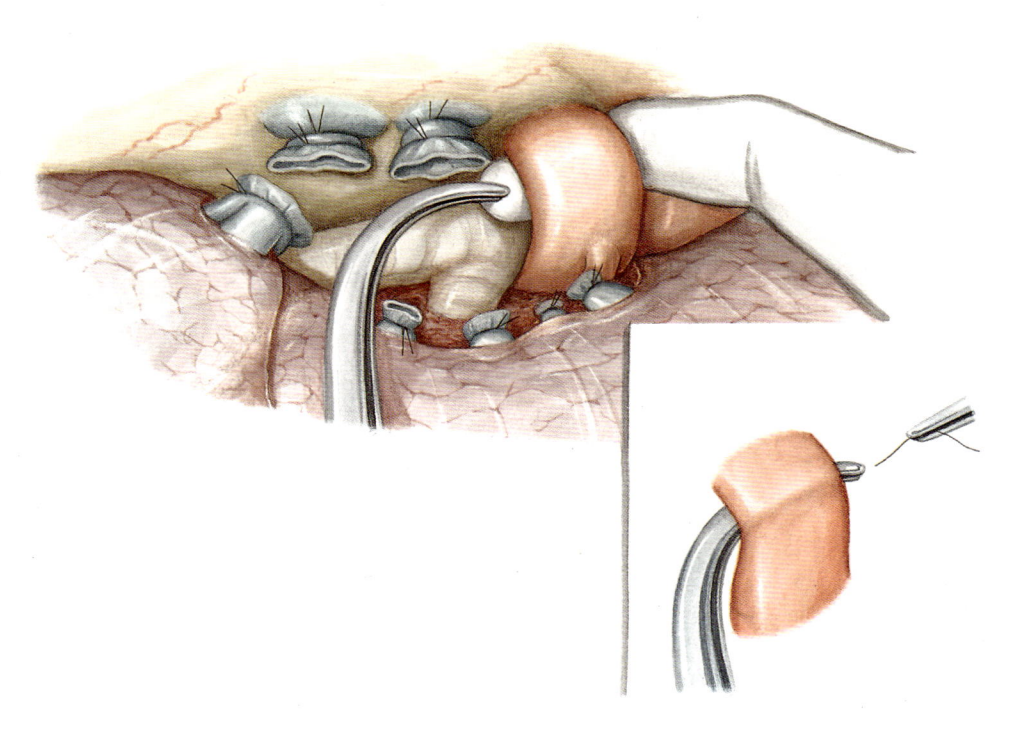

Abb. **75** Zur Anschlingung des Pulmonalisstammes wird eine Präparierklemme auf die Zeigefingerspitze aufgesetzt und unter Führung des Fingers unter dem Gefäß hindurchgeführt.
Insert: Der Anschlingungsfaden wird mit der Klemme gefaßt und unter dem Pulmonalisstamm durchgezogen.
Ligatur und Durchtrennung des Gefäßes (s. S. 181f).

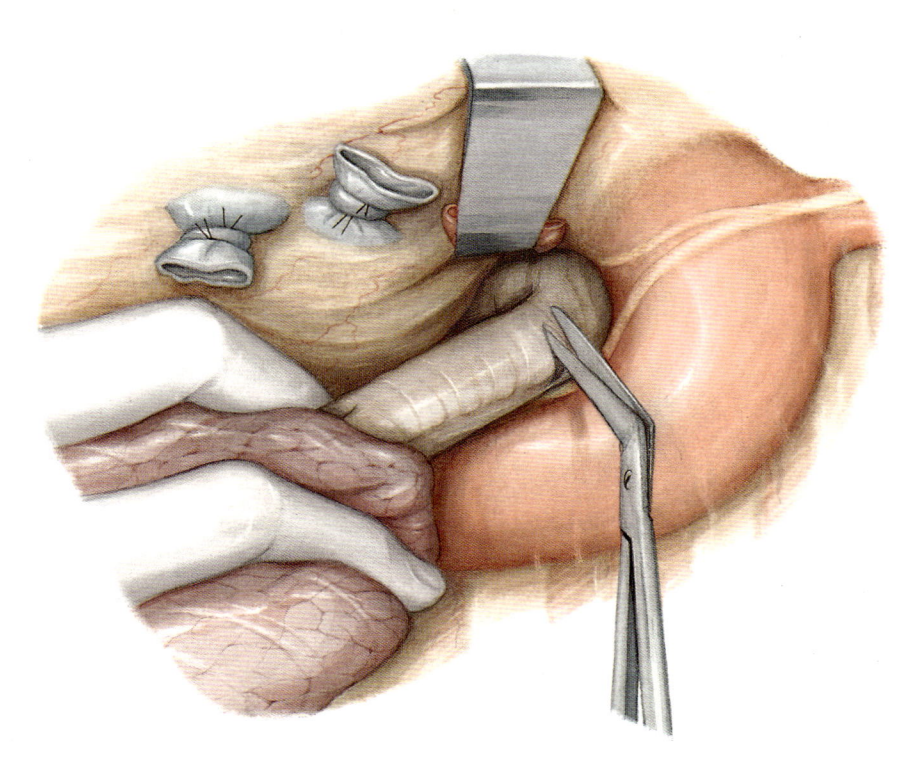

Abb. **76** Jetzt wird durch Zug an der Lunge in kaudaler Richtung der Hauptbronchus gestreckt und mit der Schere das umgebende Bindegewebe abgeschoben. Bei Tumorresektionen müssen die an der Medialseite des Bronchus anliegenden Lymphknoten bis in die Trachealbifurkation, an der Lateralseite die der tracheobronchialen Gruppe bis unter den Aortenbogen auspräpariert werden. Umgeben tumorbesiedelte Lymphknoten den N. vagus, so wird er distal durchtrennt, der proximale Stumpf mit einer Klemme gefaßt und angehoben, wodurch die Lymphknoten am besten allseits präpariert und entfernt werden können; ist der N. laryngeus reccurens in ein besiedeltes Lymphknotenpaket einbezogen, so wird auch er bewußt durchtrennt.
Cave: Bei diesem Präparationsschritt auftretende Blutungen aus Ästen der A. bronchialis erfordern sorgfältige Blutstillung – besser durch Ligatur als mit Hilfe der Diathermie. Nach Absaugen des Bronchialsekretes durch den Anästhesisten (bei reichlichem Sekret nach Setzen einer distalen Bronchusverschlußklemme) wird der Hauptbronchus senkrecht zur Bronchusachse und etwa 10 mm distal der Karinaebene quer durchtrennt. Verschluß des Bronchusstumpfes nach einer der bewährten Methoden (s. Abb. **60–64**).

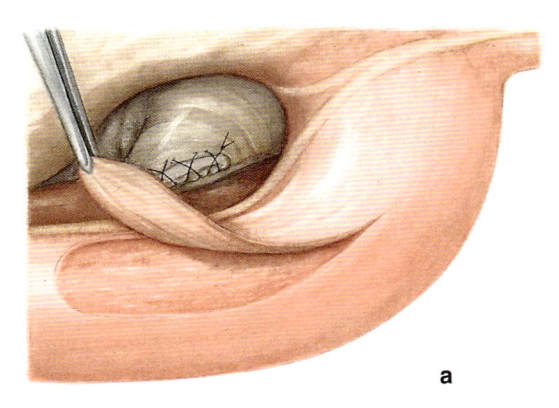

Extraperikardiale Pneumonektomie links

Abb. 77a u. b Zur eventuellen Deckung des Hauptbronchusstumpfes wird ein kranial gestielter Lappen aus dem Pleuraüberzug der Aorta präpariert (**a**) und durch Einzelknopfnähte so an Hinter- und Vorderwand fixiert, daß die Schnittfläche des Stumpfes eingehüllt ist (**b**).

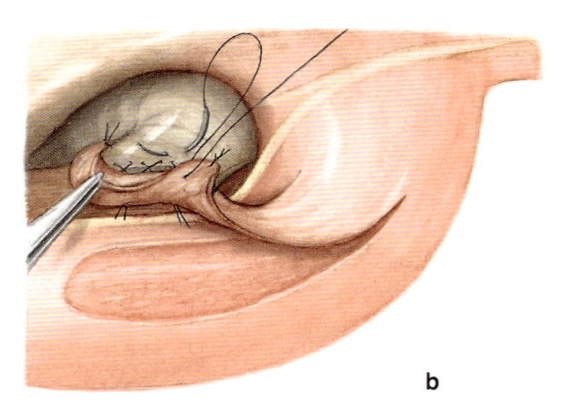

Die Frage, ob zur Verhinderung einer Nahtinsuffizienz eine Deckung des Bronchusstumpfes mit Pleuralappen erforderlich ist, bleibt offen. Der Autor verzichtet seit vielen Jahren im Regelfall auf eine Pleuradeckung. Bei gefährdetem Bronchusstumpf (sehr kurzer Stumpf, mögliche Störung der Durchblutung, mögliche septische Komplikationen der Pleurahöhle) ziehen wir eine Deckung durch einen gestielten Interkostalmuskellappen (s. Abb. **245, 246**) vor.

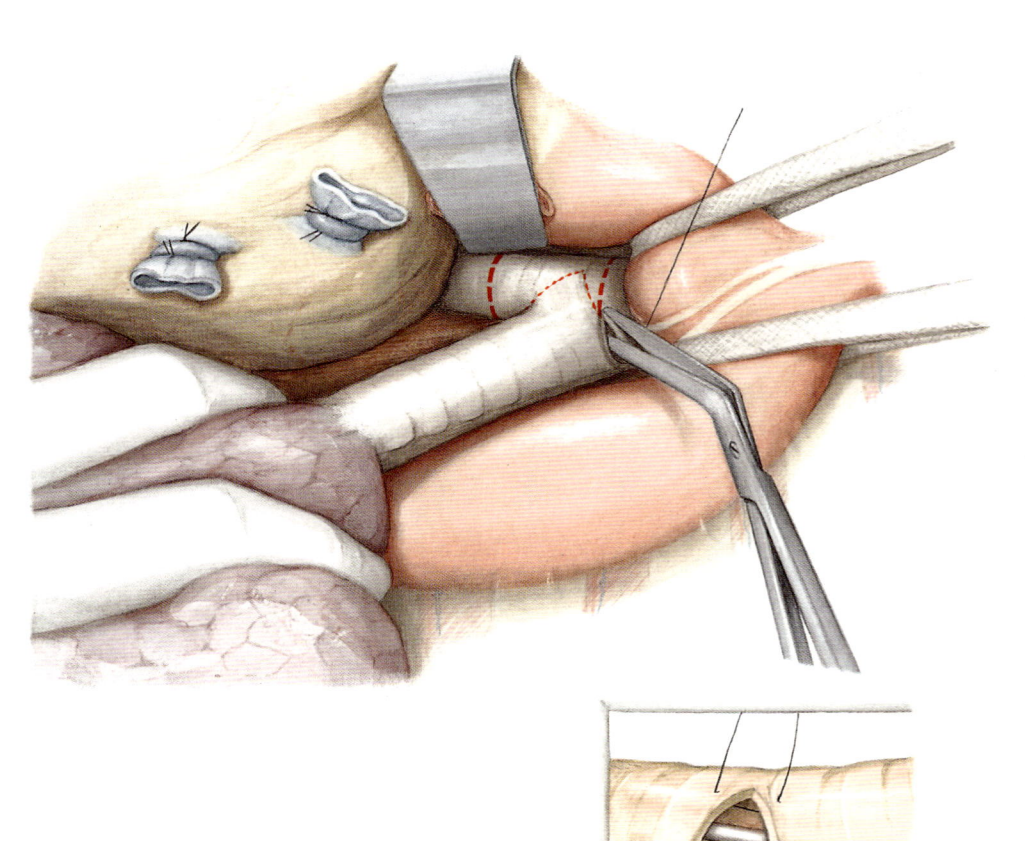

Abb. 78 Muß die Resektion am Atemweg aus Gründen der Radikalität bis auf den Tracheobronchialwinkel ausgedehnt werden, so ist es zumeist günstig, den Aortenbogen proximal und distal des Abganges der A. subclavia sinistra mit Bändchen anzuschlingen und soweit als möglich kranialwärts zu ziehen. Unter Katheter-Jet-Beatmung (s. S. 251) der rechten Lunge wird entlang der kleinstrichlierten Linie die keilförmige Exzision des linken Hauptbronchus aus der Bifurkationsregion unter Mitnahme der Hauptkarina durchgeführt (s. auch Abb. **203**).
Insert: Versorgung des Atemwegsdefektes durch lineare Einzelknopfnahtreihe.

Vom gleichen Zugang ist entlang der grob strichlierten Linie auch eine Resektion der gesamten Bifurkationsregion mit linksseitiger Pneumonektomie möglich. Im Gegensatz zum Paralleleingriff rechts (s. Abb. **210**) kommt als Beatmungsmethode für die kritische Phase während der kompletten Durchtrennung des Luftweges nur die Katheter-Jet-Ventilation in Frage: Die beengten Verhältnisse unter dem Aortenbogen und der bis zum Abgang des Oberlappenbronchus nur kurze distale Abschnitt des rechten Hauptbronchus verbieten eine Intubation der rechten Lunge durch das Operationsfeld (s. S. 251).

198　Lunge

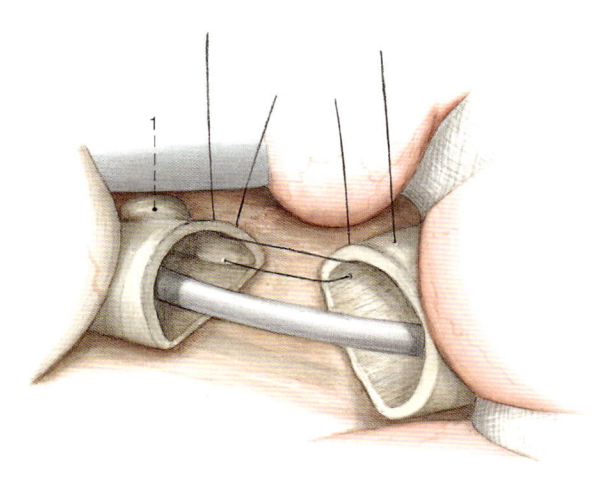

Abb. 79a Der Situs nach Resektion der Trachealbifurkation.
1 rechter Oberlappenstammbronchus

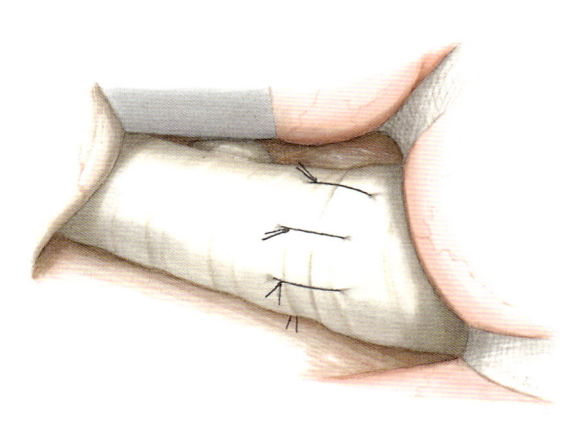

Abb. 79b Tracheobronchiale End-zu-End-Anastomose durch eine Einzelknopfnahtreihe.

Intraperikardiale Versorgung der großen Gefäße

Indikation

Wächst ein Tumor entlang einer Lungenvene so weit nach zentral, daß eine extraperikardiale Ligatur der Vene nicht mehr den Radikalitätskriterien genügen würde, so ist die intraperikardiale Exploration angezeigt.

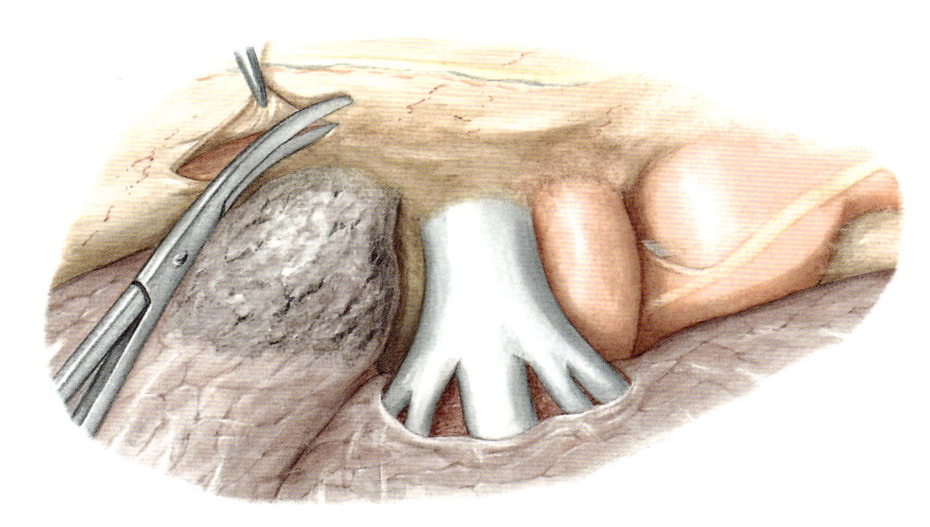

Abb. 80 Der Herzbeutel wird zwischen Lungenhilus und N. phrenicus mit der Pinzette angehoben und mit der Schere eröffnet. Erweiterung der Inzision in kaudo-kranialer Richtung. Die vordere Herzbeutellefze wird mit 2–3 Haltefäden gefaßt und hochgezogen. Erweist sich dieser Zugang zu den intraperikardialen Gefäßabschnitten für die geplanten Manipulationen als zu eng, so ist die ausgiebige Perikardiotomie vor dem N. phrenicus – bei geplanter Pneumonektomie auch unter Durchtrennung des Nerven – möglich.

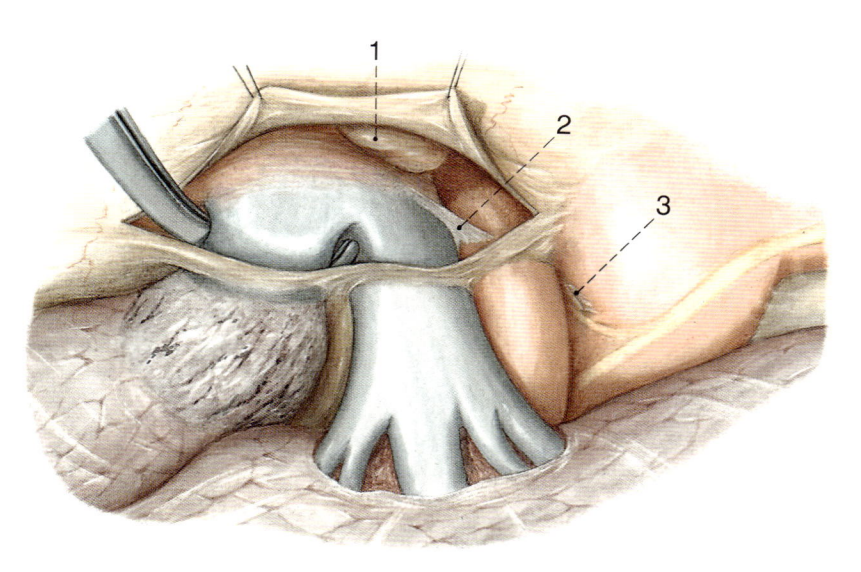

Abb. 81 Häufig erweist sich das Perikard als Barriere für das Tumorwachstum und die intraperikardiale Venenstrecke als lang genug, so daß die übliche zentrale Gefäßversorgung durch Ligatur und Durchstechungsligatur (s. Abb. **59**) innerhalb des Herzbeutels weit im Gesunden möglich ist (s. auch Insert zur Abb. **82**). Bevor die Vene unterfahren werden kann, muß erst die Mesokardfalte, die die dorsale Gefäßzirkumferenz mit der Hinterwand des Herzbeutels verbindet (s. Abb. **82**, Insert) entweder unter Sicht durchtrennt oder unter Führung des Zeigefingers, der hinter die Vene eingeführt wird, mit der Präparierklemme (wiederholtes Öffnen und Schließen der Branchen in Kontakt mit der Zeigefingerspitze) vorsichtig durchstoßen werden. Durchziehen des Fadens für die zentrale Ligatur mit Hilfe der Klemme.

1 linkes Herzohr
2 Plica v. cavae superioris sinistrae (Marshall)
3 Lig. arteriosum (Botalli)

Extraperikardiale Pneumonektomie links

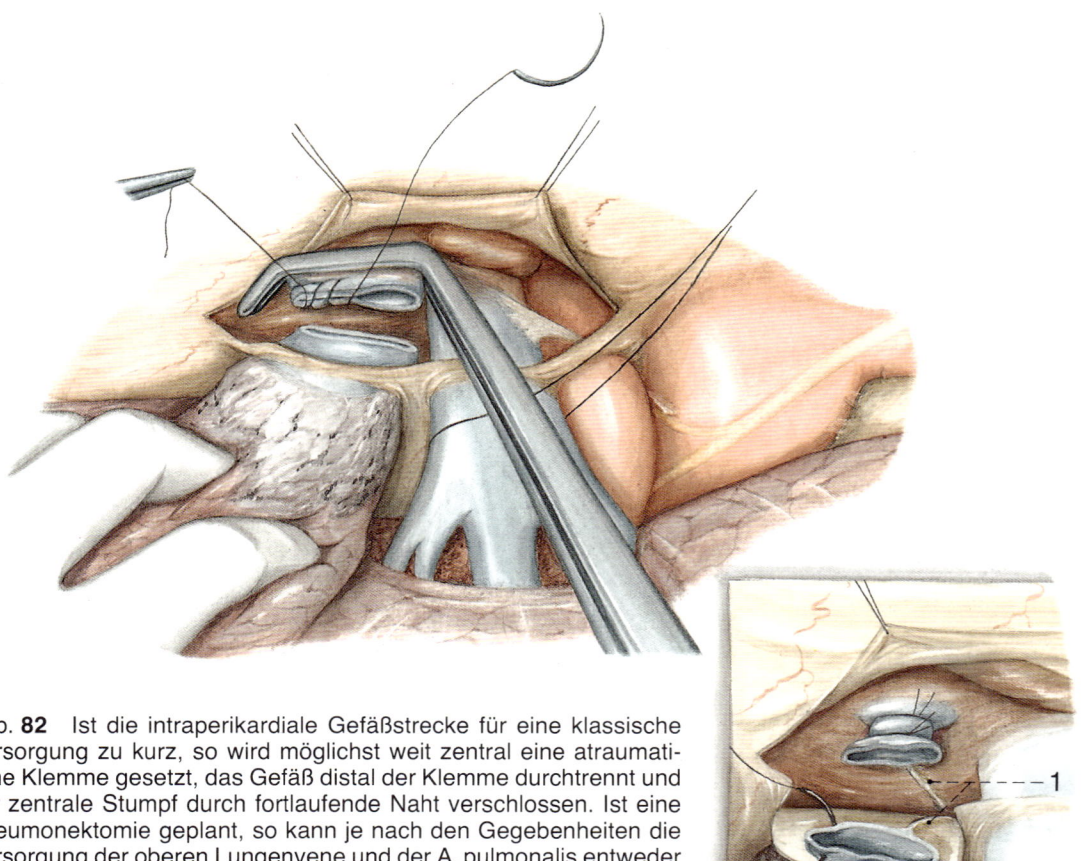

Abb. 82 Ist die intraperikardiale Gefäßstrecke für eine klassische Versorgung zu kurz, so wird möglichst weit zentral eine atraumatische Klemme gesetzt, das Gefäß distal der Klemme durchtrennt und der zentrale Stumpf durch fortlaufende Naht verschlossen. Ist eine Pneumonektomie geplant, so kann je nach den Gegebenheiten die Versorgung der oberen Lungenvene und der A. pulmonalis entweder intra- oder extraperikardial in üblicher Weise erfolgen.
Insert: Ist hingegen die radikale Entfernung des Tumors nach intraperikardialer Versorgung der Vene durch Lobektomie möglich, so wird die Gegend des Venendurchtrittes durch den Herzbeutel weit im Gesunden umschnitten und der Eingriff entsprechend einer Unterlappenlobektomie beendet.

1 Mesokard der unteren Lungenvene (durchtrennt)

Ist der Tumor auch intraperikardial vorgewachsen, der gemeinsame Mündungstrichter beider Lungenvenen in den Vorhof jedoch frei, so kann die Absetzung auch in diesem Bereich erfolgen. Dazu ist zu empfehlen, zuerst die A. pulmonalis intraperikardial und dann den Hauptbronchus zu durchtrennen und zu versorgen; der Akt am Venentrichter erfolgt zuletzt, da nun über das weitgehend mobilisierte Präparat ein beträchtlicher Zug auf den linken Vorhof ausgeübt werden kann, was die folgenden Operationsschritte wesentlich erleichtert.

Abb. 83 Intraperikardiale Präparation der A. pulmonalis: Zuerst wird (extraperikardial) das Lig. arteriosum durchtrennt. Nach Durchschneidung der Marshall-Falte (s. Abb. 81), die über den intraperikardialen Abschnitt der Pulmonalarterie nach kaudal zur oberen Lungenvene zieht, kann die hintere Zirkumferenz der A. pulmonalis – teils unter Sicht von kaudal her mit der Schere, teils mit dem Zeigefinger von kranial sanft bohrend – unterfahren werden.

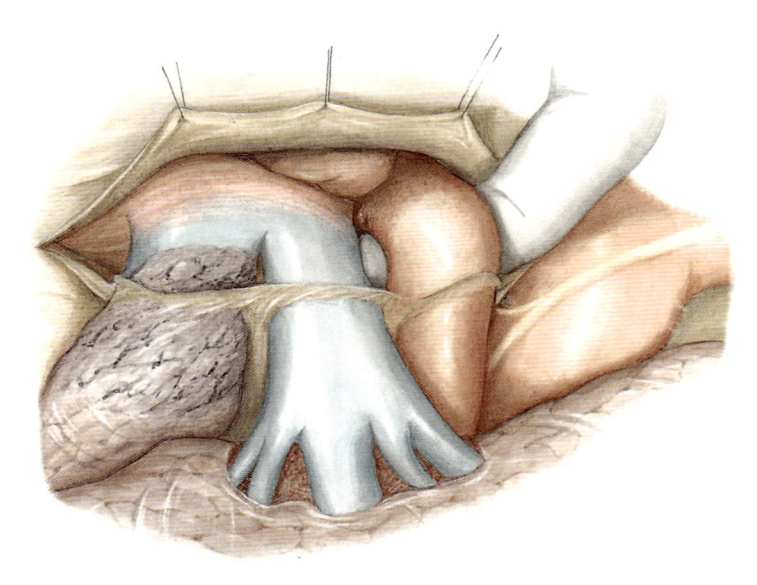

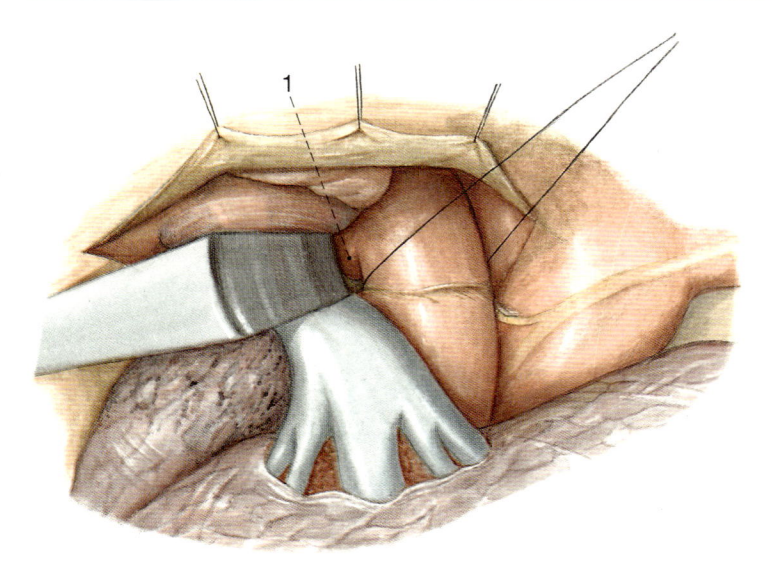

Abb. 84 Die linke A. pulmonalis ist angeschlungen. Versorgung des Gefäßes durch eine der in Abb. 52–54 dargestellten Möglichkeiten.

1 A. pulmonalis dextra

Bei der intraperikardialen Präparation der linken A. pulmonalis ist es durchaus möglich, daß man irrtümlich den Truncus pulmonalis vor seiner Aufteilung in rechte und linke Lungenarterie präpariert und anschlingt. Vor der endgültigen Versorgung sollte das dargestellte Gefäß zwischen Daumen und Zeigefinger durch etwa 1–2 Minuten komprimiert werden. Führt dies zu keinen kardialen Symptomen, so handelt es sich bei dem Gebilde um die linke Pulmonalarterie. Treten innerhalb weniger Sekunden schwere Rhythmusstörungen auf, so ist der Blutstrom unverzüglich freizugeben und die Situation neuerlich genau zu explorieren. Dieses Manöver ist deshalb wichtig, da es oft schwierig ist, den in der Tiefe abgehenden Stamm der rechten Pulmonalarterie sicher zu diagnostizieren.

Nach Durchtrennung und Versorgung des Hauptbronchus und der A. pulmonalis wird die Lunge stark nach ventral verzogen und der Herzbeutel auch dorsal des Venentrichters eröffnet. Von hier aus können ohne Schwierigkeiten die mesokardialen Verbindungen zwischen linkem Vorhof und Perikard ausgedehnt durchtrennt und so der Venentrichter mobilisiert werden.

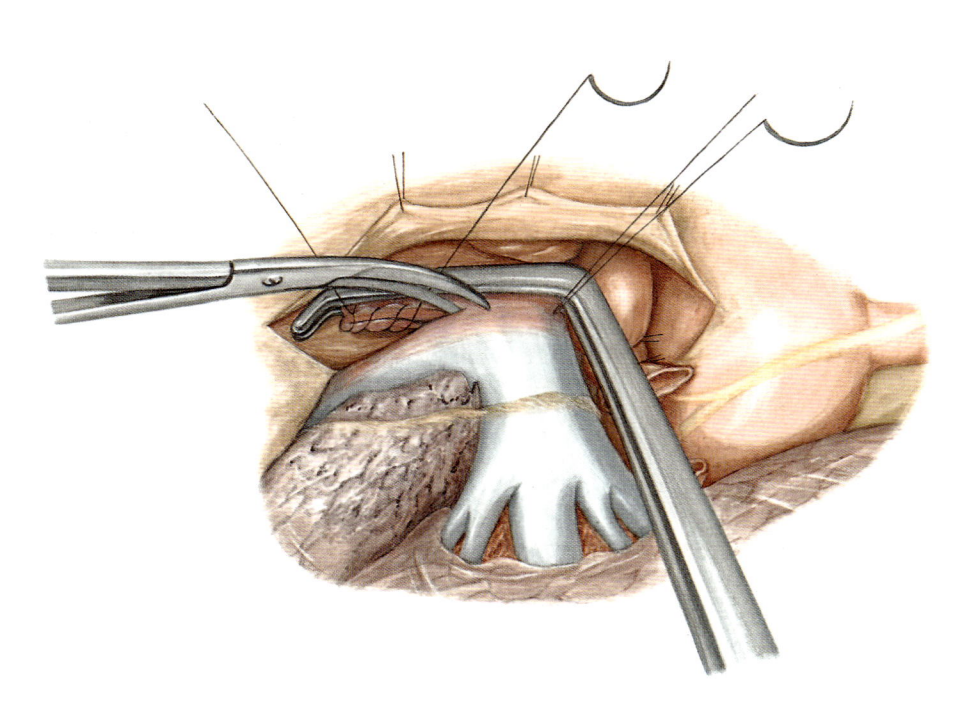

Abb. 85 Unter Zug am Präparat nach lateral wird eine atraumatische Klemme möglichst weit zentral am linken Vorhof gesetzt. Peripher davon werden kranialer und kaudaler Rand des Venentrichters durch je einen Haltefaden gefaßt. (Sicherung gegen ein Abgleiten des Vorhofes aus der Klemme.) Diese Fäden sind so zu knüpfen, daß die Nadelenden möglichst lang bleiben. Nun wird der Venentrichter distal der Klemme und unter Erhaltung eines ausreichend breiten Randsaumes in mehreren Schritten durchtrennt und nach jedem Schritt der zentrale Anteil mit dem entsprechenden Nadelfaden fortlaufend vernäht.

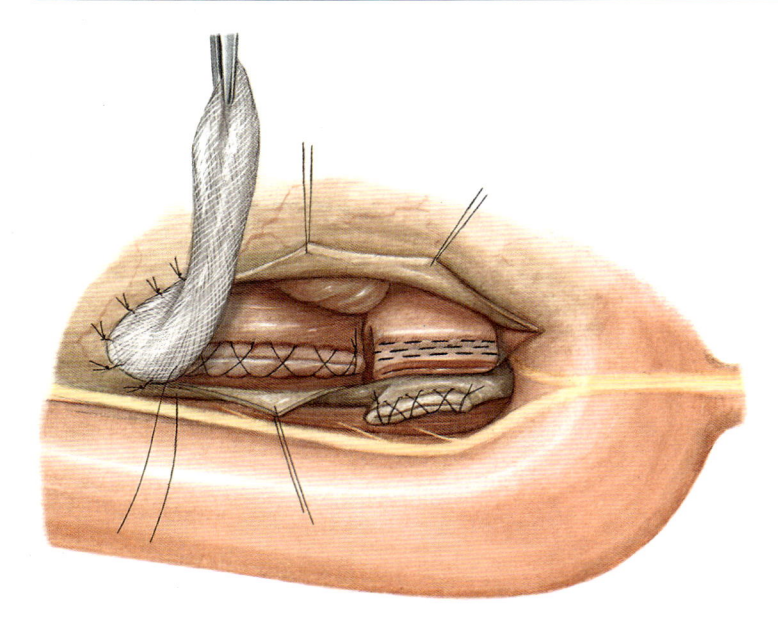

Abb. 86 Nach dem Absetzen des Präparates wird der erste Faden mit dem kurzen Ende des zweiten verknüpft und mit dessen Nadelende eine zweite fortlaufende Naht in der Gegenrichtung ausgeführt. Der zurückbleibende Herzbeuteldefekt ist meist so groß, daß postoperativ eine Luxation des Herzens möglich wäre; er wird durch einen entsprechenden Patch aus Kunststoff (Mersilene, Vicryl) oder lyophilisierter Dura geschlossen. Dabei darf die Einzelnahtreihe nicht flüssigkeitsdicht sein, da der postoperativ zu erwartende Perikarderguß sonst zur Herzbeuteltamponade führen könnte.

Oberlappenlobektomie links

Narkose: Intubationsnarkose, Doppellumentubus.

Lagerung: Kontralaterale Seitenlagerung.

Zugangsweg: s. S. 171, 176.

Arbeitsschritte

1. Postero- oder anterolaterale Thorakotomie.
2. Adhäsiolyse.
3. Genaue Exploration.
4. Inzision der Pleura über der Hilusvorderfläche.
5. Präparation und Anschlingung der oberen Lungenvene.
6. Eröffnung des Interlobiums und Darstellung des interlobären Abschnittes der A. pulmonalis.
7. Präparation aller interlobär abgehenden Segmentarterien.
8. Von distal nach zentral fortschreitend Ligatur und Durchtrennung der Oberlappensegmentarterien.
9. Ligatur und Durchtrennung der oberen Lungenvene.
10. Präparation und Durchtrennung des Oberlappenbronchus.
11. Stumpfverschluß und Prüfen des Verschlusses auf Luftdichtigkeit.

Bei mangelnder Radikalität des Eingriffs am Oberlappenbronchus: Manschettenresektion

12. Prüfen des Operationsgebietes auf Bluttrockenheit.
13. Versorgen evtl. größerer Luftfisteln am Unterlappen.
14. Einlegen von 2 Thoraxdrainagen.
15. Thorakotomieverschluß.

Spezielle Technik

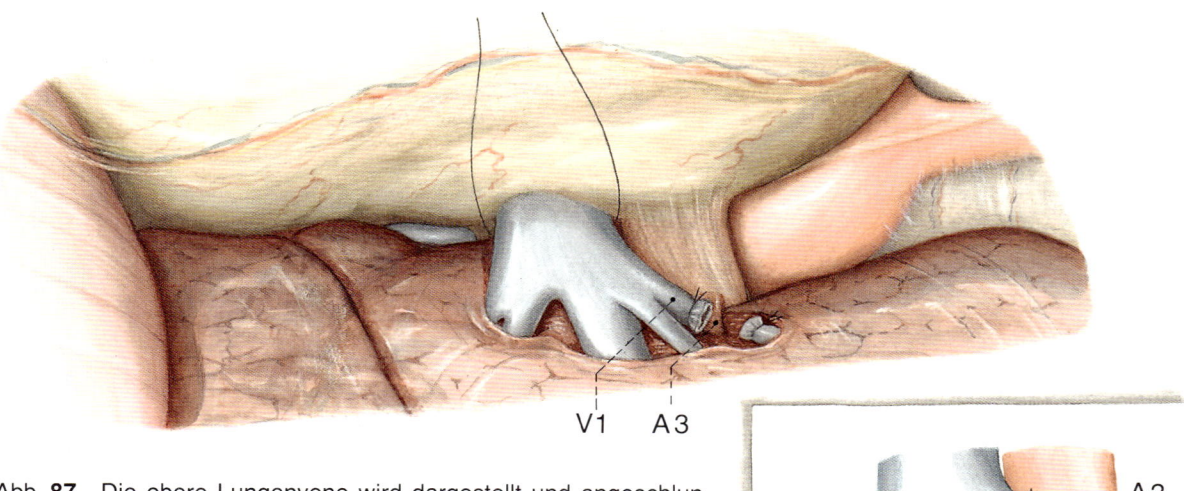

Abb. 87 Die obere Lungenvene wird dargestellt und angeschlungen. Der Einblick unter die durchtrennt gezeigte Spitzensegmentvene soll die enge topographische Beziehung zwischen V1 und A3 deutlich machen.
Insert: In seltenen Fällen entspringen die Segmentarterien zu den Lingulasegmenten (A4+5) gemeinsam mit A3 als dicker erster Ast aus der A. pulmonalis und ziehen – gedeckt von den Ästen der oberen Lungenvene – an der Hilusvorderfläche zur Lingula.

1 atypisch verlaufende A4 + 5

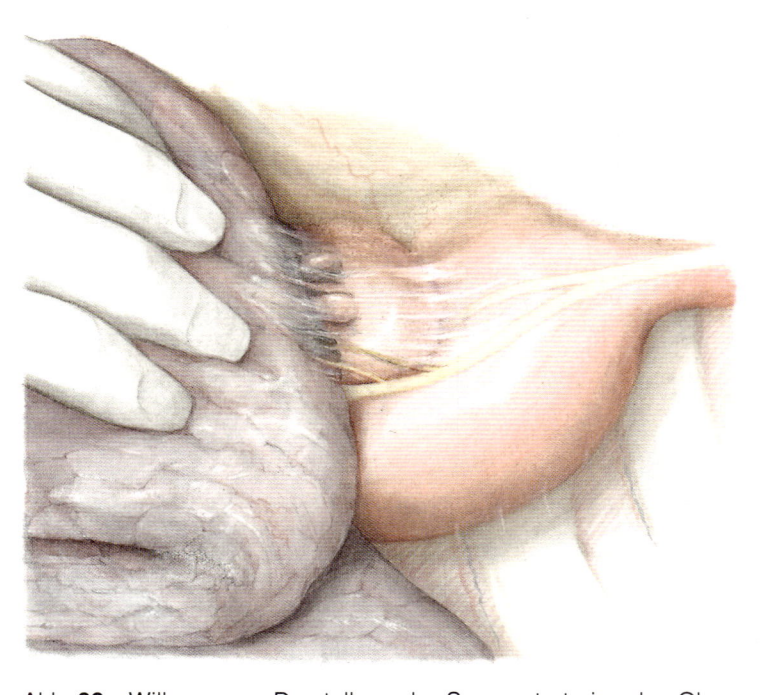

Abb. 88 Will man zur Darstellung der Segmentarterien des Oberlappens mit den am weitesten proximal aus dem Stamm der A. pulmonalis abgehenden Ästen A3 und A1 beginnen, so stößt man zumeist auf schwierige Verhältnisse: Die Gefäße sind unter dichtem Bindegewebe gelegen, das reichlich Nervenäste, kleine Blutgefäße und Lymphknoten enthält. Kommt es hier bei einem Präparationsversuch zu einer Verletzung der zumeist kurzen Segmentarterienstämme, so kann die Situation rasch bedrohlich werden.

Oberlappenlobektomie links 203

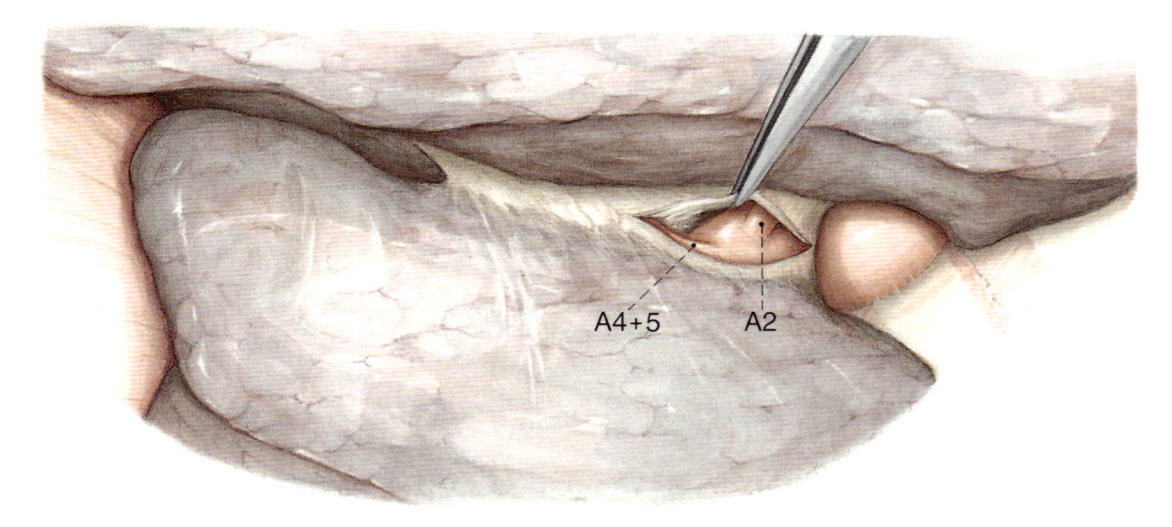

Abb. 89 Es ist wesentlich sicherer, mit der Präparation der Oberlappenarterien im Interlobium zu beginnen: Eröffnung der Lappenspalte, Inzision der Pleura. In der Regel stößt man zunächst auf Lymphknoten, die vorsichtig abgeschoben oder entfernt werden, bevor der interlobäre Abschnitt der A. pulmonalis zur Ansicht kommt.

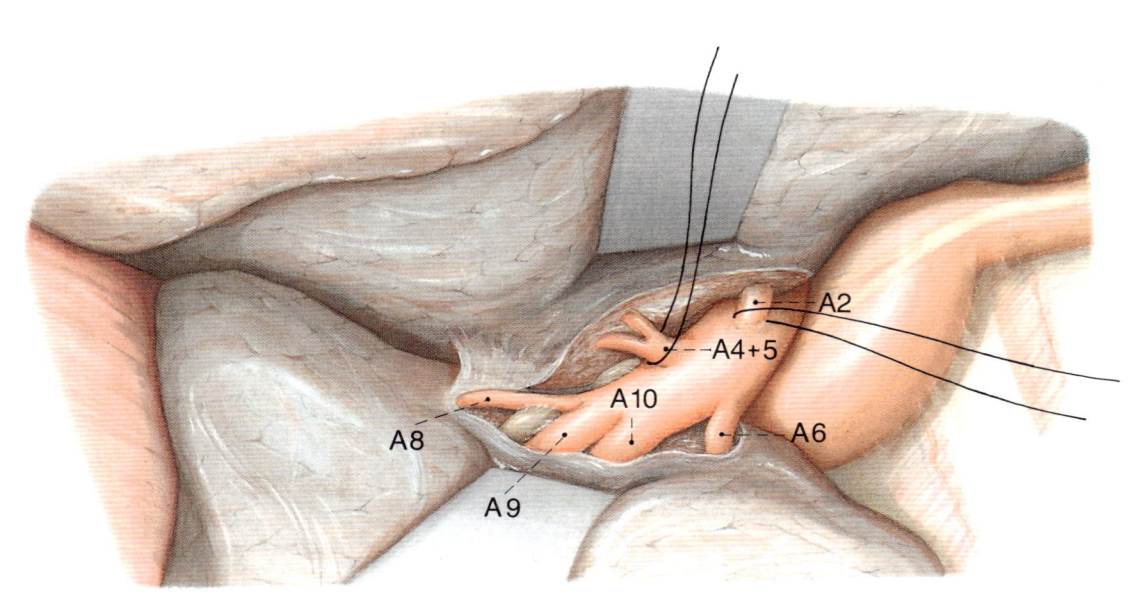

Abb. 90 Im Zuge der Arterienpräparation werden alle bindegewebigen Verbindungen und Parenchymbrücken zwischen Ober- und Unterlappen durchtrennt. Die hier abgehenden Segmentäste der Arterie sind so weit auszupräparieren, bis ihr Verlauf in Richtung Ober- oder Unterlappen eindeutig feststeht und evtl. vorliegende Varietäten sicher erkannt werden können. A4+5 und A2 sind angeschlungen.

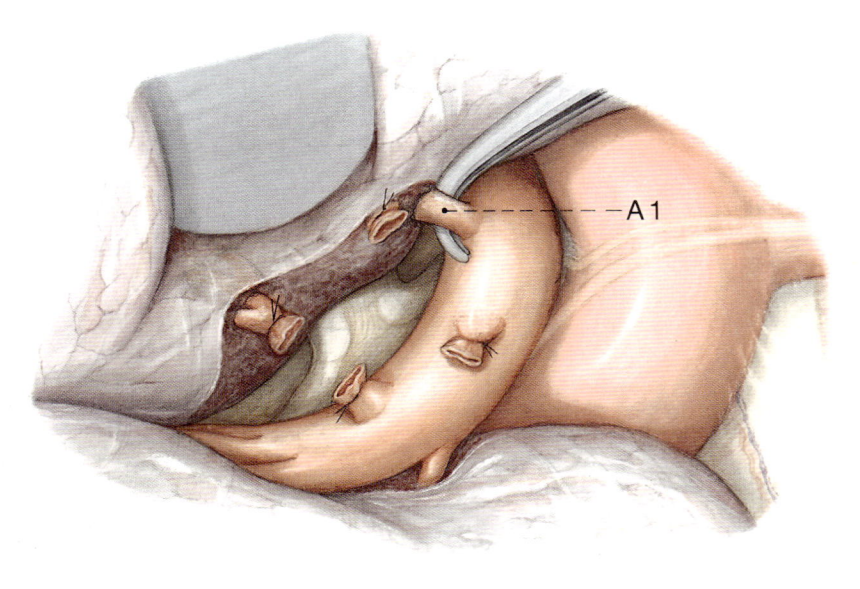

Abb. 91 Ligatur und Durchtrennung von A4+5 und A2. A1 wird eben angeschlungen.

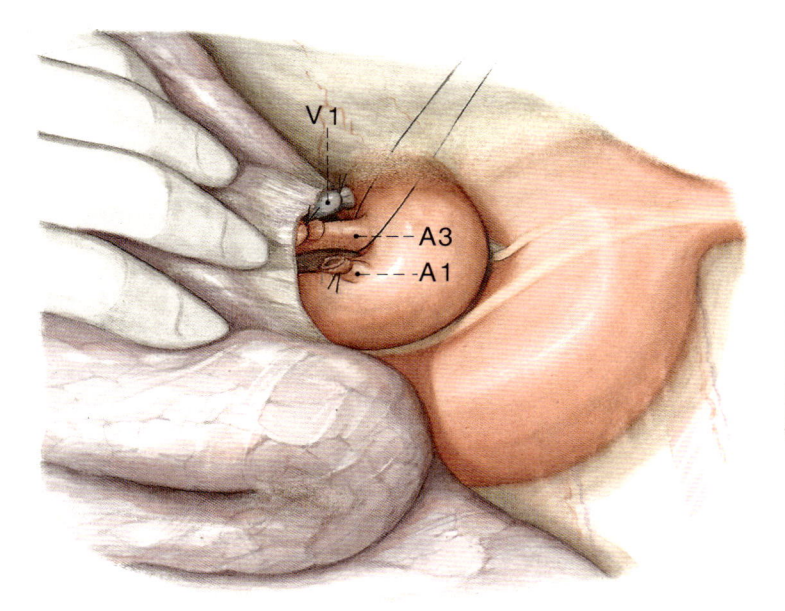

Abb. 92 Nun wird die Oberlappenspitze nach kaudal gezogen. Da die Präparation am Arterienstamm proximalwärts in der richtigen Schicht erfolgte, ist es nun zumeist nicht mehr schwierig, den kurzen, dicken, an seiner Basis oft kegelförmigen Stamm von A3 aufzusuchen und zu ligieren. Sind dennoch – etwa durch tumorbesiedelte Lymphknoten – präparatorische Probleme vorauszusehen, sollte unbedingt zuerst der Stamm der Pulmonalarterie freigemacht und durch ein Tourniquet gesichert werden (s. Abb. **51**).

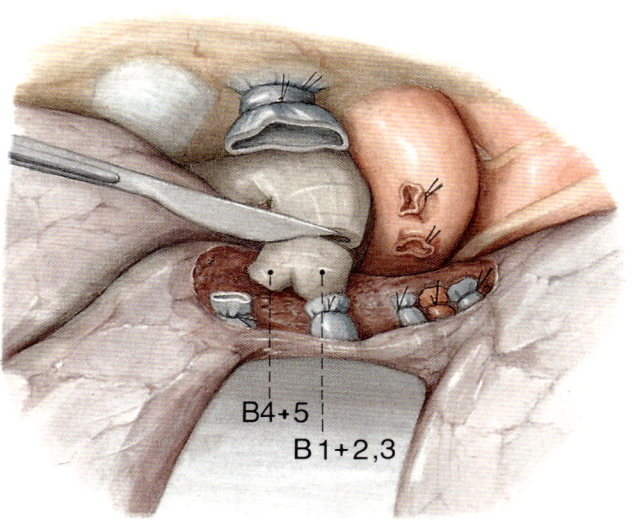

Abb. 93 Die Oberlappenarterien und die V. pulmonalis superior sind unterbunden und durchtrennt. Durch Zug am Oberlappen nach dorsal kommt der Oberlappenbronchus zur Ansicht. Er wird zirkulär freipräpariert, die dabei entfernten Lymphknoten bei Tumorresektionen sorgfältig gesammelt und für den Pathologen die Entnahmestelle bezeichnet. Blutungen aus kleineren Ästchen der A. bronchialis können durch Elektrokoagulation gestillt werden, stärkere Bronchialisäste sind zu ligieren. Der Bronchus wird entweder mit dem Klammernahtgerät versorgt und distal des Magazins abgesetzt oder etwa 10 mm nach seinem Abgang offen durchtrennt.

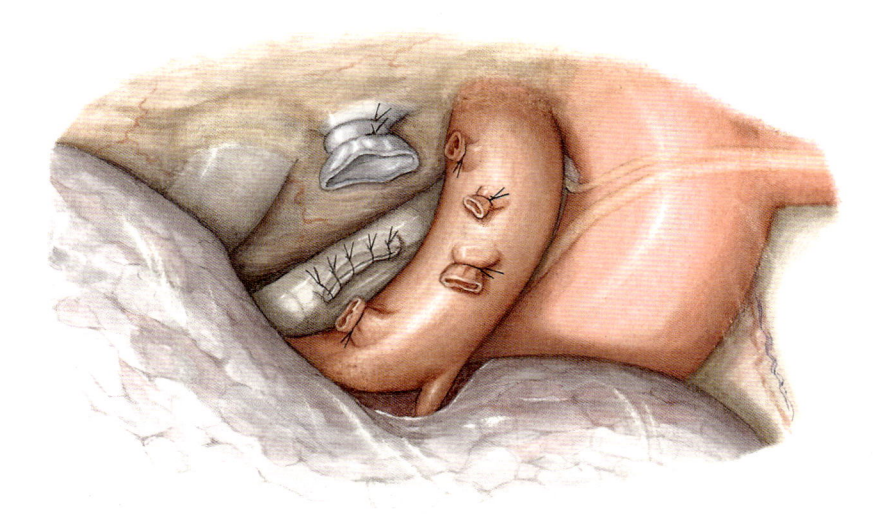

Abb. 94 Versorgung des Bronchusstumpfes durch eine Einzelknopfnahtreihe. Ist aus Gründen der Radikalität ein für einen sicheren Verschluß ausreichend langer Bronchusstumpf nicht zu erhalten, so kann der Oberlappenbronchus, ähnlich wie auf der rechten Seite keilförmig aus dem Hauptbronchus exzidiert und der entstandene Defekt durch Einzelknopfnähte verschlossen werden (s. Abb. **151 c**).

Oberlappenlobektomie links 205

Manschettenresektion des linken Oberlappens

Arbeitsschritte

1–3 s. Arbeitsschritte Oberlappenlobektomie links, S. 201.
4 Unterbinden und Durchtrennen der Oberlappensegmentarterien wie zur Oberlappenlobektomie.
5 Unterbinden und Durchtrennen der oberen Lungenvene.
6 Unterfahren und Anschlingen des Pulmonalisstammes mit einem Bändchen.
7 Ausgedehnte Darstellung des Hauptbronchus und des Unterlappenstammbronchus.
8 Quere Durchtrennung des Hauptbronchus kranial des Oberlappenostiums.
9 Durchtrennung des Unterlappenstammbronchus.
10 Einsenden des Präparates zur Schnellschnittuntersuchung der Resektionsränder.
11 End-zu-End-Anastomose zwischen Hauptbronchus und Unterlappenstammbronchus (Einzelknopfnahttechnik). Cave: Einengung des Unterlappenspitzenbronchus B 6.
12 Prüfen der Anastomose auf Luftdichtigkeit.
13 Eventuelles Dichten mit Fibrinkleber.
14 Einlegen von 2 Thoraxdrainagen.
15 Thorakotomieverschluß.

Indikation

Ist durch eine Keilexzision des Oberlappenbronchus aus dem Hauptbronchus eine genügende Radikalität nicht zu erzielen (Vorwachsen des Tumors über den Rand des Oberlappenostiums nach zentral) und soll eine Pneumonektomie vermieden werden, so wird eine Manschettenresektion ausgeführt.

Spezielle Technik

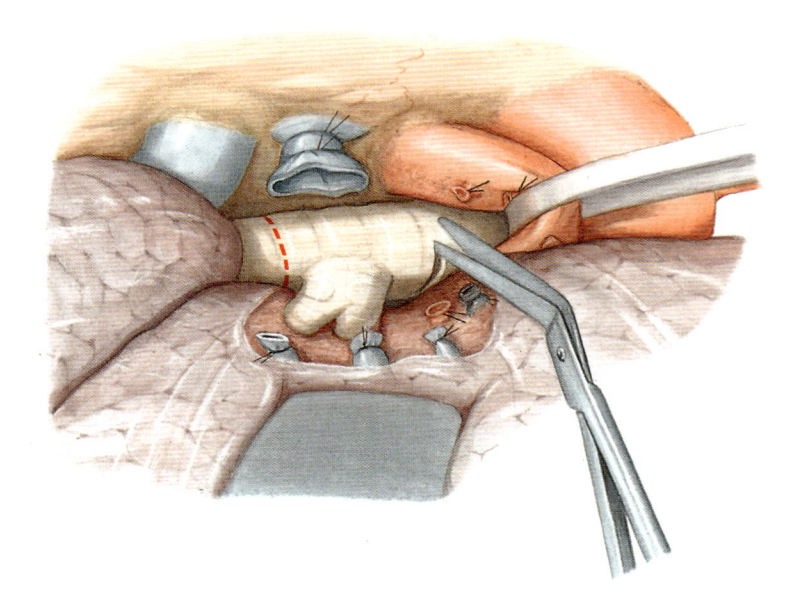

Abb. 95 Die Präparation und Versorgung der Oberlappengefäße erfolgt wie zur klassischen Oberlappenlobektomie. Nach Darstellung des Oberlappenbronchus werden auch die angrenzenden Abschnitte des Hauptbronchus und der proximale Anteil des Unterlappenstammbronchus präpariert. Dabei muß der Abgang des Unterlappenspitzenbronchus identifiziert werden, damit er bei der nachfolgenden Resektion nicht verletzt wird. Entlang der in der Abbildung markierten Linie wird das Bronchialsystem durchtrennt.

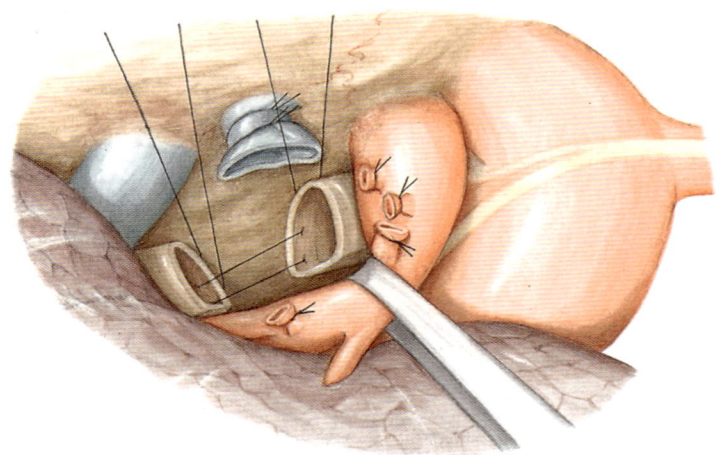

Abb. 96 Ausführen der End-zu-End-Anastomose zwischen den Querschnitten von Haupt- und Unterlappenstammbronchus. Die Inkongruenz der Lumina kann leicht durch Raffung des Paries membranaceus des Hauptbronchus ausgeglichen werden.

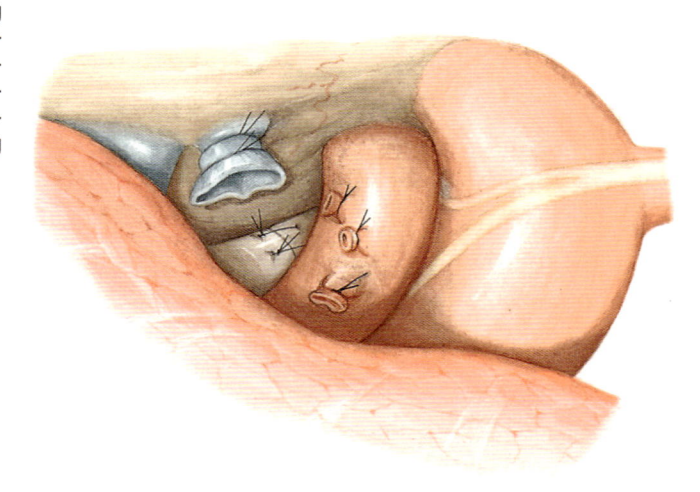

Abb. 97 Die fertige Anastomose.

Manschettenresektion der A. pulmonalis mit Manschettenresektion des Oberlappens

Arbeitsschritte

1. Unterbinden und Durchtrennen der Oberlappensegmentarterien.
2. Unterbinden und Durchtrennen der oberen Lungenvene.
3. Präparation und Anschlingung des Stammes der A. pulmonalis (evtl. intraperikardial).
4. Ausklemmen und Resektion des tumorinfiltrierten Pulmonalissegmentes.
5. Ausführen der Oberlappenmanschettenresektion (s. früher).
6. Anastomosierung des Bronchialsystems.
7. End-zu-End-Anastomose zwischen proximalem und distalem Pulmonalisquerschnitt durch fortlaufende Naht.
8. Einlegen von 2 Thoraxdrains.
9. Thorakotomieverschluß.

Spezielle Technik

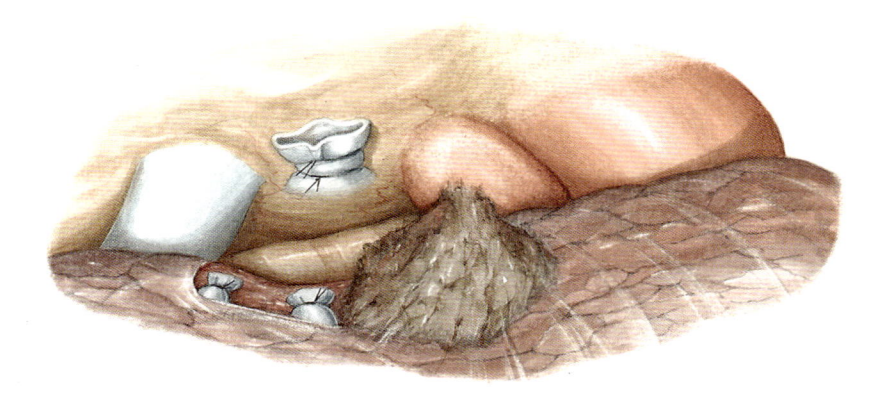

Abb. **98** Greift ein Tumor auf ein Segment der Pulmonalarterie über, so kann in günstigen Fällen auch eine Querresektion der A. pulmonalis ausgeführt und so die sonst notwendige Pneumonektomie vermieden werden.

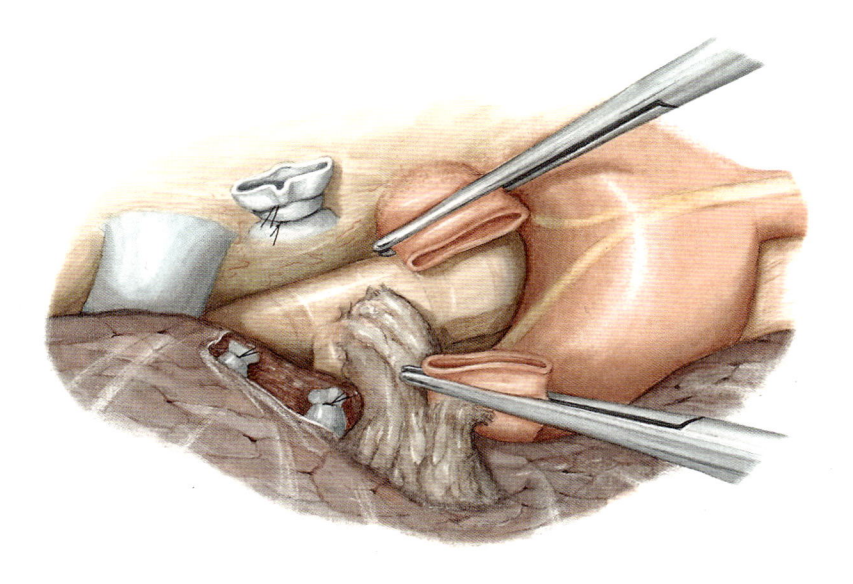

Abb. **99** Nach Unterbindung und Durchtrennung der oberen Lungenvene wird die A. pulmonalis im Gesunden zwischen Gefäßklemmen durchtrennt und – im hier gezeigten Fall – anschließend, wie zuvor beschrieben, die Manschettenresektion am Bronchialsystem ausgeführt.

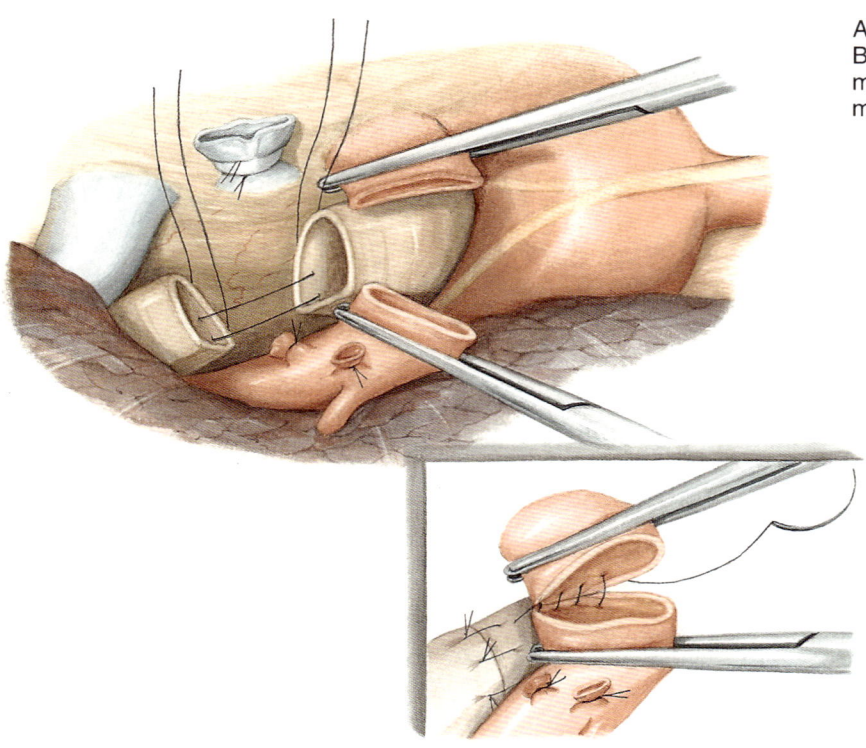

Abb. 100 Grundsätzlich wird in diesen Fällen zuerst die Bronchusanastomose und erst zuletzt die Gefäßanastomose ausgeführt, um jeden Zug an der letzteren zu vermeiden. Zur Technik der Gefäßanastomose s. Abb. 55.

Segmentresektionen am linken Oberlappen

Indikationen

Typische Segmentresektionen sind relativ selten indizierte, operationstechnisch anspruchsvolle Eingriffe, die zur Sanierung kleiner, umschriebener Herde (Tuberkulome, Kavernen usw., aber auch kleiner Karzinome im N_0-Stadium bei eingeschränkter Lungenfunktion) angezeigt sind.

Spezielle Technik

Die Präparation zur Segmentresektion geht davon aus, als ersten Schritt Segmentbronchus und Segmentarterie, die in enger topographischer Nachbarschaft entspringen und zentral im Segment gegen die Lappenoberfläche verlaufen, in ihrem Ursprungsbereich aufzusuchen und zu durchtrennen; die Darstellung der Segmentbronchien – speziell die von B3 rechts und links – kann einige Schwierigkeiten bereiten.

Wurde bei Intubation mit einem Doppellumentubus zunächst an der luftleeren Lunge gearbeitet, so kann der als vermeintlicher Segmentbronchus präparierte Ast des Bronchialsystems und der zugehörige Parenchymbezirk auf folgende Weise identifiziert werden: zuerst wird der Bronchus nahe seinem Ursprung mit einer atraumatischen Klemme vorübergehend abgeklemmt. Bläht nun der Anästhesist die Lunge, so bleibt zunächst das aus der Ventilation ausgeschaltete Segment luftleer, so daß die Segmentgrenzen an der Lungenoberfläche zu erkennen sind. In der Mehrzahl der Fälle kommt es jedoch mehr oder weniger rasch durch kollaterale Belüftung auch zur Blähung des exkludierten Parenchymbezirkes, so daß die Segmentgrenze wieder verschwindet. Sie ist dann zu allermeist im umgekehrten Verfahren zu erkennen: Geht der Anästhesist nach der Blähungsphase wieder auf die Ein-Lungen-Beatmung über, so erfolgt der Kollaps der Lungenanteile mit offenem Bronchialsystem rascher als der des ausgeschalteten Segmentes, so daß dieses nun als belüfteter Bezirk in der im übrigen atelektatischen Lunge erkennbar ist; handelt es sich dabei um das zu entfernende Segment, so werden die Segmentgrenzen an der Lungenoberfläche durch Inzisionen der viszeralen Pleura oder durch einzelne Haltenähte markiert. Nun wird die Segmentarterie ligiert und durchtrennt, der Bronchus durchtrennt, der zentrale Stumpf durch Einzelknopfnähte verschlossen und die Klemme am peripheren Stumpf belassen. Zieht man nun an dieser Klemme peripherwärts, so erkennt man – mit tastendem Daumen und Zeigefinger vom Segmenthilus im lockeren Parenchym peripherwärts vordringend – die Segmentgrenze daran, daß keine derberen Strukturen tastbar sind und das Lungengewebe zwischen den Fingern zerdrückt werden kann („Finger-fracture"-Methode). So eröffnet sich bei der Präparation vom Segmenthilus nach peripher die intersegmentäre Grenzfläche, in der die Rr. intersegmentales der Lungenvenen verlaufen. Ob man die intersegmentären Parenchymanteile zwischen Ligaturen durchtrennt (was wir in den pleuranahen Abschnitten bevorzugen) oder bis an die Pleura stumpf präparierend durchreißt, ist mehr eine Schulfrage und kann je nach der Gewebebeschaffenheit variieren.

Nachdem das Segment auf die beschriebene Weise aus dem umgebenden Lungengewebe ausgelöst und entfernt wurde, wird die zurückbleibende Parenchymwunde sorgfältig auf Luftaustritte aus kleinen eröffneten Bronchusästen inspiziert, die durch Umstechung zu versorgen sind; größere

Blutungen – zumeist aus Ästen der intersegmentalen Venen – werden durch Koagulation gestillt, kleinere kommen in kurzer Zeit spontan zum Stillstand. Eine Deckung oder Vernähung der Parenchymwunde kann unterbleiben.

Lingularesektion

Narkose: Intubationsnarkose, Doppellumentubus.

Lagerung: Kontralaterale Seitenlage.

Zugangsweg: s. S. 171, 176.

Spezielle Technik

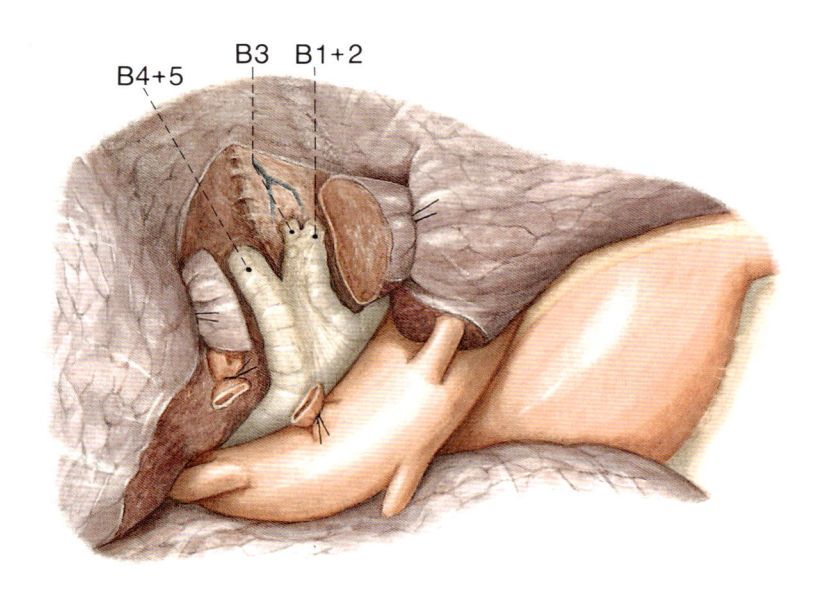

Abb. **101** Der Lungenoberlappen wird nach ventral abgezogen und das Interlobium eröffnet; Präparation des interlobären Abschnittes der A. pulmonalis und der hier abgehenden Segmentäste. Identifizieren der beiden Lingulasegmentarterien, die zumeist als gemeinsamer Stamm, gelegentlich aber auch getrennt aus dem Stammgefäß entspringen. Die Segmentäste werden ligiert und durchtrennt. In der Tiefe des Parenchyms – ventralwärts tastend – kann der Oberlappenbronchus aufgesucht werden. Überlagernde Parenchymanteile werden zwischen Ligaturen oder frei durchtrennt. Nun ist der Lingulabronchus als erster nach kaudal abgehender Ast des Oberlappenbronchus darzustellen.

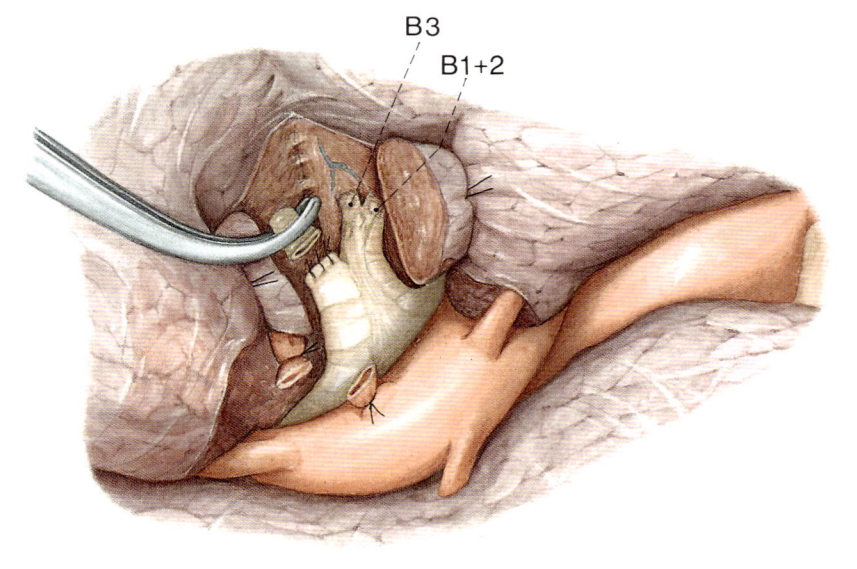

Abb. **102** Der Lingulabronchus wird identifiziert, durchtrennt, der zentrale Stumpf durch eine Einzelknopfnahtreihe verschlossen und der periphere Stumpf durch eine Klemme versorgt. Der Zeigefinger läßt sich parallel zum Verlauf des Lingulabronchus ins Lungenparenchym einführen und entlang der Segmentgrenzfläche vorschieben.

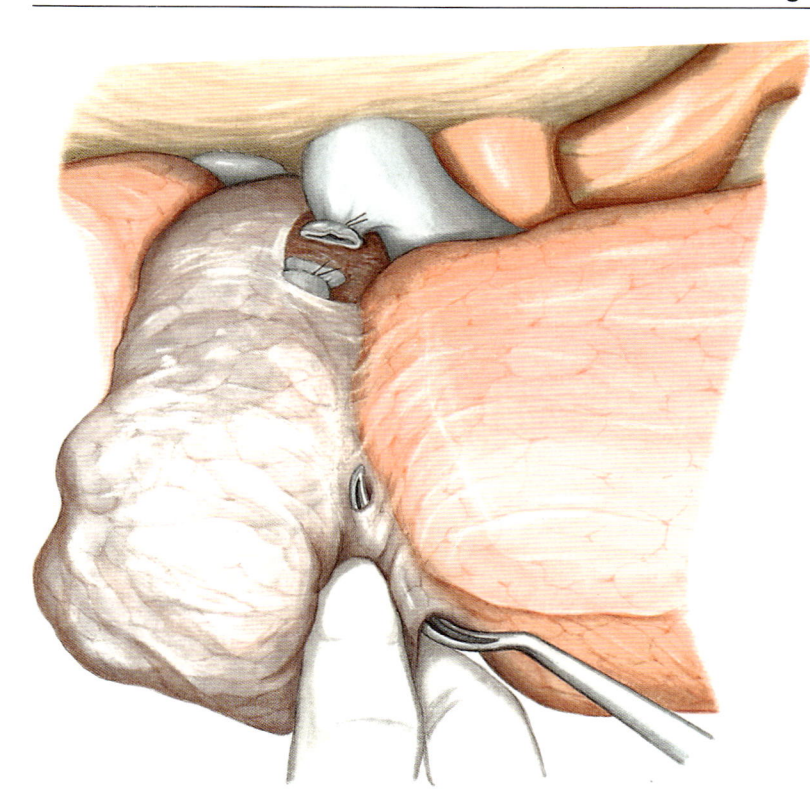

Abb. 103 Die Segmentgrenze an der Lungenoberfläche ist bei Belüftung der Lunge durch den Anästhesisten deutlich erkennbar. Zwischen Daumen und Zeigefinger lassen sich die lockeren Parenchymareale im Grenzflächenbereich zerdrücken. Die letzte subpleurale Portion wird mit der Schmiedensonde unterfahren und zwischen Ligaturen durchtrennt. Schließlich stößt man im Bereich der Vorderfläche des Oberlappenhilus auf die Lingulavene (auch sie kann in zwei Stämmen vorliegen), die unterbunden und durchtrennt wird.

Resektion der Segmentgruppe S 1+2, 3 des linken Oberlappens

Narkose: Intubationsnarkose, Doppellumentubus.

Lagerung: Kontralaterale Seitenlagerung.

Zugangsweg: s. S. 171, 176.

Spezielle Technik

Nach Darstellung aller Segmentäste aus dem Anfangsteil der A. pulmonalis und Identifizierung ihrer Segmentzugehörigkeit werden (von peripher nach zentral) A2, A1 und A3 durchtrennt. Der Oberlappenbronchus wird über das Interlobium präpariert (s. Abb. **101**) und bis zum Abgang des Lingulabronchus freigelegt. Der nach kranial abweichende Bronchusast (B1+2, 3) wird durchtrennt und der Stumpf durch Einzelknopfnähte verschlossen. Nun werden die Lunge dorsalwärts gezogen, die obere Lungenvene und ihre Äste dargestellt, die Lingulavene als am weitesten kaudaler Ast identifiziert und geschont und V1, V2 und V3 unterbunden und durchtrennt. Ablösen der Segmentgruppe S1+2, 3 von der Lingula.

210 Lunge

Bemerkungen zu den Abb. 104, 105 und 155, 156, 157.

Die graphische Darstellung der Resektionstechnik einzelner Lungensegmente ist schwierig. Es wurde hier der Weg gewählt, anhand eines anatomischen Schemas (a), das in der aus anatomischen Atlanten gewohnten Position wiedergegeben ist, die entsprechenden Segmentstrukturen in ihren topographischen Beziehungen und den Zugangsweg zu ihrer Aufsuchung (Pfeile) darzustellen. Die Operationsdetails (b und c) geben die Sicht des Chirurgen wieder; sie sind daher in Abb. 104 und 105 (linke Seite) gegenüber a um 90 Grad im Sinne des Uhrzeigers, in Abb. 155, 156 und 157 (rechte Seite) um 90 Grad gegen den Uhrzeigersinn gedreht zu sehen.

Spezielle Technik

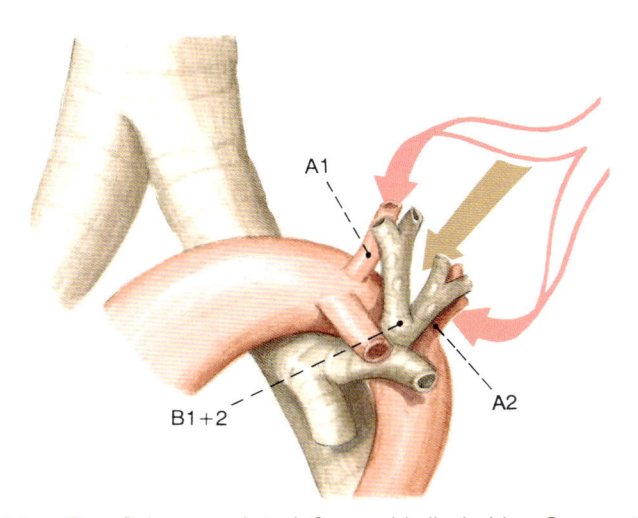

Abb. 104a Das Schema zeigt, daß sowohl die beiden Segmentarterien A1 und A2 als auch der Bronchus B1 + B2 über den dorsokranialen Abschnitt des Interlobiums aufgesucht werden.

Resektion der Segmentgruppe 1 + 2 des linken Oberlappens

Narkose: Intubationsnarkose, Doppellumentubus.

Lagerung: Kontralaterale Seitenlagerung.

Zugangsweg: s. S. 171, 176.

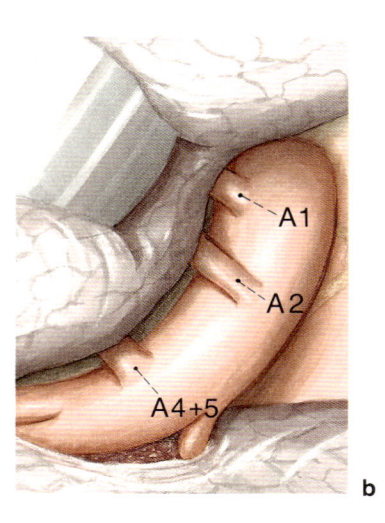

Abb. 104b Der interlobäre Abschnitt der A. pulmonalis ist dargestellt, die Segmentarterien A1, A2, A4 + A5 und A6 sind auspräpariert. Cave: zahlreiche Varietäten sind möglich; in Zweifelsfällen werden die Gefäße weit nach peripher ins Parenchym verfolgt, um sicher die Segmentzuordnung erkennen zu können. Die Gefäße A1 und A2 werden unterbunden und durchtrennt.

Abb. 104c Präparation der Dorsalfläche des Oberlappenbronchus wie zur Lingularesektion. Der nach kranial abweichende Bronchusast (B1+2, 3) des Oberlappenbronchus wird dargestellt und ins Parenchym bis zur nächsten Teilung verfolgt. Der nach kranial abgehende Ast 2. Ordnung entspricht B1 + B2. Dieser Ast wird umfahren, durchtrennt und der zentrale Stumpf durch Einzelknopfnähte luftdicht verschlossen. Nun werden die Segmente 1 + 2 ausgelöst, wobei sie schließlich an den entsprechenden Ästen der oberen Lungenvene (V1, V2) hängenbleiben. Die beiden Segmentvenen werden ligiert und durchtrennt.

Segmentresektion S 3

Spezielle Technik

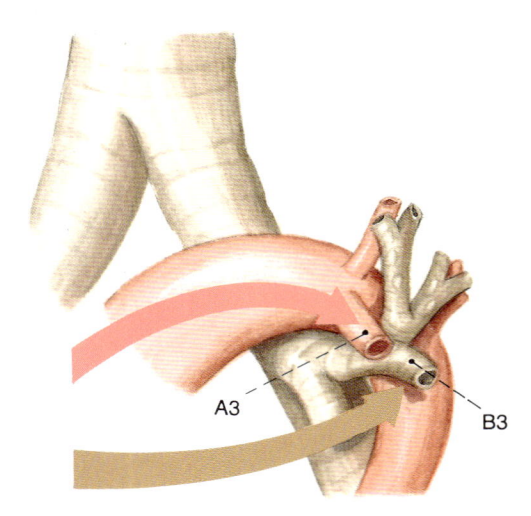

Abb. 105a Das Schema zeigt, daß Segmentarterie und Segmentbronchus über die Vorderfläche des Oberlappenhilus dargestellt werden.

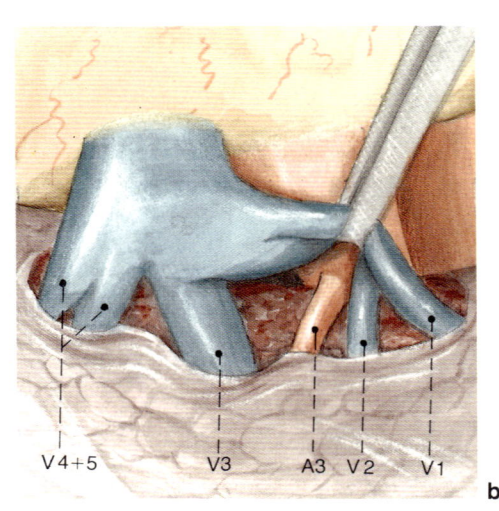

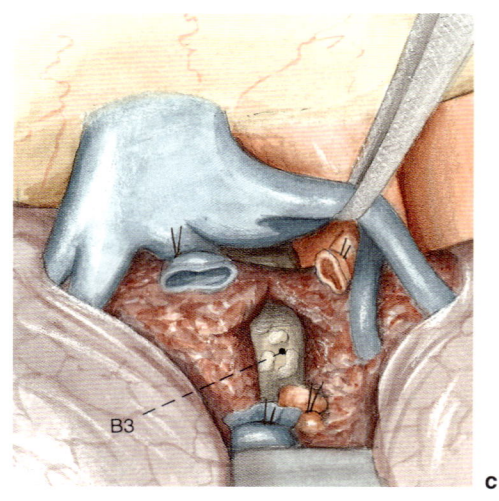

Abb. 105b Die Segmentarterie A 3 entspringt zumeist als erster Ast aus der A. pulmonalis. Der Anfangsteil ihrer Verlaufsstrecke wird durch die Venenäste V 1 und V 2 überlagert; diese werden angeschlungen und nach medio-kranial abgezogen; Aufsuchen, Unterbinden und Durchtrennen von A 3.

Abb. 105c Tastet man im Bereich des peripheren Gefäßstumpfes in die Tiefe, so stößt man auf den Segmentbronchus B 3, er wird dargestellt, präliminär geklemmt und durch Be- und Entlüften der Lunge identifiziert. Handelt es sich um B 3, so wird der Bronchus durchtrennt, der zentrale Stumpf durch Einzelknopfnähte versorgt und das Segment wie zuvor beschrieben ausgelöst, nachdem zuvor V 3, der 3. Ast der oberen Lungenvene, ligiert und durchtrennt wurde.

Unterlappenlobektomie links

Narkose: Intubationsnarkose, Doppellumentubus.

Lagerung: Kontralaterale Seitenlagerung.

Zugangsweg: s. S. 171, 176.

Arbeitsschritte

1 Thorakotomie.
2 Exploration.
3 Eröffnung des Interlobiums.
4 Präparation aller vom interlobären Abschnitt der A. pulmonalis abgehenden Segmentäste.
5 Unterbindung und Durchtrennung der Unterlappenspitzenarterie (A6).
6 Unterbindung und Durchtrennung des basalen Arterienstammes zum Unterlappen.
7 Durchtrennung des Lig. pulmonale (beim Bronchialkarzinom: Mitnahme aller hier befindlichen Lymphknoten).
8 Präparation, Unterbindung und Durchtrennung der unteren Lungenvene.
9 Darstellung und Durchtrennung des Unterlappenbronchus.
10 Stumpfverschluß und Prüfung auf Luftdichtigkeit.
11 Revision des Operationsgebietes auf Bluttrockenheit.
12 Einlegen von 2 Thoraxdrainagen.
13 Thorakotomieverschluß.

Spezielle Technik

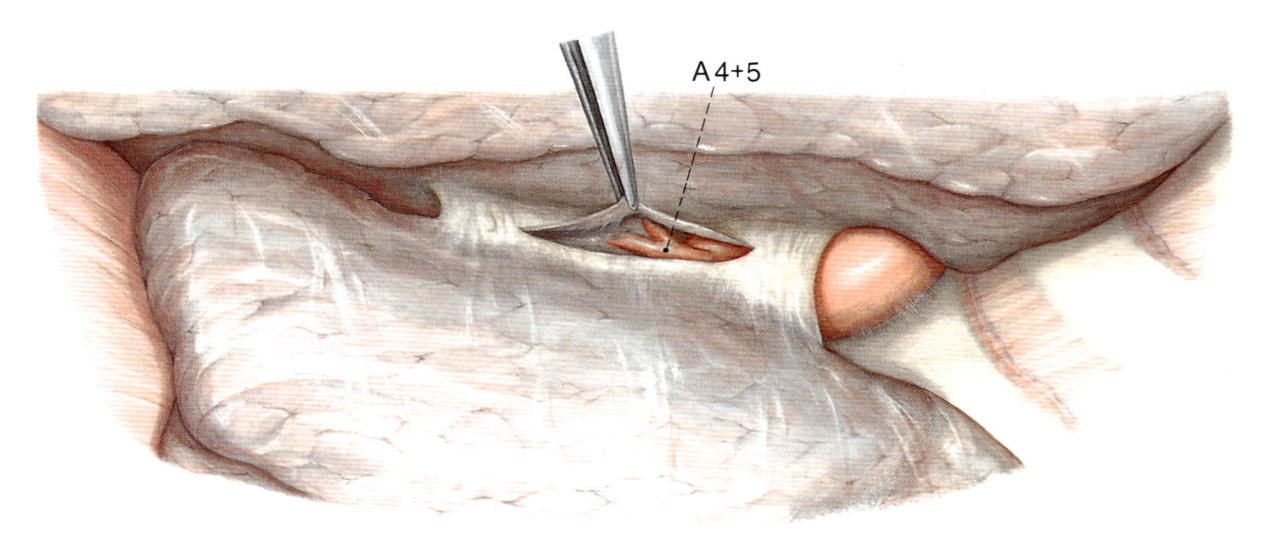

Abb. 106 Die Präparation beginnt mit der Eröffnung des Interlobiums und der Darstellung des interlobären Abschnittes der A. pulmonalis und ihrer Äste. Bei schwierigen Verhältnissen sollte zuvor der Stamm der A. pulmonalis freigelegt und vorsorglich durch ein Tourniquet gesichert werden (s. Abb. 51).

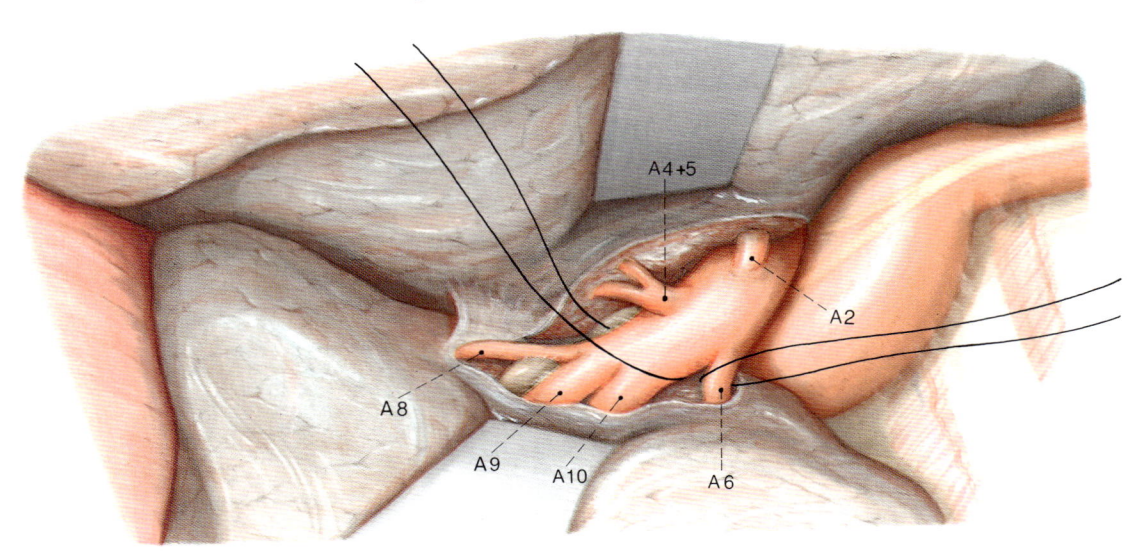

Abb. 107 Darstellung aller interlobären Segmentarterien, um Gefäßvarietäten vor der Unterbindung einzelner Äste rechtzeitig zu erkennen. Cave: A6 kann weit proximal, schon vor Eintritt der A. pulmonalis in das Interlobium entspringen. A6 und die Unterlappenstammarterie sind angeschlungen. Unterbindung und Durchtrennung der Gefäße.

Segmentresektionen am linken Oberlappen 213

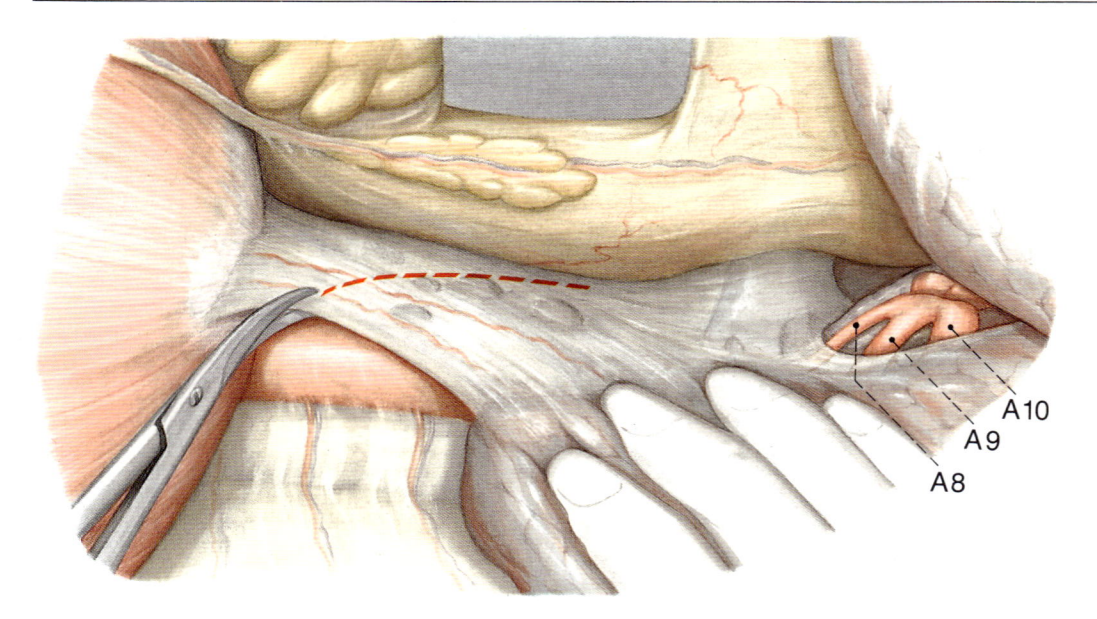

Abb. 108 Durch Zug an der Lunge in kranialer Richtung wird das Lig. pulmonale zur Ansicht gebracht und in kaudo-kranialer Richtung so durchtrennt, daß – bei Tumorerkrankung – die enthaltenen Lymphknoten dem Präparat zugeschlagen werden. Ligatur der arteriellen Ästchen im Ligament. Freilegen der unteren Lungenvene (s. Abb. 71).

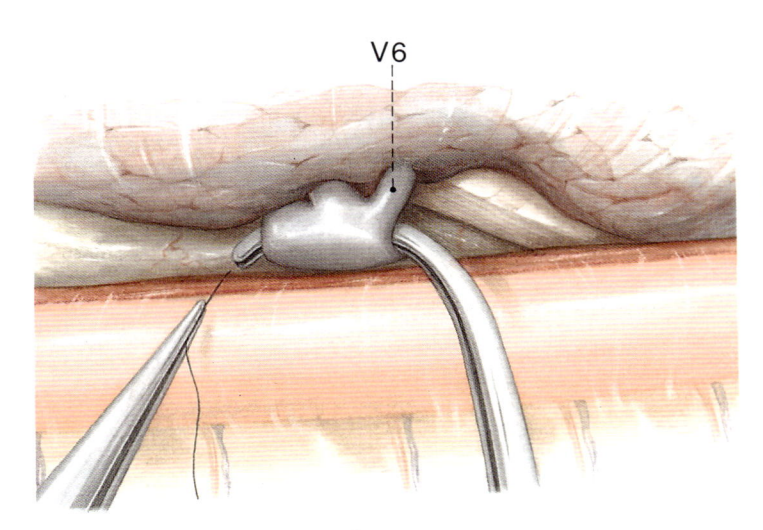

Abb. 109 Die untere Lungenvene kann (wie hier) von der Dorsal- oder der Ventralseite (s. Abb. 72) des Unterlappens her unterfahren und angeschlungen werden.

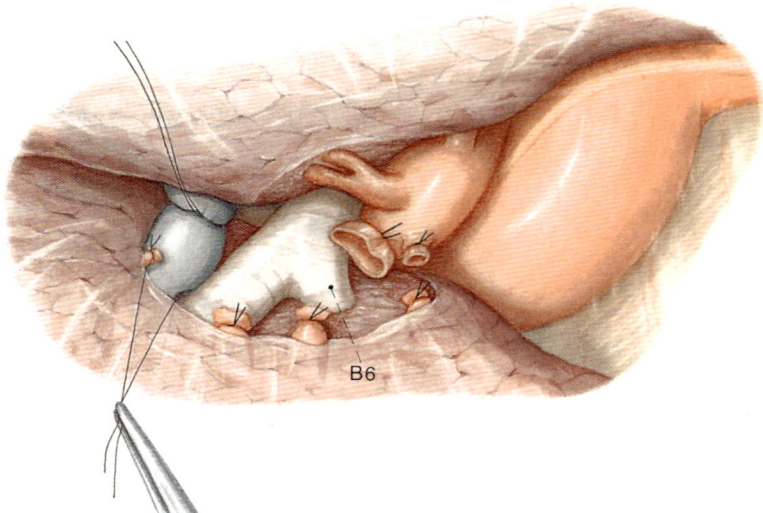

Abb. 110 Nach Unterbindung und Durchtrennung der unteren Lungenvene wird vom Interlobium aus der Unterlappenstammbronchus aufgesucht, zirkulär präpariert und nach Absaugung des Bronchialsystems durch den Anästhesisten frei durchtrennt. Blutungen aus den Ästchen der Bronchialarterie werden sorgfältig mit der Diathermie gestillt.

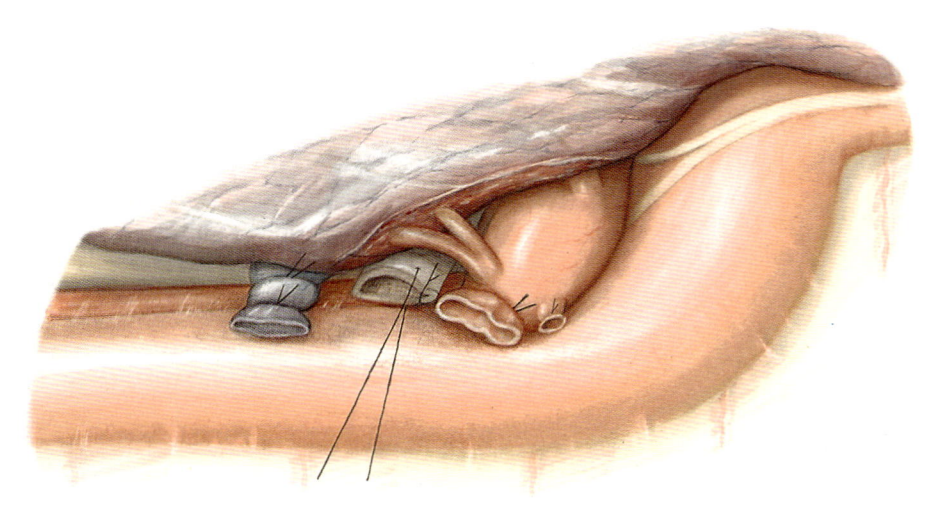

Abb. 111 Bronchusstumpfverschluß durch Einzelknopfnahtreihe oder mit Hilfe des Klammernahtapparates.

Umgekehrte Manschettenresektion

Arbeitsschritte

1 Präparation, Unterbindung und Durchtrennung der Unterlappenarterien.
2 Durchtrennung des Lig. pulmonale, Unterbindung und Durchtrennung der unteren Lungenvene.
3 Präparieren und Anschlingen der oberen Lungenvene mit einem Bändchen.
4 Präparation des Hauptbronchus, des Oberlappenbronchus und des Unterlappenbronchus.
5 Quere Durchtrennung des Hauptbronchus und des Oberlappenbronchus.
6 Schnellschnittuntersuchung der Resektionsränder.
7 End-zu-End-Anastomose der Querschnitte des Hauptbronchus und des Oberlappenbronchus.
8 Dichtigkeitsprüfung der Anastomose; evtl. Dichtung mit Fibrinkleber.
9 Einlegen von 2 Thoraxdrains.
10 Thorakotomieverschluß.

Indikation

Reicht ein Tumor endobronchial bis an das Oberlappenostium heran oder wächst er an der medialen Zirkumferenz in den Hauptbronchus vor, so kann die Pneumonektomie durch eine sog. „umgekehrte Manschettenresektion" vermieden werden.

Spezielle Technik

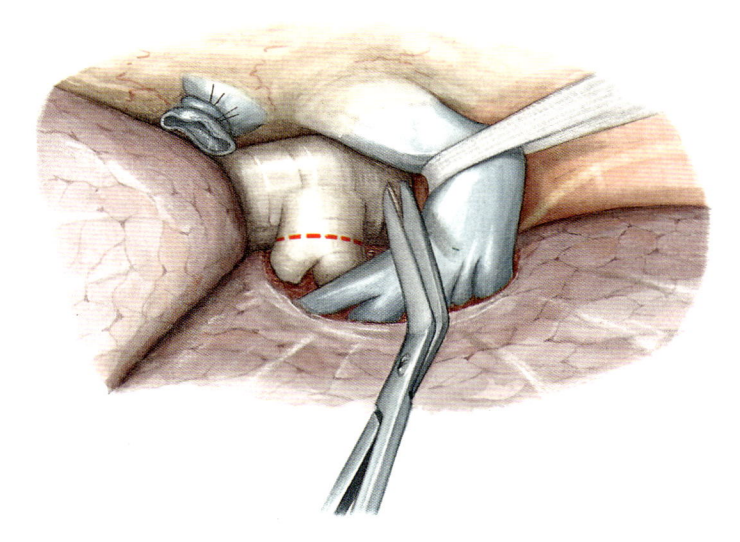

Abb. 112 Präparation und Versorgung der Gefäße wie zur Unterlappenlobektomie, Anschlingen der V. pulmonalis superior mit einem Bändchen und Abziehen nach kranial. Quere Durchtrennung des Hauptbronchus zentral des Oberlappenostiums und des Oberlappenstammbronchus entlang der markierten Linie.

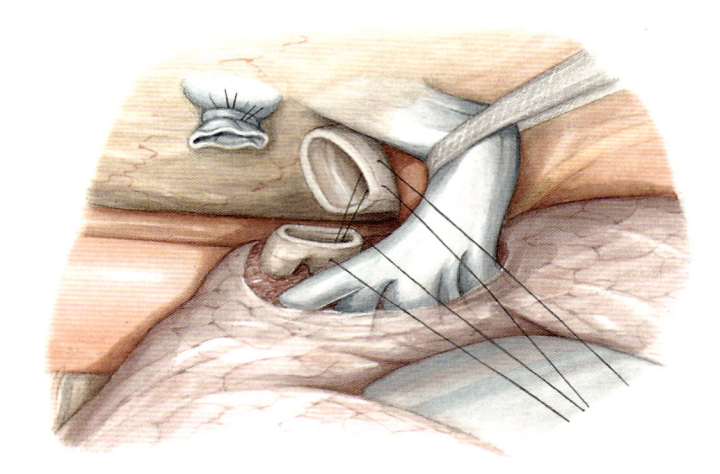

Abb. 113 End-zu-End-Anastomose zwischen den Querschnitten von Oberlappen- und Hauptbronchus durch Einzelknopfnähte. Durch die Anastomose wird der ganze zurückbleibende Oberlappen etwas in kaudaler Richtung gekippt.

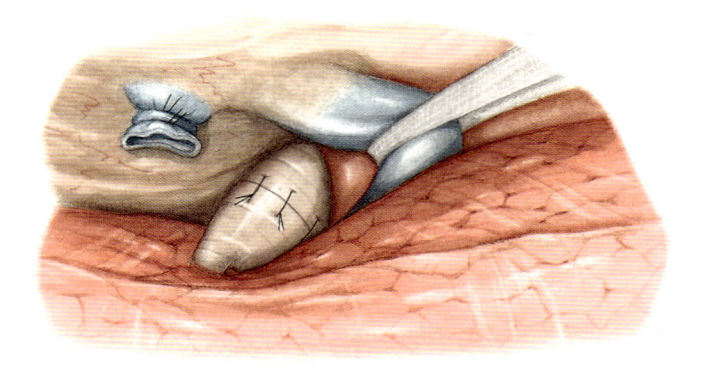

Abb. 114 Die fertige Anastomose.

Resektion des Spitzensegmentes des linken Unterlappens

Narkose: Intubationsnarkose, Doppellumentubus.

Lagerung: Kontralaterale Seitenlagerung.

Zugangsweg: s. S. 171, 176.

Spezielle Technik

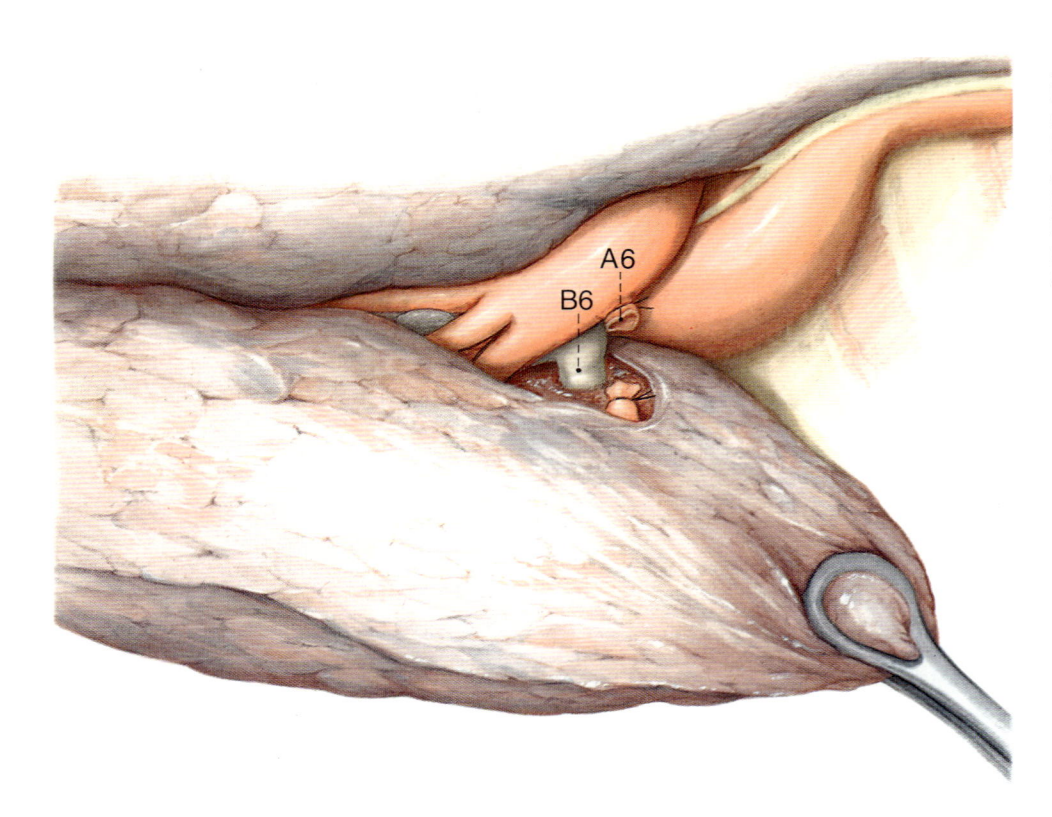

Abb. **115** Eröffnung des großen Interlobiums und Darstellen des interlobären Abschnittes der A. pulmonalis. Die Arterie zum Unterlappenspitzensegment, die als erster Ast an der lateralen Zirkumferenz des Pulmonalisbogens entspringt, wird dargestellt. Der Ursprung kann gelegentlich weit zentral gelegen sein; A6 wird unterbunden und durchtrennt.

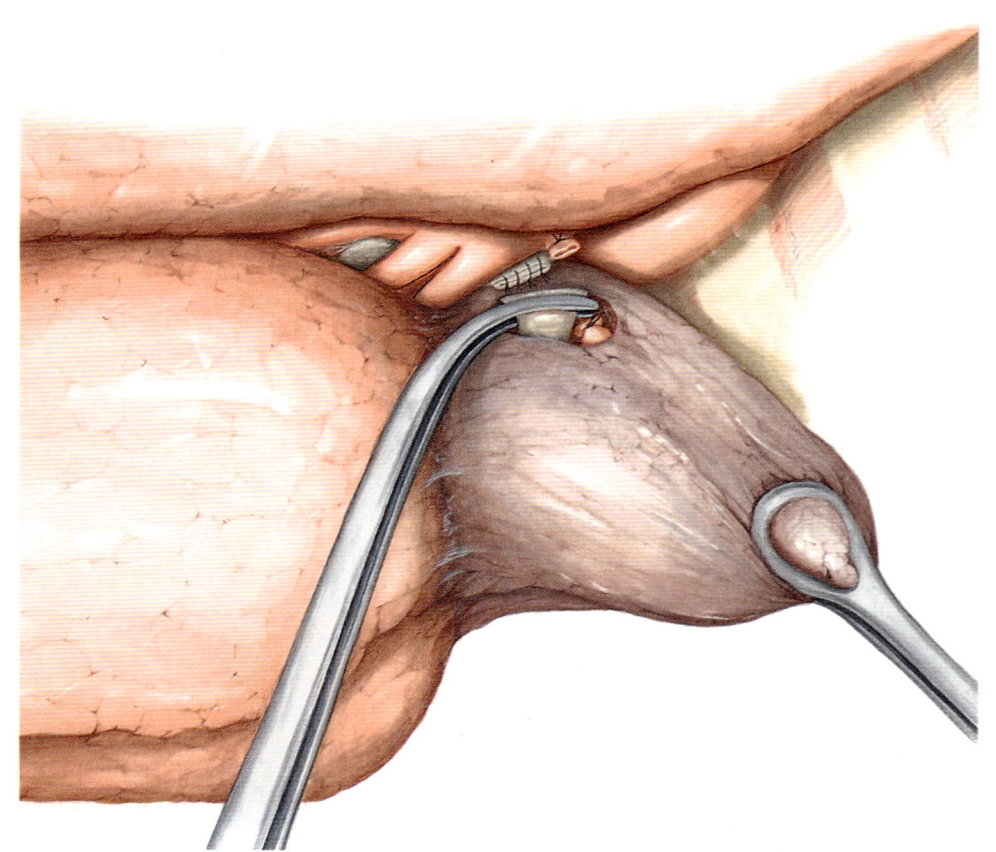

Abb. **116** Zieht man die Unterlappenspitze nach lateral ab, so spannt sich in der Tiefe B6 an, der sicher identifiziert, durchtrennt und sein zentraler Stumpf durch Einzelknopfnähte luftdicht verschlossen wird. Durch Belüftung der Restlunge wird die Segmentgrenze dargestellt (s. S. 207).

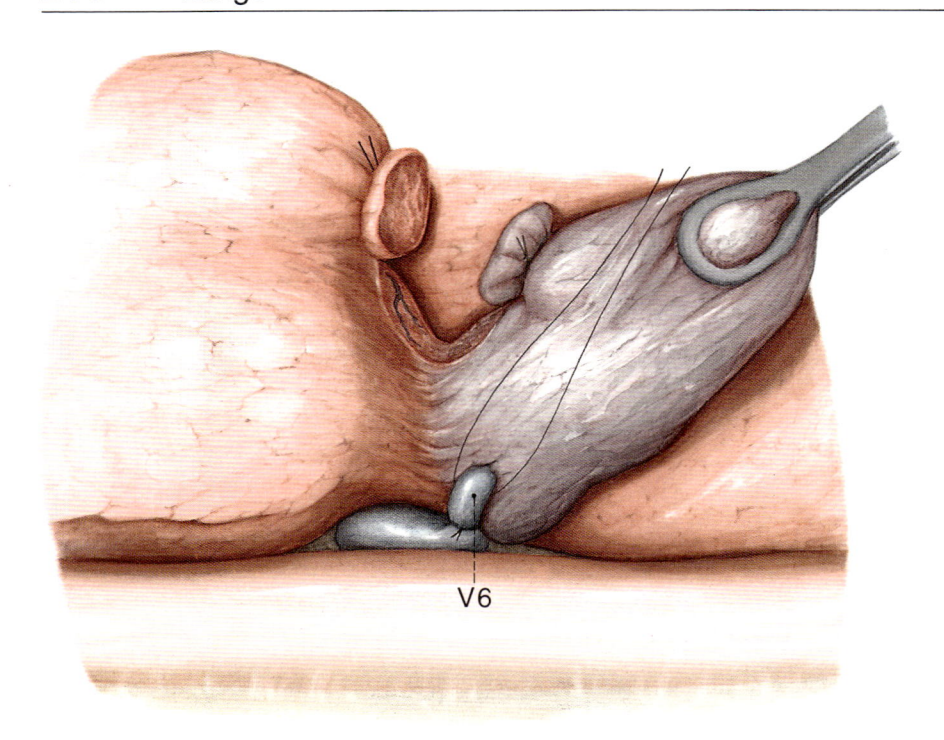

Abb. 117 Der Unterlappen wird nach vorne abgezogen und von dorsal die untere Lungenvene präpariert. Der oberste Venenast entspricht V6, er wird unterbunden und durchtrennt. Auslösen des Segments wie zuvor beschrieben (s. S. 207).

Resektion der Segmentgruppe 8–10 des linken Unterlappens

Indikation

Die Indikation zur Auslösung einzelner der basalen Unterlappensegmente 8–10 ist so gut wie nie gegeben; häufiger ist die Entfernung der gesamten basalen Segmentgruppe angezeigt.

Spezielle Technik

Das große Interlobium wird eröffnet und der interlobäre Abschnitt der A. pulmonalis dargestellt. Alle hier auffindbaren Segmentäste werden präpariert und identifiziert. Insbesondere muß A6 sorgfältig geschont werden. Das Unterlappenstammgefäß ohne A6 wird distal des Abganges von A4+5 präpariert, unterbunden und durchtrennt. Nun wird der Unterlappen nach vorne und oben gezogen, die untere Lungenvene nach Durchtrennung des Lig. pulmonale präpariert und V6 identifiziert. Dieses Gefäß wird geschont, während die unteren Äste der unteren Lungenvene unterbunden und durchtrennt werden. Anschließend wird dorsal im Unterlappenhilus der Bronchus präpariert und B6 identifiziert. Der Unterlappenbronchus wird distal des Abganges von B6 dargestellt, geklemmt und die Segmentgrenze von S6 durch Blähen der Lunge identifiziert. Ablösen der basalen Segmentgruppe von S6 nach Durchtrennung und Stumpfverschluß von B8–10.

Atypische periphere Parenchymresektionen

Indikationen

Liegt ein kleiner pathologischer Herd (Tuberkulom, Chondrom, Zyste, Metastase) in oberflächlichen Abschnitten eines Lungenlappens, so kann er durch eine atypische Keilexzision des entsprechenden Parenchymanteiles aus der Lunge entfernt werden. Besonders angezeigt ist diese Methode bei Herden, die in einer Lappenrandpartie liegen.

Narkose: Intubationsnarkose, Doppellumentubus.

Lagerung: Kontralaterale Seitenlagerung.

Zugangsweg: Thorakotomie je nach Lage des Herdes im 4.–7. Interkostalraum.

Spezielle Technik

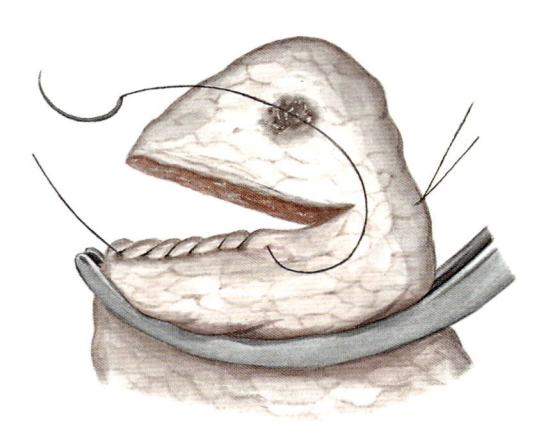

Abb. **118a** Der entsprechende Lungenabschnitt wird mit der Pinzette angehoben und in einigem Abstand zu dem zu entfernenden Herd durch eine atraumatische Klemme ausgeklemmt. Resektion des entsprechenden Lungenanteiles, nachdem die Resektionslinie durch je eine Haltenaht, deren Nadelfaden zur Naht der Parenchymwunde verwendet wird, markiert wurde. Verschluß der Parenchymwunde durch zwei gegenläufige fortlaufende Nahtreihen. Die Fäden werden an den Enden der Naht in sich verknüpft.

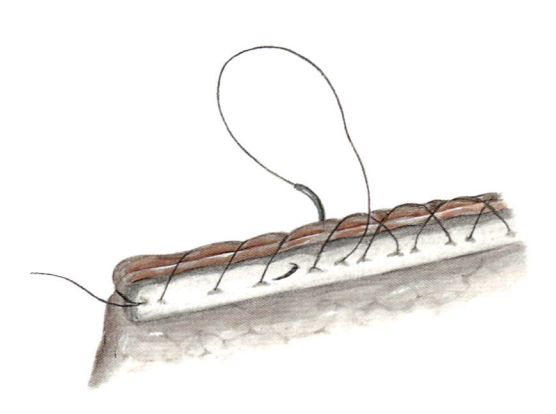

Abb. **118b** Ist – insbesondere beim höhergradigen Emphysem – das Lungenparenchym sehr zerreißlich, so kann die Naht durch Auflegen und Mitnähen von zwei Teflonvliesstreifen stabil gestaltet werden.

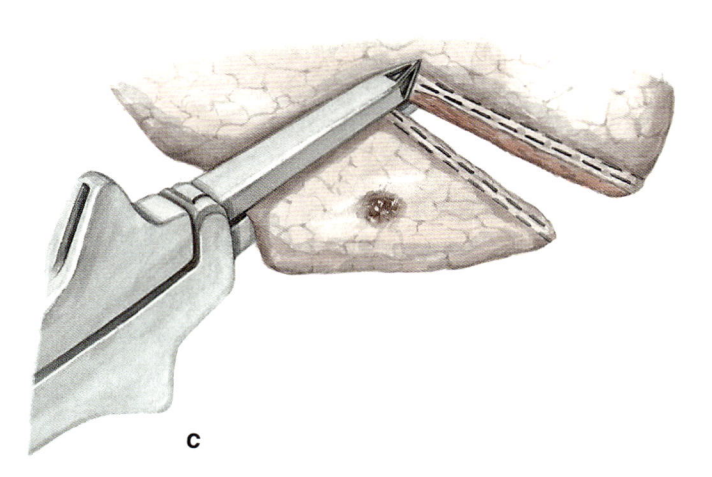

Abb. **118c** u. **d** Keilexzisionen aus dem Lungenparenchym können auch je nach den Gegebenheiten mit dem Nahtapparat GIA (zwei Magazine erforderlich) (c) oder TA (d) durchgeführt werden.

Liegt ein Herd oberflächlich in der Facies costalis der Lunge, so ist der Einsatz der Nahtapparate zumeist nicht möglich. Die Präparation erfolgt dann entsprechend der Darstellung in Abb. **185**.

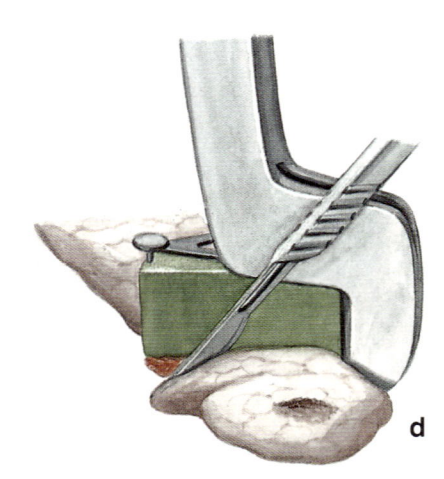

218 Lunge

Offene Lungenbiopsie

Indikationen
Der Eingriff wird zur Gewinnung histologischen Materials bei diffusen Lungenerkrankungen durchgeführt.

Narkose: Intubationsnarkose.

Lagerung: Rückenlagerung.

Zugangsweg: Je nach der größten Dichte der radiologisch festgestellten Veränderungen wird die Biopsie rechts oder links ausgeführt. Typischerweise wird die Biopsie aus der Spitze der Lingula oder (rechts) des Mittellappens entnommen. Inzision im Bereich der Medioklavikularlinie in der Submammärfalte.

Spezielle Technik

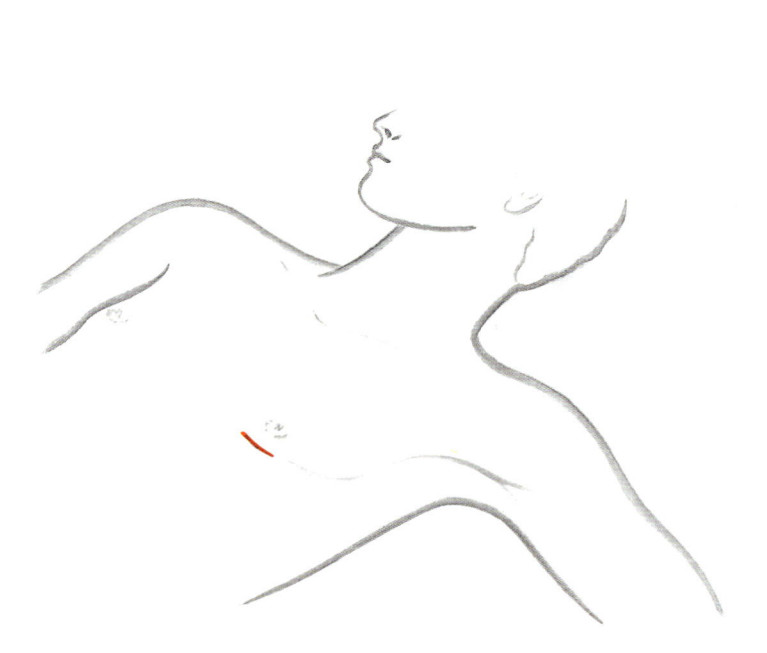

Abb. 119a Der Hautschnitt folgt dem 4. Interkostalraum auf eine Länge von etwa 5 cm, Durchtrennung der vorliegenden Pektoralisfasern, Durchtrennung der Interkostalmuskulatur und Eröffnung der Pleurahöhle.

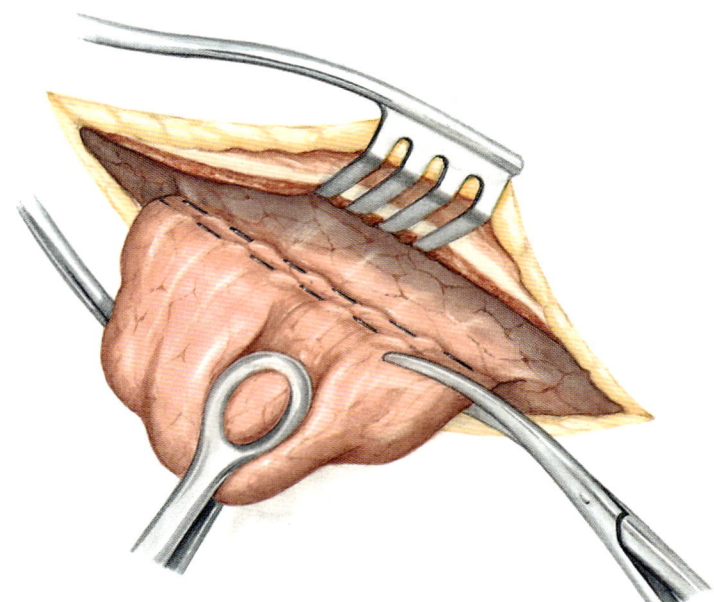

Abb. 119b Aufspreizen des Interkostalraumes. Unter geringer Überdruckbeatmung kommen links die Spitze der Lingula, rechts der Mittellappen zum Vorschein. Mit dem Nahtapparat wird ein entsprechender Parenchymbezirk ausgeklammert und reseziert. Von dieser Inzision aus können beiderseits auch die vorderen Partien der Unterlappen zur Ansicht gebracht und biopsiert werden. Einlegen einer Bülau-Drainage, schichtweiser Wundverschluß.

Extraperikardiale Pneumonektomie rechts

Narkose: Intubationsnarkose, Doppellumentubus.

Lagerung: Kontralaterale Seitenlagerung.

Zugangsweg: s. S. 171, 176.

Arbeitsschritte

1. Postero- oder anterolaterale Thorakotomie.
2. Lösung von eventuellen Adhäsionen.
3. Genaue Exploration der Lunge und der Pleurahöhle.
4. Einsendung eventueller Ergußflüssigkeit zur zytologischen Schnelluntersuchung.
5. Inzision der Pleura an der Hilusvorderseite, die im weiteren nach kranial, dorsal und kaudal fortgesetzt wird.
6. Präparation und Anschlingung der oberen Lungenvene.
7. Darstellen und Anschlingen der A. pulmonalis.
8. Durchtrennung des Lig. pulmonale, Darstellen und Anschlingen der unteren Lungenvene.
9. Feststellung der radikalen Resektabilität des Prozesses.
10. Ligatur oder Klammerung und Durchtrennung der großen Gefäße in beliebiger Reihenfolge.
11. Präparation des Hauptbronchus.
12. Durchtrennung des Hauptbronchus.
13. Bronchusstumpfverschluß mit Dichtigkeitsprüfung und eventueller Stumpfdeckung mit Pleura- oder Interkostalmuskellappen.
14. Beim Bronchuskarzinom mit Metastasen in Hiluslymphknoten: En-bloc-Ausräumung der mediastinalen Lymphknoten.
15. Revision des Operationsgebietes auf Bluttrockenheit.
16. Einlegen einer basalen Thoraxdrainage.
17. Thorakotomieverschluß.

Spezielle Technik

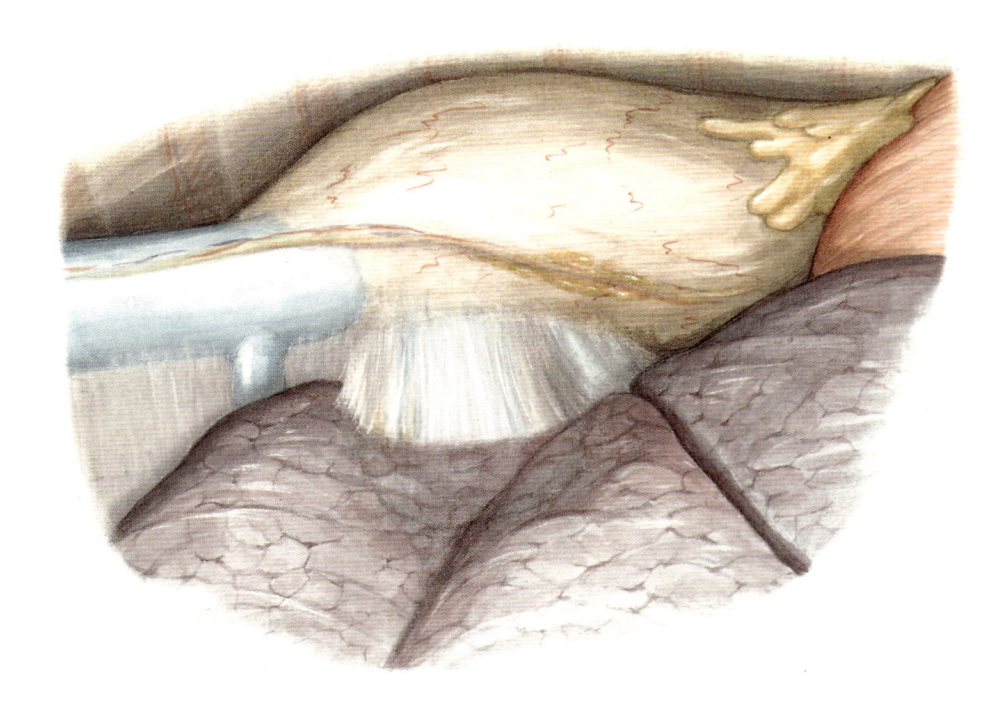

Abb. 120 Die Lunge wird nach dorsal abgezogen und die Vorderfläche des Lungenhilus dargestellt. Bei Vorliegen von Verwachsungen im Hilusbereich kann der N. phrenicus gegen die Lunge herangezogen sein. Verletzungsgefahr bei der Adhäsiolyse.

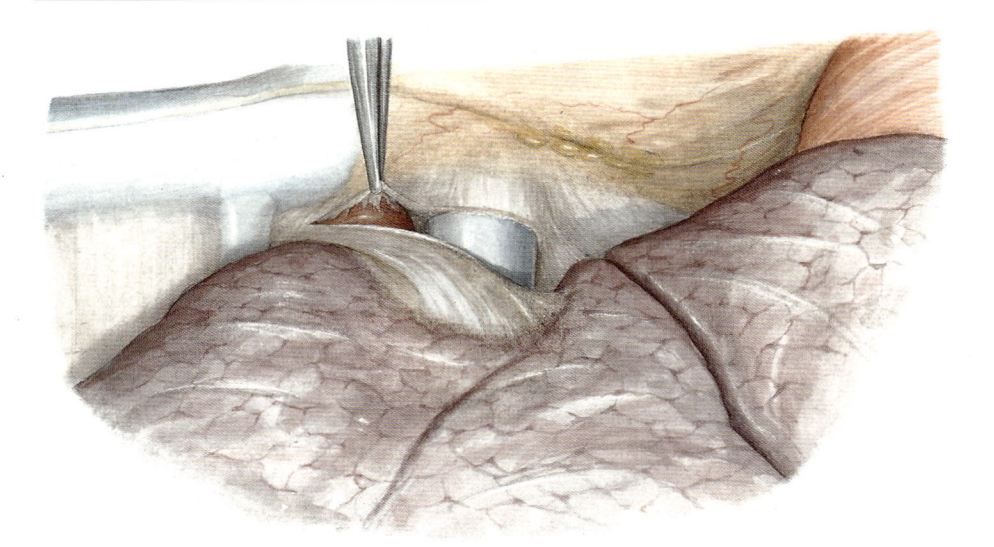

Abb. 121 Als oberflächlichstes Gebilde findet sich im Hilus unter der deckenden Pleura die obere Lungenvene. Die Pleura des Hilus wird inzidiert und die Vorderfläche der Vene präpariert. Nun kann der Venenstamm mit der Präparierklemme unterfahren und mit einem Faden angeschlungen werden. Dabei muß man berücksichtigen, daß unmittelbar in der Tiefe des oberen Venenrandes der interlobäre Ast der A. pulmonalis bzw. die mediale Mittellappensegmentarterie (A5) verlaufen: also Vorsicht!
Die A. pulmonalis liegt kranial und deutlich tiefer als die obere Lungenvene; sie ist häufig von einer relativ dicken Schicht derben Bindegewebes bedeckt, die sich vom Herzbeutel gegen die Lunge hin erstreckt. Zur Darstellung der Vorderfläche des zentralen Pulmonalisabschnittes wird diese Schicht vorsichtig schrittweise durchtrennt, was nicht selten durch Einlagerung von Lymphknoten zusätzlich erschwert ist. Cave: Dieser Präparationsschritt ist mit äußerster Vorsicht durchzuführen, da eine Verletzung der Pulmonalisvorderwand in diesem Präparationsstadium zu kaum beherrschbarer Massenblutung führt.

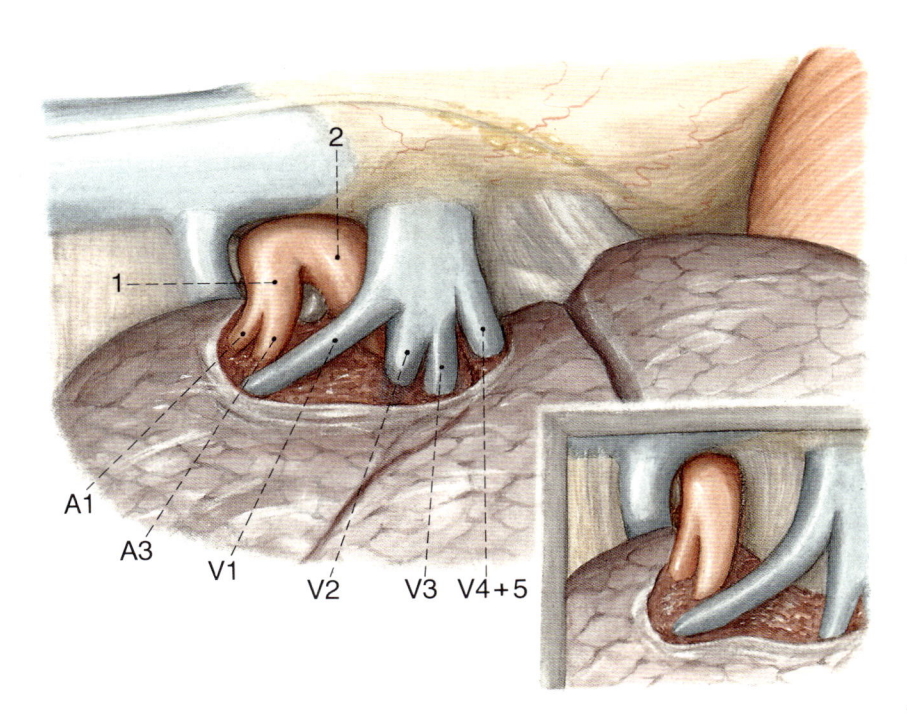

Abb. 122 Die obere Lungenvene, die Vorderfläche des Pulmonalgefäßes und seiner beiden Äste (Truncus anterior und Truncus interlobaris) sind dargestellt. Insert: Im Falle einer sehr zentralen ersten Teilung der rechten Pulmonalarterie können die beiden Äste in je einer eigenen Gefäßscheide unter dem Herzbeutel hervorkommen. Dabei liegt in der Regel der Truncus anterior oberflächlicher. Der Ungeübte kann nach Präparation des Truncus anterior der Meinung sein, die gesamte zentrale Strecke dargestellt und angeschlungen zu haben. An dem relativ dünnen Kaliber und der Zugrichtung dieses Gefäßes gegen den oberen Hiluspol sollte erkannt werden, daß noch ein zweiter Ast des Hauptgefäßes vorliegen muß. Er ist dann in der Tiefe unter der überdeckenden oberen Lungenvene zu suchen.

1 Truncus anterior
2 interlobärer Stamm der A. pulmonalis

Extraperikardiale Pneumonektomie rechts

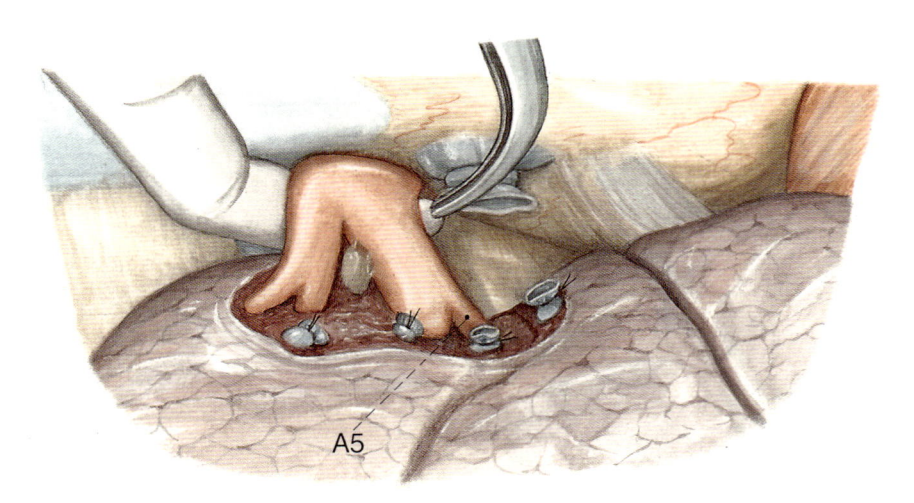

Abb. 123 Ist die Vorderfläche der A. pulmonalis sicher identifiziert, so wird die Rückseite mit dem Zeigefinger unter vorsichtig bohrenden Bewegungen unterfahren. Das Tastgefühl informiert den Operateur über die Verschieblichkeit der Gefäßwand gegenüber der tiefen Gefäßscheide, über derbere Bindegewebszüge oder über das Vorliegen einer Tumorinvasion aus besiedelten Bifurkationslymphknoten; eine primäre instrumentelle Unterfahrung kann durch Einreißen der Gefäßhinterwand tödlich enden. In der Regel ist das perivaskuläre Bindegewebe um so lockerer, je weiter zentral am Gefäß die Unterfahrung durchgeführt wird. Erscheint die Fingerspitze am unteren Gefäßrand, der sicher zu tasten sein muß, wird eine Umfahrungsklemme fest auf die Fingerkuppe aufgesetzt und unter Führung des Fingers unter dem Gefäß durchgeschoben. Der Anschlingungsfaden wird nun in die Präparierklemme eingespannt und die Klemme zurückgezogen. (Die obere Lungenvene ist aus Gründen der besseren Übersicht durchtrennt dargestellt. Tatsächlich darf die Durchtrennung erst durchgeführt werden, wenn die Resektabilität sicher feststeht!)

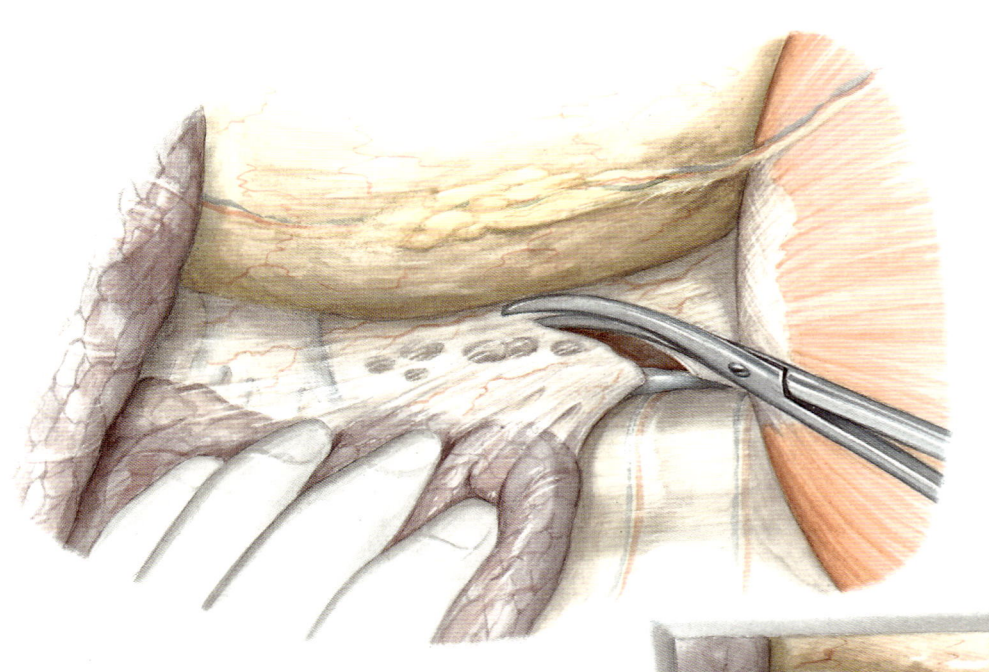

Abb. 124 Abziehen der Lunge nach kranial, wodurch sich das Lig. pulmonale anspannt. Es wird mit der Schere in kaudo-kranialer Richtung durchtrennt, wobei beim Karzinom alle enthaltenen Lymphknoten an der Präparatseite liegen sollen. Die regelmäßig vorhandenen Arterienästchen werden vor der Durchtrennung mit der Diathermie oder durch Ligatur versorgt. Im kranialen Rand des Lig. pulmonale findet sich die untere Lungenvene.
Insert: Die Vene ist freigelegt, das Gefäß mit der Präparierklemme unterfahren.

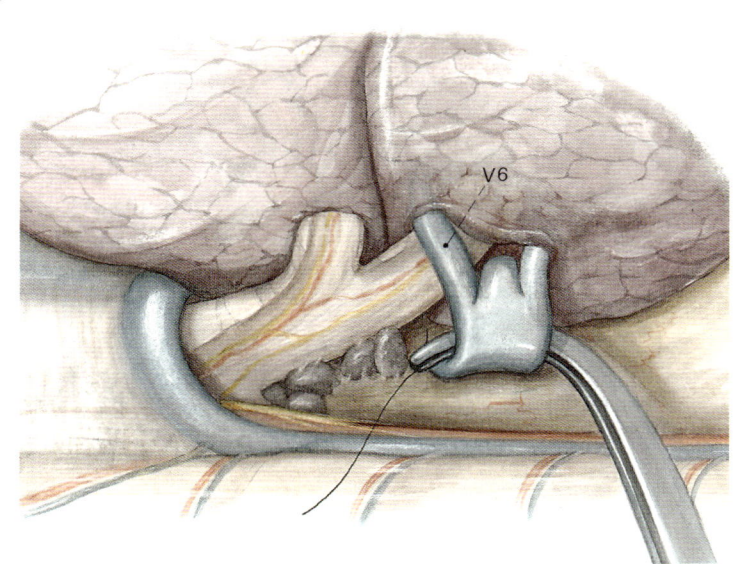

Abb. 125 Nun wird die Lunge nach ventral abgezogen und die Dorsalfläche des Lungenhilus präpariert. Wenn es die Umstände erfordern, kann die untere Lungenvene nach Durchtrennung des Lig. pulmonale auch von dorsal her dargestellt und angeschlungen werden. Bei der Freilegung der Rückfläche des Hauptbronchus werden die Vagusäste zur Lunge und in der Regel eine Bronchialarterie durchtrennt. Die Versorgung des Bronchialarterienstumpfes sollte durch sichere Ligatur erfolgen, da nach Elektrokoagulation beträchtliche postoperative Nachblutungen aus dieser Quelle erfolgen können.

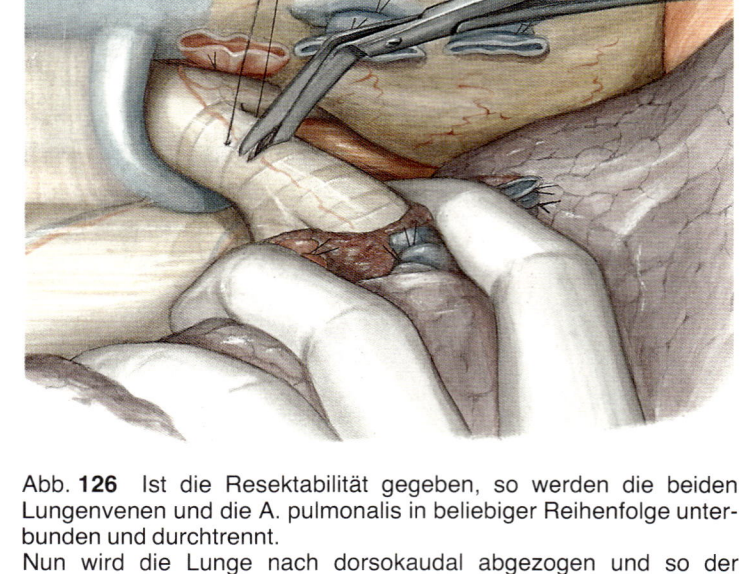

Abb. 126 Ist die Resektabilität gegeben, so werden die beiden Lungenvenen und die A. pulmonalis in beliebiger Reihenfolge unterbunden und durchtrennt.
Nun wird die Lunge nach dorsokaudal abgezogen und so der Hauptbronchus zugänglich gemacht. Im Zuge der Präparation werden bei Tumorerkrankung die von hier aus erreichbaren Lymphknotenstationen der Trachealbifurkation und im Tracheobronchialwinkel sorgfältig ausgeräumt und die Präparate gesondert zur histologischen Untersuchung eingesandt. In der Regel stößt man an der medialen Fläche des Hauptbronchus auf einen stärkeren Ast der A. bronchialis, der aus der Tiefe der Bifurkationsregion aufsteigt; er wird durchtrennt. Durchtrennung des Hauptbronchus und Verschluß des Stumpfes nach einer der auf S. 185ff angeführten Methoden; der resultierende Bronchusstumpf sollte möglichst kurz gehalten sein.

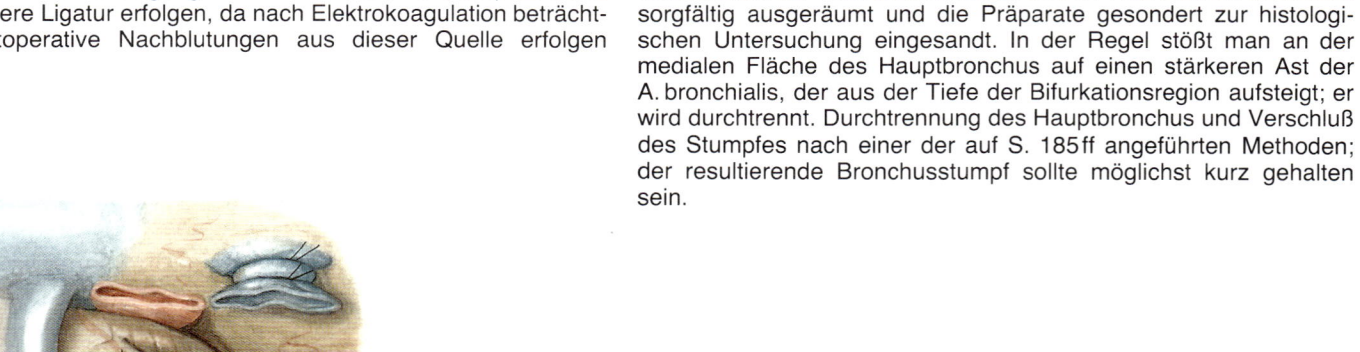

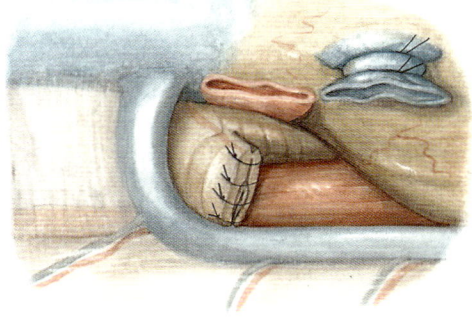

Abb. 127 Die Lunge ist entfernt. Entgegen älteren Angaben ist die Deckung des Bronchusstumpfes nicht obligat erforderlich. Bei Gefährdung der Wundheilung etwa nach Röntgenvorbestrahlung oder ausgedehnter mediastinaler Lymphknotendissektion mit möglicher Gefährdung der Bronchusstumpfdurchblutung ist eine Stumpfdeckung durch einen Interkostalmuskellappen (s. S. 281) oder durch das große Netz (s. S. 283f) möglich.

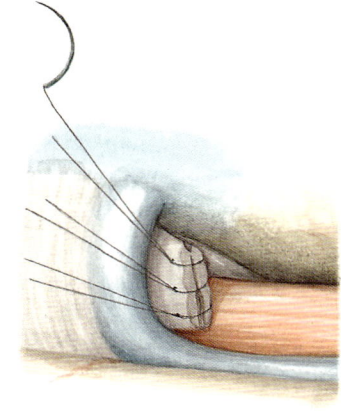

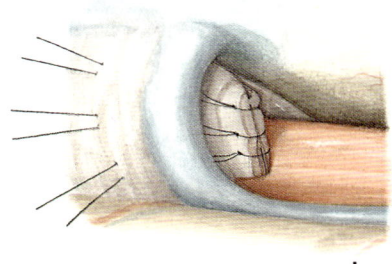

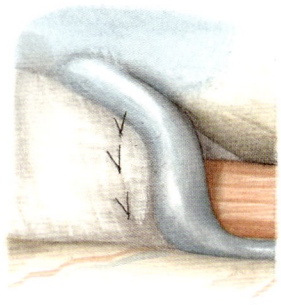

Abb. 128a–c Wird eine weniger aufwendige Stumpfdeckung angestrebt, so ergibt sich rechts eine einfache Methode in der Verlagerung des Bronchusstumpfes unter das parietale Pleurablatt oberhalb des Bogens der V. azygos: Dazu werden die Nähte am Bronchusstumpf lang gelassen (**a**) – nach Präparation einer Tasche unter der Vene durch das perietale Pleurablatt gestochen (**b**) und anschließend geknüpft (**c**).

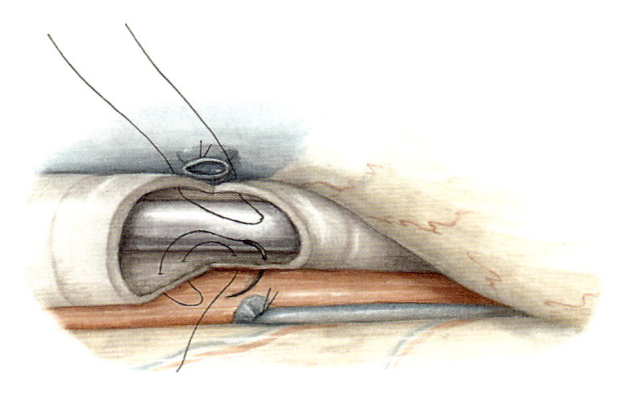

Abb. 129 Ist mit der üblichen Absetzung des Hauptbronchus die Radikalität der Resektion nicht gesichert, so kann der Hauptbronchus keilförmig aus der Bifurkationsregion exzidiert werden. Voraussetzung dafür ist, daß der Patient primär mit einem linksseitigen Doppellumentubus intubiert war, oder daß der orotracheal eingeführte Tubus so lang ist, daß er vor der Eröffnung des Atemweges unter Kontrolle des Operateurs in den linken Hauptbronchus eingeführt werden kann. Bei der Exzision des Hauptbronchus ist jeweils darauf zu achten, den Tubuscuff nicht zu verletzen. Durch eine Einzelknopfnahtreihe wird der Defekt des Atemweges linear verschlossen. Üblicherweise benützt man zur Naht des Paries membranaceus U-förmig gestochene Matratzennähte, die so gelegt werden, daß etwaige Inkongruenzen der Lumina durch Raffung des Paries membranaceus tracheae ausgeglichen werden.

Dissektion der mediastinalen Lymphknoten

Indikationen

Bei Vorliegen von Metastasen in den Hiluslymphknoten oder präoperativem mediastinoskopischem oder intraoperativem Nachweis von mediastinalen Lymphknotenmetastasen ist die mediastinale Lymphknotendissektion durchzuführen. Müssen dabei aus Radikalitätsgründen N. phrenicus und N. laryngeus recurrens mitreseziert werden, ist in der postoperativen Phase wegen des erschwerten Abhustens mit vermehrten pulmonalen Komplikationen zu rechnen.

Spezielle Technik

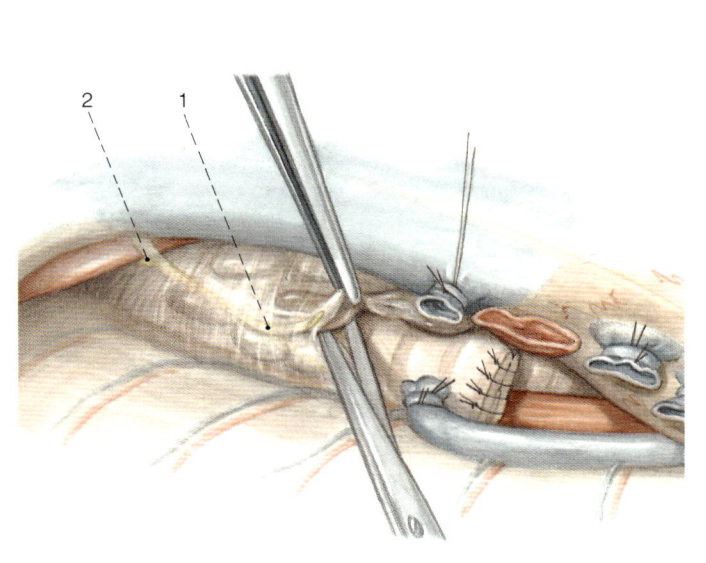

Abb. **130** Die V. azygos wird unterfahren, ligiert und durchtrennt. Die Fäden am zentralen Stumpf der Vene werden lang gelassen, da die V. cava superior durch entsprechenden Zug für die weitere Präparation angehoben werden kann. Sorgfältiges Abpräparieren der prä- und paratrachealen Lymphknoten in der Schicht der Trachealadventitia. Falls erforderlich, wird der N. vagus mitreseziert. Cave: Verletzung des N. laryngeus recurrens.

1 N. vagus
2 N. laryngeus recurrens

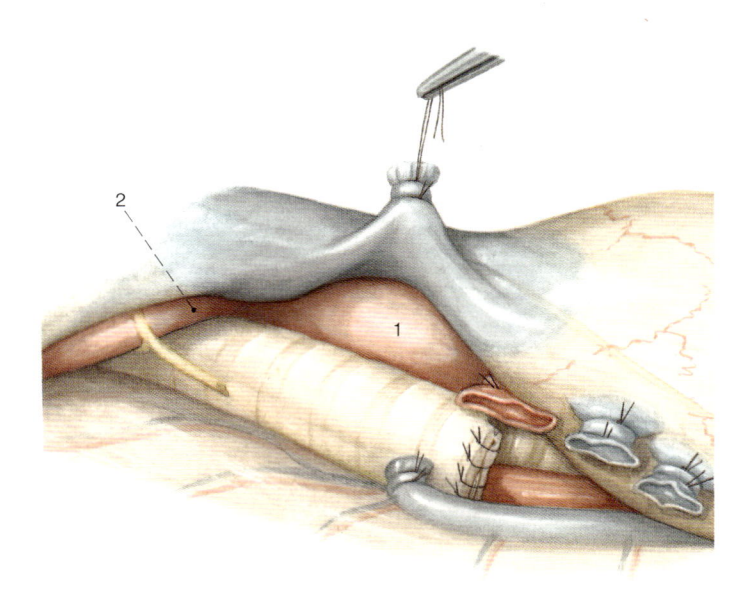

Abb. **131** Nach Abschluß der Präparation sollte links im Operationsfeld die aufsteigende Aorta freiliegen, weiterhin die Vorder- und rechte Seitenfläche der Trachea bis hinter den Truncus brachiocephalicus.

1 Aorta ascendens
2 Truncus brachiocephalicus

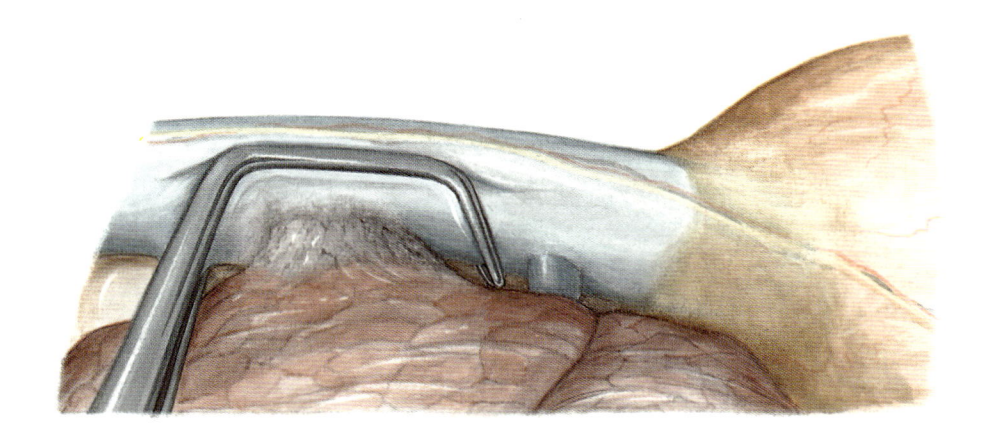

Abb. **132** Nicht selten greift Tumorgewebe aus paratrachealen Lymphknoten oder von einem peripheren Tumor des Oberlappens auf kleinere Wandbezirke der oberen Hohlvene über. Nach sorgfältiger Mobilisierung und Anschlingung der Hohlvene ober- und unterhalb der Wandinfiltration kann ein solcher Wandbezirk des Gefäßes mit einer Gefäßklemme ausgeklemmt werden. Resektion des Wandbezirkes im Gesunden.

Dissektion der mediastinalen Lymphknoten 225

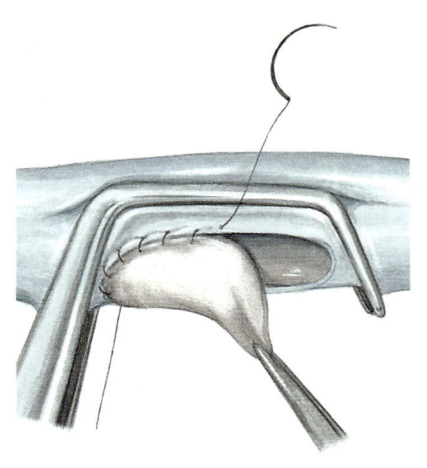

Abb. 133 Ersatz des resezierten Gefäßwandabschnittes durch einen Kunststoffpatch in fortlaufender Nahttechnik.

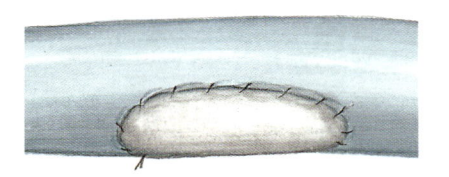

Abb. 134 Der fertiggestellte Gefäßwandersatz.

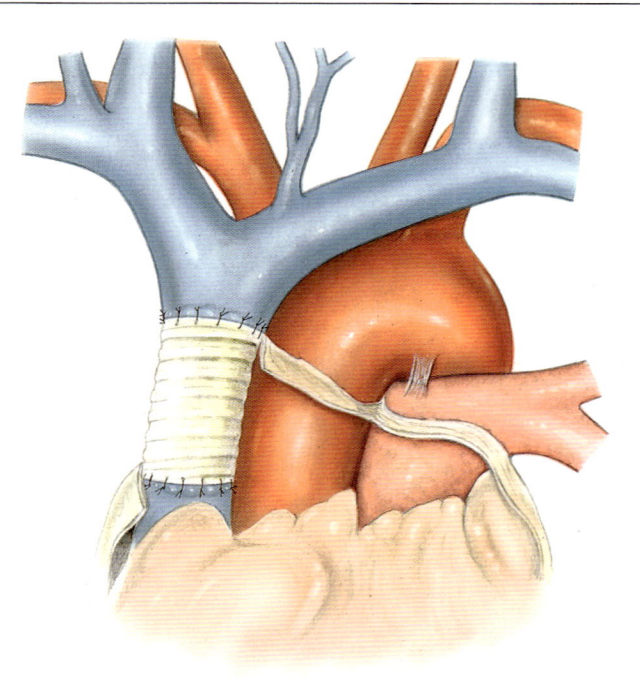

Abb. 135 Liegt eine ausgedehntere Tumorinfiltration der Hohlvenenwand vor, so kann ein entsprechendes Segment der gesamten Vene reseziert und durch eine geeignete Gefäßprothese (Ringprothese) ersetzt werden. Es ist zumeist erforderlich, das Perikard zu eröffnen, um auch den intraperikardialen Abschnitt der oberen Hohlvene zu präparieren.

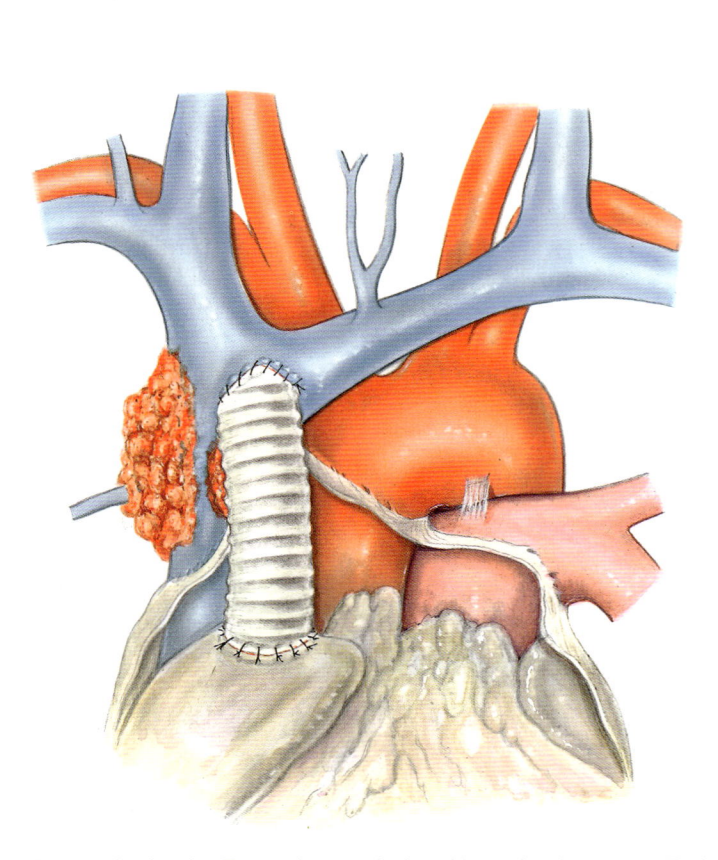

Abb. 136 Ist der Tumor inoperabel und besteht eine obere Einflußstauung, so wird über eine Ringprothese je nach der Situation ein Bypass entweder vom Konfluens der beiden V. brachiocephalicae auf das rechte Herzohr oder

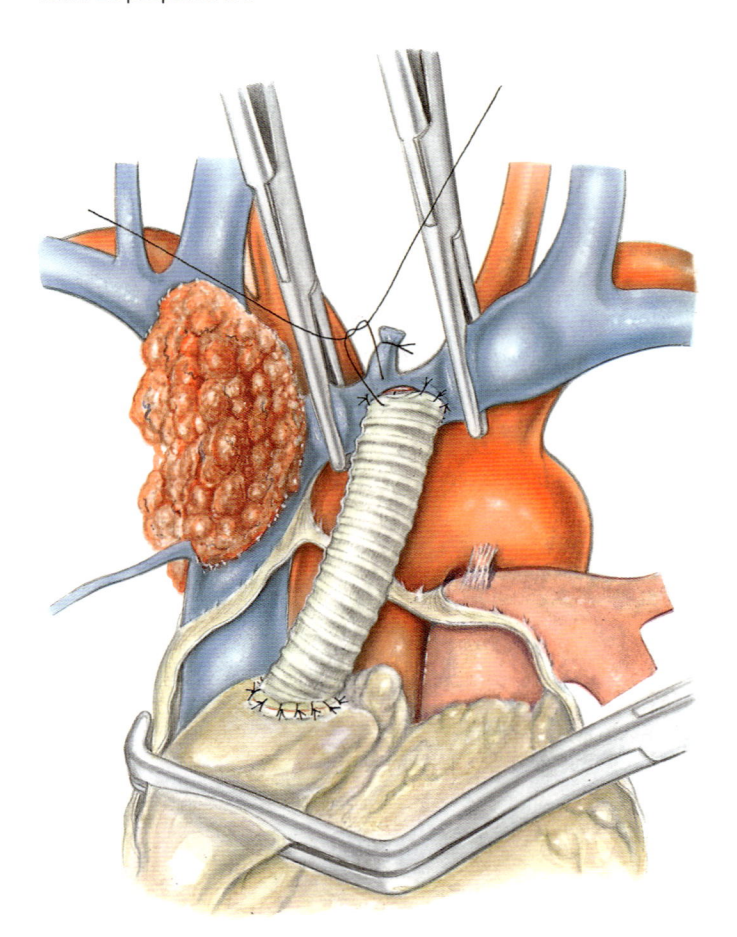

Abb. 137 von der linken V. brachiocephalica auf das rechte Herzohr ausgeführt. Als Zugang für eine solche Umgehungsoperation ist die mediane Sternotomie zu wählen.

Ausführlicher Text s. S. 85–86 im Kapitel Mediastinum.

Intraperikardiale Versorgung der großen Lungengefäße rechts

Indikationen

Greift ein Tumor so weit auf den extraperikardialen Verlauf der Lungenvenen oder der A. pulmonalis über, daß eine sichere Ligatur im Gesunden nicht mehr möglich ist, so wird die Ligatur der entsprechenden oder auch aller Gefäße intraperikardial durchgeführt.

Spezielle Technik

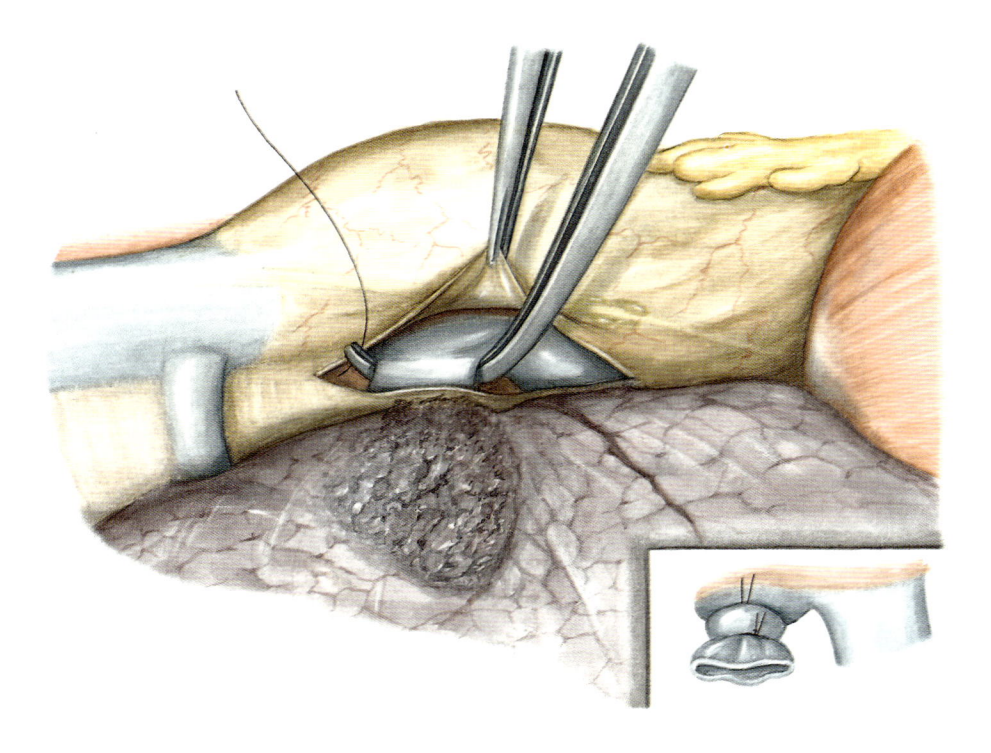

Abb. 138 Intraperikardiale Versorgung der oberen Lungenvene: der Herzbeutel wird – wenn die Tumorausbreitung das erlaubt – dorsal des N. phrenicus eröffnet. Sorgfältige Exploration der Herzbeutelhöhle im Hinblick auf einen Tumoreinbruch. Ist die intraperikardiale Ligatur möglich, so wird der untere Rand der oberen Lungenvene mit der Pinzette angehoben und so die Mesokardfalte dorsal der Vene zur Ansicht gebracht. Sie kann nun mit der Schere inzidiert werden. In die Inzision wird eine Präparierklemme eingeführt und unter wiederholtem vorsichtigem Öffnen und Schließen der Branchen unter der Vene nach kranial vorgeschoben. Das obere Mesokardblatt kann zumeist stumpf mit der Klemmenspitze perforiert und ein Ligaturfaden nach unten durchgezogen werden. Die intraperikardiale Unterbindung der Vene erfolgt zentralwärts wie üblich mit Ligatur und Durchstechungsligatur (s. Insert). Eine periphere Ligatur ist zumeist nicht zu placieren; nach Durchtrennung des Gefäßes kann die Blutung aus der Lunge durch eine rasch gelegte fortlaufende Naht gestillt werden. Das Vorgehen zur intraperikardialen Ligatur der unteren Lungenvene ist identisch mit dem oben beschriebenen.

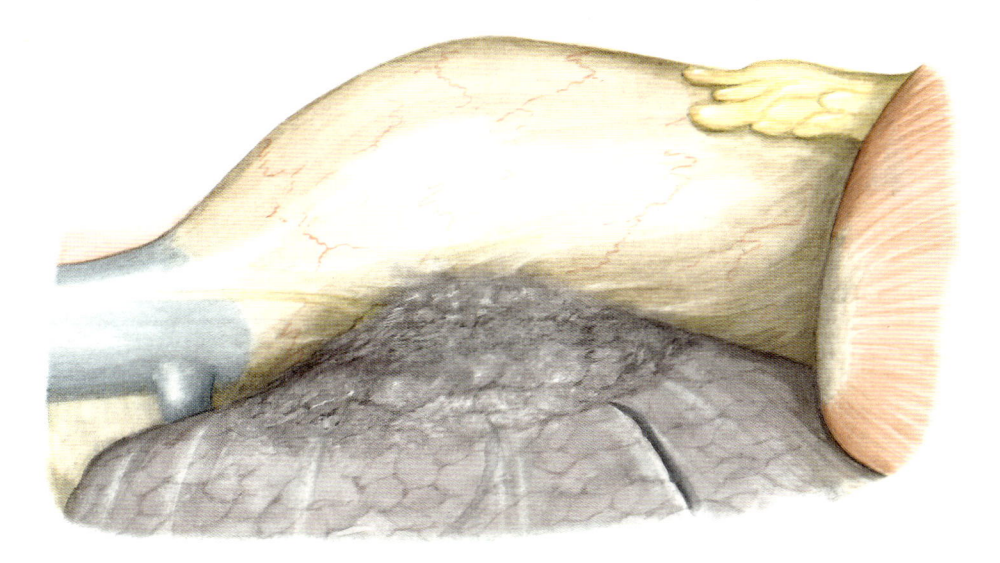

Abb. 139 Müssen wegen eines ausgedehnten Übergreifens des Tumors auf den Herzbeutel alle großen Gefäße intraperikardial versorgt werden, so ist eine ausgedehnte Eröffnung des Herzbeutels vor dem N. phrenicus erforderlich. Da der befallene Herzbeutelanteil en bloc mit der Lunge entfernt werden muß, ist die Durchtrennung des Zwerchfellnerven nicht zu vermeiden.

Intraperikardiale Versorgung der großen Lungengefäße rechts 227

Abb. 140 Intraperikardial wird die A. pulmonalis an zwei typischen Stellen aufgesucht: Zieht man den intraperikardialen Anteil der oberen Hohlvene mit einem geeigneten Haken nach medial, so ist in der Tiefe des Recessus venae cavae pericardii der Wulst, der durch die retroperikardial verlaufende A. pulmonalis dextra gebildet wird, deutlich zu erkennen. Die Perikardhinterwand wird kaudal und kranial des Gefäßwulstes vorsichtig inzidiert und das Gefäß mit der Präparierklemme unterfahren; zur Unterbindung der A. pulmonalis, die in üblicher Weise mit Ligatur und Durchstechungsligatur oder mit dem Nahtapparat (Magazin V3) durchgeführt wird, kann der Herzbeutelanteil an der Vorderfläche des Gefäßes belassen werden.

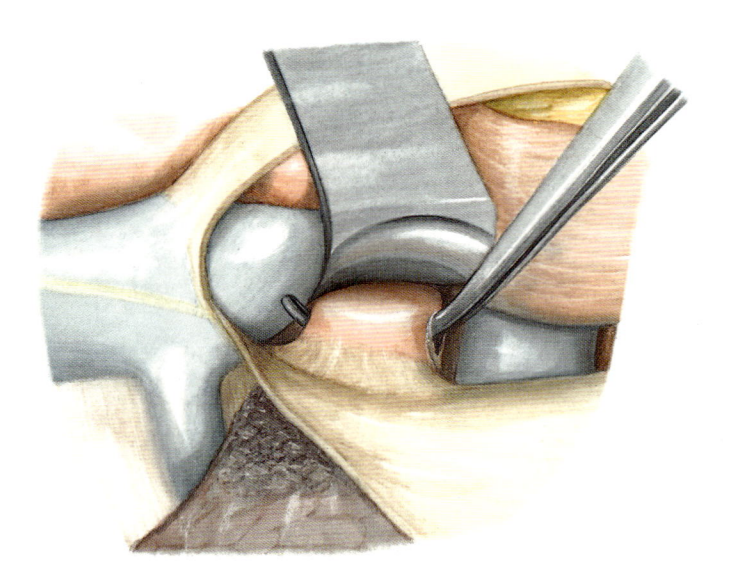

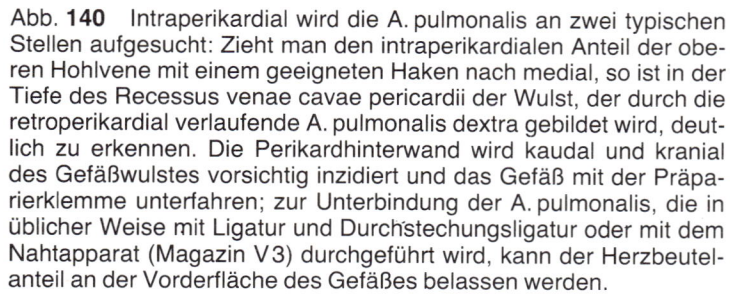

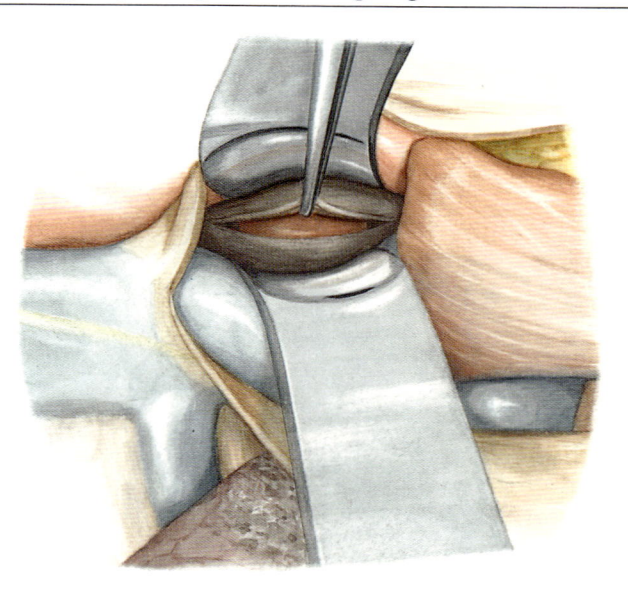

Abb. 141 Weiter zentral ist die rechte A. pulmonalis in der Tiefe des Sinus transversus pericardii zu suchen: durch geeignete Haken werden aszendierende Aorta und V. cava superior auseinandergezogen und so der in der Tiefe des Sinus quer verlaufende Wulst der A. pulmonalis dextra zur Ansicht gebracht. Wieder wird kranial und kaudal des Wulstes der Herzbeutel inzidiert und das Gefäß freigelegt. Die Unterfahrung mit der Präparierklemme erfolgt am besten gegen die Spitze des von kranial hinter das Gefäß eingeführten linken Zeigefingers des Operateurs. Die Versorgung des Gefäßes erfolgt wie bei Abb. 140 beschrieben.

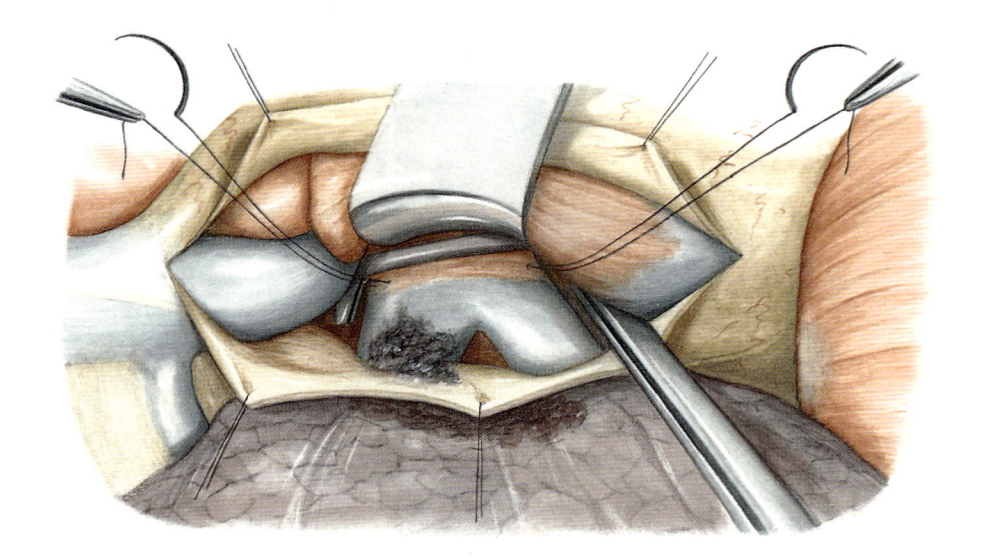

Abb. 142 Greift der Tumor intraperikardial bis auf den Konfluens der beiden Lungenvenen über, so kann die Resektionslinie zentral im venösen Einflußtrakt des linken Vorhofes gelegt werden. Dazu werden in sorgfältiger Präparation die Mesokardverbindungen zwischen den Lungenvenen und dem dorsalen Herzbeutel gelöst und eine Gefäßklemme möglichst weit auf den linken Vorhof vorgeschoben und geschlossen. Das weitere Vorgehen ist analog wie für die linke Seite beschrieben (s. Abb. 85). In jedem Falle ist es günstig, diesen Akt als letzten nach Durchtrennung der A. pulmonalis und des Hauptbronchus durchzuführen. Nachdem der hinter dem venösen Einflußtrichter gelegene Herzbeutelanteil durchtrennt wurde, ist es durch kräftigen Zug an der nunmehr mobilisierten Lunge wesentlich einfacher, die Gefäßklemme am linken Vorhof zu setzen.

228 Lunge

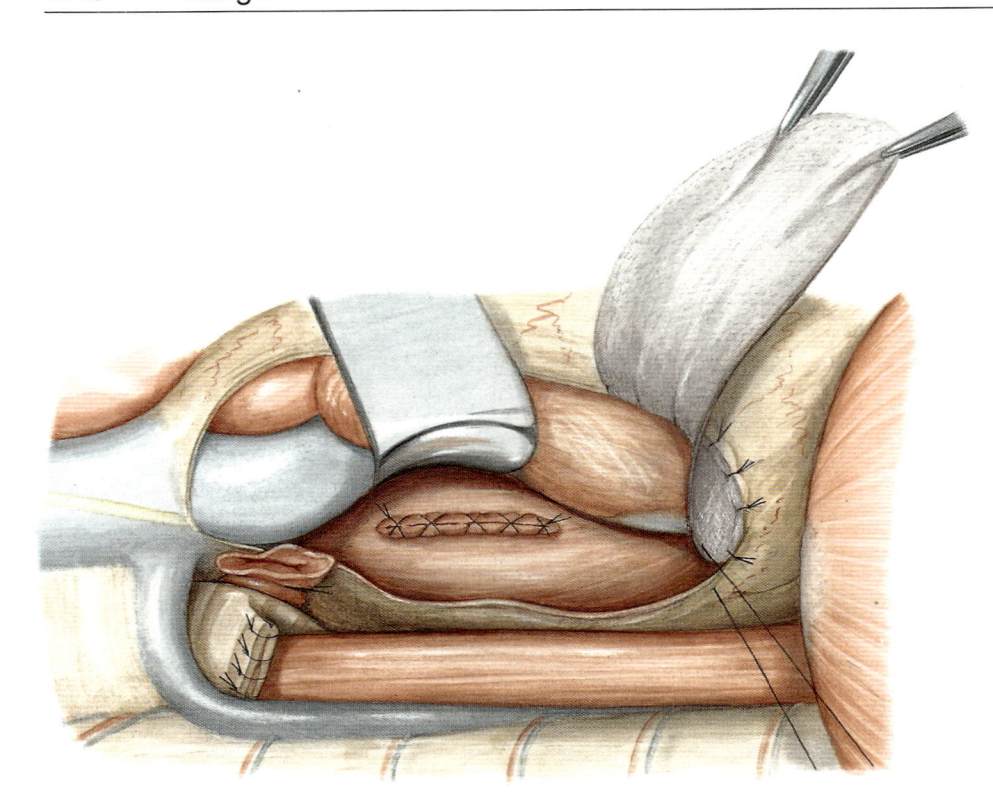

Abb. **143** Situs nach Pneumonektomie mit Vorhofteilresektion. In den Herzbeuteldefekt wird ein Kunststoffnetz (Mersilene, Vicryl) oder ein Lappen lyophilisierter Dura eingenäht, wobei die Einzelnahtreihe nicht flüssigkeitsdicht sein darf.

Oberlappenlobektomie rechts

Narkose: Intubationsnarkose, Doppellumentubus.

Lagerung: Kontralaterale Seitenlagerung.

Zugangsweg: s. S. 171, 176.

Arbeitsschritte

1. Postero- oder anterolaterale Thorakotomie.
2. Adhäsiolyse.
3. Genaue Exploration.
4. Inzision der Pleura über der Hilusvorderfläche.
5. Präparation der oberen Lungenvene und Identifizieren und Anschlingen der Oberlappenvene.
6. Darstellen und Anschlingen des Truncus anterior der A. pulmonalis.
7. Eröffnung des Interlobiums und Darstellung des interlobären Abschnittes der A. pulmonalis.
8. Präparation der interlobär abgehenden Segmentarterien, Anschlingen von A2.
9. Eröffnung des kleinen Interlobiums und vollständige Trennung von Ober- und Mittellappen.
10. Ist die Radikaloperation möglich: Unterbindung und Durchtrennung der bisher angeschlungenen Gefäße.
11. Präparation und Durchtrennung des Oberlappenbronchus.
12. Stumpfverschluß und Prüfen des Verschlusses auf Luftdichtigkeit.

    Bei mangelnder Radikalität des Eingriffes am Oberlappenbronchus: Manschettenresektion.

13. Prüfen des Operationsgebietes auf Bluttrockenheit.
14. Versorgen eventuell größerer Luftfisteln am Mittel- oder Unterlappen.
15. Fixieren des sehr mobilen Mittellappens an den Unterlappen mittels Parenchymligatur (s. Abb. 153).
16. Einlegen von zwei Thoraxdrainagen.
17. Thorakotomieverschluß.

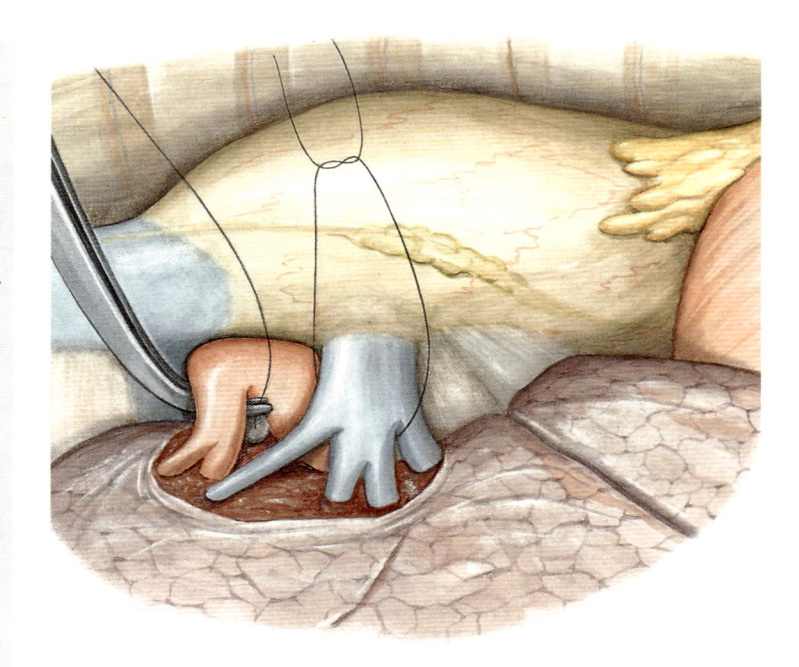

Spezielle Technik

Abb. 144 Die Lunge wird nach dorsal abgezogen, die Vorderfläche des Hilus präpariert und V. pulmonalis superior und A. pulmonalis dargestellt. Sorgfältige Isolierung und Anschlingung des Truncus anterior, Identifizierung der Mittellappenvene und Anschlingen des gemeinsamen Stammes der drei Oberlappenvenen.

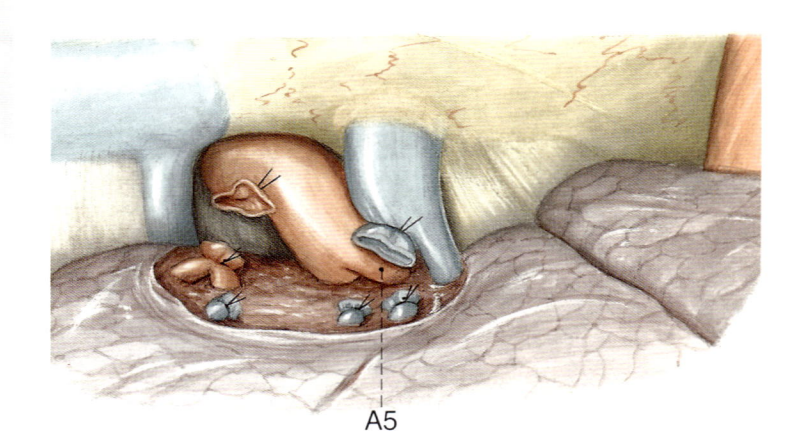

Abb. 145 Steht die Resektabilität im vorgesehenen Ausmaß fest, so werden Truncus anterior und Oberlappenvenenstamm unterbunden und durchtrennt. Ist die Mittellappenvene nur durch einen relativ dünnen Stamm repräsentiert, so muß man damit rechnen, daß in der Tiefe des kleinen Interlobiums eine zweite Mittellappenvene in die posteriore Oberlappenvene einmündet; bestehen diesbezügliche Zweifel, so ist die Ligatur der Venenstämme solange aufzuschieben, bis die venöse Drainage des Mittellappens im Zuge der Eröffnung des kleinen Interlobiums geklärt ist.

230　Lunge

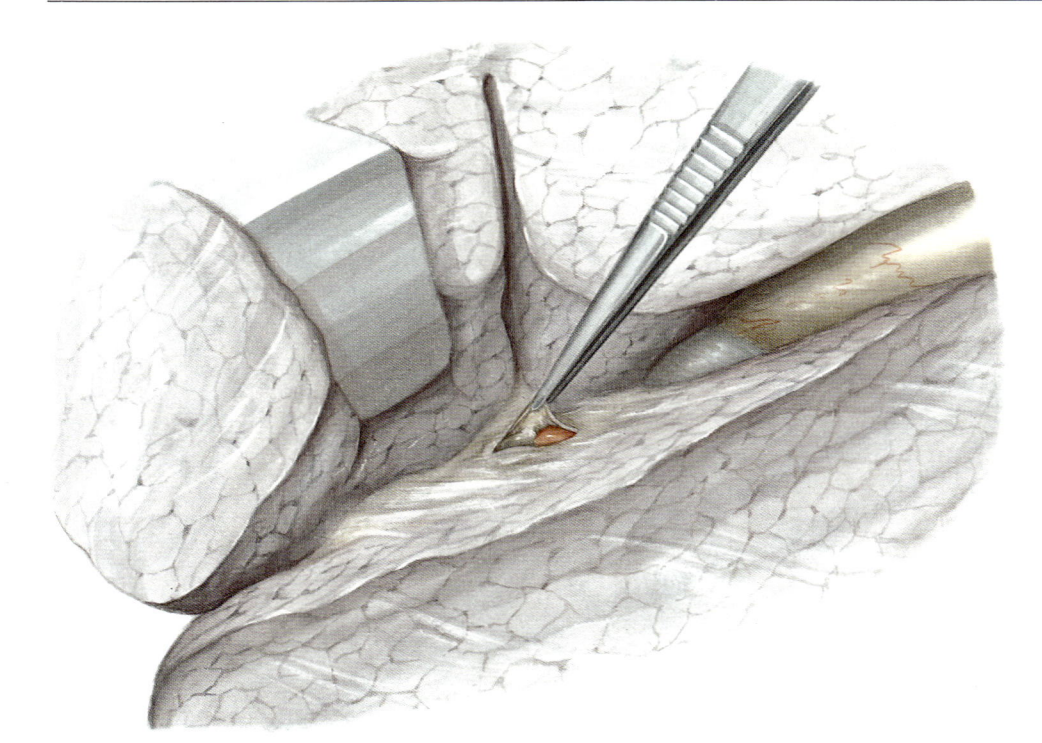

Abb. **146** Eröffnung des großen Interlobiums: In der Tiefe wird der Pleuraüberzug mit der Pinzette angehoben und inzidiert. Man stößt zunächst auf mehr oder weniger zahlreiche Lymphknoten, die sorgfältig beiseite geschoben oder zur mikroskopischen Untersuchung entnommen werden. Unmittelbar darunter erscheint der interlobäre Abschnitt der A. pulmonalis, kenntlich an seiner gelblichen Färbung.

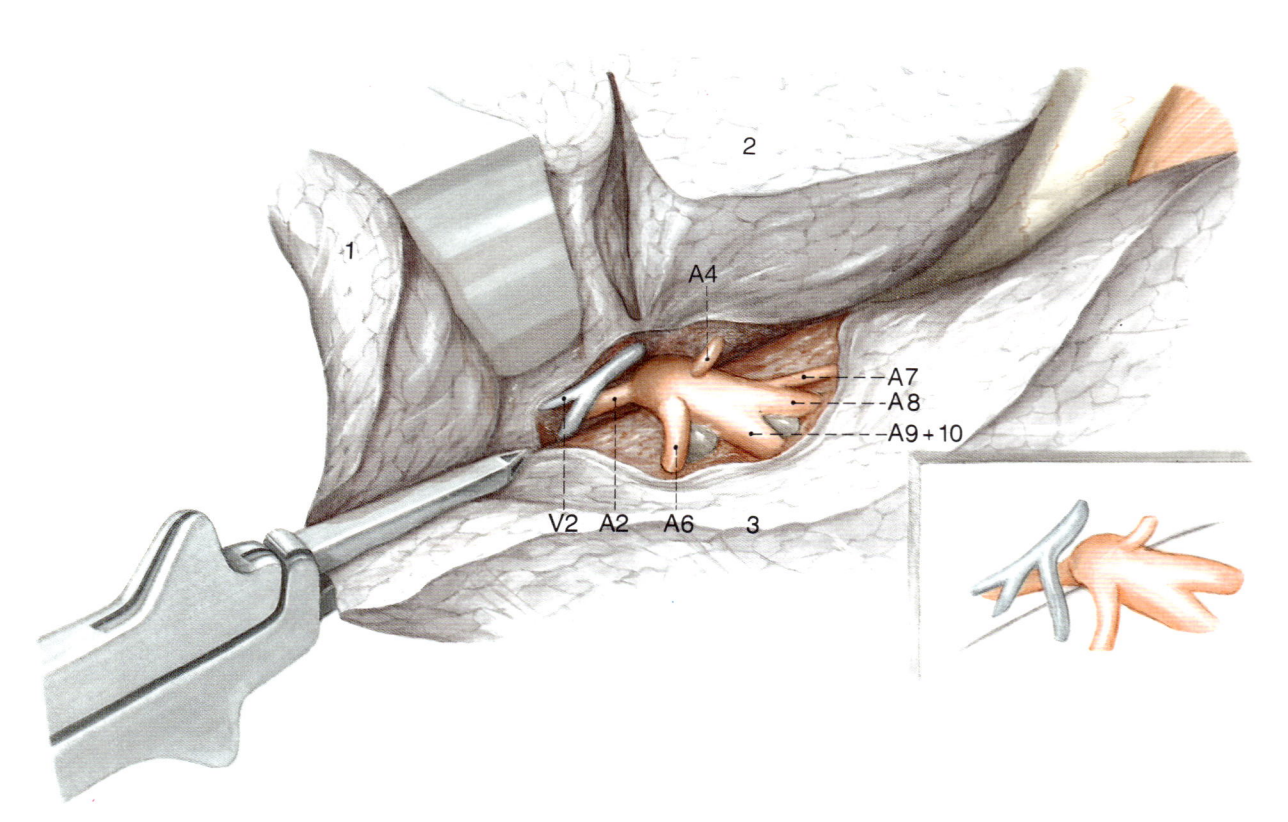

Abb. **147** Es folgt die schrittweise Präparation sämtlicher Segmentäste des interlobären Abschnittes der A. pulmonalis.
Insert: Als Varietät des venösen Abflusses findet sich gelegentlich eine Unterlappenspitzenvene, die in der Tiefe des Interlobiums in die posteriore Oberlappenvene (V2) mündet.
Trennung von Ober- und Unterlappen im dorsalen Abschnitt des großen Interlobiums, das zumeist nicht bis in den Lappenhilus durchschneidet; die Parenchymbrücke kann mit dem Nahtapparat oder schrittweise zwischen Parenchymligaturen durchtrennt werden. Jetzt wird die posteriore Oberlappensegmentarterie (A2) umfahren, unterbunden und durchtrennt.

1 Oberlappen
2 Mittellappen
3 Unterlappen

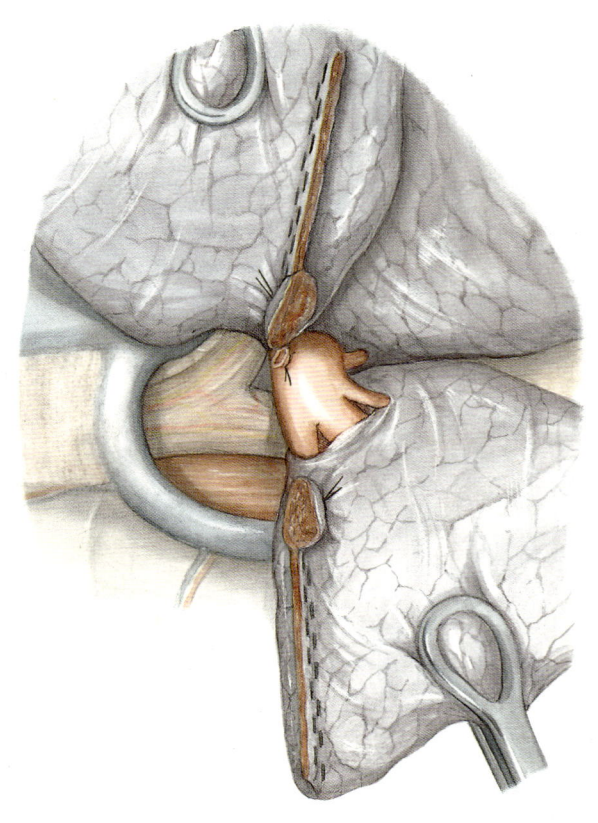

Abb. 148 Nach Abziehen des Oberlappens nach vorne kann die Rückfläche des Oberlappenbronchus zur Ansicht gebracht werden. Der Bronchus wird hier präpariert (Durchtrennung der Vagusäste zum Oberlappen und des hier sehr regelmäßig verlaufenden Astes der A. bronchialis).

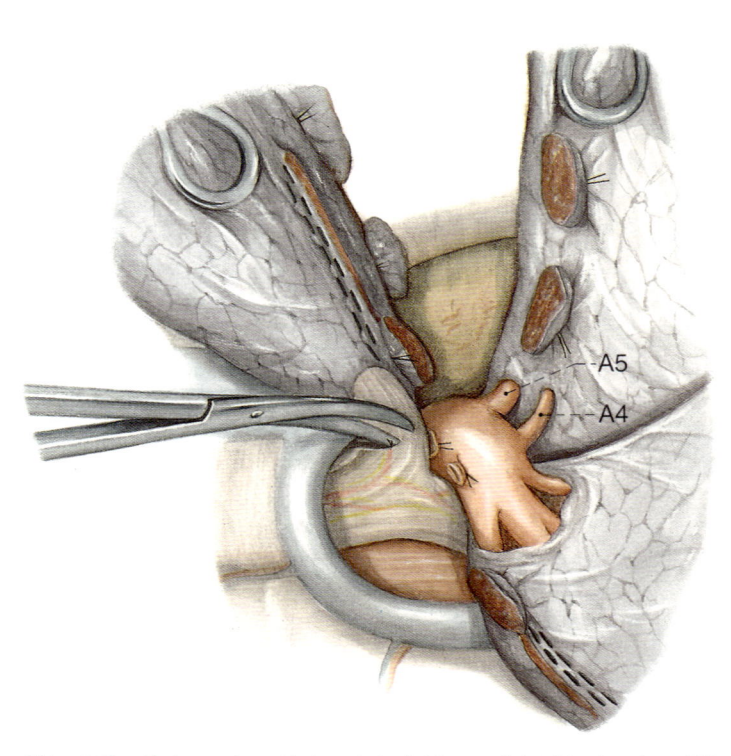

Abb. 149 Sofern das kleine Interlobium nicht bis in den Hilus durchschneidet, besteht hier eine mehr oder weniger breite Parenchymbrücke.
Trennung von Ober- und Mittellappen. Bei nur geringen äußeren Hinweisen über den vermutlichen Verlauf des Interlobiums orientiert man sich an der Lungenoberfläche vom Hilusaspekt her an der Gabelung zwischen Mittellappenvene und anteriorer Segmentvene (V3) – s. Abb. **122** – vom interlobären Aspekt her an dem Punkt, an dem der Truncus interlobaris a. pulmonalis zum Vorschein kommt. Jeweils ist vor Durchtrennung der Parenchymbrücken zwischen Daumen und Zeigefinger tastend zu prüfen, ob – als Hinweis, daß man sich in der richtigen Ebene befindet – keine derben Strukturen in diesen Parenchymanteilen enthalten sind.
Nach der vollständigen Isolierung des Oberlappens wird der Oberlappenbronchus durchtrennt und der Lappen entfernt.

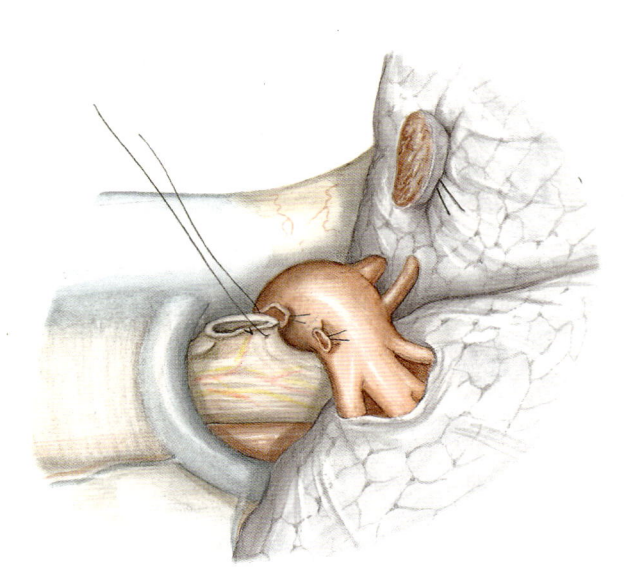

Abb. 150 Versorgung des Bronchusstumpfes durch eine Einzelknopfnahtreihe.

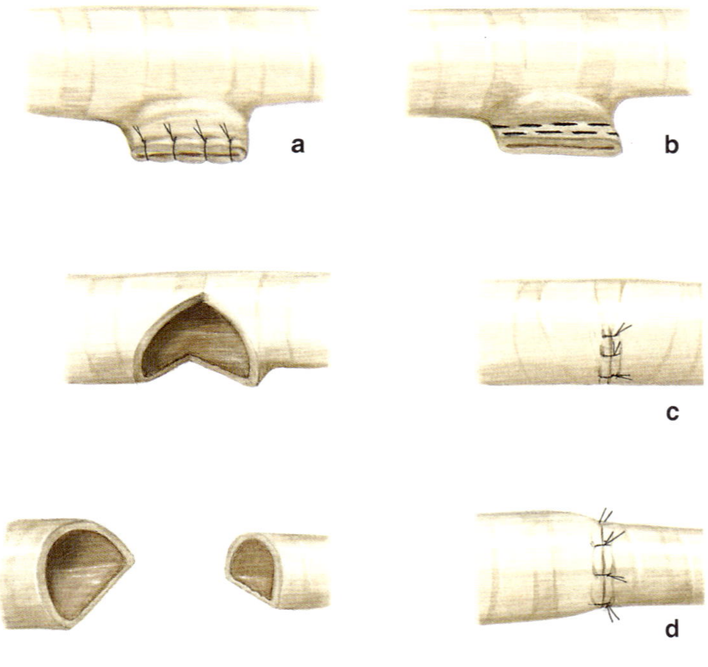

Abb. 151a–d Schema verschiedener Möglichkeiten der Bronchusstumpfversorgung nach Oberlappenlobektomie rechts.
a Einzelknopfnahtreihe.
b Versorgung mit dem Klammernahtapparat.
c Keilexzision des Oberlappenbronchus aus dem Hauptbronchus und Versorgung des Defektes durch eine Einzelknopfnahtreihe.
d Komplette Manschettenresektion des Hauptbronchus mit End-zu-End-Anastomose von Hauptbronchus- und Zwischenbronchusquerschnitt.

Manschettenresektion des rechten Oberlappens

Arbeitsschritte

1 Präparation des Oberlappens bis zur Darstellung des Bronchus wie zur Oberlappenlobektomie.
2 Digitale Umfahrung des Zwischenbronchus und Anschlingen mit einem Bändchen.
3 Digitale Umfahrung des Hauptbronchus. Bei diesem Präparationsschritt: Ausräumen der Lymphknoten im Bifurkationsbereich.
4 Quere Durchtrennung des Zwischenbronchus und des Hauptbronchus mit einem ausreichenden Sicherheitsabstand vom Tumor.
5 Einsenden des Präparates zur Schnellschnittuntersuchung der Resektionsränder.
6 End-zu-End-Anastomose der beiden Bronchialquerschnitte.
7 Dichtigkeitsprüfung, evtl. Dichten von Luftaustritten an den Anastomosennähten mit Fibrinkleber.
8 Einlegen von zwei Thoraxdrainagen.
9 Thorakotomieverschluß.

Spezielle Technik

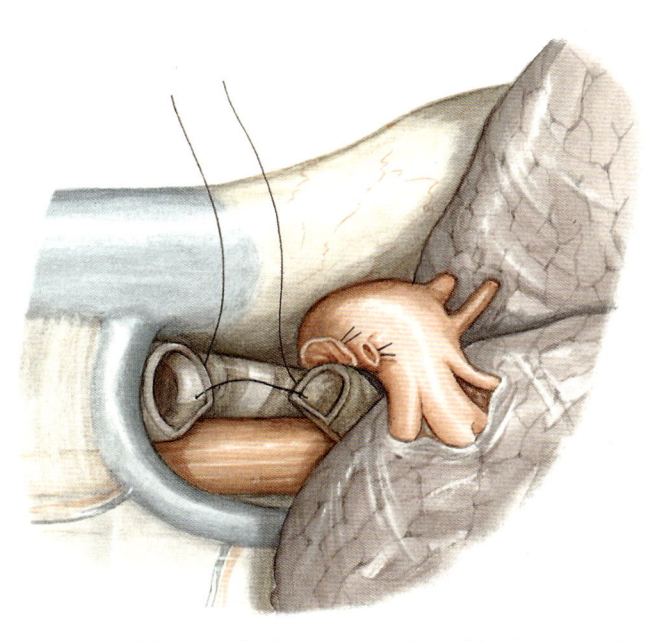

Abb. 152 Wächst ein Tumor aus dem Oberlappenostium gegen den Hauptbronchus vor, so ist eine parenchymsparende radikale Entfernung durch sog. Manschettenresektion (sleeve-resection) möglich: Nach Isolierung des Oberlappens werden Haupt- und Zwischenbronchus ober- und unterhalb des Lappenostiums quer durchtrennt.

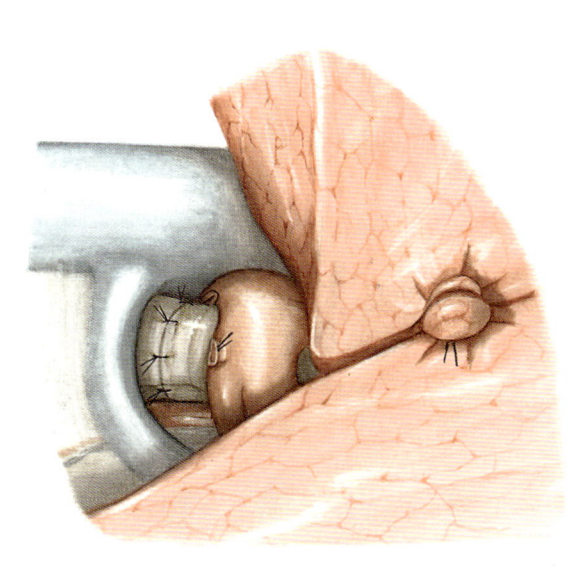

Abb. 153 Die Kontinuität des Atemweges wird durch End-zu-End-Anastomose in Einzelknopftechnik durchgeführt. Die Kongruenz der Bronchusquerschnitte wird durch Raffung des Paries membranaceus des Hauptbronchus hergestellt. Unter Überdruckbeatmung wird die Luftdichtigkeit der Bronchusanastomose geprüft. Kleine Luftaustritte werden mit Fibrinkleber gedichtet.

Nach Oberlappenlobektomie ist der Mittellappen häufig so mobil, daß postoperativ Stieldrehungen des Lappens im Bereich des Hilus als Drehpunkt vorkommen können. Um das zu verhindern, faßt man je eine kleine Parenchymportion an der Lappenkante von Mittel- und Unterlappen mit je einer Klemme und fixiert sie durch eine Ligatur aneinander; in der Regel genügen 1–2 solcher Ligaturen.

Segmentresektionen am rechten Oberlappen

Die Prinzipien der Segmentresektionstechnik wurden auf S. 207 besprochen.

Segmentresektion S 1

Spezielle Technik

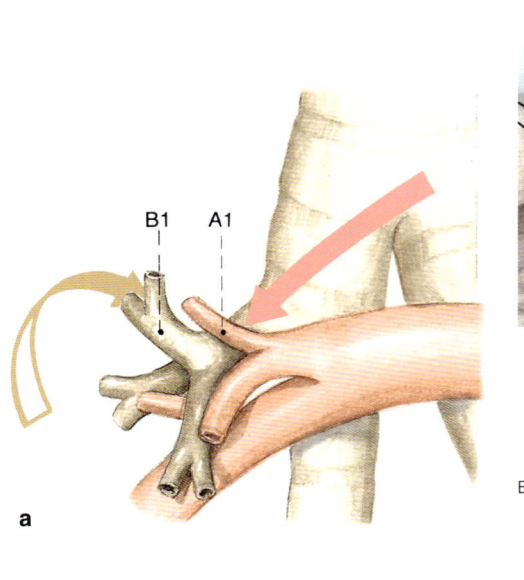

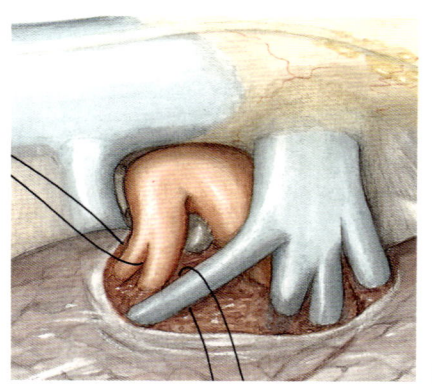

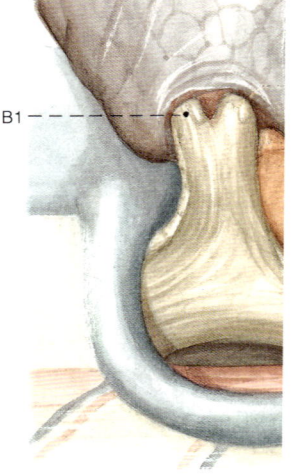

Abb. **154a–c**

a Das Schema zeigt, daß die Segmentarterie A 1 an der Vorderfläche des Lungenhilus dargestellt wird; der Segmentbronchus B 1 wird an der Dorsalseite des Oberlappens aufgesucht.
b Die Ventralseite des Oberlappenhilus ist präpariert, A 1 und V 1 sind identifiziert und angeschlungen, beide Gefäße werden nach Ligatur durchtrennt.
c Der Oberlappen ist nach vorne geschlagen. Die Dorsalseite des Oberlappenbronchus kommt zur Ansicht. Durch Abschieben des Lungenparenchyms wird die erste Bronchusteilung dargestellt. Der kranialwärts verlaufende Segmentbronchus ist B 1. Er wird durchtrennt und durch Einzelknopfnähte luftdicht verschlossen. Auslösen des Segmentes.

Segmentresektion S 2

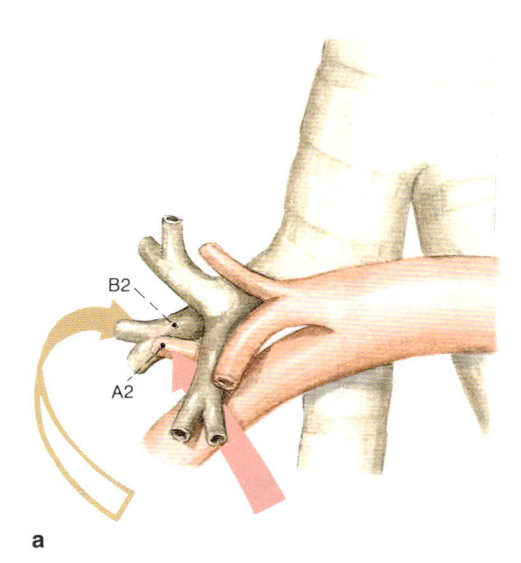

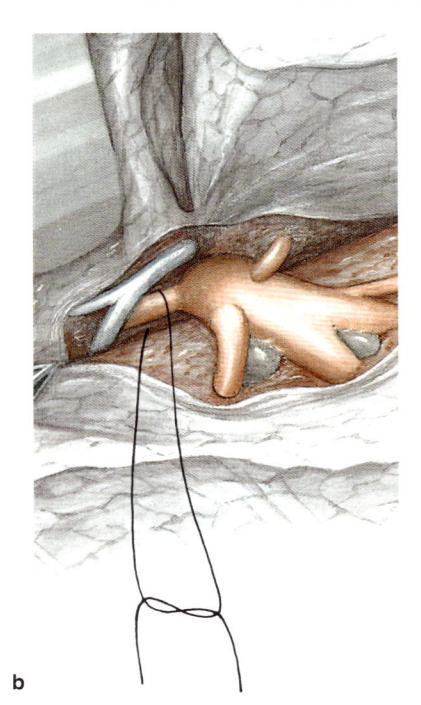

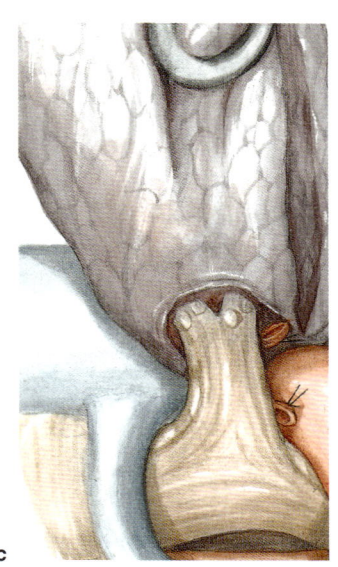

Abb. 155 a—c

a Die Segmentarterie A2 wird im Interlobium dargestellt und versorgt. B2 wird von der Dorsalseite des Oberlappens präpariert.
b Das große Interlobium ist eröffnet und der interlobäre Abschnitt der A. pulmonalis präpariert. A2 und V2 werden dargestellt, angeschlungen, unterbunden und durchtrennt.
c Nach Abziehen des Lappens nach vorne kommt der Oberlappenstammbronchus zur Ansicht, er wird peripherwärts bis zur ersten Teilung präpariert. Der kaudal liegende Segmentbronchusast ist B2, er wird durchtrennt und der zentrale Stumpf durch Einzelknopfnaht luftdicht verschlossen. Es folgt die Auslösung des Segmentes.

Segmentresektionen am rechten Oberlappen   235

Segmentresektion S3

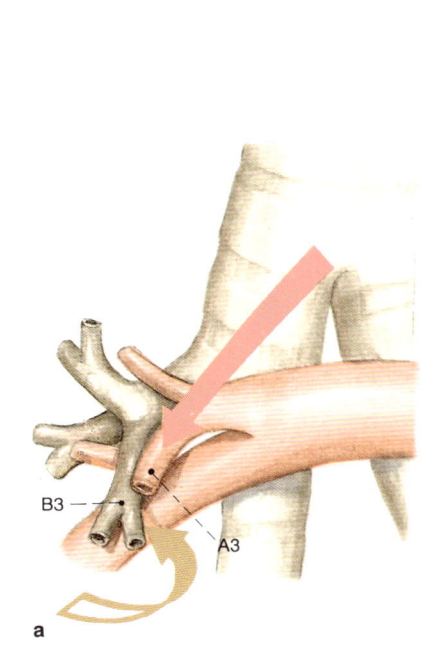

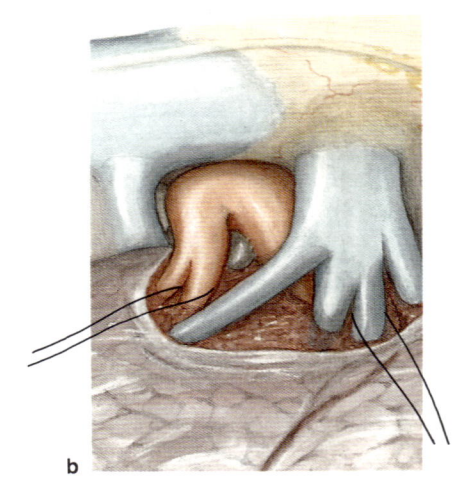

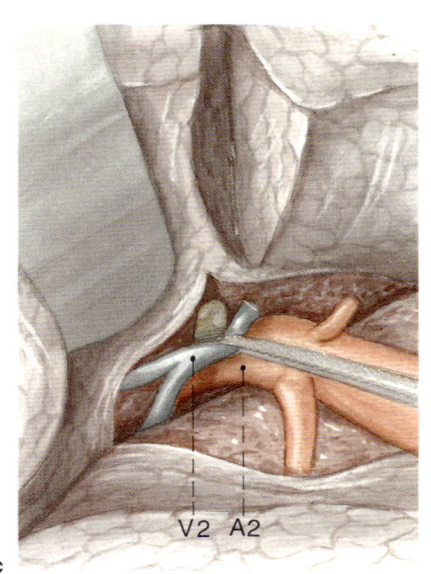

Abb. 156a—c

a Die Segmentarterie A3 wird von der Ventralfläche des Oberlappenhilus aus dargestellt; B3 wird vom großen Interlobium her aufgesucht (schwierig).

b Die Ventralseite des Oberlappenhilus ist präpariert. A3 und V3 sind dargestellt, identifiziert und angeschlungen. Die beiden Gefäße werden nach Ligatur durchtrennt.

c Das große Interlobium ist eröffnet und die interlobäre Verlaufsstrecke der A. pulmonalis dargestellt.

Aufsuchen der Segmentvene V2 zum posterioren Oberlappensegment, die umfahren und angeschlungen wird. Präparation der Segmentarterie A2. In der Tiefe des Lungenparenchyms und vor A2 und V2 gelegen, tastet man einen Bronchusast, der zur Identifizierung eine Strecke weit in das Parenchym des Segmentes S3 verfolgt werden soll. Besteht kein Zweifel an der Identität des Segmentbronchus B3, wird er durchtrennt, der zentrale Stumpf durch Einzelknopfnähte luftdicht verschlossen und das Segment ausgelöst.

Mittellappenlobektomie

Narkose: Intubationsnarkose, Doppellumentubus.

Lagerung: Kontralaterale Seitenlagerung.

Zugangsweg: s. S. 171, 176.

Arbeitsschritte

1 Thorakotomie.
2 Lösen von Verwachsungen.
3 Exploration.
4 Präparation der Hilusvorderfläche, Darstellen der oberen Lungenvene und Identifizieren der Mittellappenvene.
5 Durchtrennung der Mittellappenvene zwischen Ligaturen.
6 Anschlingen des Oberlappenstammes der oberen Lungenvenen und Abziehen des Gefäßes nach kranial. Unterhalb der Venenebene findet sich hier in der Regel die Segmentarterie A5.
7 Unterbinden und Durchtrennen von A5.
8 Eröffnung des Interlobiums, Präparation des interlobären Abschnittes der A. pulmonalis und Darstellung von A4, die an der medialen Zirkumferenz des Hauptgefäßes entspringt.
9 Unterbinden und Durchtrennen von A4.
10 Eröffnung des kleinen Interlobiums.
11 Darstellen des Mittellappenbronchus.
12 Durchtrennung des Mittellappenbronchus.
13 Stumpfverschluß durch 2–3 Einzelknopfnähte.
14 Revision des Operationsgebietes auf Bluttrockenheit und auf größere Luftfisteln aus dem Parenchym von Ober- und Unterlappen.
15 Einlegen von zwei Thoraxdrainagen.
16 Thorakotomieverschluß.

Spezielle Technik

Abb. 157 Präparation der Hilusvorderfläche und Darstellung der oberen Lungenvene. Die Mittellappenvene als am weitesten kaudal gelegener Ast dieses Gefäßes wird identifiziert. Präparation des Stammes der A. pulmonalis und ihrer beiden Äste. Gedeckt von den Oberlappensegmentvenen entspringt aus dem Truncus interlobaris der A. pulmonalis die Segmentarterie (A5) zum medialen Mittellappensegment. Gelegentlich handelt es sich hier um einen gemeinsamen Arterienstamm, der sich nach kurzem Verlauf in A4 und A5 teilt. Die Mittellappenvene wird zwischen Ligaturen durchtrennt, die hier vorgefundene Mittellappenarterie ligiert und durchtrennt.

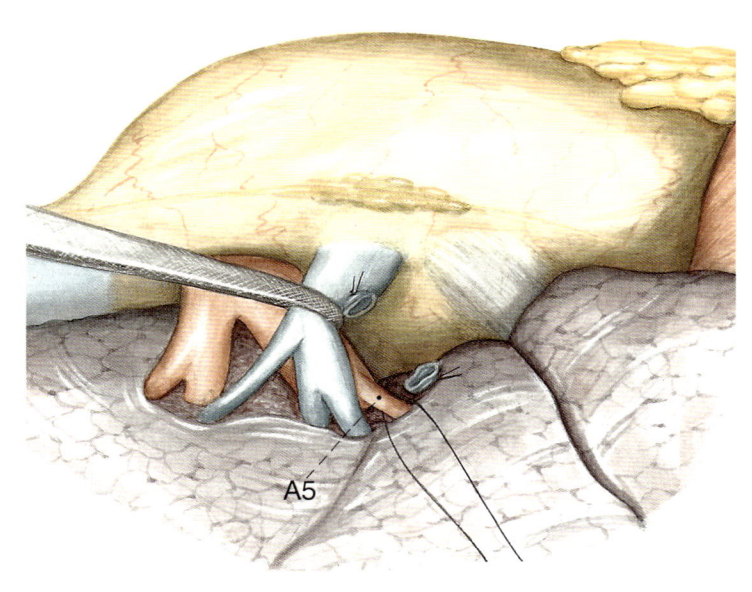

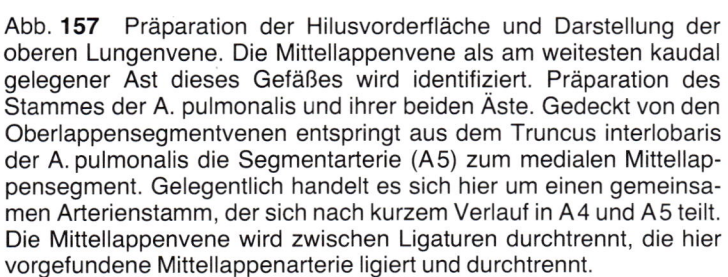

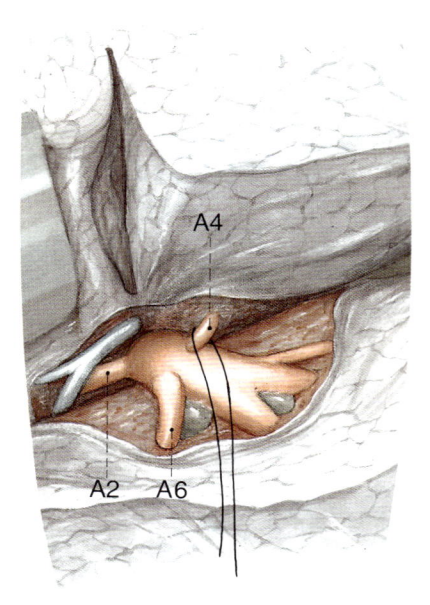

Abb. 158 Präparation des großen Interlobiums, Aufsuchen des interlobären Abschnittes der A. pulmonalis und ihrer Äste. In der Regel entspringt etwa in der Höhe der Unterlappenspitzenarterie (A6) an der medialen Zirkumferenz des Arterienstammes das Segmentgefäß zum lateralen Mittellappensegment (A4). Selten stellt dieses Gefäß den gemeinsamen Stamm für beide Mittellappensegmente dar. A4 wird präpariert, unterbunden und durchtrennt.

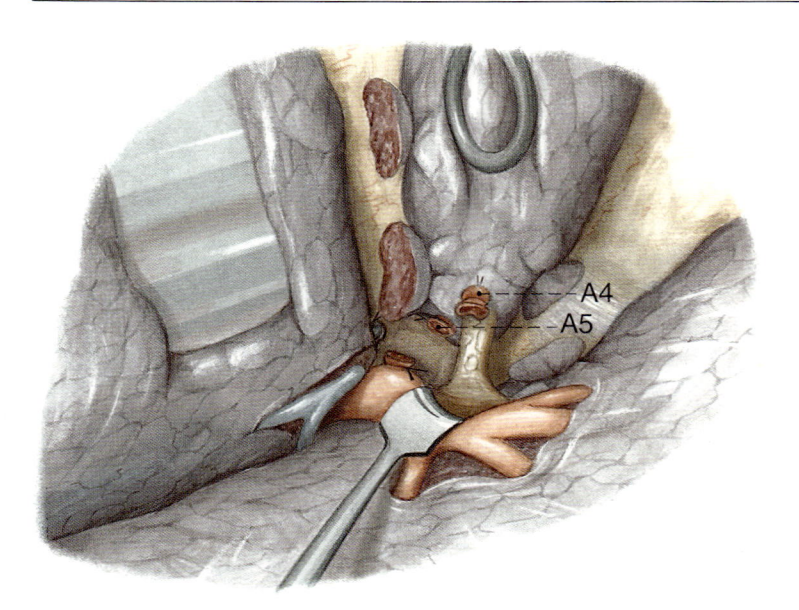

Abb. 159 Nun wird die Parenchymbrücke zwischen Ober- und Mittellappen mit dem Nahtapparat oder zwischen Ligaturen durchtrennt (s. auch Legende zu Abb. 149). Zieht man den interlobären Abschnitt der A. pulmonalis mit einem Lidhaken nach lateral, so kommt unter dem Gefäß – umgeben von Lymphknoten – der Mittellappenbronchus zum Vorschein. Er läßt sich durch Zug am Mittellappen nach vorne gut exponieren, unter Abschieben oder Mitnahme der umgebenden Lymphknoten bis an den Zwischenbronchus heran darstellen und hier durchtrennen. Der Stumpf wird durch 4–5 Einzelknopfnähte verschlossen.

Unterlappenlobektomie rechts

Narkose: Intubationsnarkose, Doppellumentubus.

Lagerung: Kontralaterale Seitenlagerung.

Zugangsweg: s. S. 171, 176

Arbeitsschritte

1. Thorakotomie.
2. Exploration.
3. Eröffnung des großen Interlobiums.
4. Präparation aller vom interlobären Abschnitt der A. pulmonalis abgehenden Segmentäste.
5. Unterbindung und Durchtrennung der Unterlappenstammarterie, wenn das ohne Einengung von A2 und A4 möglich ist; anderenfalls wird A6 gesondert versorgt und durchtrennt und die Unterlappenstammarterie distal des Abganges von A6 unterbunden und durchtrennt.
6. Durchtrennung des Lig. pulmonale (beim Bronchialkarzinom: Entfernung aller hier befindlichen Lymphknoten).
7. Präparation, Unterbindung und Durchtrennung der unteren Lungenvene.
8. Darstellen und Durchtrennen des Unterlappenbronchus; entspringt der Unterlappenspitzenbronchus (B6) in gleicher Höhe wie der Mittellappenbronchus, so wird er gesondert durchtrennt und versorgt und weiter distal der Unterlappenstammbronchus durchtrennt.
9. Stumpfverschluß und Prüfung auf Luftdichtigkeit.
10. Revision des Operationsgebietes auf Bluttrockenheit.
11. Einlegen von zwei Thoraxdrainagen.
12. Thorakotomieverschluß.

Spezielle Technik

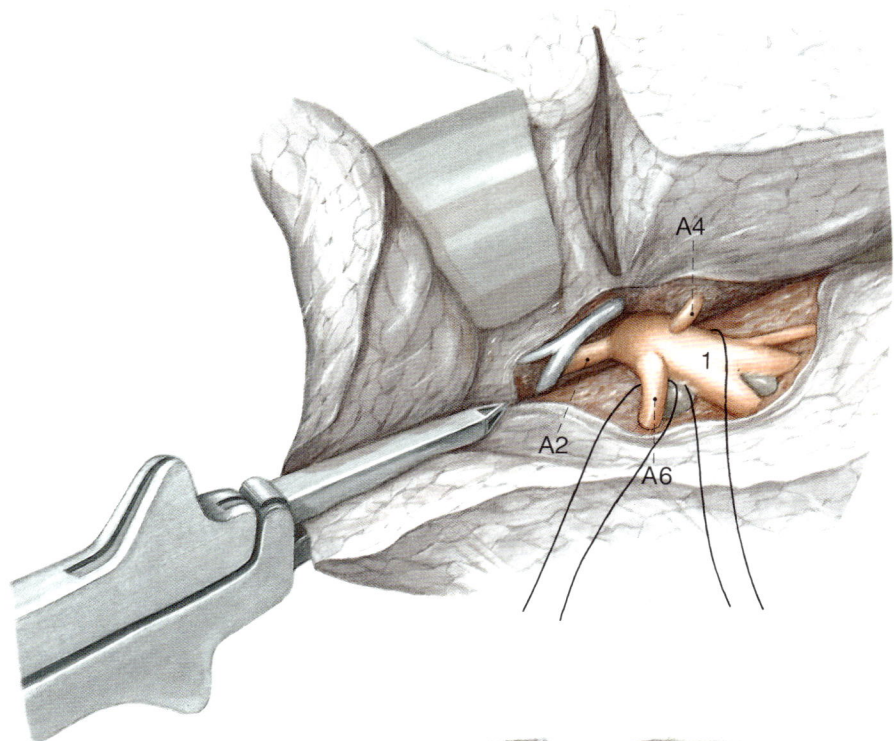

Abb. **160** Die Präparation beginnt mit der Eröffnung des großen Interlobiums und der Darstellung des interlobären Abschnittes der A. pulmonalis und ihrer Äste. A2 und A4 werden identifiziert und im weiteren sorgfältig geschont. Präparation der Unterlappenspitzenarterie (A6), die angeschlungen und zumeist gesondert durchtrennt wird. Darstellung des Arterienstammes zu den basalen Unterlappensegmenten S7–S10. Das Gefäß wird angeschlungen, unterbunden und durchtrennt.

1 Pars basalis a. pulmonalis

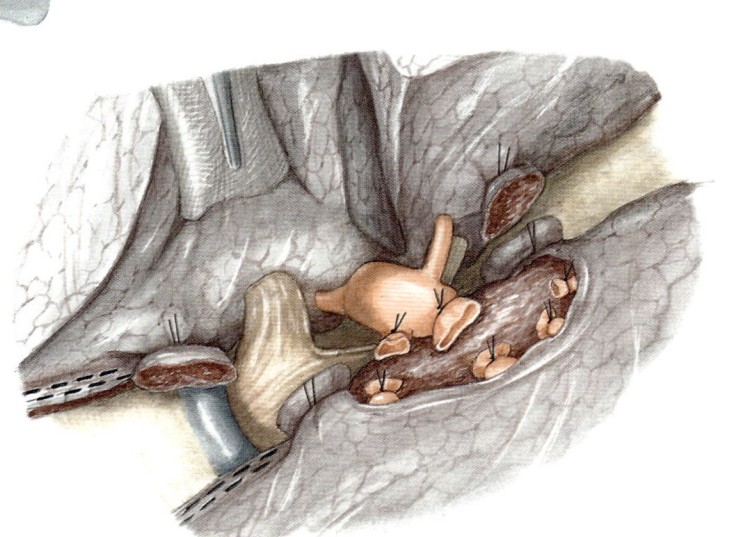

Abb. **161** Nach Durchtrennung der Parenchymbrücke zwischen Oberlappen und Unterlappenspitzensegment kommt das Bronchialsystem zur Ansicht.

Unterlappenlobektomie rechts

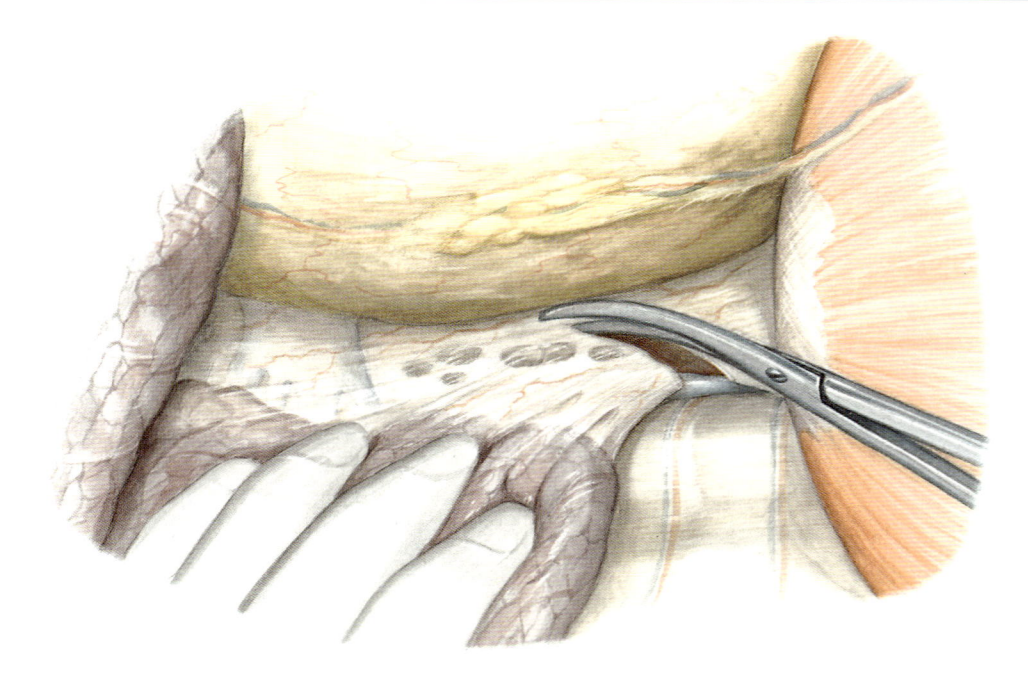

Abb. **162** Durch Abziehen der Lunge nach kranial wird das Lig. pulmonale ausgespannt und durchtrennt.
Die untere Lungenvene wird präpariert und nach doppelter zentraler und einfacher peripherer Ligatur durchtrennt.

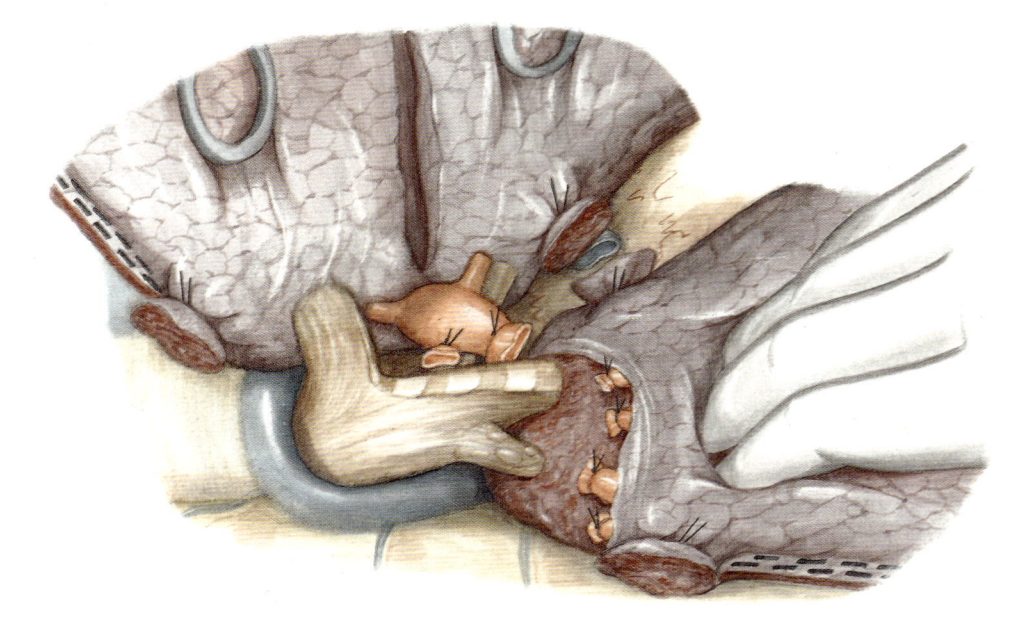

Abb. **163** Darstellung des Unterlappenbronchus, wobei im Falle einer Karzinomresektion die dem Unterlappenbronchus medial bis in die Trachealbifurkation folgende Lymphknotenkette exstirpiert wird.

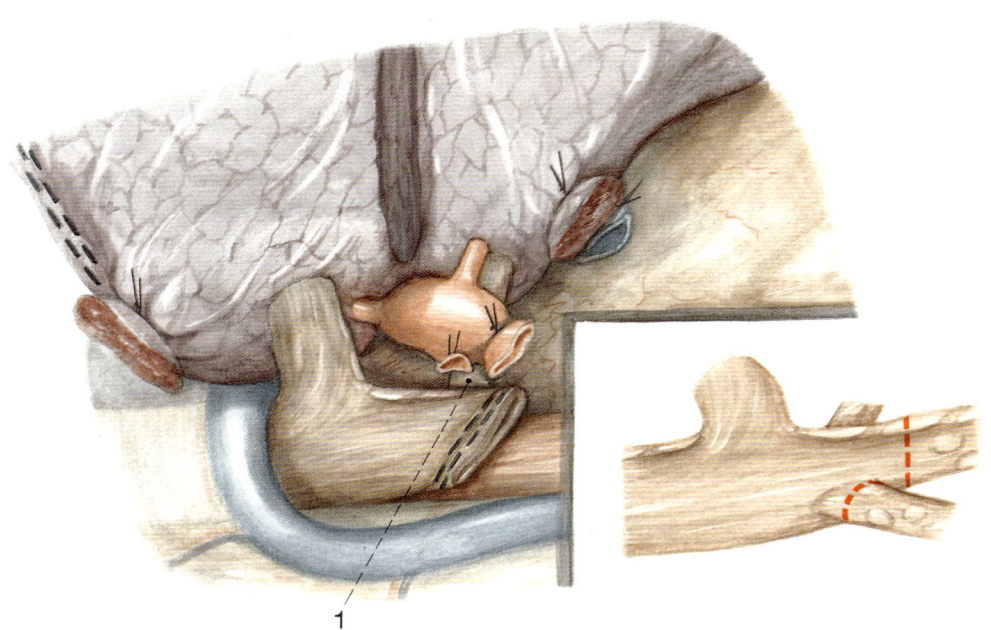

Abb. **164** Vor Durchtrennung des Unterlappenbronchus muß die Lage des Mittellappenbronchus identifiziert werden. Im Anschluß wird der Unterlappenstammbronchus entweder offen durchtrennt und der Stumpf durch eine Einzelknopfnahtreihe verschlossen, oder der Bronchus nach Klammerung mit dem Nahtapparat abgesetzt.
Insert: Gelegentlich entspringt der Unterlappenspitzenbronchus in bezug auf den Abgang des Mittellappenbronchus soweit kranial, daß die Naht des Unterlappenstammbronchusstumpfes ohne Einengung des Mittellappenbronchus nicht möglich wäre. In diesem Fall muß der Unterlappenspitzenbronchus zuerst gesondert durchtrennt und sein Stumpf versorgt werden, bevor der gemeinsame Stamm zu den Segmenten S7–S10 nach einer der üblichen Methoden verschlossen wird.

1 Mittellappenbronchus

Resektion des Spitzensegmentes des rechten Unterlappens

Narkose: Intubationsnarkose, Doppellumentubus.

Lagerung: Kontralaterale Seitenlagerung.

Zugangsweg: Wie zur Unterlappenresektion rechts.

Spezielle Technik

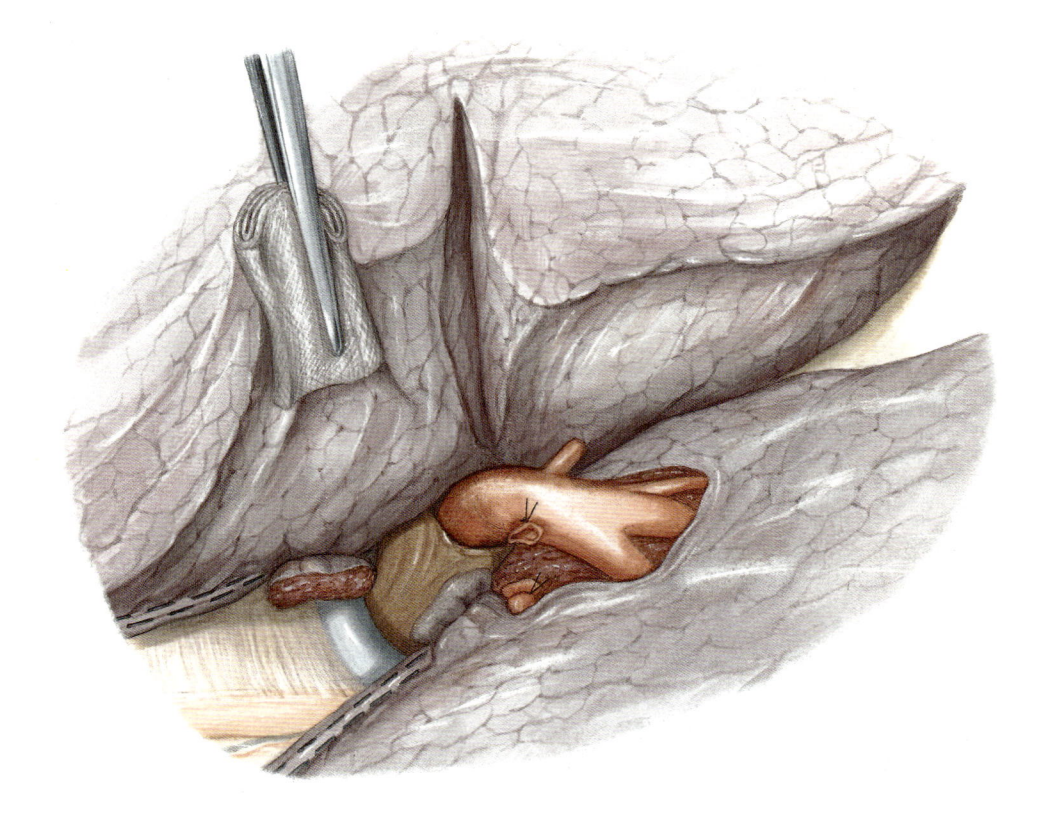

Abb. **165** Das große Interlobium wird eröffnet, der interlobäre Abschnitt der A. pulmonalis dargestellt und die Segmentarterie A6 präpariert, unterbunden und durchtrennt. Durchtrennung der Parenchymbrücken zwischen Oberlappen- und Unterlappenspitze mit dem Klammernahtapparat oder zwischen Parenchymligaturen.

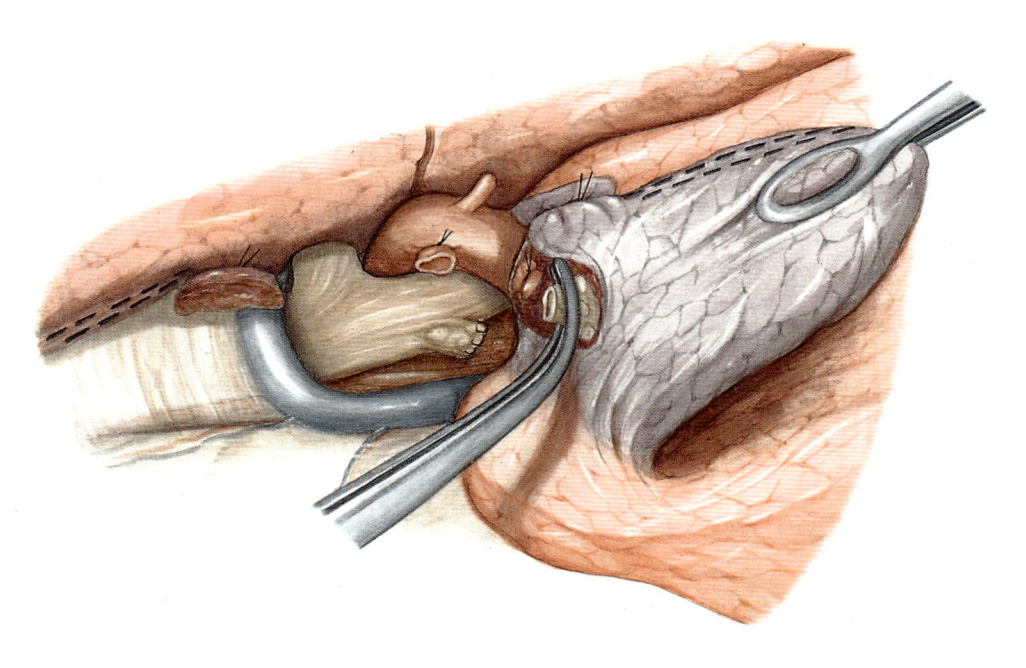

Abb. **166** Wird das Spitzensegment nach vorne unten gezogen, so kommt der Zwischenbronchus zur Ansicht, an dessen Dorsalseite der Bronchus B6 präpariert werden kann. Der Bronchus wird durchtrennt und der zentrale Stumpf durch Einzelknopfnähte luftdicht verschlossen.

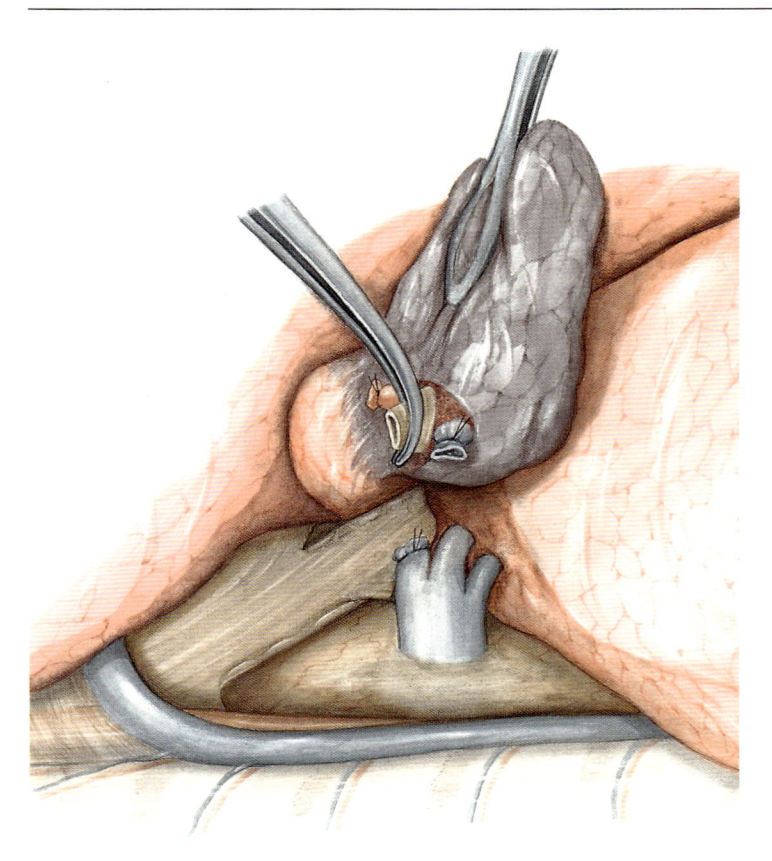

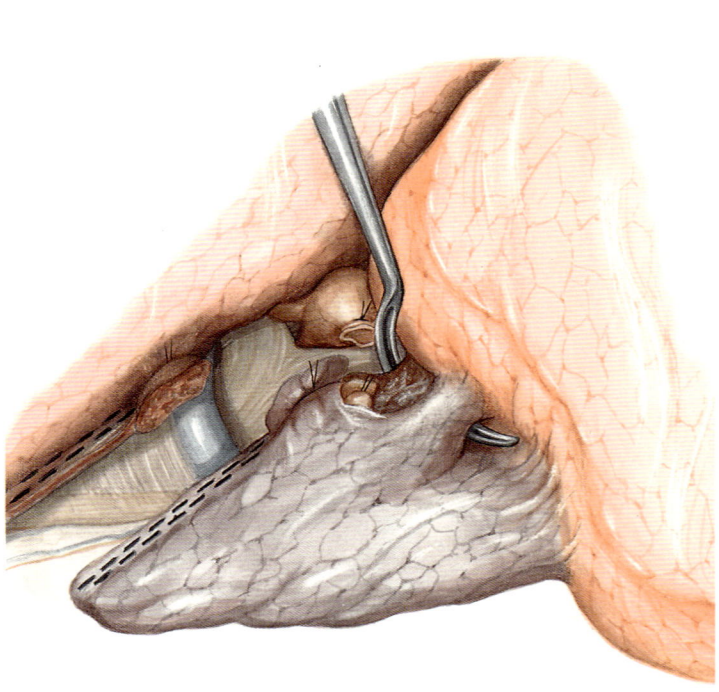

Abb. 167 Durch Ziehen des gesamten Unterlappens nach ventral kann von dorsal her die untere Lungenvene dargestellt werden. Ihr kranialster Ast entspricht der Segmentvene V6. Sie wird dargestellt, unterbunden und durchtrennt.

Abb. 168 Die Auslösung des Segmentes erfolgt wie zuvor beschrieben (s. S. 207).

Resektion der Segmentgruppe 7–10 des Unterlappens

Gelegentlich ergibt sich die Indikation, unter Erhalt des Unterlappenspitzensegmentes (S6) die basale Segmentgruppe S7–S10 gesondert zu entfernen. Präparationstechnisch handelt es sich dabei um das umgekehrte Vorgehen wie zur Segmentresektion S6: Das große Interlobium wird eröffnet, die Unterlappenspitzensegmentarterie A6 wird dargestellt und sorgfältig geschont. Das Stammgefäß zum Unterlappen wird distal des Abganges von A6 präpariert, unterbunden und durchtrennt. Nun wird der Unterlappen nach kranial abgezogen, das Lig. pulmonale in der schon mehrfach beschriebenen Weise durchtrennt und die untere Lungenvene aufgesucht. Von der Dorsalseite des Unterlappens her wird V6 als der am weitesten kranial gelegene Ast der unteren Lungenvene präpariert und sorgfältig geschont. Die nach kaudal anschließenden Segmentvenen werden präpariert, unterbunden und durchtrennt. Darstellen des Unterlappenstammbronchus, Präparieren des Unterlappenspitzenbronchus B6 und Durchtrennen des Unterlappenstammbronchus distal des Abganges von B6. Bronchusstumpfverschluß durch eine Einzelknopfnahtreihe, Ablösen der Segmentgruppe von S6.

Obere Bilobektomie

Narkose: Intubationsnarkose, Doppellumentubus.

Lagerung: Kontralaterale Seitenlagerung.

Zugangsweg: s. S. 171, 176.

Arbeitsschritte

1 Thorakotomie.
2 Lösung von Verwachsungen.
3 Exploration.
4 Präparation der Hilusvorderfläche.
5 Darstellen der oberen Lungenvene und der A. pulmonalis und ihrer Äste.
6 Unterbinden und Durchtrennen der oberen Lungenvene und des Truncus anterior der A. pulmonalis.
7 A5 wird dargestellt, unterbunden und durchtrennt.
8 Eröffnung des Interlobiums und Präparation aller Segmentäste des interlobären Abschnittes der A. pulmonalis.
9 Identifizieren, Unterbinden und Durchtrennen von A2 und A4.
10 Aufsuchen und Durchtrennen des Mittellappenbronchus.
11 Stumpfverschluß durch eine Einzelknopfnahtreihe.
12 Kranialwärtsziehen von Mittel- und Oberlappen und Präparation der A. pulmonalis vom großen Interlobium zentralwärts.
13 Aufsuchen und Präparieren des Oberlappenbronchus.
14 Durchtrennen des Oberlappenbronchus.
15 Bronchusstumpfverschluß.
16 Revision des Operationsgebietes auf Bluttrockenheit und Luftdichtigkeit.
17 Einlegen von zwei Thoraxdrainagen.
18 Thorakotomieverschluß.

Spezielle Technik

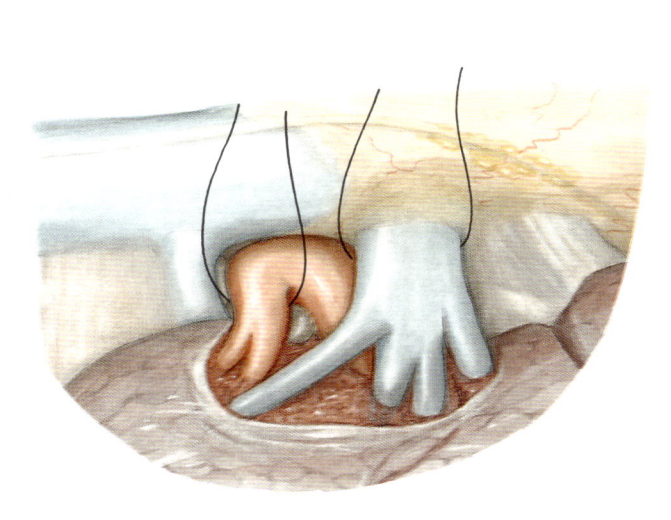

Abb. **169** Präparation des Lungenhilus mit Darstellung der oberen Lungenvene und der A. pulmonalis. Anschlingen des Truncus anterior und der V. pulmonalis superior.

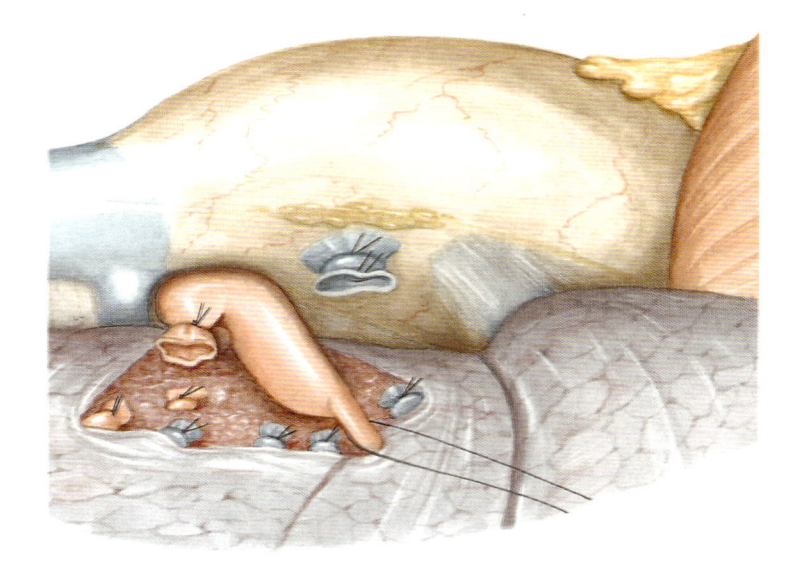

Abb. **170** Ligatur und Durchtrennung der oberen Lungenvene, Durchtrennung des Truncus anterior der A. pulmonalis und der Segmentarterie A5.

Obere Bilobektomie 243

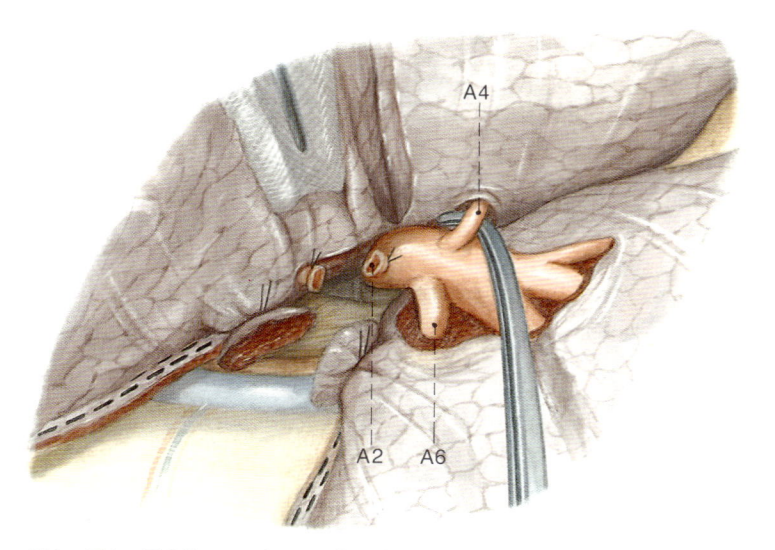

Abb. 171 Eröffnung des großen Interlobiums und Präparation des interlobären Pulmonalisabschnittes mit seinen Segmentästen. A2 und A4 werden dargestellt, unterbunden und durchtrennt. Trennung der Parenchymbrücke zwischen Oberlappen und Unterlappenspitzensegment.

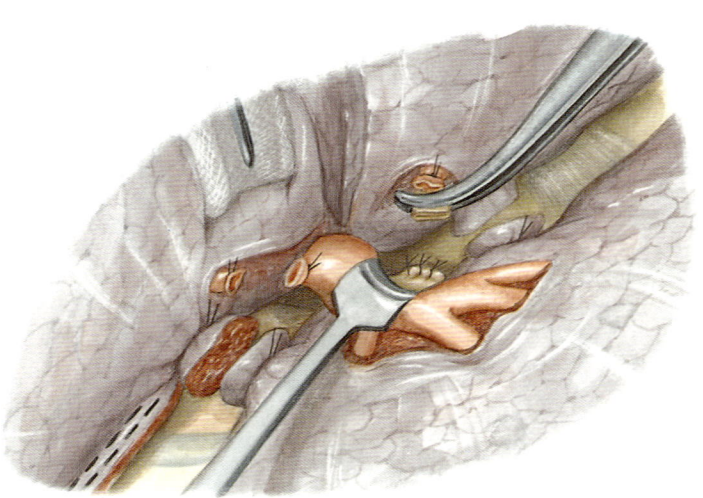

Abb. 172 Durchtrennung von Parenchymbrücken zwischen Mittel- und Unterlappen zwischen Ligaturen. Durch Zug am Mittellappen nach vorne und Abhalten des Bogens der A. pulmonalis mit einem Lidhaken wird der Mittellappenbronchus dargestellt, durchtrennt und der Stumpf durch Einzelknopfnähte luftdicht verschlossen.

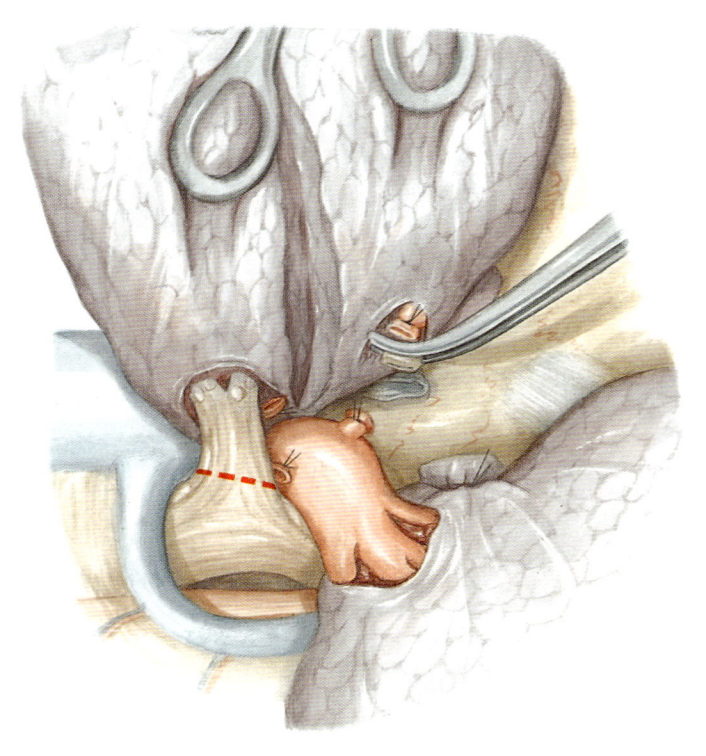

Abb. 173 Nun ist der Mittellappen mobilisiert. Er wird nach kranial abgezogen, um den interlobären Abschnitt der A. pulmonalis in toto auszupräparieren. Im nächsten Schritt wird der Oberlappen nach vorne gezogen und der Oberlappenbronchus dargestellt, durchtrennt und ein entsprechender Stumpfverschluß durchgeführt (s. Abb. 151).

Untere Bilobektomie

Narkose: Intubationsnarkose, Doppellumentubus.

Lagerung: Kontralaterale Seitenlagerung.

Zugangsweg: s. S. 171, 176.

Arbeitsschritte

1. Thorakotomie.
2. Lösung von Verwachsungen.
3. Exploration.
4. Durchtrennung des Lig. pulmonale und Aufsuchen der unteren Lungenvene.
5. Ligatur und Durchtrennung der unteren Lungenvene, wenn die Resektabilität gegeben ist.
6. Präparation der oberen Lungenvene und Identifizieren der Mittellappenvene.
7. Durchtrennung der Mittellappenvene zwischen Ligaturen.
8. Präparation von A5, Unterbinden und Durchtrennen des Gefäßes.
9. Eröffnung des großen Interlobiums.
10. Identifizieren, Unterbinden und Durchtrennen von A4 und der Unterlappenstammarterie; A2 muß dabei geschont werden.
11. Aufsuchen des Zwischenbronchus.
12. Quere Durchtrennung des Zwischenbronchus.
13. Bronchusstumpfverschluß.
14. Kontrolle des Operationsgebietes auf Bluttrockenheit und Luftdichtigkeit.
15. Einlegen von zwei Thoraxdrainagen.
16. Thorakotomieverschluß.

Spezielle Technik

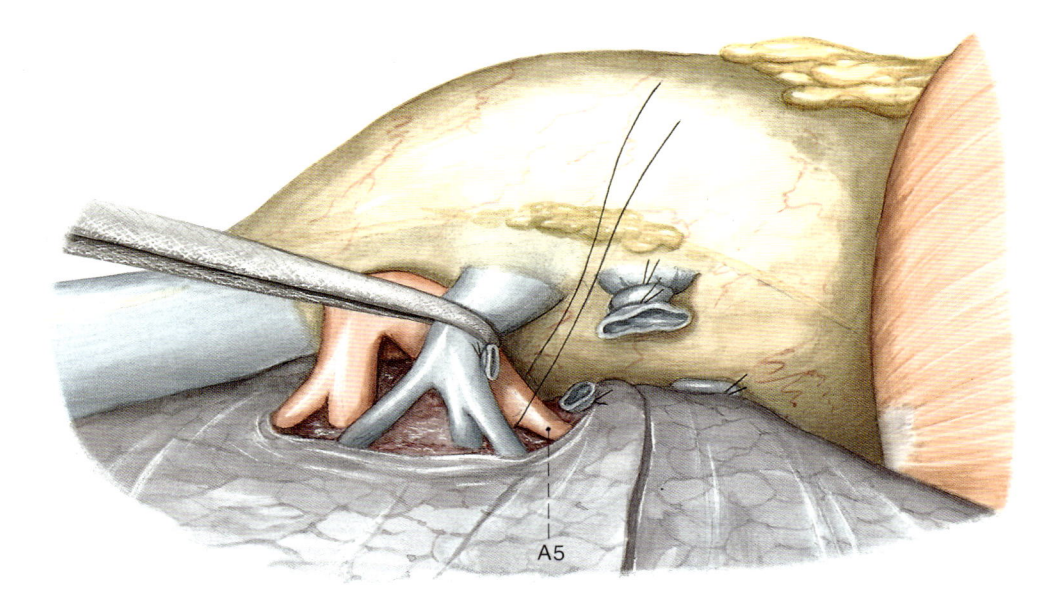

Abb. 174 Präparation des Lungenhilus von vorne; Darstellen der großen Gefäße. Ist die Operabilität im vorgesehenen Resektionsausmaß gegeben, so wird die Mittellappenvene identifiziert, präpariert, unterbunden und durchtrennt. Nach Abziehen der Lunge nach kranial und Durchtrennung des Lig. pulmonale wird die untere Lungenvene präpariert, in typischer Weise ligiert oder mit dem Nahtapparat geklammert und durchtrennt. Zur Darstellung von A5, die von den Oberlappenästen der oberen Lungenvene gedeckt ist, empfiehlt es sich, die obere Lungenvene zirkulär freizupräparieren, anzuschlingen und nach kranial abzuziehen. A5 wird dargestellt, ligiert und durchtrennt.

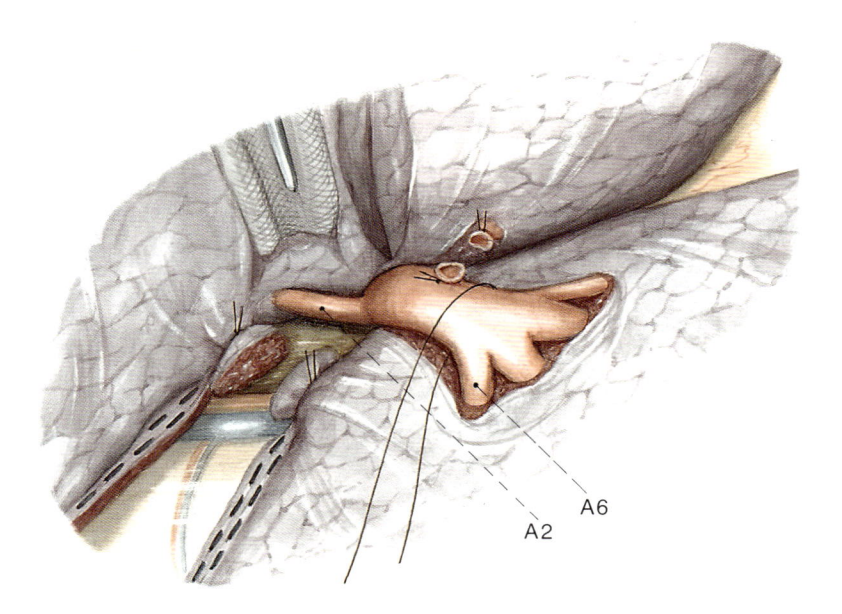

Abb. 175 Eröffnung des großen Interlobiums, Trennung von Unter- und Oberlappen in den dorsalen Abschnitten des großen Interlobiums, Präparation des interlobären Abschnittes der A. pulmonalis. Aufsuchen von A4; das Gefäß wird nach entsprechender Versorgung durchtrennt. Nun wird die Unterlappenstammarterie dargestellt, unterbunden und durchtrennt, wobei A2 sorgfältig zu schonen ist. Sollte ein hoher Abgang von A6 vorliegen, so ist es zumeist günstiger, dieses Gefäß gesondert zu präparieren und zu durchtrennen.

Untere Bilobektomie 245

A 2

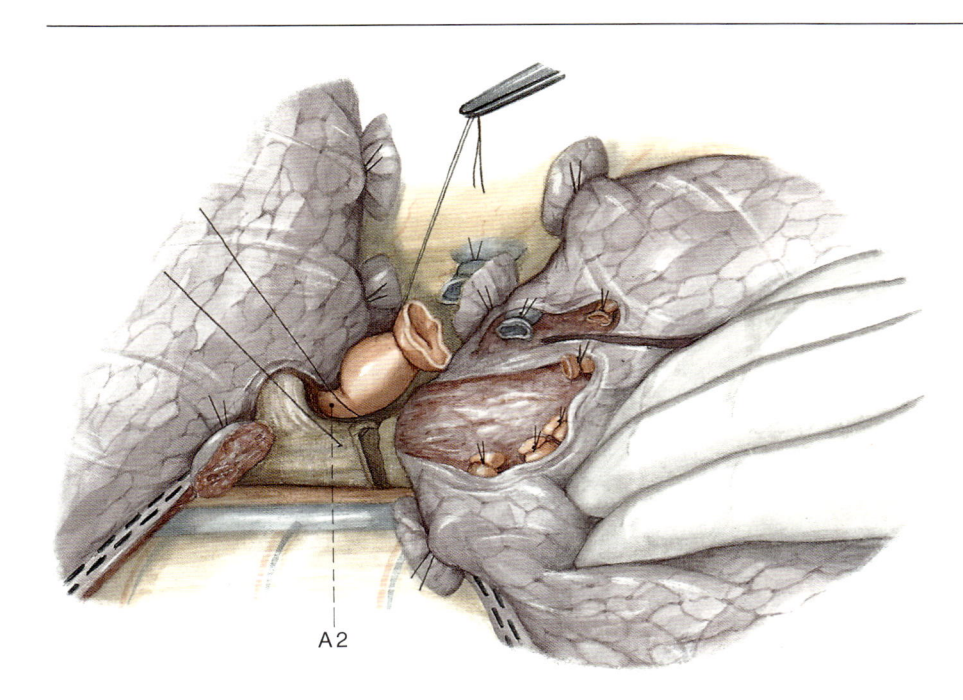

Abb. **176** Nach Trennung des Mittel- vom Oberlappen (s. auch Legende zu Abb. **149**) wird mit einem Präpariertupfer oder durch vorsichtigen Zug am lang gelassenen Ligaturfaden der Stumpf der A. pulmonalis nach kranial und vorne abgehoben und so der Zwischenbronchus freigelegt. Unter Mitnahme aller erreichbaren Lymphknoten wird der Bronchus präpariert, 5–10 mm distal des Abgangs des Oberlappenbronchus quer durchtrennt und der Stumpf durch eine Einzelknopfnahtreihe luftdicht verschlossen.

Pancoast-Tumoren

Ziele und Methoden

Diese spezielle Tumorform, deren Operation beträchtliche technische Probleme aufwerfen kann, nimmt ihren Ausgang von der Lungenspitze und infiltriert als sog. „Ausbrechertumor" Knochen und Weichteile im Bereich der oberen Thoraxapertur; typischerweise betroffen sind die dorsalen Anteile der ersten und zweiten Rippe, die angrenzenden Partien der Wirbelkörper, die unteren Wurzeln des Plexus brachialis und die Adventitia der A. axillaris.
Ziel der Operation ist die radikale Tumorentfernung.

Operationsrisiko und Aufklärungshinweise

Mit dem Patienten ist detailliert zu besprechen, daß zur radikalen Tumorentfernung je nach der vorgefundenen Situation die Resektion einzelner Faszikel des Plexus brachialis mit den entsprechenden neurologischen Ausfällen notwendig werden kann.

Spezielle Vorbereitungen

Eine präoperative Vorbestrahlung mit 30–40 Gy mit postoperativer Aufsättigung auf zumindest 60 Gy ist durchzuführen.

Narkose: Intubationsnarkose, Doppellumentubus.

Lagerung: Wie zur posterolateralen Thorakotomie.

Zugangsweg: s. Abb. 177 u. 178 oder auch 182 u. 183.

Spezielle Technik

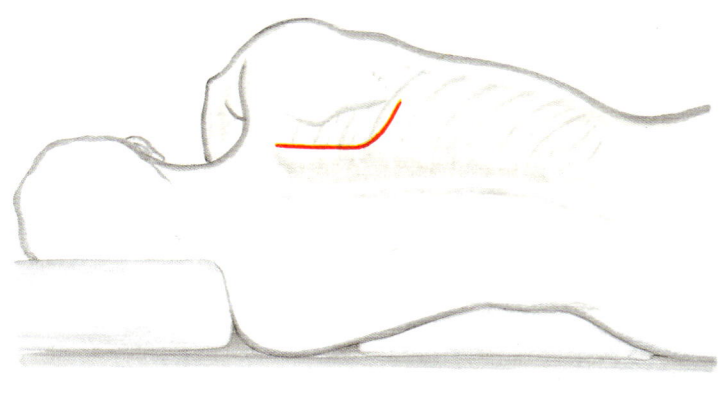

Abb. 177 Der Hautschnitt entspricht in seinem ventralen Abschnitt dem zur posterolateralen Thorakotomie (s. Abb. 30), wird jedoch an seinem dorsalen Ende etwa in der Mitte zwischen Margo medialis scapulae und der Dornfortsatzreihe nach kranial bis in Höhe des Angulus superior scapulae fortgesetzt. In diesem Bereich werden im Zuge der weiteren Präparation der M. trapezius und die Mm. rhomboidei durchtrennt.

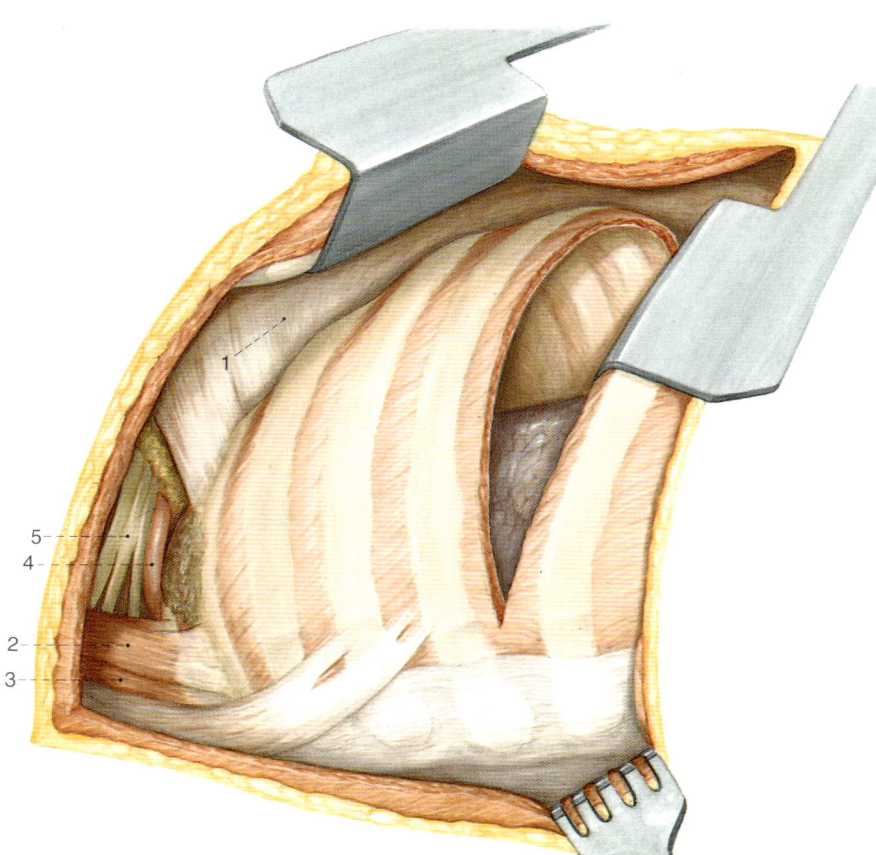

Abb. 178 Nun folgt die übliche interkostale Thorakotomie im 5. Interkostalraum (s. Abb. 31–34) und die sorgfältige intrathorakale Exploration zur Feststellung der Operabilität. Ist sie von diesem Aspekt her gegeben, so wird nun der Thoraxspreizer mit seinem unteren Blatt an der 6. Rippe abgestützt, während das obere Blatt den Margo medialis scapulae faßt. So kann – durch weites Spreizen der Branchen – die Außenfläche des Thorax bis zur (noch nicht sichtbaren) ersten Rippe gut exponiert werden.

1 M. serratus anterior
2 M. scalenus medius
3 M. scalenus posterior
4 A. axillaris
5 Plexus brachialis

Pancoast-Tumoren 247

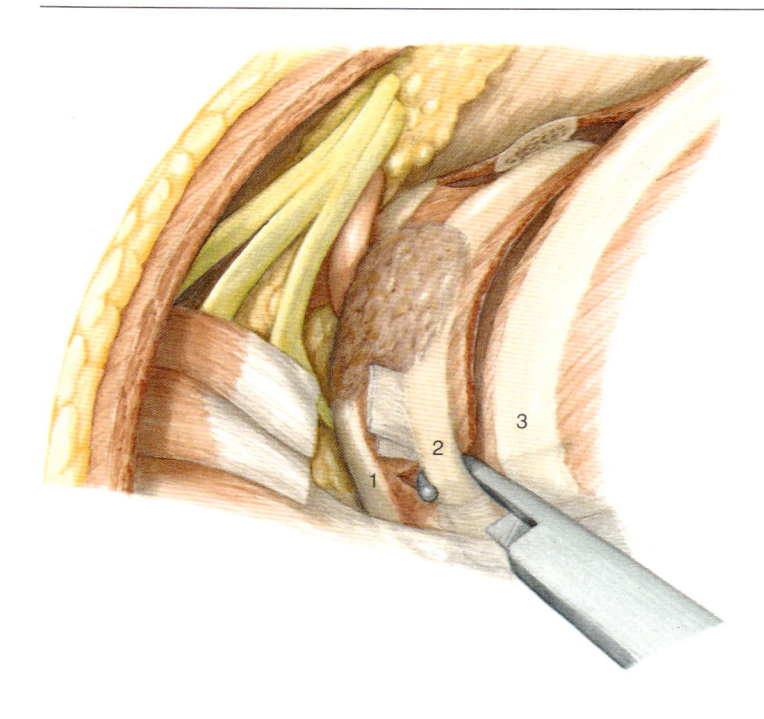

Abb. 179 Durch gleichzeitige Palpation an der Außen- und Innenseite des Thorax wird die Tumorausdehnung festgestellt. Im Abbildungsbeispiel sind die erste und zweite Rippe befallen. In dieser Situation wird die Muskulatur des zweiten Interkostalraums in entsprechendem Sicherheitsabstand zum Tumor mit dem elektrischen Messer durchtrennt und zunächst die zweite Rippe vor und hinter der Region der Tumorinvasion mit der Rippenschere durchschnitten. Nach der Durchtrennung von Mm. scalenus medius und posterior oder Resektion der Muskeln im Falle einer Tumorinvasion ist der dorsale Anteil der ersten Rippe zugänglich. Er wird hier entweder mit der speziellen Rippenschere für die 1. Rippe oder mit dem Meißel durchtrennt. Nun wird die Rippe entsprechend dem Vorgehen bei der Thorakoplastik (s. Abb. **229**) mit einer Knochenfaßzange gefaßt und nach abwärts gezogen. Jetzt sind die Gebilde oberhalb der Pleurakuppel gut zugänglich. Zuerst wird der Plexus brachialis präpariert und vom Tumor abgeschoben, oder es werden die infiltrierten Abschnitte im Gesunden reseziert. Darstellung der A. axillaris; besteht eine Tumorinfiltration der Gefäßwand, so kann die entsprechende Gefäßstrecke ausgeklemmt und reseziert werden. Nun stellt sich der Ansatz des M. scalenus anterior an der ersten Rippe dar; er wird mit der Schere schrittweise und in ständigem Kontakt mit dem Knochen durchtrennt. Cave: Verletzungen der ventral des Muskels verlaufenden V. axillaris.
Durchschneidet man zuletzt ventral das Lig. costoclaviculare, so ist die Rippe weitgehend mobil. Sie kann jetzt mit Hilfe der Knochenfaßzange im Bereich Synchondrosis sternocostalis exartikuliert oder vor der Region der Tumorinfiltration mit der speziellen Schere für die erste Rippe durchtrennt werden (s. auch Abb. **228**).

1–3 = 1.–3. Rippe

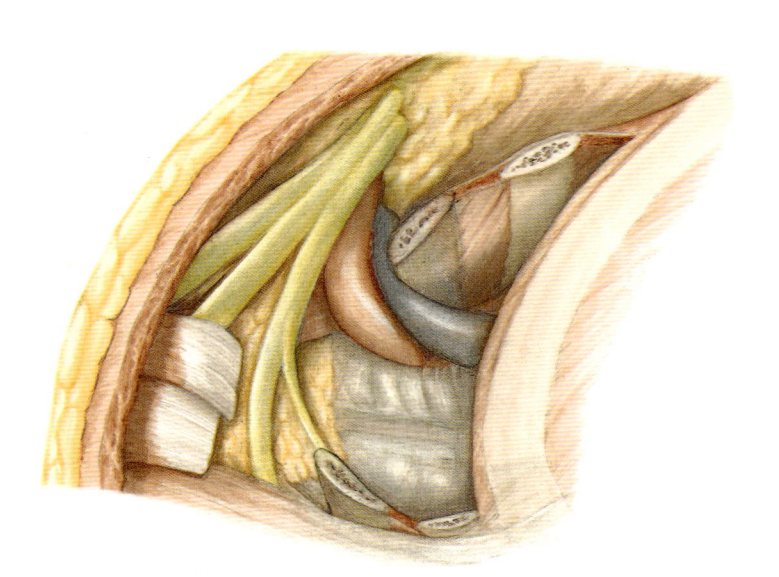

Abb. 180 Der Situs nach Entfernung des resezierten Thoraxwandstückes: Das Resektat wird im Zusammenhang mit der tumortragenden Lungenspitze in den Thorax versenkt.

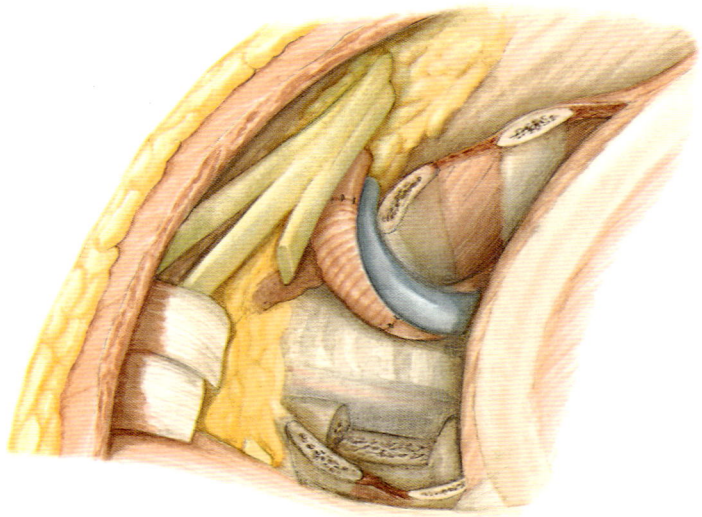

Abb. 181 Schema der je nach Tumorausbreitung zusätzlich erforderlichen Maßnahmen: Resektion der A. axillaris und Interposition einer Prothese, Resektion entsprechender Abschnitte des Plexus brachialis, Abmeißelung von tumorinfiltrierten Abschnitten der Wirbelkörper. Zum Abschluß erfolgt je nach der Situation die Resektion des Spitzensegmentes S1 oder des Oberlappens.

Transsternaler Zugang zur Operation eines Pancoast-Tumors nach Masaoka

Narkose: Intubationsnarkose, Doppellumentubus.

Lagerung: Rückenlage.

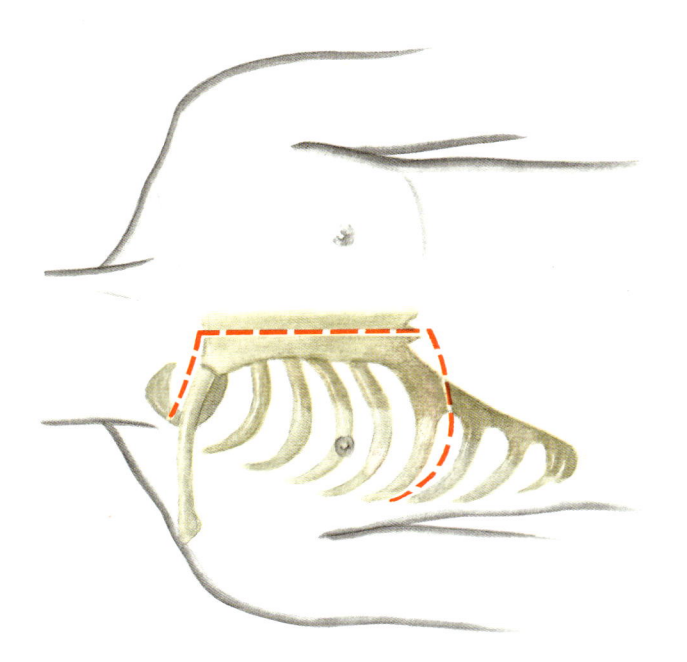

Abb. **182** Der Patient befindet sich in Rückenlage zur medianen Sternotomie. Die Hautinzision erfolgt schlüsselbeinparallel in der Supraklavikulargrube, wird in der Medianen senkrecht über das Sternum hinweggeführt und weicht in Höhe des Processus xiphoideus über dem 6. Interkostalraum nach lateral ab bis in die vordere Axillarlinie. Die mediane Sternotomie wird in üblicher Weise ausgeführt, der Rippenbogen durchtrennt und der Interkostalraum eröffnet. Nun ist es nach Durchtrennung des M. sternocleidomastoideus und der infrahyalen Muskulatur möglich, den so mobilisierten Teil der Brustwand wie einen Türflügel nach lateral aufzuklappen.

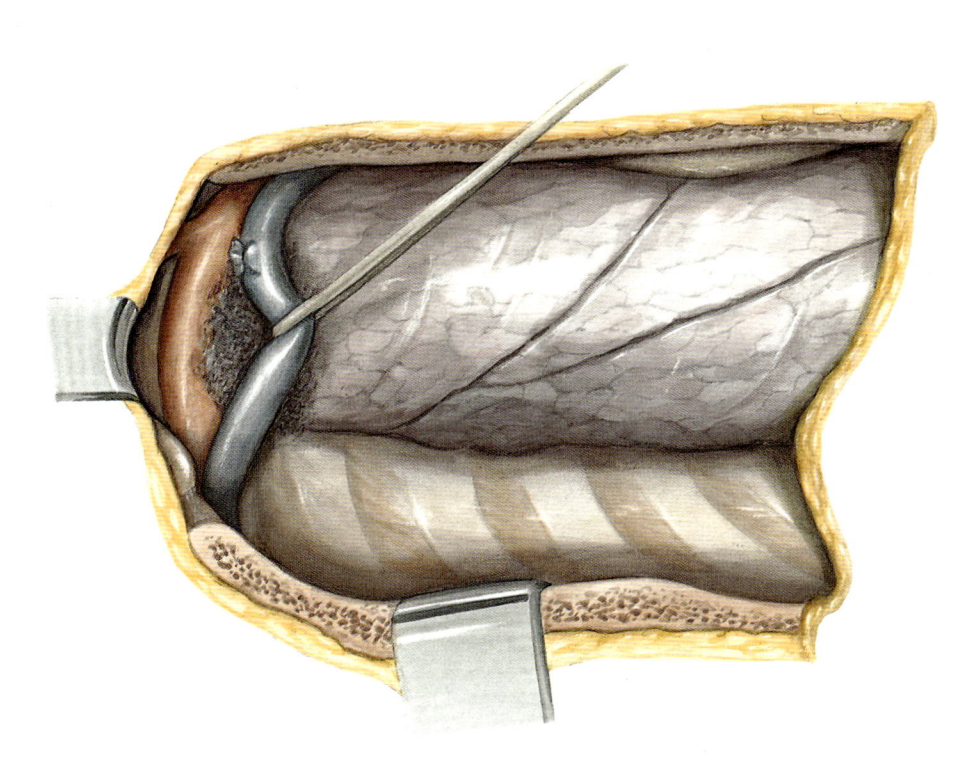

Abb. **183** Der Zugang zu den großen Gefäßen ist ausgezeichnet; schwieriger ist es, von hier aus die Präparation des Plexus brachialis oder die Teilresektionen der Wirbelkörper auszuführen. Die Lungenresektion bietet von seiten des Zuganges her keinerlei Schwierigkeiten.

Resezierende Eingriffe bei Lungenmetastasen

Die Operation von Lungenmetastasen ist heute ein fester Bestandteil des thoraxchirurgischen Repertoirs, obwohl noch viele Fragen hinsichtlich der Prognose bei Lungenabsiedelungen der verschiedenen Tumorentitäten offen sind.

Indikationen

Für die Indikation zur operativen Entfernung von Lungenmetastasen sind einige Voraussetzungen allgemein akzeptiert:

1) der Primärtumor muß saniert sein,
2) Metastasen außerhalb der Lunge liegen nicht vor,
3) alle präoperativ bekannten Lungenmetastasen sind sicher zu entfernen,
4) das erforderliche Resektionsausmaß (und damit das Operationsrisiko) muß in einem sinnvollen Verhältnis zum zu erwartenden onkologischen Therapieeffekt stehen.

Spezielle Vorbereitungen

In jedem zu operierenden Fall ist die Zusammenarbeit mit dem Onkologen im Hinblick auf eine zusätzliche prä- oder postoperative Chemotherapie zu suchen.

Narkose

Intubationsnarkose mit einem Doppellumentubus.

Lagerung

Je nach dem geplanten Eingriff: Rückenlage (für die mediane Sternotomie bei bilateralen Absiedelungen) oder entsprechende Seitenlage für eine der lateralen Thorakotomieformen (s. dort).

Zugangsweg

Solitäre Metastasen werden in der Regel von einer lateralen Thorakotomie aus operiert. Liegen bilaterale Metastasen vor, so ist der für den Patienten optimale Zugangsweg die mediane Sternotomie. Dieser Weg ist auch bei mehrfachen einseitigen Absiedelungen zu wählen, da man in solchen Fällen mit dem Vorhandensein bilateraler, radiologisch nicht nachweisbarer Metastasen rechnen muß, die erst bei der sorgfältigen Exploration erkannt werden. Von der medianen Sternotomie aus sind an der rechten Lunge alle typischen Resektionsformen durchzuführen, an der linken Lunge die im Bereiche des Oberlappens. Wegen des weit nach links ausladenden Herzens ist die linke Unterlappenlobektomie unter Umständen schwierig. Sind bei bilateraler Lokalisation die Mehrzahl der Metastasen zentral im linken Unterlappen lokalisiert und damit die Lobektomie indiziert, so ist es oft günstiger, sukzessive zwei laterale Thorakotomien im Abstand von etwa 14 Tagen durchzuführen; bilaterale seitliche Thorakotomien in einer Sitzung sind nur besonders günstig gelagerten Fällen vorzubehalten.

Arbeitsschritte

1. Mediane Sternotomie.
2. Präparation der vorderen Pleuraumschlagsfalten rechts und links.
3. Längseröffnung der linken Pleurahöhle.
4. Sorgfältiges Abtasten der gesamten Lunge in belüftetem und atelektatischem Zustand.
5. Durchtrennung des Lig. pulmonale zur besseren Mobilisierung der Lunge.
6. Vorwälzen des Organs ins Operationsgebiet.
7. Einlegen von mehreren Bauchtüchern dorsal in die Pleurahöhle, um die vorgewälzte Lunge möglichst in dieser Position zu halten.
8. Oberflächlich gelegene Herde werden unter Mitnahme eines schmalen Parenchymsaums in Form von atypischen Keilexzisionen entfernt. Zur Entfernung tiefer gelegener Herde sind unter Umständen typische Segmentresektionen, Lobektomien oder gar die Pneumonektomie erforderlich.
9. Einlegen einer dorsalen Bülau-Drainage und gegebenenfalls einer mehr ventral gelegenen Entlüftungsdrainage. Wiederbelüftung der linken Lunge, fortlaufende Naht der parietalen Pleura.
10. Derselbe Vorgang wiederholt sich rechts.

Spezielle Technik

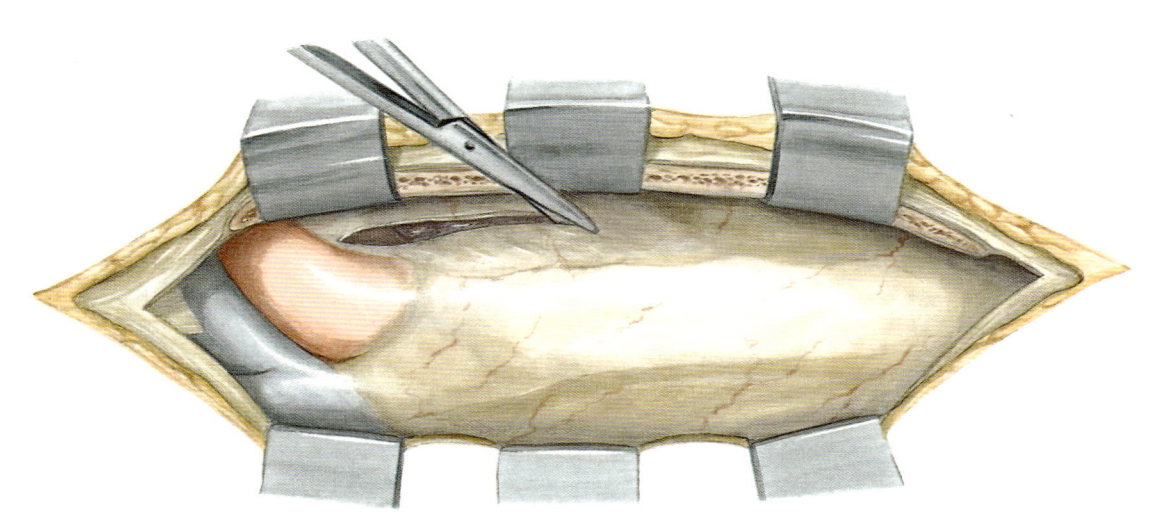

Abb. **184** Die mediane Sternotomie ist durchgeführt, die linke Pleurahöhle wird eröffnet.

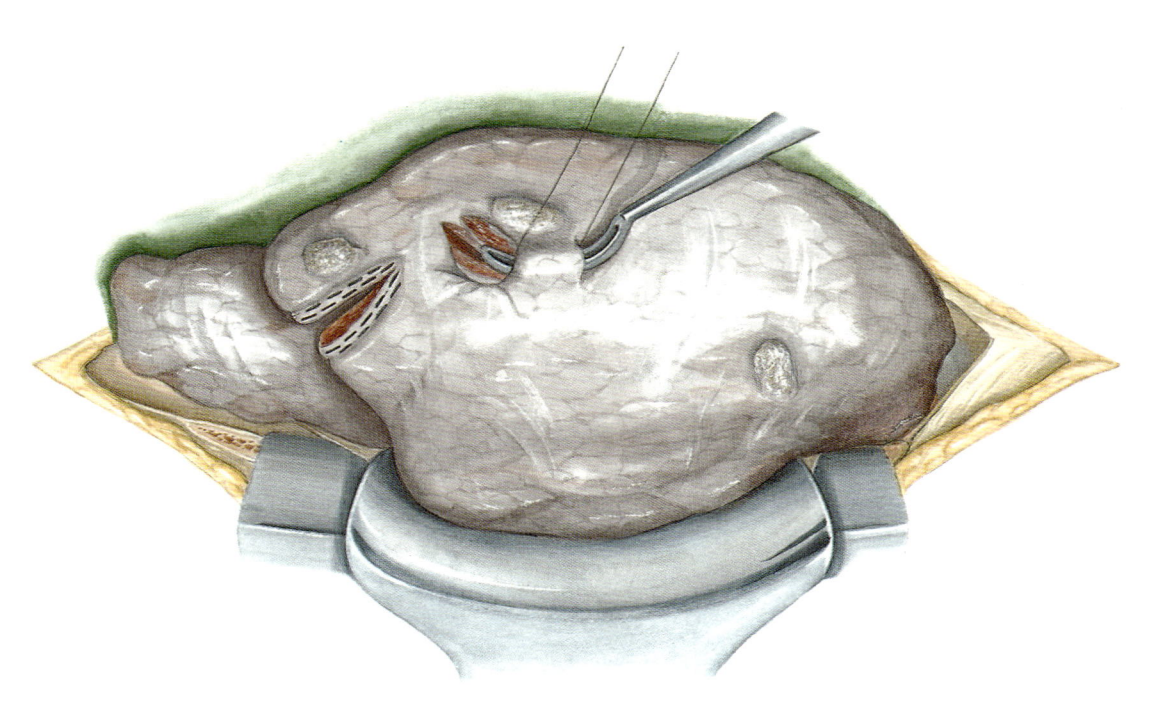

Abb. **185** Nach entsprechender Exploration (in situ) ist die linke Lunge ins Operationsfeld vorgewälzt; sie wird in dieser Position durch in die Pleurahöhle eingelegte Bauchtücher gehalten. Am Lappenrand gelegene Metastasen können keilförmig mit dem Nahtapparat GIA entfernt werden, Metastasen, die besser von der Facies costalis der Lunge zugänglich sind, werden mit Hilfe einer Schmiedensonde aus dem Parenchym auspräpariert, wobei ein schmaler Saum gesunden Gewebes auf der Metastase zurückbleiben soll.

Eingriffe an der thorakalen Trachea und der Bifurkationsregion

Indikationen

Entzündliche Trachealstenosen, benigne und maligne Tumoren.

Relative Indikationen

Bei entzündlichen Stenosen: Beschwerden nur bei stärkerer körperlicher Beanspruchung.

Kontraindikationen

Allgemein-internistische Inoperabilitätsgründe, Ausdehnung der Veränderung, die eine Rekonstruktion des Atemweges nicht mehr erlaubt.

Spezielle Vorbereitungen

Von größter Wichtigkeit ist die Bronchoskopie, die der Operateur in jedem Fall selbst durchführen sollte.
Millimetergenau sind die Ausdehnung der pathologischen Veränderung und die bei Tumoren erforderlichen Sicherheitsabstände festzulegen. Solche Messungen sind mit den Optiken des starren Bronchoskops besser durchzuführen als mit den flexiblen Geräten.

Narkose

Mit dem Anästhesisten, der auch an der Bronchoskopie teilnehmen sollte, sind das geplante operative Vorgehen und die dabei auftretenden Probleme der Beatmung (breite Eröffnung, komplette Durchtrennung des Atemweges) im Detail zu besprechen. Der Eingriff beginnt in *orotrachealer Intubationsnarkose*; sie wird fortgeführt, bis der pathologische Prozeß zur Resektion freigelegt ist. Nach der klassischen Vorgangsweise wird nun der Atemweg zuerst distal des Prozesses durchtrennt und ein entsprechend kalibrierter Spiraltubus durch das Operationsfeld in die distale Trachea oder – bei Bifurkationsresektion – den linken Hauptbronchus eingeführt. Über ein steriles Schlauchsystem wird der Tubus mit dem Beatmungsgerät verbunden. So ist für die Phase der Resektion und der Rekonstruktion des Atemweges bis etwa zur Hälfte der Zirkumferenz der Anastomose die Beatmung gesichert; ist der halbe Umfang der Anastomose fertiggestellt, so wird der Spiraltubus aus dem Operationsfeld entfernt und vom Anästhesisten der orotracheale Tubus über die Anastomosenebene nach distal vorgeschoben und hier geblockt. Nun kann die Naht der Anastomose fertiggestellt werden.

Wesentliche Vorteile in der Chirurgie der zentralen Atemwege bringt die sog. Katheter-Jet-Ventilation. Dazu wird über den orotrachealen Beatmungstubus ein dünner Kunststoffkatheter in den Atemweg eingeführt, über den unter Überdruck (1,2–1,5 bar) in kurzen Stößen Sauerstoff in die Lungen eingeblasen wird. Diese Ventilationsform kann entweder (nach Vorschaltung eines Reduzierventils) über ein manuell gesteuertes Unterbrecherventil oder unter Einsatz eines im Handel erhältlichen Jet-Ventilators (Universal-Jet-Ventilator) durchgeführt werden. Die Frequenz der Jetstöße entspricht etwa der jeweiligen Herzfrequenz. Nach Durchtrennen des Atemweges wird der Jetkatheter vom Anästhesisten durch die Trachea vorgeschoben, bei seinem Erscheinen im Operationsgebiet vom Operateur mit der Pinzette gefaßt und in den distalen Atemweg weitergeführt; so ist die Ventilation gesichert. Wichtig ist bei dieser Beatmungsform, daß

1. das Operationsgebiet möglichst bluttrocken ist, um ein Eindringen größerer Blutmengen in die distalen Atemwege zu vermeiden und daß
2. der Gasrückstrom aus dem Bronchialsystem unbehindert entweder in das Operationsgebiet, oder – nach Fertigstellung der Anastomose – über den orotrachealen Tubus nach außen möglich ist. Anderenfalls bauen sich im Bronchialsystem rasch Drucke auf, die zu Zerreißungen des Lungenparenchyms führen können. Es ist aus diesem Grund nicht möglich, bei sehr ausgeprägten Stenosen die Operation mit Jet-Ventilation zu beginnen, indem man den Katheter über die Stenose hinweg nach distal vorschiebt.
3. Wird im Rahmen einer Jet-Ventilation eine Ein-Lungen-Beatmung durchgeführt und bleibt die zweite Lunge in den kleinen Kreislauf einbezogen, so kann unter ungünstigen Verhältnissen die arterielle Sauerstoffsättigung durch den Rechts-links-Shunt, der sich in der nicht ventilierten Lunge ausbildet, kritisch absinken. Die Situation ist rasch zu beheben, wenn auf der nicht ventilierten Seite die A. pulmonalis vorsorglich präpariert und mit einem Tourniquet versehen wird (s. Abb. **51**); sinkt die O_2-Sättigung ab, so kann durch Schließen des Tourniquets die Durchblutung der nicht beatmeten Lunge und damit die venöse Beimischung über den Rechts-links-Shunt unterbrochen werden. Bei lange dauernden Eingriffen sollte der Blutstrom wiederholt für einige Minuten freigegeben werden (s. Abb. **216**).

Lagerung: In Abhängigkeit vom Zugang.

Zugangsweg

Der Zugangsweg richtet sich nach der Lage des zu resezierenden Atemwegsabschnittes. Prozesse am zervikothorakalen Übergang können entweder durch einen Kocherschen Kragenschnitt allein oder eine zusätzliche obere partielle Sternotomie dargestellt und reseziert werden. Prozesse der distalen Trachea werden von einer rechtsseitigen Standardthorakotomie aus operiert. Liegt die zu resezierende Region in einer intermediären Position, so ist die mediane Sternotomie mit Erweiterung des Schnittes nach rechts seitlich in den 4. Interkostalraum angezeigt.

Der Zugang zur Trachealbifurkation erfolgt durch Standardthorakotomie rechts. Lediglich ausgedehntere pathologische Veränderungen am linken Hauptbronchus, die die Bifurkationsregion mit involvieren, werden durch linksseitige Standardthorakotomie erreicht.

Mobilisierung der Trachea

Ohne besondere Mobilisierungsmaßnahmen können etwa 3 cm der Trachea reseziert und der Luftweg durch End-zu-End-Anastomose ohne unzulässige Längsspannung wiederhergestellt werden. Bei darüber hinausgehendem Resektionsausmaß müssen zur Wiederherstellung zusätzliche Mobilisierungsmaßnahmen durchgeführt werden: Die Trachea wird durch stumpfe Dissektion an ihrer Vorder- und Rückfläche distalwärts bis an die Bifurkation, proximalwärts bis an den Ringknorpel mobilisiert; die seitlichen Bindegewebsblätter, über die die arteriellen Gefäße die Luftröhre erreichen, müssen dabei erhalten bleiben. Die vollständige Mobilisierung der rechten Lunge (Durchtrennung des Lig. pulmonale, zirkuläre Eröffnung des Herzbeutels um die Lungenvenen) läßt eine zusätzliche Resektionserweiterung um etwa 2 cm zu. Die Mobilisierung des Larynx (s. S. 256f) ermöglicht noch einmal eine Ausweitung der Resektionsstrecke, so daß insgesamt etwa 7 cm der Luftröhre entfernt werden können. Bei ausgedehnteren Resektionen wird zur Anastomosennaht der Kopf des Patienten maximal zur Brust gebeugt und diese Position für die erste postoperative Woche aufrecht erhalten, was zusätzlich eine Reduktion der Längsspannung ergibt.

Querresektion der proximalen thorakalen Trachea

Beispiel: Stenose nach Langzeitintubation.

Narkose: Orotracheale Intubationsnarkose, später Intubation durch das Operationsfeld oder Katheter-Jet-Ventilation (s. S. 251, 262f).

Lagerung: Rückenlage.

Zugangsweg: Mediane Sternotomie.

Arbeitsschritte

1. Mediane Sternotomie.
2. Präparation der V. brachiocephalica sinistra.
3. Unterbinden der V. thyroidea inferior.
4. Abziehen des Truncus brachiocephalicus nach rechts und der V. brachiocephalica sinistra nach unten; Freilegen des erkrankten Trachealabschnittes.
5. Quere Durchtrennung der Trachea distal der Stenose.
6. Einführen eines sterilen Spiraltubus durch das Operationsfeld in die distale Trachea.
7. Durchtrennung der Trachea proximal der Stenose.
8. Vorlegen der Hinterwandnähte in Form von Matratzennähten.
9. Legen von kräftigen Haltenähten jeweils am rechten und linken Rand der beiden Trachealstümpfe.
10. Knüpfen der Hinterwandnähte, nachdem die Trachealquerschnitte durch kräftigen Zug an den Haltenähten adaptiert wurden.
11. Entfernung des Spiraltubus und Vorschieben des orotrachealen Beatmungstubus nach distal.
12. Legen und Knüpfen der Vorderwandnähte.
13. Schutz des Truncus brachiocephalicus vor Arrosion durch Einhüllen in eine längs aufgeschnittene Gefäßprothese.

8a. Besteht eine beträchtliche Längsspannung an der Anastomose, so werden alle Hinter- und Vorderwandnähte vorgelegt.
9a. Entfernen des Spiraltubus und Einführen des orotrachealen Tubus nach distal.
10a. Nach kräftigem Ziehen an den Haltenähten werden zunächst die Vorderwandnähte geknüpft.
11a. Durch Zug an den Haltenähten einer Seite nach vorne wird die Hinterwand so weit zur Ansicht gebracht, daß die hier vorgelegten Nähte geknüpft werden können.
12a. Schutz des Truncus brachiocephalicus vor Arrosion durch Einhüllen in eine längs aufgeschnittene Gefäßprothese.

Eingriffe an der thorakalen Trachea und der Bifurkationsregion 253

Spezielle Technik

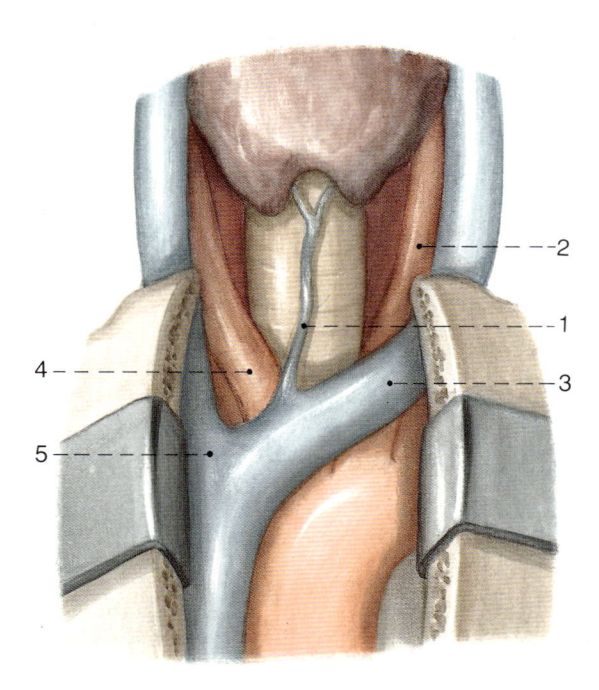

Abb. 186 Die mediane Sternotomie ist ausgeführt; die V. brachiocephalica sinistra, die V. thyroidea inferior und die V. cava superior sind auspräpariert. Unter den Venen werden der Truncus brachiocephalicus und die A. carotis sinistra sichtbar.

1 V. thyroidea inferior
2 A. carotis communis sinistra
3 V. brachiocephalica sinistra
4 Truncus brachiocephalicus
5 V. brachiocephalica dextra

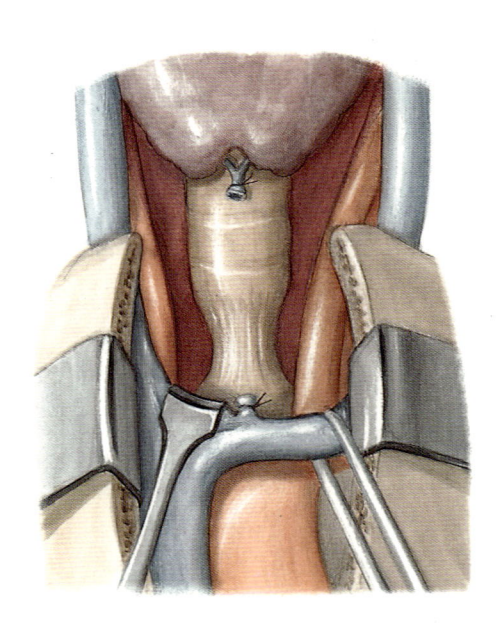

Abb. 187 Die V. thyroidea inferior ist durchtrennt. Die V. brachiocephalica sinistra wird mit zwei Gefäßbändchen nach unten abgezogen, der Truncus brachiocephalicus durch einen Haken nach unten und rechts lateral weggehalten; so kommt die Trachealstenose zur Ansicht.

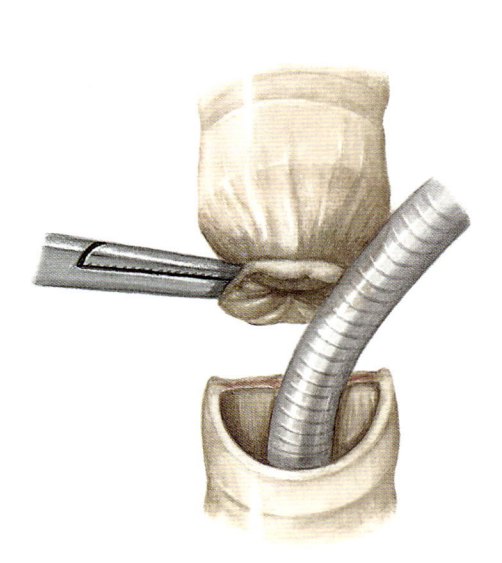

Abb. 188 Die Trachea ist distal der Stenose im Gesunden durchtrennt, ein Spiraltubus durch das Operationsgebiet in die distale Trachea eingeführt und hier geblockt. Der stenosierte Trachealbereich wird nach kranial hin abpräpariert, wobei man sich zur Schonung der beiden Nn. recurrentes unmittelbar an die Trachealwand halten muß. Sorgfältige Ablösung der Luftröhre vom Ösophagus.

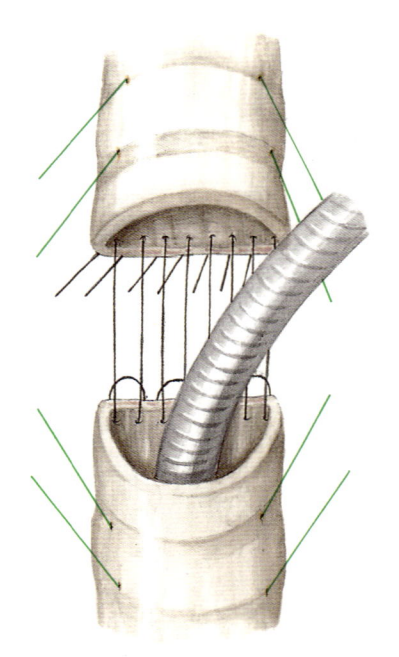

Abb. 189 Der stenosierte Trachealabschnitt ist reseziert. Zu beiden Seiten der beiden Trachealstümpfe wird je eine kräftige Haltenaht (grün) gesetzt. Vorlegen der Hinterwandnähte (schwarz), die als Matratzennähte gestochen werden. Das in den Abb. 189–191 dargestellte Vorgehen entspricht den Arbeitsschritten 8–13 (geringe Längsspannung an der Anastomose).

Lunge

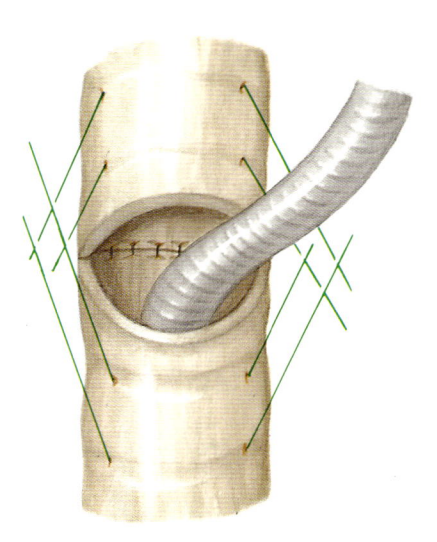

Abb. 190 Durch gegenläufigen Zug an den Haltenähten werden die Trachealstümpfe einander angenähert und die Hinterwandnähte geknüpft.

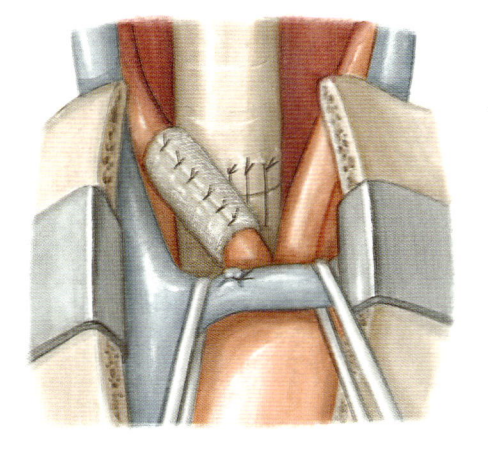

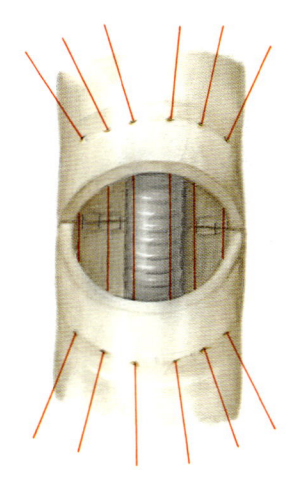

Abb. 191 In dieser Phase wird der durch das Operationsfeld geführte Spiraltubus entfernt und der orotracheale Tubus vom Anästhesisten in die distale Trachea vorgeschoben. Vorlegen der Vorderwandnähte (rot), die schließlich geknüpft werden. Zuletzt werden zur Entlastung der Anastomose von der Zugspannung die Haltenähte (in der Abb. nicht dargestellt) beidseits in sich verknotet.

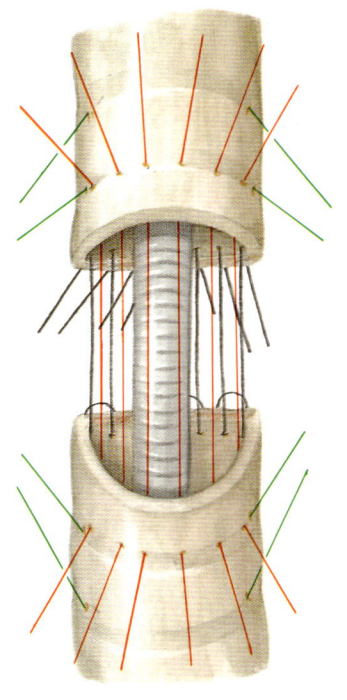

Abb. 192 Ist bei einem größeren Trachealdefekt die zu erwartende Längsspannung groß, so daß beim Knoten der Hinterwandnähte ein Ausreißen des Paries membranaceus zu befürchten ist, so werden nach den Hinterwandnähten auch alle Nähte für die Pars cartilaginea vorgelegt. Das in Abb. 192 u. 193 dargestellte Vorgehen entspricht den Arbeitsschritten 8a–12a (beträchtliche Längsspannung an der Anastomose).

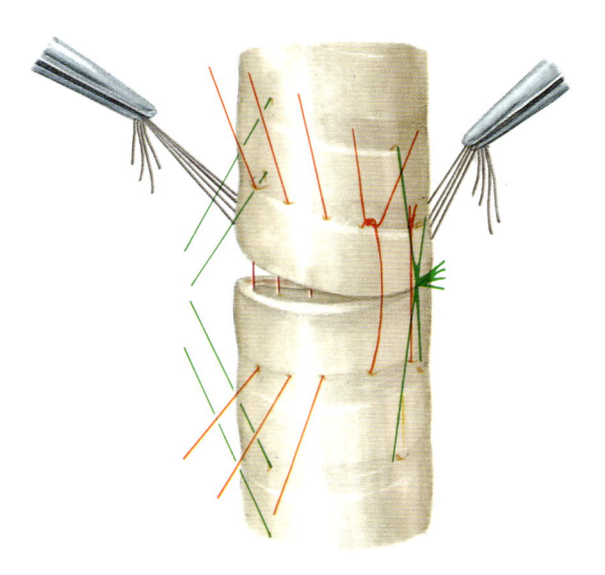

Abb. 193 Durch kräftigen Zug an den Haltenähten werden die Trachealstümpfe einander angenähert und anschließend alle Vorderwandnähte geknotet. Durch Zug an den Haltenähten einer Seite nach ventral können der Paries membranaceus zur Ansicht gebracht und nun auch die Hinterwandnähte geknüpft werden.

Abb. 194 Kommt nach Entfernung der Wundhaken der Truncus brachiocephalicus in unmittelbaren Kontakt zur Anastomose, besteht die Gefahr der Arrosionsblutung. Diese kann sicher durch Einhüllen des Gefäßes in ein entsprechend langes Stück einer der Länge nach aufgeschnittenen Gefäßprothese vermieden werden. Die Prothesenmanschette wird durch Einzelknopfnähte vernäht.

Querresektion der distalen thorakalen Trachea

Beispiel: entzündliche Stenose

Narkose: Orotracheale Intubationsnarkose.

Lagerung: Linke Seitenlage.

Zugangsweg: Postero-laterale Thorakotomie rechts.

Arbeitsschritte

1 Posterolaterale Thorakotomie rechts im 5. Interkostalraum.
2 Abziehen der Lunge nach vorne kaudal.
3 Unterbindung und Durchtrennung der V. azygos.
4 Ausgiebige Längsspaltung der Pleura mediastinalis über der Trachea.
5 Identifizieren des Ösophagus.
6 Präparation und Anschlingung der distalen Trachea ober- und unterhalb der Stenose mit einem Bändchen.
7 Quere Resektion proximal und distal der Stenose und Einführen des Jet-Ventilations-Katheters über die proximale in die distale Trachea. Alternative: quere Durchtrennung distal der Stenose und Einführen eines Spiraltubus durch das Operationsgebiet in den linken Hauptbronchus. Anschluß des Spiraltubus an das sterile Schlauchsystem zum Beatmungsapparat.
8 Zirkuläre End-zu-End-Anastomose in Einzelknopftechnik.
9 Decken der Anastomose durch einen gestielten Interkostalmuskellappen oder durch großes Netz.
10 Einlegen einer Thoraxdrainage.
11 Thorakotomieverschluß.

Spezielle Technik

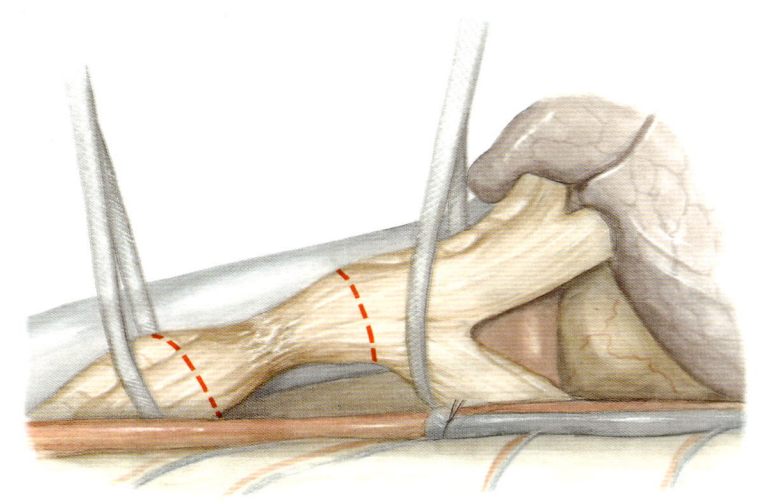

Abb. 195 Die Lunge wird nach vorne abgezogen, die Pleura mediastinalis entlang der Trachea bis gegen die V. brachiocephalica dextra längs inzidiert, die V. azygos dargestellt, unterbunden und durchtrennt. Nun wird in sorgfältiger Präparation die Trachea von der Bifurkation kranial bis etwa in Höhe der V. brachiocephalica sinistra freigelegt, mit dem Finger umfahren und proximal und distal der Stenose mit je einem Bändchen angeschlungen. Nach Durchtrennung der Luftröhre distal der Stenose kann entweder über das Operationsgebiet ein Spiraltubus in den linken Hauptbronchus vorgeschoben und hier geblockt werden oder – nach Resektion des gesamten stenosierten Abschnittes – der Jet-Katheter vorgeschoben und in den linken Hauptbronchus dirigiert werden.

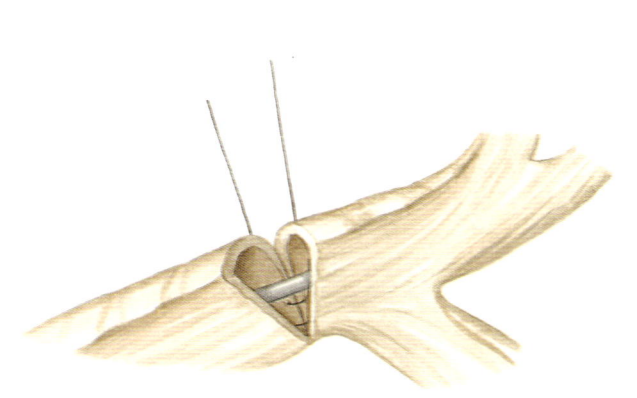

Abb. 196 Die End-zu-End-Anastomose ist in ihrem linken Abschnitt fertiggestellt. Die Jet-Ventilation kann bis zur endgültigen zirkulären Naht der Anastomose beibehalten werden, wenn der freie Gasrückstrom über den orotrachealen Tubus nach außen gesichert ist.

Suprahyale Larynxmobilisierung

Indikation

War zur Entfernung der pathologischen Veränderung eine ausgedehnte Trachealresektion notwendig und ist eine nach den üblichen Mobilisierungsmaßnahmen spannungsarme Wiederherstellung des Atemweges nicht möglich, so muß der Larynx mobilisiert werden. Die infrahyale Larynxmobilisierung ist heute zugunsten der suprahyalen Methode verlassen.

Narkose: Orotracheale Intubationsnarkose.

Lagerung: Rückenlage mit starker Überstreckung des Kopfes nach dorsal.

Zugangsweg: Kocherscher Kragenschnitt.

Arbeitsschritte

1. Ausgiebiger Kocherscher Kragenschnitt, der beidseits bis gegen die Kieferwinkel hinaufgezogen wird.
2. Präparation des Hautlappens nach kranial.
3. Freilegen des Schildknorpels und des Zungenbeins, Präparation des M. mylohyoideus.
4. Schrittweise werden der M. mylohyoideus, die beiden Mm. geniohyoidei und schließlich der M. genioglossus knapp oberhalb des Zungenbeinkörpers durchtrennt. Durchtrennung der beiden kleinen Zungenbeinhörner mit der Schere, Durchtrennung der beiden großen Hörner knapp lateral des Querschnittes der kleinen Hörner.
5. Der Larynx tritt um etwa 2,5 cm tiefer.

Spezielle Technik

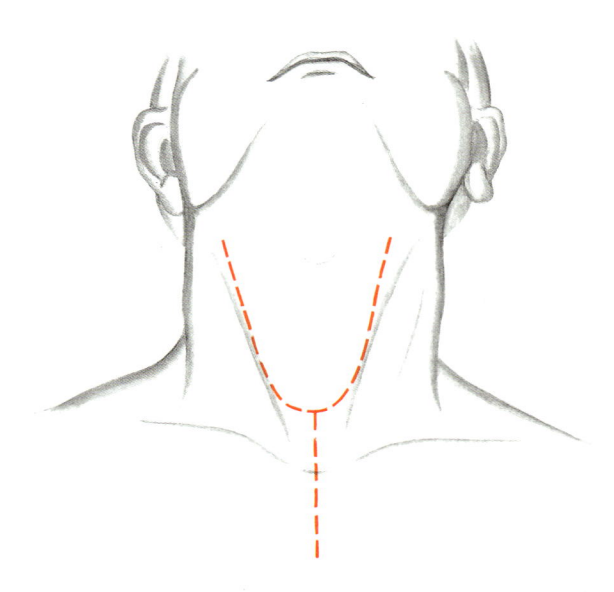

Abb. **197** Ausgedehnter Kocherscher Kragenschnitt, der beidseits gegen die Kieferwinkel hochgezogen wird. Medianer Längsschnitt zur Trachealresektion.

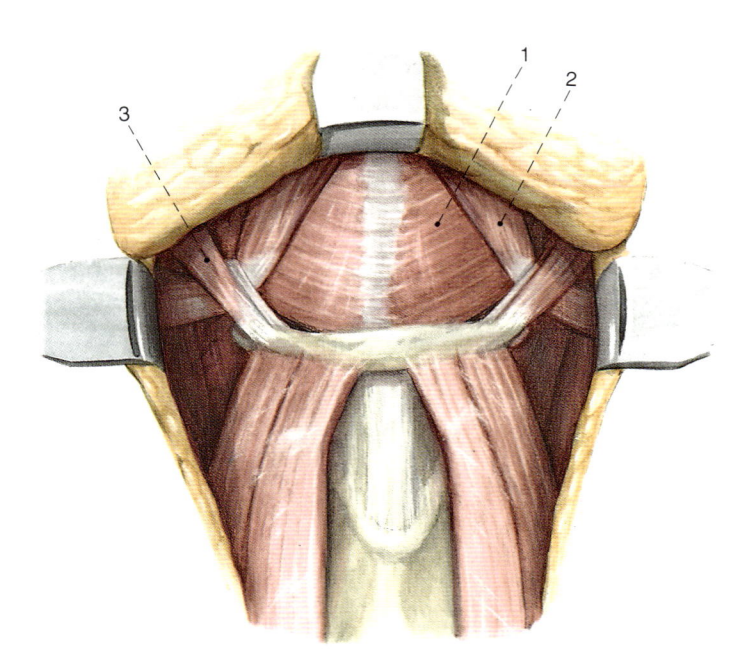

Abb. **198** Das Thyroid, das Hyoid, die infrahyale Muskulatur und die oberflächlichste Schicht des Mundbodens sind dargestellt.

1 M. mylohyoideus
2 M. digastricus
3 M. stylohyoideus

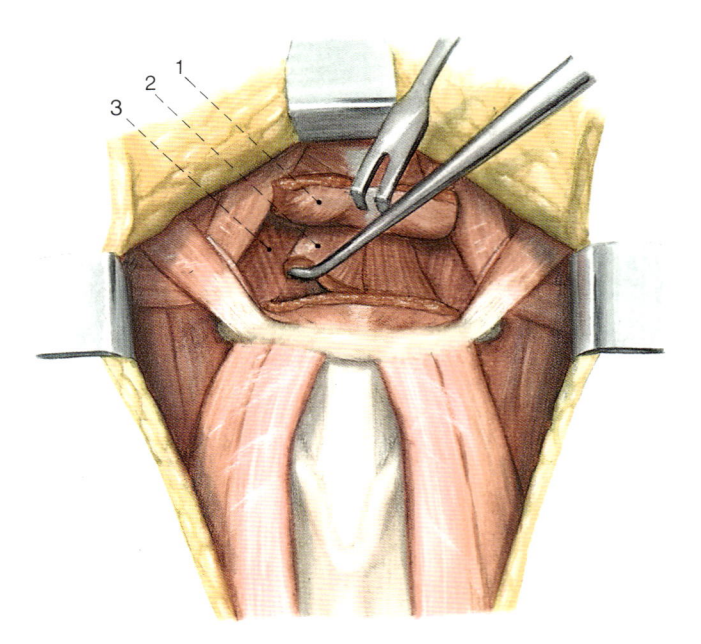

Abb. **199** Quere Durchtrennung des M. mylohyoideus, Freilegen und Durchtrennen der beiden Mm. geniohyoidei, Freilegen der Mm. hyoglossi.

1 M. mylohyoideus
2 M. geniohyoideus
3 M. hyoglossus

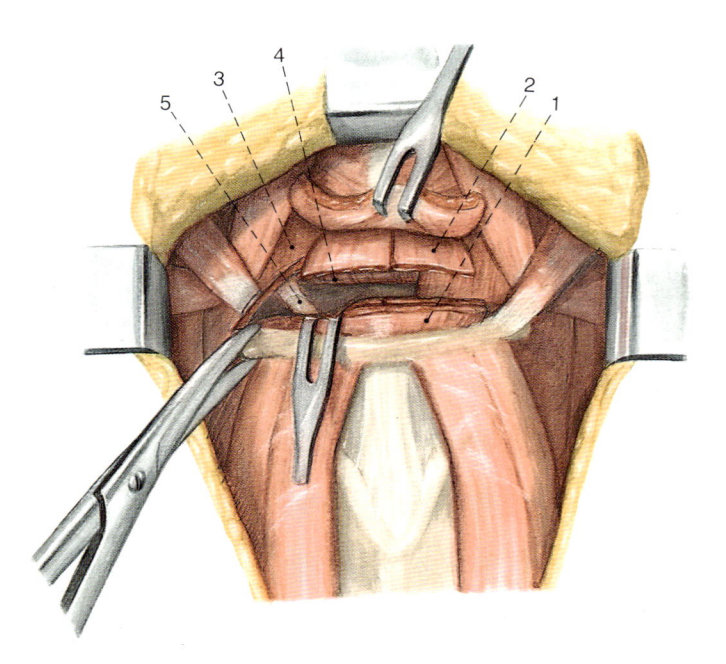

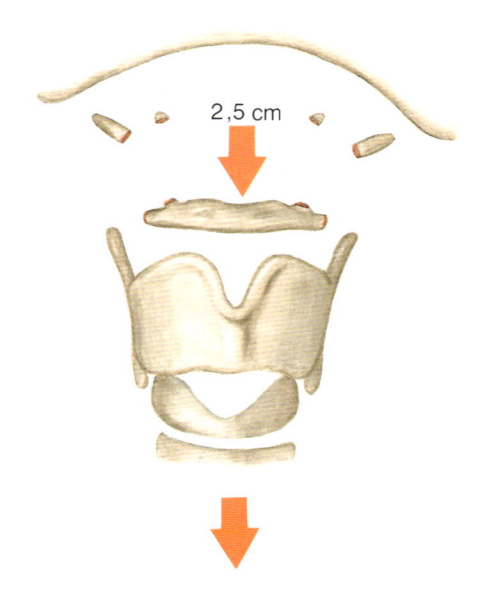

Abb. 200 Nun wird beiderseits der M. hyoglossus von medial nach lateral vom Corpus hyoidei abgelöst, bis das kleine Zungenbeinhorn freiliegt; die kleinen Zungenbeinhörner werden an ihrer Basis durchschnitten und schließlich etwas lateral davon die Cornua majora durchtrennt.

1 M. mylohyoideus
2 M. geniohyoideus
3 M. hyoglossus
4 M. genioglossus
5 Cornu minus ossis hyoidei

Abb. 201 Nach der Mobilisierung wird ein Tiefertreten des Zungenbeinkörpers und in der Folge des Larynx und der proximalen Trachea um 2,5 bis 3 cm erzielt; dieses Manöver ermöglicht die End-End-Rekonstruktion auch nach sehr langstreckigen Resektionen des Atemweges.

Eingriffe im Bereich der Trachealbifurkation

Ziele und Methoden

Greift ein zentrales Bronchialkarzinom kontinuierlich auf den Tracheobronchialwinkel oder die Gegend der Hauptkarina über, so ist die übliche Pneumonektomie nicht mehr möglich; und doch gelingt bei geeigneter Resektionstechnik die Radikaloperation auch solcher Tumoren.

Den geringsten Grad der Ausdehnung einer Resektion auf die Bifurkationsregion stellt die Keilexzision eines Hauptbronchus aus der Bifurkationsregion unter Mitnahme des Tracheobronchialwinkels und der Hauptkarina dar (Abb. **202**). Diese Resektionsform kann (rechts) bei ursprünglicher Intubation mit einem linksseitigen Doppellumentubus ohne weitere Maßnahmen des Anästhesisten durchgeführt werden. Sorgfältig muß man während des Eingriffs darauf achten, den Cuff des Tubus nicht zu verletzen. Die Wiederherstellung des Atemweges erfolgt durch einfache Einzelknopfnahtreihe. Durch entsprechende Raffung des Paries membranaceus tracheae gelingt es zumeist, die ursprüngliche Inkongruenz der Lumina auszugleichen. Dies gilt auch für alle weiteren der hier dargestellten Resektionsformen. Ist es bei besonders starren Knorpelverhältnissen einmal nicht möglich, die Inkongruenz durch geeignete Nahttechnik auszugleichen, so kann aus der seitlichen Trachealwand ein entsprechender keilförmiger Abschnitt exzidiert und so das Lumen trichterförmig verengt werden (s. Abb. **212** u. **213**). Eine Exzision des Hauptbronchus aus dem Atemweg kann auch links durchgeführt werden (s. Abb. **78** u. **203**).

Ist bei einem Prozeß des rechten Hauptbronchus, der eine Pneumonektomie erfordert, die Bifurkationsregion ausgedehnter befallen, so ist die sog. Manschettenpneumonektomie angezeigt (Abb. **204**). Die Rekonstruktion erfolgt durch End-zu-End-Anastomose zwischen linkem Hauptbronchus und der Trachea. Für die Zeit der Atemwegsdurchtrennung ist der linke Hauptbronchus entweder konventionell durch das Operationsgebiet zu intubieren (s. Abb. **210**) oder die Resektion unter Jet-Ventilation durchzuführen (s. Abb. **211**).

Eine solche Resektionsform ist auch links ausführbar (Abb. **205**). Wegen der außerordentlich beengten Verhältnisse unter dem Aortenbogen wird hier die Übersicht und die Manipulationsfreiheit für die End-zu-End-Anastomose durch eine konventionelle Intubation durch das Operationsfeld zu sehr eingeschränkt. In solchen Fällen kommt als Beatmungsmethode nur die Jet-Ventilation in Frage (s. Abb. **79**).

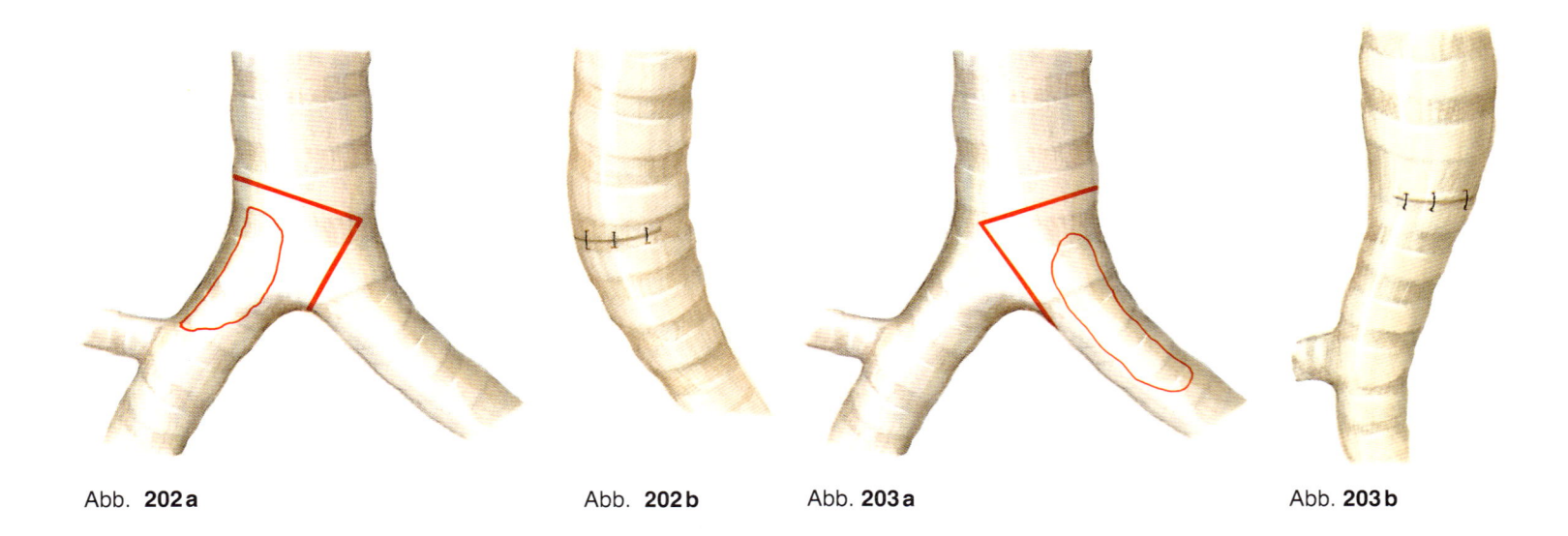

Abb. **202a**

Abb. **202b**

Abb. **203a**

Abb. **203b**

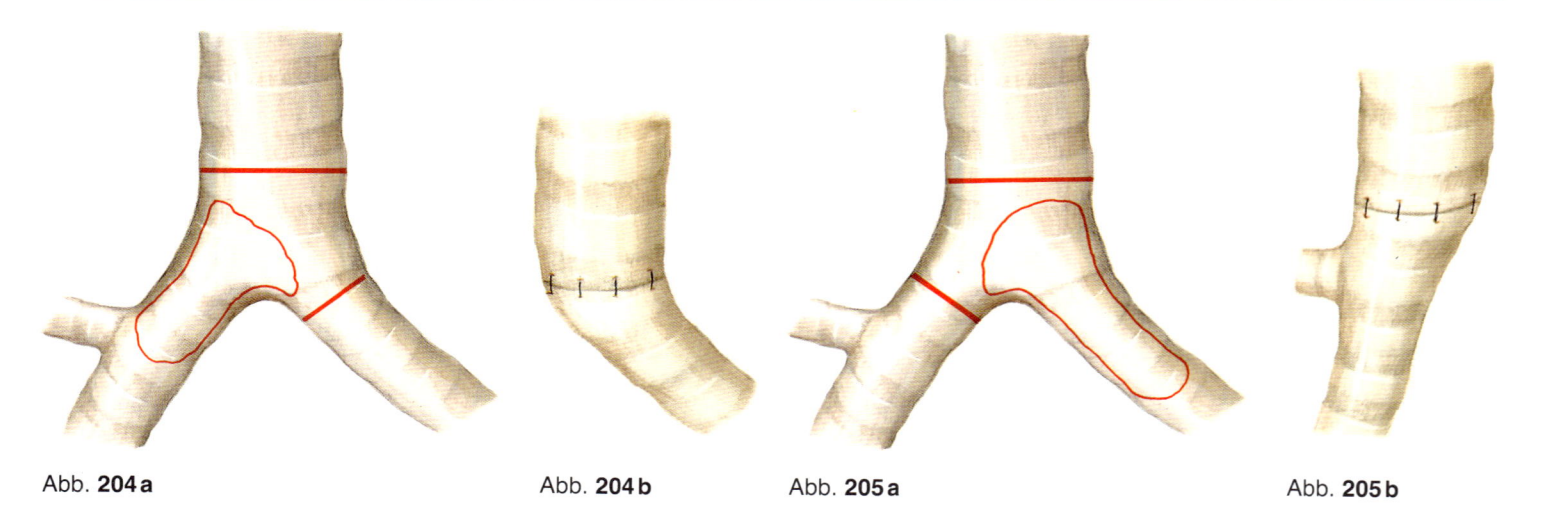

Eingriffe im Bereich der Trachealbifurkation

Abb. 204a   Abb. 204b   Abb. 205a   Abb. 205b

Besteht nach Tumorpneumonektomie links ein Stumpfrezidiv, das noch operabel ist, so kann die Resektion der Bifurkationsregion mit dem tumorbefallenen Bronchusstumpf von rechts her durchgeführt werden (Abb. 206).
Gelingt es, bei zentralwärts vorwachsenden Tumoren des rechten Oberlappens den Zwischenbronchus zu erhalten, so kann der Atemweg nach Resektion der Bifurkation durch eine entsprechende Rekonstruktion wiederhergestellt und Mittel- und Unterlappen erhalten werden. Dabei sind die beiden Varianten **207b** und **207c** möglich.

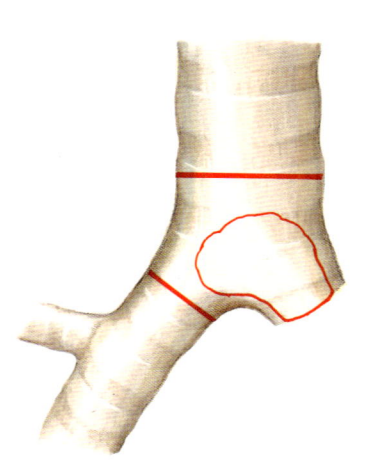

Abb. 206a 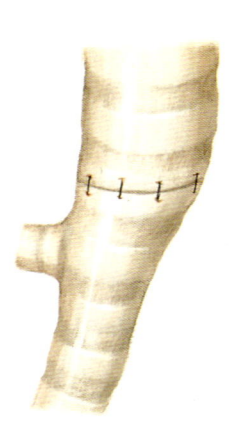   Abb. 206b

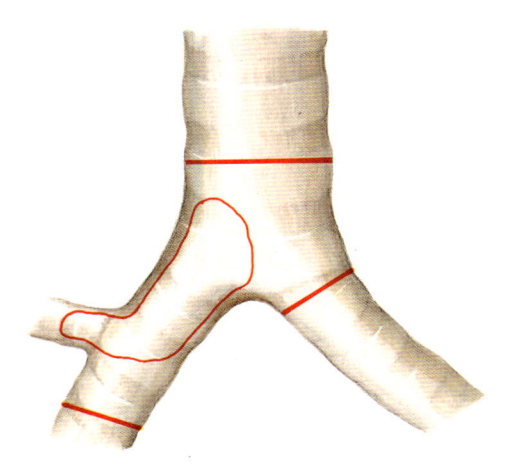

Abb. 207a 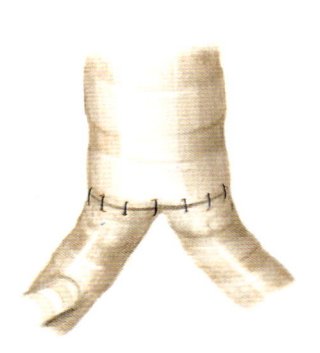   Abb. 207b 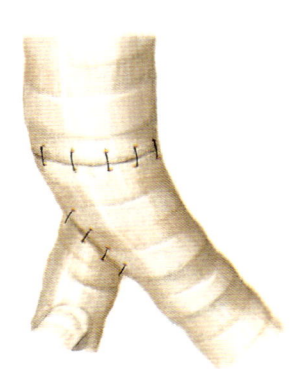   Abb. 207c

Auch linksseitig sind ähnliche Eingriffe bei Tumoren des Hauptbronchus durchführbar, wenn es gelingt, den Prozeß durch Resektion der proximalen Anteile des Hauptbronchus mit der Bifurkationsregion radikal zu entfernen und den distalen Hauptbronchusquerschnitt in die Bifurkationsregion einzunähen (Abb. **208**).

Bei Tumoren, die unmittelbar in der Bifurkationsregion lokalisiert sind (Abb. **209**), ist es möglich, die Bifurkationsregion zu resezieren, ohne daß gleichzeitig eine Lungenresektion erforderlich wäre (s. auch Abb. **214—216**). Die Rekonstruktionsmöglichkeiten sind in Abb. **209** dargestellt, wobei in der Literatur am häufigsten die Variante **b** beschrieben wird. Bei den beiden anderen Varianten ist zu beachten, daß durch die seitliche Implantation des rechten Hauptbronchus in die Trachea (Variante **c**) oder die Implantation des linken Hauptbronchus in den Zwischenbronchus (Variante **d**) Wandabschnitte geschaffen werden, deren Durchblutung besonders gefährdet ist.

Ganz allgemein stellt die tracheale und bronchiale Durchblutung bei allen Resektionen im Bifurkationsbereich ein wesentliches Problem dar. Die außerordentliche Variabilität der arteriellen Versorgung der Hauptbronchien erlaubt es nicht, Regeln für solche Resektionen zu formulieren, die eine ausreichende Durchblutung garantieren würden. Handelt es sich bei den zu entfernenden pathologischen Prozessen um Bronchialkarzinome, so sollte während der präoperativen Untersuchung auf eine Mediastinoskopie verzichtet werden, um Narbenbildungen zu vermeiden, die bei einer Lymphknotendissektion die Tracheobronchialwand schädigen könnten. In aller Regel sollten die Anastomosen nach solchen Eingriffen mit gut durchblutetem Material wie gestielten Interkostalmuskellappen oder großem Netz sorgfältig gedeckt werden (s. Abb. **245—250**).

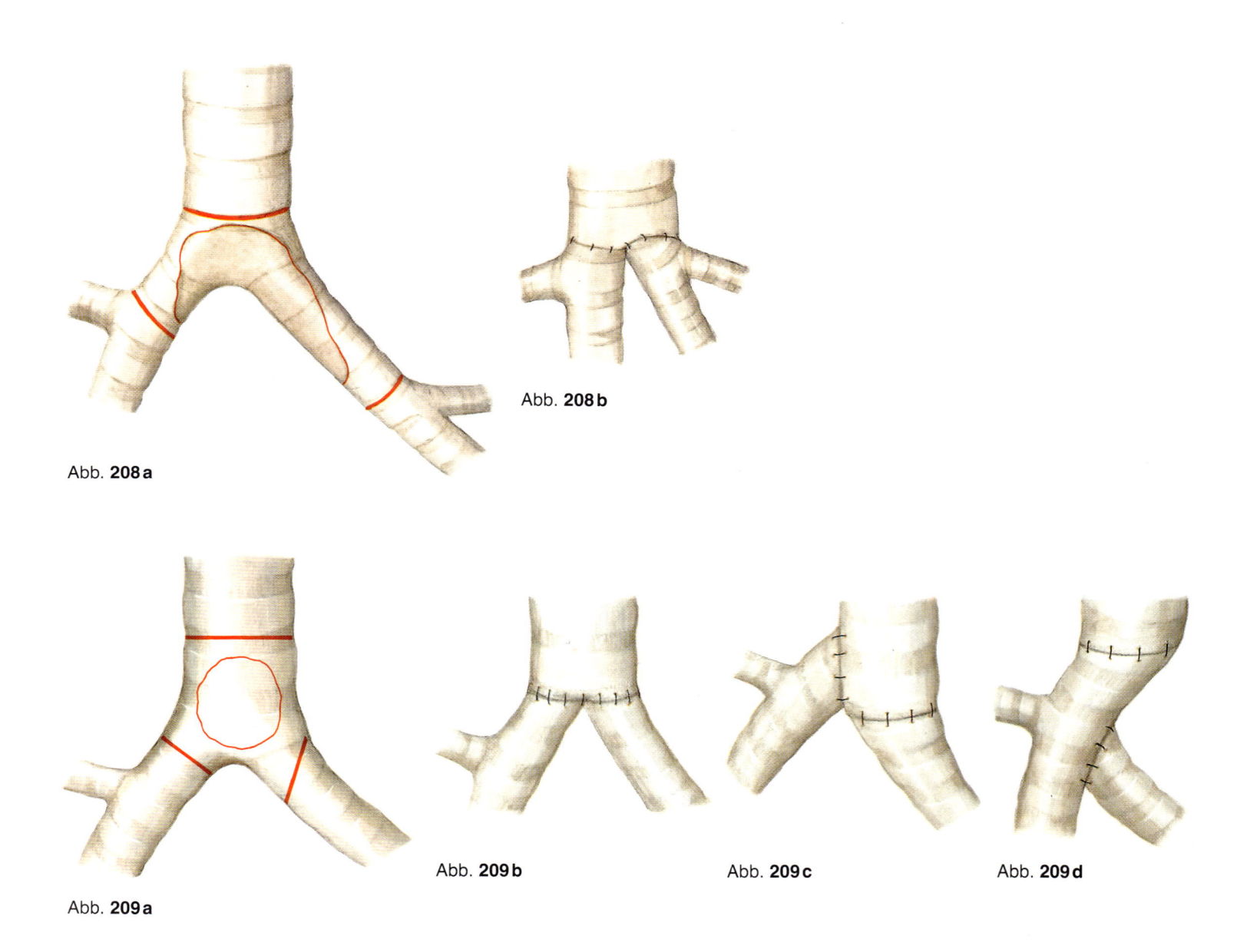

Abb. **208 b**

Abb. **208 a**

Abb. **209 b**   Abb. **209 c**   Abb. **209 d**

Abb. **209 a**

Eingriffe im Bereich der Trachealbifurkation 261

Manschettenpneumonektomie rechts

Narkose: Orotracheale Intubationsnarkose, später Intubation durch das Operationsfeld oder Jet-Ventilation.

Lagerung: Kontralaterale Seitenlagerung.

Zugangsweg: Posterolaterale Thorakotomie.

Arbeitsschritte

1. Posterolaterale Thorakotomie rechts. Präparation, Versorgung und Durchtrennung der drei großen Lungengefäße.
2. Präparation und Durchtrennung der V. azygos.
3. Längsspaltung der Pleura mediastinalis.
4. Präparation der distalen Trachea, der Bifurkationsregion und des Anfangsteils des linken Hauptbronchus.
5. Querinzision des Paries membranaceus des linken Hauptbronchus distal des pathologischen Prozesses.
6. Einführen eines Spiraltubus durch diese Inzision in den linken Hauptbronchus.
7. Quere Durchtrennung der distalen Trachea, quere Durchtrennung des linken Hauptbronchus.
8. Entfernen des Präparates.
9. End-zu-End-Anastomose zwischen Querschnitt des linken Hauptbronchus und der Trachea.
10. Nach Einzelknopfnaht der linken Zirkumferenz der tracheobronchialen Anastomose: Entfernung des Spiraltubus aus dem linken Hauptbronchus, Vorschieben des orotrachealen Tubus nach distal.
11. Vollendung der zirkulären Anastomose.

Spezielle Technik

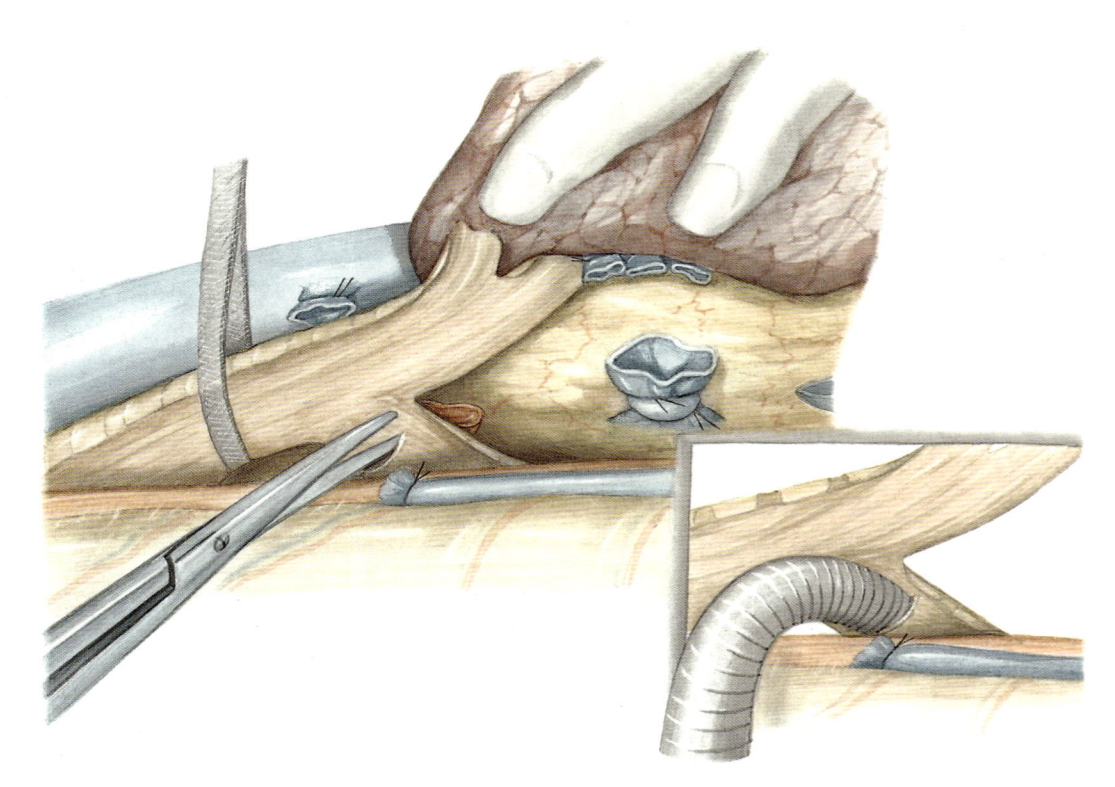

Abb. 210 Die rechte Lunge ist nach Präparation, Ligatur und Durchtrennung der großen Gefäße zur Pneumonektomie vorbereitet.
Die Bifurkationsregion wurde durch Abziehen der Lunge nach vorne exponiert, der rechte Hauptbronchus, die distale Trachea und der linke Hauptbronchus sind dargestellt. Wird der Eingriff unter konventioneller Beatmungstechnik (Intubation des linken Hauptbronchus durch das Operationsgebiet) ausgeführt, so wird nun der Paries membranaceus des linken Hauptbronchus in entsprechendem Sicherheitsabstand vom Tumor quer durchtrennt und hier der Spiraltubus eingeführt (Insert). Der Tubus wird über ein steriles Schlauchsystem mit dem Narkoseapparat verbunden. Nun können ohne Eile der linke Hauptbronchus und die distale Trachea quer durchtrennt, die rechte Lunge mit der gesamten Bifurkationsregion entfernt und die Resektionsränder im Schnellschnitt auf eventuelle Tumorausläufer untersucht werden.

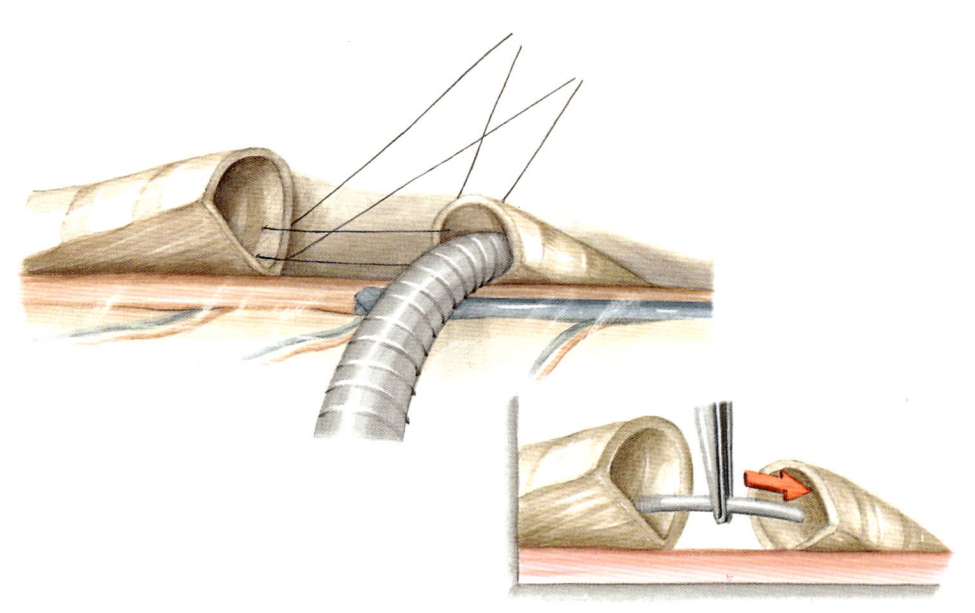

Abb. 211 Die Rekonstruktion des Atemweges erfolgt durch End-zu-End-Anastomose in Einzelknopftechnik.
Insert: Dieselbe Situation bei Anwendung der Katheter-Jet-Ventilation; mit dieser Beatmungsmethode ist der Operateur bei der Anastomosennaht wesentlich weniger behindert; es ist auch möglich, nach einer entsprechenden Hyperventilationsphase den Jet-Katheter gänzlich in die Trachea zurückzuziehen, so daß das Operationsgebiet völlig frei zugänglich ist.

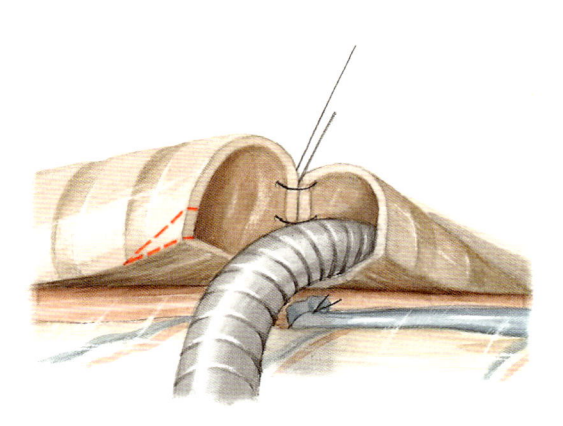

Abb. 212 Der linke Teilabschnitt der Anastomose ist fertiggestellt. In diesem Stadium des Eingriffs kann der Spiraltubus aus dem linken Hauptbronchus entfernt werden. (Im dargestellten Beispiel ist wegen der beträchtlichen Inkongruenz von Trachea und linkem Hauptbronchus eine keilförmige Exzision aus der Trachea erforderlich.)

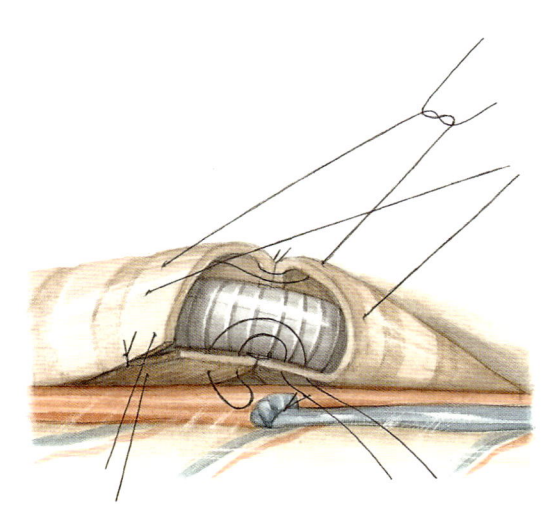

Abb. 213a Der Anästhesist schiebt nun den orotrachealen Beatmungstubus in den linken Hauptbronchus, wo er geblockt wird. Jetzt ist die weitere Anastomosierung des Atemweges ohne Schwierigkeiten möglich.

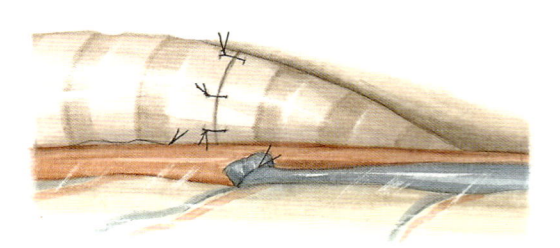

Abb. 213b Die fertige Anastomose.

Eingriffe im Bereich der Trachealbifurkation 263

Resektion der Trachealbifurkation ohne Lungenresektion

Narkose: Orotracheale Intubationsnarkose, später Intubation durch das Operationsfeld oder Jet-Ventilation.

Lagerung: Linke Seitenlagerung.

Zugangsweg: Posterolaterale Thorakotomie rechts.

Arbeitsschritte

1. Posterolaterale Thorakotomie rechts.
2. Unterbinden und Durchtrennen der V. azygos, Längsspalten der Pleura mediastinalis über der Trachea.
3. Freilegen der gesamten Bifurkationsregion.
4. Vorsorgliche Anschlingung der (rechten) A. pulmonalis mit einem Torniquet (s. S. 180).
5. Nach einer entsprechenden Hyperventilationsphase Resektion der gesamten Bifurkationsregion.
6. Einführen des Jet-Ventilations-Katheters über die Trachea in das Operationsgebiet und Weiterführen des Katheters in den linken Hauptbronchus.
7. Adaptieren der medialen Seitenwände beider Hauptbronchien zu einer neuen Karina.
8. Zirkuläre Anastomose dieser neuen Bifurkation mit dem Trachealquerschnitt.

Spezielle Technik

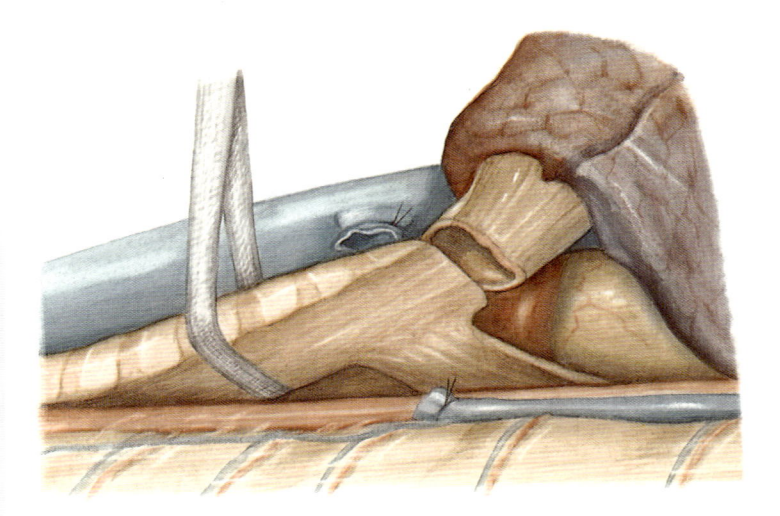

Abb. 214 Nach Durchtrennung der V. azygos und ausgedehnter Spaltung der mediastinalen Pleura ist die distale Trachea und die Bifurkationsregion dargestellt. Der rechte Hauptbronchus ist durchtrennt, in den linken Hauptbronchus wurde der Jet-Ventilations-Katheter eingeführt (nicht sichtbar).

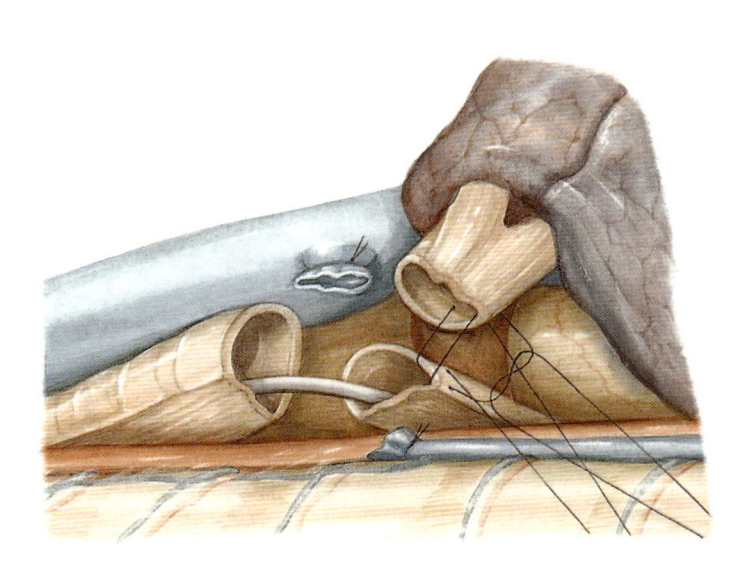

Abb. 215 Nach kurzzeitigem Zurückziehen des Jetkatheters in die Trachea ist die Bifurkationsregion reseziert; neuerliches Vorschieben des Katheters in den linken Hauptbronchus. Beginn der Anastomosennaht durch Bildung einer Neokarina: Die einander zugewandten Wandpartien der beiden Hauptbronchien werden durch 3–4 Einzelknopfnähte zur neuen Karina vereinigt.

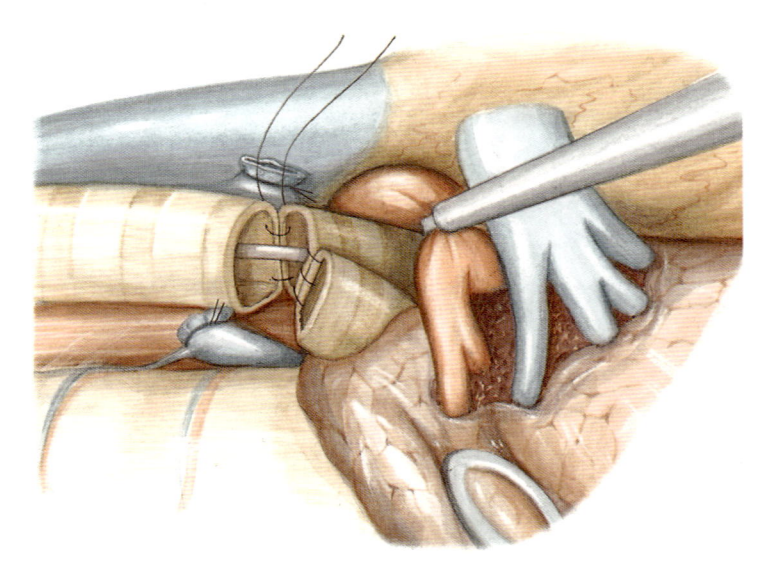

Abb. 216 Die rekonstruierte Bifurkation wird durch zirkuläre Anastomose mit dem distalen Trachealquerschnitt verbunden.
Da während der Phase der isolierten Beatmung der linken Lunge über die rechte Lunge ein beträchtlicher Rechts-links-Shunt bestehen kann, wird in diesem Fall die rechte A. pulmonalis zentral präpariert und mit einem Tourniquet passager verschlossen und damit der funktionelle Shunt ausgeschaltet. Intermittierend ist der Blutstrom durch die rechte Lunge jedoch immer wieder freizugeben (s. S. 251).

Operative Therapie septischer Erkrankungen der Pleurahöhle

Ziele und Methoden

Die Problematik entzündlicher Erkrankungen der Pleurahöhle und damit auch die Wahl der erforderlichen chirurgischen Maßnahmen ist außerordentlich verschiedenartig, je nachdem ob es sich um eine akute oder chronische Eiterung handelt, ob noch gesundes, dehnungsfähiges Lungengewebe vorhanden ist oder ob eine nach Pneumonektomie leere Pleurahöhle vorliegt und schließlich, ob nach einer Bronchusstumpfinsuffizienz eine bronchopleurale Fistel vorhanden ist, die die Infektion der Pleurahöhle aufrechterhält. Grundsätzliches Ziel der Behandlung ist es, die infizierte Höhle zur Obliteration zu bringen. Das bedeutet beim akuten Pleuraempyem die Anlage einer ausreichenden Thoraxdrainage, beim chronischen Pleuraempyem mit derben viszeralen Schwarten die Ausführung einer Dekortikation oder – wenn diese nicht möglich ist – die Thorakoplastik über dem Bereich des Hohlraumes. Darüber hinaus können starr begrenzte septische Höhlen durch Auffüllen mit gut durchblutetem Muskelgewebe oder großem Netz zur Ausheilung gebracht werden.

Eine Ausnahme dieses Behandlungsprinzips stellt die infizierte Pneumonektomiehöhle ohne bronchopleurale Fistel dar; in vielen Fällen kann die Keimfreiheit der Höhle durch eine konsequente Spülbehandlung oder durch die vorübergehende Anlage eines Thorakostomas erreicht werden.

Besteht nach Pneumonektomie und Auftreten einer Bronchusstumpfinsuffizienz eine bronchopleurale Fistel, so ist das erste Ziel, die Fistel zum Verschluß zu bringen und anschließend die Höhle durch Spülbehandlung keimfrei zu machen. Gelingt der Fistelverschluß nicht, so bleibt die Auffüllung mit gut durchblutetem Gewebe wie den mobilisierten Thoraxwandmuskeln und/oder dem großen Netz.

Als Ultima ratio ist auch heute noch die ausgedehnte Thorakoplastik erforderlich.

Indikationen

Akutes, chronisches Pleuraempyem; infizierte Resthöhlen nach Lungenresektion; bronchopleurale Fistel.

Kontraindikationen

Keine.
Die Beseitigung des septischen Zustandes stellt eine vitale Indikation zur Operation dar.

Operationsrisiko und Aufklärungshinweise

Je nach Allgemeinzustand und Ausdehnung des erforderlichen Eingriffes gering bis sehr hoch. Hinzuweisen ist auf ein möglicherweise notwendiges mehrzeitiges Vorgehen und auf bleibende Deformitäten des Thorax nach Thorakoplastik mit eventuellen Auswirkungen auf die Statik der Wirbelsäule.

Spezielle Vorbereitungen

Bestimmung des Keimspektrums und des Antibiogramms, gezielte antibiotische Therapie, hyperkalorische Ernährung, konsequente Atmungsgymnastik; zeigen diese Maßnahmen Erfolge: nicht zu früh operieren!

Pleuraempyem

Akute Empyeme erfordern als Therapie die ausgiebige Bülau-Drainage, wobei das Drain beim liegenden Patienten möglichst am tiefsten Punkt der Empyemhöhle eingeführt werden soll. Ist dies auf interkostalem Wege nicht möglich, so bietet sich zur ausreichenden Eröffnung der Höhle die Teilresektion der entsprechenden vorliegenden Rippe an. Auf diese Weise können die Empyemhöhle ausreichend eröffnet, die Fibrinbeläge mit dem scharfen Löffel entfernt und der Drain ohne Knickung im Bereich der Thoraxwand eingeführt werden. Wöchentliche Röntgenkontrollen mit Kontrastmitteldarstellung oder sonographischer Kontrolle der Höhle dokumentieren den Heilungsverlauf, der durch sukzessive Verkleinerung der Höhle bis auf den Drainagekanal erfolgt. Durch schrittweises Kürzen des Drains im Abstand von jeweils mehreren Tagen wird auch der Kanal zur Obliteration durch Granulationsgewebe gebracht.

Beim *chronischen Pleuraempyem* ist die die Höhle begrenzende Schwarte der parietalen und der viszeralen Pleura so derb, daß auch bei ausreichender Drainage eine Wiederausdehnung der Lunge nicht erfolgen kann, so daß die Höhle persistiert. Durch die Schrumpfung der Schwarte kommt es zur beträchtlichen Verengung der Interkostalräume und – bei längerem Bestehen – zur typischen Verformung der betroffenen Rippen, deren Querschnitt eine charakteristische Dreiecksform annimmt. In diesen Fällen ist die operative Entfernung des Empyemsackes durch Dekortikation durchzuführen.

Dekortikation der Lunge beim chronischen Pleuraempyem

Narkose: Intubationsnarkose; besteht eine bronchopleurale Fistel in die Empyemhöhle, so ist eine Doppellumenintubation angezeigt, um in Seitenlage eine Aspiration von eitrigem Material aus der Höhle in die gesunde Lage zu vermeiden.

Lagerung: Seitenlage.

Zugangsweg: Postero-laterale Thorakotomie mit Rippenresektion.

Arbeitsschritte

1 Posterolaterale Thorakotomie mit Resektion der 5. Rippe.
2 Durchtrennung des hinteren Periostblattes der resezierten Rippe und Eingehen in die Schicht der Fascia endothoracica.
3 Lösung der parietalen Schwarte von den Rippen. Cave: die Lösung darf nach kaudal nicht bis ins Retroperitoneum fortgesetzt werden; ist der Umschlag der Wand des Empyemsackes auf das Zwerchfell nicht zu finden: Eröffnung des Empyemsackes und sorgfältige Austastung, um die kaudale Begrenzung der Höhle von innen her zu definieren.
4 Präparation des Empyemsackes nach vorne in Richtung des Mediastinums, Aufsuchen der vorderen Kante des Sackes.
5 Von hier aus Ablösung des Sackes von der Lungenoberfläche.
6 Entfernung des Empyemsackes.
7 Einlegen von 2–3 Thoraxdrainagen.
8 Thorakotomieverschluß.

Spezielle Technik

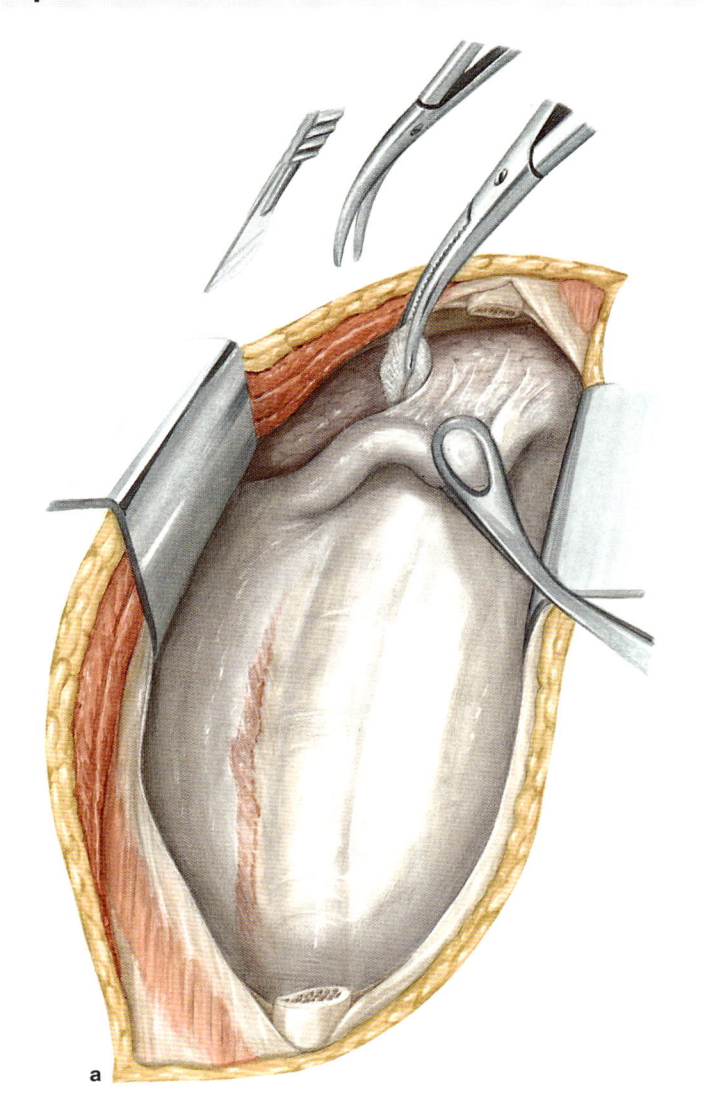

Abb. 217a Nach Resektion der 5. Rippe sucht man, die extrapleurale Schicht der Fascia endothoracica zu eröffnen, in der die Ablösung der Pleuraschwarte von der Innenseite des Thorax möglich ist; bleiben bei den ersten Lösungsversuchen Muskelfasern der Interkostalmuskulatur an der Schwarte haften, so zeigt das an, daß die richtige Schicht noch nicht gefunden ist. Dann ist an anderer Stelle die etwas tieferliegende Schicht der Fascia endothoracica aufzusuchen.
Die Ablösung des Empyemsackes ist im Bereich des Sulcus costovertebralis und des Recessus costodiaphragmaticus am schwierigsten. Bei der Präparation nach kaudal kann es geschehen, daß im Rezessus der Umschlag auf das Zwerchfell nicht erkannt wird und die Lösung durch Abschieben der Zwerchfellansätze irrtümlich bis ins Retroperitoneum fortgeführt wird. Bei der Mobilisierung der parietalen Schwarte im Sulcus costovertebralis ist links besonders darauf zu achten, die Aorta descendens nicht zu unterfahren, da sonst bei den weiteren Lösungsversuchen mehrere Interkostalarterien ausgerissen werden könnten. Erfahrungsgemäß werden die Adhäsionen bei Präparation nach vorne gegen den mediastinalen Umschlag der parietalen Pleura lockerer, so daß man hier in der Regel auf die nur in lockere Adhäsionen eingehüllte Lungenoberfläche stößt und damit die vordere Kante des Empyemsackes erreicht hat. Von hier aus gelingt nun die Ablösung der viszeralen Schwarte von der Lunge. Die Präparation erfolgt je nach Bedarf mit dem Präpariertupfer, der Schere oder in schwierigeren Regionen auch mit einem möglichst scharfen Skalpell. Vielfach ist die Lösung des Empyemsackes leichter in der subpleuralen Schicht der Lunge als zwischen Schwarte und Pleura visceralis. War das Empyem durch einen oder mehrere oberflächliche Entzündungsherde in der Lunge verursacht, so ist eine Ablösung der Schwarte in diesen Bereichen zumeist nicht möglich. Man soll sich nicht scheuen, diese Areale zunächst auf der Lunge zurückzulassen.
Es hängt von den vorgefundenen Verhältnissen ab, ob der geschlossene Empyemsack in toto entfernt werden kann oder ob – bei schwierigen Gegebenheiten – die Höhle durch Exzision eines Teiles der parietalen Schwarte eröffnet wird. Dann ist es möglich, die einzelnen Rezessus des Empyemsackes auszutasten, was etwa das Auffinden des Umschlages auf das Zwerchfell wesentlich erleichtert.

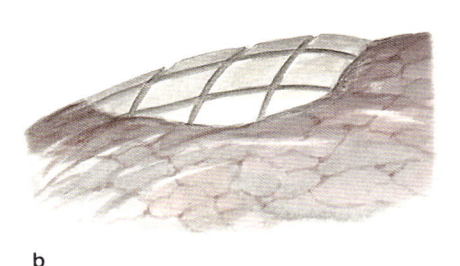

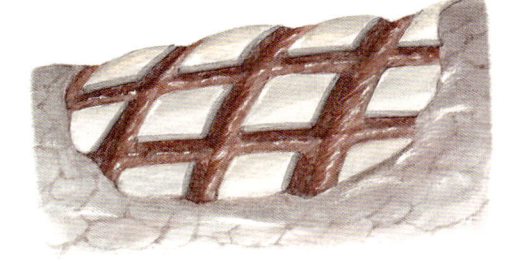

Abb. 217b u. c Bleiben an der Lungenoberfläche Schwartenbezirke zurück, die eine deutliche Restriktion des darunterliegenden Lungengewebes verursachen, so können diese Areale mit dem Skalpell schachbrettartig bis in die subpleurale Schicht der Lunge eingeschnitten werden. Unter vorsichtigem Blähen der Lunge kommt es zum Auseinanderweichen der rechteckigen Schwielenfelder und zur vollen Ausdehnung des darunterliegenden Lungengewebes.

Komplikationen

Intraoperative Komplikationen

Häufig entstehen bei ausgedehnteren Dekortikationen zahlreiche Luftfisteln.

Therapie

Ausgiebige Drainage mit insgesamt 3 Bülau-Drains, einer zur Blutungskontrolle dorsal, der zweite etwa der mittleren Axillarlinie folgend und der dritte im Verlauf der Medioklavikularlinie vorne.

Postoperative Komplikationen

Persistierende Luftfisteln, ungenügende Ausdehnung der Lunge.

Therapie

Rethorakotomie und Fistelverschluß; ergänzende Thorakoplastik.

Therapie der infizierten Pneumonektomiehöhle ohne bronchopleurale Fistel

Konservatives Vorgehen

Ist es nach Pneumonektomie zur Infektion der Pleurahöhle gekommen, so ist die Erstmaßnahme die adäquate Drainage der Höhle am tiefsten Punkt; dieser kann sonographisch festgelegt werden. Durch konsequente Spülbehandlung ist es in vielen Fällen möglich, die Höhle zu desinfizieren. Dazu wird zweimal täglich eine dem Antibiogramm entsprechende antibiotische Lösung in die Thoraxhöhle eingebracht, der Drain für mehrere Stunden geklemmt und der Patient angehalten, durch Einnahme verschiedener Körperhaltungen die Wände der Höhle allseits mit der Lösung zu benetzen. Wichtig ist dabei auch die Kopftieflage, um die Flüssigkeit in die Pleurakuppel zu bringen. Nach Öffnen des Drains wird die sich entleerende Flüssigkeit makroskopisch begutachtet, wobei die allmähliche Klärung Fortschritte im Heilverlauf anzeigt. Regelmäßig wird darüber hinaus die Spülflüssigkeit bakteriologisch untersucht; dabei kann man davon ausgehen, daß die Pleurahöhle keimfrei ist, wenn an 7 aufeinanderfolgenden Tagen aus der Spülflüssigkeit keine Bakterien mehr angezüchtet werden können. Probleme ergeben sich gelegentlich während dieser Behandlung durch eine Superinfektion mit Pilzen (Candida).

Operative Therapie

Ist mit diesem konservativen Vorgehen eine Sterilität der Pleurahöhle nicht zu erreichen, so ist die Anlage eines Thorakostomas angezeigt.

Thorakostomie

Narkose: Intubationsnarkose.

Lagerung: Seitenlagerung.

Zugangsweg: Die optimale Position des Thoraxwandfensters liegt etwa in der mittleren Axillarlinie knapp über dem „Boden" der Pleurahöhle; die günstigste Position ist sonographisch festzulegen. Die Abschnitte der beiden Rippen, die das geplante Thoraxwandfenster kreuzen, werden markiert und über dem zwischenliegenden Interkostalraum ein H-förmiger Hautschnitt so ausgeführt, daß der etwa 8 cm lange Querbalken dem Verlauf des Interkostalraumes folgt.

Arbeitsschritte

1. Sonographieunterstützte Festlegung des Ortes der Thorakostomie in der mittleren Axillarlinie über dem tiefsten Punkt der Höhle.
2. H-förmiger, 8 cm langer Hautschnitt (s. unten).
3. Freilegen der Rippen in diesem Bereich.
4. Resektion der tieferen Rippe, Resektion des nach oben anschließenden Interkostalmuskelbündels, Resektion der kranial anschließenden Rippe im gleichen Ausmaß.
5. Resektion der darunterliegenden derben Schwarte, breite Eröffnung der Höhle.
6. Mechanische Säuberung der Pleurahöhle.
7. Einnähen der durch die H-förmige Inzision entstandenen Hautlappen an die Schnittränder der Schwarte.
8. Lockeres Auslegen der eröffneten Pleurahöhle mit Verbandstoff.

Spezielle Technik

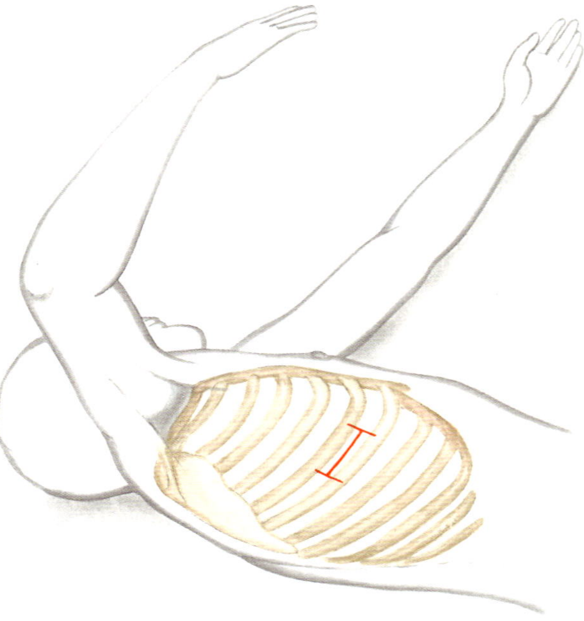

Abb. **218** Hautschnitt zur Anlage eines Thoraxwandfensters (Thorakostoma).

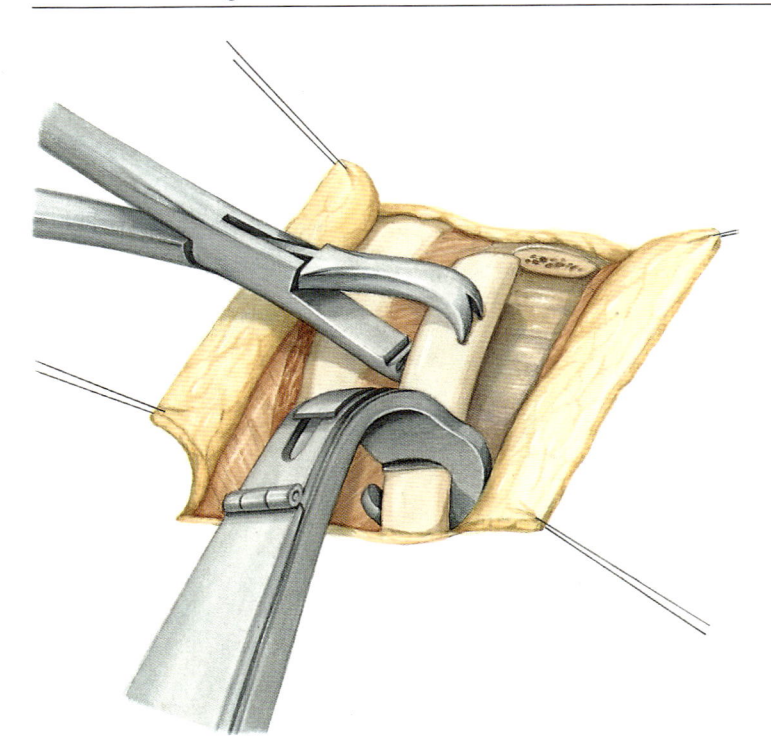

Abb. 219 Die entsprechenden Rippen sind auf eine Strecke von etwa 7 cm freigelegt und von Periost befreit. Sie werden in diesem Ausmaß ebenso wie das zwischenliegende Interkostalmuskelbündel reseziert.

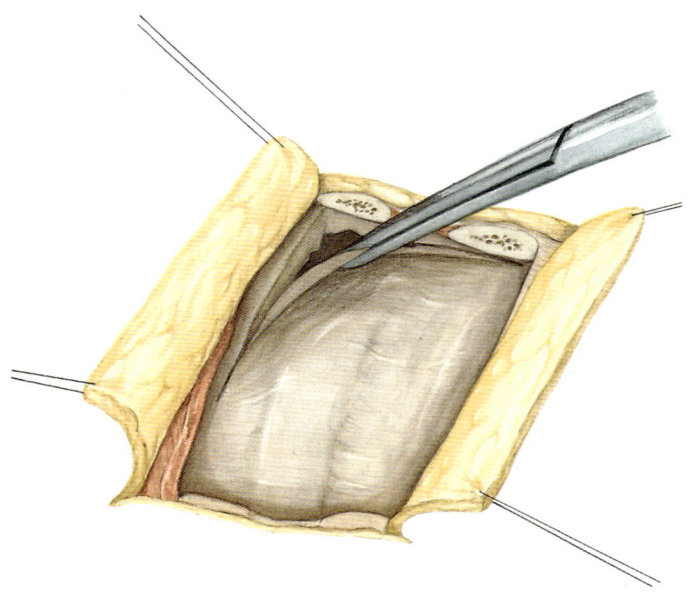

Abb. 220 Die derbe parietale Schwarte ist freigelegt; auch sie wird im Ausmaß des Thoraxwandfensters reseziert und so die Pneumonektomiehöhle breit eröffnet. Ausspülen und mechanische Säuberung der Höhle mit dem scharfen Löffel.

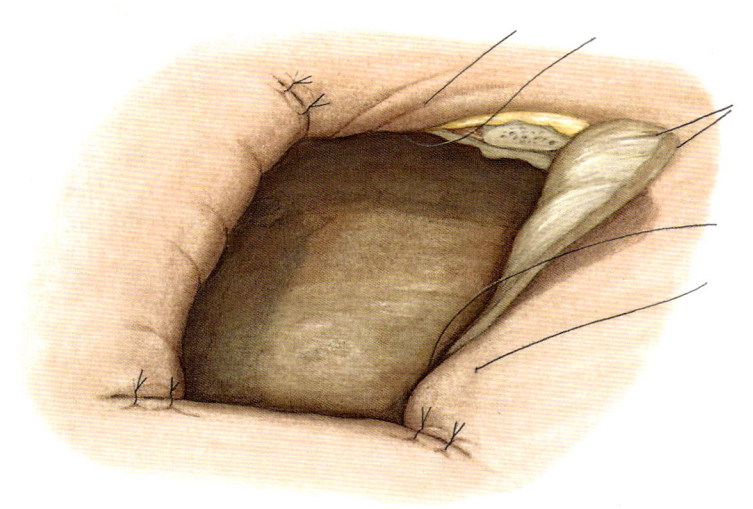

Abb. 221 Nun werden die durch die H-förmige Inzision gebildeten Hautlappen zum Schutz der Wundränder in die Höhle eingenäht. Lockeres Auslegen der Höhle mit Wundgaze.

Nachbehandlung

Im Verlauf von mehreren Wochen kommt es unter häufigem Verbandwechsel zur Granulationsgewebsbildung an den Wänden der Höhle und zur allmählichen Keimfreiheit. Zum Verschluß des Thorakostomas werden die eingenähten Hautränder mobilisiert und im Hautniveau wieder vernäht. Durch einen passager eingelegten Katheter kann die Höhle (falls keine bronchopleurale Fistel vorliegt) mit Antibiotikalösung aufgefüllt werden.

Behandlung der Frühinsuffizienz des Bronchusstumpfes

Ziele und Methoden

Grundsätzlich ist zwischen der Früh- und der Spätinsuffizienz des Bronchusstumpfes zu unterscheiden, da die Behandlungsmaßnahmen unterschiedlich sind. Die frühe Bronchusstumpfinsuffizienz tritt etwa innerhalb der ersten 14 postoperativen Tage auf und ist durch das massenhafte Aushusten des blutig serösen Inhaltes der Resektionshöhle zu diagnostizieren. Als erste Sofortmaßnahme ist der Patient auf die operierte Seite zu lagern, dadurch wird ein weiteres Einfließen des Höhleninhaltes über die Fistel in die Atemwege verhindert. In dieser Position wird der Patient mit einem Doppellumentubus, der in den Hauptbronchus der gesunden Lunge vorgeschoben wird, intubiert. Im Zuge der Rethorakotomie wird ein gestielter Interkostalmuskellappen aus dem Interkostalraum oberhalb der ursprünglichen Thorakotomie präpariert (s. Abb. **245**), da die Durchblutung des Interkostalmuskels unterhalb der primären Thorakotomie durch die Perikostalnähte gestört sein kann.

Liegt ein Zustand nach Pneumonektomie vor, und besteht ein relativ langer Bronchusstumpf, so wird er nachreseziert und unmittelbar in der Ebene der Trachea durch eine Einzelknopfnahtreihe sekundär genäht (s. Abb. **63**). Ist der Stumpf jedoch so kurz, so daß er nicht mehr nachreseziert werden kann, so stellt die Keilexzision des insuffizienten Stumpfes aus der Bifurkationsregion (ähnlich wie in Abb. **202**) die Lösung des Problems dar. Dazu ist eine gewisse Mobilisierung von Trachea und Hauptbronchus der gesunden Seite notwendig. Die Sekundärnaht wird durch den eingangs präparierten Interkostalmuskellappen gedeckt.

Operationsmethoden bei Spätinsuffizienz des Bronchusstumpfes mit chronischem Pleuraempyem

Ziele und Methoden

Die Spätinsuffizienz des Bronchusstumpfes entwickelt sich Wochen und Monate nach der primären Operation oft schleichend und führt zur chronischen Infektion der Pleurahöhle. Eine Sekundärnaht des Stumpfes ist wegen der massiven Verschwielung des mediastinalen Bindegewebes in der Umgebung der Fistel nicht möglich. In solchen Fällen ist gelegentlich auch heute noch eine Thorakoplastik zur Obliteration der Empyemhöhle erforderlich. Der Eingriff soll hier am Beispiel der Obergeschoßplastik dargestellt werden.

Thorakoplastik

Narkose: Intubationsnarkose.

Lagerung: Seitenlagerung des Patienten.

Zugangsweg: Die Inzision beginnt unter dem Angulus inferior scapulae und wird zwischen Margo vertebralis des Schulterblattes und der Dornfortsatzreihe bis in Höhe des Angulus superior scapulae hochgezogen.

Arbeitsschritte

1 Hautinzision wie in Abb. **222**.
2 Durchtrennung von M. latissimus dorsi, M. trapezius und Mm. rhomboidei.
3 Freilegen des Thorax durch kräftiges Abziehen der Skapula nach vorne.
4 Auslösen der 5., 4., 3. und 2. Rippe aus ihrem Periostbett und Resektion derselben.
5 Entfernung der dorsal zurückbleibenden Rippenstümpfe durch Eröffnung der Kostotransversalgelenke mit dem Meißel und Entfernung von Rippenhals und -köpfchen durch Exartikulation im Kostovertebralgelenk.
6 Ist die Entfernung der 1. Rippe notwendig, so folgt nun die Durchtrennung der Mm. scalenus medius und posterior, Freilegung der Außenfläche der 1. Rippe.
7 Inzision des Periosts der 1. Rippe an der Unter- (Außen-)kante der 1. Rippe.
8 Vorsichtiges Abschieben des Periosts an der Außen- und Innenfläche der 1. Rippe, Freilegung der inneren (oberen) Rippenkante mit dem speziellen Raspatorium für die 1. Rippe.
9 Durchtrennung des Körpers der 1. Rippe dorsal mit der speziellen Rippenschere.
10 Abwärtsziehen der dorsal mobilisierten 1. Rippe, Identifizieren des M. scalenus anterior, vorsichtiges Durchtrennen des Ansatzes dieses Muskels.
11 Identifizieren der V. axillaris, die abgeschoben wird.
12 Durchtrennung des Lig. costoclaviculare.
13 Abdrehen der 1. Rippe in der sternokostalen Sychondrose.
14 Eröffnung der Pleurahöhle durch das Bett einer der unteren resezierten Rippen und Inspektion der Verhältnisse. Mechanische Reinigung der Höhle mit dem scharfen Löffel.
15 Durch Längsinzision der Periostschläuche auch der anderen Rippen wird die Thoraxwand mobil gemacht und kann nach innen eingeschlagen werden.
16 Evtl. zusätzliche Auffüllung der extrathorakal und subskapulär entstandenen Höhle durch den mobilisierten M. sacrospinalis und/oder andere Muskeln der äußeren Thoraxwand.

Spezielle Technik

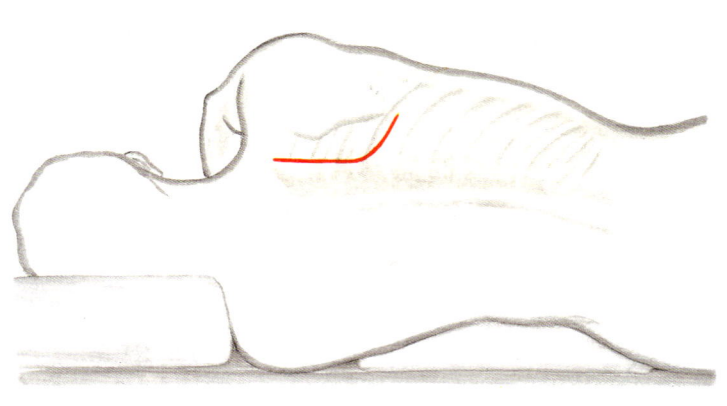

Abb. **222** Hautinzision zur Obergeschoßplastik.

Thorakoplastik 271

Abb. 223 Der M. latissimus dorsi wird im unteren Wundwinkel, der M. trapezius wirbelsäulenparallel bis in den oberen Wundwinkel durchtrennt, ebenso die nun zur Ansicht kommenden Mm. rhomboidei.

1 M. trapezius
2 M. rhomboideus major
3 M. latissimus dorsi

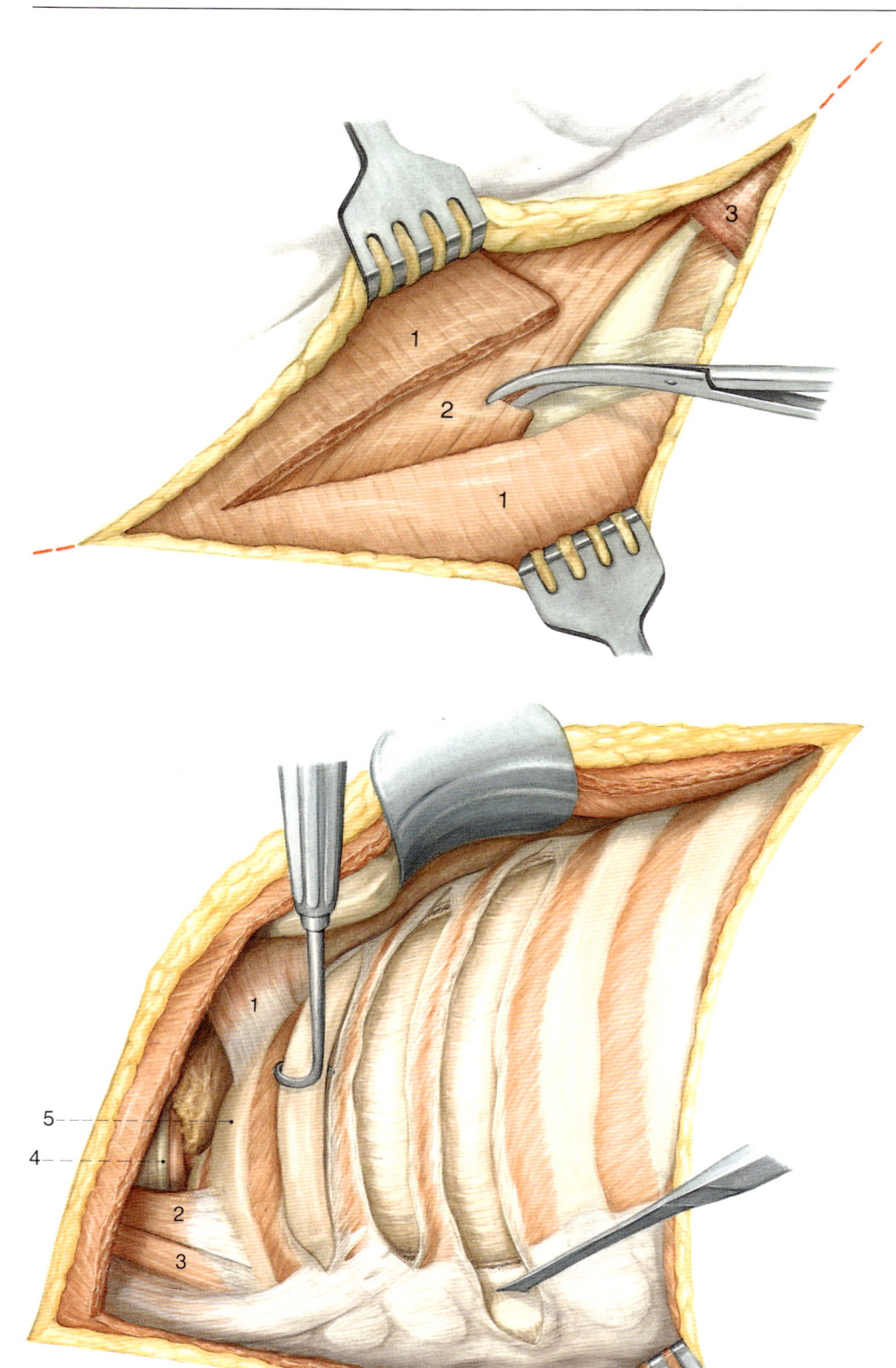

Abb. 224 Das Schulterblatt wird von der Assistenz mit einem Schaufelhaken gefaßt und nach kranial vorne abgehoben, so daß die Thoraxwand freiliegt. Je nach der geplanten Ausdehnung der Plastik werden nach Ablösung der kostalen Ursprünge des M. serratus anterior die Rippen vom Periost befreit (Technik s. Abb. 37) und so ausgedehnt wie nötig reseziert. Um den dorsalen Rippenrest total zu entfernen, wird mit dem Meißel das Kostotransversalgelenk eröffnet, das Collum costae mit der Knochenfaßzange gefaßt und der dorsale Rippenrest durch drehende Bewegungen im Kostovertebralgelenk exartikuliert. Wenn es zum völligen Kollaps der Höhle erforderlich ist, können auch noch laterale Anteile der Processus transversi der entsprechenden Wirbel abgemeißelt werden. Die Interkostalmuskulatur bleibt mit den zugehörigen Gefäß-Nerven-Bündeln erhalten.

1 M. serratus anterior
2 M. scalenus medius
3 M. scalenus posterior
4 Plexus brachialis
5 2. Rippe

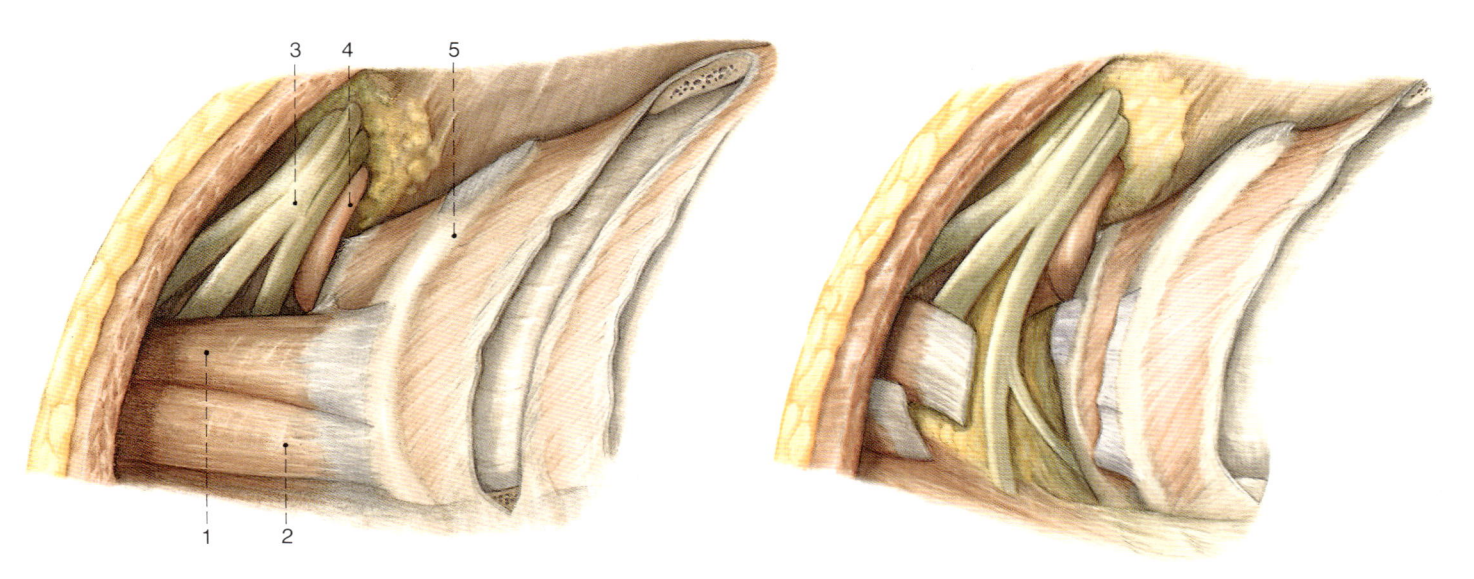

Abb. 225 Die anatomische Situation nach Entfernung der 3. Rippe. Mm. scalenus medius und posterior sind freigelegt. Der Plexus brachialis und die A. axillaris können oberhalb der 1. Rippe präpariert werden.

1 M. scalenus medius
2 M. scalenus posterior
3 Plexus brachialis
4 A. axillaris
5 2. Rippe

Abb. 226 Die Mm. scaleni medius und posterior sind durchtrennt, die 2. Rippe wird in üblicher Technik ausgelöst.

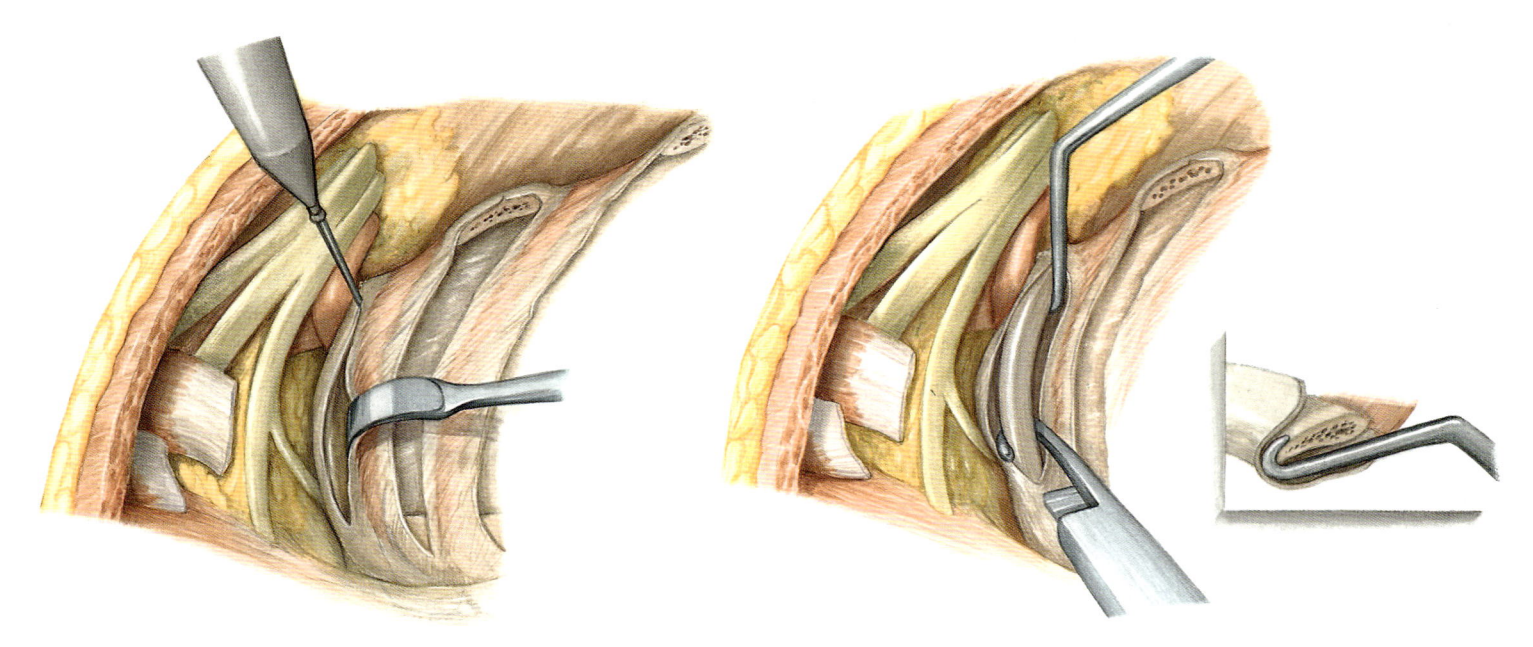

Abb. 227 Reicht die Empyemhöhle so weit nach kranial, daß die erste Rippe den völligen Kollaps behindert, so wird auch diese entfernt: Das Periost der mehr quer gestellten 1. Rippe wird an ihrer Außenkante mit dem Diathermiemesser inzidiert und zunächst die Unterfläche der Rippe mit dem Raspatorium freigemacht.

Abb. 228 Von der Unterfläche des Corpus costae her wird das speziell für die 1. Rippe konstruierte Raspatorium eingeführt und die stark einwärts gewendete Oberkante der Rippe bis zum Ansatz des M. scalenus anterior von Periost befreit (Insert).
Nun wird die Rippe möglichst weit dorsal mit der speziellen Erste-Rippen-Schere durchtrennt.

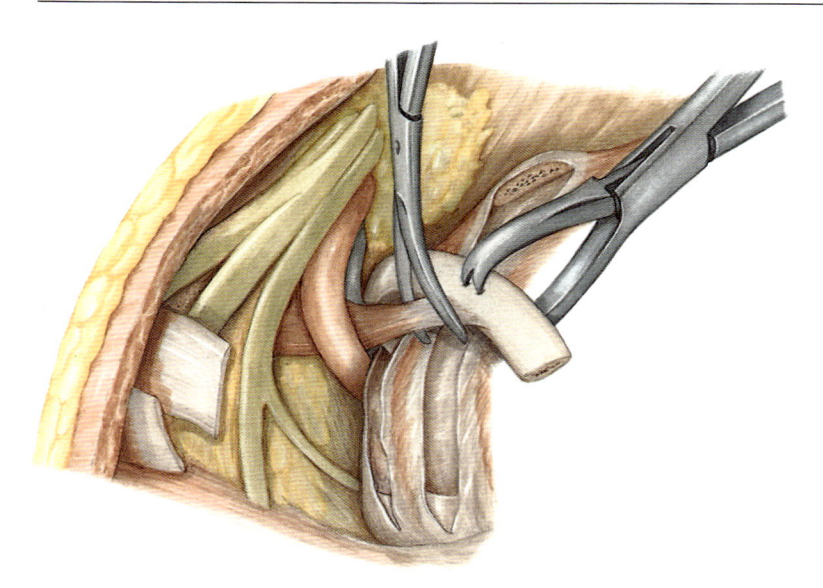

Abb. 229 Die dorsal mobilisierte 1. Rippe wird mit der Knochenfaßzange gefaßt und nach unten abgezogen, damit spannt sich der M. scalenus anterior an; er wird mit der Schere unter größter Vorsicht (Cave: Verletzung der V. axillaris) in kleinen Portionen unmittelbar am Rippenansatz abgetrennt. Zuletzt wird das Lig. costoclaviculare durchschnitten und die Rippe durch drehende Bewegungen mit der Knochenfaßzange in der Synchondrosis sternocostalis abgelöst.

Nach Entfernung der entsprechenden Rippenanteile über der im Obergeschoß gelegenen Empyemhöhle wird diese zunächst durch Längsinzision des Bettes einer Rippe und Durchtrennung der darunter gelegenen Schwarte ausgedehnt eröffnet; mit dem scharfen Löffel werden die schmierigen septischen Beläge entfernt. Ist die Wand der Höhle durch eine sehr derbe parietale Schwartenbildung weitgehend versteift, müssen auch Teile der Schwarte so weit entfernt werden, bis ein ausreichender Kollaps der Höhle zu erzielen ist. Dazu ist es zumeist günstig, die Thoraxwand durch Längsinzision in mehreren Rippenbetten in Streifen zu schneiden, wobei die Gefäß-Nerven-Bündel möglichst unverletzt bleiben sollten. Bei Vorliegen einer bronchopleuralen Fistel wird einer der gestielten Interkostalmuskeln zum Fistelverschluß verwendet. Dazu ist die Umgebung der bronchopleuralen Fistel und die Fistel selbst mit dem scharfen Löffel anzufrischen (die Auspräparation des Bronchusstumpfes zur Sekundärnaht aus dem derb verschwielten mediastinalen Bindegewebe ist zumeist nicht möglich). Ein gut durchbluteter Teil des Muskelbündels kann in die Fistel eingeführt werden; er wird durch Nähte und Fibrinkleber am pleuralen Rand der Fistel fixiert. Die übrigen streifigen Abschnitte der Thoraxwand werden auf die mediastinale Wand der Höhle aufgesteppt. Ist – etwa nach einer Oberlappenlobektomie – noch Lungengewebe vorhanden, so sollte dieses sorgfältig dekortiziert werden, um nach entsprechender Wiederbelüftung zur Verkleinerung der Höhle beizutragen. Nach einer Thorakoplastik des Obergeschosses bleibt zwischen der nach mediastinal verlagerten Thoraxwand und der Innenfläche der Skapula eine große Höhle zurück, die sorgfältig drainiert werden muß. Erst wenn sich diese Höhle im Laufe der folgenden Wochen durch Granulationsgewebe aufgefüllt hat, ist die Drainage schrittweise zu entfernen.

Liegt eine infizierte Pneumonektomiehöhle vor, so werden in 1–2 weiteren Sitzungen in Abständen von etwa 14 Tagen die unteren Rippen – je nach den vorliegenden Verhältnissen bis zur 8. oder 9. Rippe – in der geschilderten Technik entfernt.

Sanierung infizierter Pleurareshöhlen mit bronchopleuraler Fistel durch sog. „Inselmuskellappen"

Pleurareshöhlen nach Lobektomie oder Pneumonektomie lassen sich häufig durch Auffüllen mit sog. Inselmuskellappen wesentlich besser als durch Thorakoplastik sanieren. Wird ein Muskel von allen seinen knöchernen Ansätzen abgelöst und ist er nur mehr an seinem Gefäß-Nerven-Bündel gestielt, so spricht man von einem Insellappen. Diese Lappen sind bei entsprechend sorgfältiger Präparation ausgezeichnet durchblutet und außerordentlich beweglich. Zur Auffüllung von Thoraxresthöhlen kommen die Mm. pectorales major und minor, der M. latissimus dorsi und der M. serratus anterior in Frage.

Plombierung einer septischen Resthöhle nach Oberlappenlobektomie durch den M. pectoralis major als Insellappen

Narkose: Intubationsnarkose über Doppellumentubus.

Lagerung: Rückenlage.

Zugangsweg: Schräge Inzision beginnend etwa 2 QF oberhalb der vorderen Achselfalte nach mediokaudal an das Sternum zwischen Ansatz von 3. und 4. Rippe.

Spezielle Technik

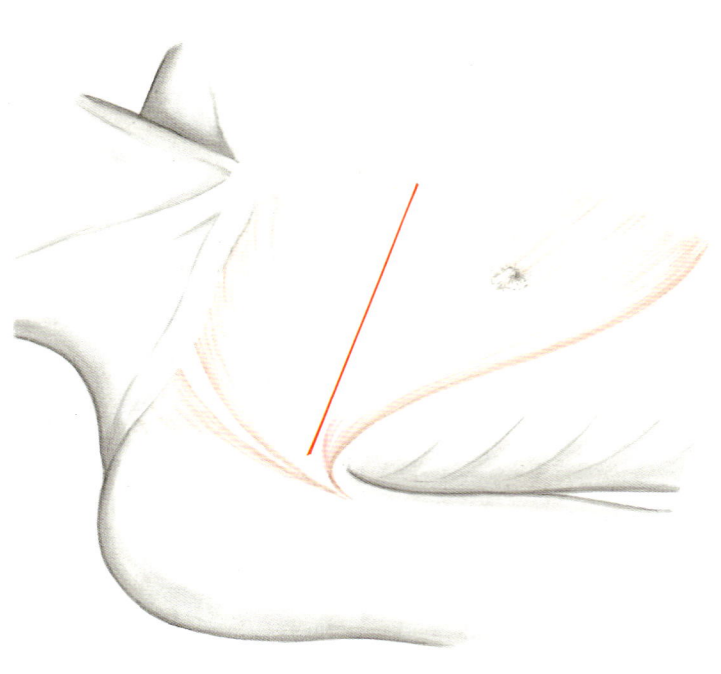

Abb. 230 Der Hautschnitt.

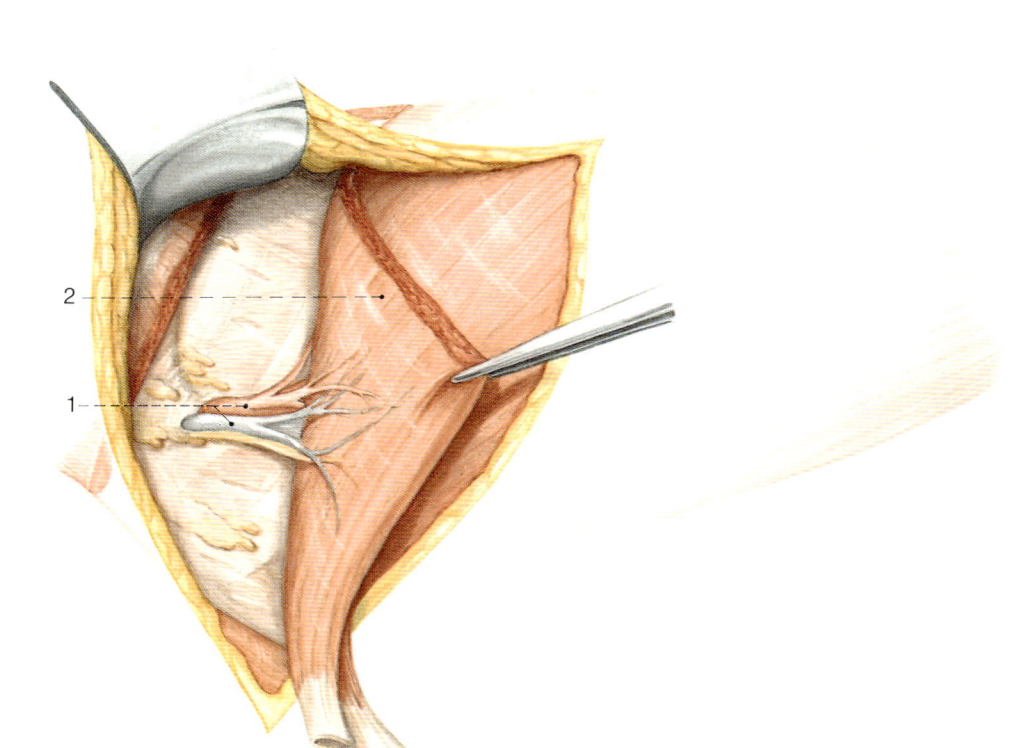

Abb. 231 Nach Durchtrennung der Subkutis wird die Vorderfläche des M. pectoralis major dargestellt, sein humeraler Ansatz präpariert und durchtrennt. Durch vorsichtiges Ablösen der Pars clavicularis vom Schlüsselbein gelangt man an die Unterseite des Muskels und damit an den Gefäßstiel aus der A. thoracoacromialis. Das Gefäß-Nerven-Bündel ist sorgfältig zu schonen. Nun werden die kostalen Ursprünge gelöst, bis der Muskel frei aus dem Operationsgebiet gehoben werden kann.

1 Rami pectorales der A. u. V. thoracoacromialis
2 M. pectoralis major

Wird besonders viel Volumen zum Auffüllen der Höhle benötigt, kann dieser Lappen auch als myokutaner Lappen präpariert werden: Die Haut über dem M. pectoralis major wird mit dem Elektro- oder Handdermatom deepithelisiert; abgetragene Epithelanteile werden zur späteren Deckung des Hautdefektes aufbewahrt. Ob die Mamille entfernt oder zur nachfolgenden freien Transplantation aufbewahrt wird, ergibt sich im Zuge des entsprechenden Aufklärungsgespräches. Nun wird der M. pectoralis major zusammen mit der ihn bedeckenden Kutis und Subkutis in der zuvor beschriebenen Weise mobilisiert.

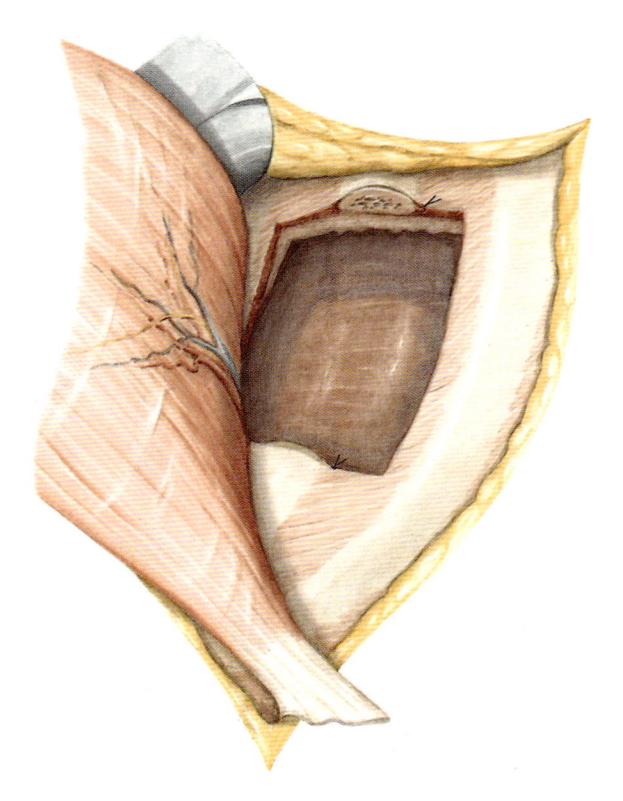

Abb. 232 Breite Eröffnung der Pleuraresthöhle durch Resektion eines 7–8 cm langen Stückes der 2. Rippe und der angrenzenden Interkostalmuskelbündel samt der darunterliegenden parietalen Schwarte. Reinigung der Höhle von den septischen Belägen mit dem scharfen Löffel und Austasten der Höhle, um etwaige Buchten in die Muskelanteile eingeschoben werden sollen, zu erkennen. Auch die Öffnung der bronchopleuralen Fistel ist zu identifizieren. Ohne weitere Maßnahmen an der Fistel wird der Muskel- oder der myokutane Lappen in die Höhle eingebracht und hier durch einige Einzelknopfnähte fixiert. Es ist zu betonen, daß ein Aufsteppen des Muskels um die pleurale Fistelöffnung oder andere Manipulationen an der Fistel **nicht** erforderlich sind.

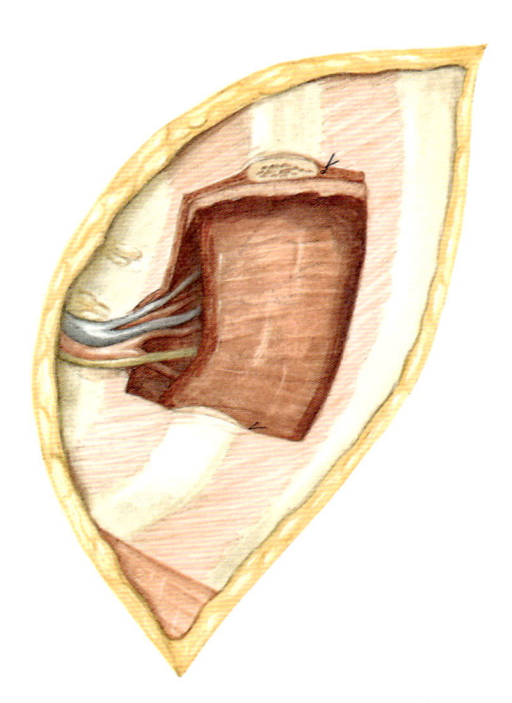

Abb. 233 Besonders muß hingegen beachtet werden, daß das Gefäß-Nerven-Bündel ohne jegliche Spannung an den verlagerten Muskel heranzieht. Sollte eine die Durchblutung behindernde Knickkung des Bündels an der Unterkante der 1. Rippe erfolgen, so kann mit der Luerschen Knochenzange eine entsprechende Rinne aus der Rippe geschnitten werden. Einlegen von zwei dicken Redon-Drains in die Höhle. Hautnaht (oder Deckung des Hautdefektes nach Präparation eines myokutanen Lappens mit den aufbehaltenen Epithellappen, die als „Mash Graft" präpariert wurden). Die Erfahrung zeigt, daß der Luftaustritt aus der bronchopleuralen Fistel postoperativ innerhalb von wenigen Tagen sistiert.

Verwendung von M. latissimus dorsi und M. serratus anterior als Inselmuskellappen

Besteht nach Unterlappenlobektomie eine kaudal gelegene septische Höhle mit bronchopleuraler Fistel, bieten sich zur Plombierung die Mm. latissimus dorsi und serratus anterior an. Dabei ist zu beachten, daß diese Muskeln im Zuge der Thorakotomie zur Erstoperation mehr oder weniger durchtrennt wurden und zur Plombierung nur mehr teilweise zur Verfügung stehen.

Narkose: Intubationsnarkose mit Doppellumentubus, um Aspiration von eitrigem Sekret aus der Höhle und – nach Einbringen des Muskellappens – von Blut in die gesunde Lunge zu vermeiden.

Lagerung: Seitenlage.

Zugangsweg: Wiedereröffnung der bestehenden Thorakotomienarbe.

Spezielle Technik

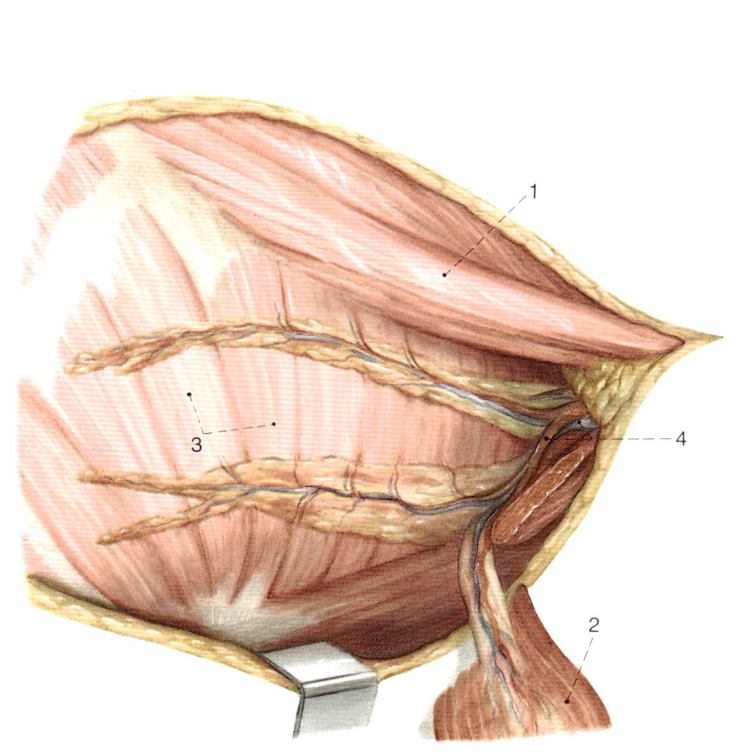

Abb. 234 In sorgfältiger Präparation werden M. latissimus dorsi und M. serratus anterior dargestellt und das zugehörige Gefäßbündel – jeweils aus der A. u. V. thoracodorsalis stammend – identifiziert. Der M. latissimus ist im Ursprungs- und Ansatzbereich abgetrennt und nach dorsal geschlagen.

1 M. pectoralis major
2 M. latissimus dorsi (mobilisiert)
3 M. serratus anterior
4 A., V. thoracodorsalis

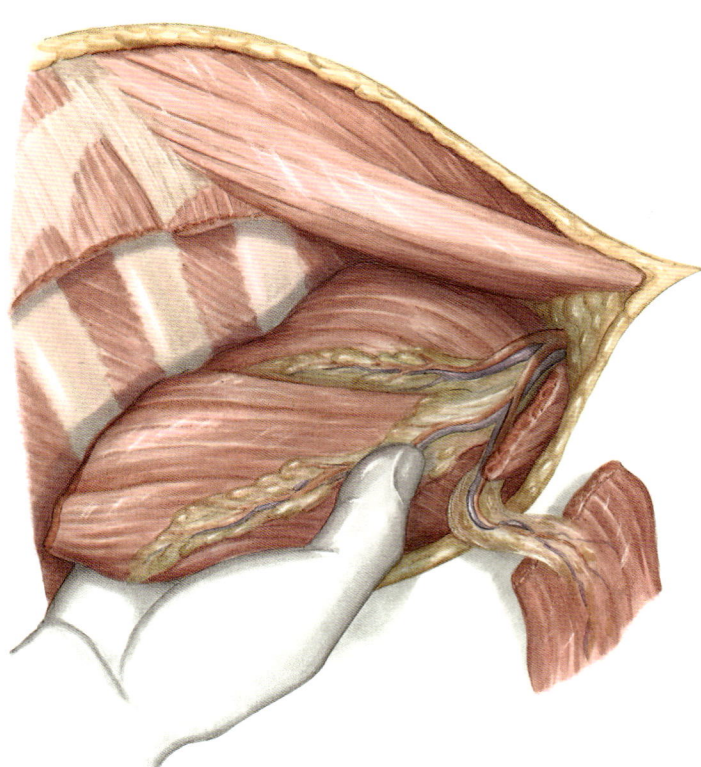

Abb. 235 Die Ursprungszacken des M. serratus anterior sind durchtrennt.

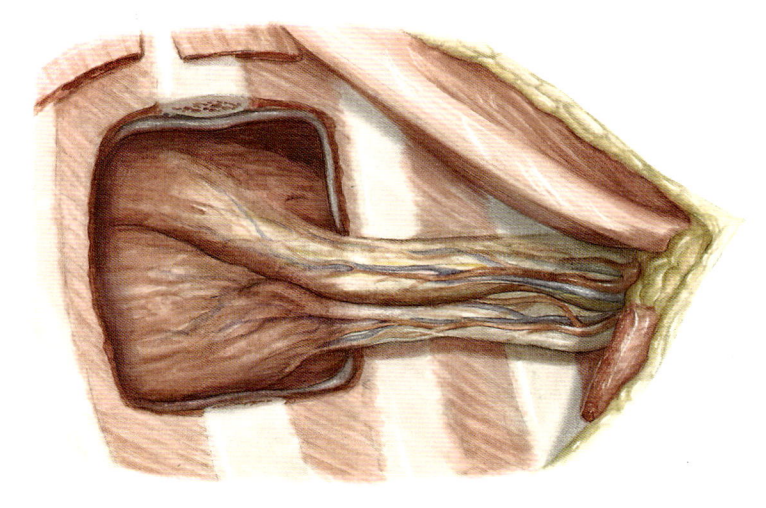

Abb. 236 Die Pleuraresthöhle wird an entsprechender Stelle durch Rippenresektion eröffnet und die Muskelanteile unter sorgfältiger Vermeidung von Zugspannung am Gefäß-Nerven-Stiel in die Höhle eingebracht. Ist im Bereich des Recessus costodiaphragmaticus ein Anteil der Höhle durch das Muskelmaterial nicht zu füllen, so ist eine ergänzende Thorakoplastik durch Entfernung von 2–3 Rippen angezeigt.

Plombierung einer Pneumonektomiehöhle mit bronchopleuraler Fistel

Soll eine infizierte Pneumonektomiehöhle bei bestehender bronchopleuraler Fistel mit Muskelmaterial aufgefüllt werden, so müssen zumeist alle 3 zuvor beschriebenen Muskeln präpariert und in die Höhle eingebracht werden. In Zusammenarbeit mit dem plastischen Chirurgen ist es auch möglich, den gesamten M. latissimus dorsi der Gegenseite zu präparieren, als freies Transplantat auf die erkrankte Seite zu transponieren und ihn nach einer Mikroanastomosierung des Gefäßstiels mit einer geeigneten Arterie und Vene in die Höhle einzuschlagen. Die Höhle kann durch eine einfach auszuführende Untergeschoßplastik wesentlich verkleinert werden.

Transperikardialer Verschluß einer bronchopleuralen Fistel nach Pneumonektomie

Voraussetzung für einen solchen Eingriff ist, daß ein relativ langer Bronchusstumpf vorliegt, was häufiger links als rechts der Fall ist.

Narkose: Allgemeinnarkose in orotrachealer Intubation.

Lagerung: Rückenlage.

Zugangsweg: Mediane Sternotomie.

Spezielle Technik

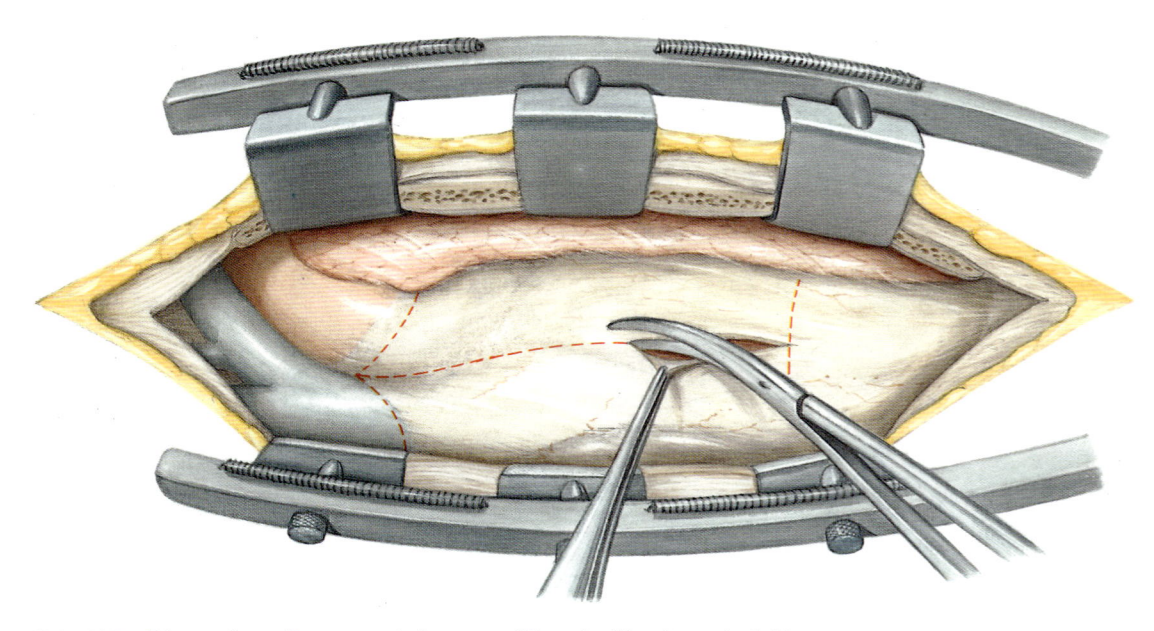

Abb. 237   Die mediane Sternotomie ist ausgeführt; der Herzbeutel wird längs eröffnet.

278　Lunge

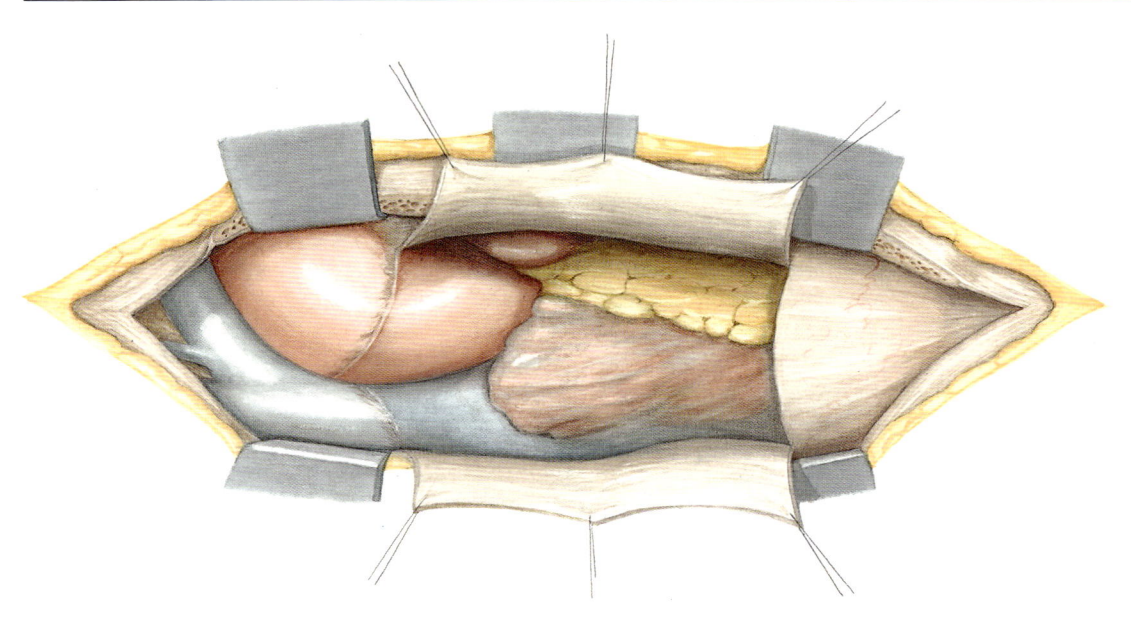

Abb. 238　Durch ergänzende Querinzisionen des Herzbeutels wird die Herzkrone frei zugänglich.

Darstellung des rechten Bronchusstumpfes

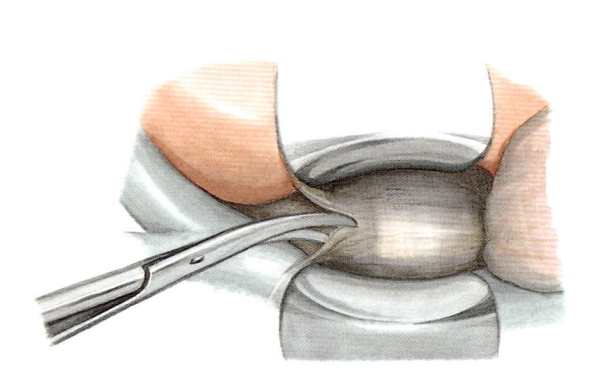

Abb. 239　Mit geeigneten Haken werden V. cava superior und Aorta ascendens auseinandergezogen, der Wulst der quer verlaufenden rechten A. pulmonalis dargestellt und das hintere Perikardblatt inzidiert.

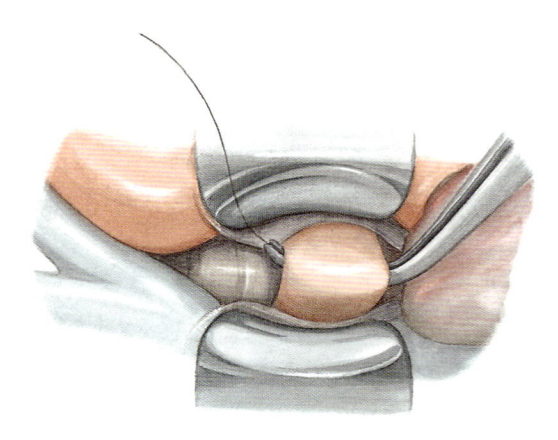

Abb. 240　Die A. pulmonalis ist zentral ihrer ursprünglichen Ligatur präpariert; sie wird unterfahren, ligiert oder geklammert und durchtrennt.

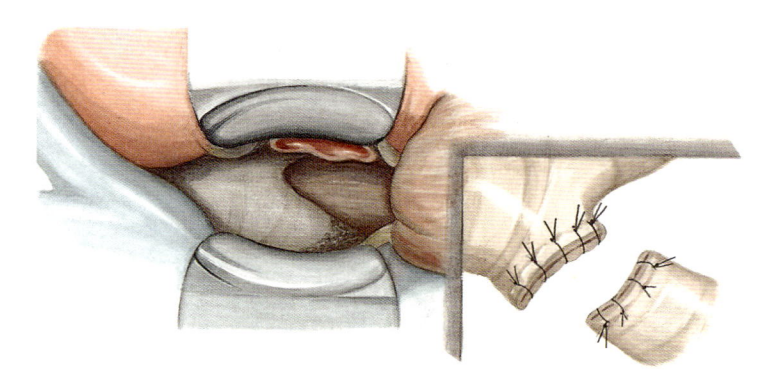

Abb. 241　Damit kommen in der Tiefe die Trachealbifurkation und der Ursprung des rechten Hauptbronchus zur Ansicht.
Insert: Der Hauptbronchusstumpf wird unmittelbar an der Trachea frei durchtrennt und nach proximal und distal durch eine Einzelknopfnahtreihe verschlossen. Wenn es die räumlichen Verhältnisse gestatten, kann zum Bronchusverschluß auch ein Klammernahtapparat verwendet werden.

Plombierung einer Pneumonektomiehöhle mit bronchopleuraler Fistel

Darstellung des linken Bronchusstumpfes

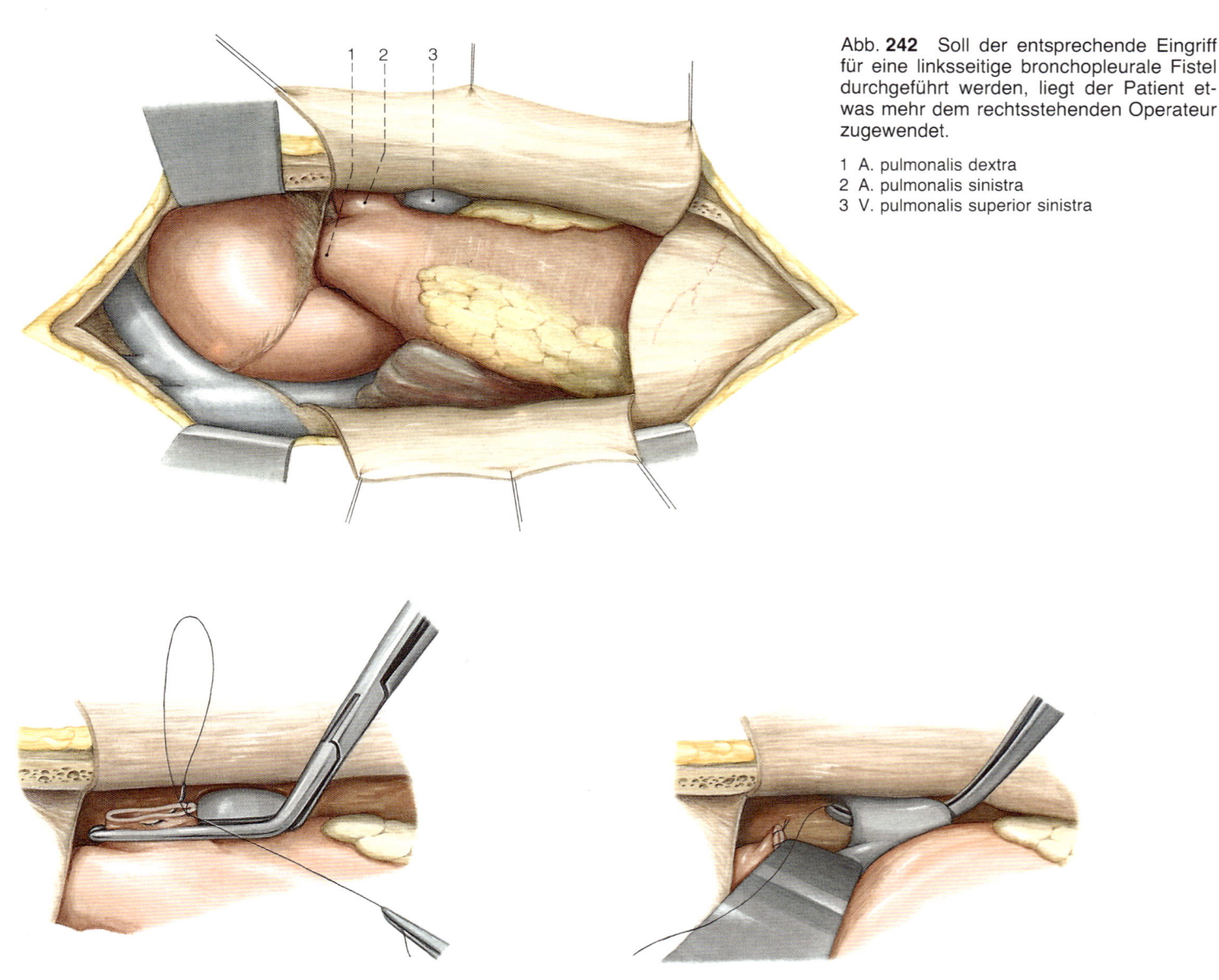

Abb. **242** Soll der entsprechende Eingriff für eine linksseitige bronchopleurale Fistel durchgeführt werden, liegt der Patient etwas mehr dem rechtsstehenden Operateur zugewendet.

1 A. pulmonalis dextra
2 A. pulmonalis sinistra
3 V. pulmonalis superior sinistra

Abb. **243** Die A. pulmonalis sinistra wird unmittelbar an ihrem Abgang aus dem Truncus pulmonalis dargestellt, unterfahren und durchtrennt. Dazu ist es gelegentlich notwendig, das Lig. arteriosum (Botalli) aufzusuchen und vorsichtig zu durchschneiden (Cave: Verletzung des linken N. laryngeus recurrens). Stumpfverschluß durch Klammernaht oder fortlaufende Naht, evtl. über Teflonstreifen (s. Abb. **53** u. **54**).

Abb. **244** Nach Abziehen des Truncus pulmonalis nach medial kann der Stumpf der oberen Lungenvene zur Ansicht gebracht werden. Er wird vorsichtig unterfahren, ligiert und durchtrennt.

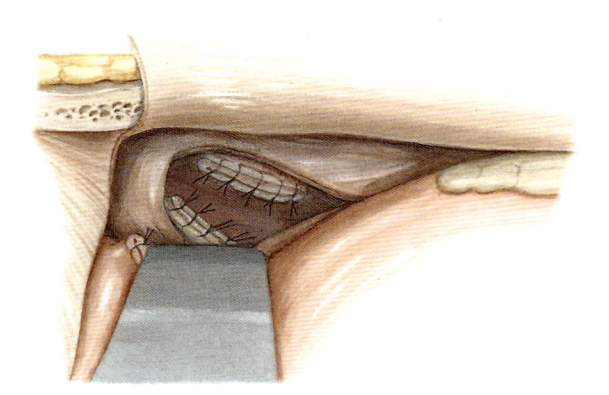

Abb. **245** Nun kann durch den dorsalen Abschnitt des Herzbeutels hindurch der Stumpf des linken Hauptbronchus freigelegt werden. Der Bronchusstumpf wird durchtrennt, nach proximal und distal durch eine Einzelknopfnahtreihe, oder – bei entsprechenden Platzverhältnissen – mit dem Klammernahtapparat verschlossen.

Endoskopische Maßnahmen zum Verschluß einer bronchopleuralen Fistel

Verschiedentlich tauchen in der Literatur Berichte über den endoskopischen Verschluß bronchopleuraler Fisteln mittels Fibrinkleber auf. Kleine Fisteln können nach Anfrischung der Wände des Fistelkanals auf diese Weise verschlossen werden, obwohl auch hier immer wieder Fehlschläge auftreten. Das Kleben einer kompletten Spätinsuffizienz des Bronchusstumpfes nach Pneumonektomie ist uns bisher nicht gelungen.

Beachtung verdient die von Pridun angegebene Methode, bei der Stücke von gefriergetrockneter Spongiosa aus Kalbsknochen, die zuvor gammasterilisiert wurden, über das starre Bronchoskop in die bronchopleurale Fistel eingeschoben werden. Vor dem Zurichten des Knochenpfropfes mit der Luerschen Knochenzange wird das Spongiosastück mit einer Flachzange fest zusammengedrückt und so auf weniger als 50% seines ursprünglichen Volumens komprimiert. Dann erfolgt die möglichst paßgenaue Zurichtung des Spongiosastückes, das unter einigem Druck in den Fistelkanal eingeschoben und hier mit Fibrinkleber fixiert wird. Durch die Quellung des Spongiosastückes bei Kontakt mit Gewebsflüssigkeit erfolgt eine feste, dauerhafte Einkeilung in der Fistel. Wichtig ist dabei, daß zuvor die Epithelauskleidung des Ganges sorgfältig mit der Biopsiezange, gegebenenfalls auch mittels Laser entfernt wurde. Im weiteren Heilverlauf wird der Knochenpropf resorbiert und durch körpereigenes Bindegewebe ersetzt. In die infizierte Pleurahöhle wird in gleicher Sitzung eine Bülau-Drainage eingelegt und die Höhle durch Spülungsbehandlung sterilisiert (s. S. 267). Auch ein Thorakostoma kann vorübergehend angelegt werden.

Interkostalmuskellappen zur Deckung gefährdeter tracheobronchialer Anastomosen oder zur Versorgung bronchopleuraler Fisteln

Als ausgezeichnet durchbluteter und in weitem Umfang in der Pleurahöhle beweglicher Muskellappen ist die paravertebral am Interkostalgefäß gestielte Interkostalmuskulatur zur Deckung eines durchblutungsgefährdeten Hauptbronchusstumpfes oder von tracheobronchialer Anastomosen sehr geeignet. Auch bronchopleurale Fisteln können mit diesem Material gezielt plombiert werden. Sind größere Flächen protektiv zu decken, so kann die Muskulatur von 2 benachbarten Interkostalräumen im Zusammenhang mit dem hinteren Periostblatt der zwischenliegenden Rippe präpariert werden. Zur Auffüllung größerer Pleuraresthöhlen ist der Interkostalmuskellappen allein jedoch zu wenig voluminös. Ist nach der Art des geplanten Eingriffes der Bedarf an gut durchblutetem Deckungsmaterial vorherzusehen, so ist der Interkostalmuskellappen im Verlauf der Thorakotomie zu präparieren; während der Operationszeit bis zum Einsatz des Lappens wird er in feuchte, warme Tücher eingeschlagen und im Operationsgebiet so geparkt, daß keinerlei Zug am Gefäßstiel eintreten kann.

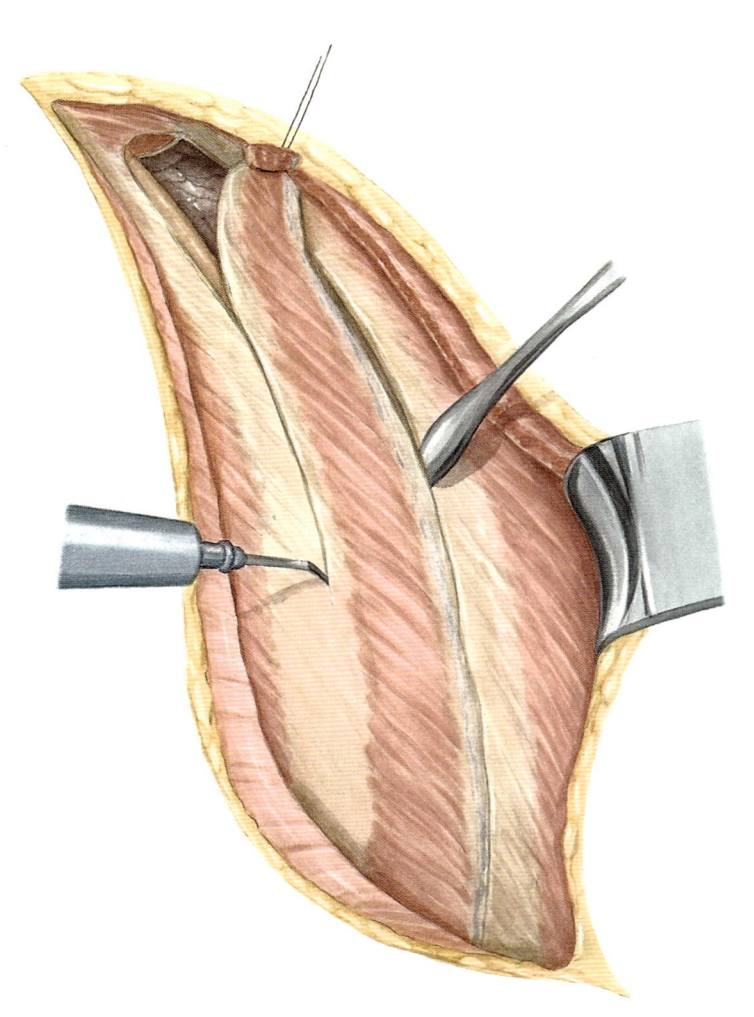

Abb. 246 Präparation des gestielten Interkostalmuskellappens im Verlauf einer linksseitigen Thorakotomie. Mit dem Diathermiemesser wird das vordere Periostblatt der beiden an den Lappen angrenzenden Rippen in ganzer Länge inzidiert; die Periostbereiche werden mit den Ansätzen der Muskelfasern mit Hilfe eines Raspatoriums sorgfältig vom Knochen abgeschoben. Dabei ist es zweckmäßig an der unteren Rippe von dorsal nach ventral, an der oberen von ventral nach dorsal zu präparieren. Im Bereich der dorsalen Partien der kranialen Rippe ist das Periost des Sulcus costae besonders vorsichtig abzuschieben, um die hier verlaufende Interkostalarterie nicht zu verletzen; geschieht das doch, so kann der Lappen auch ventral gestielt werden, da er in der Regel über Anastomosen zwischen A. intercostalis und A. thoracica interna ausreichend mit Blut versorgt wird.
Ist das Periost von beiden Rippenkanten gelöst, so werden das dorsale Blatt und die darunterliegende parietale Pleura der Länge nach inzidiert, die Interkostalarterie (bei dorsaler Stielung) ventral ligiert, durchtrennt und so der Lappen mobilisiert.

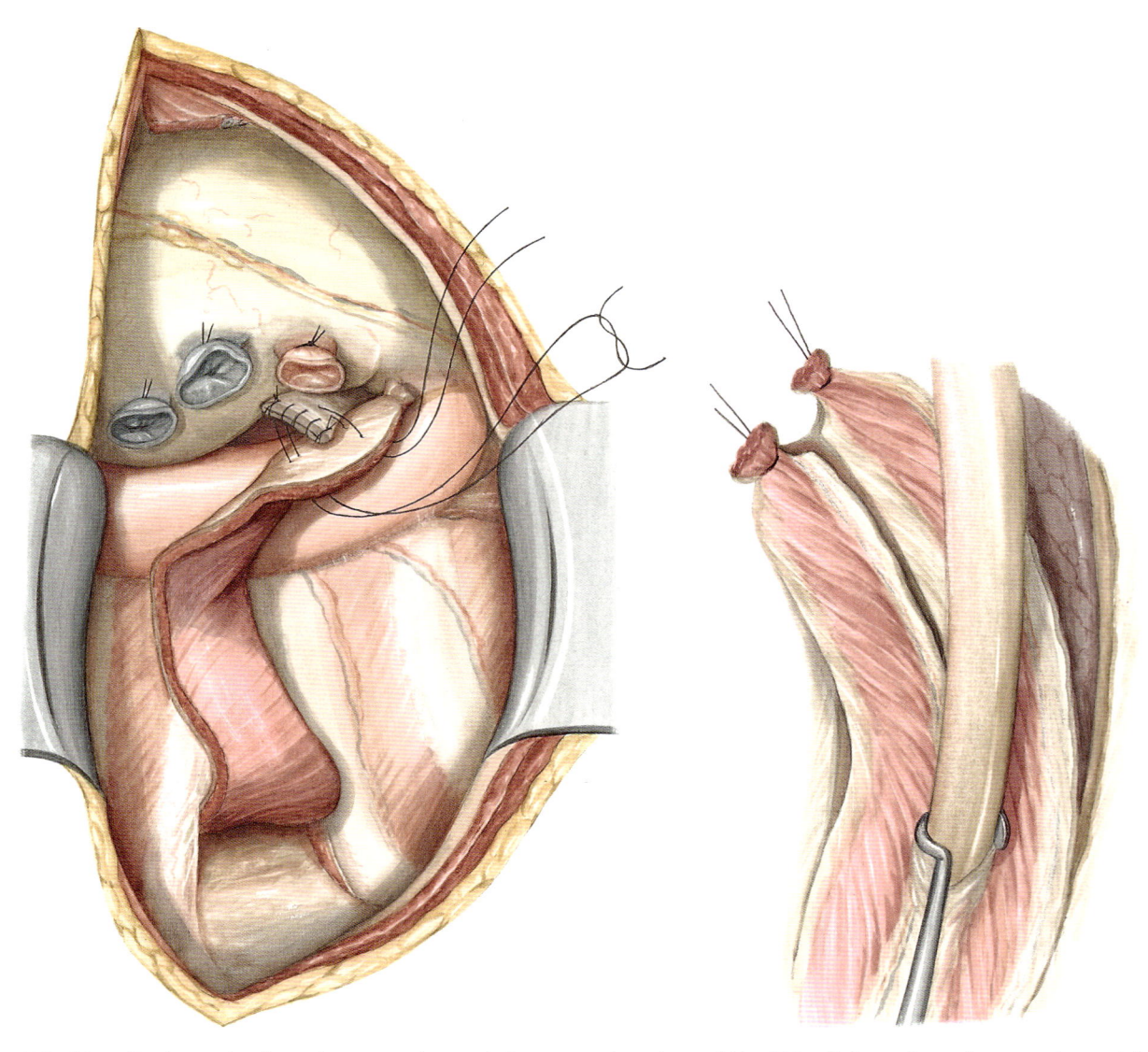

Abb. 247 Deckung des Bronchusstumpfes nach Pneumonektomie.

Abb. 248 Präparation eines umfangreichen Lappens aus zwei benachbarten Interkostalmuskelstreifen. Nach Auslösen der zwischenliegenden Rippe aus ihrem Periostbett mit Hilfe eines Doyen-Raspatoriums bleiben die beiden Muskelstreifen über das dorsale Periostblatt in Zusammenhang.

Verwendung des großen Netzes in der Thoraxchirurgie

In jüngster Zeit wird immer häufiger die Verwendung des gestielten Omentum majus zur Behandlung septischer Komplikationen in der Thoraxchirurgie oder zur Deckung durchblutungsgefährdeter Anastomosen im Bereich der großen Atemwege empfohlen. Bei sorgfältiger Präparation ist die Durchblutung des an der A. gastro-epiploica dextra gestielten Netzes in allen Abschnitten ausgezeichnet, ebenso die Fähigkeit, eine Revaskularisierung schlecht durchbluteter Gewebeabschnitte zu induzieren. In aller Regel kann das Omentum so ausgedehnt präpariert und gestielt werden, daß sich die distalen Abschnitte ohne Schwierigkeiten bis auf den Hals verlagern lassen, jedenfalls aber alle Partien der Pleurahöhle zu erreichen sind. Die Transposition des gestielten großen Netzes in die Pleurahöhle kann auf zwei Wegen erfolgen:

a) Durch die vorderen Abschnitte des Zwerchfells, wobei beim Einführen in die rechte Pleurahöhle das große Netz vor der Leber nach kranial gezogen wird.
b) Schaffung eines retrosternalen Tunnels, von dem aus durch Eröffnung der mediastinalen Pleura die entsprechende Pleurahöhle erreicht wird.

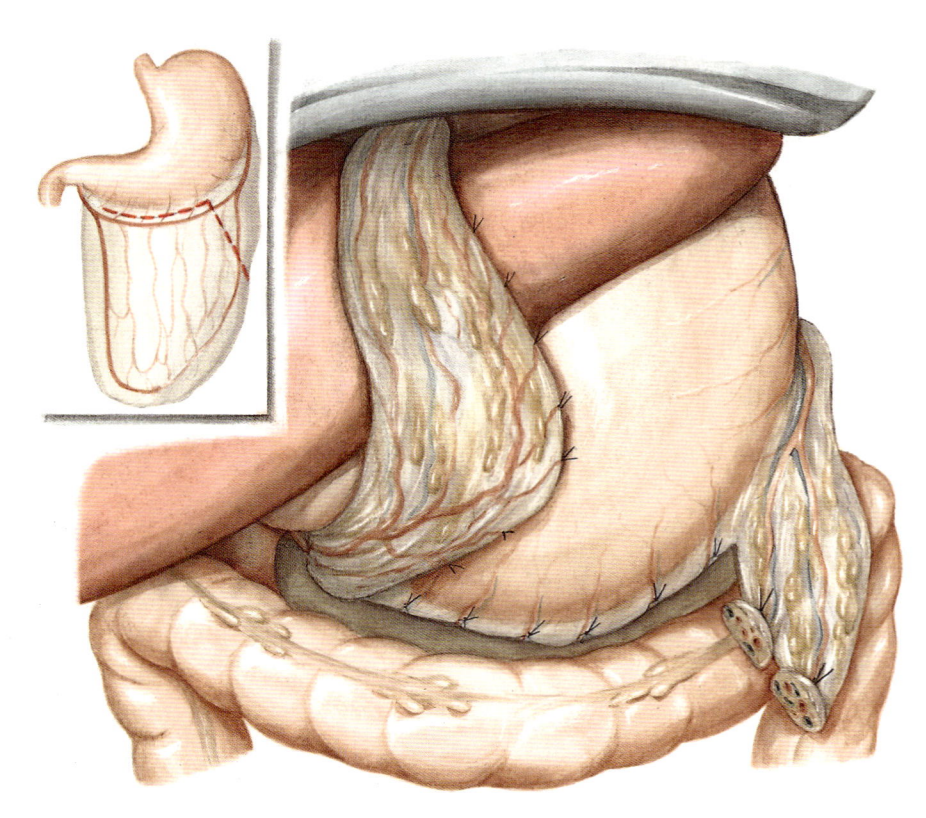

Abb. 249 In sorgfältiger Präparation wird das große Netz zwischen den beiden Kolonflexuren vom Colon transversum abgelöst. Die weitere Stielung erfolgt durch schrittweise Durchtrennung der Äste der A. gastro-epiploica dextra zur großen Kurvatur des Magens. Nach Mobilisierung des Omentum bis an die A. gastro-epiploica sinistra wird die Arkade zwischen den beiden Gefäßen durchtrennt. Vor der Leber und rechts vom (durchtrennten) Lig. falciforme wurde im Zwerchfell eine Inzision ausgeführt und die rechte Pleurahöhle eröffnet. Das große Netz ist vor der Leber hochgezogen und in die Pleurahöhle vorgeschoben. Eine genaue abschließende Revision muß sicherstellen, daß es zu keiner Torsion des Gefäßstiels und zu keiner unzulässigen Spannung am Stiel gekommen ist. Verschluß des Abdomens, Umlagerung des Patienten zur Thorakotomie.

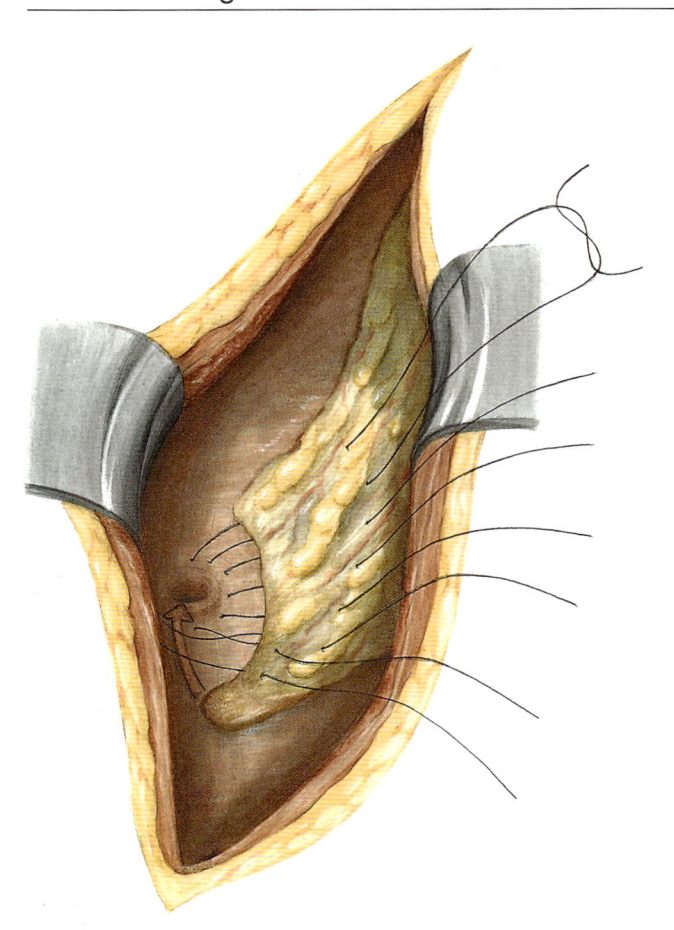

Abb. 250 Bronchopleurale Fistel nach rechtsseitiger Pneumonektomie. Der Fistelgang und die Umgebung der pleuralen Öffnung werden bis zum Auftreten kapillarer Blutungen mit dem scharfen Löffel angefrischt. Ein geeigneter Netzzipfel wird in die Fistel eingeführt und mit Fibrinkleber fixiert. Die angrenzenden Netzpartien werden durch einige tiefgreifende Nähte in der Fistelumgebung verankert.

Tracheotomie, Koniotomie

Von O. Gaber und C. Morgenstern

Allgemeines

Operative Strategie

Die Tracheotomie dient der adäquaten Belüftung der Lungen unter Umgehung der Mund- und Rachenhöhle sowie des Kehlkopfes. Sie erlaubt dazu eine bessere Bronchialtoilette. Der Eingriff kann eine geplante wie auch Notoperation sein.

Spezielle Anatomie

Besonderheiten

Region

Tracheotomie und Koniotomie sind Eingriffe im Bereich der Regio mediana colli.
Die mittlere Halsregion wird an ihrer Oberfläche kranial vom Zungenbein, im oberen seitlichen Abschnitt von den Mm. omohyoidei, im unteren seitlichen Bereich von den Vorderrändern der Mm. sternocleidomastoidei sowie kaudal durch die Incisura jugularis des Brustbeines begrenzt.
Ihr unmittelbar oberhalb der Incisura jugularis sterni gelegener, eingesunkener Anteil wird auch Fossa suprasternalis genannt.

Halsfaszien

In der mittleren Halsregion ist eine durch die drei Halsfaszien bedingte Schichtengliederung von praktischer Bedeutung. So stellen die Halsfaszien nicht nur Muskelumhüllungen dar, sondern bilden Spalträume, in denen chirurgische Eingriffe risikoarm durchgeführt werden können. Die oberflächliche Halsfaszie (Fascia cervicalis superficialis = Lamina superficialis fasciae cervicalis) reicht in der mittleren Halsregion vom Os hyoideum bis zum Manubrium sterni. Sie umhüllt mit Ausnahme des Platysmas alle oberflächlichen Gebilde des Halses. Außerdem bildet sie die Faszienscheide für M. sternocleidomastoideus und M. trapezius.
Die mittlere Halsfaszie (Fascia cervicalis media = Lamina praetrachealis fasciae cervicalis) reicht im Bereich der Regio mediana colli auch vom Zungenbein bis zum Oberrand des Brustbeines. Sie umhüllt, derb beschaffen, die Unterzungenbeinmuskulatur und erreicht, sich als dünnes Blatt nach lateral fortsetzend, die tiefe Halsfaszie, mit der sie verschmilzt. Zusätzlich ist sie im Bereich des Trigonum caroticum mit der Vagina carotica, ein die A. carotis communis, die V. jugularis interna und den N. vagus einhüllendes Bindegewebe, verbunden.
In der mittleren Halsregion liegt zwischen Fascia cervicalis superficialis und Fascia cervicalis media das Spatium interfasciale suprasternale.
Die tiefe Halsfaszie (Fascia cervicalis profunda = Lamina praevertebralis fasciae cervicalis) verläuft vor der Wirbelsäule und der prävertebralen Muskulatur.
Zwischen mittlerer und tiefer Faszie liegen die Eingeweide des Halses: Glandula thyreoidea, Trachea, Larynx, Pharynx und Ösophagus (Abb. 1).

1 Fascia cervicalis superficialis (Lamina superficialis)
2 Fascia cervicalis media (Lamina praetrachealis)
3 Fascia cervicalis profunda (Lamina praevertebralis)
4 Vagina carotica
5 Capsula fibrosa der Schilddrüse
6 Ligg. thyroidea
7 Spatium chirurgicum
8 Spatium interfasciale
9 M. longus colli
10 M. scalenus anterior
11 M. sternocleidomastoideus
12 M. sternohyoideus
13 M. sternothyroideus
14 A. carotis communis
15 V. jugularis interna
16 N. vagus
17 N. phrenicus

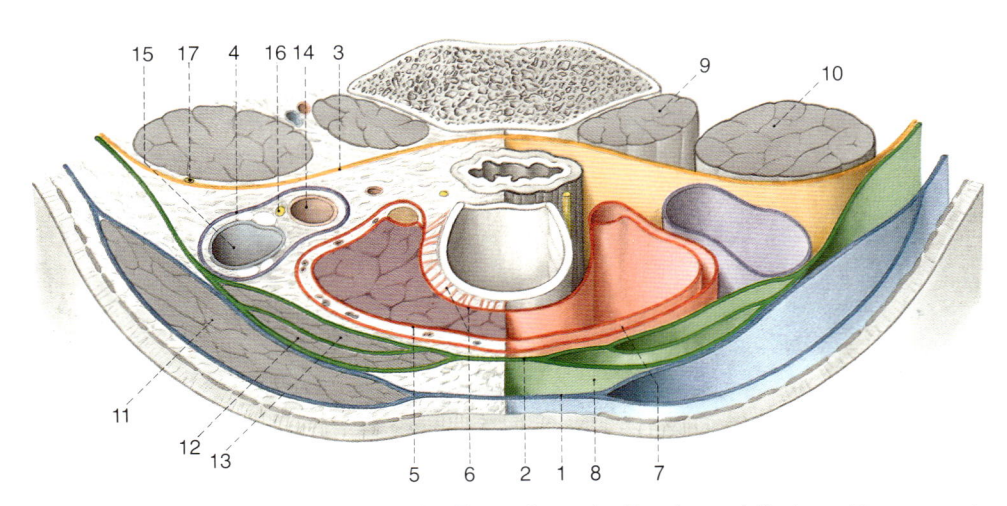

Abb. 1 Halsquerschnitt, schematische Darstellung der Faszienverhältnisse. Plexus cervicalis, Plexus brachialis und Truncus sympathicus sind nicht eingezeichnet, da für den Zugang zur Tracheotomie ohne Bedeutung.

Spezielle Anatomie

Topographische Anatomie

Die Lage der Gefäße, Nerven und Organe der mittleren Halsregion ist in den Abb. 2–4 dargestellt.

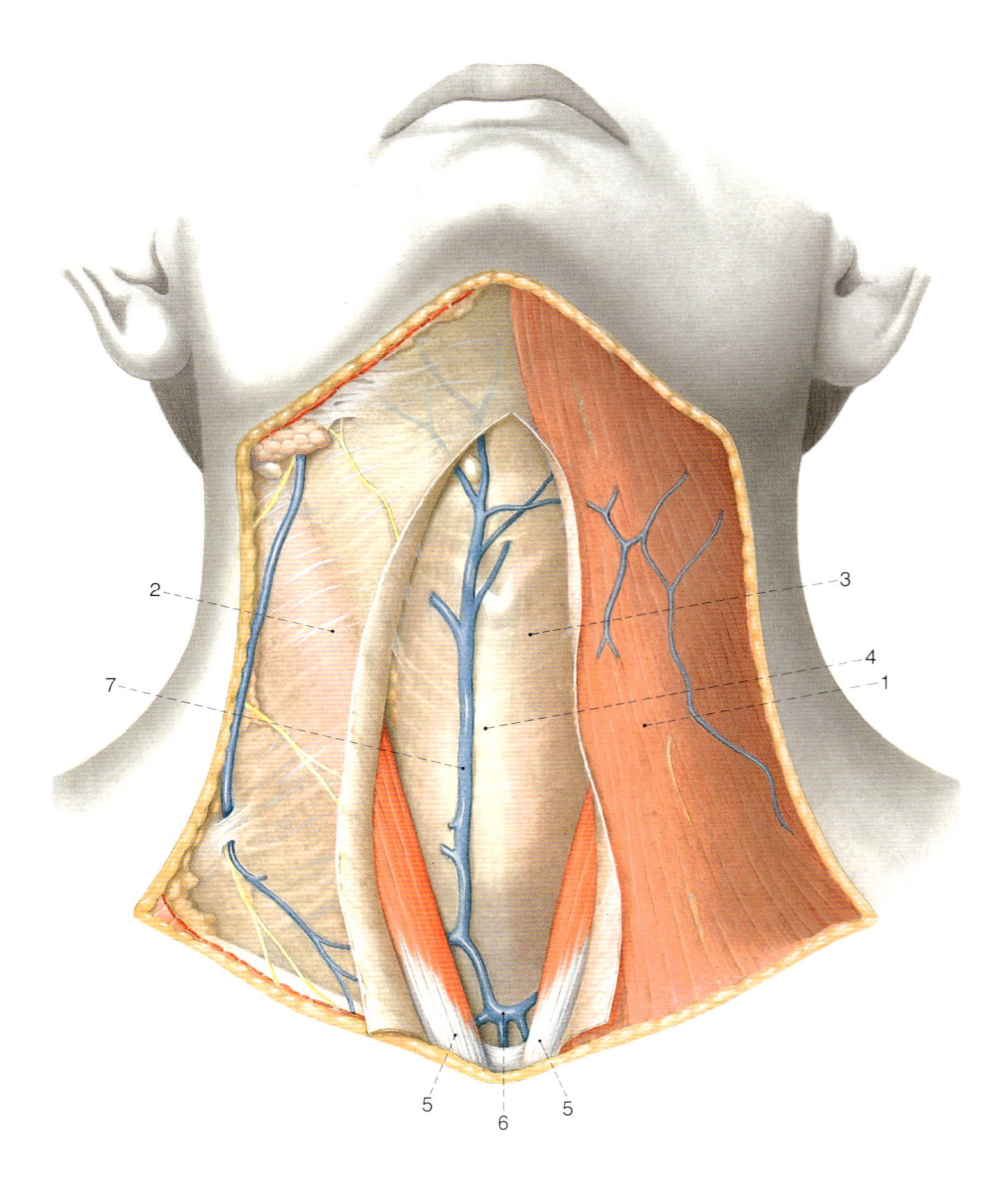

Abb. 2 Hals von vorne, Spatium interfasciale.
Das direkt unter der Haut liegende Platysma wurde auf der rechten Seite abgetragen. Die Fascia cervicalis superficialis ist zur Darstellung der Venen im Spatium interfasciale median gespalten.
Es finden sich hier die rechte und linke V. jugularis anterior, durch einen Arcus venosus juguli verbunden. Die Abbildung zeigt eine paramedian verlaufende rechte V. jugularis anterior.
Die dargestellten Venen können durch die mittlere Halsfaszie hindurch mit tiefen Venen sowie durch die oberflächliche Halsfaszie mit Venen des Platysmas und der Haut in Verbindung stehen. Sie unterliegen einer großen Variabilität. So besteht die Möglichkeit der Aufteilung in mehrere große Stämme oder eine Ausbildung eines oberflächlichen Venennetzes.

Auch der Arcus venosus juguli ist variabel gestaltet. Er kann zwischen Zungenbein und Incisura jugularis sterni in jeder Höhe zu finden sein und überdies einen geschlängelten Verlauf haben. Verläuft er knapp unterhalb des Zungenbeines bezeichnet man ihn als Arcus venosus subhyoideus.

1 Platysma
2 Fascia cervicalis superficialis
3 Fascia cervicalis media
4 Linea alba colli
5 Mm. sternocleidomastoidei
6 Arcus venosus juguli
7 V. jugularis anterior (paramediana)

Tracheotomie, Koniotomie

1 Os hyoideum
2 Cartilago thyroidea
3 Cartilago cricoidea
4 M. sternohyoideus
5 M. sternothyroideus
6 M. thyrohyoideus
7 M. omohyoideus
8 M. cricothyroideus
9 M. digastricus (Venter posterior)
10 M. sternocleidomastoideus
11 Pharynx
12 Glandula parotidea
13 Glandula thyroidea
14 Truncus brachiocephalicus
15 A. subclavia
16 A. vertebralis
17 Truncus thyrocervicalis
18 A. thyroidea inferior
19 A. carotis communis
20 A. carotis externa
21 A. thyroidea superior
22 A. laryngea superior
23 A. lingualis
24 A. facialis
25 A. carotis externa
26 A. occipitalis
27 A. carotis interna
28 A. cervicalis superficialis
29 A. und N. dorsalis scapulae
30 A. und N. suprascapularis
31 V. subclavia
32 V. jugularis externa (abgeschnitten)
33 V. thyroidea media (Kocher)
34 V. jugularis interna
35 V. facialis (communis)
36 Plexus thyroideus impar
37 N. accessorius (R. externus)
38 N. hypoglossus
39 Ansa cervicalis (Radix superior)
40 N. laryngeus superior
41 N. phrenicus
42 N. thoracicus longus
43 N. vagus
44 N. laryngeus recurrens
45 Ductus thoracicus
46 Angulus venosus sinister
47 Lig. cricothyroideum medianum

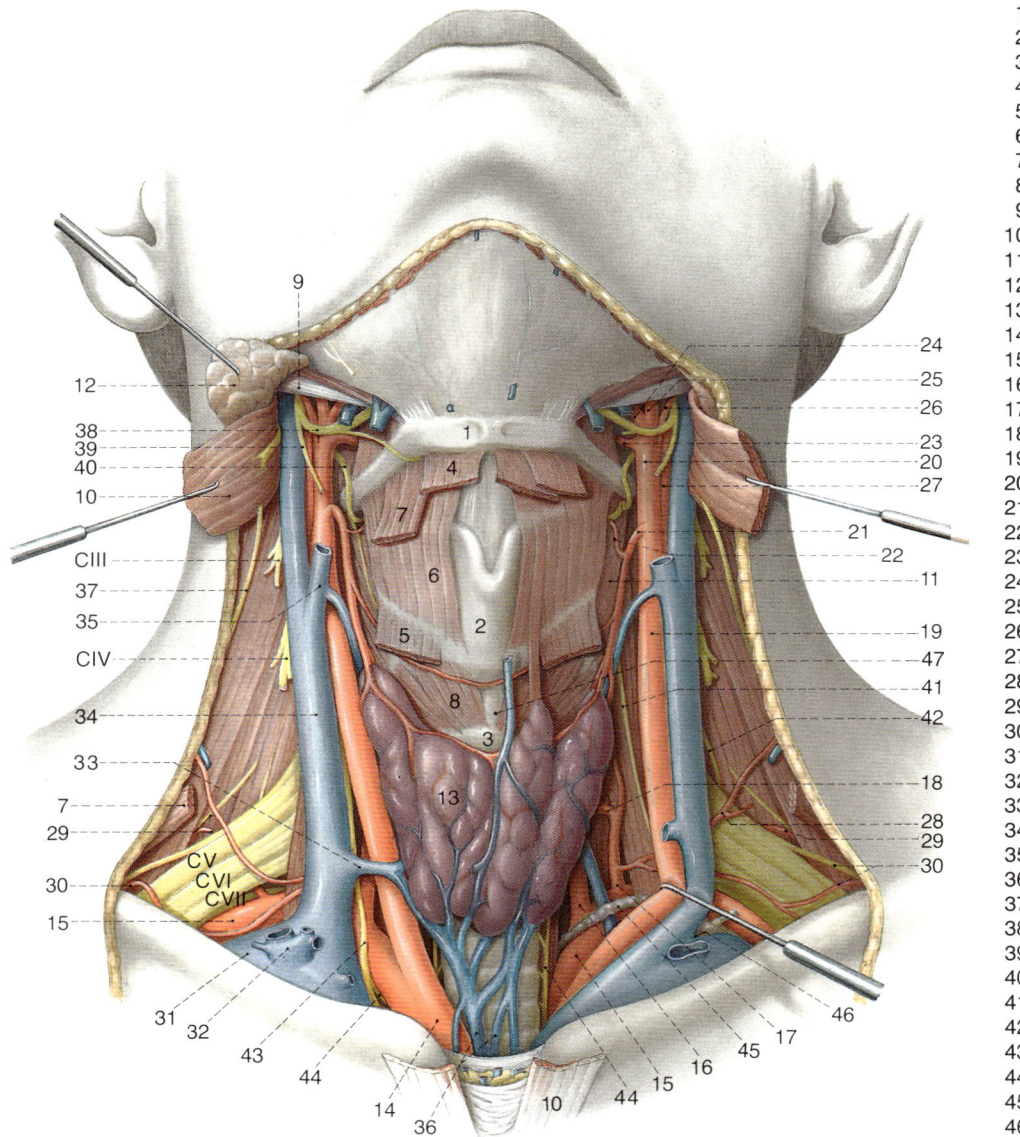

Abb. 3 Hals von vorne.
Die Fascia cervicalis media wurde entfernt. Zur besseren Darstellung wurden von der Unterzungenbeinmuskulatur der M. sternohyoideus, der M. omohyoideus und der M. sternothyroideus durchtrennt und bis auf die Ansätze entfernt. Die Organe, Gefäße und Nerven des Halses sind sichtbar.
Die Schilddrüse liegt vor dem Ringknorpel und der Trachea. Zwischen Cartilago thyroidea und Cartilago cricoidea des Larynx spannt sich das durch die Mm. cricothyroidei bedeckte, für die Koniotomie bedeutsame Lig. cricothyroideum medianum aus.

Die Arterien der Schilddrüse sind nach Verziehung des Gefäßbündels links dargestellt.
Seitlich hinter der Trachea, jedoch vor dem Ösophagus, ist der N. laryngeus recurrens zum Kehlkopf hin verlaufend zu erkennen.
Der Truncus brachiocephalicus liegt schräg nach oben rechts verlaufend unmittelbar vor der Trachea.
In der Nähe des linken unteren Schilddrüsenpoles zieht der Ductus thoracicus zum linken Venenwinkel.

Abb. 5a–f Formvarianten der Schilddrüse. ▶

a 2 Lappen durch Isthmus verbunden.
b Schilddrüse mit Lobus pyramidalis (P), der auch beidseitig vorkommen kann.
c Schilddrüse mit Lobus pyramidalis (P) und M. levator glandulae thyroideae (M).
d Isthmus durch Bindegewebszug ersetzt.
e Isthmus fehlt, linksseitiger Lobus pyramidalis.
f Nur rechter Lappen ausgebildet.

Spezielle Anatomie 289

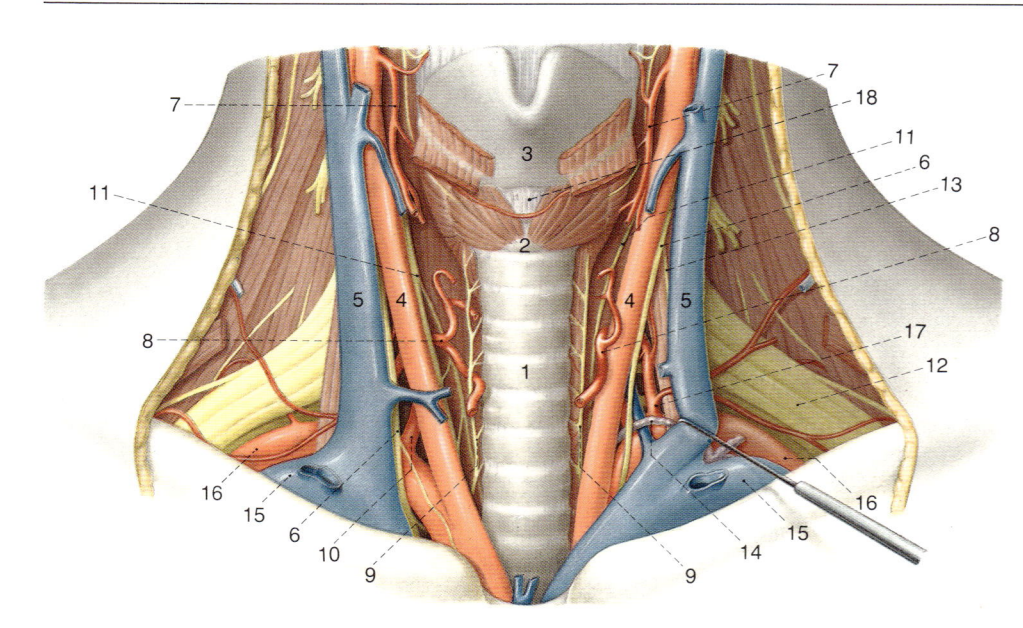

1 Trachea
2 Cartilago cricoidea
3 Cartilago thyroidea
4 A. carotis communis
5 V. jugularis interna
6 N. vagus
7 A. thyroidea superior
8 A. thyroidea inferior
9 N. laryngeus recurrens
10 A. vertebralis
11 Truncus sympathicus
12 Plexus brachialis
13 N. phrenicus
14 Ductus thoracicus
15 V. subclavia
16 A. subclavia
17 Truncus thyrocervicalis
18 Lig. cricothyroideum medianum

Abb. 4 Hals von vorne nach Entfernung der Schilddrüse.
Nach Entfernung der Glandula thyroidea stellen sich die ventralen Anteile des Larynx, der Trachea sowie der periphere Anteil der A. thyroidea inferior und der N. laryngeus recurrens dar.
Zwischen Ringknorpel und Unterrand des Schildknorpels findet sich in der Mitte ein aus elastischen Fasern bestehender derber Faserzug – das Lig. cricothyroideum medianum. Es ist ein Teil des Conus elasticus.
Das Lig. cricothyroideum medianum ist seitlich durch die Mm. cricothyroidei verdeckt. Rechter und linker R. cricothyroideus der A. thyroidea superior bilden eine über dem Lig. cricothyroideum verlaufende Anastomose (Cave Koniotomie!).

Schilddrüse

Die hufeisenförmige, aus Läppchen aufgebaute, rotbraune Schilddrüse besteht aus zwei im Querschnitt dreikantigen Seitenlappen – Lobus dexter und sinister –, welche durch eine quere, in Höhe des 2.–4. Trachealknorpels, 2–4 cm hohe Brücke – dem Isthmus glandulae thyroideae – verbunden sind. Beim Kleinkind, vor allem beim Neugeborenen, ist die Schilddrüse relativ groß. Der kraniale Rand des Isthmus reicht in diesem Lebensalter an den Ringknorpel heran und kann ihn sogar nicht selten überschreiten. Auch der kaudale Isthmusrand liegt in diesem Alter in der Höhe der 5. bis 6. Knorpelspange der Trachea.
Ventral sind die Seitenlappen von der infrahyalen Muskulatur bedeckt. Am weitesten medial und oberflächlich liegt der M. sternohyoideus. Lateral von diesem befindet sich der M. omohyoideus, der meist vom oberen Pol der Schilddrüse überragt wird. Medial und tiefer liegen der M. thyrohyoideus und M. sternothyroideus.

An der Hinterseite jedes Seitenlappens bilden die pulsierenden Halsschlagadern eine tiefe Rinne. Größe und Form der Schilddrüse sind schon im Normalbereich unterschiedlich. Im Mittel ist die Schilddrüse 6–7 cm breit, 3–4 cm hoch und im Lappenbereich 1,5–2 cm dick. Die Schilddrüse der Frau ist vergleichsweise größer als die des Mannes.
In 1–5% der Fälle kann der Isthmus fehlen oder bindegewebig ersetzt sein.
Der Lobus pyramidalis, ein entwicklungsbedingter Rest des embryonalen Ductus thyroglossus, ist in etwa einem Drittel der Fälle ausgebildet. Versprengte Schilddrüseninseln (Glandulae thyroideae accessoriae) können im gesamten früheren Verlauf des Ductus thyroglossus, vom Isthmus bis zum Foramen caecum der Zunge, auftreten. Auch ein M. levator glandulae thyroideae, meist links angelegt, kann vom Lobus pyramidalis oder Isthmus zum Zungenbein ziehen (Abb. 5a–f).

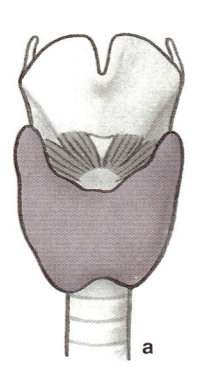

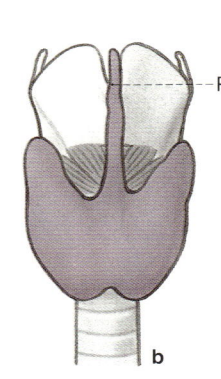

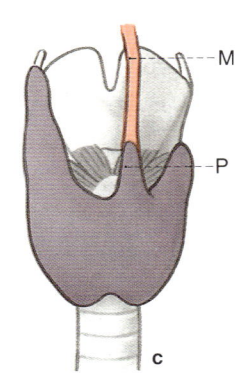

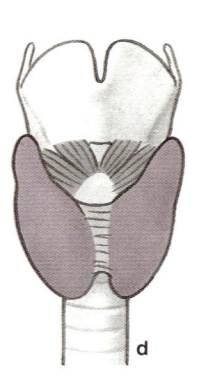

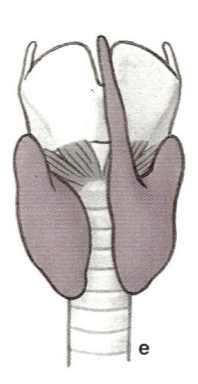

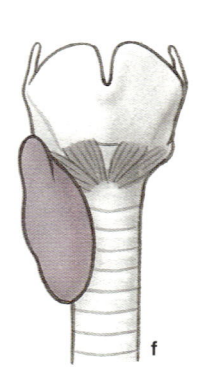

Die Seitenlappen der Schilddrüse legen sich im unteren Abschnitt der Luftröhre an, erreichen kranialwärts mit ihren oberen Polen den Kehlkopf, während der Isthmus vor der Cartilago cricoidea und der Trachea gelegen ist. Seitlich hinten haben die Schilddrüsenlappen Beziehung zum Ösophagus und kaudalen Abschnitt des Pharynx.

Die höckrige Oberfläche der Schilddrüse besitzt eine doppelte Bindegewebshülle. Das innere Blatt dieser Hülle ist als Organkapsel fest mit dem Drüsengewebe verbunden. Bindegewebszüge aus dem inneren Blatt dringen in die Tiefe und unterteilen die Drüse in Läppchen. Das äußere Blatt, die Fascia thyroidea, ist hingegen leicht ablösbar, bildet eine Gleitschicht für die Unterzungenbeinmuskeln und entstammt der Fascia cervicalis media. Zwischen beiden Blättern (Spatium chirurgicum, s. Abb. 1) zweigen sich die Schilddrüsengefäße auf. An der Hinterfläche der Schilddrüse liegen in unterschiedlicher Lage die Epithelkörperchen. Beide Blätter der Schilddrüse fixieren die Drüse an ihrer Dorsalseite als Ligg. thyroidea an Trachea und Ringknorpel, so daß sie den Bewegungen beim Schluckakt folgen muß.

Larynx

Die seitlich-vorderen Wände des Kehlkopfes werden hauptsächlich von den seitlichen Platten der Cartilago thyroidea gebildet. Darunter befindet sich der Bogen der Cartilago cricoidea.

Beide Knorpel sind vorne in der Mitte durch das Lig. cricothyroideum medianum, dem freien Teil des Conus elasticus, verbunden (s. Abb. 3 u. 4). Die elastischen Fasern dieses für die Koniotomie bedeutsamen Bandes verlaufen senkrecht. Die oberflächlichen, seitlichen Teile des Conus elasticus sind von den Mm. cricothyroidei bedeckt.

Der röhrenförmige Conus elasticus ist eine am Ringknorpel entspringende elastische Membran, dessen kraniales schlitzförmiges Ende die Ligg. vocalia bildet. An der Innenseite ist der Conus fest mit der Larynxschleimhaut (nur geringe Ödemneigung) verwachsen.

Der Kehlkopf des Kleinkindes liegt höher als beim Erwachsenen. Beim Neugeborenen befindet er sich unmittelbar unter dem Zungenbein.

Trachea

Die Vorder- und Seitenwand der Luftröhre (s. Abb. 4) besteht aus 16–20 hufeisenförmigen, hyalinen Knorpelspangen (Cartilagines tracheales), welche durch Ligg. anularia verbunden sind. Diese Bänder bestehen wie auch die Hinterwand der Trachea – der Paries membranaceus – aus elastischem Gewebe.

Die Schleimhaut der Trachea ist auf dem Bindegewebe-Knorpel-Mantel locker angeheftet und daher verschieblich. Sie kann bei der Tracheotomie dem Messer ausweichen.

Bei starker Dorsalflexion des Kopfes wird die Trachea gedehnt und durch die Wirbelsäule nach vorne zur Oberfläche gedrängt (Lagerung des Patienten bei Tracheotomie).

Gefäßversorgung der Organe

Arterien

Insgesamt versorgen vier Arterien, die Aa. thyroideae superiores und die Aa. thyroideae inferiores, die Schilddrüse mit Blut (Abb. 6).

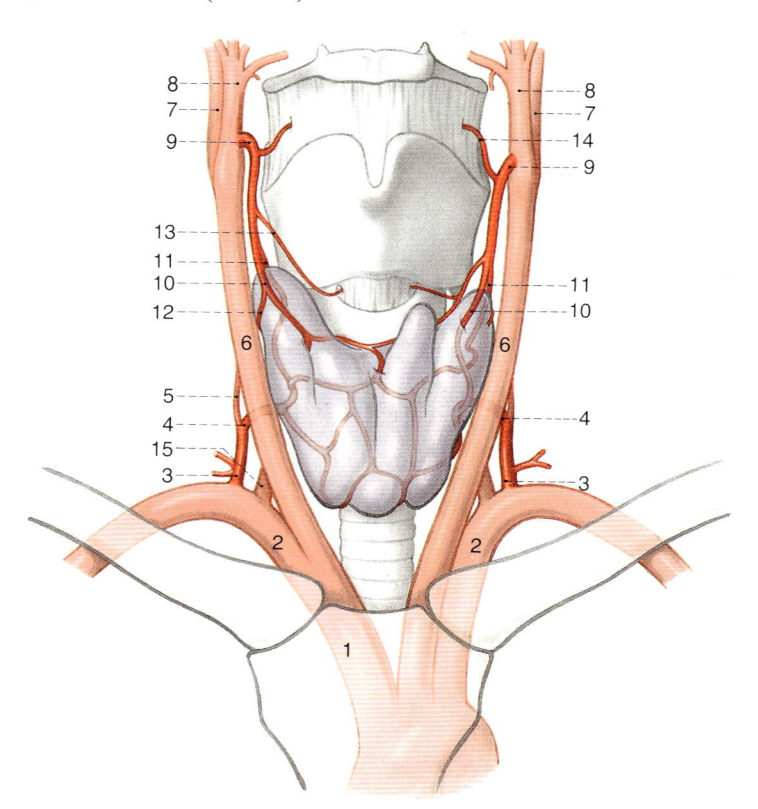

Abb. 6   Arterien der Schilddrüse.

1 Truncus brachiocephalicus
2 A. subclavia
3 Truncus thyrocervicalis
4 A. thyroidea inferior
5 A. cervicalis ascendens
6 A. carotis communis
7 A. carotis interna
8 A. carotis externa
9 A. thyroidea superior
10 R. anterior
11 R. posterior   } a. thyroideae superioris
12 R. lateralis
13 R. cricothyroideus
14 A. laryngea superior
15 A. vertebralis

Die A. thyroidea superior, aus der A. carotis externa entspringend, erreicht am oberen Pol der Seitenlappen die Drüse und teilt sich in drei glanduläre Äste, den R. posterior, R. lateralis und R. anterior (s. Abb. 6).

Die A. thyroidea inferior ist ein Ast des Truncus thyrocervicalis, der aus der A. subclavia abgeht. Sie erreicht die Schilddrüse an ihrer Hinterfläche und gibt als Drüsenäste jeweils einen R. posterior, R. medialis und R. inferior ab. Ursprungs- und Verlaufsvarianten beider Arterien sind nicht selten (s. Chirurgische Operationslehre, Bd. 1, Hals und Gefäße).

Im Inneren des Drüsenparenchyms sind die Arterien über zahlreiche Anastomosen verbunden. Diese intraglandulären Gefäßketten verbinden arkadenförmig sowohl die kraniale als auch die kaudale Zufuhr sowie die Gegenseite miteinander. Zusätzlich ist das intraglanduläre Gefäßnetz der Drüse mit den Gefäßen benachbarter Organe, wie des Larynx, der Trachea und des Ösophagus, durch extraglanduläre Ketten verbunden, so daß auch bei Ligatur aller vier Hauptgefäße ein Mindestmaß an Blutversorgung gewährleistet ist.

Die Aa. thyroideae superiores versorgen vorwiegend die kranialen Pole sowie die Vorderflächen der Seitenlappen. Die zwei unteren Schilddrüsenarterien führen das Blut vorwiegend in die kaudalen Pole und die Hinterflächen der Seitenlappen.

Der Isthmus ist in der Regel gefäßärmer. Jedoch kann er in bis zu 6% der Fälle zusätzlich über eine A. thyroidea ima versorgt werden, welche entweder aus dem Arcus aortae oder aus dem Truncus brachiocephalicus entspringt (Abb. 7).

Auch die Blutgefäße für die obere Trachea (Aa. tracheales) entstammen der A. thyroidea inferior. Sie kreuzen die Rinne zwischen Trachea und Ösophagus quer und treten von lateral her in die Trachea ein. Die Ventral- und Dorsalseite der Trachea ist frei von Gefäß- und Neneneintritten (s. Abb. 4).

Venen
(Abb. 8)

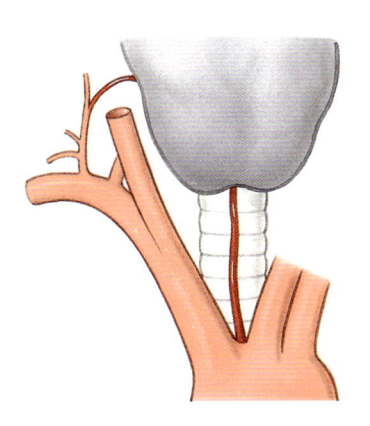

Abb. 7 A. thyroidea ima.

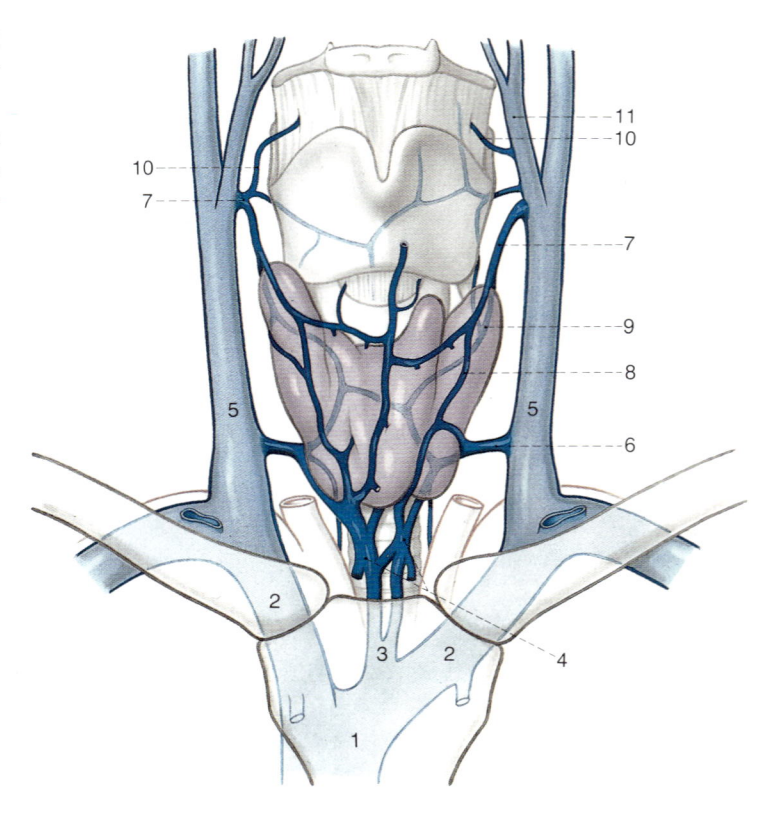

Abb. 8 Venen der Schilddrüse.
1 V. cava superior
2 V. brachiocephalica
3 V. thyroidea inferior
4 Plexus thyroideus impar
5 V. jugularis interna
6 V. thyroidea media (Kocher)
7 V. thyroidea superior
8 R. anterior ⎫ v. thyroideae superioris
9 R. posterior ⎭
10 V. laryngea superior
11 V. facialis

Die A. thyroidea ima kann auch eine fehlende A. thyroidea inferior ersetzen und verläuft ventral von der Trachea zum Isthmus der Schilddrüse. Sie ist bei einer Tracheotomia inferior zu beachten. Ebenso kann ein hochgelegener Truncus brachiocephalicus bei diesem Eingriff zu Komplikationen führen.

Für die Versorgung des Kehlkopfes gibt die A. thyroidea superior eine A. laryngea superior ab, welche nahe des N. laryngeus superior zur Membrana thyrohyoidea zieht und diese durchsetzt.

Der R. cricothyroideus, ein weiterer Ast der A. thyroidea superior (s. Abb. 4 u. 6), verläuft ventral um den Bogen des Ringknorpels und verbindet sich mit dem gegenseitigen Ast zu einem über dem Lig. cricothyroideum verlaufenden Gefäßbogen. An der Mitte des Bogens zweigt je ein kleines Gefäß das Lig. cricothyroideum durchbohrend ab, welches die Schleimhaut der kaudalen Kehlkopfabschnitte versorgt. Der R. cricothyroideus der A. thyroidea superior kann in bezug auf Stärke und Verlauf asymmetrische Unterschiede aufweisen. Er kann durch einen Ast der A. thyroidea inferior ersetzt sein und in der Medianen Äste zum Isthmus der Schilddrüse abgeben.

Aus dem hinteren Drüsenast der A. thyroidea inferior entspringt die A. laryngea inferior, die sich dem N. laryngeus inferior anschließt.

Der Blutabfluß der Schilddrüse erfolgt über die Vv. thyroideae superiores, welche über die Vv. faciales die Vv. jugulares internae erreichen.

Das Blut aus den Seitenlappen der Schilddrüse wird außerdem beidseits direkt über eine V. thyroidea media (kann manchmal fehlen) in die V. jugularis interna abgeführt.

Am Oberrand des Isthmus verläuft regelmäßig eine quere Vene zur Verbindung der Stromgebiete beider Lappen.

Am Unterrand des Schilddrüsenisthmus bildet sich ein Plexus thyroideus impar, der häufig als V. thyroidea inferior das Blut zur V. brachiocephalica sinistra führt. Dieser bei Atemnot prall mit Blut gefüllte Venenplexus kann zu Komplikationen bei der Tracheotomia inferior Anlaß geben (Abb. 9).

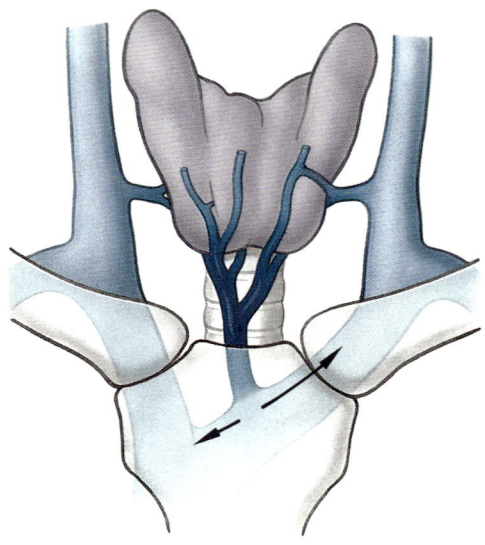

Abb. 9 Plexus thyroideus impar.
Die nach kaudal ziehenden Venen bilden vor der Trachea den Plexus thyroideus impar, der häufig als V. thyroidea inferior in die V. brachiocephalica sinistra mündet. Variationen der Zahl und der Einmündungsstelle (Pfeile) sind möglich.

Ähnlich wie bei den Arterien haben die Venengeflechte der Schilddrüse zahlreiche extraglanduläre Verbindungen zu benachbarten Organvenen. Außerdem bestehen Verbindungen zur Oberfläche hin, zur V. jugularis anterior und zum Arcus venosus juguli.

Während die kranialen Schilddrüsenvenen die Arterien begleiten (Vv. comitantes), sind die kaudalen Venen der Glandula thyroidea im Übergangsbereich zum mediastinalen Unterdrucksystem Sogvenen (Gefahr der Luftembolie!).

Die Kehlkopfvenen, Vv. laryngeae superiores und Vv. laryngeae inferiores verlaufen als Begleitvenen mit den gleichnamigen Arterien. Als Besonderheit finden sich im Bereich der Ventralseite von Larynx und Trachea zumeist unsymmetrisch angeordnete Vv. laryngeae inferiores anteriores, die zum Plexus thyroideus impar ziehen.

Nerven

Die parasympathischen Nerven für Schilddrüse, Kehlkopf und Luftröhre entstammen dem N. vagus. Die Nerven des sympathischen Systems kommen aus den drei Halsganglien des Grenzstranges. Sie gelangen, die Arterien begleitend, zu ihren Erfolgsorganen.

Von besonderer Bedeutung für die Region sind zwei Äste des N. vagus, der N. laryngeus superior und der N. laryngeus recurrens (s. Abb. **3** u. **4**).

Der N. laryngeus superior verläßt den N. vagus im kranialen Winkel des Trigonum caroticum in Höhe seines Ganglion inferius. Er steigt steil ab, unterkreuzt die A. carotis externa und gibt spätestens am Dorsalrand des Kehlkopfskelettes den R. externus ab. Dieser verläuft, überlagert von den Vasa thyroidea superiora, nach kaudal am Kehlkopf entlang zum M. cricothyroideus, den er versorgt.

Der vorwiegend sensible R. internus durchbohrt gemeinsam mit der A. laryngea superior die Membrana thyrohyoidea und versorgt die Kehlkopfschleimhaut oberhalb der Stimmritze (Abb. **10a** u. **b**).

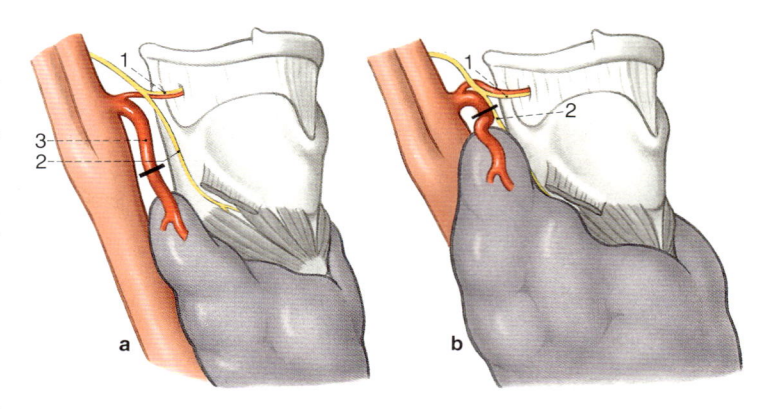

Abb. 10a u. **b** Der N. laryngeus superior verläuft je nach Lage des oberen Schilddrüsenpols mehr oder weniger nahe an der A. thyroidea superior.

1 R. internus n. laryngei superioris
2 R. externus n. laryngei superioris
3 A. thyroidea superior

Der N. laryngeus recurrens verläuft in der Rinne zwischen Luft- und Speiseröhre nach aufwärts. Sein Endast erreicht als N. laryngeus inferior den Kehlkopf. Der N. laryngeus recurrens innerviert mit Rr. tracheales die Luftröhre, mit Rr. oesophagei die Speiseröhre und mit seinem N. laryngeus inferior alle inneren Kehlkopfmuskel sowie die Schleimhaut des Larynx unterhalb der Stimmritze.

Die topographische Beziehung zwischen N. laryngeus recurrens und A. thyroidea inferior ist unterschiedlich (Abb. **11a–c**).

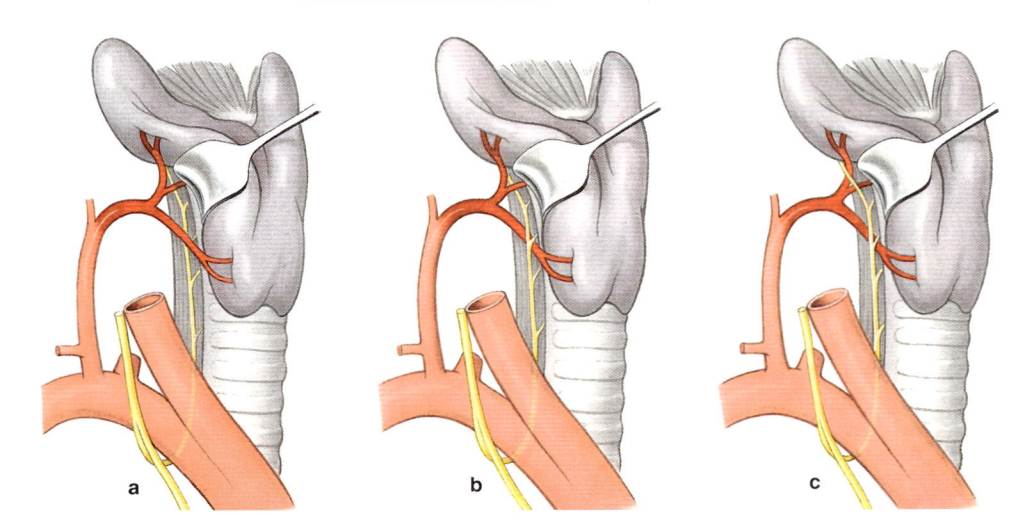

Abb. 11 a–c   Verlaufsvarianten des N. laryngeus recurrens.

a Der Nerv liegt dorsal von den Arterienästen.
b Der Nerv durchsetzt die Arterienäste.
c Der Nerv liegt ventral von den Arterienästen.

Spezielles

Indikationen

1. Mechanische Verlegung der Atemwege, z. B. bei Verletzungen des Kehlkopfes, des Mittelgesichtes (Le Fort 1–3), Tumoren, beidseitige Rekurrensparese, Weichteilschwellungen im Bereich der oberen Luftwege, Fremdkörperaspiration usw. sowie der Unmöglichkeit der transglottischen Intubation.
2. Langzeitintubation mit der Notwendigkeit und Möglichkeit einer adäquaten Bronchialtoilette.
3. Ateminsuffizienz bei schweren obstruktiven oder restriktiven Lungenerkrankungen, bei Bewußtlosen mit unzureichender Hustenleistung aus neurologischer Indikation (z. B. bei apallischem Syndrom).
4. Kompression der Atemwege von außen, z.B. durch postoperative Blutung und der Unmöglichkeit einer Intubation.
5. Langsam zunehmende subglottische Stenosen mit sekundärer Infektion und Entzündung.

Operationsrisiko und Aufklärungshinweise

Als Risiken kommen die Tracheastenose und Entzündungen im oberen Respirationstrakt in Betracht. Ein Aufklärungsgespräch ist wegen der meist vorliegenden Notfallsituation oft nicht möglich.

Narkose

Intubationsnarkose bzw. Lokalanästhesie, in Notsituationen evtl. auch ohne jegliche Anästhesie.

Lagerung

Rückenlagerung mit Dorsalflexion des Kopfes (Abb. 12). Polster unter den Schultern.

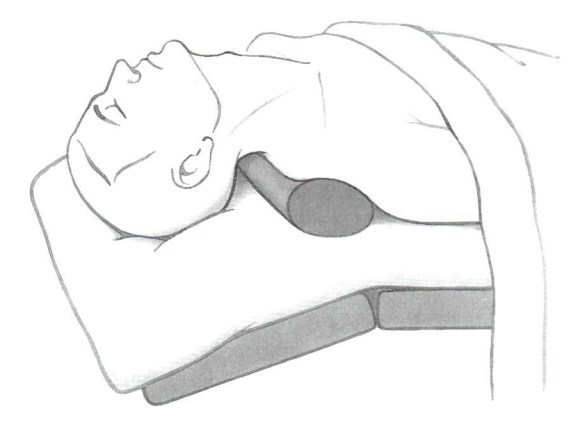

Abb. 12 Lagerung des Patienten.

Zugangswege

Die chirurgischen Zugangswege zur Trachea bei den verschiedenen Tracheotomien sind in Abb. 13 (Sagittalschnitt) schematisch aufgeführt. Grundsätzlich kann die Tracheotomie als Längs- oder Querschnitt begonnen werden (Abb. 14 u. 15).

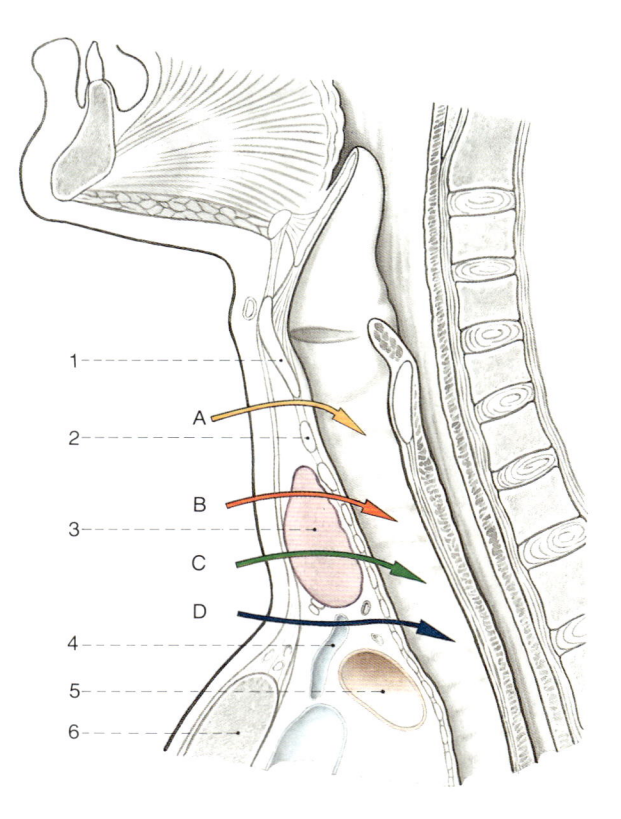

Abb. 13 Formen der Tracheotomie sind:
A Koniotomie als Notfalleingriff
B obere Tracheotomie
C mittlere Tracheotomie
D untere Tracheotomie

1 Schildknorpel
2 Ringknorpel
3 Schilddrüse
4 V. brachiocephalica
5 Aorta
6 Brustbein

Koniotomie

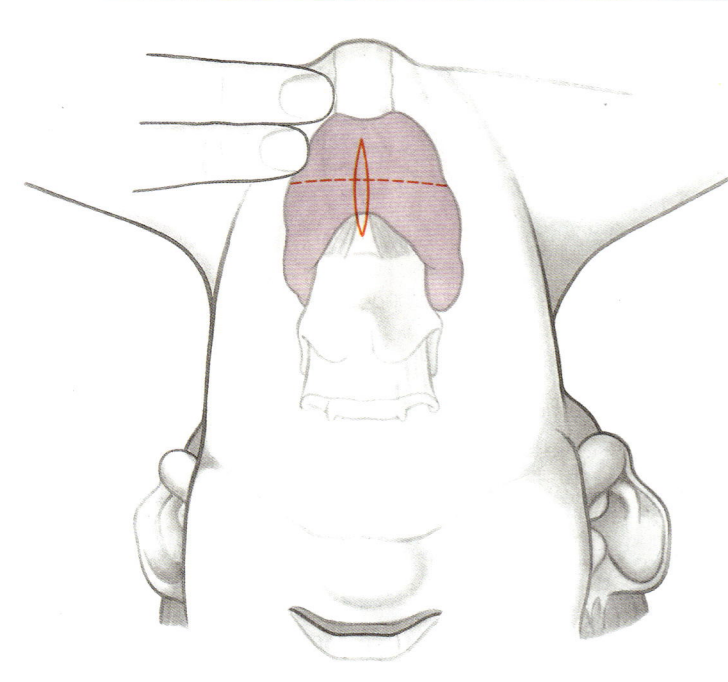

Abb. 14 Längs- und Querschnitt (schematisch).

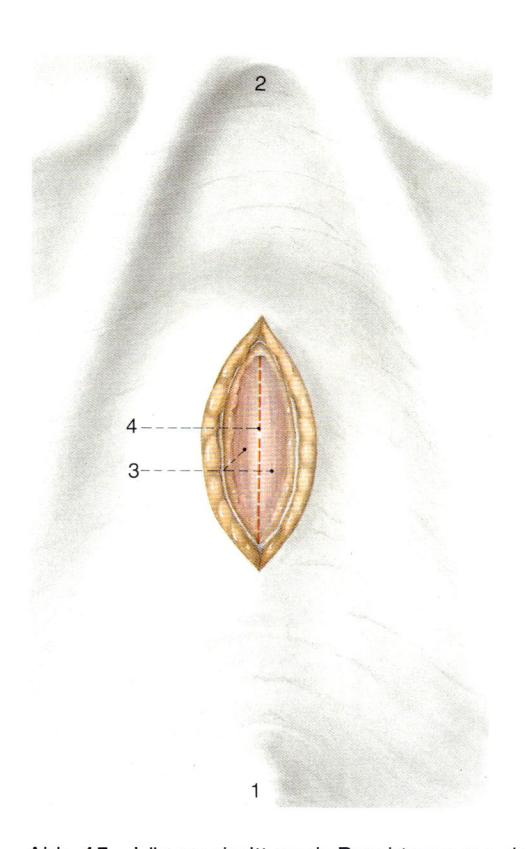

Abb. 15 Längsschnitt nach Durchtrennung der oberen und mittleren Halsfaszie.

1 Incisura thyroidea
2 Incisura jugularis
3 M. sternohyoideus
4 Linea alba

wird. Der Längsschnitt erleichtert, vom Schildknorpel kommend, die Orientierung auf die Trachea. Er hat den Nachteil des schlechteren kosmetischen Endresultates. In allen anderen Situationen (bei liegendem Tubus) kann der Querschnitt ein oder zwei Querfinger oberhalb des Jugulums gewählt werden (s. Abb. 14).

Arbeitsschritte

Tracheotomie und Koniotomie

1 Schnittführung am Hals in der Medianlinie (Notfall).
2 Präparation der Trachea bzw. des Lig. cricothyroideum medianum (conicum) in der Medianlinie (Linea alba).
3 Eröffnung der Luftröhre zwischen den Trachealringen oder zwischen Ring- und Schildknorpel (Koniotomie).
4 Einführen eines Tubus.
5 Sicherung des Tracheostomas.

Spezielle Technik

Koniotomie

Die Koniotomie stellt eine Nottracheotomie dar, die innerhalb weniger Stunden in eine regelrechte Tracheotomie übergeführt werden sollte, da sonst die Gefahr einer Perichondritis mit Knorpelsequestrierung im Bereich des Ringknorpels besteht. Nach Längsschnitt entlang der Schildknorpelvorderkante wird das Lig. cricothyroideum medianum dargestellt.

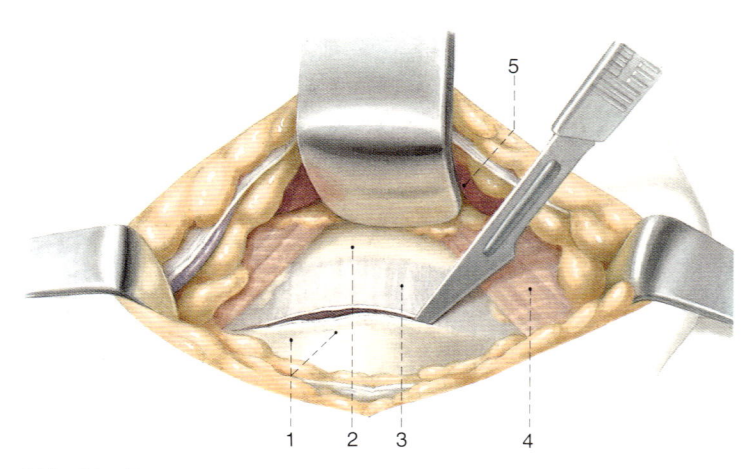

Abb. 16 Das Lig. cricothyroideum medianum wird stets quer inzidiert. Die Querinzision sollte dicht unterhalb des Schildknorpelrandes erfolgen, da sonst die Gefahr der Verletzung des R. cricothyroideus der A. thyroidea superior besteht. Wird in Lokalanästhesie ein Luftröhrenschnitt vorgenommen, so kann eine Pantokainlösung in das Tracheallumen geträufelt werden, um den Hustenreiz zu mildern. Sobald die Atemnot behoben ist, wird die vorgesehene Tracheotomie ohne Eile ausgeführt. Nach erfolgter Tracheotomie wird das Lig. cricothyroideum medianum verschlossen, ohne den Knorpel selbst zu berühren. Alternativen zur Koniotomie sind die notfallmäßige Intubation, die Notfallbronchoskopie mit dem starren Rohr bzw. die Laryngotomie.

1 Unterkante Schildknorpel
2 Ringknorpel
  (Arcus cartilaginis cricoideae)
3 Lig. cricothyroideum medianum
4 M. cricothyroideus
5 Isthmus der Schilddrüse

Bei Kindern oder bei schwieriger anatomischer Situation (Einbruch eines Schilddrüsenkarzinoms in die Trachea), bei der Koniotomie oder bei lebensbedrohender Erstickung sollte der Längsschnitt gewählt werden. Dabei ist streng darauf zu achten, daß in der Medianlinie geblieben

Tracheotomie
(s. auch Bd. 1, S. 33 f)

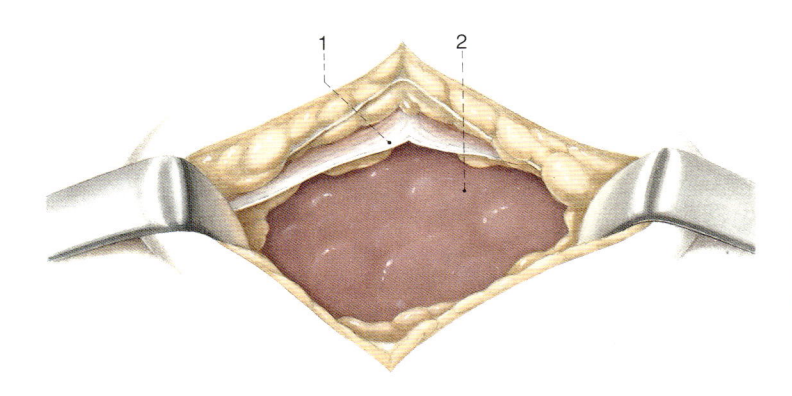

Abb. 17 Bei der *Tracheotomia superior* mit Längs- oder Querschnitt stellt man sich die gerade Halsmuskulatur nach Durchtrennung des Platysmas dar. Es wird in der Linea alba colli eingegangen und die Muskulatur stumpf auseinanderpräpariert. Ein Lobus pyramidalis der Schilddrüse wird reseziert.

1 Fascia cervicalis media
2 Glandula thyroidea

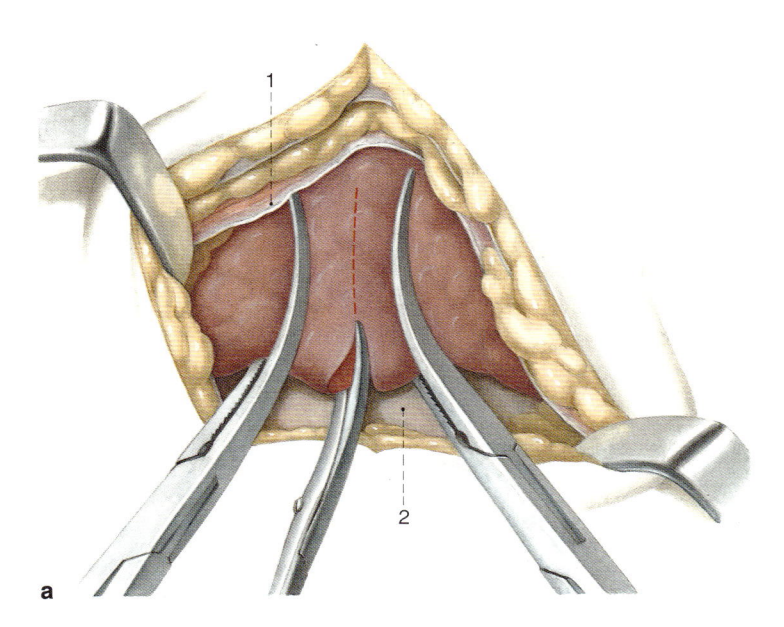

Abb. 18a u. b Nach Darstellung des Ringknorpels und der ersten zwei bis drei Trachealringe wird die Schilddrüse nach Umstechungen in der medianen Linie durchtrennt, so daß sich ein kaudal gestielter Lappen bildet.

1 Fascia cervicalis media
2 Ringknorpel
3 Trachealspange

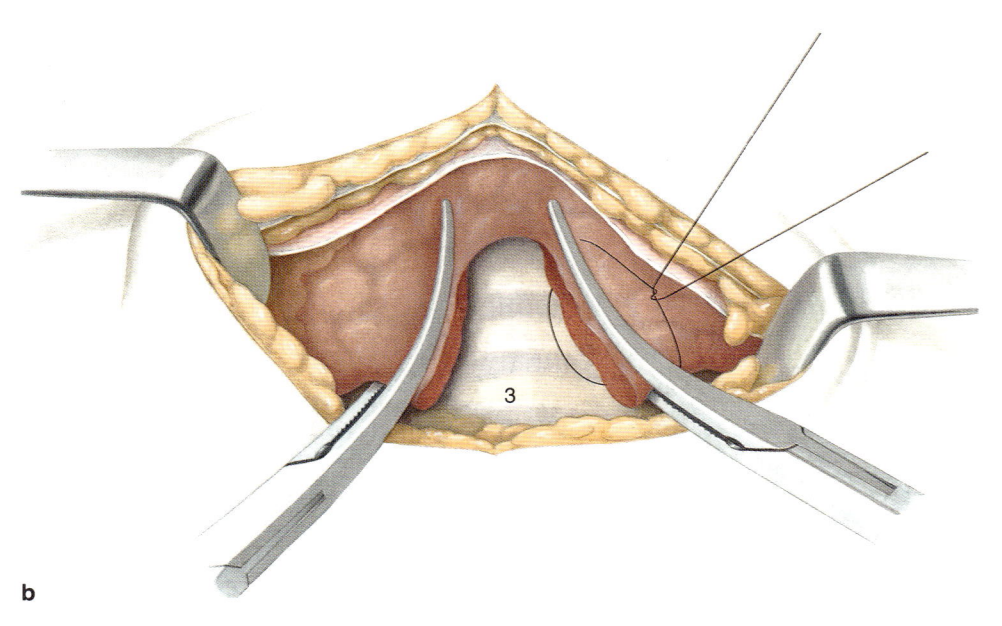

Tracheotomie 297

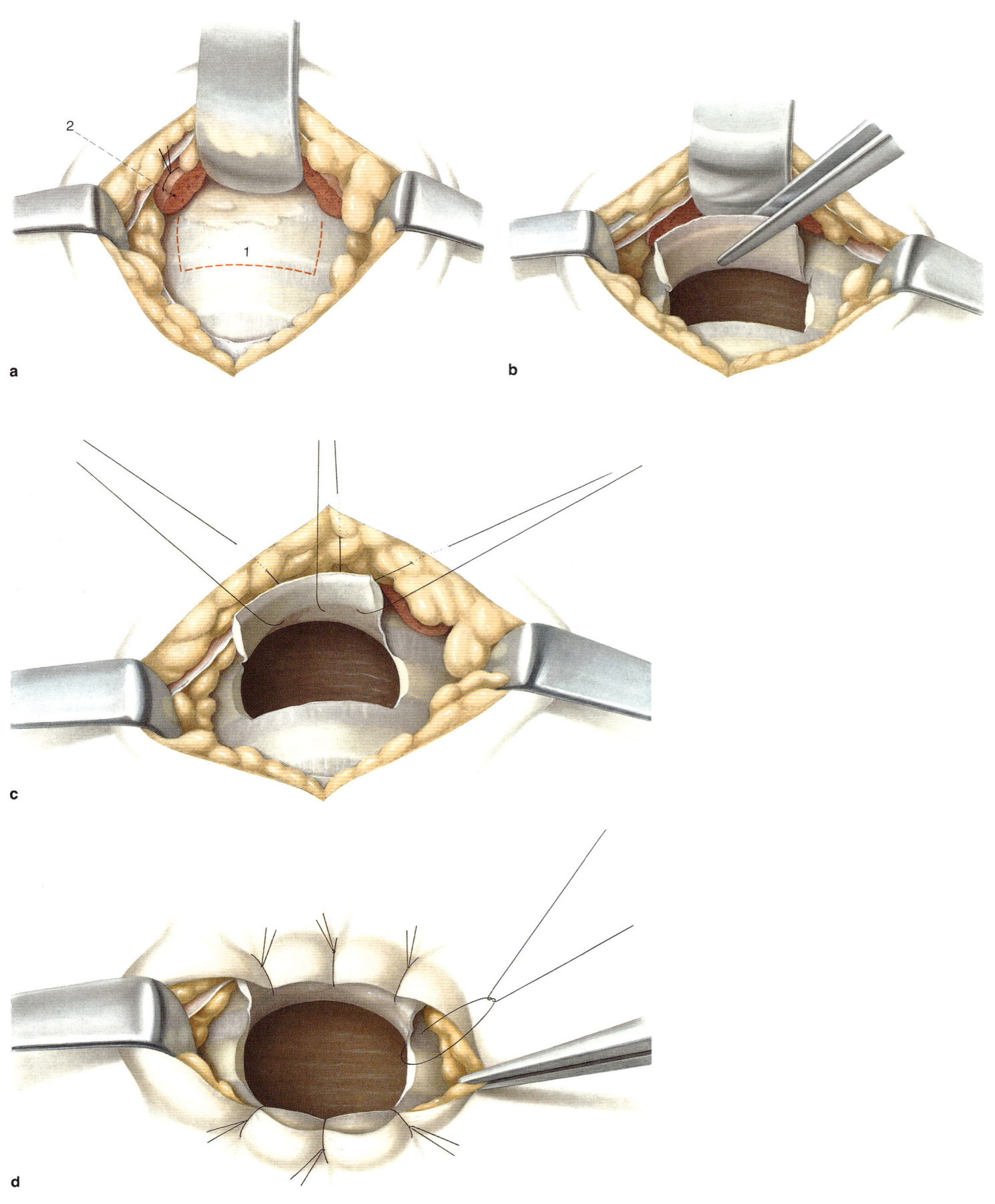

Abb. 19a–d Beim Querschnitt empfiehlt sich die Querinzision zwischen dem 1. und 2. Trachealring mit Durchtrennung der Randpartien des 2. Trachealringes. Nach Mobilisierung der Haut wird sie mit dem Tracheostoma vereinigt. Es entsteht so ein gesichertes Tracheostoma, welches postoperative Komplikationen vermeidet. Es kann auch Trachealknorpel entfernt werden. Dieses ist jedoch nur bei Erwachsenen gestattet. Im Wachstumsalter sollte jedes Ausstanzen von Knorpel grundsätzlich vermieden werden.

1 2. Trachealspange
2 Schilddrüse

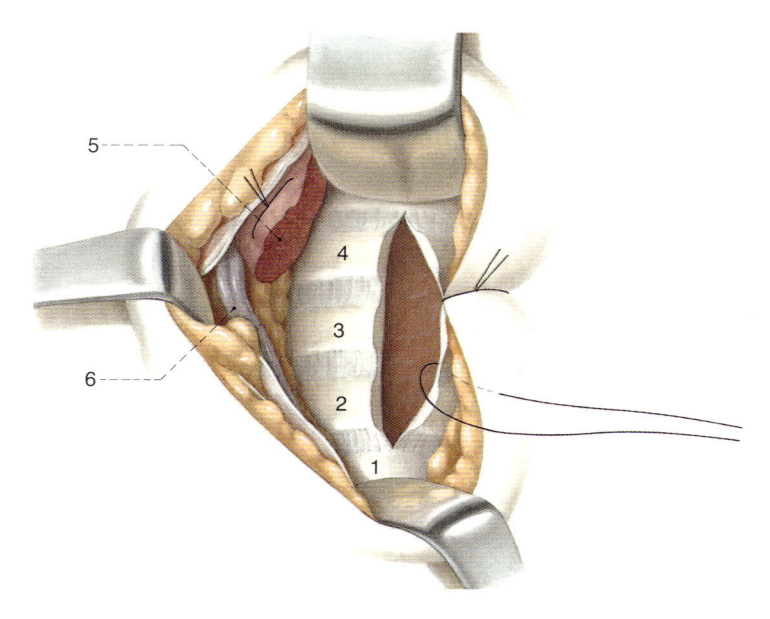

Abb. 20 Die *Tracheotomia media* stellt das bei Kleinkindern bevorzugte Verfahren mit Darstellung der Trachea nach Durchtrennung des Isthmus der Schilddrüse dar. Sie ist technisch gering aufwendiger (zusätzliche Ligaturen). Sie hat jedoch den Vorteil, daß Emphysem und Blutungen vermieden werden. Später kann kein nennenswerter Druck der Schilddrüse auf die Trachea einwirken. Die Tracheotomia media ist dann zu empfehlen, wenn keine besondere Eile geboten ist.

1–4 1. bis 4. Trachealspange
5 Schilddrüse
6 Vene

Die *Tracheotomia inferior* wird unterhalb des Isthmus der Schilddrüse ausgeführt. Sie sollte nicht bei Kleinkindern und Säuglingen, sondern nur bei Erwachsenen ausgeführt werden. Spezielle Sorgfalt ist auf die V. thyroidea inferior zu legen, um eine Luftembolie zu vermeiden. Eine sorgfältige Blutstillung ist ebenso erforderlich wie besondere Vorsicht beim Kanülenwechsel, da Arrosionsblutungen auftreten könnten.

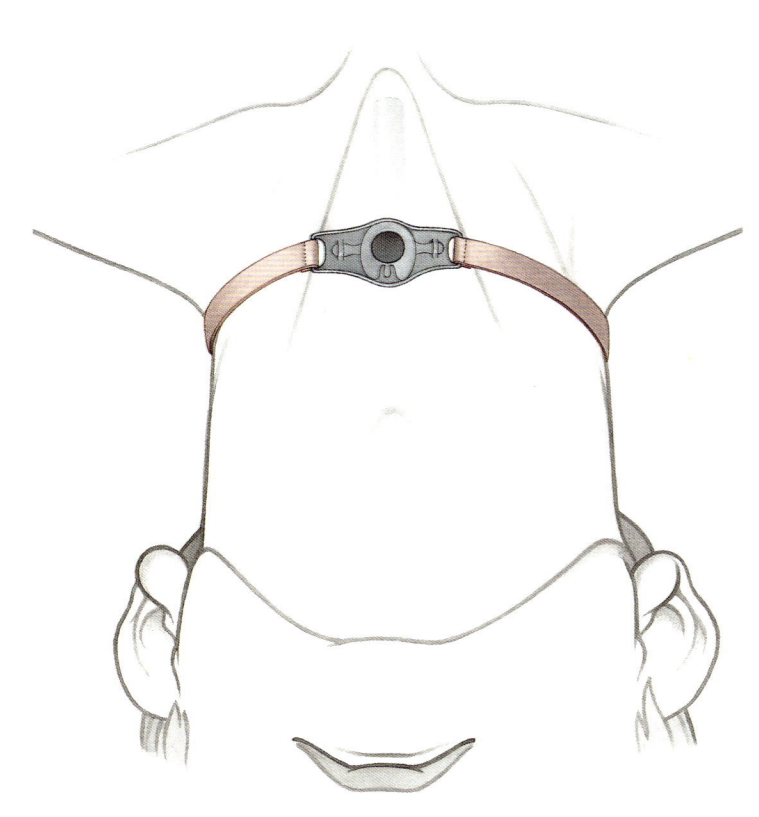

Abb. 21 Abschlußsituation nach Einbinden der Trachealkanüle.

Komplikationen

Intraoperative Blutung

Hält man sich streng in der medianen Linie (Linea alba colli), so treten Blutungen äußerst selten auf. Vor der Eröffnung der Trachea ist eine sorgfältige Blutstillung erforderlich.

Therapie

Tritt eine Blutung bei Spaltung des Trachealknorpels auf, so ist zunächst eine blockbare Kanüle einzuführen, dann sind die Blutungen zu versorgen. Gefährlicher sind Arrosionsblutungen durch falsche Kanülenlage.
Blutungen aus dem Truncus brachiocephalicus sind fast immer tödlich. Der falsche Sitz einer Kanüle ist dafür meist verantwortlich.

Respiratorisches Emphysem

Es entsteht durch zu feste Tamponade im Anschluß an eine Tracheotomie.
Beim Husten kann aus dem Trachealschnitt ausströmende Luft nicht nach außen entweichen, und sie sucht sich den Weg im lockeren Bindegewebe der Unterhaut. Es ist beim Palpieren durch die Haut tastbar. *Abhilfe:* Wechsel der Kanüle, Dämpfung des Hustenreizes.

Therapie

Eine Behandlung des Emphysems ist nur in den seltensten Fällen erforderlich (Drainage).

Verlegung der Trachea

Durch Borken oder Herausrutschen der Kanüle möglich.

Therapie

Entfernung der Hindernisse mit Endoskopiezange oder mit dem starren Bronchoskop, Behandlung mit Tacholiquin.

Nachsorge

Wahl der Kanülen

Im Anschluß an eine Tracheotomie ist für ausreichende Befeuchtung zu sorgen (Wegfall der natürlichen Anfeuchtung der Atemluft durch Nase und Mund). Es wird von Tracheoflexkanülen auf Silberkanülen übergegangen.

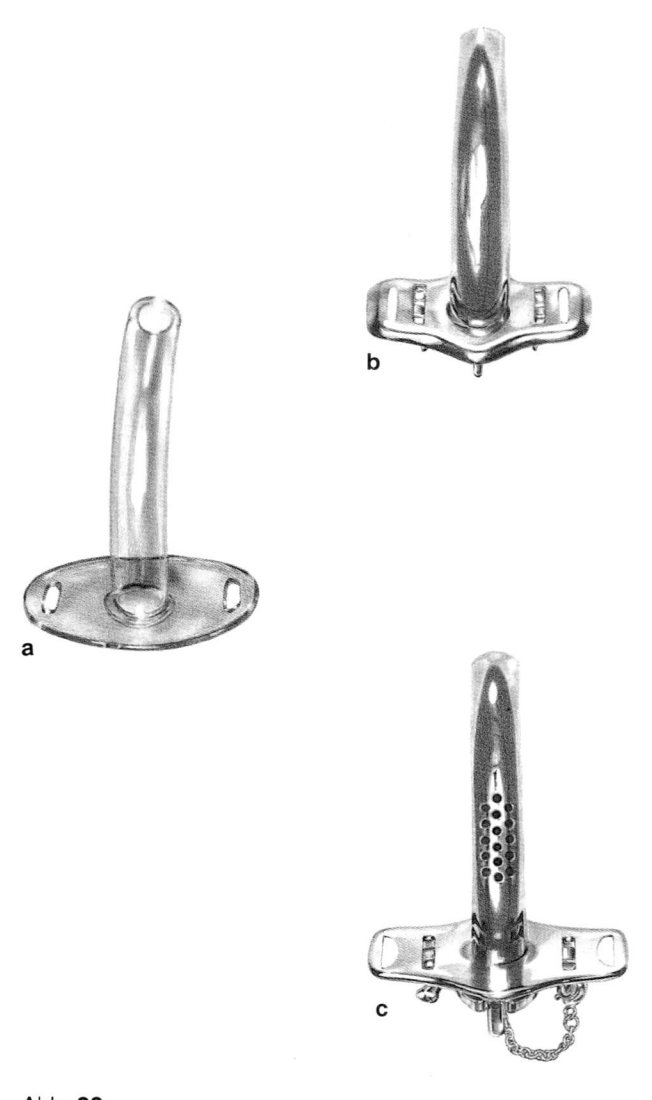

Abb. 22
a Trachealkanüle (Kunststoff).
b Silberkanüle mit wechselbarem Inneneinsatz.
c Sprechkanüle mit Ventileinsatz aus Silber.

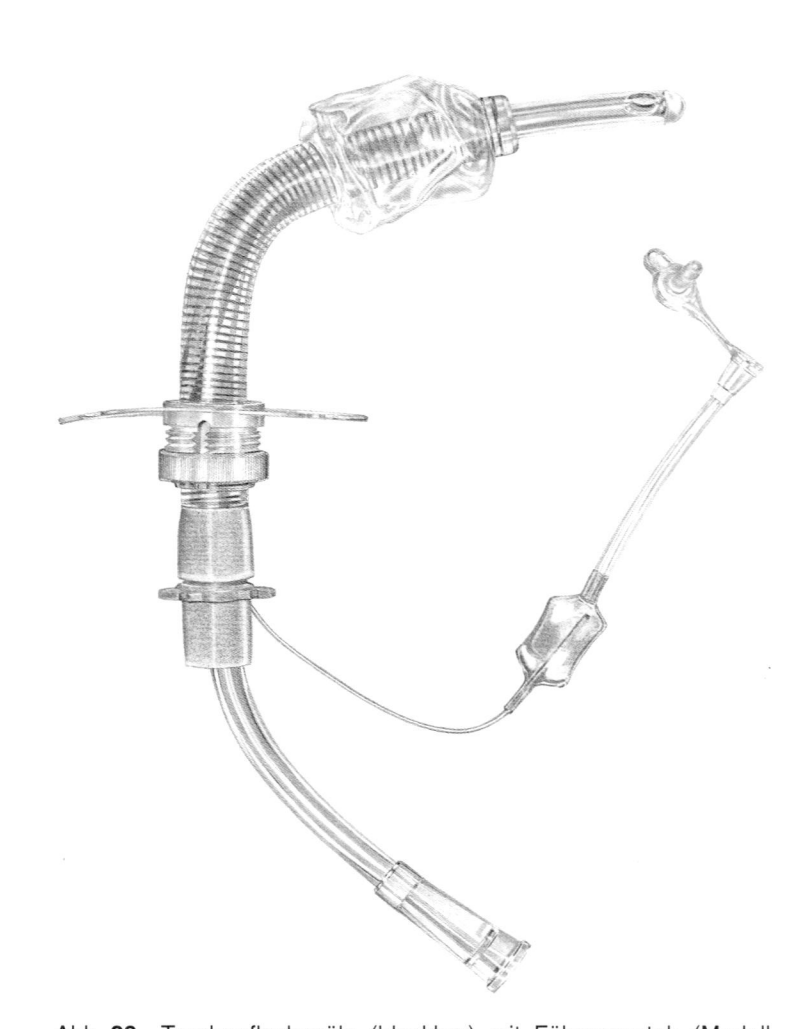

Abb. 23 Tracheoflexkanüle (blockbar) mit Führungsstab (Modell Rügheimer).

Pflege des Tracheostomas: Bei einem gesicherten Tracheostoma ist keine besondere Pflege notwendig. Kommt es zur starken Sekretion, ist Solutio Castellani empfehlenswert.

Verschluß des Tracheostomas

Bei länger persistierendem Tracheostoma ist eine chirurgische Versorgung des Tracheostomas aus funktionellen sowie kosmetischen Gründen erforderlich.

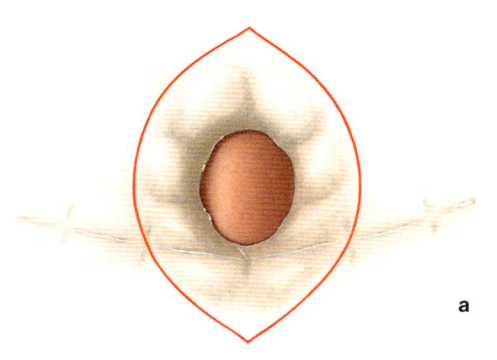

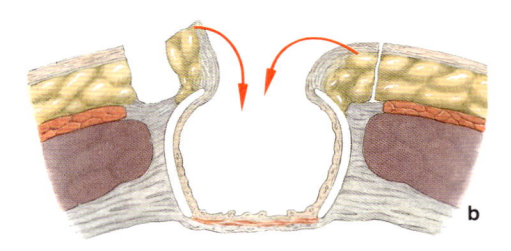

Abb. **24a** u. **b** Der 1. Schritt besteht in einer sorgfältigen, ca. 1 bis 2 cm vom Tracheostomarand entfernten Umschneidung mit Durchtrennung des Unterhautgewebes. Nach Mobilisation des Unterhautgewebes werden die beiden Hautlappen als Innenauskleidung in Form eines Kipplappens geschnitten.

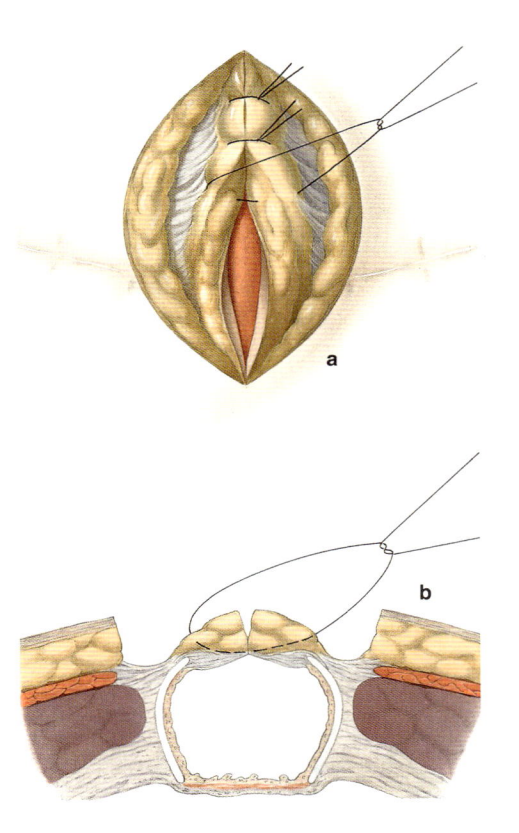

Abb. **25a** u. **b** Der Kipplappen wird durch Knopfnähte invertiert vernäht.

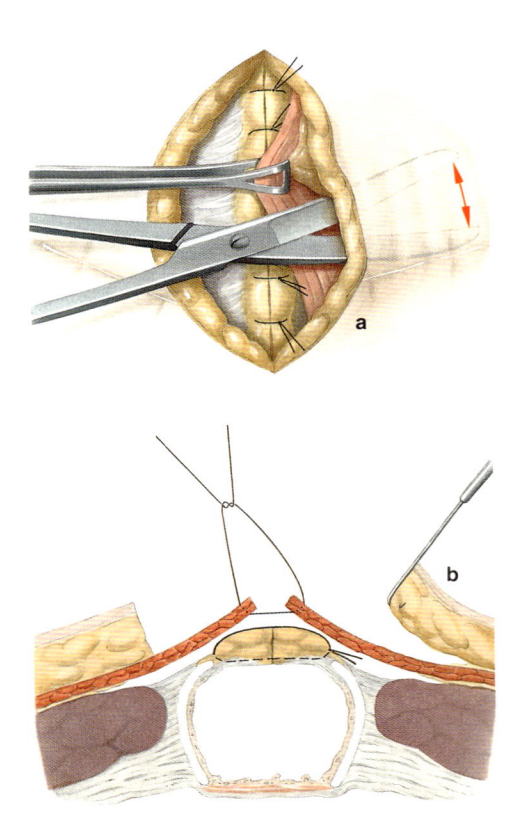

Abb. **26a** u. **b** Nach subkutaner Entfesselung der Haut wird die gerade Halsmuskulatur (Unterzungenbeinmuskulatur) mobilisiert und ebenfalls über dem Tracheostoma als Schicht vereinigt.

Tracheotomie **301**

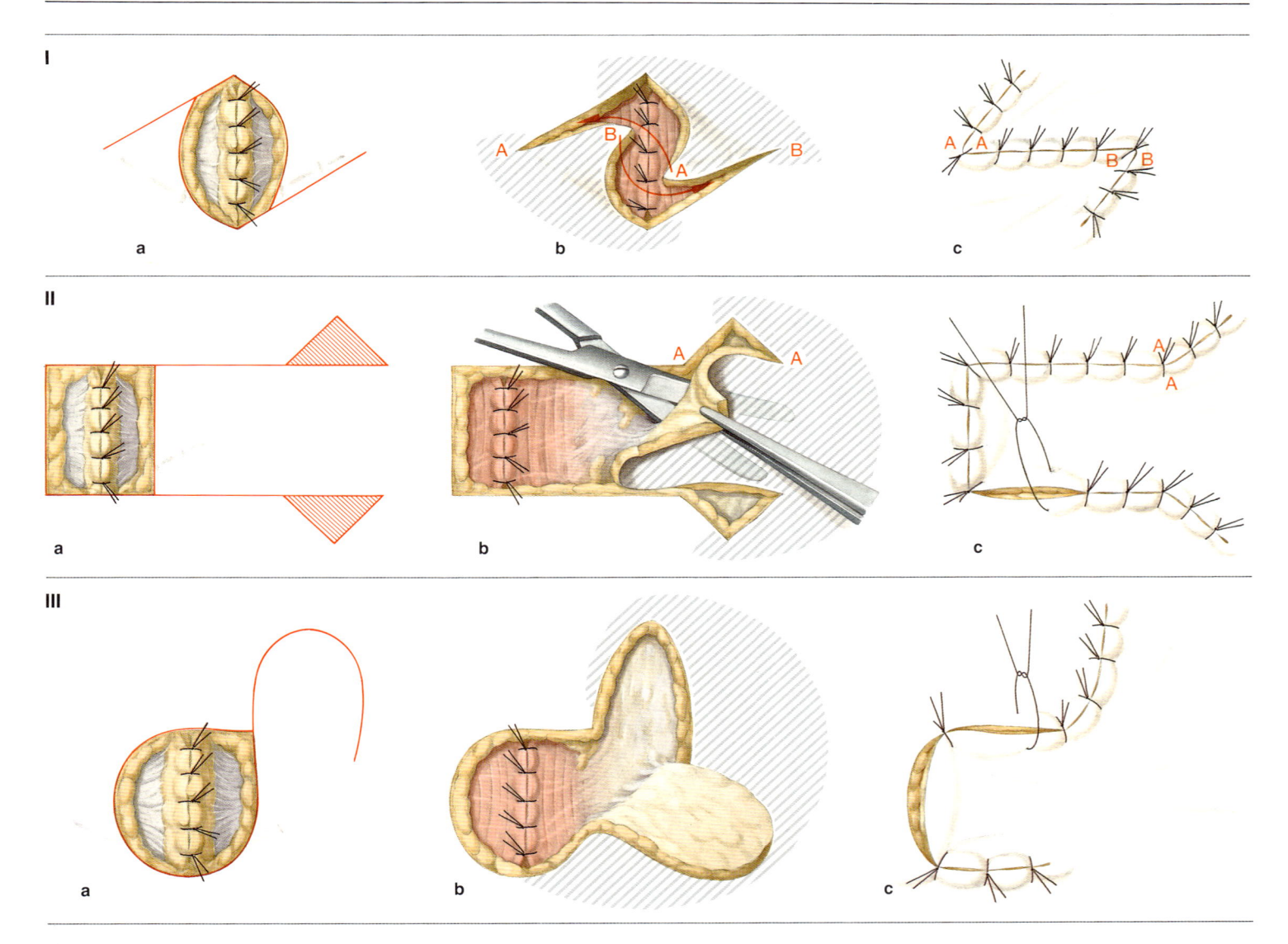

Abb. 27 Zum sicheren Verschluß des Hautdefektes können eine angedeutete Z-Plastik (Abb. **27/Ia—c**), eine Verschiebeplastik mit Burow-Dreiecken (Abb. **27/IIa—c**) sowie ein Schwenklappen (Abb. **27/IIIa—c**) verwandt werden. Durch diesen dreischichtigen Tracheostoma-Verschluß kann in der Regel jedes Tracheostoma sicher verschlossen werden.

Gelegentlich ist zur Verstärkung der Vorderwand der Trachea bei großen Substanzdefekten Knorpel zwischen die Hautlappen einzuarbeiten.

Minitracheotomie

Von H. R. Matthews ist 1984 ein Besteck (Minitrach II), für sog. Minitracheotomien angegeben worden.

Sie stellt eine modifizierte Punktion der Trachea in Seldinger-Technik dar für eine Absaugtherapie bei Sputumretention sowie zur transtrachealen Sauerstofftherapie und Jet-Ventilation.

Die wesentlichen Nachteile dieses Verfahrens liegen darin, daß bei der Indikation (mechanische Verlegung der Atemwege) ein schnelles Aufsuchen der Trachea im unübersichtlichen Tumorgebiet selten möglich ist. Für alle anderen Situationen kann eine regelrechte Tracheotomie mit blockbarer Kanüle (bei der Minitracheotomie ist dies nicht möglich) viel besser eine dauerhafte Beatmung und Zugang zum Trachealbaum mit Verminderung des Totraumes erreichen.

Die Minitracheotomie sollte stets in eine regelrechte Tracheotomie übergeführt werden. Ein Vorteil der Minitracheotomie bei eindeutiger Indikation zur Tracheotomie besteht nicht, da der dünne Tubus eher durch Sekret verlegt wird (Borkenbildung) als bei einer regelrechten Tracheotomie.

Literatur

Mamma

Spezielle Anatomie

Haagensen, C. D.: The Lymphatics in Cancer. Saunders, Philadelphia 1972

Käser, O., F. A. Iklé, H. A. Hirsch: Atlas der Gynäkologischen Operationen. Thieme, Stuttgart 1983

Lippert, H.: Lehrbuch Anatomie. Urban & Schwarzenberg, München 1990

Malinac, J. W.: Arterial blood supply of the breast. Revised anatomic data relating to reconstructive surgery. Arch. Surg. 47 (1943) 329

Montagna, W., E. E. MacPherson: Some neglected aspects of the anatomy of human breasts. J. invest. Dermatol. 63 (1974) 10

Mossmann, D. A.: Anatomy of the pectoral nerves and their preservation in modified mastectomy. Amer. J. Surg. 139 (1980) 883

Pernkopf, E., V. Patzelt: Anatomie und Histologie der Haut. In Arzt, L., K. Zieler: Die Haut- und Geschlechtskrankheiten, Bd. I. Urban & Schwarzenberg, München 1933

Platzer, W.: Atlas der topographischen Anatomie. Thieme, Stuttgart 1982

Rauber, A., F. Kopsch: Anatomie des Menschen, Bd. II: Innere Organe. Thieme, Stuttgart 1987

Vorherr, H.: The Breast. Morphology, Physiology, and Lactation. Academic Press, New York 1974

Benigne, semimaligne und entzündliche Erkrankungen der Mamma

Ashikari, Huvos, R. A., R. E. Snyder, J. G. Lucas, R. V. P. Hutter, R. W. McDivitt, D. Schottenfeld: A clinicopathologic study of atypical lesions of the breast. Cancer (Philad.) 33 (1974) 310

Davis, H. H., M. Simons, J. B. Davis: Cystic disease of the breast: Relationship to carcinoma. Cancer (Philad.) 17 (1964) 975

Dixon, J. M., W. R. Miller, W. N. Scott, A. P. M. Forrest: The morphological basis of human breast cyst population. Brit. J. Surg. 70 (1983) 604

Donegan, L. W., J. S. Spratt: Cancer of the Breast. Saunders, Philadelphia 1979 (pp. 38–46)

Donnelly, P. K., K. W. Baker, J. A. Carney, W. M. O'Fallon: Benign breast lesions and subsequent breast carcinoma. Mayo Clin. Proc. 50 (1975) 650

Dupont, W. D., D. L. Page: Risk factors for breast cancer in women with proliferative breast disease. New Engl. J. Med. 312 (1985) 146

Von Fournier, D., F. Kubli, H. Junkermann, M. Bauer, U. Legler, B. Arabin, A. Müller: Medikamentöse und operative Therapie der Mastopathie in Abhängigkeit vom Entartungsrisiko. Frauenarzt 4 (1984) 1

Frantz, V. J., W. Pickren, G. W. Melcher, H. Auchincloss jr.: Incidence of chronic cystic disease in so-called "normal" breasts: A study based on 225 postmortem examinations. Cancer (Philad.) 4 (1951) 762

Friedl, W., P. Schlag, Ch. Herfarth: Operative Strategie bei Präkanzerosen und präinvasiven Cancerosen der Mamma. In H. Bohmert: Brustkrebs. Thieme, Stuttgart 1989 (S. 569)

Haagensen, C. D.: Infections in the Breast in Diseases of the Breast. Saunders, Philadelphia 1971a (p. 333)

Haagensen, C. D.: Benigne Diseases of the Breast in Disease of the Breast. Saunders, Philadelphia 1971b (p. 155)

Herfarth, Ch.: Chirurgische Prophylaxe bei Präkanzerosen und nicht invasiven Carcinomen der Mamma. Langenbecks Arch. Chir. 366 (1985) 513

Herfarth, Ch., P. Schlag: Überlegungen zur operativen Taktik bei Präcancerosen und nicht-invasiven Carcinomen der Mamma. Chirurg 53 (1982) 29

Humphrey, L. J., M. A. Swerdlow: Large duct epithelial hyperplasia and carcinoma of the breast. Arch. Surg. 97 (1969) 592

Hutchinsons, W. B., D. B. Thomas, W. B. Hamlin, G. J. Roth, A. V. Peterson, B. Williams: Risk of breast cancer in women with benign breast disease. J. nat. Cancer Inst. 65 (1986) 13

Jagla, K., A. Georgii: Multizentrische Carcinome und atypische Hyperplasien der Brustdrüse. Verh. dtsch. Ges. Pathol. 59 (1975) 499

Karpas, C. M., H. P. Leis, A. Oppenheim, W. L. Mersheimer: Relationship of fibrocystic disease to carcinoma of the breast. Ann. Surg. 162 (1965) 1

Kern, W. H., R. N. Brocks: Atypical epithelial hyperplasia associated with breast cancer and fibrocystic disease. Cancer (Philad.) 24 (1969) 668

Linell, F.: Radial scars of the breast and their significance for diagnosis and prognosis. Verh. dtsch. Ges. Pathol. 69 (1965) 108

Monson, R. R., B. MacMahon: Chronic mastitis and carcinoma of the breast. Lancet 1976/II, 224

Prechtel, K.: Beziehungen der Mastopathie zum Mammakarzinom. Fortschr. Med. (Gauting) 90 (1972) 43

Prechtel, K., G. Geiger: Langzeitbeobachtung von Frauen mit bioptisch gesicherter Mastopathie. Dtsch. med. Wschr. 110 (1985) 1883

Rosen, P. O., D. W. Braun, D. E. Kinne: The clinical significance of preinvasive breast carcinoma. Cancer (Philad.) 46 (1986) 919

Schlag, P.: Operative Strategie bei Präkanzerosen und präinvasiven Karzinomen der Mamma. Chirurg 55 (1984) 142

Semb, C.: Pathologico-anatomical and clinical investigations of fibroadenomatosis cystic mammae and its relation to other pathological conditions in the mammae, especially cancer. Acta chir. scand., Suppl. 10 (1928) 83

Maligne Erkrankungen der Mamma

Atkins, H., J. L. Hayward, D. J. Klugmann, A. B. Wayte: Treatment of early breast cancer: A report after ten years of a clinical trial. Brit. med. J. 1972/II, 423

Berg, J. W.: The significance of axillary node levels in the study of breast carcinoma. Cancer (Philad.) 8 (1955) 776

Berstock, D. A., J. Houghton, J. Haybittle, M. Baum: The role of radiotherapy following total mastectomy for patients with early breast cancer. Wld J. Surg. 9 (1985) 667

Bohmert, H.: Brustkrebs. Thieme, Stuttgart 1989 (S. 573)

Brinkley, D., J. L. Haybrittle: The curability of breast cancer. Lancet 1975/II, 95

Calle, R., J. P. Pipperon, P. Schlienger et al.: Conservative management of operable breast cancer. Cancer 42 (1980) 2045

Connolly, J. L., S. J. Schnitt, J. R. Harris, S. Hellman, B. Cohen: Pathologic correlates of local tumor control following primary radiation therapy in patients with early breast cancer. In J. R. Harris, S. Hellman, W. Silen: Conservative Management of Breast Cancer. Lippincott, Philadelphia 1983 (p. 123)

Copeland, E. M.: Modified radical mastectomy. In N. J. Kenilworth: Current Surgical Techniques. Schering Drug, Vol. 3/2, 1979

Cuzick, J., H. Stewart, R. Peto, et al.: Overview of randomized trials comparing radical mastectomy without radiotherapy against simple mastectomy with radiotherapy in breast cancer. Cancer Treatm. Rep. 71 (1987) 7

Cuzick, J., H. Stewart, R. Peto, B. Fisher, M. Baum, H. Host, J. P. Lythgoe, G. Ribeiro, H. Scheuerlen, A. Wallgren: Overview of randomized trials of postoperative adjuvant radiotherapy in breast cancer. Cancer Treatm. Rep. 71 (1987) 15

Dahl-Iversen, E., T. Tobiassen: Radical mastectomy with parasternal and supraclavicular dissection for mammary carcinoma. Ann. Surg. 157 (1963) 170

Dao, T. L., J. Patel: Modified radical mastectomy. In M. Nyhus, R. J. Baker: Mastery of Surgery. Little, Brown & Co., Boston 1987 (p. 257)

Degensheim, G. A.: The true modified radical mastectomy. Breast Cancer Res. Treatm. 5 (1979) 24

Donegan, W. L., J. S. Spratt: Cancer of the Breast. Saunders, Philadelphia 1979 (p. 701)

Duncan, W., G. R. Kerr: The curability of breast cancer. Brit. med. J. 1976/II, 781

Findlay, P. A., M. E. Lippman, D. Danforth, H. McDonald, T. d'Angelo, C. R. Gorrell, N. L. Gerber, W. Schain, A. S. Lichter: Mastectomy versus radiotherapy as treatment for stage I–II breast cancer: A prospective randomized trial at the National Cancer Institute. Wld. J. Surg. 9 (1985) 671

Fisher, B., N. Wolmark: Limited surgical management for primary breast cancer: A commentary on the NSABP reports. Wld. J. Surg. 9 (1985) 682

Fisher, B., N. H. Slack, I. D. Bross: Cancer of the breast: Size of neoplasm and prognosis. Cancer (Philad.) 24 (1969) 1971

Fisher, B., M. Bauer, D. L. Wickerham, et al.: Relation of number of positive axillary nodes to the prognosis of patients with primary breast cancer. An NSABP update. Cancer (Philad.) 52 (1983) 1551

Fisher, B., N. Montague, C. Redmond, et al.: Comparison of radical mastectomy with alternative treatments for primary breast cancer. Cancer (Philad.) 39 (1977) 2827

Fisher, B., C. Redmond, E. Fister, et al.: Ten-year results of a randomized clinical trial comparing radical mastectomy and total mastectomy with or without irradiation. New Engl. J. Med. 312 (1985) 674

Fisher, B., N. Wolmark, C. Redmond, et al.: Comparison of radical mastectomy with alternative treatments. II. The clinical and biologic significance of medial-central breast cancers. Cancer (Philad.) 48 (1981) 1863

Fisher, B., H. S. Neson, P. J. Cauenaugh, B. Gardner, R. Ravidin: Postoperative radiotherapy in the treatment of breast cancer. Ann. Surg. 172 (1970) 711

Fisher, B., M. Bauer, R. Margolese, R. Poisson, Y. Pilch, C. Redmond, E. Fisher, N. Wolmark, M. Deutsch, E. Montague, E. Saffer, L. Wickerham, H. Lerner, A. Glass, H. Shibata, P. Deckers, A. Ketcham, R. Oishi, I. Russel: Five year results of a randomized clinical trial comparing total mastectomy and segmental mastectomy with or without radiation in the treatment of breast cancer. New Engl. J. Med. 312 (1985) 665

Fisher, E. R., R. Sass, B. Fisher, et al.: Pathologic findings from the national surgical adjuvant breast project (protocol 6). II. Relation of local breast recurrence to multicentricity. Cancer (Philad.) 57 (1986) 1717

Fletcher, G. H., E. D. Montague: Does adequate irradiation of the internal mammary chain and supraclavivular nodes improve survival rates? Int. J. Radiat. Oncol. Biol. Phys. 4 (1978) 481

Forrest, A. P. M., H. J. Stewart, M. M. Roberts, et al.: Simple mastectomy and axillary node sampling in the management of primary breast cancer. Ann. Surg. 196 (1982) 371

Fournier, D., H. Kuttig, F. Kubli, P. Prager, H. Stolpe, A. Maier, J. Hüter: Wachstumsgeschwindigkeit des Mammakarzinoms und röntgenologische „Frühdiagnose". Strahlentherapie 151 (1976) 318

Friedl, W., H. R. Scheurlen, B. Henningsen: Der Wert der Strahlentherapie nach modifiziert radikaler Mastektomie. 10-Jahres-Ergebnisse der Heidelberger Studie. Dtsch. med. Wschr. 108 (1983) 325

Friedl, W., B. Henningsen, U. Abel, R. Hering, P. Reichel, F. Linder, Ch. Herfarth: Die Bedeutung der primären operativen Radikalität für das Überleben nach Mammacarcinombehandlung. Chirurg 58 (1987) 668

Gallager, H. S.: Multicentricity in breast cancer. In: J. R. Harris, S. Hellmann, W. Silen: Conservative Management of Breast Cancer. Lippincott, Philadelphia 1983 (p. 117)

Gallager, H. S., J. E. Martin: The study of mammary carcinoma by mammography and whole organ sectioning. Early observations. Cancer 35 (1969) 247

Haagensen, C. D.: Disease of the Breast. Saunders, Philadelphia 1971 (p. 829)

Haagensen, C. D., C. Bodian: A personal experience with Halsted's radical mastectomy. Ann. Surg. 199 (1984) 143

Handley, R. S.: The technique and results of conservative radical mastectomy (Patey's operation). Progr. clin. Cancer 1 (1965) 462

Handley, R. S.: Conservative radical mastectomy (Patey's operation). Ann. Surg. 170 (1976) 880

Handley, R. S.: Conservative surgical treatment of breast cancer. Breast 2 (1977) 321

Handley, R. S., A. C. Thackray: The internal mammary chain in carcinoma of the breast. Lancet 1949/II, 276

Harris, J. S., S. Hellman, W. Silen: Conservative Management of Breast Cancer. Lippincott, Philadelphia 1983

Haybrittle, J. L.: Is breast cancer ever cured? Rev. Endocr. Rel. Cancer 14 (1983) 13

Hayward, J.: The surgeon's role in primary breast cancer. Breast Cancer Res. Treatm. 1 (1981) 27

Hayward, J. L.: The guy's hospital trials on breast conservation. In J. R. Jarris, S. Hellman, W. Silen, et al.: Conservative Management of Breast Cancer. New Surgical and Radiotherapeutic Techniques. Lippincott, Philadelphia 1983 (p. 77)

Hellmann, S., J. R. Harris: The appropriate breast cancer paradigm. Cancer Res. 47 (1987) 339

Holmberg, L., J. Ponten, H. O. Adami: The biology and natural history of breast cancer from the screening perspective. Wld. J. Surg. 13 (1989) 25

Hutter, R. V. P.: The influence of pathologic factors on breast cancer management. Cancer (Philad.) 46 (1986) 961

Jaeger, K.: Axilläre Lymphadenektomie beim Mammakarzinom. Chirurg 60 (1989) 153

Kaae, S., H. Johansen: Simple versus radical mastectomy in primary breast cancer. In A. P. M. Forrest, P. B. Kunkler: Prognostic Factors in Breast Cancer. Proceedings of 1st Tenovus Symposium. Cardiff. Livingstone, Edinburgh 1967 (p. 93)

Kaae, S., H. Johansen: Does simple mastectomy followed by irradiation offer survival comparable to radical procedures? Int. J. Radiat. Oncol. Biol. Phys. 2 (1977) 1163

Koscielny, S., M. Tubiana, M. G. Lea, A. J. Valleron, H. Mouriesse, G. Contesso, D. Sarrazin: Breast cancer: Relationship between the size of the primary tumour and the probability of metastatic dissemination. Brit. J. Cancer 49 (1984) 709

Lacour, J., M. Le, E. Caceres, T. Koszarowski, U. Veronesi, C. Hill: Radical mastectomy versus radical mastectomy plus internal mammary dissection. Ten year results of an international cooperative trial in breast cancer. Cancer (Philad.) 51 (1983) 1941

Lemperle, G., J. Nievergelt: Plastische Mammachirurgie. Springer, Berlin 1989 (S. 275)

Lesser, M. L., P. P. Rosen, D. W. Kinne: Multicentricity and bilaterality in invasive breast carcinoma. Surgery 91 (1982) 234

Luce, E. A.: Breast reconstruction after mastectomy. Sth. med. J. 76 (1983) 190

McWirther, R.: Simple mastectomy and radiotherapy in the treatment of breast cancer. Brit. J. Roentgenol. 28 (1955) 128

Maddox, W. A., J. T. Carpenter, H. L. Laws, et al.: Randomized prospective trial of radical (Halsted) mastectomy versus modified radical mastectomy in 311 breast cancer patients. Ann. Surg. 198 (1983) 207

de Moulin, D.: A short History of Breast Cancer. Nijhoff, Boston 1983 (p. 102)

Nemoto, T., T. L. Dao: Is modified radical mastectomy adequate for axillary lymph node dissection? Ann. Surg. 182 (1975) 722

Olbrisch, R. R.: Präventive Operation in der Mammachirurgie. Chirurg 58 (1987) 234

Osborne, M. P.: The biologic basis for breast cancer treatment options. Amer. Coll. Surg. Bull. 71 (1986) 4

Palmer, M. K., C. G. Ribeiro: Thirty four year follow-up of patients with breast cancer in a clinical trial of postoperative breast cancer. Brit. med. J. 291 (1985) 1088

Peiper, H. J., R. Siewert: Kongreßbericht Langenbecks Arch. Chir. 345 (1977) 53

Rosen, P. P., A. A. Fracchia, J. A. Urban, D. Schottenfeld, G. F. Robins: "Residual" mammary carcinoma following simulated partial mastectomy. Cancer (Philad.) 35 (1975) 739

Rosen, P. P., P. E. Saigo, D. W. Braun, E. Weatrhers, A. DePalo: Predictors of recurrence in stage I (T1NOMO) breast carcinoma. Ann. Surg. 193 (1981) 15

Rosemund, G. P., W. P. Mayer: Modified radical mastectomy. In L. M. Nyhus, R. J. Baker: Mastery of Surgery. Little, Brown, Boston 1987 (p. 248)

Sarrazin, D., M. G. Le, M. F. Fontaine, R. Arriagada: Conservative treatment versus mastectomy in T1 or small T2 breast cancer – A randomized clinical trial. In Harris, J. R., S. Hellmann, W. Silen: Conservative Management of Breast Cancer. Lippincott, Philadelphia 1983 (p. 74101)

Shah, J. P., P. P. Rosen, G. F. Robbins: Pitfalls of local excision in the treatment of carcinoma of the breast. Surg. Gynecol. Obstet 136 (1973) 721

Stjernswärd, J.: Can survival be decreased by postoperative irradiation? Int. J. Radiat. Oncol. Biol. Phys. 2 (1977) 1171

Stjernswärd, J., L. R. Muenz, C. F. von Essen: Postoperative radiotherapy and breast cancer. Lancet 1976/I 749

Urban, J. A.: Extended radical mastectomy for breast cancer. Amer. J. Surg. 106 (1963) 399

Veronesi, U., M. D. Zucali, M. Del Vecchio: Conservative treatment of breast cancer with QUART technique. Wld. J. Surg. 9 (1985) 676

Veronesi, U., M. Del Vecchio, M. Greco, A. Luini, G. Muscolino, A. Rasponi, R. Saccozzi, R. Zucali: Results of quadrantectomy, axillary dissection and radiotherapy (QUART) in T1NO patients. In Harris, J. R., S. Hellmann, W. Silen: Conservative Management of Breast Cancer. Lippincott, Philadelphia 1973 (p. 91)

Mediastinum

Spezielle Anatomie

Bein, G., J. Nötges-Borgwardt: Aortenbogenanomalien aus entwicklungsgeschichtlicher Sicht. Mschr. Kinderheilk. 126 (1978) 362

Bogren, H. G., A. Porter: Three aortic arch anomalies: A review of the literature and proposal of a new classification. Cardiovasc. intervent. Radiol. 3 (1980) 19

Caix, M., B. Descottes, D. Rousseau, D. Grousseau: The arterial vascularisation of the middle thoracic and lower esophagus. Anat. Clin. 3 (1981) 95

Caplan, I.: Anatomical review of the lymph nodes of the human mediastinum. Surg. radiol. Anat. 12 (1990) 9

Cauldwell, E. W., R. G. Siekert, R. E. Lininger, B. J. Anson: The bronchial arteries. An anatomical study of 150 human cadavers. Surg. Gynecol. Obstet. 86 (1948) 395

Cudkowicz, L., J. B. Armstrong: Observations on the normal anatomy of the bronchial arteries. Thorax 6 (1951) 343

Heap, S. W.: The sectional anatomy of the mediastinum Aust. Radiol. 28 (1984) 208

Kaiser, E., H. Loeweneck: Speiseröhrenchirurgie. Bedeutung der arteriellen Versorgung des Organs. Chir. Praxis 25 (1979) 627

Kubik, S.: Anatomie des Lymphgefäßsystems. In Földi, M., S. Kubik: Lehrbuch der Lymphologie. Fischer, Stuttgart 1989 (S. 1–181)

Kubik, S., B. Szarvas: Topographische Anatomie des Mediastinums mit besonderer Berücksichtigung der Querschnittsdiagnostik. Radiologie 21 (1981) 310

Mast, W. R., B. W. Jafek: Mediastinal anatomy for the mediastinoscopist. Arch. Otolaryngol. 101 (1975) 596

Molz, G., B. Burri: Aberrant subclavian artery (Arteria lusoria): Sex differences in the prevalence of various forms of the malformation. Virchows Arch. Abt. A 380 (1978) 303

Sarrazin, R., J. F. Le Bas, M. Coulomb: The mediastinum in sagittal sectioning. Anatomy and magnetic resonance imaging (MRI). Surg. radiol. Anat. 9 (1987) 95

Schäfer, K., H. Loeweneck: Klinische Anatomie des Venenwinkels. Verh. anat. Ges. 73 (1979) 109

Swigart La Vern, L., R. G. Siekert, W. C. Hambley, B. J. Anson: The esophageal arteries. An anatomic study of 150 specimens. Surg. Gynecol. Obstet. 90 (1950) 234

Töndury, G.: Angewandte und topographische Anatomie, 4. Aufl. Thieme, Stuttgart 1970 (S. 56); 5. Aufl. 1981

Verletzungen und spezielle Erkrankungen

Akwari, O. E., W. S. Payne, B. M. Onofrio, D. E. Dines, J. R. Muhm: Dumbell neurogenic tumors of the mediastinum. Mayo Clin. Proc. 53 (1978) 353

Benjamin, S. P., L. J. McCormack, D. B. Effler, L. K. Groves: Primary tumors of the mediastinum. Chest 62 (1972) 297

Bergh, N. P., P. Gatzinsky, S. Larson: Tumors of the thymus and thymic region: I. Clinicopathological studies of thymomas. Ann. thorac. Surg. 25 (1978) 91

Burkell, C. C., J. M. Cross, H. P. Kent, E. M. Nanson: Mass lesions of the mediastinum. Curr. Probl. Surg. 57 (1969)

Carlens, E.: Mediastinoscopy: A method for inspection and tissue biopsy in the superior mediastinum. Dis. Chest 36 (1959) 343

Davis, R. D. jr., H. N. Oldham jr., D. C. Sabiston jr.: Primary cysts and neoplasms of the mediastinum: Recent changes in clinical presentation, methods of diagnosis, management and results. Ann. thorac. Surg. 44 (1987) 229

Engleman, R. M., D. Williams, T. H. Gouge et al.: Mediastinitis following open-heart surgery: Review of two years experience. Arch. Surg. 107 (1973) 772

Estrera, A. S., M. J. Landay, J. M. Grisham, D. P. Sinn, M. R. Platt: Descending necrotizing mediastinitis. Surg. Gynecol. Obstet. 157 (1983) 545

Hammon, J. W. jr., D. C. Sabiston jr.: The mediastinum. In Ellis, F. H., H. S. Goldsmith: Lewis Practice of Surgery, Thoracic Surgery. Harper & Row, Hagerstown/Maryland 1979

Holder, E., H. Laqua, N. H. Grimsehl: Differentialdiagnose und operative Therapie mediastinaler Erkrankungen. Langenbecks Arch. klin. Chir. 311 (1965) 474

Jeevanandam, V., C. R. Smith, E. A. Rose, J. R. Malm, N. E. Hugo: Single stage management of sternal wound infections. J. thorac. cardiovasc. Surg. 99 (1990) 256

Jolly, P. C., L. D. Hill, P. A. Lawless, T. L. West: Parasternal mediastinotomy and mediastinoscopy. Adjuncts in the diagnosis of chest disease. J. thorac. cardiovasc. Surg. 66 (1973) 549

Loop, F. D., B. W. Lytle, D. M. Cosgrove et al.: Sternal wound complications after isolated coronary artery bypass grafting: Early and late mortality, morbidity, and cost of care. Ann. thorac. Surg. 49 (1990) 179

Pugliovisi, A., A. Picciochi, G. Cina, G. Lemmo: Prosthetic replacement of the superior vena cava after resection for malignant mediastinal tumor. J. cardiovasc. Surg. 19 (1978) 627

Rosenberg, J. C.: Neoplasms of the mediastinum. In De Vita, V. T. jr., S. Hellman, S. A. Rosenberg: Cancer. Principles and Practice of Oncology. Lippincott, Philadelphia 1989 (p. 706)

Schumpelick, V., R. W. C. Janzen: Thymektomie bei Myasthenia gravis. Dtsch. med. Wschr. 109 (1984) 1166

Scully, H. E., Y. Leclerc, R. D. Martin et al.: Comparison between antibiotic irrigation and mobilization of pectoral muscle flaps in treatment of deep sternal infection. J. thorac. cardiovasc. Surg. 90 (1985) 523

Serry, C., P. Bleck, H. Javid et al.: Sternal wound complications. J. thorac. cardiovasc. Surg. 80 (1980) 861

Silverman, A. N., D. C. Sabiston jr.: Primary tumors and cysts of the mediastinum. In Hickey, R. C.: Current Problems of Cancer. Yearbook Medical Publishers, Chicago 1977

Silverman, A. N., D. C. Sabiston jr.: Mediastinal masses. Surg. Clin. N. Amer. 60 (1980) 757

Specht, G.: Erweiterte Mediastinoskopie. Thoraxchirurgie 13 (1965) 401

Tanabe, T., Y. Kubo, M. Hashimoto: Patch angioplasty of the superior vena caval obstruction (case reports with long follow up results). J. cardiovasc. Surg. 20 (1979) 519

van der Horst, W., J. Rivas-Martin, H. Nier: Thymustumoren. Chir. Prax. 25 (1979) 619

van der Horst, W., R. Sailer, J. Rivas-Martin, H. Nier: Behandlungserfolge nach Thymektomie bei Myasthenia gravis. Akt. Chir. 14 (1979) 127

Wassner, U. J.: Mediastinalgeschwülste. Schattauer, Stuttgart 1970

Wilkins, E. W. jr., B. Castleman: Thymoma. A continuing survey at the massachusetts general hospital. Ann. thorac. Surg. 28 (1979) 252

Wychulis, A. R., W. S. Payne, O. T. Clagett: Surgical treatment of mediastinal tumors. J. thorac. cardiovasc. Surg. 62 (1971) 379

Zwerchfell

Spezielle Anatomie

Eliska, O.: Phreno-oesophageal membrane and its role in the development of hiatal hernia. Acta anat. 86 (1973) 137

Gray, S., J. E. Skandalakis: Embryology for Surgeous. Saunders, Philadelphia 1972 (S. 370)

James, T. N.: Anatomy of the sinus node, AV node and os cordis of the beef heart. Anat. Rec. 153 (1961) 361

Kubik, S.: Anatomie des Lymphgefäßsystems. In Földi, M., S. Kubik: Lehrbuch der Lymphologie. Fischer, Stuttgart 1989 (S. 1)

Kubik, St., R. Steiner: Die Larrey'sche Spalte, eine anatomische Fehlinterpretation. Separatdruck aus Gesnerus 30 (1973), Heft 3/4. Sauerländer, Aarau, 1973

Menck, J., W. Lierse, B. Ulrich: Zum Faserverlauf im Centrum tendineum. Langenbecks Arch. Chir. 375 (1990) 295

Naidich, D. P., A. J. Megibow, C. R. Ross, E. R. Beranbaum, St. S. Siegelman: Computed tomography of the diaphragm: Normal anatomy and variants. J. Comp. Ass. Tomogr. 7 (1983) 633

Platzer, W.: Atlas der topographischen Anatomie. Thieme, Stuttgart 1982

Rives, J. D., D. D. Baker: Anatomy of the attachments of the diaphragm: their relation to the problems of the surgery of diaphragmatic hernia. Ann. Surg. 115 (1942) 745

Stadtmüller, F., K. G. Stenzel: Beobachtungen über die sogenannte „normale" Muskelbündelkreuzung in der Pars lumbalis des Zwerchfells. Anat. Anz. 62 (1926) 145

Töndury, G.: Angewandte und topographische Anatomie, 4. Aufl. Thieme, Stuttgart 1970 (S. 56)

Spezielle Erkrankungen

Cohen, D., J. S. Reid: Recurrent diaphragmatic hernia. J. pediat. Surg. 16 (1981) 42

Dibbins, A. W.: Neonatal diaphragmatic hernia: A physiologic challenge. Amer. J. Surg. 131 (1976) 408

Gibson, Ch., E. W. Fonkalsrud: Iatrogenic pneumothorax and mortality in congenital diaphragmatic hernia. J. pediat. Surg. 18 (1983) 555

Kubik, St., R. Steiner: Die Larrey'sche Spalte, eine anatomische Fehlinterpretation. Separatdruck aus Gesnerus 30 (1973), Heft 3/4. Sauerländer, Aarau, 1973

Kuffer, F.: Die Morgagnische kostosternale Zwerchfellhernie. Chir. Prax. 21 (1976) 209

Kümmerle, F.: Intra- und postoperative Zwischenfälle, Bd. I, 2. Aufl. Thieme, Stuttgart 1981

Menck, J., W. Lierse, B. Ulrich: Zum Faserverlauf im Centrum tendineum. Langenbecks Arch. Chir. 375 (1990) 295

Müller, E., B. Ulrich: Chirurgie des Zwerchfells. Prakt. Chirurgie, Bd. 101. Enke, Stuttgart 1986

Nielsen, O. H., A. F. Jorgensen: Congenital posterolateral diaphragmatic hernia. Factors affecting survival. Z. Kinderchir. 24 (1978) 201

Niessen, R., M. Rossetti: La fundoplicatio et la gastropexie dans le traitement chirurgical de l'insuffisance du cardia et de la hernia hiatale: Indications, technique et resultats. Ann. Chir. 16 (1962) 825

Thoraxwand

Spezielle Anatomie

Adachi, B.: Das Arteriensystem der Japaner, Bd. I. Maruzen, Kyoto 1928

Eisler, P.: Die Muskeln des Stammes, Handbuch der Anatomie des Menschen Bd. II. Fischer, Jena 1912

Hafferl, A.: Lehrbuch der Topographischen Anatomie. Springer, Berlin 1969

Kropp, B. N.: The lateral costal branch of the intersternal mammary artery. J. thorac. Surg. 21 (1951) 421

Natan, H., Z. Rubinstein, B. Bogart: Accessory internal thoracic artery. Anat. Clin. 3 (1982) 333

Platzer, W.: Atlas der topographischen Anatomie. Thieme, Stuttgart 1982

Platzer, W.: Taschenatlas der Anatomie, Bd. I: Bewegungsapparat, 6. Aufl. Thieme, Stuttgart 1991

Töndury, G.: Angewandte und topographische Anatomie, 5. Aufl. Thieme, Stuttgart 1981

Trichterbrust

Bailey, B. N.: Pectus excavatum: Masking with silastic RTV 382 vulcanised in situ. Brit. J. plast. Surg. 30 (1977) 227

Bär, C. G., R. Zeilhofer, K. Heckel: Über die Beeinflussung des Herzens und der Atmung durch die Trichterbrust. Dtsch. med. Wschr. 83 (1958) 282

Bruck, J. C., H. Hörtnagel, M. Bauer, P. Wilfingseder: A fresh approach in the treatment of pectus excavatum. Chir. plast. 6 (1982) 263

Brunner, A.: Die Eingriffe im Bereich der Brustwand. In Gulker, N., R. Zenker: Allgemeine und spezielle chirurgische Operationslehre, Bd. 6/I. Springer, Berlin 1967 (S. 156)

Fix, R. T., L. O. Vasconez: Use of the omentum in chest wall reconstruction. Surg. Clin. N. Amer. 69 (1989) 1029

Grewe, H. E., K. Kremer: Trichterbrust. In Grewe, H. E., K. Kremer: Chirurgische Operationen. Bd. I. Thieme, Stuttgart 1968

Grob, M.: Chirurgische Erkrankungen des Thorax. In Grob, M.: Lehrbuch der Kinderchirurgie. Thieme, Stuttgart 1957 (S. 137)

Hegemann, G., R. Leutschaft: Die operative Behandlung der Trichterbrust. Thoraxchirurgie 13 (1965) 281

Jung, A., G. Lang, P. Kehr, F. Jung, H. Paternotte: Über die chirurgische Behandlung der Trichterbrust. Die gestielte Umwendeplastik. Z. Orthop. 113 (1975) 830

Lemperle, G., K. Exner: Die Behandlung der Trichterbrust mit RTV-Silikon-Implantaten. Handchirurgie 15 (1983) 154

Oelsnitz, G. v. d.: Die Trichter- und Kielbrust. In Daum, R. v., H. Mildenberger, F. Rehbein: Bibliothek für Kinderchirurgie. Hippokrates, Stuttgart 1983

Ravitch, M. M., F. M. Steichen: The chest wall. In Ravitch, M. M., F. M. Steichen: Atlas of General Thoracic Surgery. Saunders, Philadelphia 1988 (p. 9)

Rehbein, F.: Trichterbrust. In Rehbein, F.: Kinderchirurgische Operationen. Hippokrates, Stuttgart 1976 (S. 1)

Rodewald, R. v.: Trichterbrust. In Baumgartl, F., K. Kremer: Spezielle Chirurgie für die Praxis, Bd. I/2. Thieme, Stuttgart 1975 (S. 46)

Schmitt, W.: Zur Brustwandstabilisierung nach Trichterbrustoperationen. Chirurg 33 (1962) 440

Sulamaa, M., S. Walgren: Trichterbrust. Z. Kinderchir. 8 (1970) 22

Willital, G. H.: Operationsindikation, Operationstechnik bei Brustkorbdeformierungen. Z. Kinderchir. 33 (1981) 244

Thoraxwandresektion

Brunner, A.: Die Eingriffe im Bereich der Brustwand. In Guleke, N., R. Zenker: Allgemeine und spezielle chirurgische Operationslehre, Bd. 6/I. Springer, Berlin 1967 (S. 156)

Coleman, J. J., J. Bostwick: Rectus abdominis muscle – musculocutaneous flap in chest wall reconstruction. Surg. Clin. N. Amer. 69 (1989) 1007

Denk, H.: Eingriffe an der Brustwand. In Kern, E., H. Kraus, L. Zukschwerdt: Chirurgische Operationslehre, Bd. 2. Urban & Schwarzenberg, München 1982 (Beitr. 6)

Fix, R. J., L. O. Vasconez: Use of the omentum in chest wall reconstruction. Surg. Clin. N. Amer. 69 (1989) 1029

von Geel, A. N.: Reconstruction of chest wall defects with homologous dura mater grafts. Brit. J. Surg. 78 (1989) 870

Hasche, E., C. Engelmann: Operation an der Brustwand und im Bereich der Pleura. In Derra, E., P. Huber, W. Schmitt: Chirurgische Operationslehre, Bd. 3/I. Barth, Leipzig 1971 (S. 252)

McCormack, P. M.: Use of prosthetic materials in chest-wall reconstruction. Surg. Clin. N. Amer. 69 (1989) 965

McKenna, R. J. jr., C. F. Mountain, M. J. McMurtrey, D. Larson, Q. R. Stiles: Current techniques for chest wall reconstruction: Expanded posibilities for treatment. Ann. thorac. Surg. 46 (1988) 508

Manktelow, R. T.: Latissimus dorsi. In Manktelow, R. T.: Microvascular Reconstruction. Springer, Berlin 1986 (p. 45)

Merkle, N. M., G. Isele, I. Vogt-Moykopf: Chirurgische Therapie der Brustwandtumoren. Chirurg 59 (1988) 248

Moelleken, B. R., S. A. Mathes, N. Chang: Latissimus dorsi muscle – musculocutaneous flap in chest wall reconstruction. Surg. Clin. N. Amer. 69 (1989) 977

Müller, G. H.: Musculo-cutane Lappenplastik für die Rekonstruction großer Thoraxwanddefekte nach Tumortherapie. Langenbecks Arch. Chir. 372 (1987) 797

Ravitch, M. M., F. M. Steichen: The chest wall. In Ravitch, M. M., F. M. Steichen: Atlas of General Thoracic Surgery. Saunders, Philadelphia 1988 (p. 9)

Reck, T., M. Bartsch, F. Köckerling, W. Hohenberger: Primäre und sekundäre Thoraxwandtumoren – Diagnostik, Therapie, Ergebnisse. Langenbecks Arch. Chir. 372 (1987) 791

Ryan, M. B., M. J. McMurtrey, J. A. Roth: Current management of chest-wall tumors. Surg. Clin. N. Amer. 69 (1989) 1061

Schildberg, F. W., E. Kiffner, M. H. Schoenberg: Eingriffe bei Thoraxverletzungen und Thoraxwanderkrankungen. In Pichlmaier, H., F. W. Schildberg: Allgemeine und spezielle Operationslehre, Bd. I. Springer, Berlin 1987 (S. 49)

Swoboda, L., N. Toomes: Brustwandersatz mit resorbierbarem Kunststoffnetz. Langenbecks Arch. Chir. 372 (1987) 803

Tobin, G. R.: Pectoralis major muscle – musculocutaneous flap for chest-wall reconstruction. Surg. Clin. N. Amer. 69 (1989) 991

Vaubel, E.: Plastische Versorgung von Weichteildefekten im Thoraxbereich. In Gschnitzer, F., E. Kern, L. Schweiberer: Chirurgische Operationslehre, Bd. IV/2. Urban & Schwarzenberg, München 1980 (Beitr. 2b)

von Windheim, K.: Eingriffe an Pleura und Brustwand. In Baumgartl, F., K. Kremer, H. W. Schreiber: Spezielle Chirurgie für die Praxis, Bd. I/2. Thieme, Stuttgart 1975 (S. 287)

Lunge

Spezielle Anatomie

Dunker, H. R.: Der Atemapparat. In Benninghoff-Goerttler: Lehrbuch der Anatomie des Menschen, 14. Aufl., Bd. II. Urban & Schwarzenberg, München 1985

Feneis, H.: Pocket Atlas of Human Anatomy, 2nd ed. Thieme, Stuttgart 1985

Gray's Anatomy, 37th ed. Livingstone, London 1989

Greschuchna, D., W. Maassen: Die lymphogenen Absiedlungswege des Bronchialkarzinoms. Thieme, Stuttgart 1973

Gubbawy, H., A. Hofmann: Verzweigungsanomalien des Tracheobronchialbaumes. Prax. Pneumol. 29 (1975) 222

Hall-Craggs, E. C. B.: Anatomy as a Basis for Clinical Medicine. Urban & Schwarzenberg, München 1985

von Hayek, H.: Die menschliche Lunge, 2. Aufl. Springer, Berlin 1970

Kaiser, E., H. Loeweneck: Die Herzbeutelpunktion. Münch. med. Wschr. 123 (1981) 45

Kahle, W., H. Leonhardt, W. Platzer: Taschenatlas der Anatomie, 5. Aufl. Thieme, Stuttgart 1986

Kubik, St.: Klinische Anatomie. Ein Farbphoto-Atlas der Topographie, 2. Aufl., Bd. III. Thieme, Stuttgart 1969

Lechner, G., H. St. Jantsch, R. E. Greene: Radiology of the Trachea, vol. 1. Lippincott, Philadelphia 1986
Morgenroth, K.: Morphologie des Bronchialsystems. Prax. Pneumol. 40 (1968) 77
Nohl-Oser, H. Ch., G. M. Salzer: Lungenchirurgie. Thieme, Stuttgart 1985
Platzer, W.: Atlas der topographischen Anatomie. Thieme, Stuttgart 1982
Primer, G.: Bronchusanomalien. Med. Klin. 74 (1979) 955
Putz, R.: Anatomie der Lunge. In Frommhold, W., P. Gerhardt: Tumoren der Lunge. Klinisch-radiologisches Seminar, Bd. XVII. Thieme, Stuttgart 1987
Shields, T. W.: General Thoracic Surgery. Lea & Febiger, Philadelphia 1972
Sobotta-Becher: Atlas der Anatomie des Menschen, 19. Aufl. Urban & Schwarzenberg, München 1988
Töndury, G.: Angewandte und topographische Anatomie, 5. Aufl. Thieme, Stuttgart 1981
Vogel, M.: Mißbildungen und Anomalien der Lunge. In Blümcke, S., A. Burkhardt, W. Doerr et al.: Pathologie der Lunge. Springer, Berlin 1983
Vogler, E., H. Schreyer, G. Dietrich et al.: Harnsystem und männliche Genitalorgane, Nebennieren, Retroperitonealraum. In Schinz, H. R.: Radiologische Diagnostik in Klinik und Praxis, Bd. IV. Thieme, Stuttgart 1984
Weibel, E. R., I. Gil: Structure-function relationships at the alveolar level. In West, J. B.: Bioengineering Aspects of the Lung, vol. III. Dekker, New York 1977
Wolf-Heidegger, G.: Atlas der Human Anatomie, 4. Aufl. Karger, Basel 1990
Wülker, A.: Die klinische Anatomie der Interlobärräume der Lunge. Diss., Freiburg 1988

Verletzungen der Lunge

Besson, A., F. Saegesser: A colour Atlas of Chest Trauma. Wolfe Med. Publ., London 1982
Kirsch, M. M., M. B. Orringer, D. M. Behrend, H. Sloan: Management of tracheobronchial disruption secundary to non penetrating trauma. Ann. thorac. Surg. 22 (1976) 93
Meier, G. H., B. A. Panagiotis, N. Symbas: Systemic air embolization: Factors involved in its production following penetrating lung injury. Amer. Surg. 44 (1978) 765
Shin, B., T. C. McAslan, J. R. Hankins, R. J. Ayella, R. A. Cowley: Management of lung contusion. Amer. Surg. 45 (1979) 168

Technik der Lungenresektionen

Bülzebruck, H., G. Probst, J. Vogt-Moykopf: Validierung des TNM-Systems für das Bronchialkarzinom – Güte der klinischen Klassifikation, Wertigkeit, diagnostische Verfahren und prognostische Relevanz. Z. Herz-, Thorax- u. Gefäßchir. 3 (1989) 195
Churchill, E. D., R. H. Belsey: Segmental pneumonectomy in bronchiectasis: Lingula segment of left uper lobe. Ass. Surg. 109 (1939) 481
Conolly, J. E., A. Wilson: The current status of surgery for bullons emphysema. J. thorac. cardiovasc. Surg. 97 (1989) 351
Devine, J. W., W. Mendenhall, R. R. Million, M. J. Carmichael: Carcinoma of the superior pulmonary sulcus treated with surgery and/or radiotherapy. Cancer 57 (1986) 941
Graham, E. A., J. I. Singer: Successful removal of an entire lung for carcinoma of the bronchus. J. Amer. med. Ass. 101 (1933) 1371
Haller, J. A.: Surgical management of lung bud anomalies: Lobar emphysema, bronchogenic cyst, cystic adenomatoid malformation and interlobar pulmonary sequestration. Ann. thorac. Surg. 28 (1979) 33
Hatenaka, R., Y. Matsubara, T. Funatsu, S. Ikeda: Atlas der Thoraxchirurgie. Dustri-Verlag, München-Seisenhofen 1989
Hildebrand, P. J., D. Prakash, J. Cosgrove: High frequency ventilation – a method for thoracic surgery. Anaesthesia 39 (1984) 1091
Hoffmann, T. H., H. T. Ransdell: Comparison of lobectomy and wedge resection for carcinoma of the lung. J. thorac. cardiovasc. Surg. 79 (1980) 211
Humphrey, E. W., D. L. McKeown: Manual of Pulmonary Surgery. Springer, Berlin 1982
Juettner, F. M., P. Kohek, H. Pinter, G. Klepp, G. Friehs: Reinforced staple line in severely emphysematous lung. J. thorac. cardiovasc. Surg. 97 (1989) 362
Junginger, Th.: Eingriffe an der Lunge und am Tracheo-Bronchialsystem. In Pichlmaier, H., F. W. Schildberg: Thoraxchirurgie. Springer, Berlin 1987
Kaiser, D.: Chirurgie der Lungen und der Bronchien. In Gschnitzer, F.: Breitner's Chirurgische Operationslehre, Bd. II. Urban & Schwarzenberg, München 1989
Kaiser, D., K. Pörschke, U. Kürstner, M. Hussels: Überlebenschancen nach kurativer Resektion beim fortgeschrittenen Bronchialkarzinom. Thorac. cardiovasc. Surg. 36, Suppl. 1 (1988) 10
Kao, B., M. Riquet, J. Bellamy, B. Debesse: Les poumons detruites. Rev. pneumol. Clin. 45 (1989) 237
Kaplan, D. K., R. J. Donnelly: Pulmonary resection using automatic stapling devices. Europ. J. cardio-thorac. Surg. 1 (1987) 152
LoCicero, J., J. W. Frederiksen, R. S. Hartz, L. L. Michaelis: Laser assisted parenchyma-sparing pulmonary resection. J. thorac. cardiovasc. Surg. 97 (1989) 732
Maeda, M., K. Nakamoto, M. Ohta, K. Nakamura, S. Nanjo, K. Taniguchi, N. Tsubota: Statistical survey of tracheobronchoplasty in Japan. J. thorac. cardiovasc. Surg. 97 (1989) 402
Masaoka, A., Y. Ho, T. Yasumitsu: Anterior approach for tumor of the superior sulcus. J. thorac. cardiovasc. Surg. 78 (1979) 413
Meng, R. L., R. J. Jensik, C. F. Kittle, L. P. Faber: Median sternotomy for synchronous bilateral pulmonal operations. J. thorac. cardiovasc. Surg. 80 (1980) 1
Naruke, T., K. Snemasu, S. Ishihawa: Lymphnode mapping and curability at various levels of metastases in resected lung cancer. J. thorac. cardiovasc. Surg. 76 (1978) 832
Nohl-Oser, H. Ch., G. M. Salzer: Lungenchirurgie. Thieme, Stuttgart 1985
Paneth, M., P. Goldstraw, B. Hyams: Fundamental Techniques in Pulmonary and Oesophageal Surgery. Springer, Berlin 1987
Petro, W., Ch. Hübner: Großbullöses Lungenemphysem – Diagnostik, Therapie, Indikation, Therapieerfolg. Prax. klin. Pneumol. 41 (1987) 3
Ricci, C., E. A. Rendina, F. Venuta: En bloc resection for T3 bronchogenic carcinoma with chest wall invasion. Europ. J. cardio-thorac. Surg. 1 (1987) 23
Roeslin, N., N. Chakfe, J. P. Witz: Evolution a long terme des emphysemes bulleux operes. Rev. Mal. resp. 7 (1990) 153
Salzer, G. M., L. C. Müller, G. Kroesen: Resection of the tracheal bifurcation through a left thoracotomy. Europ. J. cardio-thorac. Surg. 1 (1987) 125
Schildberg, F. W., A. Valesky, R. Nissen: Anatomische und funktionelle Grundlagen für die Wahl von Nahtmitteln und Nahttechniken in der Lungen- und Tracheachirurgie. In Thiede, A., H. Hammelmann: Moderne Nahtmaterialien und Nahttechniken in der Chirurgie. Springer, Berlin 1982
Shaw, R. R., D. L. Paulson, J. L. Kee: Treatment of the superior sulcus tumor followed by resection. Ann. Surg. 154 (1961) 29
Vogt-Moykopf, J., T. Fritz, G. Meyer, H. Bülzebruck, G. Daskos: Bronchoplastic and angioplastic operation in bronchial carcinoma: Long term results of a retrospective analysis from 1973–1983. Int. Surg. 71 (1986) 211
Watanabe, Y., T. Ichihashi, T. Iwa: Median sternotomy as an approach for pulmonary surgery. Thorac. cardiovasc. Surg. 36 (1988) 227

Operative Therapie septischer Erkrankungen der Pleurahöhle

Becker, H. D., H. G. Bauer, J. Vogt-Moykopf: Erste Erfahrungen mit der Anwendung von Fibrinkleber beim endoskopischen Verschluß von Bronchusfisteln. Z. Herz-, Thorax- u. Gefäßchir. 1 Supp. I (1987) 57
Eerola, S., L. Virkkola, E. Varstela: Treatment of postpneumonectomy empyema and associated bronchopleural fistula. Experience of 100 consecutive postpneumonectomy cases. Scand. J. thorac. cardiovasc. Surg. 22 (1988) 235
Galvin, J. E., J. R. Gibbons, M. H. Maghout: Bronchopleural Fistula; a novel type of window thoracostomy. J. thorac. cardiovasc. Surg. 96 (1988) 433
Ginsberg, R. J., G. Pearson, J. D. Cooper: Closure of chronic postpneumonectomy bronchopleural fistula using the transsternal transpericardial approach. Ann. thorac. Surg. 47 (1989) 231
Goldstraw, P.: Treatment of postpneumonectomy empyema: The case for fenestration. Thorax 34 (1979) 740
Hoffmann, E., J. Jankowski, J. Lerchsmacher, M. Kantartsis: Extrapleurale Zugangswege bei der Versorgung der Bronchusstumpfinsuffizienz nach Pneumonektomie. Langenbecks Arch. Chir. 375 (1990) 46
McMillan, J. K.: Bronchopleural fistula: Treatment by space reduction. International Trends in General Thoracic Surgery, vol. 2. Saunders, Philadelphia 1987
Pairolero, P. C., P. G. Arnold: Bronchopleural fistula: Management with muscle transposition. International trends in General Thoracic Surgery, vol. 2. Saunders, Philadelphia 1987
Pridun, N.: A new biological implant for the closure of bronchopleural fistulas. In Waclawiczek, H. W.: Progress in Fibrin Sealing. Springer, Berlin 1989
Van Way, C., J. Narrod, A. Hopeman: The role of early limited thoracotomy in the treatment of empyema. J. thorac. cardiovasc. Surg. 96 (1988) 436
Virkkula, L.: Bronchopleural fistula: Omental pedicle for Treatment. International Trends in General Thoracic Surgery, vol. 2. Saunders, Philadelphia 1987

Tracheotomie, Koniotomie

Spezielle Anatomie

Eisler, P.: Der Musculus levator glandulae thyroideae und verwandte praelaryngeale Muskelbildungen. Anat. Anz. 17 (1900) 183

Firbas, W.: Spezielle Anatomie. In Kremer, K., W. Lierse, W. Platzer et al.: Chirurgische Operationslehre, Bd. I: Hals, Gefäße. Thieme, Stuttgart 1989

Hafferl, A.: Lehrbuch der Topographischen Anatomie. Springer, Berlin 1969

Kremer, K., W. Lierse, J. Menck: Der Verlauf des N. recurrens und seine Variationen. Akt. Chir. 24 (1989) 70

von Lanz, T., W. Wachsmuth: Praktische Anatomie, Bd. I/2. Springer, Berlin 1955

Marshall, C. F.: Variations of the form of the thyroid gland in man. J. anat. Physiol. 29 (1985) 234

Platzer, W.: Atlas der topographischen Anatomie. Thieme, Stuttgart 1982

Platzer, W.: Taschenatlas der Anatomie, Bd. I: Bewegungsapparat, 5. Aufl. Thieme, Stuttgart 1986

Spezielle Erkrankungen

Banfai, J.: Über die Komplikationen der Tracheotomie mit besonderer Berücksichtigung auf das erschwerte Decanulement. Mschr. Ohrenheilk. 96 (1962) 456

Herrmann, A.: Gefahren bei Operationen an Hals, Ohr und Gesicht und die Korrektur fehlerhafter Eingriffe. Springer, Berlin 1968 (S. 64)

Naumann, H. H.: Kopf- und Halschirurgie, Bd. 1. Thieme, Stuttgart 1972 (S. 337)

Röher, H. D.: Chirurgie Kopf und Hals. Breitner Chirurgische Operationslehre, Bd. 1. Urban & Schwarzenberg, München 1990

Theissing, G.: Kurze HNO-Operationslehre, Bd. 1. Thieme, Stuttgart 1971 (S. 247)

Sachverzeichnis

A

Ablatio mammae, modifiziert radikale s. Mastektomie, modifiziert radikale
Abszeß, Mamma s. Brustdrüsenabszeß
– mediastinaler 73
– – Drainage 73 f
– – hinterer, kleiner 78
– – vorderer, kleiner 77
– – – oberer, Operationstechnik 75
– subphrenischer, Zwerchfelldefekt 114
Acinus pulmonis 156
Airdrift 165
Alveolarepithel 156
Alveoli pulmonis 156 f
Angulus sterni 35
– venosus dexter 56 f
– – sinister 56 f, 288
Ansa cervicalis 41
– – Radix superior 67, 288
Aorta 35
– thoracica 46 f, 149
– – Äste, parietale 47
– – – viszerale 47
– – Rami bronchiales 47
Aortenbogen s. Arcus aortae
Aortenring 47
Aortenruptur 68
Apex pulmonis 150, 153
Arbor alveolaris s. Acinus pulmonis
Arcus aortae 36 f, 40, 42 ff, 61, 150
– – Astursprungsvariationen 44
– – dexter 44, 47
– – duplex 47
– – Durchmesser 43
– – Lagebeziehungen 45
– – Verlauf 43
– ductus thoracici 58
– venosus juguli 60, 287
Areola mammae 2 f
Areolaverletzung, intraoperative 13
Armlymphödem 29
Arrosionsblutung durch Trachealkanüle 298
Arteria(-ae) axillaris 246, 272
– – Resektion bei Pancoast-Tumor-Operation 247
– bronchialis 43, 151, 155, 162 f, 195
– carotis communis 67, 169, 286, 290
– – – dextra 40, 42 f
– – – sinistra 36, 40, 42 ff, 56
– – – – Lagebeziehungen 45
– – externa 290
– – interna 290
– cervicalis ascendens 290
– circumflexa scapulae 5

Arteria(-ae)
– coronaria dextra 38
– dosalis scapulae 288
– epigastrica superior 40, 124
– facialis 67, 288
– gastro-epiploica dextra 283
– intercostalis 119
– – anterior 40 f
– – posterior 41, 43, 48, 124
– – suprema 124, 169
– laryngea inferior 291
– – superior 288, 290 f
– lingualis 288
– lusoria sinistra 44, 47
– musculophrenica 41, 98 f, 123 f
– pericardiacophrenica 36 ff, 40, 42 f, 46, 48, 52, 98 f, 147
– phrenica inferior 52, 99 f
– pulmonalis 151, 155, 159 f
– – Äste, Präparation 182 ff
– – dextra 37, 47 f, 64, 147, 154, 159 f
– – – Astfolge 166
– – – Präparation bei Mittellappenlobektomie 236
– – – – bei oberer Bilobektomie 242 f
– – – – bei Oberlappenlobektomie 230
– – – – bei unterer Bilobektomie 244 f
– – – – bei Unterlappenlobektomie 238
– – – – bei Unterlappenspitzenresektion 240
– – – Verlauf 47
– – – Versorgung, intraperikardiale 227
– – Interlobium, linkes 165
– – – rechtes 165
– – Nomenklatur 180
– – Präparation bei linksseitiger Unterlappenlobektomie 212
– – – bei linksseitiger Pneumonektomie 195
– – – bei rechtsseitiger Pneumonektomie 221
– – sinistra 37, 43, 46 f, 66, 154, 159 f
– – – Astfolge 167
– – – intraoperative Unterscheidung vom Truncus pulmonalis 200
– – – Manschettenresektion 206 f
– – – Präparation, intraperikardiale 199 f
– – – – bei Lingularesektion 208
– – – Verlauf 47
– – – Wandbeschaffenheit 180
– – – zentrale Strecke 180
– – – – Anschlingung bei Pneumonektomie 196
– – – – Segmentresektion 182
– – – – Versorgung 181

Arteria(-ae)
– sternocleidomastoidea 67
– subclavia 67, 151, 167, 169, 290
– – dextra 40, 42 f, 48
– – sinistra 36, 40, 42 ff, 46, 56
– subcostalis 124
– subscapularis 5
– suprascapularis 169, 288
– thoracica interna 36 ff, 40 ff, 98, 119, 123 f, 169
– – – Äste 41
– – – sinistra 147
– – – lateralis 3, 5, 177
– thoracodorsalis 5, 28, 172, 276
– thymica 44 f, 147
– thyroidea ima 41, 43 ff, 60, 291
– – inferior 41, 67, 288 ff
– – – Lagebeziehung zum Nervus laryngeus recurrens 293
– – – superior 41, 67, 289 ff
– – tracheales 291
– vertebralis 43, 290
Arterientunnel 166
Ateminsuffizienz nach Thymektomie 93
Atmung, äußere 156
Atrium dextrum 38, 149
– sinistrum 38, 147, 149
Auricula sinistra 160
Ausbrechertumor s. Pancoast-Tumor
Autotransfusion 69
Axillaausräumung bei Mammakarzinomoperation 20
– bei modifiziert radikaler Mastektomie 21, 26 f
– Untersuchungsbefund, histologischer 21
Azygoslappen s. Lobus venae azygos

B

Bardenheuer-Schnitt s. Inframammärfaltenschnitt
Bauchtrauma, stumpfes 112
Beatmung bei Lungenresektion 191 f
Bifurcatio tracheae s. Trachealbifurkation
Bifurcatio-Lymphknoten 163
Bilobektomie, obere 242 f
– untere 244 f
Bindegewebe, peribronchiales 156, 162
– subpleurales 158
Bindegewebslager, mediastinale 60
Bindegewebsräume, mediastinale 60
Blutung nach Lungenresektion 192
– bei Mediastinoskopie 67

Blutung
– bei Thymektomie 93
– bei Tracheotomie 298
Bochdaleksche Hernie 99, 101 f
– – Operation 105 f
Bochdaleksches Dreieck 99
Bronchialarterien, Variabilität 163
Bronchialbaum 155 ff
– Variabilität 156
Bronchialkarzinom, Bronchusstumpfrezidiv 259
– Lungenresektion 191
– zentrales, Radikaloperation 258
Bronchialschleimhaut 156 f
Bronchiektasen 191 f
Bronchiolus(-i) respiratorii 156
– terminalis 155 f
Bronchopulmonale Segmente 158 f
Bronchoskopie 251
Bronchus communis 155
– lobaris inferior 154
– – dexter 156
– – sinister 156
– – medius dexter 156
– – superior 151, 154 f
– – dexter 156
– principalis 37, 43, 146, 155
– – Gefäßversorgung, Variabilität 260
– – dexter 48, 51, 56, 64, 151, 156
– – – Abriß, Operationstechnik 190
– – – Keilexision aus der Bifurkation 223, 258
– – sinister 46, 51, 156
– – – Keilexision aus der Bifurkation 197, 258, 262
– segmentalis 158
– – anterior 154
– – apicoposterior 154
– – basalis anterior 154
– – medialis 154
Bronchusrudiment 191
Bronchusstumpf, kurzer 187
– Verschluß 185 ff
– – Klammernaht 185
– – Klingenbergh-Technik 186
– – Overholt-Technik 186
– – Pichlmayr-Schildberg-Technik 187
Bronchusstumpfdeckung nach Pneumonektomie 281 f
Bronchusstumpfinsuffizienz 192, 264, 269 ff
– frühe 269
– – Rethorakotomie 269
– späte 269 ff
Bronchusstumpfkarzinom 259
Brunner-Trichterbrustoperation 127 ff
Brustbein s. Sternum
Brustdrüsenabszeß 7 ff

Sachverzeichnis

Brustdrüsenabszeß
– Ausräumung 7
– Drainage 8 f
– Operationsrisiko 7
– rezidivierender 7, 9
– Schnittführung 7 ff
– Spaltung 8
Brustdrüsenkarzinom s. Mammakarzinom
Brustdrüsenkörperverziehung nach Quadrantenresektion 32
Brustdrüsennarben, radiäre 10
Brusthöhle, Lymphdrainage 55 ff
Brustwand s. auch Thoraxwand
– hintere, Gefäße, mediastinale 41
– vordere, Gefäße, mediastinale 40 f
Brustwandventralisation 127 ff
Brustwarze s. Mamille 2 f

C

Cancer en cuirasse 22
Carcinoma ductale in situ 10 f
– – – Mastektomie, modifiziert radikale 11
– – – Strahlentherapie 10
– lobulare in situ 10
Cartilago(-ines) cricoidea 288 ff, 294
– thyroidea 288 ff, 294
– tracheales 146
Cavitas pleuralis 167
Chilaiditi-Syndrom 110
Circulus arteriosus perithoracicus 99
Cisterna chyli 50, 58, 98, 100, 125
Clara-Zellen 155
Conus elasticus 290
Coopersche Bänder s. Ligamenta suspensoria mammaria
Corpus adiposum mammae 2 f
– – thymicum s. Thymusfettkörper
– mammae 2 f
– sterni 35, 120
Costae fluitantes 121
– spuriae 121
– verae 121
Cupula pleurae 147
Cystosarcoma phylloides 10

D

Defekt, kostolumbaler 101
– pleuroperitonealer 101 f
Dekortikation 264 ff
– Komplikation 266
Diaphragma s. Zwerchfell
Dreieck, pleurafreies, oberes 150, 152, 167 f
– – unteres 150, 152, 167 f
Ductus alveolares 156
– bronchomediastinalis 100, 125
– intercostales 55
– lactiferus s. Milchgang
– lymphaticus dexter 50, 57
– parasternales 55
– thoracicus 36 ff, 46, 50, 57 ff, 100, 147, 152, 288 f
– – definitus 58
– – duplicatus 58
– – longus 58
– – fehlend 58
– – Gabelung 58

Ductus thoracicus
– – Lagebeziehungen 58
– – Mündung 58
– – Mündungsdelta 58
– – Pars abdominalis 58
– – – cervicalis 58
– – – thoracica 58
– – Zwerchfelldurchtritt 98
– thyroglossus 289
– tracheobronchialis sinister 55
Dura, lyophilisierte 106 f, 111, 118
– – Perikarddefektdeckung 201

E

Einflußstauung, Mediastinaltumor 86
– Mediastinoskopie 62
– tumorbedingte 225
Eingeweideprolaps in den Thorax 101
– – bei traumatischer Zwerchfellruptur 112 f
Emphysem, mediastinales s. Mediastinalemphysem
– respiratorisches 298
Endoskopie 62 ff
End-zu-End-Anastomose, tracheobronchiale 198
Enterothorax 101 f, 106
– Eingeweidereposition 106 f
– Komplikation, postoperative 109
– Zugang, abdominaler 106 f
– – thorakaler 106 f
Expanderprothese 21
Exspiration 158
– Pleuraverschiebungen 168

F

Fascia abdominalis superficialis 2
– axillaris 2, 5
– cervicalis media 63, 146, 286 f, 296
– – profunda 60, 286
– – superficialis 2, 63, 146, 286 f
– endothoracica 41, 60, 119, 122, 167
– pectoralis 2 f, 5, 25 f, 119
– phrenicopleuralis 97
– subdiaphragmatica 99
– subperitonealis 97
– supradiaphragmatica 99
– thoracica externa 119, 122
– – interna 119, 122
– thyroidea 290
Fissura(-ae) horizontalis 147
– interlobares 150
– obliqua 147
Fistel, bronchopleurale 264
– – bei infizierter Pneumoniehöhle, Plombierung 277 ff
– – Verschluß 264, 273 ff
– – – endoskopischer 280
– – – Inselmuskellappen 274 ff
– – – mit Omentum majus 284
– – – transperikardialer 277 ff
– – – – Bronchusstumpfdarstellung 278 f
– pleuroperitoneale 114
Foramen caecum 289
– oesophageum s. Hiatus oesophagus
– venae cavae 96 ff
Fossa suprasternalis 286

G

Galaktographie 4
Ganglion cardiacum inferius 55
– cervicothoracale s. Ganglion stellatum
– splanchnicum 55
– stellatum 55, 169
– sympathicum 46, 48
Glandula(-ae) areolares 2 f
– mammaria s. Brustdrüse; s. Mamma
– parathyroidea 146
– thyroidea s. Schilddrüse
Glomus caroticum 54
Grenzstrang s. Truncus sympathicus
Grob-Schmitt-Stabilisierungsverfahren nach Trichterbrustoperation 134.
Gynäkomastie 18 f

H

Hallerscher Sehnenbogen 97
Halsfaszien 60, 286 s. a. Fascia cervicalis
Halsregion, mittlere, Anatomie 286 ff
– – Grenzen 286
Halstedtsche Operation 21
Hämatom nach subkutaner Mastektomie 18
Hämatothorax, Lungenverletzung 188
– posttraumatischer 68
Hauptbronchus s. auch Bronchus principalis
Hauptbronchusstumpf, durchblutungsgefährdeter, Interkostalmuskellappen 281 f
Hautspaltlinien, Mamma 4
Hautverletzung bei subkutaner Mastektomie 17
Hegemann-Stabilisierungsverfahren nach Trichterbrustoperation 134
Hernia retrosternalis 101
Hernie, lumbokostale 102
– – Operation 105 f
– parasternale 101
– – Operation 104 ff
– sternokostale 102
Herzbeutel s. Perikard
Herzdreieck s. Trigonum cardiacum
Herzkammern 38
Herzsattel 96, 100
Hiatus aorticus 46, 52, 96 ff
– oesophageus 52 f, 96 ff
– – Verankerung der Speiseröhre 99
Hiatushernie 101
– Bruchsack 99
Hiatusschlinge 97, 99
Hilusgefäßeinriß 68
Hohlvene, obere s. Vena cava superior
– untere s. Vena cava inferior
Hypertension, portale 99

I

Incisura cardiaca, Projektion auf die Thoraxoberfläche 153
– jugularis sterni 286

Infektion nach subkutaner Mastektomie 18
Inframammärfaltenschnitt 7 ff, 12, 14 f
Insellappen, muskulokutaner 139, 141
Inselmuskellappen 274 ff
Interalveolarsepten, Atmung 156
– Spannung 156
Interkostalarterienverletzung 68
Interkostalmuskellappen 281 f
Interkostalmuskulatur 121 f
Interkostalnerven 125
Interlobärräume, Topographie 165 ff
Interpositio hepato-diaphragmatica 110
Intubation, notfallmäßige 295
Inzision, periareoläre 7 ff
– supraklavikuläre 70
– supramanubriale, kleine 69 f
– suprasternale, kollare s. Kocherscher Kragenschnitt
Isthmus glandulae thyroideae 147, 288 f

J

Jet-Ventilation s. Katheter-Jet-Ventilation
Jung-Trichterbrustoperation 130 f

K

Kapselfibrose s. Mammaprothese, Kapselfibrose
Katheter-Jet-Ventilation 251, 262 f
– Minitracheotomie 301
Kocherscher Kragenschnitt 70
– – Larynxmobilisierung, suprahyale 256
Kocher-Vene s. Vena thyroidea media
Koniotomie 286, 294 ff
– Alternativen 295
– Arbeitsschritte 295
– Technik 295
Kunststoffimplantation, Sternumaugmentation 136 f

L

Laimersche Membran s. Membrana phrenico-oesophagealis
Laktationsmastitis 7
Lamina praetrachealis fasciae cervicalis s. Fascia cervicalis media
– praevertebralis fasciae cervicalis s. Fascia cervicalis profunda
– superficialis fasciae cervicalis s. Fascia cervicalis superficialis
Lappen, myokutaner 275
Lappenbronchusstumpf, Verschluß 187
Larreysche Hernie 102
– Spalte 99
Laryngotomie 295
Larynx 290
– Arterien 291
– Nerven 292 f
– Venen 292
Larynxmobilisierung, suprahyale 256 f
Leber, Lymphdrainage 60

Sachverzeichnis

Ligamentum(-a) anularia 146, 290
- arcuatum laterale 97
- - mediale 97
- - medianum 97
- arteriosum 42 ff, 46 f, 61, 85, 155, 198 f
- coronarium hepatis 100
- cricothyroideum medianum 288 ff
- - - Inzision 295
- cricotracheale 146
- falciforme 100
- gastrophrenicum 101
- mediastinale 60
- phrenicopericardiaca 40, 42
- phrenicosplenicum 101
- pulmonale 150
- - Durchtrennung bei linksseitiger Unterlappenlobektomie 213
- - - bei Pneumonektomie 194
- - - bei rechtsseitiger Unterlappenlobektomie 239
- sternopericardiaca 42, 147, 150, 152
- suspensoria mammaria 2 f
- teres hepatis 104
- thyroidea 286, 290
- triangulare sinistrum 105
Linea alba 121, 123
- - colli 287
- - - Inzision 295 f
Lingula 147
Lingulabiopsie, offene 218
Lingulabronchus 208
Lingularesektion 208 f
Lingulavene 209
Lobektomie, Letalität 192
- Pleuraresthöhle, infizierte 274 ff
Lobuli pulmonis 158
Lobus inferior (s. auch Unterlappen) 36 ff, 147, 154, 165
- - Projektion auf die Thoraxoberfläche 153
- medius (s. auch Mittellappen) 38, 147, 154, 165
- - Projektion auf die Thoraxoberfläche 153
- pyramidalis glandulae thyroideae 288 f
- superior (s. auch Oberlappen) 36 ff, 147, 154, 165, 169
- - Projektion auf die Thoraxoberfläche 153
- venae azygos 151
Luftfistel nach Dekortikation 266
Lunge 146 ff
- Airdrift 165
- Anatomie 146 ff
- Atmungsexkursion 168
- Exploration, intraoperative 146
- Facies costalis 150
- - diaphragmatica 150
- - mediastinalis 150
- Form 150
- Gefäßversorgung 47 f
- Gasaustauschfläche 158
- Innervation 164 f
- Lage 150
- Lymphabflußsystem 56, 163 f
- operative Strategie 146
- Pars vertebralis 150
Lungenabszeß 191
Lungenalveolen s. Alveoli pulmonis
Lungenbiopsie, offene 218
Lungendekortikation s. Dekortikation

Lungenfissuren 165
Lungengefäße, Mißbildung 191
- Präparation 180 ff
- Versorgung 180 ff
- - intraperikardiale, linksseitige 198 ff
- - rechtsseitige 226 ff
Lungengrenzenprojektion auf die Thoraxoberfläche 153
Lungenhilus, linker, Gefäße 195
- rechter, Gefäße 220
Lungenhypoplasie 191
Lungenlappen 150
Lungenlappengrenzen, Projektion auf die Thoraxoberfläche 153
Lungenmetastasen, Resektion 249 f
- - Indikation 249
Lungenmißbildung 191 ff
- Operationsindikation 192
Lungenmittellappen s. Lobus medius; s. Mittellappen
Lungenoberlappen s. Lobus superior; s. Oberlappen
Lungenparenchym, Keilresektion 217
Lungenparenchymbrücken 150, 165
Lungenparenchymkontusion 188
Lungenparenchymresektion, periphere, atypische 217
Lungenparenchymruptur 188
- Operationstechnik 189
Lungenparenchymverletzung 68
Lungenprozeß, entzündlicher 191 ff
- - Operationsindikation 192
Lungenresektion 191 ff
- Beatmungsmethode 191 f
- Indikation 192
- Komplikation 192
- Kontraindikation 192
- Nachblutung 192
- Operationsrisiko 192
- Resthöhleninfektion 264
- Vorbereitung 192
Lungenrundherd 191
Lungenschwieleninzisionen, schachbrettartige 266
Lungensegmente 158
Lungensequestration 191
Lungenspitze s. Apex pulmonis
Lungenstiel 150, 154 f
- linker 154 f
- rechter 154 f
Lungentumor 191 ff
- benigner, Lungenresektion 191
- intraperikardial vorgewachsener 199, 226
- maligner, Diagnostik, präoperative 146
- Operationsindikation 192
- Thoraxwandinfiltration, Thorakotomie 175 f
Lungenunterlappen s. Lobus inferior; s. Unterlappen
Lungenvene, obere, Versorgung, intraperikardiale 226
Lungenvenenstamm, Ligatur 184
Lungenverletzung 188 ff
- offene 188
- Operationsindikation 188
- bei stumpfer Gewalteinwirkung 188
Lungenzyste 191 ff
- Operationsindikation 192
Lymphdrainage, mediastinale, parietale 55

Lymphdrainage, mediastinale
- - viszerale 56 f
Lymphfistel 29
Lymphknoten, axilläre s. Nodi lymphatici axillares
- im Ligamentum pulmonale 163
- mediastinale, Dissektion 224 f
- mediastinoskopisch darstellbare 64
Lymphknotenmetastasen, mediastinale 224
Lymphkollateralen, thorako-abdominale 60
- thorako-zervikale 60
Lymphödem 21, 29
Lymphom, malignes, mediastinales 34

M

Mamille 2 f
- Morbus Paget 20
Mamillennekrose nach Mammaquadrantenresektion 32
- postoperative 11, 32
Mamillensekretion, blutige 10
Mamillensitz, Festlegung bei Reduktionsplastik 14
Mamma 2 f
- Anatomie 2 ff
- Arterien 3 ff
- Bindegewebe 2, 4
- Drüsengewebe 2
- Fettgewebe 2 f
- Hautspaltlinien 4
- Lymphdrainage 5 f
- Nervenversorgung 3, 6
- Operationsmethoden 2
- Querumschneidung, spindelförmige 22 f
- Sagittalschnitt 3
- Schnittführung 4
- Venen 4 f
- Venenplexus, subkutaner 4 f
Mammaadenom 10
Mammaaufbauplastik, primäre 10
Mammafibroadenom 10
Mammafibrom 10
Mammahämatom nach Tumorexstirpation 13
Mammakarzinom 20 ff
- Axillaausräumung 20
- Behandlungsstrategie 21
- fortgeschrittenes 30
- frühes 21
- inflammatorisches 7, 20
- des Mannes 20
- Mastektomie, modifiziert radikale 21 ff
- Metastasierung 21
- Multizentrizität 21
- Musculus-pectoralis-major-Infiltration 29
- nichtpalpables 20
- - Markierung, präoperative 21
- Strahlentherapie, postoperative 21
- Therapie, brusterhaltende 20 f
- - - Nachbestrahlung 20 f
- Thoraxwandinfiltration 21 f, 29
- TNM-Stadium 21
- tumorbiologisches Konzept 21
Mammametastase 20
Mammapräkanzerose 10
Mammaprothese, Kapselfibrose 11, 16 f
Mammaprothesendislokation 11, 17

Mammaprothesenimplantation, primäre 11, 16 f
- retropektorale 17
- subkutane 16
Mammaquadrantenresektion 10 f, 30 ff
- Indikation 30
- bei kleinem Mammakarzinom 20
- Komplikation, intraoperative 32
- - postoperative 32
- Kontraindikation 30
- Operationsrisiko 30
- Präparatradiographie 32
- Schnittführung 30 f
Mammareduktionsplastik 14
- bei rezidivierender Mastitis 7
Mammasarkom 20
Mammasegmentresektion 10 f, 30 ff
- Indikation 30
- bei kleinem Mammakarzinom 20
- Komplikation, intraoperative 32
- - postoperative 32
- Kontraindikation 30
- Operationsrisiko 30
- Schnittführung 30 f
Mammatumor, benigner 10 ff
- Komplikation, intraoperative 13
- - postoperative 13
- Markierung, präoperative 11
- Nachresektion 13
- Operationsindikation 11
- Operationsrisiko 11
- Probeexzision, intraoperative 24
- Quadrippeldiagnostik 10 f
- semimaligner 10 ff
Mammatumorexstirpation 10 ff
- diagnostische 20
- Nachsorge 13
- Wundverschluß 13
Mammatumorgewebe, Hormonrezeptorenbestimmung 20
- Präparatradiographie 20
Mammaveränderung, nichtpalpable 21
Mammawiederaufbauplastik, primäre 21
Mammazyste 10
- Pneumozystographie 10 f
Manschettenpneumonektomie 258
- rechtsseitige 261 f
- - Atemwegsrekonstruktion 262
Manschettenresektion, Arteria pulmonalis sinistra 206 f
- Oberlappen, linker 205 f
- - rechter 232
- umgekehrte, des linken Unterlappens 214
Manubrium sterni 35, 120 f
Manubrium-sterni-Tumor, Exstirpation 141 ff
- - Defektdeckung 142 f
- - Komplikation 143
Marshall-Falte s. Plica venae cavae superioris sinistrae
Mastektomie, einfache 29
- modifiziert radikale 22 ff
- - - Axillaausräumung 21, 26 f
- - - bei Carcinoma ductale in situ 11
- - - nach diagnostischer Tumorexstirpation 24
- - - Drainage 28
- - - Indikation 22
- - - Komplikation, intraoperative 29

Sachverzeichnis

*Mastektomie, modifiziert
radikale, Komplikation*
– – – postoperative 29
– – – Kontraindikation 22
– – – Lagerung 22
– – – bei Mammakarzinom 20 ff
– – – bei Morbus Paget 20
– – – Nachbestrahlung, Indikation 21
– – – Operationsrisiko 22
– – – Schnellschnittuntersuchung 22
– – – Serienschnittuntersuchung 22
– – – Spätkomplikation 29
– – – Variation 29
– – – Wundverschluß 28
– – – Zugangswege 22
– Nekrose zurückbleibenden Gewebes 4
– radikale 21
– subkutane 14 ff
– – Brustdrüsenrest, retroareolärer 16
– – bei Carcinoma lobulare in situ 10
– – bei Cystosarcoma phylloides 10
– – bei diffuser Milchgangspapillomatose 10
– – Drainage 17
– – bei Gynäkomastie 18 f
– – Komplikation, intraoperative 17
– – – postoperative 18
– – Lagerung 14
– – bei Mastopathie 10
– – Wundverschluß 17
– – Zugangswege 14
– supraradikale 21
Mastitis 7 ff
– abszedierende 7
– rezidivierende 9
Mastopathie 7
– Grade 10
Mediastinalemphysem nach Mediastinoskopie 62
– Tracheobronchialsystemverletzung 68
Mediastinaltumor 34, 79 ff
– Computertomographie 34
– Diagnostik, präoperative 79, 86
– Drainage, postoperative 85
– gutartiger, vorderer, oberer 82
– hinterer 86 ff
– – Aortenwandinfiltration 88
– – Differentialdiagnose 86
– – Palliativoperation 89
– – Rezidiveingriff 89
– Kernspintomographie 34
– Komplikation, intraoperative 90
– – postoperative 90
– maligner, Palliativeingriff 79
– Strahlentherapie, palliative 80
– vorderer, oberer 81 f
– Operationsindikation 79
– Operationskontraindikation 80
– Operationsletalität 80
– Operationsmethoden 79
– Operationsrisiko 80
– Operationsvorbereitung 80
– Operationsziel 79
– Röntgendiagnostik 79
– Veneninfiltration 85
– vorderer 80 ff
– – Exstirpation 82 ff
– – – palliative 82
– – oberer 81 f

*Mediastinaltumor,
vorderer, oberer*
– – – Tumorektomie, kurative 81
– – – Tumorresektion, palliative 81 f
Mediastinitis 68, 73 ff
– abszedierende 73
– Ausdehnung, perikardiale 76
– – retrosternale 75
– Drainage 73
– hintere, Operationstechnik 77
– Operationsindikation, absolute 73 f
– – relative 74
– Operationskontraindikation 74
– Operationsrisiko 74
– Operationsvorbereitung 74
– phlegmonöse 73
– Spüldrainage 73, 76 f
– Ursache 73
Mediastinoskop, Einführung 64
Mediastinoskopie 62 ff
– Anatomie 60 f
– anteriore 65 f
– erneute 62
– Indikation 62
– – relative 62
– Komplikation 67
– Operationsrisiko 62
– präoperative 34
– Thorakotomie, parasternale 65
– – supraklaviküläre, kollare 66 f
– Ziel 62
– Zugang 62
Mediastinotomie, anteriore 77
– kollare 75
– – Komplikation 78
– posteriore 78
Mediastinum 33 ff, 147
– Anatomie 35 ff
– anterius 35, 38 f, 147
– Bindegewebslager 60
– Bindegewebsräume 60
– Gliederung 35
– hinteres 35
– – Zugang 72 f
– – – transabdominaler 73
– – – transaxillärer 72
– inferius 35, 37, 147
– medium 35, 38, 147
– oberes 37
– – Venenplatte 60
– – Zugang, zervikaler 60 f
– – operative Strategie 34
– posterius 35, 38 f, 147
– superius 35 f, 147
– – Venenplatte 36
– unteres 35
– Verletzung 68 ff
– – Operationsindikation 68
– – – relative 68
– – Operationskontraindikation 69
– – Operationsrisiko 69
– – Operationsvorbereitung 69
– – operative Strategie 68
– – Patientenlagerung 69
– – Zugang 69
– vorderes 35, 38
– – Zugang 69 ff
– Zugang, transdiaphragmaler 115
Membrana bronchopericardiaca 42, 64, 147
– phrenico-oesophagealis 53, 97, 99
– pleuropericardiaca 42
Milchgang 3 f

Milchgangsektasie 7
Milchgangspapillom, isoliertes 10
Milchgangspapillomatose, diffuse 10
Milchgangsresektion, retromamilläre 7, 9
Milchsack s. Sinus lactiferus
Minitracheotomie 301
MISTI-Mammaprothese 16
Mittellappen s. auch Lobus medius
Mittellappenbiopsie, offene 218
Mittellappenlobektomie 236 f
– Bronchusstumpfverschluß 237
– Gefäßversorgung 236 f
Mittellappenstieldrehung, Prophylaxe nach Oberlappenlobektomie 232
Montgomery-Drüsen s. Glandulae areolares
Morbus Paget 20
Morgagnische Hernie 99, 101 f
– – Operation 104 ff
Musculus(-i) broncho-oesophageus 52 f
– cricothyroideus 67, 295
– digastricus 256
– genioglossus 256 f
– geniohyoideus 256 f
– intercostales externi 50, 119, 121 f
– – interni 50, 119, 122
– – intimi 122
– latissimus dorsi 5, 28, 172, 176, 178
– – Durchtrennung zur Obergeschoßplastik 271
– – Insellappen 139, 141, 275 f
– levator glandulae thyroideae 289
– longus colli 286
– mylohyoideus 256 f
– obliquus externus abdominis 120 f
– – internus abdominis 122
– omohyoideus 67, 286
– papillaris anterior 38
– pectoralis major 3, 5, 24 ff, 119 ff, 178, 276
– – – Entfernung bei Mastektomie 21
– – – als Insellappen 274 f
– – – Mammakarzinominfiltration 29
– – – Ursprung, kaudaler, Perforation 18
– – minor 5, 26, 120 f
– pleuro-oesophageus 52
– psoas major 50, 98
– quadratus lumborum 50, 98
– rectus abdominis 120 f
– – – Umkipp-Plastik 18
– rhomboideus 246
– major, Durchtrennung zur Obergeschoßplastik 271
– minor, Durchtrennung zur Obergeschoßplastik 271
– scalenus anterior 169, 286
– – – Abtrennung zur Obergeschoßplastik 273
– – medius 246, 271 f
– – posterior 246, 271 f
– serratus anterior 5, 27 f, 120 f, 172, 176, 246, 271
– – Insellappen 275 f
– sternocleidomastoideus 66 f, 124, 286 ff
– sternohyoideus 124, 286

Musculus(-i)
– sternothyroideus 67, 124, 286
– stylohyoideus 256
– subclavius 120
– subscapularis 5, 28
– thyrohyoideus 67
– trachealis 147
– transversus abdominis 123
– – thoracis 122 f
– trapezius 246
– – Durchtrennung zur Obergeschoßplastik 271
– trigastricus 67
Myasthenia gravis 91

N

Nebenphrenikus s. Nervus phrenicus accessorius
Neokarina 263
Nervus(-i) accessorius 67, 288
– bronchialis 155
– cardiaci 41
– cardiacus cervicalis superior sinister 55
– dorsalis scapulae 67, 288
– facialis, Ramus marginalis mandibulae 67
– hypoglossus 67, 288
– iliohypogastricus 50
– intercostales 3, 7, 119, 125
– intercostobrachialis 3, 27
– – Resektion 22
– laryngeus recurrens 41, 54, 67, 84, 92, 146, 155, 169, 193, 292 f
– – – dexter 42, 48, 151
– – – Parese s. Rekurrensparese
– – – Resektion 224
– – – sinister 36, 42, 46, 51
– – – – Verletzung bei Mediastinoskopie 67
– – – Verlaufsvarianten 293
– – – superior 67, 288, 292
– – – Verlauf 292
– pectoralis lateralis 5
– phrenicus 36 f, 40, 42, 46, 48, 52 ff, 67, 92, 96, 100, 151, 167, 169, 193, 286, 288
– – accessorius 53
– – Äste, motorische 53 f
– – – sensible 54
– – dexter 100, 150
– – Lagebeziehungen 53
– – Läsion bei Zwerchfelleingriff 114
– – Resektion 224
– – sinister 84, 100, 147, 150
– – Zwerchfelldurchtritt 98
– recurrens s. Nervus laryngeus recurrens
– splanchnicus imus 55
– – major 38, 46, 48, 55, 98, 151 f
– – minor 46, 55, 98
– subcostalis 50
– supraclavicularis lateralis 119
– – medialis 119
– suprascapularis 67, 288
– thoracicus longus 5, 27 f, 67, 177 f, 288
– thoracodorsalis 5, 28
– vagus 36 f, 41, 54 f, 67, 92, 151, 169, 193, 224, 286, 292
– – Äste 54
– – dexter 42, 48, 54, 87
– – Larynxinnervation 292
– – Lungeninnervation 165
– – Schilddrüseninnervation 292

Sachverzeichnis

Nervus(-i) vagus
- – sinister 42, 46, 54, 84
- – Tracheainnervation 292

Netz, großes s. Omentum majus
Nodus(-i) lymphaticus(-i) axillares 3, 5 f
- – – Etagen 6, 26
- – bronchopulmonales 37, 56, 163 f
- – cardiae 100
- – infraclaviculares 5 f
- – intercostales 57, 125
- – interpectorales 5 f
- – juxta-oesophageales pulmonales 36, 163 f
- – ligamenti arteriosi 164
- – lumbales 100
- – mediastinales 60
- – – anteriores 56, 163 f
- – – posteriores 36, 38, 55 f
- – paramammarii 3, 5 f
- – parasternales 6, 100, 125
- – paratracheales 56, 61, 164
- – paravertebrales 100
- – pericardiales laterales 36, 56
- – phrenici inferiores 56, 100
- – – superiores 56 f, 60, 100
- – praepericardiales 56, 100
- – praetracheales 56, 61
- – praevertebrales 57, 100
- – supraclaviculares 5 f
- – tracheobronchiales 163 f
- – – inferiores 37, 48, 56, 61, 64
- – – superiores 36, 48, 56, 61, 163 f

Notfallbronchoskopie 295

O

Obergeschoßplastik 270 ff
Oberlappen s. auch Lobus superior
- linker, Manschettenresektion 205 f
- – – Indikation 205
- – – Segmentresektion 207 f
- – – – Indikation 207
- – – – S1+2 209 f
- – – – S3 211
- rechter, Segmentresektion S1 233
- – – S2 234
- – – S3 235

Oberlappenlobektomie, linksseitige 201 ff
- – Arterienpräparation im Interlobium 203
- – Bronchusstumpfversorgung 204
- – Segmentarteriendarstellung 202
- – rechtsseitige 229 ff
- – Bronchusstumpfversorgung 231
- – Gefäßversorgung 229 f

Oberlappensegmentresektion, rechtsseitige 233 ff
Omentum majus 283 f
- – Mobilisierung 283
- – Transposition in die Pleurahöhle 283

Omentum-Plastik, Sternumaugmentation 137 f
Ösophagus 35 ff, 52 f
- Engstellen 52
- Gefäßversorgung 53
- Innervation 53

Ösophagus
- Lagebeziehungen 53
- Lymphdrainage 53, 56
- Verankerung im Hiatus oesophageus 99

Ösophagusverletzung 68
Osteochondroplastik, Brustwandventralisation 127 ff
Osteomyelitis nach Mediastinitis 78
Östrogenrezeptor 20

P

Paget-van-Schroetter-Syndrom 21
Pancoast-Tumor 246 ff
- Ausdehnung 246 f
- Bestrahlung, präoperative 247
- Rippenresektion 247
- Zugang 246
- – transsternaler 248

Papilla mammaria s. Mamille
Pars basalis arteriae pulmonalis 154, 180, 238
- descendens aortae 46 f
- – – Äste, parietale 47
- – – – viszerale 47
- – – Rami bronchiales 47

Pankreatitis, Zwerchfelldefekt 114
Pericardium fibrosum 42, 101, 147, 159
- serosum 42
- – Umschlagfalten 159 f

Perikard 35, 38, 40, 42 f, 46, 48, 52, 75, 83 f
- Eröffnung zur intraperikardialen Gefäßversorgung 198, 226
- – transperikardialer Verschluß einer bronchopleuralen Fistel 278
- Gefäßversorgung 42
- Innervation 42
- Lagebeziehungen 43
- Lymphdrainage 42
- Pars diaphragmatica 40, 42
- – dorsalis 38, 42
- – mediastinalis 38, 42
- – sternocostalis 38, 42

Perikarddefekt nach Pneumonektomie 201, 228
Perikardverwachsung nach Mediastinitis 78
Phlegmone, mediastinale 73
Platysma 287
Pleura 167 ff
- Berührungswinkel 168
- costalis 46, 48, 147, 167
- diaphragmatica 97, 147, 150, 168
- mediastinalis 35, 40, 42, 61, 83, 147, 150, 168 f
- – Lymphdrainage 60
- parietalis 119, 150, 167
- pulmonalis s. Pleura visceralis
- Tunica serosa 167
- vertebralis 167
- visceralis 150, 167
- – Lymphdrainage 56

Pleuraempyem 264 ff
- akutes 264 f
- chronisches 264 ff
- Zwerchfelldefekt 114

Pleuraempyemsacklösung 266
Pleuraerguß bei Mediastinitis 74
Pleurahöhle 43, 147
- Omentum-majus-Transposition 283

Pleurakuppel 167
- Topographie 169

Pleuraresthöhle, infizierte, Inselmuskellappen 274 ff
Pleurasäcke, Ausdehnung 39
Pleuraschwarte bei chronischem Empyem 264 ff
Pleuraverletzung bei Mediastinoskopie 67
Pleuraverwachsung 179
- Lösung, extrapleurale 179
- – intrapleurale 179
- nach Mediastinitis 78

Pleurektomie, parietale, Thorakotomie 178
Plexus aorticus thoracicus 55
- brachialis 151, 169, 246, 271 f
- – Fasciculus lateralis 122
- – – medialis 123
- – – posterior 122
- – Präparation bei Pancoast-Tumor-Operation 247
- cardiacus 41, 46 f, 54 f
- coeliacus 100
- mediastinalis 41
- oesophageus 155, 164 f
- phrenicus 100
- pulmonalis 54 f, 152, 164 f
- thyroideus impar 51, 63, 67, 146, 288, 291 f
- venosus areolaris 5

Plica venae cavae superioris sinistrae 198 f
Pneumonektomie, Bronchusstumpfdeckung 281 f
- extraperikardiale, linksseitige 193 ff
- – Beatmung 197
- – bis zum Tracheobronchialwinkel 197
- – Bronchusstumpfdeckung 197
- – Gefäßversorgung 195 ff
- – Lymphknotenentnahme 194
- – rechtsseitige 219 ff
- – Bronchusstumpfdeckung 222
- – Bronchusstumpfverlagerung 223
- – Gefäßversorgung 220 ff
- – Lymphknotenausräumung 222
- – Resektabilitätsprüfung 196
- – Gefäßversorgung, intraperikardiale 198 ff
- – – Indikation 198
- – Letalität 192
- – rechtsseitige, Vorhofresektion 227 f
- – Thoraxdrainage 174

Pneumonektomiehöhle, infizierte 264, 267
- mit bronchopleuraler Fistel, Plombierung 277 ff
- Inselmuskellappen 274 ff
- Spüldrainage 267
- Thorakoplastik 273

Pneumothorax nach Enterothoraxoperation 109
- Lungenverletzung 188
- nach Mediastinoskopie 62

Pneumozystographie, Mammazyste 10 f
Pneumozyten 156
Präparatradiographie 20
- bei Mammaquadrantenresektion 32

Processus axillaris mammae 3

Processus axillaris mammae
- – – arterielle Versorgung 4
- xiphoideus 120 f

Progesteronrezeptor 20
Psoasarkade 97
Pulmonalarterienstamm s. Arteria pulmonalis, zentrale Strecke
Pulmonalisaneurysma, arteriovenöses 191

Q

Quadrantenresektion der Mamma s. Mammaquadrantenresektion
Quadratusarkade 97
Quadrippeldiagnostik 10 f
Quervene 99

R

Ramus(-i) anterior arteriae thyroideae superioris 290
- – venae pulmonalis anterior 154
- – thyroideae superioris 291
- apicalis arteriae pulmonalis 154
- – venae pulmonalis superioris 154
- apicoposterior venae pulmonalis superioris 154
- basalis anterior arteriae pulmonalis 154
- bronchiales 54
- cardiaci cervicales 152
- – inferiores 54, 155
- – superiores 54
- – thoracici 54
- circumflexus arteriae coronariae sinistrae 38
- cricothyroideus arteriae thyroideae superioris 290 f
- externus nervi laryngei superioris 292
- interganglionares 55
- internus nervi laryngei superioris 292
- lateralis arteriae thyroideae superioris 290
- lingularis venae pulmonalis superioris 154
- lobi medii arteriae pulmonalis 154
- mammarii laterales arteriae thoracicae lateralis 3 f
- – – nervorum intercostalium 3, 6
- – mediales arteriae thoracicae internae 3 f
- – – nervorum intercostalium 3, 6
- oesophageales 53
- perforantes arteriae intercostales 4
- pericardiaci 42
- phrenici der Pars thoracica aortae 99
- posterior arteriae thyroideae superioris 290
- – venae pulmonalis anterior 154
- – thyroideae superioris 291
- superior venae pulmonalis inferioris 154
- thymici 41

Raum, präaortaler, Endoskopie 66
- retromammärer 2

Ravitch-Trichterbrustoperation 132 f
Recessus costodiaphragmaticus 101, 168
– – Empyemsacklösung 266
– costomediastinalis 39, 43, 83, 168
– retro-oesophageus 39, 43
– vertebromediastinalis 39, 43, 168
Rechtsaortenbogen s. Arcus aortae dexter
Regio mediana colli s. Halsregion, mittlere
Rehbein-Wernicke-Stabilisierungsverfahren nach Trichterbrustoperation 135
Rekurrensparese nach Mediastinoskopie 62, 67
Relaxatio diaphragmatica 101 f, 110 f
– – angeborene 110
– – erworbene 110
– – Komplikation, intraoperative 111
– – – postoperative 111
– – Operationsmethode 102
– – Operationstechnik 110 f
– – partielle 110
Rethorakotomie bei früher Bronchusstumpfinsuffizienz 269
Ringknorpel s. Cartilago cricoidea
Rippenbogenrandschnitt bei traumatischer Zwerchfellruptur 112
– Zwerchfellhernienoperation 104
Rippenkeilexision 127 ff
Rippenresektion zur Obergeschoßplastik 271 f
– bei Pancoast-Tumor-Operation 247
– Thorakostoma 268
– bei Thorakotomie 174
– zur Thoraxdrainage 265
Rippenresektionsverfahren bei Trichterbrust 132 f
Rottersche Lymphknoten 21, 26

S

Sacci alveolares 156
Sanduhrtumor 89
Schilddrüse 43, 49, 146 f, 289 f
– Arterien 290 f
– Bindegewebshülle 290
– Capsula fibrosa 286
– Formvarianten 288 f
– Größe 289
– Isthmus 147, 288 f
– Lagebeziehungen 289
– Lobus pyramidalis 288 f
– Nerven 292 f
– Venen 291 f
Schilddrüseninsel, versprengte 289
Schilddrüsenseitenlappen 289 f
Schildknorpel s. Cartilago thyroidea
Schnellschnittuntersuchung bei Mastektomie 22
Schnitt s. Inzision
Schock, septischer 78
– Thoraxtrauma, offenes 68
Schußverletzung, Lunge 188
Segmentbronchusstumpf, Verschluß 187
Segmente, bronchopulmonale 158 f
Segmentresektion der Mamma s. Mammasegmentresektion

Segmentresektion
– Oberlappen, linker 207 f
– – rechter 233 ff
– Unterlappen, linker 215 f
– – rechter 241
Semizirkulärschnitt, periareolärer 12
Serienschnittuntersuchung bei Mastektomie 22
Serom 29, 138
– axilläres 22
Sickerblutung nach Pneumonektomie 192
Silber-Trachealkanüle 299
Sinus coronarius 38, 51
– lactiferus 4
– transversus pericardii 160
Skalenuslymphknoten 58
Spatium chirurgicum 286, 290
– interfasciale suprasternale 286 f
– praetracheale 51, 60
– – Lymphknotengruppen 61
– praeviscerale 60
Spätosteomyelitis nach Mediastinitis 78
Speiseröhre s. Ösophagus
Sperrarterien 162
Spontanpneumothorax, idiopathischer 191
– – Thorakotomie, interkostale 178
Sprechkanüle 299
Stabilisierungsverfahren nach Trichterbrustoperation 134 f
Standardthorakotomie s. Thorakotomie, posterolaterale
Sternoklavikulargelenk, Mitnahme bei Manubrium-sterni-Tumor-Exstirpation 141 ff
Sternotomie, Brunner-Trichterbrustoperation 127, 129
– longitudinale, mediane 71
– – – suprakavikuläre Erweiterung 71
– mediane 170 f
– – bei bronchopleuraler Fistel 277
– – Erweiterungsmöglichkeit 170
– – Indikation 170
– – Lungenmetastasenresektion 249
– – Pancoast-Tumor-Operation 248
– – Querresektion der proximalen thorakalen Trachea 252 f
– – Thymektomie 91
– – Verschluß 171
– – Mediastinaltumorexstirpation 83
– obere mediane longitudinale, partielle 70
– quere 71
Sternum 36 f, 120 f
Sternumaugmentation 136 ff
– Kunststoffimplantation 136 f
– Omentum-Plastik 137 f
Sternumosteomyelitis 73, 75
Stichverletzung, Lunge 188
Strahlenulzeration 29
Strömbeck-Mammareduktionsplastik 14
Strömbeck-Schablone 14
Stuart-Trevs-Syndrom 21
Sulcus coronarius 160
– costae 121
– costovertebralis, Empyemsacklösung 266
Surfactant 158

T

Thorakoplastik 264, 270 ff
– bei infizierter Pneumonektomiehöhle 273
Thorakoskopie, präoperative 34
Thorakostomaverschluß 268
Thorakostomie 267 f
Thorakotomie, anterolaterale 176 f
– – Lagerung 176
– axilläre 177 f
– – Lagerung 177
– explorative 34
– interkostale, anteriore 72
– laterale, Lungenmetastasenresektion 249
– parasternale, Mediastinoskopie, anteriore 65
– postero-laterale 72, 171 ff
– – bei hinterer Mediastinitis 77
– – Lagerung 171
– – Lungendekortikation 265
– – Manschettenpneumonektomie 261
– – Mediastinaltumor, hinterer 87
– – Thoraxeröffnung durch das Bett der 5. Rippe 174
– – – – der 6. Rippe 174
– – – interkostale 173
– – – Trachealbifurkationsresektion 263
– supraklavikuläre, kollare 66
Thoraxdrainage 174 ff
– bei akutem Pleuraempyem 264 f
– bei Lungenverletzung 188
– bei Pneumonektomiehöhleninfektion 267
Thoraxtrauma, offenes 68
– stumpfes 112
– – Lungenverletzung 188
Thoraxwand (s. auch Brustwand) 118 ff
– Anatomie 118 ff
– anterolaterale, Lymphdrainage 55
– Arterien 124
– dorsale, Lymphdrainage 55
– Innenansicht 123
– Lymphabfluß 125
– Nervenversorgung 125
– Schicht, mittlere 118, 120
– – oberflächliche 118 f
– – tiefe 118, 120 ff
– Venen 125
Thoraxwanddefekt, Deckung 22, 29, 118, 141
Thoraxwandinfiltration, tumoröse, Thorakotomie 175 f
Thoraxwandresektion, partielle 21 f, 29
– rechts-ventrolaterale, bei Tumor 139 f
Thoraxwandtumor 139 ff
– Operationsrisiko 139
Thymektomie 91 ff
– Indikation 91
– Komplikation 93
– Kontraindikation 91
– Nachsorge 93
– Operationsrisiko 91
Thymom 91 ff
– malignes 91
– Rezidiv 93
Thymus 41, 48
– Anatomie beim Erwachsenen 41
– – beim Kind 41
– Gefäßversorgung 41

Thymus
– Innervation 41
Thymusdreieck s. Trigonum thymicum
Thymusdrüsenektomie s. Thymektomie
Thymusfettkörper, 36 f, 40 f, 46, 60, 152, 167
Thymuskapsel 41
Thymustumor s. Thymom
Trachea 35 f, 51, 290
– Anatomie 146 ff
– Arterien 51, 291
– Gefäßversorgung 51, 291 f
– Innervation 51
– Lagebeziehungen 51, 146
– Nerven 292 f
– Pars cervicalis 146
– – thoracica 146
– thorakale, distale, Querresektion 255
– – – Eingriff 251 ff
– – – Narkose 251
– – – Zugang 251
– – Mobilisierung 252
– – proximale, Querresektion 252 ff
– Venen 51, 292
Trachealarterien, Variabilität 163
Trachealbifurkation 147, 156
– Eingriff 258 ff
– Hauptbronchusexzision, keilförmige 197, 223, 258, 262
– – Zugang 251
– Projektion 147
Trachealbifurkationslymphknoten 61
Trachealbifurkationsregion, Resektion 197 f
Trachealbifurkationsrekonstruktion 260, 263
Trachealbifurkationsresektion 260, 263
– Manschettenpneumonektomie, rechtsseitige 261
Trachealkanüle 298 ff
– Arrosionsblutung 298
Trachealkanülenwahl 299
Trachealknorpel 290
Trachealresektion, ausgedehnte, Larynxmobilisierung, suprahyale 256
Trachealstenose 252 f
– entzündliche 251
– bei liegender Trachealkanüle 298
Tracheobronchialbaumverletzung, Zugangswege 189
Tracheobronchialsystem, Verletzung 68
Tracheoflexkanüle 299
Tracheostoma 297
Tracheostomapflege 299
Tracheostomaverschluß 300 f
Tracheotomia inferior s. Tracheotomie, untere
– media s. Tracheotomie, mittlere
– superior s. Tracheotomie, obere
Tracheotomie, Abschlußsituation 298
– Arbeitsschritte 295
– Indikation 294
– beim Kind 298
– Komplikation 298
– Lagerung 294
– Längsschnitt 294 ff
– mittlere 294, 298
– Nachsorge 299

Tracheotomie
- obere 294, 296 f
- Operationsrisiko 294
- Querschnitt 294 ff
- Technik 296 ff
- untere 294, 298
- – Komplikation 291
- – Ziel 286

Trichterbrust 126 ff
- Brustwandventralisation 127 ff
- Operation nach Brunner 127 ff
- – nach Jung 130 f
- – nach Ravitch 132 f
- Operationsindikation 126
- Operationskontraindikation 126
- Operationsrisiko 126
- operative Strategie 118
- Sternumaugmentation 136 ff
- – Kunststoffimplantation 136 f
- – Omentum-Plastik 137 f
- Umkehrplastik, gestielte 130 f

Trichterbrustoperation, Komplikation 135
- Stabilisierungsverfahren 134 f

Trichterbrustrezidiv 135
Trigonum cardiacum 39
- lumbocostale 96, 98 f, 101
- – erweitertes 101
- pericardiacum 167
- sternocostale 96, 98 f, 104
- – erweitertes 101
- thymicum 39, 167

Truncus anterior arteriae pulmonalis 154, 220
- – – Präparation bei oberer Bilobektomie 242
- brachiocephalicus 36, 40, 42 ff, 56, 64, 147, 169, 224, 288, 290
- – Arrosionsblutung nach Tracheaquerresektion 254
- – Äste 45
- – Blutung durch Trachealkanüle 298
- – Lagebeziehungen 45
- – Prothesenmanschette 254
- – Querresektion der proximalen thorakalen Trachea 253
- bronchomediastinalis dexter 56
- – sinister 55 f
- coeliacus 98
- intercostobronchialis 162
- interlobaris arteriae pulmonalis 220
- jugularis 57
- lumbalis dexter 58
- – sinister 58
- lymphaticus bronchomediastinalis 50
- – jugularis 50
- – subclavius 50
- pulmonalis 37, 46 f, 159 f, 180
- subclavius 57
- sympathicus 36, 38, 46, 48, 50, 52, 55, 98, 151 f, 169
- – Äste, laterale 55
- – – mediale 55
- – Ganglien 55
- – Lungeninnervation 165
- – thorakaler 87
- thyrocervicalis 67, 169, 288 ff
- vagalis 98

Tuberkulom 191
Tumor, kostopleuraler, Thoraxwandresektion, rechts-ventrolaterale 139 ff

Tumor
- mediastinaler s. Mediastinaltumor

Typ-I-Pneumozyten 156
Typ-II-Pneumozyten 156

U

Umkehrplastik, gestielte, bei Trichterbrust 130 f
Unterlappen s. auch Lobus inferior
- linker, Segmentresektion 8-10 216
- – Spitzensegmentresektion 215 f
- rechter, Segmentresektion 7-10 241

Unterlappenlobektomie, linksseitige 212 f
- Bronchusstumpfverschluß 213
- Gefäßversorgung 212 f
- rechtsseitige 238 f
- Bronchusversorgung 239
- Gefäßversorgung 238
- Lymphknotenexstirpation 239

Unterlappenspitzenresektion, rechtsseitige 240 f
- Bronchusstumpfversorgung 240
- Gefäßversorgung 240 f

V

Vasa privata 162
- publica 159
Vena(-ae) azygos 36 ff, 48 ff, 87, 98, 149, 151, 155, 169, 224
- – Lagebeziehungen 49
- – Zuflüsse 49
- basalis communis 154
- – superior 154
- brachiocephalica 169, 291, 294
- – dextra 36, 40, 42, 48 f, 147
- – sinistra 36, 40, 42, 46, 48 f, 83 f, 147
- – – Querresektion der proximalen thorakalen Trachea 253
- bronchiales 151, 155, 162
- cava inferior 151
- – – Befestigung im Foramen venae cavae 97
- – – Einriß 68
- – – Zwerchfelldurchtritt 98
- – – superior 36 f, 40, 42, 48 ff, 64, 151, 155, 291
- – – Lagebeziehungen 49
- – – Ostium 38
- – – Präparation, intraperikardiale 225
- – – Tumorinfiltration 86, 224 f
- – – Wandresektion 224 f
- – – Zuflüsse 49 f
- circumflexa scapulae 5
- epigastrica inferior 125
- – superior 40, 125
- facialis 67, 291
- hemiazygos 38, 46, 50, 149, 152
- – accessoria 36 f, 46, 50, 66
- intercostalis 119
- – anterior 40, 125

Vena(-ae) intercostalis
- – posterior 41, 125
- – superior dextra 48 f
- jugularis anterior 287, 292
- – interna 40, 49, 67, 286, 291
- laryngea inferior 292
- – superior 291 f
- lumbalis ascendens major 98
- musculophrenica 98
- oesophageales 53
- pericardiacae 42, 49
- pericardiacophrenica 36 ff, 40, 42, 46, 48, 52, 98, 147
- phrenica inferior 99
- – superior 98
- pulmonales 151, 159 ff
- – dextrae 48, 160
- – – Astfolge 161
- – sinistrae 43, 46, 48
- – – Astfolge 162
- pulmonalis 37, 155
- – inferior 155
- – – dextra 64, 154
- – – sinistra 154
- – superior dextra 64, 154
- – – Durchtrennung 204
- – – Präparation bei oberer Bilobektomie 242
- – – sinistra 154
- subclavia 49, 67, 151, 167, 169
- – sinistra 40
- subscapularis 5
- thoracica dextra 42
- – interna 5, 36 ff, 40 f, 49, 98, 123, 125, 169
- – – sinistra 147
- – lateralis 5, 119, 177
- – sinistra 42
- thoracodorsalis 5, 28, 172, 276
- thoracoepigastrica 3, 5
- thymicae 40, 42, 49, 83 f, 147
- thyroidea ima 45
- – inferior 40, 42, 49, 51, 60, 63, 147, 291
- – – Querresektion der proximalen thorakalen Trachea 253
- – media 67, 288, 291
- – superior 291
- xiphoidea mediana 119

Venenplatte des oberen Mediastinums 36, 60
Venenplexus, subkutaner, der Mamma 4 f
Venenwinkel, linker 57, 288
- rechter 57
Ventriculus dexter 38, 147
- sinister 38
Verletzung des Mediastinums s. Mediastinum, Verletzung
Verschiebeplastik, Tracheostomaverschluß 301
Verwachsung, pleurale s. Pleuraverwachsung
Virchowscher Lymphknoten 58
Vorhofresektion bei Pneumonektomie 227 f

W

Warzenhof s. Areola mammae
Weichteilemphysem nach Tracheobronchialsystemverletzung 68

Z

Z-Plastik, Tracheostomaverschluß 301
Zungenbein 286
Zungenbeinhorn, großes, Durchtrennung 257
- kleines, Durchtrennung 257
Zweikammer-Mammaprothese 16
Zwerchfell 35, 40, 42 f, 46, 48 f, 96 ff
- Anatomie 96 ff
- Centrum tendineum 52, 57, 96 f, 100
- – Ruptur 112
- – Vulnerabilität 97
- Crus dextrum 52
- – sinistrum 52
- Doppelbildung 109
- Durchtrittsöffnungen 98
- Gefäßversorgung 99
- Innervation 100
- Lagebeziehungen 100 f
- Lymphdrainage 60, 99 f
- Pars costalis 50, 96 f, 123
- – lumbalis 96 f
- – – Crus intermedium 96
- – – laterale 50
- – – mediale dextrum 50, 96 f
- – – – sinistrum 50, 96 f
- – sternalis 75, 96 f
- Tumorinfiltration 114
- Zugang 96

Zwerchfellbeweglichkeit, paradoxe 114
Zwerchfelldefekt, angeborener 101 f, 104 f
- entzündlich bedingter 114
- erworbener 101
- Operationsmethode 102
- Operationsrisiko 103
- Operationsziel 102
- Verschluß 106, 108
- Zugang, abdominaler 103
- – thorakaler 103
Zwerchfellhemiaplasie 106
Zwerchfellhernie 101 ff
- Operationsindikation 102
- Operationsmethode 102
- Operationsrisiko 103
- Operationsziel 102
- Zugang, abdominaler 103 f
- – thorakaler 103
Zwerchfellinzision 115
Zwerchfellkuppeln, Projektion 101
Zwerchfellmuskulatur 96
Zwerchfellruptur 102
- traumatische 112 f
- – Eingeweideprolaps 112 f
- – – chronischer 113
- – Komplikation, intraoperative 113
- – – postoperative 113
- – Zugang 96, 112
Zwerchfelltumor 114
- maligner 114
Zwerchfellücke, retrosternale 101
Zwerchfellvenenerweiterung 99
Zwischenrippenmuskeln 121 f